これだけは知っておきたい

医療実務108法

最新

医療関連法の完全知識

2024年版

共著

安藤秀雄 社団法人全国社会保険協会連合会
社会保険蒲田総合病院 元事務長

望月稔之 さがみ林間病院 医事課長

並木　洋 株式会社 チームアップ

小笠原一志 小田原循環器病院
医事課長

秋山貴志 横浜スポーツ＆ウェルネス専門学校
教務チーム 課長補佐

医学通信社

2024年版発行にあたって

　前版から1年，その間にも様々な改正が行われています。2020年以降は，日本を含む全世界で新型コロナウイルス感染症の蔓延により，大きな影響を受けました。それは法規の面でも多くみられます。新型コロナ対応としての時限的な対応もなくなり，二類相当から五類へ変更されています。本書ではそうした最新の改正内容を取り込み，2024年4月現在の内容にアップデートしています。

　社会情勢の変化に伴い法制面の改正の機会が多くなってきた今日，特に国家の財政面，少子高齢化に伴う施策等の需要から必ずしも弱者に対して有利な改正とはならず，国民に負担を求める内容が多くなっています。社会保障分野において，地域包括ケアシステムの推進のため医療・介護の制度改正を用いてその目的を達成しようとしています。また，働き方改革関連法の施行に伴い，医師の宿日直許可や残業時間の制限などが実施され，医療機関への影響も大きく，職員の働き方にも注意しなければなりません。また，医療・介護・障害福祉サービスの同時改定もあり，その対応に追われている方も多いと思います。そのため，実務面からみてその対応も大変なことです。実務に共することができ，本書が些かなりとも参考になれば幸いと存じます。

　法令に関する内容の書ですからそれなりに注意を払ったつもりですが，なおいたらぬところが多々あると思いますので，これからも本書へのご指摘，ご教示を賜わりますようお願いします。

　2024年版の発行に当たり，極力最新の情報まで収録したつもりです。また，今回の改訂についていろいろとご教示，ご協力いただいた各位にあらためてお礼申しあげます。

2024年6月

望　月　稔　之

凡　例

1．**本書の構成**　本書は，原則として2024年4月1日現在（診療報酬については2024年6月1日現在）の法令の内容によっている。

2．**法令改正の経過**　法令の制定・改正の年月日については，一部省略したものがあることを，あらかじめご了承いただきたい。

3．**当該法規の省略形**　文中，「法」「令」「規則」第何条などの表現は，断り書のない限り，当該法規を示すものとした。

4．**法文の見出し**　条文の見出しについては法令どおりにし，（　）あるいは〔　〕で表示しているが，法令自体に見出しがない場合は，理解の便を図って著者が独自に設定したものもある。

5．**法文の省略**　法文を必要とする場合，点線枠囲みの中に表示してあるが，紙数の都合から著者の判断で成文の記載を一部省略したところがある。

6．**カタカナ書き法文の扱い**　特別の場合を除き，原則として平仮名に直し，促音，拗音はすべて小さい仮名を用いて収載した。ただし，送り仮名，句読点の扱いは，原文どおりとした。

7．**医科を重点とした編成**　本書は医科を中心として編成したものである。

8．**省令・通知事項等の省略**　運用上の省令・通知事項などについて，省略した部分があることを，あらかじめご了承いただきたい。

9．**元号表記**　令和元年5月1日以降の元号表記は，「例」のように「令和」に読み替える。

　　（例）　平成31年10月1日　→　令和元年10月1日，平成32年4月1日　→　令和2年4月1日，
　　　　　　平成31年4月30日　→　表記変わらず

《参考文献》

厚生法規総覧（中央法規出版）	現行日本法規（ぎょうせい）	月刊／保険診療（医学通信社）
社会保険六法（全国社会保険協会連合会）	交通事故の法律知識（自由国民社）	社会保険旬報（社会保険研究所）
	公費負担医療の実際知識（医学通信社）	社会福祉六法（新日本法規出版）
実務衛生行政六法（新日本法規出版）		医療六法（中央法規出版）

目　次

序章　医療関連法規と社会保障

1．法規とは ……………………………………………………………………………… 1
2．法規の種類 …………………………………………………………………………… 1
3．我が国の現行制度 …………………………………………………………………… 2
4．我が国の社会保障制度 ……………………………………………………………… 3
5．我が国の社会保険 …………………………………………………………………… 3
6．厚生労働省の発足 …………………………………………………………………… 5

A　医療機関に関する法規

1　医療法 ……………………………………………………………………………… 8
　　≪国家戦略特別区域法≫ ………………………………………………………… 33
　　≪今後の医療提供体制（2025年モデル）≫ …………………………………… 34
2　独立行政法人国立病院機構法 ………………………………………………… 42
　　≪株式会社の医業参入≫ ………………………………………………………… 43
3　ドクターヘリ特別措置法（救急医療用ヘリコプターを用いた救急医療の確保に
　　関する特別措置法） ……………………………………………………………… 44

B　医療従事者に関する法規

4　医師法 ……………………………………………………………………………… 46
5　歯科医師法 ………………………………………………………………………… 53
6　薬剤師法 …………………………………………………………………………… 54
7　保健師助産師看護師法 …………………………………………………………… 56
8　診療放射線技師法 ………………………………………………………………… 59
9　臨床検査技師等に関する法律 …………………………………………………… 61
10　理学療法士及び作業療法士法 …………………………………………………… 64
　　≪医療従事者の免許≫ …………………………………………………………… 65
11　歯科衛生士法 ……………………………………………………………………… 66
12　歯科技工士法 ……………………………………………………………………… 67
13　あん摩マッサージ指圧師，はり師，きゅう師等に関する法律 …………… 68
14　柔道整復師法 ……………………………………………………………………… 69
15　視能訓練士法 ……………………………………………………………………… 70
16　栄養士法 …………………………………………………………………………… 71
17　社会福祉士及び介護福祉士法 …………………………………………………… 74
18　精神保健福祉士法 ………………………………………………………………… 75
19　言語聴覚士法 ……………………………………………………………………… 76
20　臨床工学技士法 …………………………………………………………………… 77
21　義肢装具士法 ……………………………………………………………………… 80
22　救急救命士法 ……………………………………………………………………… 81
23　公認心理師法 ……………………………………………………………………… 83
24　看護師等の人材確保の促進に関する法律 …………………………………… 85

C　予防衛生・保健衛生に関する法規

25　感染症法（感染症の予防及び感染症の患者に対する医療に関する法律）················ 90
26　新型インフルエンザ等対策特別措置法 ················ 108
27　予防接種法 ················ 113
28　検疫法 ················ 117
29　地域保健法 ················ 119
30　精神保健福祉法（精神保健及び精神障害者福祉に関する法律）················ 121
31　心神喪失者等医療観察法（心神喪失等の状態で重大な他害行為を行った者の医療
及び観察等に関する法律）················ 127
32　母体保護法 ················ 130
33　母子保健法 ················ 132
34　学校保健安全法 ················ 136
35　健康増進法 ················ 138
36　がん登録推進法（がん登録等の推進に関する法律）················ 140
37　がん対策基本法 ················ 144
38　脳卒中・循環器病対策基本法（健康寿命の延伸等を図るための脳卒中，心臓病
その他の循環器病に係る対策に関する基本法）················ 149

D　医薬品・医療機器に関する法規

39　医薬品医療機器等法（医薬品，医療機器等の品質，有効性及び安全性の確保等に
関する法律）················ 152
40　臨床研究法 ················ 156
41　麻薬及び向精神薬取締法 ················ 159
42　覚醒剤取締法 ················ 161
43　血液法（安全な血液製剤の安定供給の確保等に関する法律）················ 162
44　毒物及び劇物取締法 ················ 164

E　医療保険に関する法規

1．医療保険制度 ················ 166
2．医療保険の種類 ················ 167
3．医療保険各法 ················ 168
4．「医療保険制度の適正かつ効率的な運営を図るための健康保険法等の一部を改正する法律」
（概要）················ 170
5．全世代対応型の社会保障制度を構築するための健康保険法等の一部を改正する法律 ······ 172
6．全世代社会保障法〔2024（令和6）年以降に施行されるもの〕················ 173
45　社会保障改革プログラム法（持続可能な社会保障制度の確立を図るための改革の
推進に関する法律）················ 174
46　医療介護総合確保推進法（地域における医療及び介護の総合的な確保を推進する
ための関係法律の整備等に関する法律）················ 177
47　健康保険法 ················ 180
保険者／被保険者／保険医療機関・保険医／保険給付／一部負担金／保険外併用療養費／療養費
の支給／傷病手当金／埋葬料・埋葬費／出産育児一時金・出産手当金／高額療養費／高額介護合
算療養費／保険の給付制限／日雇特例被保険者／他
48　船員保険法 ················ 213

49　国家公務員共済組合法 ……………………………………………………… 220
50　国民健康保険法 ……………………………………………………………… 224
51　退職者医療制度 ……………………………………………………………… 230
52　高齢者医療確保法（高齢者の医療の確保に関する法律） ……………… 231
53　診療報酬に関する法規 ……………………………………………………… 241
54　療養担当規則（保険医療機関及び保険医療養担当規則） ……………… 250
55　社会保険診療報酬支払基金法 ……………………………………………… 256

F　労働に関する法規

56　労働者災害補償保険法 ……………………………………………………… 262
57　国家公務員災害補償法 ……………………………………………………… 277
58　地方公務員災害補償法 ……………………………………………………… 280
59　雇用保険法 …………………………………………………………………… 281
60　労働安全衛生法 ……………………………………………………………… 286
61　労働者派遣法（労働者派遣事業の適正な運営の確保及び派遣労働者の保護等に関する法律） …… 292
62　働き方改革関連法（働き方改革を推進するための関係法律の整備に関する法律） ……………… 295
63　育児・介護休業法（育児休業・介護休業等育児又は家族介護を行う労働者の福祉
　　に関する法律） ……………………………………………………………… 302

G　社会福祉に関する法規

64　社会福祉法 …………………………………………………………………… 308
65　生活保護法 …………………………………………………………………… 311
66　児童福祉法 …………………………………………………………………… 320
67　障害者基本法 ………………………………………………………………… 325
68　身体障害者福祉法 …………………………………………………………… 326
69　知的障害者福祉法 …………………………………………………………… 329
70　発達障害者支援法 …………………………………………………………… 331
71　障害者総合支援法（障害者の日常生活及び社会生活を総合的に支援するための法律） ………… 333
72　母子及び父子並びに寡婦福祉法 …………………………………………… 338
73　医療的ケア児支援法（医療的ケア児及びその家族に対する支援に関する法律） ……………… 340
74　老人福祉法 …………………………………………………………………… 342
75　介護保険法 …………………………………………………………………… 344
76　肝炎対策基本法 ……………………………………………………………… 351
77　生殖医療民法特例法（生殖補助医療の提供等及びこれにより出生した子の親子関係
　　に関する民法の特例に関する法律） ……………………………………… 353
78　成育基本法（成育過程にある者及びその保護者並びに妊産婦に対し必要な成育医療等
　　を切れ目なく提供するための施策の総合的な推進に関する法律） …… 355
79　こども基本法 ………………………………………………………………… 357
80　認知症基本法（共生社会の実現を推進するための認知症基本法） …… 359

H　健康被害補償に関する法規

81　被爆者援護法（原子爆弾被爆者に対する援護に関する法律） ………… 363
82　戦傷病者特別援護法 ………………………………………………………… 367
83　難病医療法（難病の患者に対する医療等に関する法律） ……………… 369

84 肝炎治療特別促進事業 ……………………………………………………………… 374

85 特定Ｃ型肝炎ウイルス感染者救済特別措置法（特定フィブリノゲン製剤及び特定
血液凝固第Ⅸ因子製剤によるＣ型肝炎感染被害者を救済するための給付金の支給に
関する特別措置法）…………………………………………………………………… 375

86 ハンセン病問題基本法（ハンセン病問題の解決の促進に関する法律）……………… 378

87 ハンセン病家族補償法（ハンセン病元患者家族に対する補償金の支給等に関する法律）……… 380

Ｉ　環境衛生に関する法規

88 環境基本法 …………………………………………………………………………… 382

89 公害健康被害の補償等に関する法律 ………………………………………………… 383

90 アスベスト救済法（石綿による健康被害の救済に関する法律）…………………… 385

91 大気汚染防止法 ……………………………………………………………………… 387

92 水質汚濁防止法 ……………………………………………………………………… 388

93 廃棄物処理法（廃棄物の処理及び清掃に関する法律）……………………………… 389

Ｊ　その他の医療関連法規

94 個人情報の保護に関する法律 ………………………………………………………… 392

95 次世代医療基盤法（医療分野の研究開発に資するための匿名加工医療情報
及び仮名加工医療情報に関する法律）………………………………………………… 397

96 自動車損害賠償保障法 ……………………………………………………………… 401

97 死体解剖保存法 ……………………………………………………………………… 406

98 臓器移植法（臓器の移植に関する法律）…………………………………………… 409

99 造血幹細胞提供推進法（移植に用いる造血幹細胞の適切な提供の推進に関する法律）……… 412

100 墓地埋葬法（墓地，埋葬等に関する法律）………………………………………… 415

101 戸籍法 ………………………………………………………………………………… 416

102 独立行政法人日本スポーツ振興センター法 ………………………………………… 418

103 ギャンブル等依存症対策基本法 …………………………………………………… 420

104 入管難民法（出入国管理及び難民認定法）………………………………………… 422

105 死因究明等推進基本法 ……………………………………………………………… 424

106 ゲノム医療推進法（良質かつ適切なゲノム医療を国民が安心して
受けられるようにするための施策の総合的かつ計画的な推進に関する法律）……… 426

107 全世代社会保障法（全世代対応型の持続可能な社会保障制度を
構築するための健康保険法等の一部を改正する法律）……………………………… 428

108 年金制度 ……………………………………………………………………………… 430

　《医療と消費税》……………………………………………………………………… 433

Ｋ　資料＆付表

保険医療機関及び保険医療養担当規則 ………………………………………………… 436

診療関係帳票保存期間一覧 ……………………………………………………………… 440

保険医療機関および保険者等における時効・起算日 ………………………………… 441

医療機関（医師）の届出義務一覧 ……………………………………………………… 441

診療報酬と薬価基準の改定率の推移 …………………………………………………… 441

欠格事由 …………………………………………………………………………………… 442

索　　引 …………………………………………………………………………………… 444

序章　医療関連法規と社会保障

医療をはじめとする介護，社会福祉などは直接人の生命にかかわる内容をもっているので，その業務を行う施設や，医療等に携わる人の資格などについてきびしい規則を定めている。また，国は社会保険，社会福祉，公衆衛生などの制度のなかで，国民の医療を保障する政策を行っているので，医療等を担当する医療機関は，その多くの制度と密接な関係がある。制度の運用はすべて法令によって行われるので，医療機関が業務を遂行するためには，関連法規から離れることはできない。

医療事務者に必要な法規には大別すると次のようなものがある。

① 医療機関に関する法規
② 医療従事者に関する法規
③ 予防衛生，保健衛生に関する法規
④ 医薬品・医療機器に関する法規
⑤ 医療保険・介護保険に関する法規
⑥ 労働に関する法規
⑦ 社会福祉に関する法規
⑧ 公費負担に関する法規
⑨ 環境衛生に関する法規

1 法規とは

国民が社会生活を営むうえでの秩序を維持するための規範として，国家が定めたものを法といい，強制力をもって我々の生活を規律している。

法には，法文の形をとった成文法と，慣習法などの不文法も含まれるが，法の大部分は成文法である。この成文法のことを**法律**，または**法規，法令**とも呼んでいる。法令という言葉は，法律と命令ひろくは条例・規則その他の法律形式を含んで国法に属するすべての法に用いられる。

2 法規の種類

法規とは，法律・命令・規則などのうち，とくに国民の権利，義務に影響を与えるきまりの総称であり，現在我が国の法制下の法令には次のような種類がある。

1）憲　法

日本国憲法のことをいい，国の最高法規として，国の組織および活動に関する根本的な事項を定めている。立法も行政も司法もすべてこの憲法の規定に反することはできない。

2）条　約

条約は，国家間または国家と国際機関との間の文書による合意で，国家間の約束事として守らなければならず，拘束される。国会の承認を経たうえで締結される。

3）法　律

憲法の定める所定の手続きに従い，国会の議決を経て法律として制定された法規である。国民の権利・義務に関する重要な事項はすべてこの法律によって規定される。

4）行政機関で制定する命令

(1) 政　令

憲法および法律の規定を実施するため，または，法律の委任に基づいて，内閣が制定する命令をいう（例：健康保険法施行令）。効力は法律に劣り，省令や府令にまさる。政令では，とくに法律の委任がある場合を除いては罰則を設けることができない。

(2) 省　令

法律もしくは政令を実施するため，または，法律もしくは政令の特別の委任に基づいて，各省大臣が制定する命令をいう（例：医療法施行規則）。

(3) 規　則

各省大臣以外の者が発する命令としては「会計

1

検査院規則」「人事院規則」「公正取引委員会規則」などのように会計検査院，人事院，公正取引

委員会などが発する命令がある。

5）条例および規則

地方公共団体（都道府県・市町村など）が定める法の形式として条例と規則がある。

(1) 条 例

地方公共団体が，国の法令に違反しない範囲で，その地方の行政事務を処理するため，または法律の委任に基づいて，地方議会の議決を経て制定する法規をいう。

(2) 規 則

地方公共団体の長が，国の命令に違反しない範囲で，その権限に属する事項について，地方議会の議決を要しないで制定する命令をいう。

以上のほか，国または地方公共団体が法令に基づく具体的な一定の行政行為について，広く一般に知らせる行為として「**告示**」がある。

また，各省などが，所管の諸機関や職員の執務上依拠し遵守しなければならない法令の解釈や運用方針を示達するものとして「**通知**」がある。

〔**参考**〕　使用例

「法」　　健康保険法

「政令」　健康保険法施行令

「省令」　療養の給付に関する費用の請求に関する省令（施行規則）

「条例」　医療費の助成に関する条例

「規則」　東京都病院事業財務規則

*　　　　　　　*　　　　　　　*

社会福祉，社会保障という用語が新しく登場したのは，わが国の現行憲法第25条に，「①すべて国民は，健康で文化的な最低限度の生活を営む権利を有する。②国はすべての生活部面について，社会福祉，社会保障及び公衆衛生の向上及び増進に努めなければならない」ということが明記されてからである。

社会福祉とは，「国民の生活の安定，医療，教育，職業などの保障を含む幅広い社会的方策の総称」であるとされるが，狭義には，「生活困窮者や身体障害者，児童，老人などを対象とした社会的保護の方策で，対象者が自力で生活できるよう，必要な生活指導，更生補導，援助育成を行うことを意味する」と記されている。社会福祉は

「社会の幸福」という意味ももつが，具体的には，全国民に全生涯にわたって「健康で文化的な生活」を保障することを国の社会的使命として位置づけ，病気，障害，老齢，失業，貧困，不時の災害に遭遇するときに，法律制度，政策によって救済，保護するなどを指している。

一方，**社会保障**は国民一般に対し，疾病，負傷，出産，死亡，老齢，失業，労働災害などの場合，所得の減少や喪失を伴い，生計の障害，困窮をきたすことにもなるが，このような社会生活上の事故に対して，国が所得の保障や医療・介護の保障，その他の制度的サービスを提供することによってすべての国民の生活を保障することをいい，救貧，防貧の役目を果たす制度といえる。

3 我が国の現行制度

社会福祉とは社会保障制度との制度的な区別がかなり入り組んでいるため明確に区分することはむずかしいが，社会福祉行政は，主として**福祉六法**（生活保護法，児童福祉法，身体障害者福祉法，知的障害者福祉法，老人福祉法，母子及び父子並びに寡婦福祉法）を中心に行われている。

この福祉行政の根拠になっているのは，昭和25（1950）年10月の社会保障制度審議会の「社会保障制度に関する勧告（1950年勧告）」のなかに示されている，社会福祉に関する定義，「社会福祉とは，国庫扶助（困窮者に対する最低生活確保のための生活保護）の適用を受けているもの，身体障害者，児童，その他援護育成を要するものが自

立して，その能力を発揮できるよう必要な生活指導，厚生指導，その他の援護育成を行うことをいう」である。

また，この勧告を受けて昭和26（1951）年に制定された「**社会福祉法**」は，福祉六法と相まって，社会福祉事業が公明かつ適正に行われることを確保し，もって社会福祉の増進に資することを目的とし，社会福祉事業の全分野における共通的基本事項を定めたもので，我が国の社会福祉の現行制度はこの法の趣旨，「社会福祉事業は，援護，育成又は更生の措置を要する者に対し，その独立心をそこなうことなく，正常な社会人として生活することができるように援助すること」に基

づいて運用されている。

社会保障は，その後，平成5（1993）年に「国民の生活の安定が損なわれた場合に，国民にすこやかで安心できる生活を保障することを目的として，公的責任で生活を支える給付を行うもの」とされた（「社会保障将来像委員会第1次報告」）。

さらに，平成7（1995）年の社会保障制度審議会では，新しい基本的な理念を「広く国民に健やかで安心できる生活を保障すること」とし，国民の自立と社会連帯の考えが社会保障制度を支える基盤であるとした。

４ 我が国の社会保障制度

我が国の社会保障に関する行政的制度は，大別して，①所得保障，②医療保障，③（狭い意味での）社会福祉，④公衆衛生——の四つの部門からなっている。

所得保障は，社会保険を中心とし，そのほか公的扶助などによって，失業とか，老齢化，業務上の負傷，死亡などの社会生活上の事故によってこうむる経済的な打撃を包括的に保障することを目標に運用される。また，一定限度以下の所得しかない人たちに対して，公費で最低限度の生活を保障するため公的扶助が制度化されている。

医療保障は，社会保険，医療扶助，公費負担，保健事業などによって，すべての国民が傷病にあたって必要かつもっとも効果的な医療を受けられる機会が保障されることである。そのためには，医療保険，公費負担の充実，公衆衛生活動の拡充，医療供給体制の整備確立が必要であることはいうまでもない。国民の生活の安定と健康を守るうえでもっとも重要な制度の一つであり防貧的な制度ともいえる。医療保障の中心となるのは医療保険制度である。

医療扶助は，貧困者の医療費についての生活保護法による保護措置であり，公費負担制度は，福祉的社会的補償の目的をもって，国や自治体が医療費の全部または一部を負担する制度である。

保健事業は，疾病の予防，健康の増進，予防接種，健康診査，保健指導がその内容である。

社会福祉については，身体障害者，知的障害者，身体に障害のある児童および高齢者などに対する保護などを目的として制度化している。

公衆衛生としては，国民の健康の増進，疾病の予防などの対策が行われている。

また，我が国が直面する世界に例のない高齢社会を迎えるなかで，高齢者等の介護の問題は国民の老後の生活における最大の不安要因でもあり，

社会全体にとっても大きな課題となっている。

この重要な課題に対応するための**介護保険法**が平成9（1997）年12月に公布され，平成12（2000）年4月から施行されることになった。この介護保険法の細部内容については政令，省令によって定められているが，介護サービスに関する諸問題，要介護認定業務などむずかしい点も多い。

特に高齢障害者の増大に伴う時代の要請に対応する社会保障は，国としても大きな課題である。

昨今の急速な少子高齢化のため，社会保障の費用が急速に増加したため，「社会保障国民会議」において，社会保障改革の全体像や必要な財源を確保するための消費税を含む税制抜本改革について検討され，その結果，平成24（2012）年に成立した「**社会保障制度改革推進法**」において，年金・医療・介護・少子化対策の4分野の改革の基本方針が明記されるとともに，消費税率の引上げ等が定められた。

その後，社会保障制度改革推進法に基づき設置された「社会保障制度改革国民会議」では，各分野の改革の具体的方向性が議論され，日本の社会保障モデルを「1970年代モデル」から「21世紀（2025年）日本モデル」へと転換を図り，すべての世代が年齢ではなく，負担能力に応じて負担し支え合う「全世代型の社会保障」を目指すべきとされた〔平成25（2013）年8月〕。

平成25（2013）年12月には「**持続可能な社会保障制度の確立を図るための改革の推進に関する法律**」（社会保障改革プログラム法）が成立・施行され，以降，社会保障4分野（年金，医療，介護，少子化対策）の改革が進められている。

今後は高齢者数がピークを迎える2040年を見据えた社会保障改革を進めている。平成29（2017）年12月に新しい経済政策パッケージを閣議決定している。

５ 我が国の社会保険

国民のすべてに共通する疾病や，負傷，分娩，老齢，身体障害，失業，死亡というような事態に

よって，生活上の不安をもたらすいろいろの事故に対し，一定の給付を行い，被保険者等の生活安

図表1　わが国の社会保険制度一覧

対象 ＼ 制度		医療保険	年金保険	雇用保険	労災保険
一般職域	一 般 被 用 者	健康保険法 （協会けんぽ） （日雇特例） （組合健保）	厚生年金保険法	雇 用 保 険 法	労働者災害補償保険法
地域	一 般 国 民 （職域被用者外）	国民健康保険法	国 民 年 金 法	──	──
特殊職域	船 員	船 員 保 険 法	厚生年金保険法	船 員 保 険 法	船 員 保 険 法
	国 家 公 務 員	国家公務員共済組合法		国家公務員退職手当法	国家公務員災害補償法
	地 方 公 務 員	地方公務員等共済組合法		退職手当に関する条例	地方公務員災害補償法
	私立学校教職員	日本私立学校共済（略称）		雇 用 保 険 法	労働者災害補償保険法
後 期 高 齢 者		後期高齢者医療保険	──	──	──

定をはかることを目的とする制度で，社会保障の中心をなすものである。生活上におけるいろいろな事故による経済的損失・被害は個人の力だけでは解決しがたく，また，社会全体の機能にも悪い影響を招くことになるので，個人の自由意思に任せないで法律によって全国民に加入を義務づけ国民相互の共済をはかるのが社会保険の意義である。

社会保険には，疾病，負傷，分娩などの事故を対象にした**医療保険**，老齢，障害など労働能力の喪失を対象にした**年金保険**，労働能力はあっても働く機会を失った者を対象にした**雇用保険**，労働者の業務上の災害や，通勤途上の災害に対する補償のための**労働者災害補償保険**，65歳以上の人，または40〜64歳で特定疾病に該当する病気で要介護認定を受けた人が，給付やサービスを受けられる**介護保険**などがある。

1）社会保障と社会保険の類似点と相違点

①両者とも対象となる国民の経済生活の保障を目的としている，②両者ともその保障は所得保障を中心とし，ときに現金給付に代えて現物給付の方式をとる──などの類似点がある。

また，①社会保険は一定の限定された範囲を対象とするのに対し，社会保障は原則として全国民を対象としている，②社会保険には，医療，年金，雇用，業務上災害の四つの部門が個別的に制度化される（社会保障は原則として総合的に1本の制度で行われる），③所要資金の準備方式として，社会保険は保険料による（国民，事業主，国などがそれぞれ所定の負担をする）が，社会保障は国の一般歳出による──などの相違点がある。

2）我が国の社会保険制度の特徴

我が国の社会保険制度は，図表1のように，制度の種類も多く，かつ，その仕組みや給付内容が複雑であり，行政の管理運営上にも問題点が多い。また制度間に不均衡が存在することも一つの特徴といえる。このような各種制度の統合調整は今後の政策課題ともなっている。

3）各保険のあらまし

社会保険制度には，**医療保険**，**年金保険**，**雇用保険**，**労働者災害補償保険**，**介護保険**の五つの部門があり，体系的には，被用者を対象にした職域保険と，被用者保険に加入していない一般国民を対象にした地域保険の二つに分けられている。

（1）医療保険

社会保険制度のなかで，その目的に医療を取りあげている保険を医療保険といい，社会保険制度上で主要な位置を占めている。医療保険は，被保険者またはその被扶養者に業務外の疾病，負傷などの事故が生じた場合，その治療費，休業に伴う収入の減少などの経済的損失を補填する目的をもって医療や，傷病手当などの保険給付を行うことであるが，医療保険における医療給付の仕組み，取扱い方法は健康保険法がもとになっている

ので，健康保険法の医療などに関する給付の事項のひととおりについて理解すれば，他の医療保険について直ちに応用することができる。

医療保険には，大別して被保険者が職場を同じくする**職域保険**（被用者保険ともいう）と，被用者以外の一般住民を対象とした**地域保険**の二つがある。

また，75歳以上の後期高齢者を対象とした独立した医療保険として**後期高齢者医療保険**がある。

職域保険——被用者保険（全国健康保険協会管掌，組合管掌の健康保険，各共済組合，船員保険などの加入者）

地域保険——国民健康保険〔都道府県・市（区）町村の一般住民，職能・商業団体の加入者〕

(2) 年金保険

年金保険は，労働者あるいは一般国民の老齢，廃疾，死亡などについて保険給付を行い，その家族の生活の安定と福祉の向上に寄与することを目的としている。

我が国は現在，人口の高齢化が急速にすすみ，老後の生活の主柱となる年金制度の役割はいっそう重要になってきている。

このように高齢社会のピークに備えて，公的年金制度を長期にわたって，健全かつ安定的に運営していくために，長期的に安定し，かつ，国民が安心して信頼できる制度であるとともに，公平性の重視という見地から，共通の基礎年金の導入をはかるなどの改正が行われている。

この改正によって厚生年金，船員保険に係る年金，国民年金の内容が大きく変わった。

国民年金（基礎年金1階部分）をベースに，民間サラリーマンや公務員等は，**厚生年金等**（2階部分）に加入し基礎年金の上乗せ部分を受けることができる。このほか，3階部分としての**企業年金基金**等の制度がある。

(3) 雇用保険

一般勤労者が，いろいろな理由によって職を離れた場合，次の職に就くまでの生活を保障する目的で昭和22年に制定された失業保険法が，昭和49

（1974）年12月に雇用保険法として改変創設され，昭和50年4月から施行された。失業者に対する失業給付のほか，失業予防，雇用機会の増大，雇用構造の改善，労働者の能力開発向上のための雇用安定事業，能力開発事業を行うなど雇用政策の総合化がはかられている。

失業給付の求職者の給付には，基本手当，技能習得手当，寄宿手当，傷病手当があり，就職促進の給付には，常用就職支度金，教育訓練給付金，高年齢雇用継続給付，移転費などがある。

(4) 労働者災害補償保険

労働者災害補償保険は，労働者の業務上の負傷，疾病，身体障害，または死亡に対して災害補償を行うことによって，労働者の保護をはかることを目的とした制度であり，通勤途上の災害もこのなかに含まれる。

保険者は政府，保険加入者は事業主，保険給付を受けるのは労働者またはその遺族であり，保険給付には，**療養補償給付**，**休業補償給付**，**障害補償給付**，**遺族補償給付**などがある。全額事業主負担の保険料と国庫補助によってその費用がまかなわれるので労働者の負担はない。

労働者が業務上の災害に遭った場合，事業主は労働基準法によってその災害の補償をしなければならないが，事業主の資力が弱かったり，あるいは傷病などが大量に発生したような場合は，十分な補償ができないばかりでなく，事業主としての存立も危険になることが予想される。被災労働者に対して迅速にして公正な補償を確保するとともに，事業主の経済的負担も考えられている保険制度である。

(5) 介護保険

介護保険は，高齢化に伴い，寝たきり，認知症等により，介護が必要な者に対し，医療や福祉から介護の部分を切り離し，介護が必要な高齢者が自立した社会を，国民が支える制度となる。国民の40歳以上の者が，保険料を負担し，介護保険サービスを受ける者が原則1割（現役並み所得者は2割または3割）を負担しながら全体の不足分を税金等でまかなう。

6 厚生労働省の発足

国の行政組織等の減量，効率化に関する方針に基づく省庁再編は，中央省庁改革推進本部（本部長，総理大臣）によって進められてきたが，平成13（2001）年1月6日からそれぞれの省庁において新しい組織がスタートした。従来の厚生省は，厚生労働省となるが，厚生労働省組織規則は，平成12（2000）年8月14日付中央省庁改革推進本部令第45号の定めによる。

　この定めは，国家行政組織法（昭和23年法律第120号），厚生労働省設置法（平成11年法律第97号）及び厚生労働省組織令（平成12年政令第252号）の規定に基づき，並びに厚生労働省設置法及び厚生労働組織令を実施するためのものである（厚生労働省の組織の概要については，本書の巻末付表を参照）。

A

医療機関に関する法規

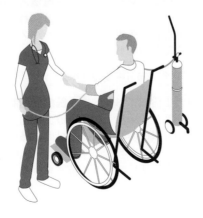

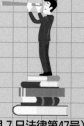

1

医　療　法

昭和23年7月30日法律第205号（直近改正：令和5年6月7日法律第47号）

> 医療を受ける者の**適切な選択の支援**，医療安全確保，医療機関の開設・管理・整備，医療提供施設相互間の機能分担，**業務連携の推進**について，必要な事項を定めた法律です。

> 医療を受ける者の利益を保護し，良質かつ適切な医療を効率的に提供する体制を確保して，国民の健康の保持に寄与することを目的としています。

医療法は，94条によって構成されている。この法律は，昭和23（1948）年に制定されて以来，幾度にもわたる改正を経て現在に至っている。その主な改正内容は下記のとおりである。

1 医療法改正の変遷

1）第1次医療法改正　昭和60（1985）年公布〔昭和61（1986）年6～10月施行〕

　第1次では，医療施設の量的整備が全国的にほぼ達成されたことに伴い，医療資源の地域偏在の是正と医療施設の連携の推進が図られた。
① **医療計画制度の導入**：都道府県ごとに地域医療計画を策定し，病院病床の増加のコントロールを行うことにより，地域医療のシステム化の推進を目指した。

② **医療圏の設定**：全国を2次医療圏（複数の市町村）と3次医療圏（原則として都道府県単位）に分けて，それぞれ病床数が規制された。
③ **一人医師医療法人制度の導入**：医療法人の運営の適正化を図る指導体制を整備するため，一人医師医療法人制度が導入され，医師一人でも法人格が取得できるようになった。

2）第2次医療法改正　平成4（1992）年公布〔平成4年7月，平成5（1993）年4月施行〕

　第2次では，高齢化等に対応した医療施設機能の体系化，患者サービス向上のための広告規制の緩和等が図られた。
① **医療提供の理念の明文化**：医療提供の理念を明文化し，患者に対して良質かつ適切な医療を効率的に提供することを，医療の担い手に対して求めた。
② **特定機能病院と療養型病床群の制度化**：医療施設の機能分化のため，特定機能病院と療養型

病床群が制度化された。また，医療提供施設として老人保健施設が位置付けられた。
③ **広告規制の緩和**：院内掲示と院外広告に分類され，予約制や往診の有無，病院設備などの院外広告ができるようになった。
④ **医療法人の附帯業務の拡大**：医療法人が行える附帯業務が拡大され，アスレチッククラブ，クアハウスなど健康増進施設の設置が規定された。

3）第3次医療法改正　平成9（1997）年公布〔平成10（1998）年4月施行〕

　第3次では，介護体制の整備，日常生活圏における医療需要に対する医療提供，患者の立場に立った情報提供体制，医療機関の役割分担の明確化と連携の促進等が図られた。
① **療養型病床群制度の診療所への拡大**：地域医療計画の充実のため，療養型病床群の整備目標の範囲が診療所まで拡大された。
② **地域医療支援病院の創設**：総合病院制度が廃止され，地域医療支援病院が創設された。

③ **医療計画制度の充実**：二次医療圏ごとに地域医療支援病院・療養型病床群の整備目標，医療施設間の機能・連携等の記載が義務化された。
④ **医療法人の業務範囲の拡大等**：医療法人の附帯業務が第二種社会福祉事業にまで拡大されたほか，特別医療法人制度が創設された。
⑤ **インフォームド・コンセントの努力義務規定の整備**：インフォームド・コンセントが努力義務として明文化された。

4）第4次医療法改正　平成12（2000）年公布〔平成13（2001）年3月施行〕

　第4次では，高齢化の進展等に伴う疾病構造の変化等を踏まえ，良質な医療を効率的に提供する体制を確立するため，入院医療を提供する体制の整備等が行われた。

① **入院医療提供体制の整備**：結核病床，精神病床，感染病床を除いた病床（「その他の病床」）を「療養型病床」と「一般病床」に分け，療養型病床・一般病床・結核病床・精神病床・感染病床の5類型に変更された。

② **医療計画制度の見直し**：「必要病床数」という用語が「基準病床数」に改められた。

③ **広告規制の緩和**：広告できる事項として，日本医療機能評価機構が行う医療機能評価の結果，医師の略歴・年齢・性別，共同利用できる医療機器等が追加された。

④ **臨床研修の必修化**：医師・歯科医師の臨床研修が必修化された（医師は2年以上，歯科医師は1年以上）。

⑤ **特例許可老人病院の廃止**：特例許可老人病院（入院患者のうち65歳以上高齢者の占める割合が60％超の病院。昭和62年の老人保健法創設時に設置された）が廃止された。

5）第5次医療法改正　平成18（2006）年公布〔平成19（2007）年1月～平成20（2008）年4月施行〕

　第5次では，質の高い医療サービスが適切に受けられる体制を構築するため，医療に関する情報提供の推進，医療計画制度の見直し等を通じた医療機能の分化・連携の推進，地域や診療科による医師不足問題への対応等が行われた。

① **有床診療所にかかる規制の見直し**：診療所の療養病床以外の病床を「一般病床」に含めることにしたほか，48時間を超える入院を禁止する規定が廃止された。そのうえで，病床が医療計画の基準病床の対象となった。

② **医療機能情報提供制度の創設**：病院等の管理者は，患者が病院等の選択を適切に行うために必要な「一定の情報」を都道府県知事に報告し，都道府県知事は，報告された事項を公表することが義務化された。

③ **入院診療・退院療養計画書の作成等の義務化**：患者等への医療に関する情報提供の推進の一環として，入院診療・退院療養計画書の作成・交付・説明が義務付けられた。

④ **広告規制の緩和**：一つひとつの事項を個別に列記するのでなく，一定の性質をもった項目群ごとにまとめて「○○に関する事項」と規定する「包括規定方式」が導入された。

⑤ **医療安全の確保に関する責務の明確化**：国，都道府県等が，医療安全の確保に関して必要な措置を講ずる責務が規定された。また，病院，診療所等の管理者は，指針の策定，従業員への研修の実施等，医療安全確保のための措置を講じなければならないとされた。そのほか，医療安全支援センターの制度化が行われた。

⑥ **医療計画制度の見直し**：4疾病（がん，脳卒中，急性心筋梗塞，糖尿病）・5事業（救急医療，周産期医療，小児医療，へき地医療，災害医療）について，都道府県が達成すべき数値目標を定め，事後評価できる仕組みを導入した。

⑦ **医療法人制度の見直し**：特別医療法人が廃止され，医療計画に位置付けられたへき地医療，小児救急医療等を担うべき新たな医療法人類型として「社会医療法人」が創設された。また，附帯業務として行える事業の範囲が拡大され，有料老人ホームの設置が可能になった。

⑧ **医療対策協議会の制度化等**：医師確保対策として，都道府県の「医療対策協議会」を制度化し，関係者協議による対策を推進した。

6）第6次医療法改正　平成26（2014）年6月公布〔平成26年6月～平成27（2015）年10月施行〕

　医療介護総合確保推進法（医療・介護制度の関係法律19本を一括で改正するもの。正式名「地域における医療及び介護の総合的な確保を推進するための関係法律の整備等に関する法律」）が平成26（2014）年6月18日に成立した（6月25日公布）。そこに包括されるかたちで，第6次医療法改正ともいうべき医療法改正が行われた。医療法関連の改正は以下のとおり。
《2014年6月25日（公布日）施行》
＊総合確保方針に即した医療計画の作成（地域医療構想に基づく病床数の整備）
＊良質な医療を提供する体制の確立を図るための医療法等の一部を改正する法律：持分なし医療法人への移行促進
《2014年10月1日施行》
＊病床機能報告制度の創設，在宅医療の推進，病院・有床診療所等の役割，地域医療支援センター機能の位置づけ——など
《2015年4月1日施行》
＊臨床研究中核病院の設置

《2015年10月1日施行》　　　　　　　　　　　＊医療事故調査制度の創設

7）第7次医療法改正　平成27（2015）年9月28日公布

医療法の一部を改正する法律が平成27（2015）年9月16日に成立し，同9月28日に公布された。

(1)　**医療法人制度の見直し**：①医療法人のガバナンスの強化，②医療法人の分割等，③社会医療法人の認定等，④貸借対照表等に係る公認会計士等による監査や広告——に係る規定を公布日から1年以内に施行するとした。上記①〜③については平成28（2016）年9月1日に施行され，④については平成29（2017）年4月2日に施行された（p.35）。

(2)　**地域医療連携推進法人の創設**：地域で医療機関等を開設する複数の非営利法人を一体的に運営する「地域医療連携推進法人」（原則として一般社団法人）を創設するもので，公布日から2年以内に施行するとし，平成29（2017）年4月2日に施行された（p.37）。

また，医療法等の一部を改正する法律（平成29年6月14日法律第57号）において，安全で適切な医療提供の確保を推進する目的で，医療法，臨床検査技師等に関する法律，良質な医療を提供する体制の確立を図るための医療法等の一部を改正する法律の一部改正が行われた。医療法については，①検体検査の精度の確保に関する事項，②特定機能病院の管理・運営に関する体制の強化に関する事項，③医療に関する広告規制の見直しに関する事項，④妊婦または産婦の異常に対応する医療機関の確保等に関する事項，⑤医療機関の開設者に対する監督に関する事項の5項目が改正された。

8）第8次医療法改正　平成29（2017）年6月14日公布

医療法等の一部を改正する法律が平成29（2017）年6月7日に成立し，同6月14日に公布され，平成30（2018）年12月1日に施行された。

(1)　**検体検査の精度の確保**：遺伝子関連検査の精度の確保のため，医療機関が委託する検体検査業務の精度管理の基準の明確化等

(2)　**特定機能病院におけるガバナンス体制の強化**

(3)　**医療に関する広告規制の見直し**：医療機関のwebサイト等を適正化するため，虚偽または誇大な内容を禁止

(4)　**持分なし医療法人への移行計画認定制度の延長**：認定要件を見直し，認定を受けられる期間を2020年9月30日まで延長〔その後，2023年9月30日まで再延長（2023年4月現在）〕

(5)　**その他**：都道府県知事等による医療機関開設者の事務所への立入検査権限等の創設

9）第9次医療法改正　令和3（2021）年5月28日公布

良質かつ適切な医療を効率的に提供する体制の確保を推進するための医療法等の一部を改正する法律が令和3（2021）年5月21日に成立し，同5月28日に公布された。

(1)　**医師の働き方改革**：①長時間労働の医師の労働時間短縮及び健康確保のための措置の整備等（2024年4月1日までに段階的に整備），②時間外労働の上限規制と健康確保措置の適用（2024年4月より）。

(2)　**医療関係職種の業務範囲の見直し**（診療放射線技師法，臨床検査技師等に関する法律，臨床工学技士法，救急救命士法）（2021年10月1日施行）：診療放射線技師，臨床検査技師，臨床工学技士，救急救命士へのタスク・シフト／シェアを推進。

(3)　**医師養成課程の見直し**（医師法，歯科医師法）：①共用試験合格を医師国家試験の受験資格要件とし（2025年4月1日施行），②同試験に合格した医学生が臨床実習として医業を行うことができる旨を明確化（2023年4月1日施行）。

(4)　**新興感染症等の感染拡大時における医療提供体制の確保に関する事項の医療計画への位置付け**（医療法）（2024年4月1日施行）：①「医療計画」の記載事項に「新興感染症等の感染拡大時における医療」を追加，②感染症医療を「5事業」に追加して「6事業」に，③第8次医療計画（2024年度〜2029年度）から追加。

(5)　**地域医療構想の実現に向けた医療機関の取組の支援**（地域における医療及び介護の総合的な確保の促進に関する法律）（2021年4月1日施行）：「病床機能再編支援事業」を地域医療介護総合確保基金に位置付け，当該事業については国が全額を負担することとするほか，再編を行う医療機関に対する税制優遇措置を講じる。

(6)　**外来医療の機能の明確化・連携**（医療法）（2022年4月1日施行）：医療資源を重点的に活用する外来等について報告を求める外来機能報告制度の創設等を行う。

(7)　**その他 持ち分の定めのない医療法人への移行計画認定制度の延長**（公布日施行）

2　総　則

1）医療提供の理念（第1条の2）

本条によって医療を提供するに当たっての基本理念が示されたが，具体的には次の事項を医療提供の理念とすると定めた。

(1)　医療は，生命の尊重と個人の尊厳の保持を旨とする。

(2)　医療は，医療の担い手と医療を受ける者との信頼に基づき，医療を受ける者の心身の状況に応じて行う。

(3)　医療は単に治療するだけでなく，疾病の予防のための措置およびリハビリテーションを含む良質かつ適切なものでなければならない。

また第2項として，国民の健康保持努力を基礎として，医療提供施設，居宅等における医療提供施設の機能に応じた効率的に，かつ福祉サービスその他の関連サービスとの有機的な連携を図りつつ提供されるよう求めている。

2）国および地方公共団体の責務（第1条の3）

本条では，医療提供に対する責務を定めているが，国民に対し良質かつ適切な医療を効率的に提供する体制が確保されるよう努めることを，国および地方公共団体の責務とした。

3）医師等の責務（第1条の4）

本条では，医師等の責務を定めている。

医療提供の理念に基づいた良質かつ適切な医療を行うこと，および医療を提供するに当たり，適切な説明を行い，医療を受ける者の理解を得るよう努めることなどを医師，歯科医師，薬剤師，看護師その他の医療の担い手の責務とし，医療提供施設間の機能分担および業務の連携等についてを開設者の責務としている。

病院または診療所の管理者は，当該病院または診療所を退院する患者が引き続き療養を必要とする場合には，保健医療サービスまたは福祉サービスを提供する者との連携を図り，当該業者が適切な環境のもとで療養を継続することができるよう配慮しなければならないと定めている。

4）定義（第1条の5）

「**病院**」とは，医師または歯科医師が，公衆または特定多数人のため医療を行う場所であって，20人以上の患者を入院させるための施設を有するものをいい，傷病者が科学的でかつ適正な診療を受けることができる便宜を与えることを主たる目的として組織され，かつ，運営されるものでなければならないとしている。

「**診療所**」とは，医師または歯科医師が，公衆または特定多数人のため医療を行う場所であって，患者を入院させるための施設を有しないものまたは19人以下の患者を入院させるための施設をもつものと定めている。

このほか，第1条の6で介護保険法の規定による「**介護老人保健施設**」および「**介護医療院**」，第2条で助産師が業務をなす場所として「**助産所**」が定義づけられている。

5）類似名称の使用制限（第3条）

本条では，疾病の治療を行う場所であっても，病院でないものが病院やこれと紛れやすい名称をつけたり，診療所でないものが診療所と紛れやすい名称をつけることを禁じている。商業的感覚から実質以上のものを期待させるような紛らわしい名称を付するものが増えつつあるが，国民にひとしく適切な診療を行うという社会的存在意義からも心すべきことである。

6）地域医療支援病院（第4条）

従来の総合病院に代わる地域医療支援病院制度は，地域医療の充実を図り，医療機関相互の適切な機能分担と機能連携を進めることに重点がおかれている。紹介患者に対する医療の提供，医療機器の共同利用，地域の医療従事者の研修，かかりつけ医への支援等を通じて，地域医療の確保を図る病院として位置づけられ，かかる病院としてふさわしい構造設備等所定の要件に該当するものは，その所在地の都道府県知事の承認を得て，地域医療支援病院と称することができる。

病院が地域医療支援病院と称するかどうかは任意であるが，承認を受ける場合は，定められた要

件が具備されていなければならないのは当然であり，この要件が欠けた場合や，定めるところに違反したときは，地域医療支援病院としての承認を取り消されることもある（法第29条第3項）。

(1) 地域医療支援病院承認の所定要件

① **開設することができる者**：地域医療支援病院の開設者は，「厚生労働大臣の定める地域医療支援病院の開設者」（平成10年3月27日・告示第105号）によって規定されている。平成16年5月18日・告示第226号，平成20年4月30日・告示第299号で改正され，現在は以下の医療機関・法人等で開設できるようになった。
- 国，都道府県，市町村，社会医療法人，医療法第7条の2第1項各号に掲げる公的医療機関
- 医療法人
- 一般社団法人及び一般財団法人に関する法律第2条第一号に規定する一般社団法人または一般財団法人
- 私立学校法第3条に規定する学校法人
- 社会福祉法人第22条に規定する社会福祉法人
- 独立行政法人労働者健康福祉機構
- エイズ治療拠点病院，地域がん診療拠点病院，健康保険法第63条第3項第一号の指定を受けている病院

② **紹介患者に対する医療の提供**：紹介外来制を原則としていることから，「地域医療支援病院紹介率」が80％以上であること（この紹介率が65％以上であって，承認後2年間で当該紹介率が80％を達成することが見込まれる病院については，地域の実状に応じて具体的な年次計画の提出を求めたうえで承認することができる）。
地域医療支援病院紹介率＝紹介状により紹介された初診患者の数／（初診患者の数−救急搬送患者等の数）×100
　　また，平成26（2014）年4月の紹介率の見直しにより，次のいずれかを満たしていれば「紹介外来制を原則としている」として取り扱われることとなった。
- 紹介率65％以上，かつ，逆紹介率40％以上
- 紹介率50％以上，かつ，逆紹介率70％以上

③ **共同利用の実施**：当該病院の建物の全部もしくは一部，設備，器械，器具を，当該病院に勤務しない医師，その他の医療従事者の診療，研究，研修に利用させるための体制が整備されていること。

④ **救急医療の提供**：24時間体制で入院治療を必要とする重症救急患者の受入れに対応できる医師等の医療従事者が確保されていること。また重症救急患者のために優先的に使用できる病床

が確保されていること（特定の診療科において24時間体制で重症救急患者の受入れに対応できる体制が確保されていれば差し支えない）。

⑤ **地域の医療従事者に対する研修の実施**：地域の医療従事者の資質の向上を図るための研修を行わせる能力を有すること。

⑥ **病床規模**：都道府県知事が地域における医療確保のために必要であると認めた場合を除き，200床以上であること（病床種別は問わない）。

⑦ **構造設備・記録**：当該病院の病床規模，病床の種別等に応じて必要と認められる構造設備を有していれば差し支えない。
　　法第22条に定める施設および記録は，
- 集中治療室，化学・細菌および病理の検査施設，病理解剖室，研究室，講義室，図書室
- 診療に関する諸記録，病院の管理および運営に関する諸記録
- 医薬品情報管理室，救急用または患者輸送用自動車等（その他厚生労働省令で定める施設）

　　以上のほか，地域医療支援病院の開設者は都道府県知事に対して，省令（施行規則）第9条の2に定める事項を記載した業務報告書を毎年10月5日までに提出することになっている。
施行規則第9条の2第1項に定める事項とは，
- 紹介患者に対する医療提供と患者紹介の実績
- 共同利用の実績
- 救急医療の提供の実績
- 医療従事者の資質向上のための研修の実績
- 診療ならびに管理・運営に関する諸記録の管理方法および閲覧の実績
- 当該病院に勤務しない学識経験者等で構成される委員会の院内設置，患者からの相談に適切に応じる体制確保の実績（省令第9条の19関係）
- 患者相談の実績等

　　これらの承認要件等が円滑にかつ適正に実施されるよう管理者の業務遂行の方法について，旧厚生省健康政策局長から健政発第639号平成10年5月19日の通知が出されている。

（注）　総合病院制度は，平成10（1998）年4月1日より廃止され，同条に規定されていた要件を満たさない病院であっても総合病院と称することが可能となった。従来総合病院の承認を得ていた病院が，引き続き総合病院と称することも差し支えない（健政発第639号）。

(2) 地域医療支援病院の名称承認

　　医療法第4条第1項の規定による地域医療支援病院の名称についての承認を受けようとするときは，医療法施行規則第6条の定めによる申請書を都道府県知事に提出することになっている。

医療法施行規則　昭和23年11月5日・厚生省令第50号（直近改正：令和5年12月27日・厚生労働省令第165号）

（地域医療支援病院の名称承認の申請）
第6条　法第4条第1項の規定により地域医療支援病院と称することについての承認を受けようとする者は，次に掲げる事項を記載した申請書を，病院所在地の都道府県知事に提出しなければならない。
　一　開設者の住所及び氏名（法人であるときは，その名称及び主たる事務所の所在地）
　二　名称
　三　所在の場所
　四　病床数
　五　法第22条第一号及び第四号から第八号までに掲げる施設及び第22条に掲げる施設の構造設備
（第2項省略）

7）特定機能病院（第4条の2）

　良質な医療を効率的に提供するためには，機能・特質に応じた施設の体系化を進めることを通じ，医療資源がより有効に活用されるようにすることが必要であるとの考えから，平成4年の第2次医療法改正において特定機能病院は制度化されている。特定機能病院の承認（承認の取消し）を行うのは厚生労働大臣である。

　高度な医療を提供する医療機関について，①高度医療技術水準の確保のためには，継続して高度医療を必要とする症例を扱うことが必要，②高度医療のための人員，設備を，多くの医療機関で持つことは非効率，③患者にとっても，真に高度な医療が必要かどうかをいったん地域の医療機関で判断してもらったうえで，必要に応じ高度な医療機関に行く仕組みが妥当（紹介制の考え方の導入）——という趣旨に基づき，厚生労働大臣が個別に承認を行っている。

　本条では，特定機能病院として厚生労働大臣の承認を得るための該当要件，名称制限などが定められている。
① 高度の医療を提供する能力があること
② 高度の医療技術の開発および評価を行う能力

があること
③ 高度の医療に関する研修を行わせる能力があること

　などを基本に，その他厚生労働省令で定める要件に適合するものであって，なお厚生労働大臣の承認を得てから特定機能病院と称することができることになっている。この承認は病院からの申請に基づいて行われる。

　承認要件の主なものは以下のとおりである。
・高度の医療の提供，開発および評価，ならびに研修を実施する能力を有すること
・他の病院または診療所から紹介された患者に対し，医療を提供すること
・400床以上の病床を有すること
・通常の病院の2倍程度の医師の配置が最低基準
・集中治療室，無菌病室，医薬品情報管理室などの構造設備が必要

　また，高度の医療を提供実施する特定機能病院の安全管理体制の強化を図るため，管理者の責任として，専任の「医療安全管理者」を置くなど院内の安全管理体制の確保についての基準等を定めている（施行規則第9条の23関係）。

特定機能病院に係る改正

(1) 医療法施行規則の一部改正（平成12年1月31日厚生省令第7号）

　特定機能病院に関して，医療法施行規則の一部改正が行われ，平成12（2000）年4月1日から施行された。改正の要点は，特定機能病院の管理に関連して，安全管理のための体制の確保が加えられたことである。

(2) 医療法施行規則の一部改正（平成16年6月4日厚生労働省令第102号）
・承認要件として病床基準数が500床から400床に緩和された（施行規則第6条の5）。
・特定機能病院の管理者が行うべき事項に係る高度の医療の提供等の義務化など（施行規則第9

条の20）（詳細略）。

(3) 平成18（2006）年医療制度改革による改正
・地域の医療連携体制の構築において，特定機能病院の管理者の義務として，新たに，「医療計画に定められた医療連携体制が適切に構築されるように配慮する」ことを位置付けた〔特定機能病院の管理者の義務の見直し〔平成19（2007）年4月1日施行〕〕。
・特定機能病院から毎年10月に提出される業務報告について，厚生労働大臣が公表を行う仕組みを設けた〔厚生労働大臣による業務報告の公表の制度化〔平成19（2007）年4月1日施行〕〕。
・看護職員の人員配置標準について，医療安全の

推進を図る観点から，特定機能病院に係る入院患者数に対する基準を2.5対1から2対1へと引上げを行った〔人員配置基準の引上げ〔平成18（2006）年4月1日施行〕〕。

(4) **医療法施行規則の一部改正**〔平成26年3月31日厚生労働省令第45号（「平成26年改正省令」）〕

　　平成26（2014）年4月から，「総合型」と，がん・循環器疾患等に専門特化した「特定領域型」の2類型に分けられた。前者の要件は，①施行規則で定められた16診療科の標榜，②医師配置基準の半数以上が専門医，③紹介率50％以上・逆紹介率40％以上などだが，後者には，④②のほか，16診療科のうちの10以上の標榜，⑤紹介率80％以上・逆紹介率60％以上，⑥先駆的な診療の実施，専門的人材（他医療機関）の育成，主導的臨床研究・医師主導治験の実施など，きびしい要件が設けられた。

(5) **医療法施行規則の一部改正**（平成28年6月10日厚生労働省令第110号）

　　承認要件の見直しが行われ，特定機能病院の管理者の責務（医療安全管理者を配置し，医療安全管理部門，医療安全管理委員会，医薬品安全管理責任者および医療機器安全管理責任者を統括させることなど）に関する規定が追加された。

(6) **第8次医療法改正**（平成29年6月14日法律第57号）

　　特定機能病院と称することについての厚生労働大臣の承認を受ける要件に，「医療の高度の安全を確保する能力を有すること」が追加された。また，特定機能病院の開設者に，当該開設者と厚生労働省令で定める特別の関係がある者以外の者を構成員に含む管理者となる者を選考するための合議体を設置し，その審査の結果を踏まえて，特定機能病院の管理・運営に関する業務の遂行に関し必要な能力・経験を有する者を当該特定機能病院の管理者として選任する義務を課した。また，この特定機能病院の管理者が行わなければならない事項に，「医療の高度の安全を確保すること」が追加された。

(7) **医療法施行規則の一部改正**（令和3年3月29日厚生労働省令第63号）

　　医療機関内における事故の発生に係る第三者評価を受け，その評価・改善のための措置の内容を公表（努力義務）（規則第9条の20の2）。

8）臨床研究中核病院（第4条の3）

　　臨床研究中核病院は，「地域における医療及び介護の総合的な確保を推進するための関係法律の整備等に関する法律」に基づき，医療法・同法施行令・同法施行規則の一部改正により，平成27（2015）年4月1日に創設された。その目的は，日本発の革新的な医薬品・医療機器の開発等のために，医療行為を行いながら医療における疾病の予防，診断ならびに治療の方法の改善，疾病の原因および病態の理解に関する研究を同時に行い，質の高い臨床研究を推進することであり，国際水準の臨床研究や医師主導治験の中心的役割を担う病院を臨床研究中核病院として医療法上に位置づけるものである。承認については，一定の基準を満たした病院について，厚生労働大臣が社会保障審議会の意見を聴いたうえで行う。

　　厚生労働大臣から臨床研究中核病院として承認された病院は，①当該病院が中核となってほかの医療機関の臨床研究の実施をサポートしながら共同研究を行い，臨床研究を実施することでほかの医療機関における臨床研究の質の向上を図ること，②臨床研究に参加を希望する患者が，質の高い臨床研究を行う病院を把握し，当該病院へアクセスできるようにすること，③患者を集約し，十分な管理体制のもとで診療データの収集等を行うことで臨床研究が集約的かつ効率的に行われること——などが求められる。

(1) 臨床研究中核病院の承認要件

① **特定臨床研究**：臨床研究中核病院が行う特定臨床研究に係る基準は，以下のとおりとする。

　イ．医薬品医療機器等法第80条の2第2項に規定する治験であって，医薬品の臨床試験の実施の基準に関する省令（平成9年厚生省令第28号）等に従って実施されるもの

　ロ．治験以外の臨床研究であって，人を対象とする医学系研究に関する倫理指針に従って実施されるもの

② **臨床研究中核病院が有すべき診療科名**：内科，外科，精神科，小児科，皮膚科，泌尿器科，産婦人科，産科，婦人科，眼科，耳鼻咽喉科，放射線科，救急科，脳神経外科，整形外科，歯科，麻酔科のうち10以上とする。

③ **臨床研究中核病院が有すべき病床数**：400床以上とする。

(2) 業務報告書の記載事項

　イ．特定臨床研究の計画の立案・実施の実績

　ロ．他の病院または診療所と共同して特定臨床研究を行う場合は，特定臨床研究の実施の主導的な役割を果たした実績

　ハ．他の病院または診療所に対し，特定臨床研究の実施に関する相談に応じ，必要な情報の

提供，助言その他の援助を行った実績

ニ．特定臨床研究に関する研修の実績

ホ．診療，特定臨床研究，病院の管理および運営に関する諸記録の体系的な管理方法

ヘ．医師，歯科医師，薬剤師，看護師その他の従業者の員数

ト．(3)②に掲げる実施体制の確保の状況

(3) 臨床研究中核病院の管理者の責務

① **管理者の行うべき事項**

イ．(3)②の体制を確保しつつ，(1)①を満たす特定臨床研究の計画を立案し実施するとともに，実施件数の維持および増加に努めること

ロ．他の病院または診療所と共同して特定臨床研究を行う場合は，当該臨床研究中核病院において当該特定臨床研究の統括責任者を定めること，または他施設に対する包括的な支援を行うことにより，特定臨床研究の実施の主導的な役割を果たすこと

ハ．他の病院または診療所に対し，特定臨床研究の実施に関する相談に応じ，必要な情報の提供，助言その他の援助を行うこと

ニ．医療安全管理者を配置し，医療安全管理部門，医療安全管理委員会，医薬品安全管理責任者および医療機器安全管理責任者を統括させること

ホ．特定臨床研究に関する研修を適切に行うこと

ヘ．診療，特定臨床研究，病院の管理および運営に関する諸記録に関する責任者を定め，諸記録を適切に分類して管理すること

② **管理者が確保すべき特定臨床研究の実施体制**

イ．病院管理者を中心とした研究管理体制

ロ．臨床研究支援体制

ハ．データ管理体制

ニ．安全管理体制

ホ．倫理審査体制

ヘ．利益相反に関する管理体制

ト．知的財産の管理・技術移転業務の推進に係る体制

チ．臨床研究に関する広報および啓発または研究対象者等からの相談のための体制

リ．評価療養及び患者申出療養を行い，評価療養に係る相談に応じ，並びに患者申出療養の申出に係る意見を述べるための体制

(4) 臨床研究中核病院の人員・施設要件等

① **臨床研究中核病院に携わる医師等の員数**

・医師または歯科医師５名以上

・薬剤師10名以上

・看護師15名以上

・専従の臨床研究コーディネーター12名以上

・専従のデータマネージャー３名以上

・専従の生物統計家２名以上

・専従の薬事審査関連業務経験者１名以上

② **臨床研究中核病院が備えるべき施設および記録**

・集中治療室および臨床検査施設

・過去２年間の診療に関する記録，研究対象者に対する医薬品等の投与および診療により得られたデータ等の記録

・過去２年間の従業者数，(2)のイ〜ニの実績および(3)②に規定する体制の確保の状況を明らかにする帳簿等

（地域医療支援病院）

第４条　国，都道府県，市町村，第42条の２第１項に規定する社会医療法人その他厚生労働大臣の定める者の開設する病院であって，地域における医療の確保のために必要な支援に関する次に掲げる要件に該当するものは，その所在地の都道府県知事の承認を得て地域医療支援病院と称することができる。

一　他の病院又は診療所から紹介された患者に対し医療を提供し，かつ，当該病院の建物の全部若しくは一部，設備，器械又は器具を，当該病院に勤務しない医師，歯科医師，薬剤師，看護師その他の医療従事者（以下単に「医療従事者」という。）の診療，研究又は研修のために利用させるための体制が整備されていること。

二　救急医療を提供する能力を有すること。

三　地域の医療従事者の資質の向上を図るための研修を行わせる能力を有すること。

四　厚生労働省令で定める数以上の患者を入院させるための施設を有すること。

五　第21条第１項第二号から第八号まで及び第十号から第十二号まで並びに第22条第一号及び第四号から第九号までに規定する施設を有すること。

六　その施設の構造設備が第21条第１項及び第22条の規定に基づく厚生労働省令並びに同項の規定に基づく都道府県の条例で定める要件に適合するものであること。

２　都道府県知事は，前項の承認をするに当たって，あらかじめ，都道府県医療審議会の意見を聴かなければならない。

３　地域医療支援病院でないものは，これに地域医療支援病院又はこれに紛らわしい名称を付けてはならない。

（特定機能病院）

第４条の２　病院であって，次に掲げる要件に該当するものは，厚生労働大臣の承認を得て特定機能病院と称することができる。

一　高度の医療を提供する能力を有すること。

二　高度の医療技術の開発及び評価を行う能力を有すること。

三 高度の医療に関する研修を行わせる能力を有すること。

四 医療の高度の安全を確保する能力を有すること。

五 その診療科名中に，厚生労働省令の定めるところにより，厚生労働省令で定める診療科名を有すること。

六 厚生労働省令で定める数以上の患者を入院させるための施設を有すること。

七 その有する人員が第22条の2の規定に基づく厚生労働省令で定める要件に適合するものであること。

八 第21条第1項第二号から第八号まで及び第十号から第十二号まで並びに第22条の2第二号，第五号及び第六号に規定する施設を有すること。

九 その施設の構造設備が第21条第1項及び第22条の2の規定に基づく厚生労働省令並びに同項の規定に基づく都道府県の条例で定める要件に適合するものであること。

2 厚生労働大臣は，前項の承認をするに当たっては，あらかじめ，社会保障審議会の意見を聴かなければならない。

3 特定機能病院でないものは，これに特定機能病院又はこれに紛らわしい名称を付けてはならない。

（臨床研究中核病院）

第4条の3 病院であって，臨床研究の実施の中核的な役割を担うことに関する次に掲げる要件に該当するものは，厚生労働大臣の承認を得て臨床研究中核病院と称することができる。

一 特定臨床研究（厚生労働省令で定める基準に従って行う臨床研究をいう。以下同じ。）に関する計画を立案し，及び実施する能力を有すること。

二 他の病院又は診療所と共同して特定臨床研究を実施する場合にあっては，特定臨床研究の実施の主導的な役割を果たす能力を有すること。

三 他の病院又は診療所に対し，特定臨床研究の実施に関する相談に応じ，必要な情報の提供，助言その他の援助を行う能力を有すること。

四 特定臨床研究に関する研修を行う能力を有すること。

五 その診療科名中に厚生労働省令で定める診療科名を有すること。

六 厚生労働省令で定める数以上の患者を入院させるための施設を有すること。

七 その有する人員が第22条の3の規定に基づく厚生労働省令で定める要件に適合するものであること。

八 第21条第1項第二号から第八号まで及び第十号から第十二号まで並びに第22条の3第二号，第五号及び第六号に規定する施設を有すること。

九 その施設の構造設備が第21条第1項及び第22条の3の規定に基づく厚生労働省令並びに同項の規定に基づく都道府県の条例で定める要件に適合するものであること。

十 前各号に掲げるもののほか，特定臨床研究の実施に関する厚生労働省令で定める要件に適合するものであること。

2 厚生労働大臣は，前項の承認をするに当たっては，あらかじめ，社会保障審議会の意見を聴かなければならない。

3 臨床研究中核病院でないものは，これに臨床研究中核病院又はこれに紛らわしい名称を称してはならない。

3 医療に関する情報の提供等

1) 医療機能情報提供制度（第6条の3）

すべての病院，診療所，助産所は，厚生労働省令で定める事項*を都道府県に届け出ることが義務化されている。都道府県は医療機関の情報を集約して，ホームページ等で公表しなければならない。病床種別や診療科目，提供サービス，費用負担，病気ごとの手術件数等が対象となる。

外来機能報告対象病院等の開設者に関する事項が改正され，刑事施設，入所者施設等の中に設けられた病院または診療所および皇室用財産である病院または診療所（宮内庁病院等）について，外来機能報告の義務づけの対象から除外された。

＊Key Word

厚生労働省令で定める事項：施行規則別表第1に規定されている。名称，開設者，管理者，所在地，電話番号，診療科目，診療日，診療時間，病床種別および届出・許可病床数——などの基本情報と，以下の①管理・運営・サービス等に関する事項，②提供サービスや医療連携体制に関する事項，③医療の実績・結果に関する事項——である。

①管理・運営・サービス等に関する事項：アクセス方法，院内サービス，費用負担等

②提供サービスや医療連携体制に関する事項：専門医，保有する設備，対応可能な疾患・治療内容，対応可能な在宅医療，セカンドオピニオン対応，地域医療連携体制等

③医療の実績・結果に関する事項：医療安全対策，院内感染対策，クリティカルパスの実施，診療情報管理体制，情報開示体制，治療結果に関する分析の有無，患者数，平均在院日数等

（情報の報告及び書面の閲覧）
第6条の3 病院，診療所又は助産所（以下この条において「病院等」という。）の管理者は，厚生労働省令で定めるところにより，医療を受ける者が身近な地域における日常的な診療，疾病の予防のための措置その他の医療の提供を行う機能（以下「かかりつけ医機能」という。）その他の病院等の機能についての十分な理解の下に病院等の選択を適切に行うために必要な情報として厚生労働省令で定める事項を当該病院等の所在地の都道府県知事に報告するとともに，当該事項を記載した書面を当該病院等において閲覧に供しなければならない。
　　2　病院等の管理者は，前項の規定により報告した事項

について変更が生じたときは，厚生労働省令で定めるところにより，速やかに，当該病院等の所在地の都道府県知事に報告するとともに，同項に規定する書面の記載を変更しなければならない。
　　3　病院等の管理者は，第1項の規定による書面の閲覧に代えて，厚生労働省令で定めるところにより，当該書面に記載すべき事項を電磁的方法（電子情報処理組織を使用する方法その他の情報通信の技術を利用する方法をいう。以下同じ。）であつて厚生労働省令で定めるものにより提供することができる。
（第4〜6項省略）

2）書面の作成ならびに交付等（第6条の4）

　患者を入院させたときは，担当する医師により，入院の原因となった傷病名および主要な症状，治療計画等に関する事項を記載した書面の作成ならびに当該患者またはその家族への交付および適切な説明を行うよう定めているほか，退院時の療養に必要な保健福祉サービスまたは福祉サービスに関する事項を記載した書面の作成，交付および適切な説明が行われるよう努めなければならないとしている。

　また，病院または診療所の管理者は，退院後の保健医療サービス等を提供する者との連携を図る努力も定めている。

3）医業等に関する広告（第6条の5）

　本条では，医業・歯科医業または病院・診療所の広告についてを規定している。一定の事項以外は何人に対しても広告することを許さず，また，一定の事項についてもいろいろと規制している。広告とは，不特定多数の人に了知される方法で，一定の事項を知らせることであるが，その方法については，文書その他一定の事実や人の意思を示す素材，方法と媒体の組合せによる。これらのすべてが制約を受けるものとされている。本条の"何人も"という何人は医師，歯科医師だけでなく，開設者，その責任者はもちろん広告の作製者を含む広告業者までがこの規定の対象になる。

　また，「広告が可能な医師及び歯科医師の専門性に関する資格名等について」の一部改正について（平成16年医政総発第0619001号）により，医療機関が広告可能な専門医資格が追加され，平成16（2004）年6月29日から広告可能になった（図表1−1）。

　この件については，平成14年7月17日厚生労働省告示第158号に基づき広告することができる内容が通知されていたが，平成16年3月1日（平成16年医政総発第0301001号）に一部改正で追加され引き続いて大幅に拡大された。

　平成19（2007）年6月18日には「広告が可能な医師等の専門性に関する資格名等について」（前途通知は廃止）によって，資格名には専門看護師等が追加された。さらに，平成22（2010）年5月14日には専門薬剤師が追加されている。

4）広告規制の見直し（第6条の5〜7）

　従来の法や告示のように一つひとつの事項を個別に列記するのではなく，一定の性質をもつ項目群ごとにまとめて「○○に関する事項」と規定する「包括規定方式」が導入された。これにより，実質的に大幅な規制緩和が行われた。また，広告が禁止される事項についても具体的に明示された。医業等または病院，診療所については，①医療従事者の専門性，②施設や医療従事者等の写真・映像，③治療方針，④治験薬の一般名・開発コード，⑤提供している診療・治療内容のわかりやすい提示，⑥医療機器に関する事項——等について，広告できる内容が相当程度拡大されている。

　これについては，医療広告ガイドライン（令和4年医政発0401第27号）等により，具体的な内容が指示されている。さらに，ガイドラインQ&A（平成30年医政課事務連絡）が平成30（2018）年8月10日に示され，同年10月24日と令和4（2022）年3月に改訂されている。

図表１−１　広告可能な専門性に関する資格 （2024年4月現在）

届出受理年月日	専門医名
平成14. 7.17	整形外科，皮膚科，麻酔科
14.10. 1	放射線科，眼科，産婦人科
14.12.16	耳鼻咽喉科，泌尿器科
15. 2.24	形成外科，病理，総合内科
15. 4.25	外科，糖尿病，肝臓，感染症
15. 6.25	救急科，血液，循環器
15. 8.25	呼吸器，消化器，腎臓，小児科
15.11.19	口腔外科，内分泌代謝科，消化器外科
15.12. 3	超音波，細胞診
16. 3. 1	透析，脳神経外科，リハビリテーション科，老年病，心臓血管外科
16. 6.29	呼吸器外科，消化器内視鏡，小児外科，神経内科，リウマチ
16.10. 5	歯周病，乳腺
17. 8. 9	臨床，漢方，レーザー
18. 3.24	気管支鏡，歯科麻酔，小児歯科
19. 3. 7	アレルギー，核医学，気管食道科
19. 8. 2	大腸肛門病，婦人科腫瘍，ペインクリニック
20. 2.19	熱傷，脳血管内治療，がん薬物療法
21. 7.23	周産期（新生児），生殖医療，小児神経
21.11.10	心療内科，一般病院連携精神医学
22. 3.17	歯科放射線
25. 5.31	精神科

届出受理年月日	専門看護師名
平成19. 6.18	がん看護専門，小児看護専門，精神看護専門，地域看護専門，母性看護専門，老人看護専門，がん化学療法看護認定，がん性疼痛看護認定，感染管理認定，救急看護認定，手術看護認定，小児救急看護認定，新生児集中ケア認定，摂食・嚥下障害看護認定，透析看護認定，糖尿病看護認定，乳がん看護認定，訪問看護認定
19. 8. 2	感染症看護専門，急性・重症患者看護専門，慢性疾患看護専門，緩和ケア認定，集中ケア認定，認知症看護認定，皮膚・排泄ケア認定，不妊症看護認定
23. 8.23	がん放射線療法看護認定

届出受理年月日	専門薬剤師名
平成22. 5.14	がん専門
令和5. 2.17	緩和医療専門

（医業等に関する広告）

第6条の5　何人も，医業若しくは歯科医業又は病院若しくは診療所に関して，文書その他いかなる方法によるを問わず，広告その他の医療を受ける者を誘引するための手段としての表示（以下この節において単に「広告」という。）をする場合には，虚偽の広告をしてはならない。

2　前項に規定する場合には，医療を受ける者による医療に関する適切な選択を阻害することがないよう，広告の内容及び方法が，次に掲げる基準に適合するものでなければならない。

一　他の病院又は診療所と比較して優良である旨の広告をしないこと。

二　誇大な広告をしないこと。

三　公の秩序又は善良の風俗に反する内容の広告をしないこと。

四　その他医療に関する適切な選択に関し必要な基準として厚生労働省令で定める基準

3　第1項に規定する場合において，次に掲げる事項以外の広告がされても医療を受ける者による医療に関する適切な選択が阻害されるおそれが少ない場合として厚生労働省令で定める場合を除いては，次に掲げる事項以外の広告をしてはならない。

一　医師又は歯科医師である旨

二　診療科名

三　当該病院又は診療所の名称，電話番号及び所在の場所を表示する事項並びに当該病院又は診療所の管理者の氏名

四　診療日若しくは診療時間又は予約による診療の実施の有無

五　法令の規定に基づき一定の医療を担うものとして指定を受けた病院若しくは診療所又は医師若しくは歯科医師である場合には，その旨

六　第5条の2第1項の認定を受けた医師である場合には，その旨

七　地域医療連携推進法人（第70条の5第1項に規定する地域医療連携推進法人をいう。第30条の4第12項において同じ。）の参加病院等（第70条の2第2項第二号に規定する参加病院等をいう。）である場合には，その旨

八　入院設備の有無，第7条第2項に規定する病床の種別ごとの数，医師，歯科医師，薬剤師，看護師その他の従業者の員数その他の当該病院又は診療所における施設，設備又は従業者に関する事項

九　当該病院又は診療所において診療に従事する医療従事者の氏名，年齢，性別，役職，略歴その他の当該医療従事者に関する事項であつて医療を受ける者による医療に関する適切な選択に資するものとして厚生労働大臣が定めるもの

十　患者又はその家族からの医療に関する相談に応ずるための措置，医療の安全を確保するための措置，個人情報の適正な取扱いを確保するための措置その他の当該病院又は診療所の管理又は運営に関する事項

十一　紹介をすることができる他の病院若しくは診療所又はその他の保健医療サービス若しくは福祉サービスを提供する者の名称，これらの者と当該病院又は診療所との間における施設，設備又は器具の共同利用の状況その他の当該病院又は診療所と保健医療サービス又は福祉サービスを提供する者との連携に関する事項

十二　診療録その他の診療に関する諸記録に係る情報の提供，第6条の4第3項に規定する書面の交付その他

の当該病院又は診療所における医療に関する情報の提供に関する事項

十三　当該病院又は診療所において提供される医療の内容に関する事項（検査，手術その他の治療の方法については，医療を受ける者による医療に関する適切な選択に資するものとして厚生労働大臣が定めるものに限る。）

十四　当該病院又は診療所における患者の平均的な入院日数，平均的な外来患者又は入院患者の数その他の医療の提供の結果に関する事項であつて医療を受ける者による医療に関する適切な選択に資するものとして厚生労働大臣が定めるもの

十五　その他前各号に掲げる事項に準ずるものとして厚生労働大臣が定める事項

（第4項省略）

（診療科名）

第6条の6　前条第3項第二号の規定による診療科名

は，医業及び歯科医業につき政令で定める診療科名並びに当該診療科名以外の診療科名であつて当該診療に従事する医師又は歯科医師が厚生労働大臣の許可を受けたものとする。

2　厚生労働大臣は，前項の政令の制定又は改廃の立案をしようとするときは，医学医術に関する学術団体及び医道審議会の意見を聴かなければならない。

3　厚生労働大臣は，第1項の許可をするに当たっては，あらかじめ，医道審議会の意見を聴かなければならない。

4　第1項の規定による許可に係る診療科名について広告をするときは，当該診療科名につき許可を受けた医師又は歯科医師の氏名について，併せて広告をしなければならない。

図表1－2　医療法施行令第3条の2第1項に規定する広告することができる診療科名（令和2年11月26日・政令第332号による改正）

内科
外科
精神科，アレルギー科，リウマチ科，小児科，皮膚科，泌尿器科，産婦人科，眼科，耳鼻いんこう科，リハビリテーション科，放射線科，病理診断科，臨床検査科または救急科
上記の診療科と①〜④のいずれかの組み合わせ[1]（医学的知見および社会通念に照らし不合理な組み合わせとなるものとして厚生労働省令で定めるもの[2]を除く）

① 頭頸部，胸部，腹部，呼吸器，消化器，循環器，気管食道，肛門，血管，心臓血管，腎臓，脳神経，神経，血液，乳腺，内分泌もしくは代謝またはこれらを構成する人体の部位，器官，臓器もしくは組織もしくはこれら人体の器官，臓器もしくは組織の果たす機能の一部であって，厚生労働省令で定めるもの[3]

② 男性，女性，小児もしくは老人または患者の性別もしくは年齢を示す名称であって，これらに類するものとして厚生労働省令で定めるもの[4]

③ 整形，形成，美容，心療，薬物療法，透析，移植，光学医療，生殖医療もしくは疼痛緩和またはこれらの分野に属する医学的処置のうち，医学的知見および社会通念に照らし特定の領域を表す用語として厚生労働省令で定めるもの[5]

④ 感染症，腫瘍，糖尿病もしくはアレルギー疾患またはこれらの疾病もしくは病態に分類される特定の疾病もしくは病態であって，厚生労働省令で定めるもの[6]

※1　異なる複数の区分に属する事項を組み合わせることができる。この場合，同一の区分に属する事項同士を組み合わせることはできない。

※2　内科＋整形・形成，外科＋心療，アレルギー科＋アレルギー疾患，小児科＋小児・老人・老年または高齢者，皮膚科＋呼吸器・消化器・循環器・気管食道・心臓血管・腎臓・脳神経・気管・気管支・肺・食道・胃腸・十二指腸・小腸・大腸・肝臓・胆のう・膵臓・心臓または脳，泌尿器科＋頭頸部・胸部・腹部・呼吸器・消化器・循環器・気管食道・心臓血管・脳神経・乳腺・頭部・頸部・気管・気管支・肺・食道・胃腸・十二指腸・小腸・大腸・肝臓・胆のう・膵臓・心臓または脳，産婦人科＋男性・小児または児童，眼科＋胸部・腹部・呼吸器・消化器・循環器・気管食道・肛門・心臓血管・腎臓・乳腺・内分泌・頸部・気管・気管支・肺・食道・胃腸・十二指腸・小腸・大腸・肝臓・胆のう・膵臓または心臓，耳鼻いんこう科＋胸部・腹部・消化器・循環器・肛門・心臓血管・腎臓・乳腺・内分泌・胃腸・十二指腸・小腸・大腸・肝臓・胆のう・膵臓または心臓。

※3　頭部，頸部，気管，気管支，肺，食道，胃腸，十二指腸，小腸，大腸，肝臓，胆のう，膵臓，心臓，脳または脂質代謝。

※4　周産期，新生児，児童，思春期，老年または高齢者。

※5　漢方，化学療法，人工透析，臓器移植，骨髄移植，内視鏡，不妊治療，緩和ケアまたはペインクリニック。

※6　性感染症またはがん。

医療法第6条の5第3項第15号に基づいて定められた医業若しくは歯科医業又は病院若しくは診療所に関して広告することができる事項

（平成19年3月30日厚生労働省告示第108号／改正：令和3年9月27日厚生労働省告示第347号）

1　健康保険病院，健康保険診療所，社会保険病院又は社会保険診療所である旨
2　船員保険病院又は船員保険診療所である旨
3　国民健康保険病院又は国民健康保険診療所である旨
4　法令の規定又は国の定める事業を実施する病院又は診療所である旨
5　当該病院又は診療所における第1条第1号の医療従事者以外の従業者の氏名，年齢，性別，役職及び略歴
6　健康診査の実施
7　保健指導又は健康相談の実施
8　予防接種の実施
9　医薬品医療機器等法第2条第17項に規定する治験に関する事項
10　介護保険法（平成9年法律第123号）に基づく介護サービスを提供するための事業所若しくは施設又は法第42条第1項各号（第3号を除く。）に掲げる業務（以下この号において「医療法人の付帯業務」という。）を専ら行うための施設であり，かつ，病院又は診療所の同一敷地内に併設されているものの名称及び提供する介護サービス又は医療法人の付帯業務
11　患者の受診の便宜を図るためのサービス
12　厚生労働大臣が指定する病院の病棟における療養に要する費用の額の算定方法（平成20年厚生労働省告示第93号）に基づく機能評価係数Ⅱにおいて公表した場合に評価される病院情報
13　開設者に関する事項
14　外部監査を受けている旨
15　財団法人日本医療機能評価機構が行う医療機能評価の結果（個別の審査項目に係るものを含む。）
16　財団法人日本医療機能評価機構が定める産科医療補償制度標準補償約款と同一の産科医療補償約款を定め，それに基づく補償を実施している旨
17　財団法人日本適合性認定協会の認定を受けた審査登録機関に登録している旨
18　Joint Commission International（平成6年にJoint Commission Internationalという名称で設立された医療の評価機関をいう）が行う認定を取得している旨（個別の審査項目に係るものを含む）
19　保健師助産師看護師法（昭和23年法律第203号）第37条の2第2項第1号に規定する特定行為を同項第2号に規定する手順書により行う看護師が実施している当該特定行為に係る業務の内容
20　前各号に定めるもののほか，都道府県知事の定める事項

4 医療の安全確保

1）医療安全のための体制確保（第6条の9～13）

　病院・診療所，助産所の管理者に対し，①**医療安全のための体制確保**（指針の作成，委員会の設置，職員の研修，事故発生時における報告や手順，分析等の安全の確保を目的とした改善のための方策），②**院内感染防止対策**（指針の作成，委員会の設置，職員の研修，感染症の発生時における報告や手順，分析等の安全の確保を目的とした改善のための方策），③**医薬品の安全管理体制**（管理責任者の配置，職員の研修，手順書の作成），④**医療機器の保守点検・安全使用**（管理責任者の配置，職員の研修，保守点検の適切な実施）――の体制整備が義務付けられている。また，都道府県等に対しては，患者，その家族からの苦情・相談に対応できる体制作りを求め，「**医療安全支援センター**」の設置が義務化されている。

医療法施行令　昭和23年10月27日・政令第326号（直近改正：令和5年4月26日・政令第175号）

（病院報告の提出）
第4条の8　病院（療養病床を有する診療所を含む。以下この項及び次項において同じ。）の管理者は，厚生労働省令で定めるところにより，その管理する病院に係る患者の状況その他の事項に関する報告書（以下この条において「病院報告」という。）を厚生労働大臣に提出しなければならない。
　2　病院報告は，厚生労働省令で定めるところにより，病院の所在地を管轄する保健所の長に提出するものとする。
　3　病院報告の提出を受けた保健所の長は，厚生労働省令の定めるところにより，当該病院報告を当該保健所の所在地の都道府県知事に送付しなければならない。
　4　前項の規定による病院報告の送付は，保健所を設置する市又は特別区にあっては，市長又は区長を経由して行うものとする。
　5　第3項の規定により病院報告の送付を受けた都道府県知事は，厚生労働省令の定めるところにより，当該病院報告を厚生労働大臣に送付しなければならない。

図表1－3　病院報告（患者票）

別記様式第1　　　　　　　　　　　病　院　報　告（患者票）　　　　　　　令和＿＿年＿＿月分

| 都道府県名 | .... | 施設名 | .... |
| 保健所名 | .... | 所在地 | .... |

| ※ 保健所符号 | | | | ※ 整理番号 | | | | |

区　分	在院患者延数	月末在院患者数	新入院患者数	同一医療機関内の他の種別の病床から移された患者数	退院患者数	同一医療機関内の他の種別の病床へ移された患者数
総　数						
精神病床 (1)						
感染症病床 (2)						
結核病床 (3)						
療養病床 (4)						
一般病床 (5)						

区　分	在院患者延数	月末在院患者数	新入院患者数	同一医療機関内の介護療養病床以外（他の種別の病床を含む）の病床から移された患者数	退院患者数	同一医療機関内の介護療養病床以外（他の種別の病床を含む）の病床へ移された患者数	月末病床数
介護療養病床 (6)							

| 外来患者延数 | | | | | |

| 備　考 | |

注：1　※印は保健所で記入すること。
　　2　「介護療養病床」とは，療養病床のうち，介護保険法第48条第1項第3号に規定する指定介護療養型医療施設に係る病床をいうものであり，「介護療養病床」(6)欄には，「療養病床」(4)欄のうち介護療養病床を利用する患者に係る数値を記入すること。
　　3　療養病床を有する診療所については，当該療養病床に関して「療養病床」(4)欄に，介護療養病床を有する場合は当該介護療養病床に関して「介護療養病床」(6)欄に記入すること。

病院の管理者は，取扱患者数の動向など，その受け持つ業務の範囲のなかで管理資料作成の部分との関係が深いが，医療法施行令第4条の8に定められる病院報告書の作成もその一つである。

2）医療安全支援センター（第6条の13）

医療の安全に関する情報の提供等の措置を講ずるための事務を実施する施設として，都道府県等は「医療安全支援センター*」を設けるよう努めなければならないと定めている。

3）医療事故調査制度

医療事故調査制度は，平成26（2014）年の改正医療法により制定・追加された項目（条文）であり，平成27（2015）年10月1日より施行された。医療法「第3章　医療の安全の確保」にあるとおり，医療の安全を確保し，医療事故の再発防止を行うことを目的とする（図表1－4）。そのために，予期しない医療事故が発生した場合に，院内調査を行ったうえで，民間の「**医療事故調査・支援センター**」に報告し，そこで収集・分析した調査結果をもとに，以降の医療事故再発防止や医療安全を確保することとしている。そのため，医療者個々の責任を追及する制度ではない。

なお，医療法では，「医療事故」に該当するかどうかの判断と，最初の報告は医療機関の管理者

＊Key Word

医療安全支援センター：医療安全支援センターは医療法第6条の13の規定に基づき，各都道府県，保健所設置地区，二次医療圏ごとに設置される。主な業務は，①患者・住民からの苦情や相談への対応（相談窓口の設置），②医療安全推進協議会の開催，③医療安全の確保に関する必要な情報の収集および提供，④研修会の受講等によるセンターの職員の資質の向上，⑤医療安全の確保に関する必要な相談事例の収集，分析および情報提供，⑥医療安全施策の普及・啓発——などである。

図表1－4　医療事故に係る調査の仕組み

○　医療事故が発生した医療機関において院内調査を行い、その調査報告を民間の第三者機関（医療事故調査・支援センター）が収集・分析することで再発防止につなげるための医療事故に係る調査の仕組み等を、**医療法に位置づけ**、医療の安全を確保する。

○　**対象となる医療事故**は、医療機関に勤務する医療従事者が提供した医療に起因し、又は起因すると疑われる死亡又は死産であって、当該医療機関の管理者がその死亡又は死産を予期しなかったものとする。

<u>調査の流れ：</u>

■　対象となる医療事故が発生した場合、医療機関は、**第三者機関への報告**（①）、必要な**調査の実施**（②）、調査結果について**遺族への説明及び第三者機関（※）への報告**（③）を行う。

■　第三者機関は、医療機関が行った調査結果の報告に係る整理・分析（④）を行い、医療事故の再発の防止に関する普及啓発を行う。

■　医療機関又は遺族から**調査の依頼**（⑤）があったものについて、**第三者機関が調査**（⑥）を行い、その結果を**医療機関及び遺族への報告**（⑦）を行う。

※(1)医療機関への支援、(2)院内調査結果の整理・分析、(3)遺族又は医療機関からの求めに応じて行う調査の実施、(4)再発の防止に関する普及啓発、(5)医療事故に係る調査に携わる者への研修等を適切かつ確実に行う新たな民間組織を指定する。

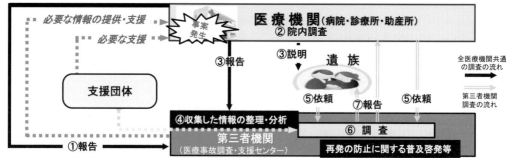

(注1)支援団体については、実務上厚生労働省に登録し、院内調査の支援を行うとともに、委託を受けて第三者機関の業務の一部を行う。
(注2)第三者機関への調査の依頼は、院内調査の結果が得られる前に行われる場合もある。

が行うことになっている。そのため，遺族が「医療事故」として医療事故調査・支援センターに報告する仕組みにはなっていない。

医療事故とは，「医療機関の管理者が予期しなかった死亡（死産）で，医療に起因するまたは起因すると疑われる場合」であり，その場合，遅滞なく第6条の15第1項にある医療事故調査・支援センターに報告することになっている。報告の判断は，医療機関の管理者が行う。該当するものとして，治療や検査等による場合や，誤嚥・身体抑制に関連するものがあり，該当しないものとして火災や天災によるもの，原病の進行，自殺等が考えられる。

同センターに報告の義務がない，管理者が死亡（死産）を予期しなかった場合とは，①当該医療の提供前に医療従事者から患者等に対して死亡（死産）が予期されていることを説明し，②その内容を診療録その他の文章に記録し，③管理者が，関係する医療従事者から事情の聴取を行い，医療安全管理のための委員会から意見を聞いたうえで，当該医療の提供前に，患者の死亡（死産）が予期されていることが求められる。この場合，患者等に対して，一般的な死亡の可能性についての説明や記録ではなく，当該患者個人の臨床経過等を踏まえて死亡（死産）が起こりうることを説明し記録しなければならない。

（医療事故が発生した場合の報告）
第6条の10　病院，診療所又は助産所（以下この章において「病院等」という。）の管理者は，医療事故（当該病院等に勤務する医療従事者が提供した医療に起因し，又は起因すると疑われる死亡又は死産であって，当該管理者が当該死亡又は死産を予期しなかつたものとして厚生労働省令で定めるものをいう。以下この章において同じ。）が発生した場合には，厚生労働省令で定めるところにより，遅滞なく，当該医療事故の日時，場所及び状況その他厚生労働省令で定める事項を第6条の15第1項の医療事故調査・支援センターに報告しなければならない。

2　病院等の管理者は，前項の規定による報告をするに当たっては，あらかじめ，医療事故に係る死亡した者の遺族又は医療事故に係る死産した胎児の父母その他厚生労働省令で定める者（以下この章において単に「遺族」という。）に対し，厚生労働省令で定める事項を説明しなければならない。ただし，遺族がないとき，又は遺族の所在が不明であるときは，この限りでない。
（医療事故が発生した場合の調査）
第6条の11　病院等の管理者は，医療事故が発生した場合には，厚生労働省令で定めるところにより，速やかにその原因を明らかにするために必要な調査（以下この章

において「医療事故調査」という。）を行わなければならない。

2 病院等の管理者は，医学医術に関する学術団体その他の厚生労働大臣が定める団体（法人でない団体にあっては，代表者又は管理人の定めのあるものに限る。次項及び第 6 条の22において「医療事故調査等支援団体」という。）に対し，医療事故調査を行うために必要な支援を求めるものとする。

3 医療事故調査等支援団体は，前項の規定により支援を求められたときは，医療事故調査に必要な支援を行う

ものとする。

4 病院等の管理者は，医療事故調査を終了したときは，厚生労働省令で定めるところにより，遅滞なく，その結果を第 6 条の15第 1 項の医療事故調査・支援センターに報告しなければならない。

5 病院等の管理者は，前項の規定による報告をするに当たっては，あらかじめ，遺族に対し，厚生労働省令で定める事項を説明しなければならない。ただし，遺族がないとき，又は遺族の所在が不明であるときは，この限りでない。

医療機関からセンターへは，書面または Web 上のシステムで，日時・場所，診療科，医療事故の状況（疾患名，臨床経過，報告時点で把握している範囲等），特に連絡先，医療機関名，所在地，管理者の氏名，患者情報，医療事故調査の実施計画の概要，その他必要とする内容を報告する。

また，医療機関は，遺族へ「センターへの報告事項」の内容についてわかりやすく説明する義務がある。ただし，医療者等の関係者については匿名化することになっている。

医療機関の医療事故調査は，医療安全の確保が

目的であり，個人の責任を追及するためのものではないことを理解したうえで，当該医療事故の原因を明らかにするために，診療録，その他の記録の確認，医療従事者や関係者からのヒアリング，解剖又は死亡時画像診断（Ai）の実施，医薬品，医療機器，設備等の確認，血液，尿等の検査より情報の収集及び整理を行うこととする。その際のヒアリング結果は，内部資料として取り扱い，法的強制力がある場合を除いて開示しない。調査の結果，必ずしも原因が明らかになるとは限らないことにも留意する。

5 医療機関の開設・管理等

1）開設許可（第 7 条）

病院，診療所の開設の許可，病床数，病床種別とその定義や開設後病床の種別その他省令で定める事項の変更に対しての許可などを規定しているが，第 6 項に，営利を目的として，病院，診療所等を開設しようとする者に対しては許可を与えないことができると定めている。

公共的なかたちでの医療サービスを提供すると

いう特性からみて，営利を目的としての開設は適切でないことは明らかである。

ただ，ここでいう非営利性というのは，経営主体が利益追求を意図して医業を行ってはならないということで，会計学上の概念としての利益，剰余金までを否定しているわけではない。

2）病院等の管理者（第10条）

病院・診療所の開設者は，医業を行う場合には臨床研修等修了医師に，歯科医業を行う場合は臨床研修等修了歯科医師に管理させなければならないとしている。

また，病院・診療所は営利を目的としないかぎ

り，だれでも開設することができるが，その運営や管理について責任をもつ管理者は，医業・歯科医業を行うという立場から，臨床研修等修了医師・歯科医師でなければならないとしている。

3）診療所における診療体制の確保等（第13条）

診療所における入院の48時間規制が改正され，入院させることのできる施設を有する診療所の管理者は，入院患者の急変時においても適切な治療

の提供ができるような体制を確保するとともに，ほかの病院または診療所との緊密な連携を確保しておかねばならない。

4）院内掲示義務（第14条の 2）

医療に関する適切な情報提供という観点から，

病院等の施設内における医業等に関する掲示の義

務について定めている。病院又は診療所の管理者は，施設の管理者の氏名，診療に従事する医師の氏名，診療日，診療時間，その他省令で定める事項〔建物の内部に関する案内（病院の場合に限る）〕を，病院，診療所の利用者に見やすいよう，その施設内に掲示しなければならない。

5）管理者の監督義務（第15条）

病院または診療所の管理者は，勤務医をはじめその他の従業員を監督し，管理・運営につき，必要な注意をしなければならないとする心得的規定である。その他の従業員とは，薬剤師のほか，免許を受けているかいないかを問わず，すべての従業員を指す。

6）業務委託（第15条の3）

病院，診療所等の管理者は，病院等の業務のうち政令で定めるものを委託する場合，院内と同様の水準を確保するため，厚生労働省令で定める基準に適合する者に委託しなければならないことを定めている。

政令で定める業務の主なものは，①検体検査，②医療用具等の滅菌又は消毒，③病院における患者等の食事の提供，④患者等の寝具等の洗濯，⑤施設の清掃など。

また，厚生労働省令で定める基準は，それぞれの業務の内容に応じて，人員，構造設備，運営，その他の事項について技術的な基準を設定している。

7）医師の宿直（第16条）

病院の管理者は，病院に医師を宿直させなければならないと定めている。

ただし，病院に勤務する医師が，病院に隣接した場所に居住し，速やかに診療を行う体制が確保されていると厚生労働省令で定める場合には，院内でなくてもよいとされている。

8）清潔保持等（第20条）

病院・診療所・助産所は，清潔で，その構造設備は，衛生・防火と保安のうえで安全と認められるものでなければならないと規定している。

9）病院の法定人員および施設等の基準（第21条）

病院が科学的でかつ適切な診療が行えるよう，法定の人員と施設，諸記録などについて細かく定めている。この条で定める病院及び診療所の人員配置および構造設備に関する事項については，政令，厚生労働省令で細部の具体的事項を定めている。

（1）員数の標準

各病床別の人員配置基準（標準）は，図表1－5に示すとおりである。

（2）構造設備基準

① **病室の床面積**：各病床とも病室の床面積は内法で患者1人につき，6.4㎡以上とする。ただし，経過措置により，診療所，療養病床を除く建物に係る病室の床面積は，内法で患者1人につき4.3㎡以上とする。
② **病室に面する廊下の幅**：病室に面する廊下の幅は，病床により異なる（図表1－5）。（内容略）
③ **療養病床に係る基準（診療所も含む）**
・病室の病床数は4床以下。
・病室の床面積は，内法で患者1人につき6.4㎡以上。
・内法で40㎡以上の床面積を有する1以上の機能訓練室，必要な器械器具を備えていること。
・病室に面する廊下の幅は，内法で，片側居室の場合1.8m以上，両側居室の場合は2.7m以上。
・談話室・食堂・浴室を有し，談話室は，患者と家族が談話を楽しめる広さを有すること。
・食堂は入院患者1人につき1㎡以上。浴室は身体の不自由な者が入浴するのに適したもの。

ただし，経過措置として，改正法施行の際の既存病床からの移行等については特例が設けられている。

④ **病院等の施設基準の緩和事項**
・消毒施設および洗濯施設は義務付けられているが，繊維製品の滅菌の業務または寝具類の洗濯の業務を委託する場合は，当該業務に係る設備は設けなくともよい。
・臨床検査施設について，検体検査の業務を委託する場合は，当該検査に係る施設は設けなくてもよい。
・給食施設について，調理・洗浄業務を委託する場合は，当該業務に係る施設は設けなくてよい。
・暖房施設および汚物処理施設に関する規定は削除する。

図表１－５ 病院の病床種別ごとの主な基準一覧　　　　　　　　　（厚生労働省資料より）

		一般病床	療養病床	精神病床		感染症病床	結核病床
定義		精神病床，結核病床，感染症病床，療養病床以外の病床	主として長期にわたり療養を必要とする患者を入院させるための病床	精神疾患を有する者を入院させるための病床		感染症法に規定する一類感染症，二類感染症及び新型インフルエンザ感染症及び指定感染症並びに新感染症の患者を入院させるための病床	結核の患者を入院させるための病床
				1)大学付属病院並びに内科，外科，産婦人科，眼科及び耳鼻咽喉科を有する100床以上の病院	2) 1)以外の病院		
人員配置基準		医師　　　16：1 看護職員　　3：1 薬剤師　　70：1	医師　　　48：1 看護職員　　4：1 看護補助者　4：1 （ただし平成30年３月31日までは**6：1**でも可） 薬剤師　　150：1	医師　　　16：1 看護職員　　3：1 薬剤師　　70：1	医師　　　48：1 看護職員　　4：1 薬剤師　　150：1 （ただし当分の間，看護職員5：1，看護補助者を合わせて4：1とする）	医師　　　16：1 看護職員　　3：1 薬剤師　　70：1	医師　　　16：1 看護職員　　4：1 薬剤師　　70：1
構造設備	必置施設	・各科専門の診察室 ・手術室 ・処置室 ・臨床検査施設 ・<u>エックス線装置</u> ・調剤室 ・<u>給食施設</u> ・<u>消毒施設</u> ・<u>洗濯施設</u> （下線の項目は外部委託の場合には一部緩和される）	一般病床において必要な施設のほか， ・機能訓練施設 ・談話室 ・食堂 ・浴室	一般病床において必要な施設のほか， ・精神疾患の特性を踏まえた適切な医療の提供及び患者の保護のために必要な施設		一般病床において必要な施設のほか， ・機械換気設備 ・感染予防のためのしゃ断 ・一般病床の消毒施設のほかに必要な消毒施設	一般病床において必要な施設のほか， ・機械換気設備 ・感染予防のためのしゃ断 ・一般病床の消毒施設のほかに必要な消毒施設
	病床面積	6.4㎡／床以上 既設：4.3㎡／床以上	6.4㎡／床以上	6.4㎡／床以上 既設：4.3㎡／床以上		6.4㎡／床以上 既設：4.3㎡／床以上	6.4㎡／床以上 既設：4.3㎡／床以上
	廊下幅	1.8m以上 （両側居室2.1m） 既設：1.2m以上 （両側居室1.6m）	1.8m以上 （両側居室2.7m） 既設：1.2m以上 （両側居室1.6m）	1.8m以上 （両側居室2.1m） 既設：1.2m以上 （両側居室1.6m）	1.8m以上 （両側居室2.7m） 既設：1.2m以上 （両側居室1.6m）	1.8m以上 （両側居室2.1m） 既設：1.2m以上 （両側居室1.6m）	1.8m以上 （両側居室2.1m） 既設：1.2m以上 （両側居室1.6m）

※ 改正法の施行の際，現に存する療養型病床群については，療養病床に移行する場合，当分の間，従前の基準による。

（3）諸記録

　診療に関する諸記録とは，過去２年間の病院日誌，各科診療日誌，処方せん，手術記録，検査所見記録，エックス線フィルム，入院患者数および外来患者数等を記録した帳簿である。

　このほか，「地域医療支援病院の法定施設等」を法第22条で，「特定機能病院の法定施設等」を法第22条の２で定めている。

　法第21，22，22条の２に定める法定人員および法定施設のほか，構造設備について，換気，採光，照明，防湿，保安，避難および清潔その他衛生上遺憾のないように必要な基準が厚生労働省令で定められているが，この規定に違反した者については，政令で20万円以下の罰金の刑を科する旨の規定を設けることができるとなっている（法第23条）。

　また，第20，21条に関して必要な場合は，法第26条に定めた医療監視員に立入検査をさせたり，

管理者に必要な報告をさせることができるよう法　第25条に定めている。

10）特定機能病院の法定人員および施設の基準等（第22条の2）

　特定機能病院は，法第21条に定めるもののほか，厚生労働省令の定めるところによる人員，施設を有し，かつ，記録を備えておくことを定めている。従業者数および集中治療室の施設，病院の管理および運営に関する記録の備えなどが第21条と異なる主な点である。

11）報告の徴収，立入検査（第25条）

　厚生労働大臣，都道府県知事などが必要と認めるときは，病院等の開設者または管理者に対し，必要な報告を命じたり，病院などに立ち入り，その施設の有する人員，清潔保持の状況，構造設備の状態，診療録その他の帳簿書類を検査することができることを定めている。

　この立入検査が医療監視と呼ばれているものであり，医療監視員は，当該職員のうちから，厚生労働大臣または都道府県知事もしくは保健所を設置する市の市長，特別区の区長が命ずることになっている（法第26条）。

（開設許可）
第7条　病院を開設しようとするとき，医師法（昭和23年法律第201号）第16条の6第1項の規定による登録を受けた者（同法第7条の2第1項の規定による厚生労働大臣の命令を受けた者にあっては，同条第2項の規定による登録を受けた者に限る。以下「臨床研修等修了医師」という。）（中略）及び臨床研修等修了歯科医師でない者が診療所を開設しようとするとき，又は助産師（中略）でない者が助産所を開設しようとするときは，開設地の都道府県知事（診療所又は助産所にあっては，その開設地が保健所を設置する市又は特別区の区域にある場合においては，当該保健所を設置する市の市長又は特別区の区長。第8条から第9条まで，第12条，第15条，第18条，第24条，第24条の2，第27条及び第28条から第30条までの規定において同じ。）の許可を受けなければならない。
2　病院を開設した者が，病床数，次の各号に掲げる病床の種別（以下「病床の種別」という。）その他厚生労働省令で定める事項を変更しようとするとき，又は臨床研修等修了医師及び臨床研修等修了歯科医師でない者で診療所を開設したもの若しくは助産師でない者で助産所を開設したものが，病床数その他厚生労働省令で定める事項を変更しようとするときも，厚生労働省令で定める場合を除き，前項と同様とする。
一　精神病床（病院の病床のうち，精神疾患を有する者を入院させるためのものをいう。以下同じ。）
二　感染症病床〔病院の病床のうち，感染症の予防及び感染症の患者に対する医療に関する法律（平成10年法律第114号）第6条第2項に規定する一類感染症，同条第3項に規定する二類感染症（結核を除く。），同条第7項に規定する新型インフルエンザ等感染症及び同条第8項に規定する指定感染症（同法第7条の規定により同法第19条又は第20条の規定を準用するものに限る。）の患者〔同法第8条（同法第7条において準用する場合を含む。）の規定により一類感染症，二類感染症，新型インフルエンザ等感染症又は指定感染症の患者とみなされる者を含む。〕並びに同法第6条第9項に規定する新感染症の所見がある者を入院させるためのものをいう。以下同じ。〕
三　結核病床（病院の病床のうち，結核の患者を入院さ

せるためのものをいう。以下同じ。）
四　療養病床（病院又は診療所の病床のうち，前三号に掲げる病床以外の病床であって，主として長期にわたり療養を必要とする患者を入院させるためのものをいう。以下同じ。）
五　一般病床（病院又は診療所の病床のうち，前各号に掲げる病床以外のものをいう。以下同じ。）
3　診療所に病床を設けようとするとき，又は診療所の病床数，病床の種別その他厚生労働省令で定める事項を変更しようとするときは，厚生労働省令で定める場合を除き，当該診療所の所在地の都道府県知事の許可を受けなければならない。
（第4・5項省略）
6　営利を目的として，病院，診療所又は助産所を開設しようとする者に対しては，第4項の規定にかかわらず，第1項の許可を与えないことができる。
（病院等の管理者）
第10条　病院（第3項の厚生労働省令で定める病院を除く。次項において同じ。）又は診療所の開設者は，その病院又は診療所が医業をなすものである場合は臨床研修等修了医師に，歯科医業をなすものである場合は臨床研修等修了歯科医師に，これを管理させなければならない。
2　病院又は診療所の開設者は，その病院又は診療所が，医業及び歯科医業を併せ行うものである場合は，それが主として医業を行うものであるときは臨床研修修了医師に，主として歯科医業を行うものであるときは歯科医師に，これを管理させなければならない。
3　医師の確保を特に図るべき区域における医療の確保のために必要な支援を行う病院その他の厚生労働省令で定める病院の開設者は，その病院が医業をなすものである場合又は医業及び歯科医業を併せ行うものであつて主として医業を行うものである場合は，臨床研修等修了医師であつて第5条の2第1項の認定を受けたものに，これを管理させなければならない。ただし，地域における医療の提供に影響を与える場合その他の厚生労働省令で定める場合は，臨床研修等修了医師であつて当該認定を受けていないものに，これを管理させることができる。
（地域医療支援病院の業務報告）
第12条の2　地域医療支援病院の開設者は，厚生労働省令の定めるところにより，業務に関する報告書を都道府

県知事に提出しなければならない。

（第2項省略）

（診療所における診療体制の確保等）

第13条　患者を入院させるための施設を有する診療所の管理者は，入院患者の病状が急変した場合においても適切な治療を提供することができるよう，当該診療所の医師が速やかに診療を行う体制を確保するよう努めるとともに，他の病院又は診療所との緊密な連携を確保しておかなければならない。

（管理者の監督義務）

第15条　病院又は診療所の管理者は，この法律に定める管理者の責務を果たせるよう，当該病院又は診療所に勤務する医師，歯科医師，薬剤師その他の従業者を監督し，その他当該病院又は診療所の管理及び運営につき必要な注意をしなければならない。

2　助産所の管理者は，この法律に定める管理者の責務を果たせるよう，当該助産所に勤務する助産師その他の従業者を監督し，その他当該助産所の管理及び運営につき，必要な注意をしなければならない。

3　病院又は診療所の管理者は，病院又は診療所に診療の用に供するエックス線装置を備えたときその他厚生労働省令で定める場合においては，厚生労働省令の定めるところにより，病院又は診療所所在地の都道府県知事に届け出なければならない。

（病院の法定人員及び施設等の基準等）

第21条　病院は，厚生労働省令〔第一号に掲げる従業員（医師及び歯科医師を除く。）及び第十二号に掲げる施設にあっては，都道府県の条例〕の定めるところにより，次に掲げる人員及び施設を有し，かつ，記録を備えて置かなければならない。

一　当該病院の有する病床の種別に応じ，厚生労働省令で定める員数の医師及び歯科医師のほか，都道府県の条例で定める員数の看護師その他の従業者

二　各科専門の診察室

三　手術室

四　処置室

五　臨床検査施設

六　エックス線装置

七　調剤所

八　給食施設

九　診療に関する諸記録

十　診療科名中に産婦人科又は産科を有する病院にあっては，分べん室及び新生児の入浴施設

十一　療養病床を有する病院にあっては，機能訓練室

十二　その他都道府県の条例で定める施設

2　療養病床を有する診療所は，厚生労働省令〔第一号に掲げる従業員（医師及び歯科医師を除く。）及び第三号に掲げる施設にあっては，都道府県の条例〕の定めるところにより，次に掲げる人員及び施設を有しなければならない。

一　厚生労働省令で定める員数の医師及び歯科医師のほか，都道府県の条例で定める員数の看護師及び看護の補助その他の業務の従業者

二　機能訓練室

三　その他都道府県の条例で定める施設

（第3項省略）

（報告の徴収，立入検査）

第25条　都道府県知事，保健所を設置する市の市長又は特別区の区長は，必要があると認めるときは，病院，診療所若しくは助産所の開設者若しくは管理者に対し，必要な報告を命じ，又は当該職員に，病院，診療所若しくは助産所に立ち入り，その有する人員若しくは清潔保持の状況，構造設備若しくは診療録，助産録，帳簿書類その他の物件を検査させることができる。

2　都道府県知事，保健所を設置する市の市長又は特別区の区長は，病院，診療所若しくは助産所の業務が法令若しくは法令に基づく処分に違反している疑いがあり，又はその運営が著しく適正を欠く疑いがあると認めるときは，この法律の施行に必要な限度において，当該病院，診療所若しくは助産所の開設者若しくは管理者に対し，診療録，助産録，帳簿書類その他の物件の提出を命じ，又は当該職員に，当該病院，診療所若しくは助産所の開設者の事務所その他当該病院，診療所若しくは助産所の運営に関係のある場所に立ち入り，帳簿書類その他の物件を検査させることができる。

（第3〜5項省略）

⑥ 医療提供体制の確保

　これからの高齢化社会において医療・介護サービスの需要増大する流れのなかで，良質かつ適切な医療を効果的・効率的に提供する医療体制を構築するために，国や都道府県が医療機能の分化・連携を進め，機能に応じて必要な医療資源を適切に投入することで，入院医療全体の強化を図るとともに，退院患者の生活を支える在宅医療および介護サービス提供体制を充実させていくことを目的としている。

　医療介護総合確保推進法の成立に伴い医療法が改正され，改正医療法に基づく義務として，平成26（2014）年10月より医療機関がその有する病床（一般病床および療養病床）において担っている医療機能の現状と今後の方向（6年後）を選択し，病棟単位を基本として都道府県に報告する仕組み（**病床機能報告制度**）である。

　この制度により各医療機関から報告された情報により，都道府県は地域の医療機関が担っている医療機能の現状を把握・分析し，その分析結果から2025年時における二次医療圏ごとの各医療機能の需要と必要量をもとに，その地域にふさわしいバランスのとれた医療機能の分化と連携を適切に推進するための**地域医療構想**を策定し，新たな**医療計画**を作成することになる。また，国は，報告された情報を活用し，地域医療構想のガイドラインを策定する。

1）医療供給体制の確保（第30条の3）

良質かつ適切な医療を効率的に提供する体制を確保するための①基本的方針，②医療計画の作成，③目標，④連携，⑤情報提供——などについて定めている。

2）医療計画に定める事項（第30条の4）

本条に定める医療計画制度の基本は，都道府県が各都道府県の医療事情などを考慮して医療供給に必要な計画を定めるものである。

都道府県は医療計画において，**①医療連携体制における医療機能に関する情報の提供の推進に関する事項，②生活習慣病等の治療または予防に係る事業に関する事項，③救急医療，へき地医療等の確保に必要な事業（救急医療等確保事業）に関する事項，④医療の安全の確保に関する事項**——等を定めることになっている。

医療計画は，「居宅等における医療の確保に関する事項」等に関しては3年ごとに，その他の事項については6年ごとに，目標達成状況等について調査，分析，評価を行い，必要に応じて変更しなければならないとされている（法第30条の6）。

なお，省令で規定する疾病（生活習慣病等）とは，**がん，脳卒中，急性心筋梗塞，糖尿病，精神疾患**である。

3）地域における病床の機能の分化及び連携の推進〔病床機能報告制度〕（第30条の13）

病院・診療所のなかで一般病床または療養病床を有するもの（病床機能報告対象病院等）の管理者は，地域における病床の機能の分化および連携の推進のため，当該病床機能報告対象病院等の病床の機能に応じ厚生労働省令で定める区分に従い，所在地の都道府県知事に報告しなければならないとされている。

≪病床機能報告制度≫

一般病床・療養病床を有する病院・診療所が，当該病床において担っている医療機能の現状と今後の方向について，病棟単位で，**①高度急性期機能，②急性期機能，③回復期機能，④慢性期機能**の4区分から1つを選択し，その他の具体的な報告事項とあわせて都道府県に報告する。

4つの医療機能の名称と内容は下記のとおり。

① **高度急性期機能**：急性期の患者に対し，状態の早期安定化に向けて，診療密度が特に高い医療を提供する機能

② **急性期機能**：急性期の患者に対し，状態の早期安定化に向けて，医療を提供する機能

③ **回復期機能**：急性期を経過した患者への在宅復帰に向けた医療やリハビリテーションを提供する機能。特に，急性期を経過した脳血管疾患や大腿骨頚部骨折等の患者に対し，ADLの向上や在宅復帰を目的としたリハビリテーションを集中的に提供する機能（回復期リハビリテーション機能）

④ **慢性期機能**：長期にわたり療養が必要な患者を入院させる機能。長期にわたり療養が必要な重度の障害者（重度の意識障害者を含む），筋ジストロフィー患者又は難病患者等を入院させる機能

また，報告内容は下記のとおり。

(1) 現在の医療機能（報告年の7月1日現在）

(2) 6年が経過した時点における医療機能の予定（病床ごと）

(3) 翌年や2年後といった比較的短期の医療機能の変更予定がある場合，変更の時期の目途と変更後の機

(4) 2025年度時点における医療機能（任意）

（基本方針に定める事項）

第30条の3 厚生労働大臣は，地域における医療及び介護の総合的な確保の促進に関する法律（平成元年法律第64号）第3条第1項に規定する総合確保方針に即して，良質かつ適切な医療を効率的に提供する体制（以下「医療提供体制」という。）の確保を図るための基本的な方針（以下「基本方針」という。）を定めるものとする。

2 基本方針においては，次に掲げる事項について定めるものとする。

一 医療提供体制の確保のため講じようとする施策の基本となるべき事項

二 医療提供体制の確保に関する調査及び研究に関する基本的な事項

三 医療提供体制の確保に係る目標に関する事項

四 医療提供施設相互間の機能の分担及び業務の連携並びに医療を受ける者に対する医療提供施設の機能に関する情報の提供の推進に関する基本的な事項

五 第30条の4第2項第七号に規定する地域医療構想に関する基本的な事項

六 地域における病床の機能（病院又は診療所の病床において提供する患者の病床に応じた医療の内容をいう。以下同じ。）の分化及び連携並びに医療を受ける者に対する病床の機能に関する情報の提供の推進に関する基本的な事項

七　外来医療に係る医療提供体制の確保に関する基本的な事項

八　かかりつけ医機能の確保に関する基本的な事項

九　医師の確保に関する基本的な事項

十　医療従事者（医師を除く。）の確保に関する基本的な事項

十一　第30条の４第１項に規定する医療計画の作成及び医療計画に基づく事業の実施状況の評価に関する基本的な事項

十二　その他医療提供体制の確保に関する重要事項

３　厚生労働大臣は，基本方針を定め，又はこれを変更しようとするときは，関係行政機関の長に協議するものとする。

４　厚生労働大臣は，基本方針を定め，又はこれを変更したときは，遅滞なく，これを公表するものとする。

（医療従事者の確保に関する基本的な事項の情報の提供）

第30条の３の２　厚生労働大臣は，前条第２項第五号又は第六号に掲げる事項を定め，又はこれを変更するために必要があると認めるときは，都道府県知事又は第30条の13第１項に規定する病床機能報告対象病院等の開設者若しくは管理者に対し，厚生労働省令で定めるところにより，同項の規定による報告の内容その他の必要な情報の提供を求めることができる。

（第２・３項省略）

（医療計画に定める事項）

第30条の４　都道府県は，基本方針に即して，かつ，地域の実情に応じて，当該都道府県における医療提供体制の確保を図るための計画（以下「医療計画」という。）を定めるものとする。

２　医療計画においては，次に掲げる事項を定めるものとする。

一　都道府県において達成すべき第四号及び第五号の事業並びに居宅等における医療の確保の目標に関する事項

二　第四号及び第五号の事業並びに居宅等における医療の確保に係る医療連携体制（医療提供施設相互間の機能の分担及び業務の連携を確保するための体制をいう。以下同じ。）に関する事項

三　医療連携体制における医療提供施設の機能に関する情報の提供の推進に関する事項

四　生活習慣病その他の国民の健康の保持を図るために特に広範かつ継続的な医療の提供が必要と認められる疾病として厚生労働省令で定められるものの治療又は予防に係る事業に関する事項

五　次に掲げる医療の確保に必要な事業（以下「救急医療等確保事業」という。）に関する事項（ハに掲げる医療については，その確保が必要な場合に限る。）

イ　救急医療

ロ　災害時における医療

ハ　へき地の医療

ニ　周産期医療

ホ　小児医療（小児救急医療を含む。）

ヘ　イからホまでに掲げるもののほか，都道府県知事が当該都道府県における疾病の発生の状況等に照らして特に必要と認める医療

六　居宅等における医療の確保に関する事項

七　地域における病床の機能の分化及び連携を推進するための基準として厚生労働省令で定める基準に従い定

める区域（以下「構想区域」という。）における次に掲げる事項を含む将来の医療提供体制に関する構想（以下「地域医療構想」という。）に関する事項

イ　構想区域における厚生労働省令で定めるところにより算定された第30条の13第１項に規定する病床の機能区分ごとの将来の病床数の必要量（以下単に「将来の病床数の必要量」という。）

ロ　イに掲げるもののほか，構想区域における病床の機能の分化及び連携の推進のために必要なものとして厚生労働省令で定める事項

八　地域医療構想の達成に向けた病床の機能の分化及び連携の推進に関する事項

九　病床の機能に関する情報の提供の推進に関する事項

十　外来医療に係る医療提供体制の確保に関する事項

十の二　かかりつけ医機能の確保に関する事項

十一　医師の確保に関する次に掲げる事項

イ　第十四号及び第十五号に規定する区域における医師の確保の方針

ロ　厚生労働省令で定める方法により算定された第十四号に規定する区域における医師の数に関する指標を踏まえて定める同号に規定する区域において確保すべき医師の数の目標

ハ　厚生労働省令で定める方法により算定された第十五号に規定する区域における医師の数に関する指標を踏まえて定める同号に規定する区域において確保すべき医師の数の目標

ニ　ロ及びハに掲げる目標の達成に向けた医師の派遣その他の医師の確保に関する施策

十二　医療従事者（医師を除く。）の確保に関する事項

十三　医療の安全の確保に関する事項

十四　主として病院の病床（次号に規定する病床並びに精神病床，感染症病床及び結核病床を除く。）及び診療所の病床の整備を図るべき地域的単位として区分する区域の設定に関する事項

十五　２以上の前号に規定する区域を併せた区域であって，主として厚生労働省令で定める特殊な医療を提供する病院の療養病床又は一般病床であって当該医療に係るものの整備を図るべき地域的単位としての区域の設定に関する事項

十六　第６項及び第７項に規定する区域を定めた場合には，当該区域の設定に関する事項

十七　療養病床及び一般病床に係る基準病床数，精神病床に係る基準病床数，感染症病床に係る基準病床数並びに結核病床に係る基準病床数に関する事項

３　医療計画においては，前項各号に掲げる事項のほか，次に掲げる事項について定めるよう努めるものとする。

一　地域医療支援病院の整備の目標その他医療提供施設の機能を考慮した医療提供施設の整備の目標に関する事項

二　前号に掲げるもののほか，医療提供体制の確保に関し必要な事項

４　都道府県は，第２項第二号に掲げる事項を定めるに当たっては，次に掲げる事項に配慮しなければならない。

一　医療連携体制の構築の具体的な方策について，第２項第四号の厚生労働省令で定める疾病又は同項第五号イからへまでに掲げる医療若しくは居宅等における医療ごとに定めること。

二　医療連携体制の構築の内容が，患者が退院後におい

医療機関

医療法

29

ても継続的に適切な医療を受けることができることを確保するものであること。

三　医療連携体制の構築の内容が，医療提供施設及び居宅等において提供される保健医療サービスと福祉サービスとの連携を含むものであること。

四　医療連携体制が，医療従事者，介護保険法に規定する介護サービス事業者，住民その他の地域の関係者による協議を経て構築されること。

（第5項以降省略）

（必要な情報の提供）

第30条の5　都道府県は，医療計画を作成し，又は医療計画に基づく事業を実施するために必要があると認めるときは，市町村その他の官公署，介護保険法第7条第7項に規定する医療保険者（第30条の14第1項及び第30条の18の5第1項において「医療保険者」という。）又は医療提供施設の開設者若しくは管理者に対し，当該都道府県の区域内における医療提供施設の機能に関する情報その他の必要な情報の提供を求めることができる。

（医療計画の変更）

第30条の6　都道府県は，3年ごとに第30条の4第2項第六号及び，第十号の二及び第十一号に掲げる事項並びに次の各号に掲げる事項のうち同項第六号及び第十一号に掲げる事項その他厚生労働省令で定める事項に関するもの（次項において「特定事項」という。）について，調査，分析及び評価を行い，必要があると認めるときは，当該都道府県の医療計画を変更するものとする。

一　第30条の4第2項各号（第六号及び第十一号を除く。）に掲げる事項

二　医療計画に第30条の4第3項各号に掲げる事項を定める場合にあっては，当該各号に掲げる事項

2　都道府県は，6年ごとに前項各号に掲げる事項（特定事項を除く。）について，調査，分析及び評価を行い，必要があると認めるときは，当該都道府県の医療計画を変更するものとする。

（医療提供施設の開設者等の協力）

第30条の7　医療提供施設の開設者及び管理者は，医療計画の達成の推進に資するため，医療連携体制の構築のために必要な協力をするよう努めるものとする。

2　医療提供施設のうち次の各号に掲げるものの開設者及び管理者は，前項の必要な協力をするに際しては，良質かつ適切な医療を効率的に提供するため，他の医療提供施設との業務の連携を図りつつ，それぞれ当該各号に定める役割を果たすよう努めるものとする。

一　病院　病床の機能に応じ，地域における病床の機能の分化及び連携の推進に協力し，地域において必要な

医療を確保すること。

二　病床を有する診療所　その提供する医療の内容に応じ，患者が住み慣れた地域で日常生活を営むことができるよう，次に掲げる医療の提供その他の地域において必要な医療を確保すること。

イ　病院を退院する患者が居宅等における療養生活に円滑に移行するために必要な医療を提供すること。

ロ　居宅等において必要な医療を提供すること。

ハ　患者の病状が急変した場合その他入院が必要な場合に入院させ，必要な医療を提供すること。

3　病院又は診療所の管理者は，医療計画の達成の推進に資するため，居宅等において医療を提供し，又は福祉サービスとの連携を図りつつ，居宅等における医療の提供に関し必要な支援を行うよう努めるものとする。

4　病院の開設者及び管理者は，医療計画の達成の推進に資するため，当該病院の医療業務に差し支えない限り，その建物の全部又は一部，設備，器械及び器具を当該病院に勤務しない医師，歯科医師又は薬剤師の診療，研究又は研修のために利用させるように努めるものとする。

（病床機能報告）

第30条の13　病院又は診療所であって一般病床又は療養病床を有するもの（以下「病床機能報告対象病院等」という。）の管理者は，地域における病床の機能の分化及び連携の推進のため，厚生労働省令で定めるところにより，当該病床機能報告対象病院等の病床の機能に応じ厚生労働省令で定める区分に従い，次に掲げる事項を当該病床機能報告対象病院等の所在地の都道府県知事に報告しなければならない。

一　厚生労働省令で定める日（次号において「基準日」という。）における病床の機能（以下「基準日病床機能」という。）

二　基準日から厚生労働省令で定める期間が経過した日における病床の機能の予定（以下「基準日後病床機能」という。）

三　当該病床機能報告対象病院等に入院する患者に提供する医療の内容

四　その他厚生労働省令で定める事項

2　病床機能報告対象病院等の管理者は，前項の規定により報告した基準日後病床機能について変更が生じたと認められるときとして厚生労働省令で定めるときは，厚生労働省令で定めるところにより，速やかに当該病床機能報告対象病院等の所在地の都道府県知事に報告しなければならない。

（第3〜6項省略）

4）地域における外来医療に係る医療提供体制の確保〔外来機能報告制度〕（第30条の18の2）

病床機能報告対象病院等であって外来医療を提供するもの（「外来機能報告対象病院等」）の管理者は，地域における外来医療に係る病院及び診療所の機能の分化及び連携の推進のため，厚生労働省令で定めるところにより，次に掲げる事項を当該外来機能報告対象病院等の所在地の都道府県知事に報告しなければならないとされている。

《外来機能報告制度》〔令和4（2022）年4月1日施行〕

本制度は，医療機関が外来医療の実施状況を都道府県に報告し，かかりつけ医機能を担う医療機関と，紹介患者外来を基本とする医療機関を明確化することにより，外来の待ち時間短縮や勤務医の外来負担軽減等を図ることを目的としている。

① **対象病院等**
　義務：病院・有床診療所，**任意**：無床診療所
② **報告頻度**
　年1回（10月～11月頃。病床機能報告と一体的に実施）
③ **報告内容**
(1) 医療資源を重点的に活用する外来（重点外来）の実施状況
　・医療資源を重点的に活用する入院前後の外来
　　例）悪性腫瘍手術の前後の外来
　・高額等の医療機器・設備を必要とする外来
　　例）外来化学療法，外来放射線治療

　・特定の領域に特化した機能を有する外来
　　例）紹介患者に対する外来
(2) 紹介受診重点医療機関になる意向の有無
　・初診の外来件数の40%以上かつ再診の外来件数の25%以上
(3) 地域の外来機能の明確化・連携の推進のために必要なその他の事項（救急医療の実施状況，紹介・逆紹介の状況等）
　・紹介，逆紹介の状況，外来における人材の配置状況，外来・在宅医療・地域連携の実施状況（生活習慣病管理料や在宅時医学総合管理料等の算定件数）等

（外来機能報告）
第30条の18の2　病床機能報告対象病院等であって外来医療を提供するもの（以下この条において「外来機能報告対象病院等」という。）の管理者は，地域における外来医療に係る病院及び診療所の機能の分化及び連携の推進のため，厚生労働省令で定めるところにより，次に掲げる事項を当該外来機能報告対象病院等の所在地の都道府県知事に報告しなければならない。
一　当該外来機能報告対象病院等において提供する外来医療のうち，その提供に当たって医療従事者又は医薬品，医療機器その他の医療に関する物資を重点的に活用するものとして厚生労働省令で定める外来医療に該当するものの内容
二　当該外来機能報告対象病院等が地域において前号の厚生労働省令で定める外来医療を提供する基幹的な病院又は診療所としての役割を担う意向を有する場合は，その旨
三　その他厚生労働省令で定める事項
　2　都道府県知事は，外来機能報告対象病院等の管理者が前項（第二号に係る部分を除く。）の規定による報告をせず，又は虚偽の報告をしたときは，期間を定めて，当該外来機能報告対象病院等の開設者に対し，当該管理者をしてその報告を行わせ，又はその報告の内容を是正させることを命ずることができる。
　3　第30条の13第3項，第4項及び第6項の規定は，第1項の規定による報告について準用する。この場合において，同条第3項中「病床機能報告対象病院等」とあるのは「外来機能報告対象病院等」と，同条第6項中「前項」とあるのは「第30条の18の2第2項」と，「病床機能報告対象病院等」とあるのは「外来機能報告対象病院等」と読み替えるものとする。
第30条の18の3　患者を入院させるための施設を有しない診療所（以下この条において「無床診療所」という。）の管理者は，地域における外来医療に係る病院及び診療所の機能の分化及び連携の推進のため，厚生労働省令で定めるところにより，次に掲げる事項を当該無床診療所の所在地の都道府県知事に報告することができる。
一　当該無床診療所において提供する外来医療のうち，前条第1項第一号の厚生労働省令で定める外来医療に該当するものの内容
二　当該無床診療所が地域において前条第1項第一号の

厚生労働省令で定める外来医療を提供する基幹的な診療所としての役割を担う意向を有する場合は，その旨
三　その他厚生労働省令で定める事項
　2　第30条の13第3項及び第4項の規定は，前項の規定による報告について準用する。この場合において，同条第3項中「病床機能報告対象病院等」とあるのは，「無床診療所」と読み替えるものとする。
第30条の18の4　地域におけるかかりつけ医機能を確保するために必要な病院又は診療所として厚生労働省令で定めるもの（以下この条において「かかりつけ医機能報告対象病院等」という。）の管理者は，慢性の疾患を有する高齢者その他の継続的な医療を要する者として厚生労働省令で定める者（第一号及び第二号において「継続的な医療を要する者」という。）に対するかかりつけ医機能の確保のため，厚生労働省令で定めるところにより，次に掲げる事項を当該かかりつけ医機能報告対象病院等の所在地の都道府県知事に報告しなければならない。
一　かかりつけ医機能のうち，継続的な医療を要する者に対する発生頻度が高い疾患に係る診療その他の日常的な診療を総合的かつ継続的に行う機能（厚生労働省令で定めるものに限る。）の有無及びその内容
二　前号に規定する機能を有するかかりつけ医機能報告対象病院等にあつては，かかりつけ医機能のうち，継続的な医療を要する者に対する次に掲げる機能（イからニまでに掲げる機能にあつては，厚生労働省令で定めるものに限る。）の有無及びその内容
　イ　当該かかりつけ医機能報告対象病院等の通常の診療時間以外の時間に診療を行う機能
　ロ　病状が急変した場合その他入院が必要な場合に入院させるため，又は病院若しくは診療所を退院する者が引き続き療養を必要とする場合に当該者を他の病院，診療所，介護老人保健施設，介護医療院若しくは居宅等における療養生活に円滑に移行させるために必要な支援を提供する機能
　ハ　居宅等において必要な医療を提供する機能
　ニ　介護その他医療と密接に関連するサービスを提供する者と連携して必要な医療を提供する機能
　ホ　その他厚生労働省令で定める機能
三　当該かかりつけ医機能報告対象病院等及び他の病院又は診療所が厚生労働省令で定めるところにより相互

31

に連携して前号に規定する機能を確保するときは，当該他の病院又は診療所の名称及びその連携の内容
四　その他厚生労働省令で定める事項
（第2〜7項省略）
第30条の18の5　都道府県は，第30条の4第2項第十四号に規定する区域その他の当該都道府県の知事が適当と認める区域（以下この条において「対象区域」という。）ごとに，診療に関する学識経験者の団体その他の医療関係者，医療保険者その他の関係者（以下この項及び次項において「関係者」という。）との協議の場を設け，関係者との連携を図りつつ，次に掲げる事項（第三号，第五号及び第六号に掲げる事項については，外来医療に係る医療提供体制の確保に関するものに限る。第5項において同じ。）について協議を行い，その結果を取りまとめ，公表するものとする。
一　第30条の4第2項第十一号ロに規定する指標によって示される医師の数に関する情報を踏まえた外来医療

に係る医療提供体制の状況に関する事項
二　第30条の18の2第1項及び第30条の18の3第1項の規定による報告を踏まえた第30条の18の2第1項第一号の厚生労働省令で定める外来医療を提供する基幹的な病院又は診療所に関する事項
三　前号に掲げるもののほか，病院及び診療所の機能の分化及び連携の推進に関する事項
四　前条第1項及び第3項（同条第5項において準用する場合を含む。）の規定による報告を踏まえた対象区域における同条第1項第一号及び第二号に規定する機能を確保するために必要な事項
五　複数の医師が連携して行う診療の推進に関する事項
六　医療提供施設の建物の全部又は一部，設備，器械及び器具の効率的な活用に関する事項
七　その他外来医療に係る医療提供体制を確保するために必要な事項
（第2〜6項省略）

5）公的医療機関関係（第31条）

　本条では，公的医療機関とは何かということを定義している。「**公的医療機関**」とは，都道府県・市町村の地方公共団体と厚生労働大臣が定める者が開設する病院または診療所をいうと定めている。
　公的医療機関には次のような特徴があるとされている。
① 医療のみではなく，保健・予防・医療関係者の養成，へき地の医療などの一般の医療機関に常に期待できない業務を積極的に行い，これらを一体的に運営することが期待できること。
② 適正な医療の実行が期待されることとともに

医療費負担の軽減を期待することができること。
③ その経営が，経済的変動によって直接的に左右されないような一定の財政的基礎をもつこと。
④ 医療保障制度と緊密に連携協力ができること。
　公的医療機関として，国や地方公共団体の開設する医療機関，厚生労働大臣が定める者には，①地方公共団体の組合，②国民健康保険団体連合会と普通国民健康保険組合，③日本赤十字社，④社会福祉法人恩賜財団済生会，⑤厚生農業協同組合連合会，⑥社会福祉法人北海道社会事業協会——が開設した医療機関が告示されている。

救急病院

（救急病院等を定める省令　昭和39年2月20日・厚生省令第8号）

　救急病院等は，消防法第2条第9項の規定する救急隊により搬送される傷病者に関する医療を担当する医療機関と定義づけられている。救急病院等を定める省令には次の要点が示されている。
① **救急医療にかかわる医師の要件**：救急医療全般にわたって相当の知識および経験を有するものであること。
　具体的には，救急蘇生法，呼吸循環管理，意識障害の鑑別，緊急手術要否判断，緊急データの評価，救急医薬品の使用などについての相当の知識及び経験を有していなければならない。

② **更新制の採用**：従来はいったん認定告示されると，原則として辞退の申出がない限り続いたが，これからは3年ごとに改めて審査を行うことになった。また，更新の際，救急患者の受入れ実績も考慮されることになった。
③ **適正配置の推進**：認定告示するにあたっては，地域の救急患者の発生状況を勘案し，その適正配置を推進する。
④ **標示の明瞭化**：救急病院・診療所として認定告示を受けた医療機関については，容易に識別できる標示をする。
　そのほか，構造設備，救急医療機関相互の提携強化などが定められた。

救急病院等を定める省令　昭和39年2月20日・厚生省令第8号（直近改正：平成19年3月30日・厚生労働省令第39号）

（医療機関）
第1条　消防法（昭和23年法律第186号）第2条第9項に規定する救急隊により搬送される傷病者に関する医療を担当する医療機関は，次の基準に該当する病院又は診療所であって，その開設者から都道府県知事に対して救急業務に

関し協力する旨の申出のあったもののうち，都道府県知事が，医療法（昭和23年法律第205号）第30条の４第１項に規定する医療計画の内容（以下「医療計画の内容」という。），当該病院又は診療所の所在する地域における救急業務の対象となる傷病者の発生状況等を勘案して必要と認定したもの（以下「救急病院」又は「救急診療所」という。）とする。ただし，疾病又は負傷の程度が軽易であると診断された傷病者及び直ちに応急的な診療を受ける必要があると認められた傷病者に関する医療を担当する医療機関は，病院又は診療所とする。

一　救急医療について相当の知識及び経験を有する医師が常時診療に従事していること。
二　エックス線装置，心電計，輸血及び輸液のための設備その他救急医療を行うために必要な施設及び設備を有すること。
三　救急隊による傷病者の搬送に容易な場所に所在し，かつ，傷病者の搬入に適した構造設備を有すること。
四　救急医療を要する傷病者のための専用病床又は当該傷病者のために優先的に使用される病床を有すること。
2　前項の認定は，当該認定の日から起算して３年を経過した日に，その効力を失う。

7 医療法人

1）医療法人

病院，診療所等を開設しようとする社団または財団は，この法律の規定により法人とすることができる。これを「**医療法人**」と称する〔名称の使用制限（法第40条）〕。

医療法人は病院等の経営上一定の条件のもとに，都道府県知事の認可を得て設立することができる（法第44条）（関連規程詳細は省略）。なお，２つ以上の都道府県において病院等を開設する医療法人については，**広域医療法人**（厚生労働大臣所管の医療法人）と呼ばれ，認可権限が厚生労働大臣となる。

2023年４月現在，設立できる医療法人は，持分なしの場合，①**社会医療法人**，②**特定医療法人**，③**基金拠出型法人**──の３種類，持分ありの場合，①**出資額限度法人**，②**持分あり社団医療法人**──の２種類である。

2）特定医療法人（租税特別措置法第67条）

「**特定医療法人**」とは，租税特別措置法第67条に基づき厚生労働省が告示した財団ないし持分の定めのない社団の医療法人で，その事業が医療の普及と向上，社会福祉への貢献，その他公益の増進に寄与し，かつ公的に運営されていることで国税庁長官の承認を受けたもの。

特定医療法人となった場合，法人税において19％の軽減税率（通常は23.2％）が適用される。ただし，業務範囲は医療及び附帯業務，付随業務のみ（通常の医療法人と同一）。

要件は，①40床以上の病院または15床以上の救急告示診療所，②社会保険診療に関わる収入金額

国家戦略特別区域法〔平成25年12月13日第107号（直近改正：令和５年５月８日第21号）〕

国家戦略特別区域法とは，国が定めた「国家戦略特別区域」において法で定めた「特定事業」を行うことにより，国際的な産業競争力の強化，経済活動の拠点形成に関する施策の総合的・集中的な推進と経済活動の構造改革，地域活性化を図ることを目的に制定されたものである（第１条）。そのために，数々の規制と特例措置を適用し，計画された特区ごとに国家戦略特区統合推進本部の協力・合意のもとに諮問会議を経て内閣総理大臣が認定する。

規制の特例措置として下記の事項が定められている（第４章）。

児童福祉法等の特例（第12条の４）：国家戦略特別区域限定保育士に関する事項（医療法第30条の４第16項関連）
医療法の特例（第14条）：世界最高水準の医療であって，国内においてその普及が十分でないものを提供する事業
医薬品医療機器等法の特例（第20条の５）：薬局開設者に関する事項
外国医師等が行う臨床修練等に係る医師法第17条等の特例等に関する法律の特例（第24条の２）：臨床研修病院等における臨床研修外国医師・歯科医師および臨床研修外国看護師等の研修に関する事項

また，第６章雑則の規定における援助に関しては，革新的な医療機器の迅速かつ効率的な開発等を促進するための医療関係者に対する援助（第37条の４）として，厚生労働大臣は，国家戦略特別区域内の臨床研究中核病院において行われる治験その他の試験の実施に携わる医療関係者に対する情報の提供，相談，助言その他の援助を行うものとしている。これらの目的の追加のために，2019（令和元）年には，医療法や医薬品医療機器等法の改正が行われた。

が全収入の80％超，③医療収入の金額は直接経費の1.5倍の範囲，④差額ベッド比率30％以下，⑤

役員・社員・評議員の同族割合が3分の1以下，⑥残余財産は国等に帰属――など。

3）「社会医療法人」（第42条の2・第54条の2～8）

特別医療法人が平成24（2012）年3月に廃止されたが，平成19（2007）年4月に新たに公益性の高い「社会医療法人」が創設されている。

公益性の高い医療とは「休日・夜間診療などの救急医療・周産期医療・へき地医療・災害医療・小児医療」等である。①3親等以内の親族が役員総数の3分の1以下であること（同族支配の制限），②へき地医療や小児医療等の「救急医療等確保事業の実施」，③「解散時の残余財産の帰属

先の制限」を行うこと――等の要件を満たし，都道府県知事の認定を受ける。

社会医療法人は，一定の収益業務が認められ，その収益を当該社会医療法人の開設する病院，診療所または介護老人保健施設の経営に充てることを目的として，厚生労働大臣が定める業務（収益業務）を行うことができることになっている（法第42条の2）。収益業務は，医薬品，医療用具等の物品販売等から数多くのサービス業を含み幅が

今後の医療提供体制（2025年モデル）

社会保障制度を持続させるため，政府は平成24（2012）年2月に「社会保障と税の一体改革」を閣議決定し，2025年に向けた医療と介護のあるべき姿とそのための機能再編の将来像を公表した（図表）。これが，いわゆる「2025年モデル」である。その背景には，超高齢化による社会保障給付費の増大問題に対応する狙いがあり，今後は，診療報酬改定のほか，各都道府県による医療計画の策定も，同モデルに沿って実施されることになる。

同モデルは，高齢化とともに増大する医療・介護ニーズに対応するため，病院（入院医療）の機能分化や，医療機関間，医療と介護の連携強化を通じて，より効果的・効率的な医療・介護サービスの提供体制の構築を目指すものである。機能分化については，現在の病床機能のうち一般病床を，高度急性期病床，一般急性期病床，亜急性期等病床に分類し，より患者の状況に応じた医療提供ができることを目指している。さらに一般病床の平均在院日数を短縮し，早期退院を推進する方向性も示されている。病院を早期退院した患者については，自宅や介護施設等で受け入れることとされ，介護施設や居住系施設の整備についても触れられている。

2012年からは診療報酬上の対応も行われている。一般病床では，手厚い人員配置で平均在院日数の短縮に取り組むほど高く評価され，人員が少なく長期入院患者の割合が高い場合は点数が引き下げられるという方向性が鮮明になっている。また，在宅医療に関しても，機能強化型の在宅療養支援診療所・病院の評価が新設され，緊急時・夜間の往診料や在宅時医学総合管理料等は高い点数を算定できるようになっている。

図表　医療・介護機能再編の将来像

広い（平成10年3月27日・厚生省告示第108号）。また，公募債（社会医療法人債）の発行が可能である。

令和3（2021）年4月1日から，夜間救急自動車等の搬送件数，へき地診療所に対する医師の延べ派遣日数に関する特例がなくなった。

4）医療法人制度の見直し〔平成27（2015）年9月〕

医療法の一部を改正する法律が平成27（2015）年9月16日に成立し，同9月28日に公布された。

「医療法人制度の見直し」は，①医療法人のガバナンスの強化，②医療法人の分割等，③社会医療法人の認定等，④貸借対照表等に係る公認会計士等による監査や広告——に係る規定を見直すもので，上記①〜③については平成28（2016）年9月1日に施行され，④については平成29（2017）年4月2日に施行された。

「地域医療連携推進法人の創設」は，地域で医療機関等を開設する複数の非営利法人を一体的に運営する「地域医療連携推進法人」（原則として一般社団法人）を創設するもので，平成29（2017）年4月2日に施行された。

「医療法人制度の見直し」の概要は以下のとおり。

(1) 医療法人の経営の透明性の確保及びガバナンスの強化〔平成28（2016）年9月1日施行〕

①事業活動の規模その他の事情を勘案して厚生労働省令で定める基準に該当する医療法人は，厚生労働省令で定める会計基準（公益法人会計基準に準拠したものを予定）に従い，貸借対照表及び損益計算書を作成し，公認会計士等による監査，広告を実施する。

②医療法人は，その役員と特殊の関係がある事

業者との取引の状況に関する報告書を作成し，都道府県知事に届け出る。

③医療法人に対する理事の忠実義務，任務懈怠時の損害賠償責任等を規定。理事会の設置，社員総会の決議による役員の選任等に関する所要の規定を整備。

(2) 医療法人の分割等〔平成28（2016）年9月1日施行〕

医療法人（社会医療法人その他厚生労働省令で定めるものを除く）が，都道府県知事の認可を受けて実施する分割に関する規定を整備。

(3) 社会医療法人の認定等〔平成28（2016）年9月1日施行〕

①2以上の都道府県において病院及び診療所を開設している場合であって，医療の提供が一体的に行われているものとして厚生労働省令で定める基準に適合するものについては，全ての都道府県知事ではなく，当該病院の所在地の都道府県知事だけで認定可能とする。

②社会医療法人の認定を取り消された医療法人であって一定の要件に該当するものは，救急医療等確保事業に係る業務の継続的な実施に関する計画を作成し，都道府県知事の認定を受けたときは収益業務を継続して実施可能とする。

図表1-6　医療法人の種類

医療法人	持分	概要・要件
社会医療法人	持分なし社団・財団	①公益性の高い医療を実施，②一定の収益業務が可能，③付帯業務拡大，④公募債（社会医療法人債）発行が可能，⑤医療収入額が直接経費の1.5倍の範囲，⑥社会保険診療に関わる収入金額が全収入の80%超，⑦役員・社員・評議員の同族割合が3分の1以下，⑧法人税19%の軽減税率適用——など
特定医療法人	持分なし社団・財団	①公益性の高い医療を実施，②業務範囲は医療及び附帯業務，付随業務のみ（通常の医療法人と同一），③医療収入額が直接経費の1.5倍の範囲，④社会保険診療に関わる収入金額が全収入の80%超，⑤役員・社員・評議員の同族割合が3分の1以下，⑥法人税19%の軽減税率適用——など
基金拠出型法人	持分なし社団	法人の活動の原資となる資金の調達手段として，基金の制度を採用しているもの。「基金」とは，医療法人の財産として拠出されるもの（金銭のほか，土地や建物，診療設備等が該当）。基金の返還時に利息を付すことや拠出額よりも多い額を返還することは不可
出資額限度法人	持分あり	社員の退社に伴う出資持分の払戻しや医療法人の解散に伴う残余財産分配の範囲につき，払込出資額を限度とする旨を定款で定めているもの
社団医療法人	持分あり	2007年施行の第5次医療法改正により出資持分のある医療法人の新規設立は不可となったが，既存の出資持分のある医療法人については当分の間存続する旨の経過措置がとられている。「経過措置型医療法人」とも呼ばれる
財団医療法人		ある特定の個人や企業などの法人から拠出された財産（基本財産）で設立され，これによる運用益である金利などを主要な事業原資として運営する医療法人

図表1－7　医療法人において作成及び公告が必要な書類

	医療法第51条第2項に該当する 医療法人・社会医療法人（※）	左記以外の 社会医療法人	左記以外の 医療法人
貸借対照表	作成及び公告義務	作成及び公告義務	作成義務
損益計算書	作成及び公告義務	作成及び公告義務	作成義務
財産目録	作成義務	作成義務	作成義務
附属明細書	作成義務	任意	任意
純資産変動計算書	作成義務	任意	任意
関係事業者との取引 に関する報告書	規則に定める基準に 該当する場合は作成	規則に定める基準に 該当する場合は作成	規則に定める基準に 該当する場合は作成

※　前事業年度決算における事業収益が70億円以上（社会医療法人は10億円以上）または負債総額が50億円以上（社会医療法人は20億円以上）の法人

(4)　医療法人の計算〔平成29（2017）年4月2日施行〕
　【会計基準，外部監査，公告】前事業年度決算での事業収益が70億円以上（社会医療法人は10億円以上）または負債総額が50億円以上（社会医療法人は20億円以上）の法人（医療法第51条第2項に該当）は，①医療法人会計基準に準拠した計算書類の作成，②公認会計士または監査法人による監査，③貸借対照表・損益計算書の公告——が義務づけられた（図表1－7）。
　【関係事業者に関する事項】すべての医療法人について，役員と特殊の関係がある事業者との取引状況に関する報告書作成が義務づけられた。
　令和2年3月30日医療法施行規則の一部を改正する省令により施行計画の提出についての変更がなされた（令2.4.1施行）

（業務の範囲）
第42条　医療法人は，その開設する病院，診療所，介護老人保健施設又は介護医療院〔当該医療法人が地方自治法第244条の2第3項に規定する指定管理者として管理する公の施設である病院，診療所，介護老人保健施設又は介護医療院（以下「指定管理者として管理する病院等」という。）を含む。〕の業務に支障のない限り，定款又は寄附行為の定めるところにより，次に掲げる業務の全部又は一部を行うことができる。
一　医療関係者の養成又は再教育
二　医学又は歯学に関する研究所の設置
三　第39条第1項に規定する診療所以外の診療所の開設
四　疾病予防のために有酸素運動（継続的に酸素を摂取して全身持久力に関する生理機能の維持又は回復のために行う身体の運動をいう。次号において同じ。）を行わせる施設であって，診療所が附置され，かつ，その職員，設備及び運営方法が厚生労働大臣の定める基準に適合するものの設置
五　疾病予防のために温泉を利用させる施設であって，有酸素運動を行う場所を有し，かつ，その職員，設備及び運営方法が厚生労働大臣の定める基準に適合するものの設置
六　前各号に掲げるもののほか，保健衛生に関する業務
七　社会福祉法（昭和26年法律第45号）第2条第2項及び第3項に掲げる事業のうち厚生労働大臣が定めるものの実施
八　老人福祉法（昭和38年法律第133号）第29条第1項に規定する有料老人ホームの設置
（社会医療法人債の発行）
第54条の2　社会医療法人は，救急医療等確保事業の実施に資するため，社員総会において議決された額又は寄附行為の定めるところにより評議員会において議決された額を限度として，社会医療法人債（第54条の7において準用する会社法（平成17年法律第86号）の規定により社会医療法人が行う割当てにより発生する当該社会医療法人を債務者とする金銭債権であつて，次条第1項各号に掲げる事項についての定めに従い償還されるものをいう。以下同じ。）を発行することができる。
（第2項省略）

8　地域医療連携推進法人

　地域で医療機関等を開設する複数の非営利法人を一体的に運営する「**地域医療連携推進法人**」（原則一般社団法人）制度の創設などを盛り込んだ改正医療法が，平成27（2015）年9月16日（法律第74号）により成立した〔公布は9月28日。地域医療連携推進法人については公布日から2年以内に施行することとされ，平成29（2017）年4月2日に施行された〕。
　これは，一定の基準を満たした一般社団法人を，都道府県知事が地域医療連携推進法人として

認定し，**医療法人や介護事業を手がける非営利法人などを同法人の傘下に置くことを認めるもので**（図表1－8），二次医療圏を範囲とする地域医療構想区域での設立を基本としている。

　もともとは，平成26（2014）年6月24日の「日本再興戦略改訂2014」において，医療・介護等を一体的に提供する非営利ホールディングカンパニー型法人制度を創設し，地域内の医療・介護等の機能分化と連携の推進，効率化，高度化を図り，地域包括ケアを推進する手段の一つとして考えられた。

　地域医療連携推進法人の主要な業務は，「統一的な連携推進方針」の策定で，この方針に基づき，地域における傘下の医療機関の機能分化や連携などの事業が推進される。例えば，患者・介護者情報の一元化，人材教育・キャリアパスの構築，退院支援・退院調整の円滑化，在宅医療機関・介護事業所の連携などである（図表1－9）。

　また，病床再編の実効性を高めるため，**同法人の傘下の法人が地域医療構想区域内で病床再編を行う場合，病床過剰地域でも病床の融通など**が認められる。このほかの業務としては，医師や看護師などの共同研修，医薬品・医療機器の共同利用，病院開設，診療科や病床の再編成，資金貸付などがあり，関連事業を行う株式会社を保有することもできる。そのほか，人事の一元化，グループ内のノウハウの共有，資金融通，庶務業務の統一など，法人内の一体的経営による経営効率の向上も期待できる。

　地域医療連携推進法人の運営に関しては，地域医療関係者の意見を反映させる必要があるため，**地域医療連携推進協議会**の設置が必須であり，①医療・介護を受ける立場にある者，②診療に関する関係団体，③学識経験者等で構成する必要がある。そこで，統一的な連携推進方針の決定，参加法人の統括を検討する社員総会を開催する。

　地域医療連携推進法人の認定要件は，地域医療構想区域を考慮して連携を構築する区域を決めていることや，社員（参加法人）に原則各1個の議決権を持たせることなどである。非営利性を確保する観点から，営利法人の役職員を役員にすることや剰余金の配当は禁じている。

1）地域医療連携推進法人の認定（第70条）

　地域医療連携推進法人として知事から認定を受けるには，医療連携推進区域を定め，その区域内において病院等を開設する法人（営利法人を除く）や介護事業，その他地域包括ケアシステムに係る事業所を開設し管理する法人（「参加法人」という）が，医療連携推進方針を定めることが求

図表1－8　地域医療連携推進法人制度の仕組み

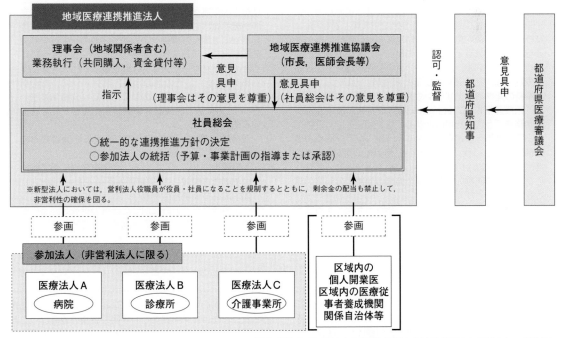

（厚生労働省「医療法人の事業展開等に関する検討会」資料より一部改編）

図表1-9　地域医療連携推進法人設立の効果・メリット（イメージ）

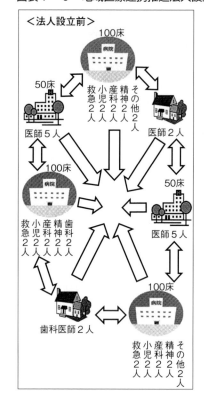

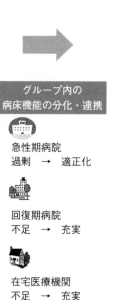

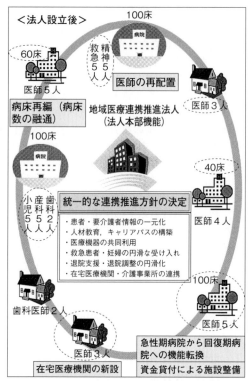

（厚生労働省「医療法人の事業展開等に関する検討会」資料より）

められる。この参加法人は，一般社団法人であっ
て，医療連携推進を図るために，医療従事者の研

修（法第70条第2項第一号）や物資供給（同第二
号），資金調達（同第三号）を行うとされている。

第70条　次に掲げる者（営利を目的とする事業を営む者を除く。以下この章において「参加法人等」という。）及び地域において良質かつ適切な医療を効率的に提供するために必要な者として厚生労働省令で定める者を社員とし，かつ，病院，診療所，介護老人保健施設又は介護医療院（以下この章において「病院等」という。）に係る業務の連携を推進するための方針（以下この章において「医療連携推進方針」という。）を定め，医療連携推進業務を行うことを目的とする一般社団法人は，定款において定める当該連携を推進する区域（以下「医療連携推進区域」という。）の属する都道府県（当該医療連携推進区域が2以上の都道府県にわたる場合にあっては，これらの都道府県のいずれか一の都道府県）の知事の認定を受けることができる。
一　医療連携推進区域において，病院等を開設する法人
二　医療連携推進区域において，介護事業（身体上又は

精神上の障害があることにより日常生活を営むのに支障がある者に対し，入浴，排せつ，食事等の介護，機能訓練，看護及び療養上の管理その他のその者の能力に応じ自立した日常生活を営むことができるようにするための福祉サービス又は保健医療サービスを提供する事業をいう。）その他の地域包括ケアシステムの構築に資する事業（以下この章において「介護事業等」という。）に係る施設又は事業所を開設し，又は管理する法人
三　医療連携推進区域において，病院等を開設する者（法人を除く。）
四　医療連携推進区域において，介護事業等に係る施設又は事業所を開設し，又は管理する者（法人を除く。）
2　前項の医療連携推進業務は，病院等に係る業務について，医療連携推進方針に沿った連携の推進を図ることを目的として行う次に掲げる業務その他の業務をいう。

＊Key Word

医療法人の附帯業務：診療など「本来業務」（医療法第39条）以外に医療法人が実施できる業務のこと。具体的には，医療関係者の養成や再教育，有料老人ホームの設置などである。なお，附帯業務を委託すること，または本来業務を行わず附帯業務のみを行うことは，医療法人の運営として不適当と定められている。

一　医療従事者の資質の向上を図るための研修
二　病院等に係る業務に必要な医薬品，医療機器その他の物資の供給
三　資金の貸付けその他の参加法人等（前項第三号及び第四号に掲げる者を除く。）が病院等に係る業務を行うのに必要な資金を調達するための支援として厚生労働省令で定めるもの

2）医療連携推進認定の申請と知事の認定（第70条の2，70条の3）

2以上の参加法人を社員とした一般社団法人は，医療連携推進認定の申請を行う場合，医療連携推進方針（記載事項としては，①医療連携推進区域，②同区域内において開設する参加病院等における機能の分担および業務連携の内容，③連携の目標，④省令で定める事項）を添えて都道府県知事に行うことになる。その際，医療連携推進区域は，都道府県が作成する医療計画を考慮しなければならない（法第70条の2）。

この申請を受けた都道府県知事は，基準に適合していると判断した場合に医療連携推進認定を行うことができる。その審査項目には20項目の基準があり，医療連携推進業務を主たる目的業務としていることや経理的基礎および技術的能力があることなどが求められる（法第70条の3）。

第70条の2　前条第1項の認定（以下この章において「医療連携推進認定」という。）を受けようとする一般社団法人は，政令で定めるところにより，医療連携推進方針を添えて，都道府県知事に申請をしなければならない。
2　医療連携推進方針には，次に掲げる事項を記載しなければならない。
一　医療連携推進区域
二　参加法人等が医療連携推進区域において開設する病院等（第4項及び第70条の11において「参加病院等」という。）相互間の機能の分担及び業務の連携に関する事項
三　前号に掲げる事項の目標に関する事項
四　その他厚生労働省令で定める事項
3　医療連携推進区域は，当該医療連携推進区域の属する都道府県の医療計画において定める構想区域を考慮して定めなければならない。
4　医療連携推進方針には，第2項各号に掲げる事項のほか，参加病院等及び参加介護施設等（参加法人等が医療連携推進区域において開設し，又は管理する介護事業等に係る施設又は事業所をいう。第70条の11において同じ。）相互間の業務の連携に関する事項を記載することができる。
5　医療連携推進認定の申請に係る医療連携推進区域が2以上の都道府県にわたるときは，当該医療連携推進区域の属する都道府県の知事の協議により，医療連携推進認定に関する事務を行うべき都道府県知事を定めなければならない。この場合において，医療連携推進認定の申請を受けた都道府県知事は，医療連携推進認定の申請をした一般社団法人に対し，医療連携推進認定に関する事務を行う都道府県知事を通知するものとする。

3）名称の使用（第70条の5）

医療連携推進認定を受けた一般社団法人は，その名称の中に医療連携推進法人という文字を用いなければならない。また，医療連携推進法人の認定を受けていない者は，その名称や商号中に地域医療連携推進法人と誤認させるおそれのある文字を用いてはならない。

4）努力義務と標章の掲示（第70条の7，70条の11）

地域医療連携推進法人は，地域医療構想の達成および地域包括ケアシステムの構築に資する役割を積極的に果たすように努めなければならない（法第70条の7）。また，この地域医療連携推進法人の構成員である参加法人は，医療連携推進方針に沿った連携が図られることを示す標章を各病院や施設等に掲示しなければならない（法第70条の11）。

⑨　医師偏在対策について

医療法及び医師法の改正〔平30（2018）年7月25日〕により，医師の偏在対策（医師確保計画）等が規定された。地域間の医師偏在の解消等を通じ，地域における医療提供体制を確保するため，医療法第72条に基づき，医療計画における医師の確保に関する事項を策定すること，臨床研修病院の指定権限と研修医定員の決定権限を都道府県へ移譲すること等が，その内容である。

（都道府県医療審議会）

第72条　この法律の規定によりその権限に属させられた事項を調査審議するほか，都道府県知事の諮問に応じ，当該都道府県における医療を提供する体制の確保に関する重要事項を調査審議するため，都道府県に，都道府県医療審議会を置く。

2　都道府県医療審議会の組織及び運営に関し必要な事項は，政令で定める。

概要は下記の5項目である。

① **医師少数区域等で勤務した医師を評価する制度の創設【医療法】**

② **都道府県における医師確保対策の実施体制の強化【医療法】**

　　都道府県においてPDCAサイクルに基づく実効的な医師確保対策を進めるための「医師確保計画」の策定，都道府県と大学，医師会等が必ず連携すること等を目的とした「地域医療対策協議会」の機能強化，効果的な医師の配置調整等のための地域医療支援事務の見直し等

③ **医師養成過程を通じた医師確保対策の充実【医師法，医療法】**

④ **地域の外来医療機能の偏在・不足等への対応【医療法】**

　　外来医療機能の偏在・不足等の情報を可視化するため，二次医療圏を基本とする区域ごとに外来医療関係者による協議の場を設け，夜間救急体制の連携構築など地域における外来医療機関間の機能分化・連携の方針と併せて協議・公表する仕組みの創設

⑤ **その他【医療法等】**

　　医療機関の開設・増床等の権限の知事への追加等

　　また，別に「医師確保計画策定ガイドライン」を策定している。その概要は下記の通りである。

医師確保計画策定ガイドライン

1．序文

1−1．医師確保計画を通じた医師偏在対策の必要性と方向性

　地域や診療科といったミクロの領域での医師不足の解消のため，全国ベースで三次医療圏ごと及び二次医療圏ごとの医師の多寡を統一的・客観的に比較・評価した指標（以下「医師偏在指標」という）を算定し，都道府県においては，三次医療圏間及び二次医療圏間の偏在是正による医師確保対策等を，医療計画の中に新たに「医師確保計画」として策定する。今後は新たに算定した医師偏在指標に基づき医師少数区域・医師多数区域等を設定し，医師少数区域等においていかに医師を確保するかについて集中的な検討を行うこととする。

1−2～1−3　（略）

1−4．医師確保計画の策定スケジュール

○2020年度から始まる最初の医師確保計画の策定スケジュールのイメージは次のとおりである。

時期	
2019年4～6月末	・都道府県間での患者流出入の調整を実施
2019年7月頃	・都道府県間の調整を踏まえ，厚生労働省が医師偏在指標（患者流出入の調整後）を算出
2019年度中	・都道府県が地域医療対策協議会との共有，都道府県医療審議会への意見聴取を経て，医師確保計画を策定・公表 ・厚生労働省が都道府県向けの医師確保計画策定研修会等を随時実施

2020年度	・都道府県において，医師確保計画に基づく医師偏在対策開始
2022年度	・国が第8次（前期）医師確保計画策定に向けた，医師確保計画見直しについての指針を作成，公表予定
2023年度	・都道府県が第8次（前期）医師確保計画を策定・公表
2024年度	・都道府県において，第8次（前期）医師確保計画に基づく医師偏在対策開始

2．医師確保計画の策定を行う体制等の整備
3．医師偏在指標
4．医師少数区域・医師多数区域の設定
5．医師確保計画
　5−1．計画に基づく対策の必要性

　都道府県は医療計画において医師の確保に関する事項については「医療従事者の確保に関する事項」の一部として定めてあるが，改正法により，地域ごとの医師の多寡について全国ベースで統一的・客観的に比較・評価可能な医師偏在指標を導入して，医師確保対策について医療計画に定めることになった。このため，都道府県は，医師偏在指標に基づく医師確保の方針，確保すべき目標医師数，目標の達成に向けた施策内容，という一連の方策を，医療計画の中で特に「医師確保計画」として定める。

　医師確保計画は，二次医療圏単位での医療提供体制の確保を目的とし，個別の医療機関の求めのみに応じて医師を充足させることを目的としているわけではない。

　個別の医療機関については，各地域医療構想調整会議において，公立・公的医療機関等をはじめとし

た医療機関の機能と役割について議論が行われているが，地域において必要とされる医療が過不足なく提供されるよう医師の確保がなされなければならない。この目的を達成するためにも，地域医療構想調整会議においては，各医療機関について現在の機能を所与のものとせず，医療機関が地域の実情と比べて必要以上の機能と役割を担うことがないよう十分な議論を行う必要がある。

5－2．医師確保の方針

　5－2－1．方針の考え方

　　医師偏在指標の値を用いて全国の医療圏を一律に比較することで医師多数都道府県，医師多数区域，医師少数都道府県，医師少数区域を設定し，

それぞれの区域について目標医師数を定めることとする。

　さらに医療圏ごとに医師確保の方針を定めることとする。例えば，医師多数都道府県，医師多数区域において現時点以上の医師確保対策を行う方針が定められることがないよう，医療圏の状況に応じて医師確保の方針を定める必要がある。医療圏ごとの医師確保の方針については，一定の類型化の下，後述（「医師法」の部）のように定めることとする。

6．医学部における地域枠・地元出身者枠の設定

7．産科・小児科における医師確保計画

8．医師確保計画の効果の測定・評価

〔参考〕

　①2025年以降の少子高齢化と人口減少，②医療人材の不足，③医療従事者の働き方改革および，2020年12月の④新型コロナウイルス感染症対策をふまえた今後の医療提供体制の構築が検討されている。①～③については，イメージ図のとおりであるが，昨今の新型ウイルス感染症に伴い，新たな施策が次々と打ち出されている。

図表1－10　2040年を展望した医療提供体制改革（イメージ）（2019年4月24日，第66回社会保障審議会医療部会）

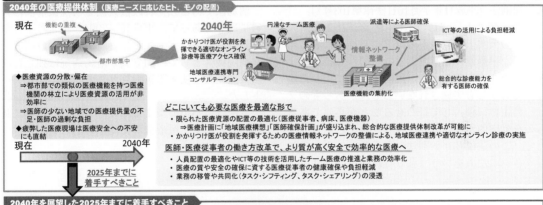

41

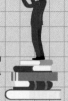

2 独立行政法人国立病院機構法

平成14年12月20日法律第192号（直近改正：令和4年6月17日法律第68号）

> **独立行政法人国立病院機構**の名称，目的，業務の範囲等に関する事項を定めた法律です。
>
> 独立行政法人国立病院機構は，医療の提供，医療に関する調査と研究，医療に関する技術者の研修等の業務を行い，国民の健康に重大な影響のある疾病に関する医療や，その他，国の医療政策として独立行政法人国立病院機構が担うべき医療の向上を図り，公衆衛生の向上と増進に寄与することを目的として設立されています。
>
> 同法により，平成16（2004）年4月から，国立病院・療養所は**独立行政法人国立病院機構**に，国立大学附属病院は**独立行政法人国立大学法人附属病院**に改組されました。

平成11（1999）年の第145通常国会において，中央行政機構改革の一環として，独立行政法人通則法が成立し，これに基づき中央省庁の現業部門，研究機関などを独立した法人格をもつ機関へと改めることが決定され，同年12月の第146国会で**独立行政法人個別法**が成立した〔独立行政法人通則法（平成11年7月16日法律第103号）〕。

独立行政法人*とは，国民生活及び社会経済の安定等の公共上の見地から確実に実施されることが必要な事務及び事業であって，国が直接実施する必要のないもののうち，民間の主体に委ねた場合には必ずしも実施されないおそれがあるもの又は一の主体に独占して行わせることが必要であるものを効率的かつ効果的に行わせることを目的として，この法律及び個別法に定めるところにより設立される法人をいう（独立行政法人通則法第2条）。

独立行政法人は，主務大臣の定める中期目標に応じて中期計画を作成し業務を遂行する。

また，会計原則として複式簿記などの企業会計的手法を導入し，原則として企業監査人の監査を受けるとされている。

個別法である独立行政法人国立病院機構法は経過措置等もあって，平成16（2004）年4月1日から施行され，国立病院・療養所は独立行政法人国立病院機構として，国立大学附属病院は独立行政法人国立大学法人附属病院として，新たにスタートした。

本法は，23条の条文から成っている。本項に関係のある条文と医療機関に関係のある条文を挙げておく。

*Key Word

独立行政法人：独立行政法人には，役職員を国家公務員とするいわゆる公務員型のもの（特定独立行政法人）と，その他のいわゆる非公務員型のもの（特定独立行政法人以外の独立行政法人）に分けられる。厚労省が所管の独立行政法人国立病院機構は後者である。特定独立行政法人と特定独立行政法人以外の独立行政法人との間には，国家公務員身分の有無に伴い，以下のような相違が存在する。

	特定独立行政法人	特定独立行政法人以外の独立行政法人
身分保障	国家公務員法上の身分保障が維持	雇用契約にもとづく労働者。労働法制上，解雇権の濫用は不可
労働基本権	団結権，団体交渉権，労働協約締結権はあり争議権はなし	団結権，団体交渉権，労働協約締結権，争議権あり
採用	教員は，選考採用。事務職員，技術職員等については，原則として試験採用	すべての職員について法人の採用基準により採用
給与・勤務時間	就業規則あるいは労働協約により決定（組合交渉の対象になる）	公務員型と同じ

（目的）
第1条 この法律は，独立行政法人国立病院機構の名称，目的，業務の範囲等に関する事項を定めることを目的とする。

（名称）
第2条 この法律及び独立行政法人通則法（平成11年法律第103号。以下「通則法」という。）の定めるところにより設立される通則法第2条第1項に規定する独立行政法人の名称は，独立行政法人国立病院機構とする。

（機構の目的）
第3条 独立行政法人国立病院機構（以下「機構」という。）は，医療の提供，医療に関する調査及び研究並びに技術者の研修等の業務を行うことにより，国民の健康に重大な影響のある疾病に関する医療その他の医療であって，国の医療政策として機構が担うべきものの向上を図り，もって公衆衛生の向上及び増進に寄与することを目的とする。

（業務の範囲）
第13条 機構は，第3条の目的を達成するため，次の業務を行う。

一 医療を提供すること。
二 医療に関する調査及び研究を行うこと。
三 医療に関する技術者の研修を行うこと。
四 前3号に掲げる業務に附帯する業務を行うこと。
（第2項は省略）

（緊急の必要がある場合の厚生労働大臣の要求）
第19条 厚生労働大臣は，災害が発生し，若しくはまさに発生しようとしている事態又は公衆衛生上重大な危害が生じ，若しくは生じるおそれがある緊急の事態に対処するため必要があると認めるときは，機構に対し，第13条第1項第1号又は第2号の業務のうち必要な業務の実施を求めることができる。
2 機構は，厚生労働大臣から前項の規定による求めがあったときは，正当な理由がない限り，その求めに応じなければならない。

（主務大臣等）
第21条 機構に係る通則法における主務大臣，主務省及び主務省令は，それぞれ厚生労働大臣，厚生労働省及び厚生労働省令とする。

株式会社の医業参入

改正構造改革特別区域法（平成16年5月28日法律第60号）〔平成16（2004）年10月1日施行〕により，医療法の特例として，特区で自由診療に限って高度な医療の提供を目的とする医療機関を株式会社が開設できることになった。
実施にあたり，
特区法に規定する高度な医療に関する指針（平成16年9月30日告示第362号）
構造設備，人員の基準，広告の方法・内容に関する基準（平成16年9月30日省令第145号）
運営上の留意点についての通知（平成16年9月30日医政発第0930001号）
等が定められ，平成16（2004）年10月1日から運用された。

高度な医療は，倫理上・安全上問題がない医療であって次の6項目に該当するもの。
① 特殊な放射性同位元素を用いて行う陽電子放射断層撮影装置（PET）等による画像診断
② 脊髄損傷患者に対する神経細胞の再生・移植による再生医療
③ 肺がん・先天性免疫不全症候群患者に対する遺伝子治療
④ 高度な技術を用いて行う美容外科医療
⑤ 提供精子による体外受精
⑥ その他①〜⑤に類する医療
　構造設備・人員基準（省略）
　広告に関する基準
　医療法施行規則第42条3各号を準用する。

指針で高度医療としている医療が保険適用された場合には，株式会社が新たに参入することは認められない。
〔参考〕
　構造改革特別区域法　平成14年法律第189号
　医療法第7条第1項の許可
　医療法の特例（改正構造改革特別区域法第18条）

ドクターヘリ特別措置法（救急医療用ヘリコプターを用いた救急医療の確保に関する特別措置法）

平成19年6月27日法律第103号（直近改正：平成23年8月30日法律第105号）

救急医療用ヘリコプター（ドクターヘリコプター）とは，①救急医療に必要な機器を装備・医薬品を搭載し，②救急医療に係る高度の医療を提供している病院の施設として，その敷地内その他の当該病院の医師が直ちに搭乗することのできる場所に配備されているヘリコプターをいいます。

この法律は，救急医療用ヘリコプターを用いた救急医療が，疾病者の救命，後遺症の軽減等に果たす役割の重要性にかんがみて，救急医療用ヘリコプターを用いた救急医療の全国的な確保を図るための特別の措置を講じることで，良質で適切な救急医療を効率的に提供する体制の確保に寄与し，国民の健康の保持，安心して暮らすことのできる社会を実現することを目的としています。

1 法の目的（法第1条）

この法律の目的は，救急医療用ヘリコプターを用いた救急医療が，傷病者の救命，後遺症の軽減に大きく寄与することから，全国的に救急医療用ヘリコプターを用いた救急医療を整備することにある。

以前からヘリコプターを用いた救急活動は消防庁，海上保安庁，自衛隊や警察庁によって行われてきたが，医師を同乗させて行う全国的な救急活動として制定され，その費用の補助として助成金の交付や健康保険等の適用がある。

2 法における定義

救急医療用ヘリコプターは，救急医療に必要な機器および医薬品を搭載し，要請があった場合に直ちに医師が搭乗できる場所に配備されていなければならない。

（定義）
第2条　この法律において「救急医療用ヘリコプター」とは，次の各号のいずれにも該当するヘリコプターをいう。
一　救急医療に必要な機器を装備し，及び医薬品を搭載

していること。
二　救急医療に係る高度の医療を提供している病院の施設として，その敷地内その他の当該病院の医師が直ちに搭乗することのできる場所に配備されていること。

3 国，都道府県の責務

厚生労働大臣は，医療法における基本方針に，救急医療用ヘリコプターを用いた救急医療の確保に関する事項を定め（法第4条），都道府県は，地域の実情に応じて医療計画を定め，救急医療用ヘリコプターを用いた救急医療を提供する病院に関する事項を定めなければならない（法第5条）。

4 国による補助

救急医療用ヘリコプターを用いた救急医療を提供している医療機関の開設者に対し，都道府県はその目的のために費用の一部を補助することができる。また，国は，都道府県に対し，都道府県が医療機関に補助した金額の2分の1の費用を助成金とすることができる（法第8条，施行令）。

B

医療従事者に
関する法規

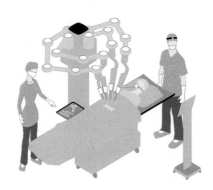

療機関において医療に係る業務に携わる多くの人たちは，その業務が，国民の健康や生命に直接影響を与える重要性をもつだけに，国はそれらの業務を行うことができる者に対し，免許制度を定め，その資格と権利義務を厳格に定めている。

ここでは，医師法をはじめとし，それぞれの部門で組織医療の一員として医療に携わる各職種の従事者に関する，任務，資格，業務の範囲などについて，医療事務担当者としても関連のある規定をとりあげたが，医療内容の高度化，専門分化に伴い今後新しい職種が追加されることが考えられる。

また，正規の免許制度にはなっていないが，診療情報管理士*，医療ソーシャルワーカー（MSW）* などが医療に対する補充的機能を果たしている。

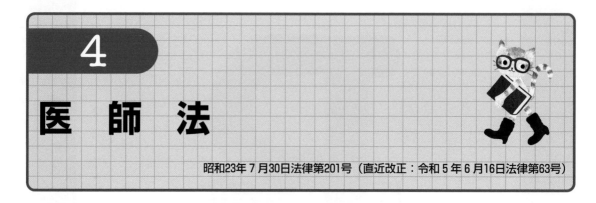

4

医　師　法

昭和23年7月30日法律第201号（直近改正：令和5年6月16日法律第63号）

医療を独占的に行うことができる者としての医師の資格（身分）とその権利義務について規定する法律です。医師とは医師国家試験に合格し，厚生労働大臣の免許を受けた者であり，医療および保健指導を掌ることによって，公衆衛生の向上と増進に寄与し，国民の健康な生活を確保するものとされています。

条文は，①総則（医師の任務），②免許（交付，欠格事由，取消し等），③試験，④臨床研修，⑤業務（名称の使用制限，応召義務，無診治療等の禁止等），⑥医師試験委員，⑦雑則，⑧罰則等から構成されています。

第1条では，医師の任務について定めており，国民の健康な生活の確保に努力すべきことが使命とされている。医療法及び医師法の一部を改正する法律（平成30年7月25日法律第79号）により，国や医療機関の管理者，学術関係等の役割分担と連携・協力が求められるとされた。

医師免許は，医師国家試験に合格した者に対して厚生労働大臣から与えられるが，「免許の絶対的欠格事由である未成年者，成年被後見人，被保佐人には免許を与えない」（法第3条）とされている。また，相対的欠格事由である①心身の障害により医師の業務を適正に行うことができない者として厚生労働省令で定めるもの，②麻薬，大麻またはあへんの中毒者，③罰金以上の刑に処せられた者，④医事に関し犯罪または不正の行為のあった者には医師免許が与えられないことがある。

また，診療に従事しようとする医師は，2年以上，医学を履修する課程を置く大学に附属する病院又は厚生労働大臣の指定する病院において，臨床研修を受けなければならない（法第16条の2第1項）。

本条では，医師でない者が医療を行うことを禁止した，医師の業務の独占を規定したものである。医業は人間の生命に関する業であり，高度の医学知識と医療技術を必要とする行為であるから，この条文のようにみだりに資格のない者が従事することを禁ずるのは当然といえる。

医業の内容をなす医行為は複雑であり，医学の進歩に伴って常に変化し発展する（罰則適用）。

≪外国医師等が行う臨床修練等に係る医師法第17条等の特例等に関する法律≫（昭和62年5月26日法律第29号）

「医業は，医師でなければ行ってはならない」（法第17条）という規定の特例として，外国において医師に相当する資格を有する者は，臨床修練病院等において臨床修練指導医の実地の指導監督のもとで，業務を行うことができる。その業務を行うことができるのは，厚労省の認可の日から2年間である。この制度は，医師のほか，歯科医師，助産師，看護師，歯科衛生士，診療放射線技師，歯科技工士，臨床検査技師，理学・作業療法士等に同様の制度が設けられている。

医療介護総合確保推進法が平成26（2014）年6月18日に成立し，そこに包括されるかたちで，「外国医師等が行う臨床修練等に係る医師法第17条等の特例等に関する法律」が改正され，①教授・臨床研究を目的として来日する外国医師について，当該外国医師や受入病院が一定の要件を満たす場合には診療を行うことを容認する，②臨床修練制度について正当な理由があると認められる場合，最長2年間の有効期間の更新を認める──などとした（2014年10月1日施行）。

また，大学の医学教育においては，4年生の段階で公益社団法人「医療系大学間共用試験実施評価機構」が実施する「共用試験」を受験し，合格した学生は5年生の段階から臨床実習を行うこと

が一般的になっているが，「共用試験」については，公的な位置づけがなされておらず，臨床実習については，医学生が臨床実習で行う医行為について，法的な担保がなされていないことから，診療参加型の実習が十分に定着していない。このため，医道審議会医師分科会における議論を踏まえ，大学の医学教育の中で重要な役割を果たしている共用試験について，医師国家試験の受験資格の要件として位置づけるとともに，「共用試験」に合格した医学生について，臨床実習において，医師の指導監督の下，医療に関する知識及び技能を修得するために医業を行うことができることを法律上明確化することとした（法第17条の2：2023年4月1日施行）。

第1条の2　国，都道府県，病院又は診療所の管理者，学校教育法（昭和22年法律第26号）に基づく大学（以下単に「大学」という），医学医術に関する学術団体，診療に関する学識経験者の団体その他の関係者は，公衆衛生の向上及び増進を図り，国民の健康な生活を確保するため，医師がその資質の向上を図ることができるよう，適切な役割分担を行うとともに，相互に連携を図りながら協力するよう努めなければならない。

（業務）
第17条の2　大学において医学を専攻する学生であつて，当該学生が臨床実習を開始する前に修得すべき知識及び技能を具有しているかどうかを評価するために大学が共用する試験として厚生労働省令で定めるものに合格したものは，前条の規定にかかわらず，当該大学が行う臨床実習において，医師の指導監督の下に，医師として具有すべき知識及び技能の修得のために医業（政令で定めるものを除く。次条において同じ。）をすることができる。

「医行為」の範囲，態様の解釈について　（平成17年7月26日　医政発第0726005号）

医師法第17条に定める「医業」とは，「医行為」を反復継続する意思をもって行うことと解されているが，この「医行為」の範囲，態様に係る判断について，「医行為」でないと考えられるものを明確化した通知が出された。

本通知では，原則として医行為ではないと考えられるものが列挙されており，判断の参考とされている。ここではそのなかの数点を項目名で掲げ

る。詳細は，本通知によられたい。
① 体温測定
② 血圧測定
③ 軽微な処置
④ 点眼，湿布の貼付，坐薬挿入
⑤ 耳垢除去
⑥ 口腔内刷掃・清拭　　など

（名称の使用制限）
第18条　医師でなければ，医師又はこれに紛らわしい名称を用いてはならない。

本条は医師の名称独占権ともいわれるもので，医師以外の者が医師またはこれに紛らわしい名称を用いることを禁止したものである。「医師又は

これに紛らわしい名称」とは，一般人が，これを称する者を医師として考えるような名称をいう（罰則適用）。

（応召義務等）
第19条　診療に従事する医師は，診察治療の求があった場合には，正当な事由がなければ，これを拒んではならない。

2　診察若しくは検案をし，又は出産に立ち会った医師は，診断書若しくは検案書又は出生証明書若しくは死産証書の交付の求があった場合には，正当な事由がなければ，これを拒んではならない。

本条は，医師の応召義務および診断書などの交付の義務について規定したものである。医師は，患者から診療を求められた場合，これに応ずる義務を負う。ここで注意しなければならないのは，応召の義務は，医師が国に対して負うものであ

り，医師と患者間で発生しているものではないということである。また，一方で正当な事由があれば患者の診療の求めを拒否することができる。

正当な事由とは，①医師本人の不在・病気などによる診療の不能，②自己の専門外で，他の専門

医による診療が時間的，距離的に可能な場合など社会通念上妥当と認められる場合に限られる。

また，本条文のなかには診療をしなかったために生じた，患者の病状の悪化や死亡についての責任，また，医師はいかなる場合にも患者診療の求めに応じなければならないなどむずかしい問題を含んでおり，厚生労働省は，令和元（2019）年12月25日医政発1225第4号に示されたとおり，診療時間外，緊急性の有無により示されている。

また，迷惑行為のある患者や，意図的な医療費未払いなども患者を診療しないことが正当化されると明示されている（図表4－1）。

（無診治療等の禁止）
第20条 医師は，自ら診察しないで治療をし，若しくは診断書若しくは処方せんを交付し，自ら出産に立ち会わないで出生証明書若しくは死産証書を交付し，又は自ら検案をしないで検案書を交付してはならない。但し，診療中の患者が受診後24時間以内に死亡した場合に交付する死亡診断書については，この限りでない。

本条は，医師が診察をしないで治療を行ったり，診察をしないで証明書類を交付することを禁じている。診察にも，問診，聴打診，触診などいろいろの方法があるが，どの方法によるにしても診察をしたうえで，投薬，注射，処置，手術などの治療を行うこととされている。診断書，処方せん，出生の証明書などの作成交付は，いろいろと重要な影響をもつので自ら診察しないで作成，交付してはならないとされている。

診断に関する文書類は，次のとおりである。
① **診断書**：医師が他人を診察してその医学的判断を証明するために作成する書類。
② **死亡診断書**：医師が自己の診療中の患者が死亡した場合にこれに対する医学的判断を証明するために作成する書類。死亡前24時間以内に診察をした患者に対しては死後の診察をしなくても，看護に当たっている人たちから死亡時の様子を聞いて便宜上死亡診断書を作成することが認められている。

第21条において，医師は，死体又は妊娠4月以上の死産児を検死して異常があると認めたときは，24時間以内に所轄警察署に届け出なければならないとされているが，死体外表面に異常所見を認めない場合であっても，死体が発見されるに至ったいきさつ，発見場所，状況等を考慮し，異常を認める場合は，現場への届け出が必要である（平成31年医政発0208第3号）。
③ **死体検案書**：死体検案書とは，医師が診療中でない人の死体または他の医師の診療していた患者の死体に対する医学的判断を証明するために作成する書類。
④ **死胎検案書**：診療中でない死産児に対する医学的判定を証明するために作成する書類。
⑤ **死産証書**：医師が診療した妊婦が死産児を分娩した際，その死産児に対する医学的判断を証明するために作成する書類。理論上は死亡診断書にはいるべきものであるが，その態様が多少異なるので，死産証書と名付けられている。

死産児とは，妊娠4カ月以後における死児をいい，死産とは妊娠4カ月以後における死児の

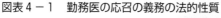

図表4－1　勤務医の応召の義務の法的性質

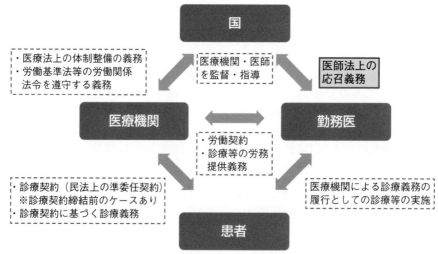

参照：厚生労働省　2018年9月19日　「第10回医師の働き方改革に関する検討会」

分娩をいい，死児とは分娩後において心臓拍動，随意筋の運動および呼吸のいずれをも認めないものをいう。

第21条は，異状死体などの届出の義務を定めたもので，犯罪やその証拠を隠すことを防止するなどの司法警察の便宜のために設けられた義務である。

なお，所轄警察署とは，原則として死体または死産児を検案した地を所轄する警察をいう。

（処方せんの交付義務）
第22条 医師は，患者に対し治療上薬剤を調剤して投与する必要があると認めた場合には，患者又は現にその看護に当っている者に対して処方せんを交付しなければならない。ただし，患者又は現にその看護に当っている者が処方せんの交付を必要としない旨を申し出た場合及び次の各号の一に該当する場合においては，この限りでない。
一　暗示的効果を期待する場合において，処方せんを交付することがその目的の達成を妨げるおそれがある場合
二　処方せんを交付することが診療又は疾病の予後につ

いて患者に不安を与え，その疾病の治療を困難にするおそれがある場合
三　病状の短時間ごとの変化に即応して薬剤を投与する場合
四　診断又は治療方法の決定していない場合
五　治療上必要な応急の措置として薬剤を投与する場合
六　安静を要する患者以外に薬剤の交付を受けることができる者がいない場合
七　覚せい剤を投与する場合
八　薬剤師が乗り組んでいない船舶内において薬剤を投与する場合

本条は，医師の処方せん交付の義務を定めているが，その除外例として第一号から第八号までが示されている。

処方せんの記載事項は，施行規則第21条に次のように規定されている。

「医師は，患者に交付する処方せんに，患者の氏名，年齢，薬名，分量，用法，用量，発行の年月日，使用期間及び病院若しくは診療所の名称及び所在地又は医師の住所を記載し，記名押印又は署名しなければならない」。

（保健指導を行う義務）
第23条 医師は，診療をしたときは，本人又はその保護者に対し，療養の方法その他保健の向上に必要な事項の指導をしなければならない。

本条では，医師が単にその疾病に対する治療を行うだけでなく，日常の療養方法についても必要な指導を行うことを義務づける定めをしている。

（診療録の記載及び保存）
第24条 医師は，診療をしたときは，遅滞なく診療に関する事項を診療録に記載しなければならない。
2　前項の診療録であって，病院又は診療所に勤務する医師のした診療に関するものは，その病院又は診療所の管理者において，その他の診療に関するものは，その医師において，5年間これを保存しなければならない。

本条は，診療録（カルテ）の記載の義務と保存の義務を規定している。カルテは，医師が診療による所見，処置の内容，経過などを具体的に記録した文書で，患者にとってはもちろんのこと，医師にとっても臨床医学上の重要な資料となるので，正確かつ詳細であることが望ましい。

カルテの記載事項は，施行規則第23条に次のとおり定められている。
①　診療を受けた者の住所，氏名，性別及び年齢

②　病名及び主要症状
③　治療方法（処方及び処置）
④　診療の年月日

カルテの保存期間は5年間であるが，その始期は，診療を開始した日ではなく，その患者に対する一連の診療の終了日の翌日からとされている。

診療録の保存義務を負う者は，病院等に勤務する医師の診療については施設の管理者であり，その他の診療については診療を行った医師である。

（臨床研修）
第16条の2 診療に従事しようとする医師は，2年以上，都道府県知事の指定する病院又は外国の病院で厚生労働大臣の指定するものにおいて，臨床研修を受けなければならない。
2　前項の規定による指定は，臨床研修を行おうとする病院の開設者の申請により行う。
3　厚生労働大臣又は都道府県知事は，前項の申請に係る病院が，次に掲げる基準を満たすと認めるときでなけ

れば，第1項の規定による指定をしてはならない。
一　臨床研修を行うために必要な診療科を置いていること。
二　臨床研修の実施に関し必要な施設及び設備を有していること。
三　臨床研修の内容が，適切な診療科での研修の実施により，基本的な診療能力を身に付けることのできるものであること。
四　前三号に掲げるもののほか，臨床研修の実施に関す

る厚生労働省令で定める基準に適合するものであること。

4　厚生労働大臣又は都道府県知事は，第1項の規定により指定した病院が臨床研修を行うについて不適当であると認めるに至ったときは，その指定を取り消すことができる。

5　厚生労働大臣は，第1項の規定による指定をし，若しくは前項の規定による指定の取消しをしようとするとき，又は第3項第四号の厚生労働省令の制定若しくは改廃の立案をしようとするときは，あらかじめ，医道審議会の意見を聴かなければならない。

6　都道府県知事は，第1項の規定による指定をし，又は第4項の規定による指定の取消しをしようとするときは，あらかじめ，医療法（昭和23年法律第205号）第30条の23第1項に規定する地域医療対策協議会（以下「地域医療対策協議会」という）の意見を聴かなければならない。

7　都道府県知事は，前項の規定により地域医療対策協議会の意見を聴いたときは，第1項の規定による指定又は第4項の規定による指定の取消しに当たり，当該意見を反映させるよう努めなければならない。

診療に従事しようとする医師は，2年以上，医学を履修する課程を置く大学に附属する病院又は厚生労働大臣の指定する病院において，臨床研修を受けなければならない。

この現行の臨床研修制度は平成16（2004）年4月から実施されている〔「医師法第16条の2第1項に規定する臨床研修に関する省令」（平成14年12月11日・厚生労働省令第158号，直近改正：平成28年3月30日・医政発0330第25号）〕。

また，臨床研修の基本理念，臨床研修病院の認定基準，臨床研修病院の指定手続などについて，厚生労働省医政局医事課から，平成15（2003）年6月12日付で通知〔改正：平成28（2016）年7月1日〕が出されている。

さらに平成30（2018）年7月25日法律第79号により，臨床研修病院の指定権限は都道府県に移譲され，研修医の定員を定めることができるようになった。

① 臨床研修の基本理念

臨床研修は，医師が，医師としての人格をかん養し，将来専門とする分野にかかわらず，医学および医療の果たすべき社会的役割を認識しつつ，一般的な診療において頻繁に関わる負傷または疾病に適切に対応できるよう，プライマリ・ケア*の基本的な診療能力（態度・技能・知識）を身につけることのできるものであること。

② 臨床研修病院の指定基準

臨床研修病院は，基幹型臨床研修病院または協力型臨床研修病院として指定される。臨床研修病院群は，基幹型臨床研修病院，協力型臨床研修病院及び臨床研修協力施設により構成される。

③ 臨床研修病院の指定手続等

・臨床研修病院の指定を受けようとする病院の開設者は，指定を受けようとする前年度の6月30日までに申請する。

・臨床研修病院の開設者は，毎年4月30日までに，来年度の募集予定定員と，研修プログラムの写し等を厚生労働大臣に報告する。

・臨床研修病院の管理者は，臨床研修を中断した研修医に対し，その理由，中断時点までに受けた研修内容等を記載した中断証を交付する。

・研修病院の管理者は，臨床研修が修了したと認めるときは，研修医に対し，臨床研修修了証を交付する。また，臨床研修を修了していると認めないときは，当該研修医に対して，理由を付して，その旨を文書で通知する。

医師偏在対策

医療法及び医師法の改正〔平30（2018）年7月25日〕により，医師の偏在対策（医師確保計画）等が規定された。そのなかで，医師法に関する項目として，以下の内容が示されている。

医師養成過程を通じた医師確保対策の充実

医師確保計画との整合性の確保の観点から医師養成過程を見直し，各過程における医師確保対策を充実させる。

【医学部】都道府県知事から大学に対する地域枠・地元出身入学者枠の設定・拡充の要請権限の創設

【臨床研修】臨床研修病院の指定，研修医の募

＊Key Word

プライマリ・ケア：かかりつけ医，薬剤師，保健師，栄養士などの連携によって，地域における患者や家族の健康や福祉について包括的・持続的にケアを行う保健医療体制。疾病予防，健康教育，初期診療，家庭医療，日常医療などが重視される。

集定員の設定権限の国から都道府県への移譲

　【専門研修】国から日本専門医機構等に対し，必要な研修機会を確保するよう要請する権限を創設。

1）改正の趣旨

　地域間の医師偏在の解消等を通じ，地域における医療提供体制を確保するため，都道府県の医療計画における医師の確保に関する事項の策定，臨床研修病院の指定権限及び研修医定員の決定権限の都道府県への移譲等の措置を講ずる。

2）改正法の主な内容

　医師法の一部改正通知（保医発0725第1号，医政発0725第10号）によると以下の通りである。

(1) 国等の責務に関する事項

　ア　国，都道府県，病院又は診療所の管理者，大学，医学医術に関する学術団体，診療に関する学識経験者の団体その他の関係者は，公衆衛生の向上及び増進を図り，国民の健康な生活を確保するため，医師がその資質の向上を図ることができるよう，適切な役割分担を行うとともに，相互に連携を図りながら協力するよう努めなければならないものとする。

　イ　国，都道府県，病院又は診療所の管理者，大学，医学医術に関する学術団体，診療に関する学識経験者の団体その他の関係者は，医療提供体制の確保に与える影響に配慮して医師の研修が行われるよう，適切な役割分担を行うとともに，相互に連携を図りながら協力するよう努めなければならないものとする。

(2) 臨床研修病院の指定権限の都道府県への移譲等に関する事項

　ア　診療に従事しようとする医師は，2年以上，都道府県知事の指定する病院又は外国の病院で厚生労働大臣の指定するものにおいて，臨床研修を受けなければならないものとする。

　イ　厚生労働大臣又は都道府県知事は，次に掲げる基準その他厚生労働省令で定める基準を満たすと認めるときでなければ，アの指定をしてはならないものとする。

　　①　臨床研修を行うために必要な診療科を置いている。

　　②　臨床研修の実施に関し必要な施設及び設備を有している。

　　③　臨床研修の内容が，適切な診療科での研修の実施により，基本的な診療能力を身に付けることのできるものである。

　ウ　厚生労働大臣又は都道府県知事は，アの指定等をしようとするときは，あらかじめ，医道審議会又は地域医療対策協議会の意見を聴

かなければならないものとする。

　エ　都道府県知事は，ウにより地域医療対策協議会の意見を聴いたときは，アの指定等に当たり，当該意見を反映させるよう努めなければならないものとする。

　オ　厚生労働大臣は，毎年度，あらかじめ，医道審議会の意見を聴いた上で，ケの厚生労働省令で定めるところにより，都道府県ごとの研修医〔臨床研修病院（アの都道府県知事の指定する病院をいう。以下同じ）において臨床研修を受ける医師をいう。以下同じ〕の定員を定めるものとする。

　カ　都道府県知事は，オの厚生労働大臣が定める都道府県ごとの研修医の定員の範囲内で，毎年度，医師少数区域等における医師の数の状況に配慮した上で，ケの厚生労働省令で定めるところにより，当該都道府県の区域内に所在する臨床研修病院ごとの研修医の定員を定めるものとする。

　キ　都道府県知事は，カの研修医の定員を定めようとするときは，あらかじめ，地域医療対策協議会の意見を聴いた上で，その内容について厚生労働大臣に通知しなければならないものとする。

　ク　都道府県知事は，キにより地域医療対策協議会の意見を聴いたときは，カの研修医の定員を定めるに当たり，当該意見を反映させるよう努めなければならないものとする。

　ケ　カの研修医の定員の定めに関して必要な事項は，厚生労働省令で定めるものとする。

(3) 医療提供体制の確保等の観点からの医師の研修を行う団体等に対する要請に関する事項

　ア　医学医術に関する学術団体その他の厚生労働省令で定める団体は，医師の研修に関する計画を定め，又は変更しようとするとき（当該計画に基づき研修を実施することにより，医療提供体制の確保に重大な影響を与える場合として厚生労働省令で定める場合に限る）は，あらかじめ，厚生労働大臣の意見を聴か

都道府県の意見を聴いたうえで，国から日本専門医機構等に対し，地域医療の観点から必要な措置の実施を意見する仕組みの創設等を示した。

なければならないものとし，当該団体は当該計画の内容に当該意見を反映させるよう努めなければならないものとする。

イ　厚生労働大臣は，アの意見を述べるときは，あらかじめ，関係都道府県知事の意見を聴かなければならないものとする。

ウ　都道府県知事は，イの意見を述べるときは，あらかじめ，地域医療対策協議会の意見を聴かなければならないものとする。

エ　厚生労働大臣は，医師が医療に関する最新の知見及び技能に関する研修を受ける機会を確保できるようにするため特に必要があると認めるときは，当該研修を行い，又は行おうとする医学医術に関する学術団体その他の厚生労働省令で定める団体に対し，当該研修の実施に関し，必要な措置の実施を要請することができるものとし，当該団体は，当該要請に応じるよう努めなければならない。

良質かつ適切な医療を効率的に提供する体制の確保を推進するための医療法等の一部を改正する法律の概要

1）改正の趣旨

良質かつ適切な医療を効率的に提供する体制の確保を推進する観点から，医師の働き方改革，各医療関係職種の専門性の活用，地域の実情に応じた医療提供体制の確保を進めるため，長時間労働の医師に対し医療機関が講ずべき健康確保措置等の整備や地域医療構想の実現に向けた医療機関の取組に対する支援の強化等の措置を講ずる。

2）改正の概要

⑴　医師の働き方改革

長時間労働の医師の労働時間短縮及び健康確保のための措置の整備等（医療法）【2024（令和6）年4月1日に向け段階的に施行】

医師に対する時間外労働の上限規制の適用開始〔2024（令和6）年4月1日〕に向け，次の措置を講じる。詳細は，「62　働き方改革関連法」を参照（**p.295**）

・勤務する医師が長時間労働となる医療機関における医師労働時間短縮計画の作成

・地域医療の確保や集中的な研修実施の観点から，やむを得ず高い上限時間を適用する医療機関を都道府県知事が指定する制度の創設

・当該医療機関における健康確保措置（面接指導，連続勤務時間制限，勤務間インターバル規制等）の実施等

⑵　各医療関係職種の専門性の活用

1．医療関係職種の業務範囲の見直し（診療放射線技師法，臨床検査技師等に関する法律，臨床工学技士法，救急救命士法）【2021（令和3）年10月1日施行】

タスクシフト／シェアを推進し，医師の負担を軽減しつつ，医療関係職種がより専門性を活かせるよう，各職種の業務範囲の拡大等を行う。

2．医師養成課程の見直し（医師法，歯科医師法）【①は2025（令和7）年4月1日／②は2023（令和5）年4月1日施行等】※歯科医師も同様

①共用試験合格を医師国家試験の受験資格要件とし，②同試験に合格した医学生が臨床実習として医業を行うことができる旨を明確化。

⑶　地域の実情に応じた医療提供体制の確保

1．新興感染症等の感染拡大時における医療提供体制の確保に関する事項の医療計画への位置付け（医療法）【2024（令和6）年4月1日施行】

医療計画の記載事項に新興感染症等への対応に関する事項を追加する。

2．地域医療構想の実現に向けた医療機関の取組の支援（地域における医療及び介護の総合的な確保の促進に関する法律）【公布日施行】

2020（令和2）年度に創設した「病床機能再編支援事業」を地域医療介護総合確保基金に位置付け，当該事業については国が全額を負担することとするほか，再編を行う医療機関に対する税制優遇措置を講じる。

3．外来医療の機能の明確化・連携（医療法）【2022（令和4）年4月1日施行】

医療機関に対し，医療資源を重点的に活用する外来等について報告を求める外来機能報告制度の創設等を行う。

⑷　その他

持ち分の定めのない医療法人への移行計画認定制度の延長【公布日施行】

5

歯科医師法

昭和23年7月30日法律第202号（直近改正：令和5年6月16日法律第63号）

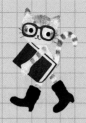

　歯科医師の資格とその権利義務に関して定め
た法律です。歯科医師とは，歯科医師国家試験
に合格し，厚生労働大臣の免許を受けた者であ
り，**歯科医療および保健指導を掌ることによっ
て公衆衛生の向上と増進に寄与し，国民の健康
な生活を確保するもの**と定められています。

　条文は，①総則（歯科医の任務），②免許
（交付，欠格事由等），③試験（受験資格等），
④臨床研修，⑤業務（名称の使用制限，応召義
務，無診治療等の禁止，処方箋の交付義務，診
療録の記載・保存等），⑥歯科医師試験委員，
⑦雑則，⑧罰則等から構成されています。

歯科医師の資格とその権利義務に関して定め
　　ている。
　とくに重要な業務に関する権利義務の内容は，

医師法に定めているものとほぼ同様であるので省
略する。

（歯科医師の任務）
　第1条　歯科医師は，歯科医療及び保健指導を掌ること

によって，公衆衛生の向上及び増進に寄与し，もって国
民の健康な生活を確保するものとする。

　第1条で，歯科医師の任務について定めてお
り，国民の健康な生活を確保することを任務とす
るとしている。
　歯科医師についての免許資格，業務等について
は，おおむね医師と同様である。

　歯科医師においても，平成18（2006）年4月1
日から医師臨床研修が必須化されている。医師の
場合と異なり，研修期間は「1年以上」とされて
いる。

（臨床研修）
　第16条の2　診療に従事しようとする歯科医師は，1年
以上，歯学若しくは医学を履修する課程を置く大学に附
属する病院（歯科医業を行わないものを除く。）又は厚
生労働大臣の指定する病院若しくは診療所において，臨
床研修を受けなければならない。
　2　厚生労働大臣は，前項の規定により指定した病院又
は診療所が臨床研修を行うについて不適当であると認め

るに至ったときは，その指定を取り消すことができる。
　3　厚生労働大臣は，第1項の指定又は前項の指定の取
消しをしようとするときは，あらかじめ，医道審議会の
意見を聴かなければならない。
　4　第1項の規定の適用については，外国の病院又は診
療所で，厚生労働大臣が適当と認めたものは，同項の厚
生労働大臣の指定する病院又は診療所とみなす。

6

薬剤師法

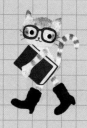

昭和35年8月10日法律第146号（直近改正：令和5年6月16日法律第63号）

薬剤師の資格と職務などについて定めた法律です。薬剤師は薬剤師国家試験に合格し，厚生労働大臣の免許を受けた者で，**調剤，医薬品の供給その他薬事衛生をつかさどることにより，公衆衛生の向上と増進に寄与し，国民の健康な生活を確保するもの**とされています。

条文は，①総則（薬剤師の任務），②免許（免許の要件，絶対的・相対的欠格事由等），③試験（受験資格等），④業務（名称の使用制限，調剤の求めに応じる義務，調剤の場所，情報提供・指導，処方箋への記入，処方箋の保存等），⑤罰則などから構成されています。

これまでの主な改正

●平成16（2004）年6月23日法律第134号
国家資格の受験資格の変更：薬剤師国家資格の受験資格を4年制から6年制の薬学教育を修めたものに改めた。

●平成18（2006）年6月21日法律第84号
調剤の場所の拡大：薬剤師が，医療を受ける者の居宅等において調剤の業務の一部を行うこ

とができるようにした。

●平成25（2013）年12月13日法律第103号
「情報提供義務」から「情報提供および指導義務」への変更：調剤がなされた場合には適正使用のために，従来の「情報提供義務」に加え，「薬学的知見に基づいた必要な指導」を行うことを義務化した。

（免許の取消し等）
第8条　薬剤師が，第5条各号のいずれかに該当し，又は薬剤師としての品位を損するような行為のあったときは，厚生労働大臣は，次に掲げる処分をすることができる。
　一　戒告

　二　3年以内の業務の停止
　三　免許の停止
　2　都道府県知事は，薬剤師について前項の処分が行われる必要があると認めるときは，その旨を厚生労働大臣に具申しなければならない。
（第4項以降省略）

平成20（2008）年4月から，医療ミスや刑事事件を起こした医療従事者（薬剤師・看護師等）に対する行政処分を厳格化するため，再教育制度が

創設され，従来の「免許の停止」「業務停止」の2種類の処分に「戒告」が加えられた（法第8条）。

（調剤）
第19条　薬剤師でない者は，販売又は授与の目的で調剤してはならない。ただし，医師若しくは歯科医師が次に掲げる場合において自己の処方箋により自ら調剤するとき，又は獣医師が自己の処方箋により自ら調剤するときは，この限りでない。

　一　患者又は現にその看護に当たっている者が特にその医師又は歯科医師から薬剤の交付を受けることを希望する旨を申し出た場合
　二　医師法第22条第1項各号の場合又は歯科医師法第21条第1項各号の場合

薬剤師の業務は調剤ということで，原則として調剤をするのは薬剤師に限られているが，医師，

歯科医師が自己の処方せんによって調剤することは差し支えないと定めている（法第19条）。

（名称の使用制限）
第20条　薬剤師でなければ，薬剤師又はこれにまぎらわ

しい名称を用いてはならない。

本条では，名称の使用制限を定めている。

（調剤の求めに応ずる義務）
第21条　調剤に従事する薬剤師は，調剤の求めがあった場合には，正当な理由がなければ，これを拒んではならない。

本条では，医師の応召義務と同じように，調剤の求めに応ずる義務を定めている。

（調剤の場所）
第22条　薬剤師は，医療を受ける者の居宅等（居宅その他の厚生労働省令で定める場所をいう。）において医師又は歯科医師が交付した処方せんにより，当該居宅等において調剤の業務のうち厚生労働省令で定めるものを行う場合を除き，薬局以外の場所で，販売又は授与の目的で調剤してはならない。ただし，病院若しくは診療所又は飼育動物診療施設の調剤所において，その病院若しくは診療所又は飼育動物診療施設で診療に従事する医師若しくは歯科医師又は獣医師の処方せんによって調剤する場合及び災害その他特殊の事由により薬剤師が薬局において調剤することができない場合その他の厚生労働省令で定める特別の事情がある場合は，この限りでない。

薬剤師はとくに許される条件のほかは，薬局以外の場所で調剤をしてはならないとされている。

（処方せんによる調剤）
第23条　薬剤師は，医師，歯科医師又は獣医師の処方せんによらなければ，販売又は授与の目的で調剤してはならない。

2　薬剤師は，処方せんに記載された医薬品につき，その処方せんを交付した医師，歯科医師又は獣医師の同意を得た場合を除くほか，これを変更して調剤してはならない。

また，調剤に当たっては，処方せんによらなければならないとされている。

（処方せん中の疑義）
第24条　薬剤師は，処方せん中に疑わしい点があるときは，その処方せんを交付した医師，歯科医師又は獣医師に問い合わせて，その疑わしい点を確かめた後でなければ，これによって調剤してはならない。

（調剤された薬剤の表示）
第25条　薬剤師は，販売又は授与の目的で調剤した薬剤の容器又は被包に，処方せんに記載された患者の氏名，用法，用量その他厚生労働省令で定める事項を記載しなければならない。

（情報の提供及び指導）
第25条の2　薬剤師は，調剤した薬剤の適正な使用のため，販売又は授与の目的で調剤したときは，患者又は現にその看護に当たっている者に対し，必要な情報を提供し，及び必要な薬学的知見に基づく指導を行わなければならない。

2　薬剤師は，前項に定める場合のほか，調剤した薬剤の適正な使用のため必要があると認める場合には，患者の当該薬剤の使用の状況を継続的かつ的確に把握するとともに，患者又は現にその看護に当たつている者に対し，必要な情報を提供し，及び必要な薬学的知見に基づく指導を行わなければならない。

（処方せんへの記入等）
第26条　薬剤師は，調剤したときは，その処方せんに，調剤済みの旨（その調剤によって，当該処方せんが調剤済みとならなかったときは，調剤量），調剤年月日その他厚生労働省令で定める事項を記入し，かつ，記名押印し，又は署名しなければならない。

（処方せんの保存）
第27条　薬局開設者は，当該薬局で調剤済みとなった処方せんを，調剤済みとなった日から3年間，保存しなければならない。

法第25条の規定により調剤された薬剤の容器などに記載しなければならない事項は，①調剤年月日，②調剤した薬剤師の氏名，③調剤した薬局・病院・診療所・飼育動物診療施設の名称および所在地などである（施行規則第14条）。

法第26条で規定する厚生労働省令で定める事項とは，①調剤した薬局・病院・診療所・飼育動物診療施設の名称および所在地，②法第23条第2項の規定により医師，歯科医師または獣医師の同意を得て処方せんに記載された医薬品を変更して調剤した場合には，その変更の内容，③法第24条の規定により医師，歯科医師または獣医師に疑わしい点を確かめた場合には，その回答の内容——である（施行規則第15条）。

＊Key Word

がん専門薬剤師：がん薬物療法に関する専門的知識や技能をもった専門薬剤師。平成18(2006)年度から日本病院薬剤師会によって，認定試験が実施されている。認定申請時の資格条件として，①日本医療薬学会等の認定薬剤師である，②5年以上の薬剤師歴，③日本臨床腫瘍学会等の認定施設で5年以上のがん薬物療法に関する研修歴を有する，④がん患者への薬剤管理指導実績が50症例以上——などを満たすことが求められる。

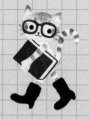

7 保健師助産師看護師法

昭和23年7月30日法律第203号
(題名改正：平成13年12月12日法律第153号，直近改正：令和5年6月16日法律第63号)

保健師・助産師・看護師の資格，職務について定めた法律です。保健師，助産師，看護師の資質を向上し，医療と公衆衛生の普及向上を図ることを目的とします。

厚生労働大臣の免許を受けてその名称を用いて，それぞれ，保健指導に従事することを業とする者を**「保健師」**，助産または妊婦，褥婦もしくは新生児の保健指導を行うことを業とする者を**「助産師」**，傷病者もしくは褥婦に対する療養上の世話または診療の補助を行うことを業とする者を**「看護師」**といいます。

なお，**「准看護師」**は，都道府県知事の免許を受けて，医師，歯科医師，看護師の指示を受けて業務に従事する者と規定されています。

これまでの主な改正

●**平成18（2006）年6月21日法律第84号**
① **免許規定の改正**：「保健師または助産師になろうとする者は，それぞれ看護師の国家試験にも合格しなければならない」という規定に変更。
② **名称独占規定新設**：「保健師，助産師または看護師でない者は，これに紛らわしい名称を使用してはならない」とする規定を新設。
●**平成21（2009）年7月15日法律78号**
① **教育年限の変更**：保健師・助産師の教育年限を「6カ月以上」から「1年以上」に延長。

② **卒後の臨床研修等の努力義務化**：卒後の臨床研修等を看護師本人と事業主の努力義務とした。
③ **病院等の責務の変更**：新人研修の実施などを病院等の責務とした。
●**平成26（2014）年6月25日法律第83号**
看護師の特定行為に関する研修制度の創設：診療の補助のうちの特定行為を明確化し，それを手順書により行う看護師の研修制度を新設〔平成27（2015）年10月1日施行〕。

（定義）
第2条 この法律において，「保健師」とは，厚生労働大臣の免許を受けて，保健師の名称を用いて，保健指導に従事することを業とする者をいう。
第3条 この法律において，「助産師」とは，厚生労働大臣の免許を受けて，助産又は妊婦，じょく婦若しくは新生児の保健指導を行うことを業とする女子をいう。
第5条 この法律において，「看護師」とは，厚生労働

大臣の免許を受けて，傷病者若しくはじょく婦に対する療養上の世話又は診療の補助を行うことを業とする者をいう。
第6条 この法律において，「准看護師」とは，都道府県知事の免許を受けて，医師，歯科医師又は看護師の指示を受けて，前条に規定することを行うことを業とする者をいう。

第2，第3，第5，第6の各条では，保健師，助産師，看護師，准看護師それぞれの職務についての定義を定めている。保健師は，病気やけがを予防するための保健指導や健康診断などを行う専門職だが，主な勤務場所は，地域の保健所や市役所，企業の医務室や健康相談室，学校の保健室などである。

第29条から第32条までは，それぞれの業務に関して，保健師，助産師，看護師，准看護師の資格のないものが，第2，第3，第5，第6の各条に規定する業務を行ってはならないと定めている。ただし，保健師および助産師は，第5条に規定する業，すなわち看護師の業務を行うことができるとされている。

（非看護師の業務禁止）
第31条 看護師でない者は，第5条に規定する業をしてはならない。ただし，医師法又は歯科医師法（昭和23年法律第202号）の規定に基づいて行う場合は，この限り

でない。
2 保健師及び助産師は，前項の規定にかかわらず，第5条に規定する業を行うことができる。

保健師，助産師，看護師または准看護師は，医師の指示があった場合のほかは，診療機械の使用や投薬などの行為をしてはならないことになっている。ただし，応急の手当をするとか，助産師がへそのおを切るなどの助産師の業務に当然付随する行為は差し支えないとされている（法第37条）。

なお，助産師は，異常妊婦などに対する臨時応急手当以外の処置が禁止されているが，応招の義務や証明書等の交付，異常死産児の届出の義務，助産録の記録および保存の義務などが規定されており，医師の場合と一部類似している。

（免許の取消等）
第14条　保健師，助産師若しくは看護師が第9条各号のいずれかに該当するに至ったとき，又は保健師，助産師若しくは看護師としての品位を損するような行為のあったときは，厚生労働大臣は，次に掲げる処分をすることができる。
一　戒告
二　3年以内の業務の停止
三　免許の取消し

2　准看護師が第9条各号のいずれかに該当するに至ったとき，又は准看護師としての品位を損するような行為のあったときは，都道府県知事は，次に掲げる処分をすることができる。
一　戒告
二　3年以内の業務の停止
三　免許の取消し
（第3項以降省略）

医療ミスや刑事事件を起こした医療従事者（薬剤師・看護師等）に対する行政処分を厳格化するため，再教育制度が創設され，従来の「免許取消し」「業務停止」の2種類の処分に「戒告」が加えられた〔平成20（2008）年4月施行〕。

（業務従事者の届出）
第33条　業務に従事する保健師，助産師，看護師又は准看護師は，厚生労働省令で定める2年ごとの年の12月31日現在における氏名，住所その他厚生労働省令で定める事項を，当該年の翌年1月15日までに，その就業地の都道府県知事に届け出なければならない。

ここでは，就業している保健師，助産師，看護師，准看護師の届出の義務を定めている。

（秘密を守る義務）
第42条の2　保健師，看護師又は准看護師は，正当な理由がなく，その業務上知り得た人の秘密を漏らしてはならない。保健師，看護師又は准看護師でなくなった後においても，同様とする。

保健師，看護師および准看護師に守秘義務が定められた（平成13年法律第87号）。

なお，助産師については，刑法第134条第1項で秘密漏洩についての処罰が定められている。

看護師等による静脈注射の実施

これまで，厚生省医務局長通知（昭和26年医収第517号）によって，静脈注射は医師，歯科医師が自ら行うべき業務であって，看護師の業務の範囲を超えるものであるとされてきたが，平成14年9月30日医政発第0930002号の通知によって，医師，歯科医師の指示の下に，保健師，助産師，看護師等が行う静脈注射は，この法の第5条に規定する診療の補助行為の範疇として取り扱うものとなった。

この通知によって，看護師，准看護師などが診療補助行為として静脈注射を行うことが認められた。

薬剤の投与量の調節

在宅等で看護に当たる看護職員が行う，処方された薬剤の定期的・常態的な投与および管理について，患者の病態を観察したうえで，事前の指示に基づきその範囲内で投与量を調整することは，医師の指示の下で行う看護に含まれることが明確化された（平成19年医政発第1228001号）。

＊Key Word

看護師と准看護師：傷病者・じょく婦（出産後の女性）に対する療養上の世話，または診療の補助を行う点は共通しているが，前者が国家資格免許で，自らの判断による主体的な看護が行えるのに対し，後者は「都道府県知事免許」であり，医師，歯科医師，看護師の指示がないと看護ができないという違いがある。

看護師の特定行為38行為21区分

医師の働き方改革の1つであるタスク・シフティングとして看護師による38の診療上の補助（特定行為）が医師の包括的な指示の下，実施が可能となった。この特定行為が実施可能な看護師は，厚生労働大臣が指定した指定研修機関で研修を修了した高度かつ専門的な知識および技術をもつ看護師である。

図表7-1 特定行為および特定行為区分（38行為21区分）

特定行為区分の名称	特定行為	特定行為区分の名称	特定行為
呼吸器（気道確保に係るもの）関連	経口用気管チューブ又は経鼻用気管チューブの位置の調整	創部ドレーン管理関連	創部ドレーンの抜去
呼吸器（人工呼吸療法に係るもの）関連	侵襲的陽圧換気の設定の変更	動脈血液ガス分析関連	直接動脈穿刺法による採血
	非侵襲的陽圧換気の設定の変更		橈骨動脈ラインの確保
	人工呼吸管理がなされている者に対する鎮静薬の投与量の調整	透析管理関連	急性血液浄化療法における血液透析器又は血液透析濾過器の操作及び管理
	人工呼吸器からの離脱	栄養及び水分管理に係る薬剤投与関連	持続点滴中の高カロリー輸液の投与量の調整
呼吸器（長期呼吸療法に係るもの）関連	気管カニューレの交換		脱水症状に対する輸液による補正
循環器関連	一時的ペースメーカの操作及び管理	感染に係る薬剤投与関連	感染徴候がある者に対する薬剤の臨時の投与
	一時的ペースメーカリードの抜去	血糖コントロールに係る薬剤投与関連	インスリンの投与量の調整
	経皮的心肺補助装置の操作及び管理	術後疼痛管理関連	硬膜外カテーテルによる鎮痛剤の投与及び投与量の調整
	大動脈内バルーンパンピングからの離脱を行うときの補助の頻度の調整	循環動態に係る薬剤投与関連	持続点滴中のカテコラミンの投与量の調整
心嚢ドレーン管理関連	心嚢ドレーンの抜去		持続点滴中のナトリウム，カリウム又はクロールの投与量の調整
胸腔ドレーン管理関連	低圧胸腔内持続吸引器の吸引圧の設定及びその変更		持続点滴中の降圧剤の投与量の調整
	胸腔ドレーンの抜去		持続点滴中の糖質輸液又は電解質輸液の投与量の調整
腹腔ドレーン管理関連	腹腔ドレーンの抜去（腹腔内に留置された穿刺針の抜針を含む）		持続点滴中の利尿剤の投与量の調整
ろう孔管理関連	胃ろうカテーテル若しくは腸ろうカテーテル又は胃ろうボタンの交換	精神及び神経症状に係る薬剤投与関連	抗けいれん剤の臨時の投与
	膀胱ろうカテーテルの交換		抗精神病薬の臨時の投与
栄養に係るカテーテル管理（中心静脈カテーテル管理）関連	中心静脈カテーテルの抜去		抗不安薬の臨時の投与
栄養に係るカテーテル管理（末梢留置型中心静脈注射用カテーテル管理）関連	末梢留置型中心静脈注射用カテーテルの挿入	皮膚損傷に係る薬剤投与関連	抗癌剤その他の薬剤が血管外に漏出したときのステロイド薬の局所注射及び投与量の調整
創傷管理関連	褥瘡又は慢性創傷の治療における血流のない壊死組織の除去		
	創傷に対する陰圧閉鎖療法		

参考：厚生労働省令第33号（平成27年3月13日）

8

診療放射線技師法

昭和26年6月11日法律第226号（直近改正：令和4年6月17日法律第68号）

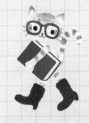

診療放射線技師とは，厚生労働大臣の免許を受けて，医師・歯科医師の指示のもとに，**放射線を人体に照射（撮影を含む）することを業とする者**をいいますが，MRIや超音波検査など放射線を利用しない検査を行うこともあります

（図表8－1）。

この法律は，診療放射線技師の資格を定めるとともに，その業務が適正に運用されるように規律し，医療と公衆衛生の普及および向上に寄与することを目的としています。

診療放射線技師法の第2条でいう放射線とは，次に掲げる電磁波または粒子線である。
①アルファ線およびベータ線
②ガンマ線
③百万ボルト以上のエネルギーを有する電子線
④エックス線
⑤その他政令で定める電磁波または粒子線（陽子線および重イオン線，中性子線）

医療法等の一部を改正する法律（令和3年法律第49号）により，タスクシフト／シェアを推進し，医師の負担を軽減しつつ，医療関係職種がより専門性を活かせるよう，業務範囲の拡大が行われた。具体的には，放射性同位元素（その化合物及び放射性同位元素又はその化合物の含有物を含む）を人体内に挿入して行う放射線の人体に対する照射が追加された。

（禁止行為）
第24条　医師，歯科医師又は診療放射線技師でなけれ

ば，第2条第2項（診療放射線技師の定義）に規定する業をしてはならない。

第24条では，その免許を有しない者が，人体に対する放射線の照射を行うことを禁じており，こ

の規定に違反した者には，第31条に定める罰則が科せられる。

（画像診断装置を用いた検査等の業務）
第24条の2　診療放射線技師は，第2条第2項に規定する業務のほか，保健師助産師看護師法（昭和23年法律第203号）第31条第1項及び第32条の規定にかかわらず，診療の補助として，次に掲げる行為を行うことを業とすることができる。
一　磁気共鳴画像診断装置，超音波診断装置その他の画像による診断を行うための装置であって政令で定めるものを用いた検査（医師又は歯科医師の指示の下に行うものに限る。）を行うこと。
二　第2条第2項に規定する業務又は前号に規定する検査に関連する行為として厚生労働省令で定めるもの（医師又は歯科医師の具体的な指示を受けて行うものに限る。）を行うこと。
（業務上の制限）
第26条　診療放射線技師は，医師又は歯科医師の具体的な指示を受けなければ，放射線の人体に対する照射をしてはならない。
2　診療放射線技師は，病院又は診療所以外の場所にお

いてその業務を行ってはならない。ただし，次に掲げる場合は，この限りでない。
一　医師又は歯科医師が診察した患者について，その医師又は歯科医師の指示を受け，出張して100万電子ボルト未満のエネルギーを有するエックス線を照射するとき。
二　多数の者の健康診断を一時に行う場合において，胸部エックス線検査（コンピュータ断層撮影装置を用いた検査を除く）その他の厚生労働省令で定める検査のため百万電子ボルト未満のエネルギーを有するエックス線を照射するとき。
三　多数の者の健康診断を一時に行う場合において，医師又は歯科医師の立会いの下に100万電子ボルト未満のエネルギーを有するエックス線を照射するとき（前号に掲げる場合を除く。）。
四　医師又は歯科医師が診察した患者について，その医師又は歯科医師の指示を受け，出張して超音波診断装置その他の画像による診断を行うための装置であつて厚生労働省令で定めるものを用いた検査を行うとき。

第24条の2では，診療の補助として，政令で定めるもの（磁気共鳴画像診断装置*，超音波診断装置，眼底写真撮影装置，核医学診断装置を用い

た検査）を医師の指示の下に行うことを業とすることができる旨定めている。
また，診療放射線技師法施行規則の一部改正

図表8－1　診療放射線技師の業務

放射線を使用する検査業務	エックス線撮影，CT撮影，血管造影撮影（アンギオグラフィー），回診撮影，放射線治療，核医学検査
放射線を使用しない検査業務	MRI検査，超音波検査（エコー），眼底検査（散瞳薬を投与した者の眼底を撮影するためのものを除く）
診療以外の業務	撮影データの画像処理，放射線治療における治療計画（線量計算），放射線利用の安全管理，放射線診断に用いる機器・器具の管理など

（平成27年2月12日・厚生労働省令第18号）により，診療放射線技師の業務範囲に下記の3種6項目が追加された〔平成27（2015）年4月施行〕。

① ⅰ）静脈路に造影剤注入装置を接続する行為（静脈路確保のためのものを除く），ⅱ）造影剤を投与するために当該造影剤注入装置を操作する行為，ⅲ）当該造影剤の投与が終了した後に抜針および止血を行う行為

② ⅰ）下部消化管検査のために肛門にカテーテルを挿入する行為，ⅱ）当該カテーテルから造影剤および空気を注入する行為

③ ⅰ）画像誘導放射線治療のために肛門にカテーテルを挿入する行為，ⅱ）当該カテーテルから空気を吸引する行為

　さらに，診療放射線技師法施行規則の一部改正（令和3年7月9日・厚生労働省令第119号）により，以下の業務が追加された。〔令和3（2021）年10月施行〕

1） 造影剤を使用した検査やRI検査のために静脈路を確保する行為，RI検査医薬品の投与が終了した後に抜針及び止血を行う行為

2） RI検査のためにRI検査医薬品を注入する装置を接続し，当該装置を操作する行為

3） 動脈路に造影剤注入装置を接続する行為（動脈路確保のためのものを除く），動脈に造影剤を投与するために造影剤注入装置を操作する行為

4） 下部消化管検査（CTコロノグラフィ検査を含む）のため，注入した造影剤及び空気を吸引する行為

5） 上部消化管検査のために挿入した鼻腔カテーテルから造影剤を注入する行為，当該造影剤の投与が終了した後に鼻腔カテーテルを抜去する行為

　第26条では，人体に対する照射業務は，必ず医師または歯科医師の具体的な指示を受けなければならないこと，また，業務を行う場合も特定の場合を除き，病院・診療所以外の場所で行ってはならないとされている。ただし，第2項の規定にかかわらず，多くの者の健康診断を一時に行う場合は，医師等の立会いがなくてもエックス線検査等を行うことができる。

（照射録）
第28条　診療放射線技師は，放射線の人体に対する照射をしたときは，遅滞なく厚生労働省令で定める事項を記載した照射録を作成し，その照射について指示をした医師又は歯科医師の署名を受けなければならない。
　2　厚生労働大臣又は都道府県知事は，必要があると認めるときは，前項の照射録を提出させ，又は当該職員に照射録を検査させることができる。
　3　前項の規定によって検査に従事する職員は，その身分を証明する証票を携帯し，且つ，関係人の請求があるときは，これを呈示しなければならない。

　本条では，診療放射線技師が照射した場合，施行規則第16条で定められている照射録の作成と，その照射を指示した医師または歯科医師の署名を受けることを定めている。施行規則で定められている記載内容とは，①照射を受けた者の氏名，性別及び年齢，②照射の年月日，③照射の方法（具体的にかつ精細に記載すること），④指示を受けた医師又は歯科医師の氏名及びその指示の内容——である。

　行政事務の簡素合理化及び整理に関する法律（昭和58年法律第83号）の厚生省関係部分の施行によって，診療エックス線技師制度が廃止された。

　また，第29条で業務に関して秘密を守る義務が定められている。

＊Key Word

磁気共鳴画像診断装置：MRI（Magnetic Resonance Imaging）のこと。強い磁石と電波を使って身体の断面画像を撮像できる。使われる磁力や電波は，普通の場合は人体への影響はないが，ペースメーカー・体内金属・脳動脈クリップ等を付けている人，妊娠またはその可能性がある人などは検査を受けられないこともある。

9 臨床検査技師等に関する法律

昭和33年4月23日法律第76号
（題名改正：平成17年5月2日法律第39号，直近改正：令和4年6月17日法律第68号）

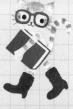

臨床検査技師の資格や業務について規定し，医療と公衆衛生の向上に寄与することを目的とした法律です。

条文は，①総則，②免許，③試験，④業務等（信用失墜行為の禁止，秘密保持義務，名称の使用禁止，保健師助産師看護師法との関係等），⑤衛生検査所等から構成されています。

臨床検査技師とは，厚生労働大臣の免許を受けて，臨床検査技師の名称を用いて，医師または歯科医師の指示のもとに，**微生物学的検査や血清学的検査，血液学的検査，病理学的検査などの検査を行うことを業とする者**をいいます。

（この法律の目的）
第1条 この法律は，臨床検査技師の資格等を定め，もって医療及び公衆衛生の向上に寄与することを目的とする。
（定義）
第2条 この法律で「臨床検査技師」とは，厚生労働大臣の免許を受けて，臨床検査技師の名称を用いて，医師又は歯科医師の指示の下に，人体から排出され，又は採取された検体の検査として厚生労働省令で定めるもの（以下「検体検査」という。）及び厚生労働省令で定める生理学的検査を行うことを業とする者をいう。

第1条ではこの法律の目的，第2条では，臨床検査技師の業務を定義づけている。

「厚生労働省令で定める生理学的検査」とは，次に掲げる内容の検査である。
① 心電図検査（体表誘導によるものに限る）
② 心音図検査
③ 脳波検査（頭皮誘導によるものに限る）
④ 筋電図検査（針電極による場合の穿刺を除く）
⑤ 基礎代謝検査
⑥ 呼吸機能検査（マウスピースおよびノーズクリップ以外の装置器具によるものを除く）
⑦ 脈波検査
⑧ 熱画像検査
⑨ 眼振電図検査（冷水もしくは温水，電気または圧迫による刺激を加えて行うものを除く）
⑩ 重心動揺計検査
⑪ 超音波検査
⑫ 磁気共鳴画像検査
⑬ 眼底写真検査（散瞳薬を投与して行うものを除く）
⑭ 毛細血管抵抗検査
⑮ 経皮的血液ガス分圧検査
⑯ 聴力検査（気導により行われる定期的な検査であって所定のものを除く）
⑰ 基準嗅覚検査および静脈性嗅覚検査（静脈に注射する行為を除く）
⑱ 電気味覚検査およびろ紙ディスク法による味覚定量検査

「良質かつ適切な医療を効率的に提供する体制の確保を推進するための医療法等の一部を改正する法律」（令和3年法律第49号）により，タスクシフト／シェアを推進し，医師の負担を軽減しつつ，医療関係職種がより専門性を活かせるよう，業務範囲の拡大が行われた。

具体的には以下の業務が追加された。
① 臨床検査技師が実施可能な検体採取（臨床検査技師等に関する法律施行令第8条の2の改正）

 ＊Key Word

臨床検査技師の関連職種：診療放射線技師のほか，細胞検査士や超音波検査士等の関連職種がある。

細胞検査士は，日本臨床細胞学会が臨床検査技師から認定する。指導医の監督指導のもと，細胞診スクリーニングを行うことができる。国家資格（免許）ではない。

超音波検査士は，臨床検査技師・診療放射線技師・看護師・准看護師のいずれかの免許を有するコメディカルスタッフである。日本超音波医学会が認定する。

ア　医療用吸引器を用いて鼻腔，口腔又は気管カニューレから喀痰を採取する行為

イ　内視鏡用生検鉗子を用いて消化管の病変部位の組織の一部を採取する行為

② 臨床検査技師が実施可能な生理学的検査（臨床検査技師等に関する法律施行規則第1条の2の改正）

ア　運動誘発電位検査

イ　体性感覚誘発電位検査

ウ　持続皮下グルコース検査

エ　直腸肛門機能検査

③ 臨床検査技師の業務に，採血，検体採取又は生理学的検査に関連する行為として厚生労働省で定めるもの（医師又は歯科医師の具体的な指示を受けて行うものに限る）

（臨床検査技師等に関する法律施行規則第10条の2として新設）

ア　採血を行う際に静脈路を確保し，当該静脈路に接続されたチューブにヘパリン加生理食塩水を充填する行為

イ　採血を行う際に静脈路を確保し，当該静脈路に点滴装置を接続する行為（電解質輸液の点滴を実施するためのものに限る）

ウ　採血を行う際に静脈路を確保し，当該静脈路に血液成分採血装置を接続する行為，当該血液成分採血装置を操作する行為並びに当該血液成分採血装置の操作が終了した後に抜針及び止血を行う行為

エ　超音波検査のために静脈路に造影剤注入装置を接続する行為，造影剤を投与するために当該造影剤注入装置を操作する行為並びに当該造影剤の投与が終了した後に抜針及び止血を行う行為（静脈路に造影剤注入装置を接続するために静脈路を確保する行為についても，「静脈路に造影剤注入装置を接続する行為」に含まれる）

（秘密を守る義務）
第19条　臨床検査技師は，正当な理由がなく，その業務上取り扱ったことについて知り得た秘密を他に漏らしてはならない。臨床検査技師でなくなった後においても，同様とする。

第19条では，業務上に関する秘密を守る義務を定めている。

（名称の使用禁止）
第20条　臨床検査技師でない者は，臨床検査技師という名称又はこれに紛らわしい名称を使用してはならない。

第20条では，臨床検査技師でない者が，その名称またはこれと紛らわしい名称を使用することを禁じている。

（保健師助産師看護師法との関係）
第20条の2　臨床検査技師は，保健師助産師看護師法（昭和23年法律第203号）第31条第1項及び第32条の規定にかかわらず，診療の補助として採血及び検体採取（医師又は歯科医師の具体的な指示を受けて行うものに限る。）並びに第2条の厚生労働省令で定める生理学的検査を行うことを業とすることができる。

2　前項の規定は，第8条第1項の規定により臨床検査技師の名称の使用の停止を命ぜられている者については，適用しない。

第20条の2では，保健師助産師看護師法第31条第1項，第32条の規定にかかわらず，診療の補助の一部ができることを定めている。同法第31条第1項（第32条）は，看護師（准看護師）でない者は，療養上の世話または診療の補助を行ってはならないという規定である。

病医院などから検体（人体から排出され，または採取されたもの）を外部の衛生検査所に委託する件数が増加するにつれて，検査成績の精度管理などその質的向上をはかるため，この法律の第4章の2で，衛生検査所の登録をはじめ必要な基準が定められた。

また，検査の精度を保つために必要な精度管理に関する諸基準などが省令で定められている。

同法施行令の一部改正（平成27年2月12日・政令第46号）に伴い，臨床検査技師が診療の補助，医師等の具体的指示のもと，検体採取を行うことができる次の5つの行為が定められた〔平成27（2015）年4月1日施行〕。

① 鼻腔拭い液，鼻腔吸引液，咽頭拭い液その他これらに類するものを採取する行為

② 表皮ならびに体表および口腔の粘膜を採取する行為（生検のためにこれらを採取する行為を除く）

③ 皮膚ならびに体表および口腔の粘膜の病変部位の膿を採取する行為

④ 鱗屑，痂皮その他の体表の付着物を採取する行為

⑤ 綿棒を用いて肛門から糞便を採取する行為

（登録）
第20条の3　2　都道府県知事は，前項の登録（以下「登録」という）の申請があつた場合において，その申請に係る衛生検査所の構造設備，管理組織，検体検査の精度の確保の方法その他の事項が検体検査の業務を適正に行うために必要な厚生労働省令で定める基準に適合しないと認めるとき，又はその申請者が第20条の7の規定により登録を取り消され，取消しの日から2年を経過していないものであるときは，登録をしてはならない。

医療法改正に伴う検体検査の精度の確保のため，具体的には以下の内容が定められた。
1．精度の確保に係る責任者の設置
2．精度の確保に係る各種標準作業書，日誌等の作成
3．検体検査の精度の確保のために管理者の努めるべき事項「2」に関しては，検査機器保守管理標準作業書，測定標準書の作成，②試薬管理台帳，機器保守管理作業日誌，測定作業日誌，統計学的精度管理台帳，外部精度管理台帳の作成（①各種標準作業書，②各種作業日誌台帳）を行わなければならない。

また，精度の確保に係る責任者は，医師又は臨床検査技師（歯科医療機関は歯科医師，助産所においては助産師）とし，業務経験の定めはない。

改正に伴う省令についての医政局通知（平成30年8月10日）において，標準作業書，作業日誌，台帳の作成，内容について規定されている。

医療従事者

10

理学療法士及び作業療法士法

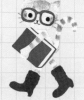

昭和40年6月29日法律第137号（直近改正：令和4年6月17日法律第68号）

　理学療法士および作業療法士の資格を定め，その業務が適正に運用されるように規律し，医療の普及や向上に寄与することを目的とした法律です。

　「理学療法士」（PT）は，厚生労働大臣の免許を受け，理学療法士の名称を用いて医師の指示下に理学療法（身体に障害のある者の基本的動作能力の回復を図るため，治療体操その他の運動を行わせ，電気刺激，マッサージ等の物理

的手段を加えること）を行うことを業とする者をいいます。

　「作業療法士」（OT）は厚生労働大臣の免許を受け，作業療法士の名称を用いて医師の指示下に作業療法（身体・精神に障害のある者の応用的動作能力または社会的適応能力の回復を図るため，手芸，工作その他の作業を行わせること）を行うことを業とする者をいいます。

（この法律の目的）
第1条　この法律は，理学療法士（注：PT）及び作業療法士（注：OT）の資格を定めるとともに，その業務が，適正に運用されるように規律し，もって医療の普及及び向上に寄与することを目的とする。
（定義）
第2条　この法律で「理学療法」とは，身体に障害のある者に対し，主としてその基本的動作能力の回復を図るため，治療体操その他の運動を行なわせ，及び電気刺激，マッサージ，温熱その他の物理的手段を加えることをいう。

2　この法律で「作業療法」とは，身体又は精神に障害のある者に対し，主としてその応用的動作能力又は社会的適応能力の回復を図るため，手芸，工芸その他の作業を行なわせることをいう。
3　この法律で「理学療法士」とは，厚生労働大臣の免許を受けて，理学療法士の名称を用いて，医師の指示の下に，理学療法を行なうことを業とする者をいう。
4　この法律で「作業療法士」とは，厚生労働大臣の免許を受けて，作業療法士の名称を用いて，医師の指示の下に，作業療法を行なうことを業とする者をいう。

　理学療法士，作業療法士の業務については，法第15条に定められている。
①　理学療法士の業務は，医師の具体的な指示を受けて，身体に障害のある者に対し，基本的運動能力の回復をはかることをその内容としている。

②　作業療法士の業務は，同じように医師の指示の下に，身体や精神に障害のある者に対し，手芸工芸などの作業を行わせ，応用動作能力や，社会的適応能力の回復をはかることをその内容としている。

図表10-1　理学療法と作業療法

	理 学 療 法
運動療法	①関節可動域の維持・改善，②筋力の強化，③耐久力の増加，④運動の協調性の改善，⑤呼吸訓練，⑥日常生活活動（ADL）訓練——などを目的に，何らかの運動を用いて運動障害の治療や矯正を行おうとする治療法
物理療法	物理的なエネルギー（温熱，電気，水，光）を用いて疼痛の軽減，局所循環の改善，コラーゲンの弾性増加などを目的とした治療を行う。現在用いられている物理療法には，①寒冷療法，②温熱療法，③機械的治療，④電気治療——がある。
	作 業 療 法
手 工 芸	革細工，木工，木彫，陶芸，編み物，織物，刺繍，ビーズ細工，はり絵，塗り絵，プラモデル，折り紙など
芸 術	絵画，音楽，写真，書道，生け花，茶道，俳句，詩，習字など
遊 び	囲碁，五目並べ，将棋，麻雀，オセロ，トランプ，ジグソーパズル，カラオケ，パソコンゲーム，映画など
運 動	ソフトボール，バレーボール，サッカー，グランドゴルフ，バトミントン，体操，卓球，ダンス，散歩など
学 習	読書，計算，パソコン，ワープロ，喫茶活動など
生 活	調理，お菓子作り，園芸など

図表10-2 理学療法の対象
（日本理学療法士協会ホームページより）

中枢神経疾患	脳卒中，脊髄損傷，脳の外傷，中枢神経の変性疾患，腫瘍，脳血管の異常，脳炎，小児発達障害など
整形外科疾患 （運動器の障害）	手足，脊椎の骨折，腰痛，頸部痛，肩関節周囲炎，退行変性疾患，腰椎椎間板ヘルニア，靭帯損傷，変形性関節症，四肢の切断，様々な運動器由来の疼痛など
呼吸器疾患	慢性閉塞性肺疾患，肺炎，結核後遺症，喘息，全身麻酔術後の肺機能低下など
心疾患	心筋梗塞，狭心症など
内科的疾患，体力低下	糖尿病，高齢，術後体力低下，近い将来運動機能の低下により要介助状態になることが予想される高齢者，メタボリックシンドロームによる運動指導対象者など

図表10-3 作業療法の目標（3つの能力の維持・改善）

基本的動作能力	運動や感覚・知覚，心肺や精神・認知などの心身機能
応用的動作能力	食事やトイレ，家事など，日常で必要となる活動
社会的適応能力	地域活動への参加，就労・就学

（日本作業療法士協会ホームページより）

（秘密を守る義務）
第16条 理学療法士又は作業療法士は，正当な理由がある場合を除き，その業務上知り得た人の秘密を他に漏らしてはならない。理学療法士又は作業療法士でなくなった後においても，同様とする。
（名称の使用制限）

第17条 理学療法士でない者は，理学療法士という名称又は機能療法士その他理学療法士にまぎらわしい名称を使用してはならない。
2 作業療法士でない者は，作業療法士という名称又は職能療法士その他作業療法士にまぎらわしい名称を使用してはならない。

第16条では，医師などの場合と同じで，業務上知り得た秘密を守る義務が課せられ，また，第17条では，資格のない者はそれぞれの資格名称とまぎらわしい名称の使用ができない（罰則適用）。

医療従事者の免許

① 資格免許について

医療従事者の身分資格については，それぞれに応じた免許が与えられるが，この免許についての条件として，一定の障害を有する者には免許を与えないとする「絶対的欠格事由」が定められていたが，これを業務遂行能力に応じて免許が取得できるようにとの法律改正が行われ，平成13（2001）年7月16日から施行された〔改正法　障害者等に係る欠格事由の適正化を図るための医師法等の一部を改正する法律（平成13年6月29日法律第87号）〕。

具体的には，障害を特定しているものについて，障害を特定しないこととし，業務遂行能力に応じて資格を与えることができることとした。

障害に係る欠格事由について，心身障害により業務を適切に行うことができない者として厚生労働省令で定める者に該当する者には，免許を与えないことがあるという表現に改め，各資格に応じてその内容を明確にするほか，この欠格事由に該当する場合でも，個別的判断に基づき資格を取得することができるとした。

また，医療従事者にはその業務の性格上，個人の人権にかかわる秘密に触れる機会が多いことから，業務に従事している間はもちろん，業務を離れた後でも，知り得た秘密を漏らしてはならないとする「守秘義務」が課せられている。

② 免許

免許とは，法令によって一般的に禁止されている行為を一定の要件を満たしている者に対し解除して，適法に一定の行為ができるようにする行為で，「許可」と同義語である。

③ 免許に関する欠格事由

（絶対的欠格事由）その事由に該当すると絶対的に免許が与えられないものとされる事由。
（相対的欠格事由）その事由に該当するが事情によっては免許が与えられる場合がある事由（免許が与えられないこともあるともいえる）。

免許取得後に絶対的欠格事由に該当するようになった時は免許を取消し，相対的欠格事由に該当するような場合は，免許の取消し，または一定期間の業務停止となることがある。

➡欠格事由一覧表（p.448）

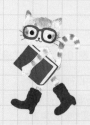

11

歯科衛生士法

昭和23年7月30日法律第204号（直近改正：令和4年6月17日法律第68号）

歯科衛生士の資格について定め，歯科疾患の予防と口腔衛生の向上を図ることを目的とした法律です。
　条文は，①総則，②免許，③試験，④業務（禁止行為，歯科衛生士に対する主治医の指示，保健所長の指示，連携，秘密保持義務，名称の使用制限等），⑤雑則，⑥罰則等から構成されています。

歯 科衛生士は，歯科疾患の予防および口腔衛生の向上を図ることを目的として（法第1条），人々の歯・口腔の健康づくりをサポートする専門職であり，①歯科予防処置，②歯科診療の補助，③歯科保健指導を3大業務とされている（法第2条）。

（定義）
第2条 この法律において「歯科衛生士」とは，厚生労働大臣の免許を受けて，歯科医師（歯科医業をなすことのできる医師を含む。以下同じ。）の指導の下に，歯牙及び口腔の疾患の予防処置として次に掲げる行為を行うことを業とする者をいう。
一　歯牙露出面及び正常な歯茎の遊離縁下の付着物及び沈着物を機械的操作によって除去すること。
二　歯牙及び口腔に対して薬物を塗布すること。
2　歯科衛生士は，保健師助産師看護師法（昭和23年法律第203号）第31条第1項及び第32条の規定にかかわらず，歯科診療の補助をなすことを業とすることができる。
（以下略）

　第13条および第13条の2で，歯科衛生士でなければ歯科衛生士としての業務をしてはならないという禁止行為についてと，歯科衛生士が，歯科診療の補助をするに当たって，主治の歯科医師の指示を受けずに，診療機械の使用，医薬品の投与，医薬品についての指示など，歯科医師が行うのでなければ衛生上危害を生ずるおそれのある行為の禁止をしている。

（禁止行為）
第13条　歯科衛生士でなければ，第2条第1項に規定する業をしてはならない。但し，歯科医師法（昭和23年法律第202号）の規定に基いてなす場合は，この限りでない。
（歯科医療行為の禁止）
第13条の2　歯科衛生士は，歯科診療の補助をなすに当っては，主治の歯科医師の指示があった場合を除くほか，診療機械を使用し，医薬品を授与し，又は医薬品について指示をなし，その他歯科医師が行うのでなければ衛生上危害を生ずるおそれのある行為をしてはならない。ただし，臨時応急の手当をすることは，さしつかえない。

　また，第13条の3で，歯科保健指導をなすに当たって，主治の医師の指示を受けなければならないこと。第13条の5で秘密保持の義務，第13条の6で名称の使用制限を定めている。

図表11-1　歯科衛生士の3大業務　　　　　　　　　　　　　　　（日本歯科衛生士会ホームページより）

①歯科予防処置	歯・口腔の疾患を予防する処置として，「フッ化物塗布」等の薬物塗布，歯垢（プラーク）や歯石など，口腔内の汚れを専門的に除去する「機械的歯面清掃」などがある。
②歯科診療の補助	歯科医師の診療を補助するとともに，歯科医師の指示を受けて歯科治療の一部を担当するなど，歯科医師との協働で患者さんの診療にあたる。
③歯科保健指導	歯磨き指導を中心とした専門清掃法の指導のほか，寝たきり者や要介護者等に対する訪問口腔ケア，食べ方や噛み方を通した食育支援，高齢者や要介護者の咀嚼や飲み込み力を強くする摂食・嚥下機能訓練なども行われている。

12

歯科技工士法

昭和30年8月16日法律第168号（直近改正：令和4年6月17日法律第68号）

歯科技工士の資格を定めるとともに，歯科技工の業務が適正に運用されるように規律することで，歯科医療の普及及び向上に寄与することを目的とした法律です。

①総則，②免許，③試験，④業務（禁止行為，歯科技工指示書，指示書の保存義務，秘密保持義務等），⑤歯科技工所，⑥雑則，⑦罰則等で構成されています。

歯科技工士は，歯科医師の指示に従い，入れ歯（義歯），さし歯，金冠，矯正装置などの製作・修理に携わる専門職である。就業先は，歯科技工所，歯科診療所，病院のほか，歯科器材・材料メーカー，歯科技工士養成機関などである。

この法律を定めた目的および用語の定義が，第1条，第2条に示されている。

（この法律の目的）
第1条 この法律は，歯科技工士の資格を定めるとともに，歯科技工の業務が適正に運用されるように規律し，もって歯科医療の普及及び向上に寄与することを目的とする。
（用語の定義）
第2条 この法律において，「歯科技工」とは，特定人に対する歯科医療の用に供する補てつ物，充てん物又は矯正装置を作成し，修理し，又は加工することをいう。ただし，歯科医師（歯科医業を行うことができる医師を含む。以下同じ。）がその診療中の患者のために自ら行う行為を除く。
2 この法律において，「歯科技工士」とは，厚生労働大臣の免許を受けて，歯科技工を業とする者をいう。
3 この法律において，「歯科技工所」とは，歯科医師又は歯科技工士が業として歯科技工を行う場所をいう。ただし，病院又は診療所内の場所であって，当該病院又は診療所において診療中の患者以外の者のための歯科技工が行われないものを除く。

歯科技工士の業務は，特定人の歯科医療の用に供する補てつ物，充てん物または矯正装置を作成し，修理し，加工することであるが，第17条で，歯科医師または歯科技工士でなければこの業務を行ってはならないと定めている。

（歯科技工指示書）
第18条 歯科医師又は歯科技工士は，厚生労働省令で定める事項を記載した歯科医師の指示書によらなければ，業として歯科技工を行ってはならない。ただし，病院又は診療所内の場所において，かつ，患者の治療を担当する歯科医師の直接の指示に基いて行う場合は，この限りでない。

歯科技工士がその業務を行うにあたっては，病医院で治療を担当する歯科医師の直接の指示を受けて行う場合のほかは，歯科医師の指示書によらなければならない。この指示書は，当該患者の歯科技工が終了した日から起算して2年間保存しなければならない（第19条）。

（秘密を守る義務）
第20条の2 歯科技工士は，正当な理由がなく，その業務上知り得た人の秘密を漏らしてはならない。歯科技工士でなくなった後においても，同様とする。

歯科技工士について，新たに秘密を守る義務が定められた（平成13年法律第87号）。

13

あん摩マッサージ指圧師，はり師，きゅう師等に関する法律

昭和22年12月20日法律第217号（直近改正：令和4年6月17日法律第68号）

> あん摩，マッサージもしくは指圧，はりまたはきゅうを業とする者についての**免許資格**，**業務**（外科手術等の禁止，施術の制限，広告の制限等）などについて規定した法律です。

医師以外の者が，あん摩，マッサージもしくは指圧，はりまたはきゅうを業としようとするときは，それぞれ厚生労働大臣から免許を受けなければならないとされている。

業務については，その他の法に基づかない医業類似行為を業としてはならない旨が規定されている（法第12条）。

≪法に基づかない医業類似行為≫

カイロプラクティック，整体，骨盤矯正，気功，リラクゼーションマッサージ，リフレクソロジー，小顔矯正など。

（外科手術等の禁止）
第4条 施術者は，外科手術を行い，又は薬品を投与し，若しくはその指示をする等の行為をしてはならない。
（施術の制限）
第5条 あん摩マッサージ指圧師は，医師の同意を得た場合の外，脱臼又は骨折の患部に施術をしてはならない。
（秘密保持義務）
第7条の2 施術者は，正当な理由がなく，その業務上知り得た人の秘密を漏らしてはならない。施術者でなくなった後においても，同様とする。

以上のほか広告についても次のように制限されている。法第7条第1項第五号の「その他厚生労働大臣が指定する事項」とは，①もみりょうじ，②やいと，えつ，③小児鍼，④医療保険療養費支給申請ができる旨（申請については医師の同意が必要な旨を明示する場合に限る），⑤予約に基づく施術の実施，⑥休日又は夜間における施術の実施，⑦出張による施術の実施，⑧駐車設備に関する事項の8項目である（平成11年3月29日・厚生省告示第69号）。つまり，あん摩業，マッサージ業等の施術所では，この8項目についての広告はすることができる。

（広告の制限）
第7条 あん摩業，マッサージ業，指圧業，はり業若しくはきゅう業又はこれらの施術所に関しては，何人も，いかなる方法によるを問わず，下に掲げる事項以外の事項について，広告をしてはならない。
一　施術者である旨並びに施術者の氏名及び住所
二　第1条に規定する業務の種類
三　施術所の名称，電話番号及び所在の場所を表示する事項
四　施術日又は施術時間
五　その他厚生労働大臣が指定する事項
2　前項第一号乃至第三号に掲げる事項について広告する場合にも，その内容は，施術者の技能，施術方法又は経歴に関する事項にわたってはならない。

＊Key Word

あん摩マッサージ等と保険適用：あん摩マッサージ指圧師による治療（施術）は，筋麻痺・関節拘縮等を主症とする症状があり，医療上必要がある場合に療養費の支給対象となる。

はり師・きゅう師による治療（施術）は，慢性的な疼痛を主症とする疾患で，医師による適当な治療手段がなく，治療効果が期待できる場合に療養費の支給対象となる。原則として神経痛，リウマチ，頸腕症候群，五十肩，腰痛症，頸椎捻挫後遺症の6疾患が対象である。

いずれも，医師の同意（療養費同意書）が必要であるが，継続して療養費を受給する場合には3カ月ごとに医師の同意が必要となる。

14

柔道整復師法

昭和45年4月14日法律第19号（直近改正：令和4年6月17日法律第68号）

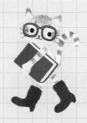

柔道整復師の資格を定めるとともに、その業務が適正に運用されるように規律することを目的とする法律です。その内容は、①総則、②免許、③試験、④業務（業務の停止、外科手術・薬品投与等の禁止、施術の制限、秘密保持義務等）、⑤施術所等で構成されています。

柔道整復師は、骨・関節・筋・腱・靱帯などに加わる急性、亜急性の原因によって発生する骨折・脱臼・打撲・捻挫・挫傷などのけがに対し、手術をしない「非観血的療法」により、整復・固定などの治療を行う専門職である。昔から「ほねつぎ」「接骨師」として知られている。

柔道整復師法は、この柔道整復師の業務が適正に運用されるよう規律するための法律である。

（定義）
第2条 この法律において「柔道整復師」とは、厚生労働大臣の免許を受けて、柔道整復を業とする者をいう。
2 この法律において「施術所」とは、柔道整復師が柔道整復の業務を行なう場所をいう。
（業務の禁止）
第15条 医師である場合を除き、柔道整復師でなければ、業として柔道整復を行なってはならない。

（外科手術、薬品投与等の禁止）
第16条 柔道整復師は、外科手術を行ない、又は薬品を投与し、若しくはその指示をする等の行為をしてはならない。
（施術の制限）
第17条 柔道整復師は、医師の同意を得た場合のほか、脱臼又は骨折の患部に施術をしてはならない。ただし、応急手当をする場合は、この限りでない。

第24条において、広告の制限が規定されている。

（広告の制限）
第24条 柔道整復の業務又は施術所に関しては、何人も、文書その他いかなる方法によるを問わず、次に掲げる事項を除くほか、広告をしてはならない。
一 柔道整復師である旨並びにその氏名及び住所
二 施術所の名称、電話番号及び所在の場所を表示する

事項
三 施術日又は施術時間
四 その他厚生労働大臣が指定する事項
2 前項第一号及び第二号に掲げる事項について広告をする場合においても、その内容は、柔道整復師の技能、施術方法又は経歴に関する事項にわたってはならない。

なお、法第24条第1項第四号の「その他厚生労働大臣が指定する事項」とは、①ほねつぎ（または接骨）、②法第19条第1項前段の規定による届出（施術所を開設した者は、開設後10日以内に、厚生労働省令で定める事項等を都道府県知事に届け出ること）をした旨、③医療保険療養費支給申請ができる旨（脱臼または骨折の患部の施術にかかる申請については医師の同意が必要な旨を明示する場合に限る）、④予約に基づく施術の実施、⑤休日または夜間における施術の実施、⑥出張による施術の実施、⑦駐車設備に関する事項の7項目である（平成11年3月29日・厚生省告示第70号）。

また、第17条の2で業務上知り得た人の秘密を守る義務が課せられている。

＊Key Word

柔道整復の施術と保険適用：接骨院・整骨院での施術には、健康保険（療養費）や自賠責保険、労災保険が適用される。適用される範囲は、柔道整復師の認可業務である外傷による打撲・捻挫・挫傷・骨折・脱臼である（骨折・脱臼の後療については、医師の同意が必要）。ただし、応急的な処置は医師の同意がなくとも行うことができる。

①日常生活による疲れ・肩こり・腰痛、②スポーツによる筋肉疲労、③神経痛・リウマチ・五十肩・関節炎等の疾患からくる痛みやこり、④打撲・捻挫が治癒したあとの漫然とした施術——等については保険が適用されない。

15

視能訓練士法

昭和46年 5 月20日法律第64号（直近改正：令和 4 年 6 月17日法律第68号）

視能訓練士の資格を定め，その**業務が適正に運用されるように規律**することで医療の普及と向上に寄与することを目的とした法律です。

視能訓練士は，医師の指示の下，両眼視機能に障害のある者にその機能回復のための**矯正訓練と検査**を行うことを業とします。

医 学・医療技術の進歩によって，弱視・斜視などの機能障害者に対する治療効果があがるようになった。その治療過程では，長期間にわたる回復訓練，矯正訓練が必要であり，その専門技術者が視能訓練士である。

（定義）
第 2 条 この法律で「視能訓練士」とは，厚生労働大臣の免許を受けて，視能訓練士の名称を用いて，医師の指示の下に，両眼視機能に障害のある者に対するその両眼視機能の回復のための矯正訓練及びこれに必要な検査を行なうことを業とする者をいう。

業務内容を第17条で定めており，特定行為の制限を第18条で定めている。法第17条の「厚生労働省令で定めるもの」とは，涙道通水通色素検査（色素を点眼するものを除く）である。

（業務）
第17条 視能訓練士は，第 2 条に規定する業務のほか，視能訓練士の名称を用いて，医師の指示の下に，眼科に係る検査（人体に影響を及ぼす程度が高い検査として厚生労働省令で定めるものを除く。次項において「眼科検査」という）を行うことを業とすることができる。
2 視能訓練士は，保健師助産師看護師法（昭和23年法律第203号）第31条第 1 項及び第32条の規定にかかわらず，診療の補助として両眼視機能の回復のための矯正訓練及びこれに必要な検査並びに眼科検査を行うことを業とすることができる。
3 前項の規定は，第 8 条第 1 項の規定により視能訓練士の名称の使用の停止を命ぜられている者については，適用しない。

（特定行為の制限）
第18条 視能訓練士は，医師の具体的な指示を受けなければ，厚生労働省令で定める矯正訓練又は検査を行なってはならない。
（他の医療関係者との連携）
第18条の 2 視能訓練士は，その業務を行うに当たっては，医師その他の医療関係者との緊密な連携を図り，適正な医療の確保に努めなければならない。
（名称の使用制限）
第20条 視能訓練士でない者は，視能訓練士という名称又はこれに紛らわしい名称を使用してはならない。

第18条にいう厚生労働省令で定める矯正訓練および検査は以下のとおりである（施行規則第15条）。

矯正訓練：抑制除去訓練法，異常対応矯正法，眩惑刺激法，残像法

検査：散瞳薬の使用，眼底写真撮影，網膜電図検査，眼球電図検査，眼振電図検査，視覚誘発脳波検査

図表15－ 1 　視能訓練士が行う検査　　　　　　（日本視能訓練士協会のホームページをもとに作成）

眼科一般検査分野 （眼科診療にかかわる視能検査全般）	視力検査，屈折検査，眼圧検査，視野検査，眼底・前眼部の写真撮影および解析，角膜形状検査，電気生理検査，超音波検査など
視能矯正分野 （斜視，弱視などの訓練指導）	両眼視能検査，眼筋機能検査，斜視訓練，弱視訓練，精密屈折検査など
検診業務分野 （集団検診視機能スクリーニング）	3 歳児健康診査，就学時健康診査，生活習慣病検診など
視力低下者のリハビリ指導	拡大鏡，拡大読書器，単（双）眼鏡，遮光眼鏡など

16

栄養士法

昭和22年12月29日法律第245号（直近改正：令和4年6月17日法律第68号）

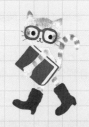

　　栄養士，**管理栄養士**について定義し，その業務について示した法律です。
　　この法律では，**「栄養士」**を「都道府県知事の免許を受けて栄養士の名称を用いて栄養の指導に従事する者」と定義し，**「管理栄養士」**を「厚生労働大臣の免許を受けて，管理栄養士の名称を用いて，傷病者に対する療養に必要な栄養の指導，個人の身体・栄養の状態等に応じた

高度の専門的知識・技術を要する健康の保持増進のための栄養の指導，特定多数人に対して継続的に食事を供給する施設における利用者の身体の状況，栄養状態，利用の状況等に応じた特別の配慮を必要とする給食管理とこれらの施設への栄養改善上必要な指導等を行うことを業とする者」と定義しています。

　医療機関において患者に食事を給与する場合，療養上必要な栄養を適切な形態で行うほか，食事による治療効果も考慮して行われる。
　入院患者に対し食事療養を実施する場合は，細かい実施上の条件があるので，専門職である栄養士がその指導を行い，責任者であることが望ましいとされている。医療法施行規則第19条第2項第四号では，栄養士は病床数100以上の病院にあっては1（特定機能病院は管理栄養士1以上）を標準として定めている。
　病院においては患者への給食を担当する部門を，給食部門あるいは栄養課などと呼称し，その

業務を担当しているが，管理栄養士もしくは栄養士が，治療食を含めた患者の食事に関する栄養指導，調理指導を行っている。
　平成12（2000）年4月の改正は，管理栄養士の定義をより明確に定めたものであり，したがってその免許についても次のように改められた。
・管理栄養士は，国家試験に合格した者に対して厚生労働大臣が与えることとした（法第2条第3項）。
・栄養士の免許は，都道府県知事が栄養士名簿に登録することによって行う。管理栄養士の免許は，厚生労働大臣が管理栄養士名簿に登録する

図表16-1　管理栄養士に関連する診療報酬（主なもの）

A231-4　摂食障害入院医療管理加算：摂食障害の患者に対して，医師，看護師，精神保健福祉士，公認心理師および管理栄養士等による集中的かつ多面的な治療を計画的に提供した場合に算定。
A233-2　栄養サポートチーム加算：栄養管理を要する患者に対して，保険医，看護師，薬剤師，管理栄養士等が共同して必要な診療を行った場合に算定。
特定入院料「注加算」早期栄養介入管理加算：A300救命救急入院料，A301特定集中治療室管理料，A301-2ハイケアユニット入院医療管理料，A301-3脳卒中ケアユニット入院医療管理料，A301-4小児特定集中治療室管理料のいずれかを算定する病室に入室する重症患者に対して，入室後，早期に管理栄養士が医師，看護師，薬剤師等と連携し，早期の経口移行，維持及び低栄養の改善等につながる栄養管理を実施した場合に算定。
B001「9」外来栄養食事指導料：入院中以外の患者であって，特別食を必要とするもの等に対して，医師の指示に基づき管理栄養士が具体的な献立等によって指導を行った場合に算定。
B001「10」入院栄養食事指導料：入院中の患者であって，特別食を必要とするもの等に対して，医師の指示に基づき管理栄養士が具体的な献立等によって指導を行った場合に算定。
B001「11」集団栄養食事指導料：特別食を必要とする複数の患者に対して，医師の指示に基づき管理栄養士が栄養指導を行った場合に算定。
B001「27」糖尿病透析予防指導管理料：糖尿病の患者で，医師が透析予防に関する指導の必要性があると認めた入院中の患者以外の患者に対し，医師，看護師または保健師および管理栄養士等が共同して必要な指導を行った場合に算定。
C009　在宅患者訪問栄養食事指導料：在宅での療養を行っている患者であって，疾病，負傷のために通院による療養が困難な者について，医師の指示に基づき，管理栄養士が家を訪問し，食事計画案または栄養食事指導せんを患者またはその家族等に対して交付し，指導せんに従った指導を行った場合に算定。
手術「通則20」周術期栄養管理実施加算：専任の管理栄養士が医師と連携し，周術期の患者の日々変化する栄養状態を把握した上で，術前・術後の栄養管理を適切に実施した場合に算定。

ことによって行う（法第4条）。

・管理栄養士は，傷病者に対する療養のため必要

な栄養の指導に当たっては，主治の医師の指導を受けなければならない（法第5条の5関係）。

保険診療との関連

保険診療と栄養士の関連性は，入院患者に対する食事療養に関して，また，療養上の指導等のなかにおける栄養食事指導料の算定など，関係が深い（図表16−1）。

具体的には，A231-4摂食障害入院医療管理料，A233-2栄養サポートチーム加算などにおいて管理栄養士の配置が要件とされており，さらに平成24（2012）年4月診療報酬改定では，管理栄養士の配置が入院基本料および特定入院料そのものの算定要件とされた〔平成26（2014）年4月診療報酬改定では，診療所における管理栄養士配置要件は廃止され，管理栄養士の配置を評価した加算に変更された〕。

2022（令和4）年診療報酬改定では，A104特定機能病院入院基本料「注11」入院栄養管理体制加算，A300救命救急入院料等の「注加算」早期栄養介入管理加算および手術「通則20」周術期栄養管理実施加算が新設され，管理栄養士の配置が要件とされた。また，B001「9」外来栄養食事指導料「注3」において，外来化学療法を行う悪性腫瘍患者に対し，栄養指導を行う専門的知識を有する管理栄養士に関する加算が新設された。

2024（令和6）年の改定では，入院中に行う療養支援，栄養管理（GLIM基準を用いた栄養状態の評価を含む），入退院支援，在宅復帰等の支援などの観点から主なものとして新たな評価項目（図表16−2）が新設された。

図表16−2　2024年度診療報酬改定で新設された栄養士関連の評価項目

A101「注11」経腸栄養管理加算：下記の栄養管理を実施すること。ただし，1日当たりの算定患者数は，管理栄養士1名につき15人以内とする。(ｲ)栄養アセスメント，(ﾛ)経腸栄養の管理に係る計画の作成および計画に基づく栄養管理の実施，(ﾊ)経腸栄養開始後は，1日に3回以上のモニタリングを実施し，その結果を踏まえ，必要に応じた計画の見直し。
A226-4「注2」小児個別栄養食事管理加算：別に厚生労働大臣が定める施設基準を満たす保険医療機関において，緩和ケアを要する15歳未満の小児に対して，緩和ケアに係る必要な栄養食事管理を行った場合には，小児個別栄養食事管理加算として，70点をさらに所定点数に加算する。
A233　リハ・栄養・口腔連携体制加算：リハビリテーション，栄養管理および口腔管理を連携・推進する体制につき別に厚生労働大臣が定める施設基準に適合しているものとして地方厚生局長等に届け出た病棟に入院している患者について，リハビリテーション，栄養管理および口腔管理に係る計画を作成した日から起算して14日を限度として所定点数に加算する。
A304　地域包括医療病棟入院料：高齢者の救急患者をはじめとした急性疾患等の患者に対する適切な入院医療を推進する観点から，高齢者の救急患者等に対して，一定の体制を整えた上でリハビリテーション，栄養管理（GLIM基準を用いた栄養状態の評価を含む），入退院支援，在宅復帰等の機能を包括的に提供することについて，新たな評価を行う。当該病棟に専任の常勤の管理栄養士が1名以上配置されていること。
B001「37」慢性腎臓病透析予防指導管理料：慢性腎臓病の患者（糖尿病患者または現に透析療法を行っている患者を除き，別に厚生労働大臣が定める者に限る）であって，医師が透析予防に関する指導の必要性があると認めた入院中の患者以外の患者に対して，当該保険医療機関の医師，看護師または保健師および管理栄養士等が共同して必要な指導を行った場合に，月1回に限り算定する。

図表16−3　管理栄養士・栄養士の配置義務のある施設（主なもの）

施設の種類	栄養士（必置）の基準	根　拠
乳児院	入所人員10人以上	児童福祉施設最低基準
児童養護施設 障害児入所施設（知的障害児施設，知的障害児通園施設，盲ろうあ児施設，肢体不自由児施設） 児童自立支援施設	入所人員41人以上	
知的障害者更生施設 知的障害者授産施設		知的障害者援護施設の設備及び運営に関する基準

養護老人ホーム	50人未満で栄養士のいる特養と併設する場合は除く	養護老人ホームの設備及び運営に関する基準
特別養護老人ホーム	入所人員41人以上	特別養護老人ホームの設備及び運営に関する基準
軽費老人ホーム	40人以下または他の社会福祉施設等の栄養士と有機的連携のできる場合は除く	軽費老人ホームの設備及び運営について
指定介護老人福祉施設	入所定員41人以上	指定介護老人福祉施設の人員，設備及び運営に関する基準
介護老人保健施設	入所定員100人以上	介護老人保健施設の人員，施設及び設備並びに運営に関する基準
介護医療院	入所定員100人以上	介護医療院の人員，施設及び設備並びに運営に関する基準
指定介護療養型医療施設	100床以上	指定介護療養型医療施設の人員，設備及び運営に関する基準
指定短期入所生活介護事業所	40人以下で他の社会福祉施設等の栄養士と有機的連携のできる場合は除く	指定居宅サービス等の事業の人員，設備及び運営に関する基準
精神障害者福祉工場	食事の提供を行わない場合は除く	精神障害者社会復帰施設の設備及び運営に関する基準
病院	100床以上	医療法施行規則
病院給食受託施設（診療所，助産所を含む）	調理の受託業務を行う場所に配置	
医学的な管理を必要とする特定給食施設で，都道府県知事が指定するもの	1回300食または1日750食以上の施設	健康増進法
上記以外の特定給食施設で，都道府県知事が指定するもの	1回500食または1日1500食以上の施設	
特定機能病院		医療法施行規則
指定居宅療養管理指導事業所		指定居宅サービス等の事業の人員，設備及び運営に関する基準

*Key Word

診療情報管理士：病歴管理をはじめ，病院管理，医学研究，医学教育，公衆衛生など様々な目的で活用できるかたちで診療録などの診療情報を保存・管理する専門職。国家資格ではないが，日本病院会が中心となって通信教育と試験を行い，その能力を認定している（1996年に診療録管理士から診療情報管理士へ名称変更）。さらに，診療情報管理士の技能・資質の向上を図るための指導者の養成を目的として「診療情報管理士指導者」という認定資格も2005年度から設けられている。

DPC制度では，傷病名の分類・選択が重要であり，医療機関にとって診療情報管理士の存在は不可欠と言われている。

医療ソーシャルワーカー：メディカル・ソーシャル・ワーカー（MSW）。各種の医療施設で活動するソーシャルワーカーで，ケースワーカーと呼ぶこともある。

患者が抱える医療費や生活費などの経済的問題，療養に伴う心理的問題，就職や施設入所，在宅復帰など退院後の社会的問題などについて，社会福祉の立場から相談に応じ，公的制度の利用や関係機関との調整など，問題解決のために援助を行う専門職。

17 社会福祉士及び介護福祉士法

昭和62年5月26日法律第30号（直近改正：令和4年6月17日法律第68号）

社会福祉士および介護福祉士の資格を定めて，その業務の適正を図り，社会福祉の増進に寄与することを目的とした法律です。

社会福祉士と介護福祉士は，身体的または精神上の障害など日常生活に支障のある人たちに対し，**社会福祉士は相談業務を，介護福祉士は入浴，排せつ，食事などの介護とその指導を業務とする**とされています。

いずれも資格試験合格者は国家登録され，資格がなければその名称の使用はできないものの，資格がなくても類似の業務を行うことは許されており，業務独占ではありません。

社会福祉士および介護福祉士は，ともに専門的知識および技術をもって，身体上または精神上の障害など日常生活に支障のある人たちに対し，社会福祉士は相談業務を，介護福祉士は入浴，排せつ，食事などの介護とその指導を業務とするとされている。

（定義）
第2条 この法律において「社会福祉士」とは，第28条の登録を受け，社会福祉士の名称を用いて，専門的知識及び技術をもって，身体上若しくは精神上の障害があること又は環境上の理由により日常生活を営むのに支障がある者の福祉に関する相談に応じ，助言，指導，福祉サービスを提供する者又は医師その他の保健医療サービスを提供する者その他の関係者（第47条において「福祉サービス関係者等」という。）との連絡及び調整その他の援助を行うこと（第7条及び第47条の2において相談援助という。）を業とする者をいう。

2 この法律において「介護福祉士」とは，第42条第1項の登録を受け，介護福祉士の名称を用いて，専門的知識及び技術をもって，身体上又は精神上の障害があることにより日常生活を営むのに支障がある者につき心身の状況に応じた介護〔喀痰吸引その他のその者が日常生活を営むのに必要な行為であって，医師の指示の下に行われるもの（厚生労働省令で定めるものに限る。以下「喀痰吸引等」という。）を含む。〕を行い，並びにその者及びその介護者に対して介護に関する指導を行うこと（以下「介護等」という。）を業とする者をいう。

社会福祉士および介護福祉士は，それぞれの信用を傷つけるような行為をしてはならないし（法第45条），正当な理由なしに，その業務に関して知り得た人の秘密を漏らしてはならないと定められている（法第46条）。

また，業務を行うに当たっては，医師その他の医療関係者との連携を保たねばならないとされている（法第47条）。

（連携）
第47条 社会福祉士は，その業務を行うに当たっては，その担当する者に，福祉サービス及びこれに関連する保健医療サービスその他のサービス（次項において「福祉サービス等」という。）が総合的かつ適切に提供されるよう，地域に即した創意と工夫を行いつつ，福祉サービス関係者等との連携を保たなければならない。

2 介護福祉士は，その業務を行うに当たっては，その担当する者に，認知症〔介護保険法（平成9年法律第123号）第5条の2に規定する認知症をいう。〕であること等の心身の状況その他の状況に応じて，福祉サービス等が総合的かつ適切に提供されるよう，福祉サービス関係者等との連携を保たなければならない。

介護福祉士は，「介護サービスの基盤強化のための介護保険法等の一部を改正する法律」（平成23年6月22日・法律第72号）により，一定の資格のもと，医師の指示によって喀痰吸引等の医療行為を行うことができるようになった〔平成24（2012）年4月1日施行〕。一定の資格とは，事業所ごとに都道府県知事に登録した者（登録喀痰吸引等事業者）をいう（法第48条の3）。医師の指示のもとに行われる行為は，①口腔内の喀痰吸引，②鼻腔内の喀痰吸引，③気管カニューレ内部の喀痰吸引，④胃ろうまたは腸ろうによる経管栄養，⑤経鼻経管栄養——である（施行規則第1条）。

また，令和4（2022）年4月1日より，准介護福祉士として，介護福祉の養成施設を修了し，国家試験不合格者または受験しなかった者が名乗ることができるとされた（附則第2条）。

18

精神保健福祉士法

平成9年12月19日法律第131号（直近改正：令和4年12月16日法律第104号）

精神保健福祉士の資格を定め，業務の適正を図り，精神保健の向上と精神障害者の福祉の増進に寄与することを目的とする法律です。

精神福祉士とは，専門的知識・技術をもって，精神科病院などの医療施設で精神障害の医療を受ける者または精神障害者の社会復帰促進を目的とする施設利用者に対して，地域相談支援の利用・社会復帰に関する相談などに応じ，助言，指導，日常生活への適応に必要な訓練などの援助を行うことを業とするものです。

精神保健福祉士の業務の対象者は，精神病院，精神科デイケア施設に入・通院中の精神障害者，精神障害者復帰施設に入・通所している精神障害者などである。

精神保健福祉士の職場としては，精神病院その他の医療施設，保健所等，精神障害者の社会復帰施設（精神障害者生活訓練施設，精神障害者授産施設，精神障害者福祉ホーム，精神障害者福祉工場，作業所等）が考えられる。

また，心身の故障を来している者等は，精神保健福祉士になることができないと定められている（法第3条）。

精神保健福祉士の資格を得るには，厚生労働大臣が行う精神保健福祉士試験に，合格しなければならない（法第4条）。

（定義）
第2条 この法律において「精神保健福祉士」とは，第28条の登録を受け，精神保健福祉士の名称を用いて，精神障害者の保健及び福祉に関する専門的知識及び技術をもって，精神科病院その他の医療施設において精神障害の医療を受け，若しくは精神障害者の社会復帰の促進を図ることを目的とする施設を利用している者の地域相談支援〔障害者の日常生活及び社会生活を総合的に支援するための法律（平成17年法律第123号）第5条第19項に規定する地域相談支援をいう。第41条第1項において同じ。〕の利用に関する相談その他の社会復帰に関する相談又は精神障害者及び精神保健に関する課題を抱える者の精神保健に関する相談に応じ，助言，指導，日常生活への適応のために必要な訓練その他の援助を行うこと（以下「相談援助」という。）を業とする者をいう。

（欠格事由）
第3条 次の各号のいずれかに該当する者は，精神保健福祉士となることができない。
一　心身の故障により精神保健福祉士の業務を適正に行うことができない者として厚生労働省令で定めるもの
二　拘禁刑以上の刑に処せられ，その執行を終わり，又は執行を受けることがなくなった日から起算して2年を経過しない者
三　この法律の規定その他精神障害者の保健又は福祉に関する法律の規定であって政令で定めるものにより，罰金の刑に処せられ，その執行を終わり，又は執行を受けることがなくなった日から起算して2年を経過しない者
四　第32条第1項第二号又は第2項の規定により登録を取り消され，その取消しの日から起算して2年を経過しない者

精神保健福祉士となる資格を有する者が，精神保健福祉士となるには，厚生労働省令で定める事項〔登録番号・登録年月日，本籍地都道府県名（日本国籍を有しない者については，その国籍），精神保健福祉士試験に合格した年月〕の登録を受けなければならない（法第28条）。

登録を受けた後に規定に違反する等のあった場合，この登録の取消し，精神保健福祉士の名称の使用が停止される場合がある（法32条等）。

また，精神保健福祉士の義務として，信用を傷つけるような行為の禁止（法第39条），業務上に係る秘密の保持（法第40条），業務を行うに当たって医師やその他の医療関係者との連携や指導を受けること（法第41条）などの義務を定めている。

精神保健福祉士については業務制限の定めはないが，法第42条で精神保健福祉士という名称の使用についての制限を定めているので，その資格のない者は，精神保健福祉士の名称を用いることはできない。

19 言語聴覚士法

平成 9 年12月19日法律第132号（直近改正：令和 4 年 6 月17日法律第68号）

言語聴覚士の資格を定めるとともに，その業務が適正に運用されるように規律し，医療の普及および向上に寄与することを目的とした法律です。

言語聴覚士とは，厚生労働大臣の免許を受け，言語聴覚士の名称を用いて，音声機能，言語機能または聴覚障害者について，その機能の維持向上を図るため，言語訓練などの訓練と，必要な検査，助言・指導その他の援助を行うことを業とする専門職です。

対象となる障害は，失語症・高次脳機能障害，構音障害・音声障害，摂食嚥下障害，発達障害，聴覚障害などです。

脳卒中後の言語障害（失語症，構音障害等）や聴覚障害，言葉の発達の遅れ，声や発音の障害など，言葉によるコミュニケーションの問題は多岐にわたる。こうした問題の本質や発現メカニズムを明らかにし，対処法を見いだすために検査・評価を実施し，必要に応じて訓練，指導，助言，援助を行う専門職が言語聴覚士である。医師や歯科医師の指示のもと，嚥下訓練や人工内耳の調整等を行うのも言語聴覚士の役割である。

対象となる障害は，①失語症・高次脳機能障害，構音障害・音声障害，摂食嚥下障害，発達障害，聴覚障害──などである。

「言語聴覚士」とは厚生労働大臣の免許を受けて，言語聴覚士の名称を用いて，音声機能，言語機能または聴覚に障害のある者についてその機能の維持向上を図るため，言語訓練その他の訓練，これに必要な検査及び助言，指導その他の援助を行うことを業とする者と定義している（法第 2 条）。

言語聴覚士の資格を得るには，言語聴覚士国家試験に合格し，厚生労働大臣の免許を受けなければならない。なお，免許は言語聴覚士名簿に登録することによって行われる（法第 3 ・ 6 条）。

また，言語聴覚士は，医師または歯科医師の指示の下に，嚥下訓練，人工内耳の調整その他厚生労働省令で定める行為を診療の補助として行うことができる（法第42条）。

法第42条第 1 項の厚生労働省令で定める行為（同法施行規則第22条）とは次のとおりである。③と④については，他動運動もしくは抵抗運動を伴うものまたは薬剤もしくは器具を使用するものに限る。

① 機器を用いる聴力検査（聴力レベル等略）
② 聴性脳幹反応検査*
③ 音声機能に係る検査および訓練
④ 言語機能に係る検査および訓練
⑤ 耳型の採型
⑥ 補聴器装用訓練

本検査は主治の医師の指導を受けなければならない。

そのほか業務を行うにあたっては，医師，歯科医師その他の医療関係者との緊密な連携を図るほか，主治の医師または歯科医師があるときは，その指導を受けなければならない（法第43条）。

言語聴覚士には，業務上知り得た秘密を漏らしてはならない守秘義務の定めがある（法第44条）。

この法律では，言語聴覚士でない者が言語聴覚士またはこれに紛らわしい名称を用いてはならないとする名称の使用制限が定められている（法第45条）。

✳Key Word

聴性脳幹反応検査：ABR（Auditory Brainstem Response）のこと。耳から一定の音を聴かせ，脳幹の聴覚伝導路から出る脳波をコンピュータ解析して聴力を調べる。診断的価値が極めて高く，難聴や脳幹障害の診断に幅広い臨床応用が期待できるとされている。新生児・乳幼児難聴の早期診断のために実施されることが多い。

20

臨床工学技士法

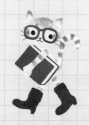

昭和62年6月2日法律第60号（直近改正：令和4年6月17日法律第68号）

　　臨床工学技士の資格を定め，その業務が適正に運用されるように規律し，医療の普及と向上に寄与することを目的とした法律です。
　　臨床工学技士とは，厚生労働大臣の免許を受け，臨床工学技士の名称を用いて医師の指示の下に，**人工透析装置や人工心肺装置などの生命維持管理装置**＊の操作・保守点検を業として担当する専門技術者です。

　臨床工学技士は，人工透析装置や人工心肺装置などの生命維持管理装置＊の操作・保守点検を担当する専門技術者である。

　生命維持管理装置の操作および保守点検（図表20-1）には，単に医学的知識ばかりでなく，工学的知識も必要としている。

　「良質かつ適切な医療を効率的に提供する体制の確保を推進するための医療法等の一部を改正する法律」（令和3年法律第49号）により，タスクシフト／シェアを推進し，医師の負担を軽減しつつ，医療関係職種がより専門性を活かせるよう，業務範囲の拡大が行われた。

　具体的には，生命維持管理装置を用いた治療において当該治療に関連する医療用の装置の操作（当該医療用の装置の先端部の身体への接続又は身体からの除去を含む）として厚生労働省令で定めるものが追加された。

（目的）
第1条　この法律は，臨床工学技士の資格を定めるとともに，その業務が適正に運用されるように規律し，もって医療の普及及び向上に寄与することを目的とする。
（定義）
第2条　この法律で「生命維持管理装置」とは，人の呼吸，循環又は代謝の機能の一部を代替し，又は補助する

ことが目的とされている装置をいう。
2　この法律で「臨床工学技士」とは，厚生労働大臣の免許を受けて，臨床工学技士の名称を用いて，医師の指示の下に，生命維持管理装置の操作（生命維持管理装置の先端部の身体への接続又は身体からの除去であって政令で定めるものを含む。以下同じ。）及び保守点検を行うことを業とする者をいう。

　臨床工学技士は，医師の具体的な指示を受けなければ，厚生労働省令で定める生命維持管理装置の操作を行ってはならないとされている〔法第38条（特定行為の制限）〕。

　なお，特定行為とは，①身体への血液，気体または薬剤の注入，②身体からの血液または気体の

抜き取り（採取を含む），③身体への電気的刺激の負荷──のことをいう（同法施行規則第32条）。

　また，その業務を行うに当たっては，医師その他の医療関係者と緊密な連携を図らなければならない〔法第39条（他の医療関係者との連携）〕。

（秘密を守る義務）
第40条　臨床工学技士は，正当な理由がなく，その業務上知り得た人の秘密を漏らしてはならない。臨床工学技士でなくなった後においても，同様とする。

（名称の使用制限）
第41条　臨床工学技士でない者は，臨床工学技士又はこれに紛らわしい名称を使用してはならない。

　臨床工学技士法では，秘密を守る義務や名称制限について定めている。

　なお，臨床工学技士法施行令（昭和63年2月23日・政令第21号）で，法第2条「生命維持管理装

＊Key Word

生命維持管理装置：人の呼吸，循環または代謝の機能の一部を代替し，または補助することを目的とする装置のこと。人工呼吸器，人工心肺装置，血液

浄化装置，体外式ペースメーカ，補助循環装置，人工膵臓などがある。

置の身体への接続等」について次のように定めて　いる。

臨床工学技士法施行令　昭和63年2月23日・政令第21号（直近改正：令和3年7月9日・政令第203号）

（生命維持管理装置の身体への接続等）
第1条　臨床工学技士法（以下「法」という。）第2条第2項の政令で定める生命維持管理装置の先端部の身体への接続又は身体からの除去は，次のとおりとする。
一　人工呼吸装置のマウスピース，鼻カニューレその他の先端部の身体への接続又は身体からの除去（気管への接続又は気管からの除去にあっては，あらかじめ接続用に形成された気管の部分への接続又は当該部分からの除去に限る。）
二　血液浄化装置の穿刺針その他の先端部のシャント，表在化された動脈若しくは表在静脈への接続又はシャント，表在化された動脈若しくは表在静脈からの除去
三　生命維持管理装置の導出電極の皮膚への接続又は皮膚からの除去

図表20-1　臨床工学技士の業務

呼吸治療業務	肺の機能が働かなくなり，呼吸が十分にできなくなった患者さんには呼吸を代行するための人工呼吸器という装置が装着される。その際，臨床工学技士は人工呼吸器が稼働している場所へ行き，安全に装置が使用されているか，また，装置に異常がないかなどを確認する。また人工呼吸器のメンテナンス・管理等も行う。
人工心肺業務	心臓手術の際，心臓や肺に代わる働きをする体外循環装置（人工心肺）を操作・管理する。その装置の周辺には多いときには数十台もの医療機器が同時に使われるが，すべての機器の操作や使用前の点検などの仕事を受け持つ。
血液浄化業務	血液浄化とは，体内に貯まった老廃物などを排泄あるいは代謝する機能が働かなくなった場合に行うもので，血液透析療法，血漿交換療法，血液吸着法など様々な療法が存在する。その際，穿刺や人工透析装置の操作を行う。
手術室業務	手術の内容により使用される機器は多種多様であり，手術が円滑かつ安全に行われるように，手術室内の広範な医療機器の操作や事前の管理を行う。
集中治療業務	集中治療室では心臓や頭などの手術をした後の患者さんや，呼吸・循環・代謝などの機能が急に悪くなり，命に関わる患者さんを収容して集中的に治療を行うが，人工呼吸器や持続的血液浄化装置などの生命維持管理装置の操作や管理を行う。
心血管カテーテル業務	心臓カテーテル検査は心臓病の診断をするための検査方法であり，手術の適応，術式を決定する重要な検査であるが，検査一連の記録をするためにコンピュータを操作し，また検査室内にある装置の操作を行う。緊急時には補助循環装置やペースメーカなどを操作することもある。
高気圧酸素業務	高い気圧の環境下で酸素を吸入させることで，血液中の酸素を増やすのが高気圧酸素療法で，様々な疾患の治療に用いられるが，その装置の操作・管理を行う。
ペースメーカ・ICD業務	不整脈に苦しむ患者さんはペースメーカ（PM），植込み型除細動器（ICD）といった機器を体に植え込む手術を行うが，そのような機器を取り扱う場面で機器の管理や操作を行う。
医療機器管理業務	医療施設の様々な分野で使用される医療機器を，安全に使用できるようにまた，機器の性能が維持できるように保守・点検を行う。また医療機器を一括管理し，効率的で適切な運用ができるようにする。

（公益社団法人日本臨床工学技士会のホームページをもとに作成）

医師の働き方改革の議論に基づく臨床工学技士法の一部改正
（2021年5月28日公布，同年10月1日施行）等により臨床工学技士が実施可能となった業務

① 　手術室又は集中治療室で生命維持管理装置を用いて行う治療における静脈路への輸液ポンプ又はシリンジポンプの接続，薬剤を投与するための当該輸液ポンプ又は当該シリンジポンプの操作並びに当該薬剤の投与が終了した後の抜針及び止血

※ 　輸液ポンプ又はシリンジポンプを静脈路に接続するために静脈路を確保する行為についても「静脈路への輸液ポンプ又はシリンジポンプの接続」に含まれる。

② 　生命維持管理装置を用いて行う心臓又は血管に係るカテーテル治療における身体に電気的刺激を負荷するための装置の操作

③ 　手術室で生命維持管理装置を用いて行う鏡視下手術における体内に挿入されている内視鏡用ビデオカメラの保持及び手術野に対する視野を確保するための当該内視鏡用ビデオカメラの操作

④ 　血液浄化装置の穿刺針その他の先端部の表在化された動脈若しくは表在静脈への接続又は表在化された動脈若しくは表在静脈からの除去

※ 　従来から業務である「シャントへの接続又はシャントからの除去」に追加された。

※ 　ただし，上記業務を行うためには厚生労働大臣が指定する研修を受講し，必要となる知識・技能について修得しなければならない。

医療従事者

21

義肢装具士法

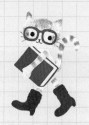

昭和62年6月2日法律第61号（直近改正：令和4年6月17日法律第68号）

> 　義肢装具士の資格を定め，その業務が適正に運用されるように規律し，医療の普及と向上に寄与することを目的とした法律です。
> 　義肢装具士は，厚生労働大臣の免許を受け，義肢装具士の名称を用いて，医師の指示の下，義肢装具の装着部位の採型，義肢装具の製作だけでなく，身体へ適合させることを業務として行う者です。

　近年，リハビリテーション医療の分野において，義手，ギプスなどの義肢装具*を装着しての社会復帰の促進が，重要な役割を果たすようになってきた。このような状況のなかで，義肢装具の製作適合などの業務が適正に運用されるよう資格を定め，また業務の適正な運用を規定したのがこの法律である。

　義肢装具士は義肢装具を単に製作するだけでなく，適合させることを業務とする。医師から義肢装具が処方され，1人の患者や障害者に適合されるまで，①採寸，②採型，③組立，④試歩行，⑤仕上げ，⑥適合といった工程（義足の場合）で作業が進められるが，義肢装具士は，少なくとも①採寸，②採型，④試歩行，⑥適合の部分を担う（③組立，⑤仕上げについては製作専門の技術者が行うことが多い）。

（定義）
第2条　この法律で「義肢」とは，上肢又は下肢の全部又は一部に欠損のある者に装着して，その欠損を補てんし，又はその欠損により失われた機能を代替するための器具器械をいう。
2　この法律で「装具」とは，上肢若しくは下肢の全部若しくは一部又は体幹の機能に障害のある者に装着して，当該機能を回復させ，若しくはその低下を抑制し，又は当該機能を補完するための器具器械をいう。
3　この法律で「義肢装具士」とは，厚生労働大臣の免許を受けて，義肢装具士の名称を用いて，医師の指示の下に，義肢及び装具の装着部位の採型並びに義肢及び装具の製作及び身体への適合（以下「義肢装具の製作適合

等」という。）を行うことを業とする者をいう。
（業務）
第37条　義肢装具士は，保健師助産師看護師法（昭和23年法律第203号）第31条第1項及び第32条の規定にかかわらず，診療の補助として義肢及び装具の装着部位の採型並びに義肢及び装具の身体への適合を行うことを業とすることができる。
（特定行為の制限）
第38条　義肢装具士は，医師の具体的な指示を受けなければ，厚生労働省令で定める義肢及び装具の装着部位の採型並びに義肢及び装具の身体への適合を行ってはならない。

　第38条に関しては，同法施行規則第32条に規定されている。

義肢装具士法施行規則　昭和63年3月28日・厚生省令第20号（最終改正：令和1年12月13日・厚生労働省令第80号）

第32条　法第38条の厚生労働省令で定める義肢及び装具の装着部位の採型並びに義肢及び装具の身体への適合は，次のとおりとする。
一　手術直後の患部の採型及び当該患部への適合
二　ギプスで固定されている患部の採型及び当該患部への適合

＊Key Word

義肢・装具の種類：義肢には，「義手」と「義足」がある。「義手」は上肢切断に装着する義肢で，切断部位により，①肩義手，②上腕義手，③肘義手，④前腕義手，⑤手義手——に分類される。「義足」は下肢の切断部位に装着する義肢で，切断部位により，①股義足，②大腿義足，③膝義足，④下腿義足，⑤サイム義足，⑥足根中足義足——に分類される。

　一方，装具は，上肢装具，体幹装具，下肢装具の3つに分類される。

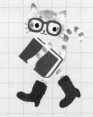

22

救急救命士法

平成 3 年 4 月23日法律第36号（直近改正：令和 4 年 6 月17日法律第68号）

> **救急救命士の資格**を定め，その**業務が適正に運用されるように規律**し，医療の普及と向上に寄与することを目的とする法律です。
> 救急救命士とは，厚生労働大臣の免許を受けて，救急救命士の名称を用いて，医師の指導の下に**救急救命処置**を業として行う者です。
> 救急救命処置は，その症状が著しく悪化する
>
> おそれ，または生命が危険な状態にある傷病者に対し，病院や診療所に搬送されるまたは入院するまでの間に行われる**気道の確保や心拍の回復などの処置**で，症状の著しい悪化防止や生命の危険回避に緊急に必要なものと法律で定めています。

救急救命士とは，厚生労働大臣の免許を受けて，救急救命士の名称を用いて，医師の指導のもとに，救急救命処置（図表22－1）を業として行う者である。

救急救命士法では，救急救命士の業務，特定行為の制限，他の医療機関との連携などについて，次のように定めている。

①　業とすることができる内容は，診療の補助として救急救命処置を行うことである（法第

43条第 1 項）。

②　医師の具体的指示を受けなければ，厚生労働省令で定める救急救命処置を行うことはできない（法第44条第 1 項）。救急救命士が行える（厚生労働大臣が定める）救急救命処置は，重度傷病者のうち心肺機能停止状態の患者に対する処置のことで，①厚生労働大臣の指定する薬剤を用いた静脈路確保のための輸液，②厚生労働大臣の指定する器具による気

図表22－1　救急救命処置の範囲（平成 4 年 3 月13日・指発第17号，直近改正：平成26年 1 月31日・医政指発0131第 1 号）

①自動体外式除細動器による除細動（処置の対象となる患者が心臓機能停止の状態であること）
②乳酸リンゲル液を用いた静脈路確保のための輸液
③食道閉鎖式エアウェイ，ラリンゲアルマスクまたは気管内チューブによる気道確保（気管内チューブによる気道確保については，その処置の対象となる患者が心臓機能停止の状態および呼吸機能停止の状態であること）
④エピネフリンの投与（⑧の場合を除く。その処置の対象となる患者が心臓機能停止の状態であること）
⑤乳酸リンゲル液を用いた静脈路確保及び輸液
⑥ブドウ糖溶液の投与（ブドウ糖溶液の投与については，その処置の対象となる患者が血糖測定により低血糖状態であると確認された状態であること）
⑦精神科領域の処置（精神障害者で身体的疾患を伴う者および身体的疾患に伴い精神的不穏状態に陥っている者に対しては，必要な救急救命処置を実施するとともに，適切な対応をする必要がある）
⑧小児科領域の処置（基本的には成人に準ずる。新生児については，専門医の同乗を原則とする）
⑨産婦人科領域の処置〔（1）墜落産時の処置：臍帯処置（臍帯結紮・切断），胎盤処理，新生児の蘇生（口腔内吸引，酸素投与，保温），（2）子宮復古不全（弛緩出血時）：子宮輪状マッサージ〕
⑩自己注射が可能なエピネフリン製剤によるエピネフリンの投与（処置の対象となる重度傷病者があらかじめ自己注射が可能なエピネフリン製剤を交付されている

こと）
⑪血糖測定器（自己検査用グルコース測定器）を用いた血糖測定
⑫聴診器の使用による心音・呼吸音の聴取
⑬血圧計の使用による血圧の測定
⑭心電計の使用による心拍動の観察および心電図伝送
⑮鉗子・吸引器による咽頭・声門上部の異物の除去
⑯経鼻エアウェイによる気道確保
⑰パルスオキシメーターによる血中酸素飽和度の測定
⑱ショックパンツの使用による血圧の保持および下肢の固定
⑲自動式心マッサージ器の使用による体外式胸骨圧迫心マッサージ
⑳特定在宅法継続中の傷病者の処置の維持
㉑口腔内の吸引
㉒経口エアウェイによる気道確保
㉓バッグマスクによる人工呼吸
㉔酸素吸入器による酸素投与
㉕気管内チューブを通じた気管吸引
㉖用手法による気道確保
㉗胸骨圧迫
㉘呼気吹込み法による人工呼吸
㉙圧迫止血
㉚骨折の固定
㉛ハイムリック法及び背部叩打法による異物の除去
㉜体温・脈拍・呼吸数・意識状態・顔色の観察
㉝必要な体位の維持，安静の維持，保温

道確保，③厚生労働大臣の指定する薬剤の投与——である（同法施行規則第21条）。

③　「救急用自動車等」以外の場所においてその業務を行ってはならない。ただし重度傷病者を救急用自動車等に乗せるまでの間においてまたは医療機関に到着，入院までの間は，救急救命処置を行うことが必要と認められる場合は，行ってよいことになっている（法第44条第2項）。

④　その業務を行うにあたり，医師その他の医療関係者との緊密な連携をはかり，適正な医療の確保に努めるよう定められている（法第45条）。

⑤　救急救命処置を行ったときは，遅滞なく厚生労働省令で定める事項を救急救命処置録*に記載しなければならないし，この処置録は記載の日から5年間保存しなければならないことになっている（法第46条）。

⑥　業務上に関しての守秘義務と名称の使用制限が定められている（法第47・48条）。

救急救命士の資格制度が創設されたことによって，搬送途上の心肺停止状態患者の救命率の向上や，救急医療の充実が期待される。

救急救命士法施行規則　　平成3年8月14日・厚生省令第44号（直近改正：令和4年7月28日・厚生労働省令第107号）

（法第44条第1項の厚生労働省令で定める救急救命処置）

第21条　法第44条第1項の厚生労働省令で定める救急救命処置は，重度傷病者（その症状が著しく悪化するおそれがあり，又はその生命が危険な状態にある傷病者をいう。以下次条において同じ。）のうち，心肺機能停止状態の患者に対するものにあっては第一号（静脈路確保のためのものに限る）から第三号までに掲げるものとし，心肺機能停止状態でない患者に対するものにあっては第一号及び第三号に掲げるものとする。

一　厚生労働大臣の指定する薬剤を用いた輸液
二　厚生労働大臣の指定する器具による気道確保
三　厚生労働大臣の指定する薬剤の投与

業務の拡大

①　心肺停止患者の救命率の向上を図るため，搬送時の措置として医師の指示なし除細動（包括的指示化）行為が諸要件を満たしたうえではあるが，平成15（2003）年4月から実施できるようになった。

②　救急救命士法施行規則の改正により，平成16（2004）年7月1日から，医師の具体的な指示に基づいて，気管内チューブによる気道確保が認められることとなった。

なお，この気道確保の実施については，具体的な細かい諸要件が通知で示されている（平成16年3月23日医政発第0323001号）。

実施についての留意事項としては，
・常時医師の具体的指示が受けられる体制の整備
・メディカルコントロール体制の整備
・諸条件を満たした救急救命士に限られる

などの諸要件がある。

③　救急救命士法施行規則の一部改正により，平成18（2006）年4月1日から厚生労働大臣の指定する薬剤の投与ができることとなった。

厚生労働大臣の指定する薬剤とは，心肺停止患者を蘇生させるために用いる「エピネフリン」を指す（施行規則一部改正：平成17年3月10日厚生労働省令第26号，薬剤の指定：平成17年3月10日厚生労働省告示第65号）

④　上記のほか，心肺機能停止状態でない患者に対して投与する薬剤として，「ブドウ糖溶液」が指定された（平成26年1月31日・告示第16号）。

救急救命士が勤務する医療機関は，院内研修を行わなければならない〔2021（令和3）年9月1日省令改正（第149号）〕

＊Key Word

救急救命処置録：救急救命士法第46条に基づき，救急救命士が救急救命処置を行ったあと遅滞なく記載しなければならない記録。記載事項は，救急救命士法施行規則第23条によって，①救急救命処置を受けた者の住所，氏名，性別および年齢，②救急救命処置を行った者の氏名，③救急救命処置を行った年月日，④救急救命処置を受けた者の状況，⑤救急救命処置の内容，⑥指示を受けた医師の氏名およびその指示内容——と定められている。

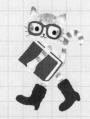

23

公認心理師法

平成27年9月16日法律第68号（直近改正：令和4年6月17日法律第68号）

　　公認心理師の資格を定め，その**業務の適正を図り，国民の心の健康の保持増進に寄与**することを目的とした法律です。
　　公認心理師は，法に定める登録を受け，公認心理師の名称を用いて保健医療，福祉，教育その他の分野において，専門的知識・技術を用い て**心理に関する支援**を行うことを業とします。
　　具体的には，心理に関する支援を要する者の心理状態の観察と結果の分析，支援を要する本人およびその関係者の相談に応じ，助言や指導などの援助を行うこと──などです。

　臨床心理士，臨床発達心理士など心理専門職は国家資格職ではなかったため，「公認心理師」という国家資格を定め，国民の心の健康の保持増進に寄与するために公認心理師法が制定された（法第1条）。
　この法律の公布は平成27（2015）年9月16日で，平成29（2017）年9月15日〔一部は平成28（2016）年3月25日〕に施行された。
　心の健康の保持増進とは，保健医療，福祉，教育その他の分野において心理学等の専門的知識と 技術を用いて行う国民の心理に関する支援，医師等支援を要する者の相談に応じる援助を行うことである（法第2条）。
　本法は，全5章の本文と附則から成り，下記の構成となっている。
　　第1章：総則（第1〜3条）
　　第2章：試験（第4〜27条）
　　第3章：登録（第28〜39条）
　　第4章：義務等（第40〜45条）
　　第5章：罰則（第46〜50条）

1）公認心理師の定義（法第2条），名称の使用制限（法第44条）

　定められた試験（法第5条）に合格し登録（法第28条）を受け，公認心理師の名称を用いて，保健医療，福祉，教育その他の分野において心理学に関する専門的知識や技術をもって，心理に関する支援を要する者に対し，法第2条第一〜四号に 定める行為（業務）を行う者とする。
　また，公認心理師として認められた者以外は，公認心理師という名称を使用してはならないことが定められている（法第44条）。

（定義）
第2条　この法律において「公認心理師」とは，第28条の登録を受け，公認心理師の名称を用いて，保健医療，福祉，教育その他の分野において，心理学に関する専門的知識及び技術をもって，次に掲げる行為を行うことを業とする者をいう。
一　心理に関する支援を要する者の心理状態を観察し，その結果を分析すること。
二　心理に関する支援を要する者に対し，その心理に関する相談に応じ，助言，指導その他の援助を行うこと。
三　心理に関する支援を要する者の関係者に対し，その相談に応じ，助言，指導その他の援助を行うこと。
四　心の健康に関する知識の普及を図るための教育及び 情報の提供を行うこと。
（登録）
第28条　公認心理師となる資格を有する者が公認心理師となるには，公認心理師登録簿に，氏名，生年月日その他文部科学省令・厚生労働省令で定める事項の登録を受けなければならない。
（名称の使用制限）
第44条　公認心理師でない者は，公認心理師という名称を使用してはならない。
2　前項に規定するもののほか，公認心理師でない者は，その名称中に心理師という文字を用いてはならない。

2）公認心理師の業務内容（法第2条第1〜4項）

　公認心理師の名称を用いて行う業務の範囲は，下記のとおりである。

①　心理に関する支援を要する者の心理状態の観察とその結果の分析

②　心理に関する支援を要する者に対する相談，助言，指導その他の援助
③　支援を要する者の関係者に対する相談，助言，指導その他の援助
④　心の健康に関する知識の普及とそのための教育・情報提供

3）公認心理師の義務・責務（法第40～43条）と罰則

公認心理師には，信用失墜行為の禁止（法第40条），秘密保持義務（法第41条），連携等（法第42条），資質向上の責務（法第43条）などが求められており，第5章には違反した場合の罰則が規定されている（法第46～50条）。

公認心理師は，その信用を傷つける行為を行うことは許されず（法第40条），仮にそのような行為を行った場合，その登録の取消しや名称使用の停止が行われる（法第32条）。また，当然のことながら，公認心理師が正当な理由なく業務に関して知り得た秘密をもらすことは許されないが，こ

れは公認心理師でなくなったあとも同様である（法第41条）。違反した場合は，法第32条の処分・罰則の規定が適用される（法第46条）。

公認心理師は，その業務を行うにあたって，その業務を行う者と連携して業務を行うことが求められている（法第42条）。特に，支援を要する者に支援に係る主治医があるときは，その医師の指示を受ける義務がある（法第42条第2項）。法第42条第2項の規定に違反した場合は，法第32条が適用される。

（登録の取消し等）
第32条　文部科学大臣及び厚生労働大臣は，公認心理師が次の各号のいずれかに該当する場合には，その登録を取り消さなければならない。
一　第3条各号（第四号を除く。）のいずれかに該当するに至った場合
二　虚偽又は不正の事実に基づいて登録を受けた場合
2　文部科学大臣及び厚生労働大臣は，公認心理師が第40条，第41条又は第42条第2項の規定に違反したときは，その登録を取り消し，又は期間を定めて公認心理師の名称及びその名称中における心理師という文字の使用の停止を命ずることができる。
（信用失墜行為の禁止）
第40条　公認心理師は，公認心理師の信用を傷つけるような行為をしてはならない。
（秘密保持義務）
第41条　公認心理師は，正当な理由がなく，その業務に

関して知り得た人の秘密を漏らしてはならない。公認心理師でなくなった後においても，同様とする。
（連携等）
第42条　公認心理師は，その業務を行うに当たっては，その担当する者に対し，保健医療，福祉，教育等が密接な連携の下で総合的かつ適切に提供されるよう，これらを提供する者その他の関係者等との連携を保たなければならない。
2　公認心理師は，その業務を行うに当たって心理に関する支援を要する者に当該支援に係る主治の医師があるときは，その指示を受けなければならない。
（資質向上の責務）
第43条　公認心理師は，国民の心の健康を取り巻く環境の変化による業務の内容の変化に適応するため，第2条各号に掲げる行為に関する知識及び技能の向上に努めなければならない。

※　医科診療報酬では，平成31（2019）年3月末時点で臨床心理技術者として保険医療機関に従事していた者，あるいは公認心理師の国家試験の受験資格を有する者は，当分の間，公認心理師とみなす──とする経過措置が設けられている。2020（令和2）年度の改定で，「臨床心理技術者」の文言がすべて「公認心理師」に置き換わった。

24

看護師等の人材確保の促進に関する法律

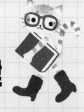

平成 4 年 6 月26日法律第863号
（題名改定：平成13年12月12日法律第153号，直近改正：令和 4 年 6 月17日法律第68号）

> **看護師等の確保を促進する措置**に関する基本方針を定め，その**養成，処遇の改善，資質の向上，就業の促進等**について措置を講じることで，病院や居宅などの看護が提供される場所に高度な専門知識と技能をもった看護師等を確保し，国民の保健医療の向上に資することを目的とした法律です。

1 法の目的（法第 1 条）

急激な高齢化や医療環境の変化に伴う看護師等の業務増加や高度化等に対し，医療機関等においては看護師等の確保の重要性が増大した。この法律では，看護師等の確保を促進するための基本指針を定めるともに，育成や処遇の改善，資質の向上，就業の促進等の措置を講ずることにより，病院や居宅等で高度な専門知識と技能を有する看護師等を確保し，それにより国民の保健医療の向上に資することを目的としている。

（目的）
第 1 条 この法律は，我が国における急速な高齢化の進展及び保健医療を取り巻く環境の変化等に伴い，看護師等の確保の重要性が著しく増大していることにかんがみ，看護師等の確保を促進するための措置に関する基本指針を定めるとともに，看護師等の養成，処遇の改善，資質の向上，就業の促進等を，看護に対する国民の関心と理解を深めることに配慮しつつ図るための措置を講ずることにより，病院等，看護を受ける者の居宅等看護が提供される場所に，高度な専門知識と技能を有する看護師等を確保し，もって国民の保健医療の向上に資することを目的とする。

2 法における定義（法第 2 条）

この法律において，「看護師等」とは，保健師，助産師，看護師，准看護師をいう。

また，「病院等」とは，医療法に定められた病院，診療所，助産所や介護保険法に定められた介護老人保健施設，指定訪問看護事業の訪問看護，介護予防サービス事業における介護予防訪問看護を行う事業所をいう。「病院等の開設者等」とは，それらの開設者や事業を行う者を指す。

（定義）
第 2 条 この法律において「看護師等」とは，保健師，助産師，看護師及び准看護師をいう。
2 この法律において「病院等」とは，病院〔医療法（昭和23年法律第205号）第 1 条の 5 第 1 項に規定する病院をいう。以下同じ。〕，診療所（同条第 2 項に規定する診療所をいう。次項において同じ。），助産所（同法第 2 条第 1 項に規定する助産所をいう。次項において同じ。），介護老人保健施設〔介護保険法（平成 9 年法律第123号）第 8 条第28項に規定する介護老人保健施設をいう。次項において同じ。〕及び指定訪問看護事業（次に掲げる事業をいう。次項において同じ。）を行う事業所をいう。
一 介護保険法第41条第 1 項本文の指定に係る同法第 8 条第 1 項に規定する居宅サービス事業（同条第 4 項に規定する訪問看護を行う事業に限る。）

二 介護保険法第42条の 2 第 1 項本文の指定に係る同法第 8 条第14項に規定する地域密着型サービス事業（次に掲げる事業を行うものに限る。）
　イ 介護保険法第 8 条第15項（第一号に係る部分に限る。）に規定する定期巡回・随時対応型訪問介護看護
　ロ 介護保険法第 8 条第23項に規定する複合型サービス（同条第 4 項に規定する訪問看護又は同条第15項（第一号に係る部分に限る。）に規定する定期巡回・随時対応型訪問介護看護を組み合わせることにより提供されるものに限る。）
三 介護保険法第53条第 1 項本文の指定に係る同法第 8 条の 2 第 1 項に規定する介護予防サービス事業（同条第 3 項に規定する介護予防訪問看護を行う事業に限る。）
3 この法律において「病院等の開設者等」とは，病院，診療所，助産所及び介護老人保健施設の開設者並びに指定訪問看護事業を行う者をいう。

3 看護師等の確保を促進するための措置に関する基本的な指針（基本指針）

第3条において，厚生労働大臣と文部科学大臣は，看護師等の人材確保の促進のための「基本方針」を定めなければならないとされている。これまで基本方針に定める事項として，6つの事項が規定されていたが，①2001年の保健師助産師看護師法の改正に伴い「看護婦」から「看護師」と改正されるなど，看護師等を巡る状況は大きく変化したこと，②今後，少子高齢化の進行に伴って，現役世代（担い手）が急減するなかで，看護ニーズの増大が見込まれており，看護師等の確保の推進が重要であること，③コロナ禍を受けて，新興感染症等の発生に備えた看護師等確保対策を実施する必要があること等から，2023年10月26日に本指針の改定，告示が行われ，規定事項が7つに増えた。

看護師等の確保を促進するための措置に関する基本的な指針 （2023年10月26日告示）

（前文略，規定事項のみを記載）
第一　看護師等の就業の動向に関する事項
第二　看護師等の養成に関する事項
第三　病院等に勤務する看護師等の処遇の改善（国家公務員及び地方公務員である看護師等に係るものを除く）
第四　研修等による看護師等の資質の向上に関する事項
第五　看護師等の就業の促進に関する事項
第六　新興感染症や災害等への対応に係る看護師等の確保（新設）
第七　その他看護師等の確保の促進に関する重要事項

新設された第六の新興感染症や災害等への対応に係る看護師等の確保については，2020年に発生した新型コロナウイルス感染症の重症患者の治療に当たって，体外式膜型人工心肺（ECMO）や人工呼吸器管理などを行う，専門性の高い看護師が必要となるが，他の重症患者管理と比べて，こうした分野の専門性の高い看護師を多数確保することが必要傾向にあった。急性期医療分野の専門性の高い看護師は，近年増加傾向にあるが，新型コロナウイルス感染症患者への対応に当たっては，そのニーズに比して不足している状況であった。このため，新興感染症等の発生時において，病院等が新興感染症等に的確に対応できる看護師を円滑に確保できるよう，平時から専門性の高い看護師を養成・確保することが重要であることから，特定行為研修修了者，専門看護師，認定看護師その他の専門性の高い看護師の養成・確保を推進することが重要であるとしている。

4 国・開設者等の責務

第4条に国・地方公共団体の責務が，第5条に病院等の開設者等の責務が示されている。

国・地方公共団体は，看護師等の育成や研修等による資質の向上および就業の促進，処遇改善等に関する措置を講ずることなどの努力規定がある。

病院等の開設者等は，勤務する看護師等の処遇の改善，臨床研修やその他の研修の機会が確保できるようにしなければならない。

また，看護師等の責務として，自身が保健医療の担い手としての自覚のもと，高度化，多様化するサービスに対し自ら進んでその能力の開発・向上を図り，自信と誇りをもって看護業務に発揮するよう努めなければならないとされている（法第6条）。

（国及び地方公共団体の責務）
第4条　国は，看護師等の養成，研修等による資質の向上及び就業の促進並びに病院等に勤務する看護師等の処遇の改善その他看護師等の確保の促進のために必要な財政上及び金融上の措置その他の措置を講ずるよう努めなければならない。
2　国は，看護師等の処遇の改善に努める病院等の健全な経営が確保されるよう必要な配慮をしなければならない。
3　国は，広報活動，啓発活動等を通じて，看護の重要性に対する国民の関心と理解を深め，看護業務に対する社会的評価の向上を図るとともに，看護に親しむ活動（傷病者等に対しその日常生活において必要な援助を行うこと等を通じて，看護に親しむ活動をいう。以下同じ。）への国民の参加を促進することに努めなければならない。
4　地方公共団体は，看護に対する住民の関心と理解を深めるとともに，看護師等の確保を促進するために必要な措置を講ずるよう努めなければならない。

（病院等の開設者等の責務）
第5条　病院等の開設者等は，病院等に勤務する看護師等が適切な処遇の下で，その専門知識と技能を向上させ，かつ，これを看護業務に十分に発揮できるよう，病院等に勤務する看護師等の処遇の改善，新たに業務に従事する看護師に対する臨床研修その他の研修の実施，

看護師等が自ら研修を受ける機会を確保できるようにするために必要な配慮その他の措置を講ずるよう努めなければならない。
2　病院等の開設者等は，看護に親しむ活動への国民の参加を促進するために必要な協力を行うよう努めなければならない。

5 ナースセンターの設置

1）ナースセンターの業務等

　国および地方公共団体は，看護師等の就業の促進や確保を図るためにナースセンターを設置することができる。

　都道府県知事は，社団法人や財団法人の申請を受け，各1カ所の都道府県ナースセンターを指定し，職業安定法の許可を受けて看護師等の無料職業紹介事業等を行わせるとされている（法第14条第1・2項）。都道府県ナースセンターの業務として，看護師等の就業状況調査，訪問看護等の研修，看護師等の知識・技能に関する援助，病院等に対する看護師等の確保のための情報提供，無料職業紹介，看護に関する啓発活動の推進などが規定されている（法第15条）。

　国は，都道府県ナースセンターの業務の連絡調整，指導，情報提供等を行うために，全国を通じて1カ所に限り中央ナースセンターを指定することができる（法第20条）。

（指定等）
第14条　都道府県知事は，看護師等の就業の促進その他の看護師等の確保を図るための活動を行うことにより保健医療の向上に資することを目的とする一般社団法人又は一般財団法人であって，次条に規定する業務を適正かつ確実に行うことができると認められるものを，その申請により，都道府県ごとに1個に限り，都道府県ナースセンター（以下「都道府県センター」という。）として指定することができる。
2　都道府県知事は，前項の申請をした者が職業安定法（昭和22年法律第141号）第33条第1項の許可を受けて看護師等につき無料の職業紹介事業を行う者でないときは，前項の規定による指定をしてはならない。
3　都道府県知事は，第1項の規定による指定をしたときは，当該都道府県センターの名称，住所及び事務所の所在地を公示しなければならない。
4　都道府県センターは，その名称，住所又は事務所の所在地を変更しようとするときは，あらかじめ，その旨を都道府県知事に届け出なければならない。
5　都道府県知事は，前項の規定による届出があったときは，当該届出に係る事項を公示しなければならない。
（指定）
第20条　厚生労働大臣は，都道府県センターの業務に関する連絡及び援助を行うこと等により，都道府県センターの健全な発展を図るとともに，看護師等の確保を図り，もって保健医療の向上に資することを目的とする一般社団法人又は一般財団法人であって，次条に規定する業務を適正かつ確実に行うことができると認められるものを，その申請により，全国を通じて1個に限り，中央ナースセンター（以下「中央センター」という。）として指定することができる。
（業務）
第21条　中央センターは，次に掲げる業務を行うものとする。
一　都道府県センターの業務に関する啓発活動を行うこと。
二　都道府県センターの業務について，連絡調整を図り，及び指導その他の援助を行うこと。
三　都道府県センターの業務に関する情報及び資料を収集し，並びにこれを都道府県センターその他の関係者に対し提供すること。
四　2以上の都道府県の区域における看護に関する啓発活動を行うこと。
五　前各号に掲げるもののほか，都道府県センターの健全な発展及び看護師等の確保を図るために必要な業務を行うこと。

2）離職時における届出義務等

　都道府県ナースセンターは，公共職業安定所等と連携し，看護師等に対しその就業の促進に関する情報の提供，相談その他の援助を行わなければならない（法第15条第六号，16条）。また，保健師，助産師，看護師，准看護師は，病院等を離職した場合に自身の住所，氏名などを都道府県ナースセンターに届け出るように努めなければならない（法第16条の3）。

　この届出の時期は，①病院や診療所，助産所，介護老人保健施設，指定訪問看護事業所を離職し

図表24-1　ナースセンターによる看護職員の復職支援

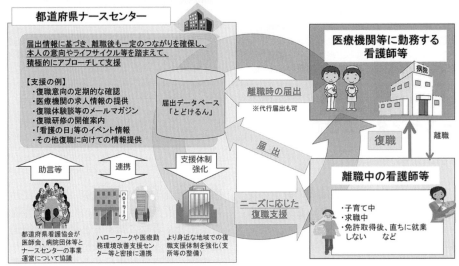

(厚生労働省ホームページより)

た場合，②取得免許業務に従事しなくなった場合，③免許取得後，直ちに就業しない場合，④平成27（2015）年10月1日現在，取得免許業務に従事していない場合である。現在勤務している者でもすでに届け出た事項に変更が生じた場合は届出が必要になる。この届出は，原則インターネット経由でナースセンターに行うが（看護師等届出サイト「とどけるん」），インターネットを使用することが困難な者については書面による届出も可能

である。また，看護師等が就業していた病院等の開設者や学校（養成所）などの関係者は，この届出が適切に行われるように支援する努めがある（法第16条の3第3項）。

この届出の目的は，離職した看護師等をナースセンターが把握し，復職支援を推進していくことにあり，そのために，ナースセンターを強化し（公官庁に対する情報の提供を含む），業務の一部を委託することができるものとした。

（業務）
第15条　都道府県センターは，当該都道府県の区域内において，次に掲げる業務を行うものとする。
一　病院等における看護師等の確保の動向及び就業を希望する看護師等の状況に関する調査を行うこと。
二　訪問看護（傷病者等に対し，その者の居宅において看護師等が行う療養上の世話又は必要な診療の補助をいう。）その他の看護についての知識及び技能に関し，看護師等に対して研修を行うこと。
三　前号に掲げるもののほか，看護師等に対し，看護についての知識及び技能に関する情報の提供，相談その他の援助を行うこと。
四　第12条第1項に規定する病院その他の病院等の開設者，管理者，看護師等確保推進者等に対し，看護師等の確保に関する情報の提供，相談その他の援助を行うこと。
五　看護師等について，無料の職業紹介事業を行うこと。
六　看護師等に対し，その就業の促進に関する情報の提供，相談その他の援助を行うこと。
七　看護に関する啓発活動を行うこと。
八　前各号に掲げるもののほか，看護師等の確保を図る

ために必要な業務を行うこと。
（公共職業安定所等との連携）
第16条　都道府県センターは，地方公共団体，公共職業安定所その他の関係機関との密接な連携の下に前条第5号及び第6号に掲げる業務を行わなければならない。
（情報の提供の求め）
第16条の2　都道府県センターは，都道府県その他の官公署に対し，第15条第6号に掲げる業務を行うために必要な情報の提供を求めることができる。
（看護師等の届出等）
第16条の3　看護師等は，病院等を離職した場合その他の厚生労働省令で定める場合には，住所，氏名その他の厚生労働省令で定める事項を，厚生労働省令で定めるところにより，都道府県センターに届け出るよう努めなければならない。
2　看護師等は，前項の規定により届け出た事項に変更が生じた場合には，厚生労働省令で定めるところにより，その旨を都道府県センターに届け出るよう努めなければならない。
3　病院等の開設者等その他厚生労働省令で定める者は，前2項の規定による届出が適切に行われるよう，必要な支援を行うよう努めるものとする。

予防衛生・保健
衛生に関する法規

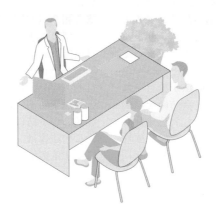

25

感染症法（感染症の予防及び感染症の患者に対する医療に関する法律）

平成10年10月2日法律第114号（直近改正：令和5年6月7日法律第47号）

感染症の予防と感染症患者への医療に関し必要な措置を定めるとともに、感染症の発生の予防・まん延の防止を図り、公衆衛生の向上と増進を図ることを目的とした法律です。

これまでの主な改正

●平成18（2006）年12月8日法律第106号〔平成19（2007）年6月1日全面施行〕
① 病原体等の管理に関する規定の創設
② 対象疾病分類の見直し：一類感染症に南米出血熱を、二類感染症に結核を規定。SARSは一類感染症から二類感染症に、腸管感染症（コレラ、細菌性赤痢、腸チフス、パラチフス）は二類感染症から三類感染症に移行。
③ 結核予防法の感染症法への統合：結核予防法を感染症法に統合。結核に関する施策は、新たに結核の章を設けて規定。
④ 人権に関する手続き等の改正
●平成20（2008）年5月2日法律第30号〔平成20（2008）年5月12日施行〕
① 対象疾病分類等の見直し：鳥インフルエンザ（H5N1）を二類感染症に追加。また、「新型インフルエンザ等感染症」という分類を創設し、類型の整理を行った。
② 新感染症に係る規定の新設
●平成26（2014）年11月21日法律第115号
① 対象疾病分類の見直し：二類感染症に中東呼吸器症候群（病原体がベータコロナウイルス属MERSコロナウイルスであるものに限る）を追加。二類感染症である鳥インフルエンザについて、病原体がインフルエンザウイルスA属インフルエンザAウイルスであって

その血清亜型が新型インフルエンザ等感染症の病原体に変異するおそれが高いものの血清亜型として政令で定めるものであるものに限るとした〔平成27（2015）年1月21日施行〕。
② 医師の届出：医師の届出の対象に厚生労働省令で定める五類感染症を追加〔平成28（2016）年4月1日施行〕。
●令和3（2021）年2月3日法律第5号
① 対象疾病分類の見直し：令和2（2020）年2月1日に指定感染症に追加された新型コロナウイルス感染症が、法改正により新型インフルエンザ等感染症に移行。
●令和4（2022）年12月9日法律第96号
新型コロナウイルス感染症への対応をふまえて、国民の生命及び健康に重大な影響を与えるおそれがある感染症の発生およびまん延に備えるため大幅改正となった。
①感染症対応の医療機関による確実な医療提供、②自宅・宿泊療養者等への医療や支援の確保、③医療人材派遣等の調整の仕組みの整備、④保健所の体制機能や地域関係者間の連携強化、⑤情報基盤の整備、⑥物資の確保、⑦費用負担
●令和5（2023）年4月28日省令第74号
新型コロナウイルス感染症が、2023年5月8日以降、五類感染症に位置づけられた。

明治30（1897）年に伝染病予防法が施行されて以来、その時々において社会防衛を優先に新しい予防法も加えられたが、新しい感染症も増えるなどの時代の要請に応えるとともに危険性の高い感染症の拡大を防ぎ、危機管理の万全を期すとの考え方から、患者を二義的にしてきた過去への反省をふまえ、感染症患者等の人権を尊重しつつ、感染症の予防および感染症の患者に対する医療について総合的な施策の推進を図るため、この法律は制定された〔施行は一部を除き平成11（1999）年4月1日から。この法の施行により、伝染病予防法、性病予防法および後天性免疫不全症候群の予防に関する法律は廃止された〕。

この法律は、感染症の予防および感染症の患者に対する医療に関し、必要な措置を定めるとともに感染症の発生の予防およびまん延の防止を図り、もって公衆衛生の向上および増進を図ることを目的としている（法第1条）。

第2条では、感染症の発生の予防およびそのまん延の防止のための施策は、感染症の患者が置か

れている状況を深く認識し，これらの者の人権に尊重しつつ，新感染症その他の感染症に迅速かつ適確に対応でき，かつ，総合的，計画的に推進されることとする基本理念を定めている。

1 感染症の区分

第6条で定める「感染症」とは，**一類感染症，二類感染症，三類感染症，四類感染症，五類感染症，新型インフルエンザ等感染症，指定感染症，新感染症**に区分される（図表25-1）。法律で定めるもののほか，政令で定めるもの（四類感染症）と省令で定めるもの（五類感染症）がある。

このほかの定義として次に掲げるものがある。

疑似症患者：感染症の疑似症を呈している者
無症状病原体保有者：感染症の病原体を保有している者で当該感染症の症状を呈していない者

図表25-1　感染症類型別疾病一覧

感染症類型	疾　病　名
一類感染症 第6条第2項	エボラ出血熱，クリミア・コンゴ出血熱，痘そう，南米出血熱，ペスト，マールブルグ病，ラッサ熱
二類感染症 第6条第3項	急性灰白髄炎，結核，ジフテリア，重症急性呼吸器症候群（病原体がベータコロナウイルス属 SARS コロナウイルスであるものに限る），中東呼吸器症候群（病原体がベータコロナウイルス属 MERS コロナウイルスであるものに限る），鳥インフルエンザ〔病原体がインフルエンザウイルスA属インフルエンザAウイルスであってその血清亜型が新型インフルエンザ等感染症の病原体に変異するおそれが高いものの血清亜型として政令で定めるものであるもの（H5N1, H7N9）に限る。「特定鳥インフルエンザ」という〕
三類感染症 第6条第4項	コレラ，細菌性赤痢，腸管出血性大腸菌感染症，腸チフス，パラチフス
四類感染症 第6条第5項	E型肝炎，A型肝炎，黄熱，Q熱，狂犬病，炭疽，鳥インフルエンザ（特定鳥インフルエンザを除く），ボツリヌス症，マラリア，野兎病，既に知られている感染性の疾病であって政令で定めるもの（ウエストナイル熱，エキノコックス症，オウム病，ジカウイルス感染症など34疾病）
五類感染症 第6条第6項	インフルエンザ（鳥インフルエンザおよび新型インフルエンザ等感染症を除く），ウイルス性肝炎（E型肝炎及びA型肝炎を除く），クリプトスポリジウム症，後天性免疫不全症候群，性器クラミジア感染症，梅毒，麻しん，メチシリン耐性黄色ブドウ球菌感染症，既に知られている感染症の疾病であって厚生労働省令で定めるもの（アメーバ赤痢，RSウイルス感染症，新型コロナウイルス感染症など40疾病）
新型インフルエンザ等感染症 第6条第7項	① 新型インフルエンザ（新たに人から人に伝染する能力を有することとなったウイルスを病原体とするインフルエンザであって，一般に国民が当該感染症に対する免疫を獲得していないことから，当該感染症の全国的かつ急速なまん延により国民の生命および健康に重大な影響を与えるおそれがあると認められるもの） ② 再興型インフルエンザ（かつて世界的規模で流行したインフルエンザであってその後流行することなく長期間が経過しているものとして厚生労働大臣が定めるものが再興したものであって，一般に現在の国民の大部分が当該感染症に対する免疫を獲得していないことから，当該感染症の全国的かつ急速なまん延により国民の生命及び健康に重大な影響を与えるおそれがあると認められるもの） ③ 新型コロナウイルス感染症（新たに人から人に伝染する能力を有することとなったコロナウイルスを病原体とする感染症であって，一般に国民が当該感染症に対する免疫を獲得していないことから，当該感染症の全国的かつ急速なまん延により国民の生命及び健康に重大な影響を与えるおそれがあると認められるものをいう）（感染症法第6条第7項において新型コロナウイルス感染症の記載は残されているが，省令により2023年5月8日以降は五類感染症に位置づけられている） ④ 再興型コロナウイルス感染症（かつて世界規模で流行したコロナウイルスを病原体とする感染症であってその後流行することなく長期間が経過しているものとして厚生労働大臣が定めるものが再興したものであって，一般に現在の国民の大部分が当該感染症に対する免疫を獲得していないことから，当該感染症の全国的かつ急速なまん延により国民の生命及び健康に重大な影響を与えるおそれがあると認められるものをいう）
指定感染症 第6条第8項	既に知られている感染性の疾病（一・二・三類の感染症および新型インフルエンザ等感染症を除く）であって政令で定めるもの
新感染症 第6条第9項	人から人に伝染すると認められている疾病であって，既に知られている感染性の疾病とその病状または治療の結果が明らかに異なるもので，当該疾病にかかった場合の病状の程度が重篤であり，かつ，当該疾病のまん延により国民の生命および健康に重大な影響を与えるおそれがあると認められるもの

・2006年12月の感染症法改正により，結核が二類感染症に指定され，結核予防法が廃止された。また，同法には第7章の2として，結核に関する規定が設けられた。
・新型コロナウイルス感染症は2020年2月1日に指定感染症に指定。2021年2月13日の法改正により新型インフルエンザ等感染症に指定。2023年4月28日の省令第74号による感染症法施行規則の改定により，2023年5月8日からは五類感染症に位置づけられた。

予防・保健

②感染症指定医療機関

1）特定感染症指定医療機関

　新感染症の所見がある者または一類感染症，二類感染症もしくは新型インフルエンザ等感染症の患者の入院を担当させる医療機関として厚生労働大臣が指定した病院である（法第6条第13項）。

2）指定医療機関の義務（感染症指定医療機関医療担当規程）

　指定を受けた医療機関は，感染症指定医療機関医療担当規程（平成11年3月19日厚生省告示第42号）の定めるところにより，感染症の患者の医療を担当する。規程の主な留意点は次のとおり。

① 感染症の患者の医療は，患者を社会から隔離することそのものではなく，治療および感染症のまん延防止を目的としている（第2条）。

② 法に基づく入院勧告または入院措置に係る患者，さらに都道府県知事が交付した有効な患者票を所持する結核患者（患者票患者）の医療を正当な理由がなく拒んではならない（第3条）。

③ 措置患者等または患者票患者が，やむを得ない事情で診療時間内に受診できないときは，その患者のために便宜な時間を定めて診療を行わなければならない（第5条）。

④ 感染症指定医療機関の指定基準に規定する病室の病床に措置患者等を収容する（第6条）。

⑤ 診療および診療報酬の請求に関する帳簿および書類をその完結の日から3年間保存しなければならない。ただし診療録はその完結の日から5年間とする（第11条，第12条）。

⑥ 措置患者等または患者票患者について，次に該当する事実を知った場合は，速やかに意見を付して，入院勧告または入院措置を行った都道府県知事に通知しなければならない。

・措置患者等または患者票患者が正当な理由なくして診療に関する指導に従わないとき。

・措置患者等または患者票患者が詐欺その他不正手段により診療を受け，または受けようとしたとき（第13条）。

3）第一種感染症指定医療機関

　一類感染症，二類感染症または新型インフルエンザ等感染症の患者の入院を担当させる医療機関として都道府県知事が指定した病院である（法第6条第14項）。

感染症の予防及び感染症の患者に対する医療に関する法律施行令
平成10年12月28日・政令第420号（直近改正：令和6年1月17日・政令第9号）

（特定鳥インフルエンザの病原体の血清亜型）
第1条 感染症の予防及び感染症の患者に対する医療に関する法律（以下「法」という。）第6条第3項第六号の政令で定める血清亜型は，次に掲げるものとする。
　一　H5N1
　二　H7N9

（四類感染症）
第1条の2 法第6条第5項第十一号の政令で定める感染性の疾病は，次に掲げるものとする。
　一　ウエストナイル熱
　二　エキノコックス症
　三　エムポックス
　四　オウム病
　五　オムスク出血熱
　六　回帰熱
　七　キャサヌル森林病
　八　コクシジオイデス症
　九　ジカウイルス感染症
　十　重症熱性血小板減少症候群（病原体がフレボウイルス属SFTSウイルスであるものに限る。）
　十一　腎症候性出血熱
　十二　西部ウマ脳炎
　十三　ダニ媒介脳炎
　十四　チクングニア熱
　十五　つつが虫病
　十六　デング熱
　十七　東部ウマ脳炎
　十八　ニパウイルス感染症
　十九　日本紅斑熱
　二十　日本脳炎
　二十一　ハンタウイルス肺症候群
　二十二　Bウイルス病
　二十三　鼻疽
　二十四　ブルセラ症
　二十五　ベネズエラウマ脳炎
　二十六　ヘンドラウイルス感染症
　二十七　発しんチフス
　二十八　ライム病
　二十九　リッサウイルス感染症
　三十　リフトバレー熱
　三十一　類鼻疽
　三十二　レジオネラ症
　三十三　レプトスピラ症
　三十四　ロッキー山紅斑熱

感染症の予防及び感染症の患者に対する医療に関する法律施行規則
平成10年12月28日・厚生省令第99号（直近改正・令和6年1月17日・厚生労働省令第5号）

（五類感染症）

第1条 感染症の予防及び感染症の患者に対する医療に関する法律第6条第6項第九号に規定する厚生労働省令で定める感染性の疾病は，次に掲げるものとする。

一　アメーバ赤痢
二　RSウイルス感染症
三　咽頭結膜熱
四　A群溶血性レンサ球菌咽頭炎
五　カルバペネム耐性腸内細菌目細菌感染症
六　感染性胃腸炎
七　急性弛緩性麻痺（急性灰白髄炎を除く。）
八　急性出血性結膜炎
九　急性脳炎（ウエストナイル脳炎，西部ウマ脳炎，ダニ媒介脳炎，東部ウマ脳炎，日本脳炎，ベネズエラウマ脳炎及びリフトバレー熱を除く。）
十　クラミジア肺炎（オウム病を除く。）
十一　クロイツフェルト・ヤコブ病
十二　劇症型溶血性レンサ球菌感染症
十三　細菌性髄膜炎（第16号から第18号までに該当するものを除く。以下同じ。）
十四　ジアルジア症
十五　新型コロナウイルス感染症〔病原体がベータコロナウイルス属のコロナウイルス（令和2年1月に，中華人民共和国から世界保健機関に対して，人に伝染する能力を有することが新たに報告されたものに限る。）であるものに限る。以下同じ。〕

十六　侵襲性インフルエンザ菌感染症
十七　侵襲性髄膜炎菌感染症
十八　侵襲性肺炎球菌感染症
十九　水痘
二十　性器ヘルペスウイルス感染症
二十一　尖圭コンジローマ
二十二　先天性風しん症候群
二十三　手足口病
二十四　伝染性紅斑
二十五　突発性発しん
二十六　播種性クリプトコックス症
二十七　破傷風
二十八　バンコマイシン耐性黄色ブドウ球菌感染症
二十九　バンコマイシン耐性腸球菌感染症
三十　百日咳
三十一　風しん
三十二　ペニシリン耐性肺炎球菌感染症
三十三　ヘルパンギーナ
三十四　マイコプラズマ肺炎
三十五　無菌性髄膜炎
三十六　薬剤耐性アシネトバクター感染症
三十七　薬剤耐性緑膿菌感染症
三十八　流行性角結膜炎
三十九　流行性耳下腺炎
四十　淋菌感染症

予防・保健

4）第二種感染症指定医療機関

　二類感染症または新型インフルエンザ等感染症の患者の入院を担当させる医療機関として都道府県知事が指定した病院である（法第6条第15項）。

　一類感染症の疑似症患者，二類感染症のうち政令で定めるものの疑似症患者等については，それぞれ一類感染症の患者または二類感染症等の患者とみなし，この法律の規定を適用する。

　一類感染症と新型インフルエンザ等感染症の無症状病原体保有者は，それぞれ一類感染症と新型インフルエンザ等感染症の患者とみなし，この法律の規定を適用する。

　厚生労働大臣は感染症予防の総合的な推進を図るための基本指針を定め，都道府県知事は基本指針に即して，感染症予防のための施策の実施に関する計画（予防計画という）を定めなければならない。また，厚生労働大臣は，感染症のうち，特に総合的に予防のための施策を推進する必要があるものとして厚生労働省令で定めるものについて，特定感染症予防指針の作成・公表をする。

　平成27（2015）年4月28日，蚊媒介感染症に関する予防指針が定められた〔厚生労働省令で定める感染症は，インフルエンザ，ウエストナイル熱，黄熱，結核，後天性免疫不全症候群，ジカウイルス感染症，性器クラミジア感染症，性器ヘルペスウイルス感染症，西部ウマ脳炎，尖圭コンジローマ，チクングニア熱，デング熱，東部ウマ脳炎，日本脳炎，梅毒，風しん，ベネズエラウマ脳炎，麻しん，マラリア，野兎病，リフトバレー熱，淋菌感染症の22疾病（施行規則第2条）〕。

　国，地方公共団体等が連携して取り組む施策として，①平常時の予防対策，②発生動向の調査の強化，③感染まん延防止対策，④医療の提供，⑤研究開発の推進，⑥人材育成，⑦国際的連携，⑧対策の推進体制の充実が定められている。

5）第一種・第二種協定指定医療機関

　法第36条等の通知に基づき，新型インフルエンザ等感染症，指定感染症，新感染症等に対応するため都道府県知事と医療措置協定を交わし指定された医療機関等をいう。

　第一種は上記感染症の所見がある者を入院させ，必要な医療を提供する病院または診療所であ

る。

第二種は発熱外来の実施または自宅療養者，宿泊療養施設，高齢者施設等での療養者に対し，オンライン診療や電話診療，往診などの医療を提供する病院または診療所をいう。

また，オンライン服薬指導や訪問しての服薬指導，薬剤等の配送などを実施する薬局も含まれる。

これらは，令和6（2024）年4月1日より施行された。

6）医師の届出等

感染症法では，医師に全数届出を求める「**全数把握対象疾患**」と指定届出機関（定点医療機関）で診断された患者の報告を求める「**定点把握対象疾患**」が定められている。

全数把握対象疾患は，発生数が希少，あるいは周囲への感染拡大防止を図ることが必要な疾患であり，定点把握対象疾患は，発生動向の把握が必要な疾患のうち，患者数が多数で，全数を把握する必要はないものである。後者の届出に関しては，都道府県が定点医療機関を指定し，定点医療機関は発生状況を届け出ることになっている。前者については法第12条に，後者については法第14条に規定されている。

医師は，次に掲げる者（全数把握対象疾患の患者）を診断したときは届け出なければならない。

① **一類感染症の患者，二類感染症，三類感染症または四類感染症の患者または無症状病原体保有者，厚生労働省令で定める五類感染症（侵襲性髄膜炎菌感染症，麻しん，風しん）または新型インフルエンザ等感染症の患者および新感染症にかかっていると疑われる者**

①に掲げる者を診断したときは，直ちにその者の氏名，年齢，性別，厚生労働省令で定める事項を最寄りの保健所長を経由して都道府県知事に届け出なければならない。

② **厚生労働省令で定める五類感染症の患者（厚生労働省令で定める五類感染症の無症状病原体保有者を含む）。**

②に掲げる者については7日以内にその者の年齢，性別その他厚生労働省令で定める事項を最寄りの保健所長を経由して，電磁的方法により都道府県知事に届け出なければならない（ただし，侵襲性髄膜炎菌感染症，麻しん，風しんは直ちに）。

このほか，感染症の発生の状況および動向把握のため，都道府県知事が同意を得て指定した医療機関（指定届出機関）の管理者は，五類感染症のうち厚生労働省令で定めるもの，または二類感染症，三類感染症，四類感染症もしくは五類感染症の疑似症のうち厚生労働省令で定めるものの患者（定点把握対象疾患の患者）を診断したとき，または厚生労働省令で定める五類感染症により死亡した者の死体を検案したときは，指定届出機関の所在地を管轄する都道府県知事に電磁的方法により届け出なければならない（法第14条）。

届出，動向の把握，原因の調査等により収集した感染症に関する情報については，分析を行い，感染症の予防等のための情報を新聞，放送，インターネット等の適切な方法により積極的に公表しなければならないとし，公表するに当たっては，個人情報の保護に留意しなければならないと定めている（法第16条）。

なお，厚生労働大臣および都道府県知事は，感染症の発生の予防またはまん延を防止するために緊急の必要があるとされるときは医師や医療機関関係者に対し協力を要請できる（法第16条の2）。

（医師の届出）
第12条　医師は，次に掲げる者を診断したときは，厚生労働省令で定める場合を除き，第一号に掲げる者については直ちにその者の氏名，年齢，性別その他厚生労働省令で定める事項を，第二号に掲げる者については7日以内にその者の年齢，性別その他厚生労働省令で定める事項を最寄りの保健所長を経由して都道府県知事〔保健所設置市等にあっては，その長。以下この章（次項及び第3項，次条第3項及び第4項，第14条第1項及び第6項，第14条の2第1項及び第7項，第15条第13項並びに第16条第2項及び第3項を除く。）において同じ。〕に届け出なければならない。
一　一類感染症の患者，二類感染症，三類感染症又は四類感染症の患者又は無症状病原体保有者，厚生労働省令で定める五類感染症又は新型インフルエンザ等感染症の患者及び新感染症にかかっていると疑われる者

二　厚生労働省令で定める五類感染症の患者（厚生労働省令で定める五類感染症の無症状病原体保有者を含む。）
2　前項の規定による届出を受けた都道府県知事は，同項第一号に掲げる者に係るものについては直ちに，同項第二号に掲げる者に係るものについては厚生労働省令で定める期間内に，当該届出の内容を，電磁的方法（電子情報処理組織を使用する方法その他の情報通信の技術を利用する方法であって厚生労働省令で定めるものをいう。第15条第13項及び第14項，第36条の5第4項から第6項まで，第36条の8第3項，第44条の3の5第4項並びに第50条の6第4項を除き，以下同じ。）により厚生労働大臣に報告しなければならない。
3　都道府県知事は，次の各号に掲げる者について第1項の規定による届出を受けたときは，当該届出の内容を，電磁的方法により当該各号に定める者に通報しなければならない。

一　その管轄する区域外に居住する者　当該者の居住地を管轄する都道府県知事（その居住地が保健所設置市等の区域内にある場合にあっては，その居住地を管轄する保健所設置市等の長及び都道府県知事）

二　その管轄する区域内における保健所設置市等の長が管轄する区域内に居住する者　当該者の居住地を管轄する保健所設置市等の長

（第4～7項省略）

8　厚生労働省令で定める慢性の感染症の患者を治療する医師は，毎年度，厚生労働省令で定めるところにより，その患者の年齢，性別その他厚生労働省令で定める事項を最寄りの保健所長を経由して都道府県知事に届け出なければならない。

（第9項，第10項省略）

7）指定届出機関の届出（定点把握）

開設者の同意を得て都道府県知事が指定した医療機関の管理者は，厚生労働省令で定める五類感染症等の患者を診断したときは，都道府県知事に届け出なければならない。当該五類感染症および

図表25-2　届出の対象となる感染症の種類

（注）　下線のある感染症は，疑似症の患者を含む。

1．全ての医師が，全ての患者の発生について届出を行う感染症

1類感染症：直ちに届け出る
(1)エボラ出血熱，(2)クリミア・コンゴ出血熱，(3)痘そう，(4)南米出血熱，(5)ペスト，(6)マールブルグ病，(7)ラッサ熱

2類感染症：直ちに届け出る
(1)急性灰白髄炎，(2)結核，(3)ジフテリア，(4)重症急性呼吸器症候群（病原体がベータコロナウイルス属SARSコロナウイルスであるものに限る），(5)中東呼吸器症候群（病原体がベータコロナウイルス属MERSコロナウイルスであるものに限る），(6)鳥インフルエンザ（H5N1），(7)鳥インフルエンザ（H7N9）

3類感染症：直ちに届け出る
(1)コレラ，(2)細菌性赤痢，(3)腸管出血性大腸菌感染症，(4)腸チフス，(5)パラチフス

4類感染症：直ちに届け出る
(1)E型肝炎，(2)ウエストナイル熱，(3)A型肝炎，(4)エキノコックス症，(5)エムポックス，(6)黄熱，(7)オウム病，(8)オムスク出血熱，(9)回帰熱，(10)キャサヌル森林病，(11)Q熱，(12)狂犬病，(13)コクシジオイデス症，(14)ジカウイルス感染症，(15)重症熱性血小板減少症候群（病原体がフレボウイルス属SFTSウイルスであるものに限る），(16)腎症候性出血熱，(17)西部ウマ脳炎，(18)ダニ媒介脳炎，(19)炭疽，(20)チクングニア熱，(21)つつが虫病，(22)デング熱，(23)東部ウマ脳炎，(24)鳥インフルエンザ〔鳥インフルエンザ（H5N1及びH7N9）を除く〕，(25)ニパウイルス感染症，(26)日本紅斑熱，(27)日本脳炎，(28)ハンタウイルス肺症候群，(29)Bウイルス病，(30)鼻疽，(31)ブルセラ症，(32)ベネズエラウマ脳炎，(33)ヘンドラウイルス感染症，(34)発しんチフス，(35)ボツリヌス症，(36)マラリア，(37)野兎病，(38)ライム病，(39)リッサウイルス感染症，(40)リフトバレー熱，(41)類鼻疽，(42)レジオネラ症，(43)レプトスピラ症，(44)ロッキー山紅斑熱

5類感染症の一部：7日以内に（侵襲性髄膜炎菌感染症と麻しん，風しんは直ちに）届け出る
(1)アメーバ赤痢，(2)ウイルス性肝炎（E型肝炎およびA型肝炎を除く），(3)カルバペネム耐性腸内細菌目細菌感染症，(4)急性弛緩性麻痺（急性灰白髄炎を除く），(5)急性脳炎（ウエストナイル脳炎，西部ウマ脳炎，ダニ媒介脳炎，東部ウマ脳炎，日本脳炎，ベネズエラウマ脳炎およびリフトバレー熱を除く），(6)クリプトスポリジウム症，(7)クロイツフェルト・ヤコブ病，(8)劇症型溶血性レンサ球菌感染症，(9)後天性免疫不全症候群，(10)ジアルジア症，(11)侵襲性インフルエンザ菌感染症，(12)侵襲性髄膜炎菌感染症，(13)侵襲性肺炎球菌感染症，(14)水痘（入院例に限る），(15)先天性風しん症候群，(16)梅毒，(17)播種性クリプトコックス症，(18)破傷風，(19)バンコマイシン耐性黄色ブドウ球菌感染症，(20)バンコマイシン耐性腸球菌感染症，(21)百日咳，(22)風しん，(23)麻しん，(24)薬剤耐性アシネトバクター感染症，(25)新型コロナウイルス感染症（疑似症患者については入院症例に限る）

新型インフルエンザ等感染症（新型インフルエンザ，再興型インフルエンザ，再興型コロナウイルス感染症）：直ちに届け出る

指定感染症：直ちに届け出る

2．指定した医療機関が，患者の発生について届出を行う感染症（5類感染症）

小児科定点医療機関（全国約3000カ所の小児科医療機関）が週単位（月～日）で届け出る：(1)RSウイルス感染症，(2)咽頭結膜熱，(3)A群溶血性レンサ球菌咽頭炎，(4)感染性胃腸炎，(5)水痘，(6)手足口病，(7)伝染性紅斑，(8)突発性発しん，(9)ヘルパンギーナ，(10)流行性耳下腺炎

インフルエンザ／COVID-19定点医療機関（全国約5000カ所の内科・小児科医療機関）および基幹定点医療機関（全国約500カ所の病床数300以上の内科・外科医療機関）が週単位（月～日）で届け出る：(1)インフルエンザ〔鳥インフルエンザおよび新型インフルエンザ等感染症を除く（入院例に限る）〕，(2)新型コロナウイルス感染症〔病原体がベータコロナウイルス属のコロナウイルス（令和2年1月に中華人民共和国から世界保健機関に対して，人に伝染する能力を有することが新たに報告されたものに限る）であるものに限る〕

眼科定点医療機関（全国約700カ所の眼科医療機関）が週単位（月～日）で届け出る：(1)急性出血性結膜炎，(2)流行性角結膜炎

性感染症定点医療機関（全国約1000カ所の産婦人科等医療機関）が月単位で届出する：(1)性器クラミジア感染症，(2)性器ヘルペスウイルス感染症，(3)尖圭コンジローマ，(4)淋菌感染症

基幹定点医療機関（全国約500カ所の病床数300以上の医療機関）が週単位（月～日）で届け出る：(1)感染性胃腸炎（病原体がロタウイルスであるものに限る），(2)クラミジア肺炎（オウム病を除く），(3)細菌性髄膜炎（髄膜炎菌，肺炎球菌，インフルエンザ菌を原因として同定された場合を除く），(4)マイコプラズマ肺炎，(5)無菌性髄膜炎

基幹定点医療機関（全国約500カ所の病床数300以上の医療機関）が月単位で届け出る：(1)ペニシリン耐性肺炎球菌感染症，(2)メチシリン耐性黄色ブドウ球菌感染症，(3)薬剤耐性緑膿菌感染症

疑似症定点医療機関（全国700カ所の集中治療を行う医療機関等）が届け出る：法第14条第1項に規定する厚生労働省令で定める疑似症

予防・保健

指定届出機関の指定区分は図表25－2のとおり（法第14条および施行規則第6条関係）。

なお，指定届出機関は，30日以上の予告期間を設けて，その指定を辞退することができる。

（感染症の発生の状況及び動向の把握）
第14条 都道府県知事は，厚生労働省令で定めるところにより，開設者の同意を得て，五類感染症のうち厚生労働省令で定めるもの又は二類感染症，三類感染症，四類感染症若しくは五類感染症の疑似症のうち厚生労働省令で定めるものの発生の状況の届出を担当させる病院又は診療所を指定する。

2 前項の規定による指定を受けた病院又は診療所（以下この条において「指定届出機関」という。）の管理者は，当該指定届出機関の医師が前項の厚生労働省令で定める五類感染症の患者（厚生労働省令で定める五類感染症の無症状病原体保有者を含む。以下この項において同じ。）若しくは前項の二類感染症，三類感染症，四類感染症若しくは五類感染症の疑似症のうち厚生労働省令で定めるものの患者を診断し，又は同項の厚生労働省令で定める五類感染症により死亡した者の死体を検案したときは，厚生労働省令で定めるところにより，当該患者又は当該死亡した者の年齢，性別その他厚生労働省令で定める事項を当該指定届出機関の所在地を管轄する都道府県知事に届け出なければならない。

3 前項の規定による届出を受けた都道府県知事は，厚生労働省令で定めるところにより，当該届出の内容を，電磁的方法により厚生労働大臣に報告しなければならない。
（第4項省略）

5 指定届出機関は，30日以上の予告期間を設けて，第1項の規定による指定を辞退することができる。
（第6項省略）

7 厚生労働大臣は，二類感染症，三類感染症，四類感染症又は五類感染症の疑似症のうち第1項の厚生労働省令で定めるものであって当該感染症にかかった場合の病状の程度が重篤であるものが発生し，又は発生するおそれがあると認めたときは，その旨を都道府県知事に通知するものとする。

8 前項の規定による通知を受けた都道府県知事は，当該都道府県知事が管轄する区域内に所在する指定届出機関以外の病院又は診療所の医師に対し，当該感染症の患者を診断し，又は当該感染症により死亡した者の死体を検案したときは，厚生労働省令で定めるところにより，当該患者又は当該死亡した者の年齢，性別その他厚生労働省令で定める事項を届け出ることを求めることができる。この場合において，当該届出を求められた医師は，正当な理由がない限り，これを拒んではならない。
（第9項，第10項省略）

養護老人ホーム等における感染症または食中毒の発生を疑った場合の届出

（平成20年5月30日・厚生労働省告示第323号）

養護老人ホーム等（養護老人ホーム，指定介護老人福祉施設，介護老人保健施設若しくは指定介護療養型医療施設，特別養護老人ホームまたは指定地域密着型介護老人福祉施設）の管理者または施設長は，次の場合に，有症者等の人数，症状，対応状況等を市町村および保健所に迅速に報告し，指示を求めなければならない。

① 同一の感染症もしくは食中毒によるまたはそれらによると疑われる死亡者または重篤な患者が1週間内に2名以上発生した場合

② 同一の有症者等が10名以上または全利用者の半数以上発生した場合

③ ①および②に掲げる場合のほか，通常の発生動向を上回る感染症等の発生が疑われ，特に管理者等が報告を必要と認めた場合

また，①～③の報告を行った養護老人ホーム等は，その原因の究明に資するため，当該有症者等を診察する医師等と連携のうえ，血液，便，吐物等の検体を確保するよう努めなければならない。

3 感染症患者の医療

1）健康診断

都道府県知事は，一類感染症，二類感染症，三類感染症，新型インフルエンザ等感染症のまん延を防止するため必要があるときは，健康診断の勧告を行い，当該職員に健康診断を行わせることができる（法第17条）。

2）就業制限

都道府県知事から，一類感染症，二類感染症，三類感染症，新型インフルエンザ等感染症の患者または無症状病原体保有者は，公衆にまん延させるおそれがある業務として厚生労働省令で定める業務に従事してはならない（法第18条）。

感染症ごとに業務が定められており，感染のおそれがなくなるまでの期間（その病原体を保有しなくなるまでの期間。ただし，結核，重症急性呼

吸器症候群，中東呼吸器症候群および特定鳥インフルエンザについてはその症状が消失するまでの期間でもよい），その業務に従事してはならない（施行規則第11条）。

・**エボラ出血熱，クリミア・コンゴ出血熱，南米出血熱，マールブルグ病およびラッサ熱**：飲食物の製造，販売，調製または取扱いの際に飲食物に直接接触する業務および他者の身体に直接接触する業務

・**結核**：接客業その他の多数のものに接触する業

務

・**ジフテリア，重症急性呼吸器症候群，新型インフルエンザ等感染症，中東呼吸器症候群，痘そう，特定鳥インフルエンザおよびペスト**：飲食物の製造，販売，調製または取扱いの際に飲食物に直接接触する業務および接客業その他の多数のものに接触する業務

・**上記以外の感染症**：飲食物の製造，販売，調製または取扱いの際に飲食物に直接接触する業務

3）入　院

　都道府県知事は，一類感染症のまん延を防止するため必要があると認めるときは，当該感染症の患者に対し，特定感染症指定医療機関もしくは第一種感染症指定医療機関に入院し，またはその保護者に入院させるべきことを勧告することができる（法第19条）。ただし，緊急その他やむを得ない理由があるときは，都道府県知事が適当と認める指定医療機関以外の病院等に入院し，または入院を勧告することができる。

　前記の規定による勧告に従わない場合，72時間を限度として，都道府県知事は指定医療機関以外の施設に入院させることができる。

　都道府県知事は，さきの入院期間後も入院を必

要とすると認める患者については，特定感染症指定医療機関もしくは第一種感染症指定医療機関に入院し，または入院を勧告することができる。この入院は10日を限度とし，入院を継続する必要があると認めるときは，10日以内の期間を定めて，入院の期間を延長することができる（法第20条）。

　都道府県知事が入院勧告および入院の期間を延長しようとするときは，あらかじめ，感染症の診査に関する協議会の意見を聴かなければならない（入院についての規定は，第26条の定めるところによって，二類感染症・新型インフルエンザ等感染症の患者について準用される）（法第24条）。

（入院）
第19条　都道府県知事は，一類感染症のまん延を防止するため必要があると認めるときは，当該感染症の患者に対し特定感染症指定医療機関若しくは第一種感染症指定医療機関に入院し，又はその保護者に対し当該患者を入院させるべきことを勧告することができる。ただし，緊急その他やむを得ない理由があるときは，特定感染症指定医療機関若しくは第一種感染症指定医療機関以外の病院若しくは診療所であって当該都道府県知事が適当と認めるものに入院し，又は当該患者を入院させるべきことを勧告することができる。
2　都道府県知事は，前項の規定による勧告をする場合には，当該勧告に係る患者又はその保護者に対し適切な説明を行い，その理解を得るよう努めなければならない。
3　都道府県知事は，第1項の規定による勧告を受けた者が当該勧告に従わないときは，当該勧告に係る患者を特定感染症指定医療機関又は第一種感染症指定医療機関（同項ただし書の規定による勧告に従わないときは，特

定感染症指定医療機関若しくは第一種感染症指定医療機関以外の病院又は診療所であって当該都道府県知事が適当と認めるもの）に入院させることができる。
4　第1項及び前項の規定に係る入院の期間は，72時間を超えてはならない。
5　都道府県知事は，緊急その他やむを得ない理由があるときは，第1項又は第3項の規定により入院している患者を，当該患者が入院している病院又は診療所以外の病院又は診療所であって当該都道府県知事が適当と認めるものに入院させることができる。
6　第1項又は第3項の規定に係る入院の期間と前項の規定に係る入院の期間とを合算した期間は，72時間を超えてはならない。
7　都道府県知事は，第1項の規定による勧告又は第3項の規定による入院の措置をしたときは，遅滞なく，当該患者が入院している病院又は診療所の所在地を管轄する保健所について置かれた第24条第1項に規定する感染症診査協議会に報告しなければならない。

4）退　院（法第22条）

　都道府県知事は，入院している一類感染症の患者について，病原体を保有していないことが確認されたときは退院させなければならない（二類感染症・新型インフルエンザ等感染症の患者につい

ても準用規定がある）。

　病院または診療所の管理者は，入院している患者について，病原体を保有していないことを確認したときは，都道府県知事に通知しなければなら

ない。
　また，都道府県知事は，入院している患者等か

ら退院の求めがあったときは，病原体を保有しているかどうかの確認をしなければならない。

5）医　療

　都道府県知事は，一類感染症，二類感染症，新型インフルエンザ等感染症，新感染症による入院に係る患者からの申請があったときは，感染症指定医療機関において受ける医療に要する費用を負担する。

（入院患者の医療）
第37条　都道府県は，都道府県知事が第19条若しくは第20条（これらの規定を第26条において準用する場合を含む。）又は第46条の規定により入院の勧告又は入院の措置を実施した場合において，当該入院に係る患者（新感染症の所見がある者を含む。以下この条において同じ。）又はその保護者から申請があったときは，当該患者が感染症指定医療機関において受ける次に掲げる医療に要する費用を負担する。
一　診察
二　薬剤又は治療材料の支給
三　医学的処置，手術及びその他の治療
四　病院への入院及びその療養に伴う世話その他の看護
2　都道府県は，前項に規定する患者若しくはその配偶者又は民法第877条第1項に定める扶養義務者が前項の費用の全部又は一部を負担することができると認められるときは，同項の規定にかかわらず，その限度において，同項の規定による負担をすることを要しない。
（第3項省略）
4　第1項の申請は，当該患者の居住地を管轄する保健所長を経由して都道府県知事に対してしなければならない。

（結核患者の医療）
第37条の2　都道府県は，結核の適正な医療を普及するため，その区域内に居住する結核患者又はその保護者から申請があったときは，当該結核患者が結核指定医療機関において厚生労働省令で定める医療を受けるために必要な費用の100分の95に相当する額を負担することができる。
2　前項の申請は，当該結核患者の居住地を管轄する保

健所長を経由して都道府県知事に対してしなければならない。
3　都道府県知事は，前項の申請に対して決定をするには，当該保健所について置かれた第24条第1項に規定する協議会の意見を聴かなければならない。
4　第1項の申請があってから6月を経過したときは，当該申請に基づく費用の負担は，打ち切られるものとする。

（感染症指定医療機関）
第38条　特定感染症指定医療機関の指定は，その開設者の同意を得て，当該病院の所在地を管轄する都道府県知事と協議した上，厚生労働大臣が行うものとする。
2　第一種感染症指定医療機関，第二種感染症指定医療機関，第一種協定指定医療機関，第二種協定指定医療機関及び結核指定医療機関の指定は，厚生労働大臣の定める基準に適合する病院（第一種協定指定医療機関にあっては病院又は診療所，第二種協定指定医療機関及び結核指定医療機関にあっては病院若しくは診療所又は薬局）について，その開設者の同意を得て，都道府県知事が行うものとする。
3　感染症指定医療機関は，厚生労働大臣の定めるところにより，前2条の規定により都道府県が費用を負担する感染症の患者及び新感染症の所見がある者の医療を担当しなければならない。
4　特定感染症指定医療機関は，第37条第1項各号に掲げる医療のうち新感染症の所見がある者並びに一類感染症，二類感染症及び新型インフルエンザ等感染症の患者に係る医療について，厚生労働大臣が行う指導に従わなければならない。
（第5～11項省略）

ただし，当該患者が費用の全部または一部を負担することができると認められるときは，その限度において負担することを要しない（法第37条）。また，結核患者の適正医療については，第37条の2に規定されている。

4 医療機関と診療報酬

① 感染症指定医療機関は，法第37条第1項および第37条の2第1項の規定により都道府県が負担する費用を都道府県に請求する。
② 都道府県知事は，感染症指定医療機関の診療内容および診療報酬の請求を審査し（審査支払いに関する事務は，社会保険診療報酬支払基金，国民健康保険団体連合会に委託），支払いを行う。医療に関する診療報酬は健康保険の例による。

　また，他の法律による医療に関する給付との調整の定めにより，感染症の患者（新感染症の所見がある者を除く）が健康保険法等の規定により医療に関する給付を受けることができる者であるときは，都道府県は，その限度において，同項の規定による負担をすることを要しないと定めている。
　このことは医療費の扱いについて保険が優先されることを意味する（法第39～41条関係）。

5 新型インフルエンザ等感染症および新感染症

　新型インフルエンザ等感染症および新感染症に係る対処については，他の感染症とは別に，法第44条の2から第53条までにおいてそれぞれ定めている。

1）新感染症に係る健康診断

　都道府県知事は，新感染症のまん延を防止するため必要があると認めるときは，健康診断を行い，または受けさせることを保護者に勧告することができる（法第17条の一部準用）（法第45条）。

2）新感染症の所見がある者の入院

　都道府県知事は，新感染症のまん延を防止するため必要があると認めるときは，10日以内の期間を定めて特定感染症指定医療機関に入院させ，または入院させるべきことを保護者に勧告することができる。

　緊急その他やむを得ない理由があるときは，特定感染症指定医療機関以外の病院であって都道府県知事が適当と認めるものに入院させ，または入院を勧告することができる。

　勧告を受けた者が当該勧告に従わないときは10日以内の期間を定めて入院させることができる。

　これらの入院について期間経過後入院を継続する必要があるときは，10日以内の期間を定めて延長を繰り返すことができる（法第46条）。

> **（新感染症の所見がある者の入院）**
> **第46条**　都道府県知事は，新感染症のまん延を防止するため必要があると認めるときは，新感染症の所見がある者〔新感染症（病状の程度を勘案して厚生労働省令で定めるものに限る。）の所見がある者にあっては，当該新感染症の病状又は当該新感染症にかかった場合の病状の程度が重篤化するおそれを勘案して厚生労働省令で定める者及び当該者以外の者であって第50条の2第2項の規定による協力の求めに応じないものに限る。〕に対し10日以内の期間を定めて特定感染症指定医療機関若しくは第一種協定指定医療機関に入院し，又はその保護者に対し当該新感染症の所見がある者をこれらの医療機関に入院させるべきことを勧告することができる。ただし，緊急その他やむを得ない理由があるときは，特定感染症指定医療機関及び第一種協定指定医療機関以外の病院又は診療所であって当該都道府県知事が適当と認めるものに入院し，又は当該新感染症の所見がある者を入院させるべきことを勧告することができる。
> **2**　都道府県知事は，前項の規定による勧告を受けた者が当該勧告に従わないときは，10日以内の期間を定めて，当該勧告に係る新感染症の所見がある者を特定感染症指定医療機関又は第一種協定指定医療機関（同項ただし書の規定による勧告に従わないときは，特定感染症指定医療機関及び第一種協定指定医療機関以外の病院又は診療所であって当該都道府県知事が適当と認めるもの）に入院させることができる。
> **3**　都道府県知事は，緊急その他やむを得ない理由があるときは，前2項の規定により入院している新感染症の所見がある者を，前2項の規定により入院したときから起算して10日以内の期間を定めて，当該新感染症の所見がある者が入院している病院又は診療所以外の病院又は診療所であって当該都道府県知事が適当と認めるものに入院させることができる。
> **4**　都道府県知事は，前3項の規定に係る入院の期間の経過後，当該入院に係る新感染症の所見がある者について入院を継続する必要があると認めるときは，10日以内の期間を定めて入院の期間を延長することができる。当該延長に係る入院の期間の経過後，これを更に延長しようとするときも，同様とする。
> （第5〜7項省略）

3）新感染症の所見がある者の退院

　都道府県知事は，当該入院に係る新感染症を公衆にまん延させるおそれがないことが確認されたときは退院させなければならない。また，入院患者から退院の求めがあったときは，当該者について，新感染症をまん延させるおそれがないかどうかの確認をしなければならない（法第48条）。

4）新感染症の政令による指定

　国は新感染症に係る情報の収集および分析により，当該新感染症の固有の病状およびまん延の防止のための措置が明らかになったときは，政令で定めるところにより，1年以内の期間に限り，一類感染症とみなしてこの法律の全部または一部を適用する措置を講じなければならない（法第53条）。その後，1年間が経過し，引き続き人への感染について対応を行うことが必要とされる場合は，指定の期間を1年間延長することができる。

予防・保健

（新感染症の政令による指定）

第53条　国は，新感染症に係る情報の収集及び分析により，当該新感染症の固有の病状及びまん延の防止のために講ずべき措置を示すことができるようになったときは，速やかに，政令で定めるところにより，新感染症及び新感染症の所見がある者を１年以内の政令で定める期間に限り，それぞれ，一類感染症及び一類感染症の患者とみなして第３章から第６章（第１節及び第２節を除く。）まで，第10章，第13章及び第14章の規定の全部又は一部を適用する措置を講じなければならない。

2　前項の政令で定められた期間は，当該政令で定められた新感染症について同項の政令により適用することとされた規定を当該期間の経過後なお適用することが特に必要であると認められる場合は，１年以内の政令で定める期間に限り延長することができる。当該延長に係る政令で定める期間の経過後，これを更に延長しようとするときも，同様とする。

3　厚生労働大臣は，前２項の政令の制定又は改廃の立案をしようとするときは，あらかじめ，厚生科学審議会の意見を聴かなければならない。

6 罰　則

令和３年２月13日改正により，罰則の新設が盛り込まれた。感染症に関して知り得た情報の漏洩等の医療従事者に対する罰則は今までどおりであるが，都道府県知事による入院措置の拒否や，入院先から無断外出した場合等の患者に対する罰則が盛り込まれている（法第67条～第84条）。

7 結核患者に対する医療の特例

かつて結核予防法によって規定されていた結核患者に対する医療は，平成19（2007）年４月１日より，感染症の予防及び感染症の患者に対する医療に関する法律により扱われることになり，結核は二類感染症に規定され，ほかの感染症と同等に扱われることになった。

結核に関しては同法第９章（法第53条の２～15）において，固有の対策として，定期の健康診断，精密検査，家庭訪問指導，医師の指示等について特別の規定が置かれ，また法第６条第18項において，結核患者に対する適正な医療を担当する医療機関として「**結核指定医療機関**」を定め，知事が指定することとなった。

結核予防法における，①同居者のいない者への入所命令ができなかった，②入所命令が必要と思われる者に的確に措置ができない場合があった，③入所命令等に際して勧告の仕組みがなく，人権への配慮の観点から問題があった──などの問題点は，この統合により改善された。

なお，結核患者の届出期間が，結核予防法では診断後２日以内であったものが，感染症法では「**診断後直ちに**」（第12条）と改正された。

（定期の健康診断）

第53条の２　労働安全衛生法（昭和47年法律第57号）第２条第３号に規定する事業者（以下この章及び第13章において「事業者」という。），学校（専修学校及び各種学校を含み，修業年限が１年未満のものを除く。以下同じ。）の長又は矯正施設その他の施設で政令で定めるもの（以下この章及び第13章において「施設」という。）の長は，それぞれ当該事業者の行う事業において業務に従事する者，当該学校の学生，生徒若しくは児童又は当該施設に収容されている者（小学校就学の始期に達しない者を除く。）であって政令で定めるものに対して，政令で定める定期において，期日又は期間を指定して，結核に係る定期の健康診断を行わなければならない。

2　保健所長は，事業者（国，都道府県及び保健所設置市等を除く。）又は学校若しくは施設（国，都道府県及び保健所設置市等の設置する学校又は施設を除く。）の長に対し，前項の規定による定期の健康診断の期日又は期間の指定に関して指示することができる。

3　市町村長は，その管轄する区域内に居住する者（小学校就学の始期に達しない者を除く。）のうち，第１項の健康診断の対象者以外の者であって政令で定めるものに対して，政令で定める定期において，保健所長（保健

所設置市等にあっては，都道府県知事）の指示を受け期日又は期間を指定して，結核に係る定期の健康診断を行わなければならない。

4　第１項の健康診断の対象者に対して労働安全衛生法，学校保健安全法（昭和33年法律第56号）その他の法律又はこれらに基づく命令若しくは規則の規定によって健康診断が行われた場合において，その健康診断が第53条の９の技術的基準に適合するものであるときは，当該対象者に対してそれぞれ事業者又は学校若しくは施設の長が，同項の規定による定期の健康診断を行ったものとみなす。

5　第１項及び第３項の規定による健康診断の回数は，政令で定める。

（受診義務）

第53条の３　前条第１項又は第３項の健康診断の対象者は，それぞれ指定された期日又は期間内に，事業者，学校若しくは施設の長又は市町村長の行う健康診断を受けなければならない。

2　前項の規定により健康診断を受けるべき者が16歳未満の者又は成年被後見人であるときは，その保護者において，その者に健康診断を受けさせるために必要な措置を講じなければならない。

図表25－3　医療体制（入院時）

医療機関別	指　定　別（　）は予定	入院対象者
特定感染症指定医療機関	厚生労働大臣が指定 （全国に数か所）	新感染症の所見のある者 一類感染症・二類感染症，新型インフルエンザ等感染症の患者
第一種感染症医療機関	都道府県知事が指定 （各都道府県に1か所）	一類感染症・二類感染症，新型インフルエンザ等感染症の患者
第二種感染症医療機関	都道府県知事が指定 （各2次医療圏に1か所）	二類感染症，新型インフルエンザ等感染症の患者
第一種協定指定医療機関 第二種協定指定医療機関	都道府県知事が指定	新型インフルエンザ等感染症
一般の医療機関	指定はない	三類感染症，四類感染症，五類感染症の患者

図表25－4　費用負担区分（2024年4月現在）

区分	関係条文	費用負担	公費負担
健康診断	第17条 第45条 第61条	国および都道府県負担	公費適用　国　1／2 　　　　　都道府県　1／2
一類感染症 二類感染症	第19条 第20条 第37，37条の2 第39～41条 第61条	入院医療　医療保険適用 自己負担分について国および都道府県負担	公費一部適用　国　3／4 　　　　　　都道府県　1／4 （患者の申請による）
新型インフルエンザ等感染症[*1]	第19・20条 第37条 第44条の2～5 第61条	医療保険適用	
新感染症	第46条 第37条 第61条	入院医療　医療保険の適用なし	全額公費負担　国　3／4 　　　　　　都道府県　1／4 （患者の申請による）
三・四・五類感染症	特に規定なし	医療保険適用　自己負担あり	公費負担なし

（注）入院医療についての費用負担の規定はあるが，第37条の2（結核の適正医療）を除き，通院医療についての定めはない
　　　（結核の適正医療を除き，入院以外は一般医療となり公費負担はない）。
（*1）新型コロナウイルス感染症（COVID-19）は五類感染症に位置づけられた。

図表25－5　感染症類型ごとの医療体制，医療費負担（2024年4月現在）

類型	対応	届出	医療体制（入院担当）	医療費負担	法別番号
一類感染症	原則入院（入院勧告）	全医療機関の全数届出義務	第1種感染症指定医療機関（都道府県知事指定） 注　上記は2種も担当	医療保険適用（申請により自己負担分は公費負担）	28
二類感染症	状況に応じて入院（入院勧告）		第2種感染症指定医療機関（都道府県知事指定）	医療保険適用（申請により自己負担分は公費負担）	28
三類感染症	特定業務への就業制限		一般の医療機関	医療保険適用（自己負担あり）	
四類感染症	感染源動物の輸入禁止，駆除等		同上	同上	
五類感染症	(A) 無		同上	同上	
	(B) 無	定点観測※			
新型インフルエンザ等感染症	原則入院（入院勧告）	全医療機関・全数届出義務	第1種感染症指定医療機関 第2種感染症指定医療機関 特定感染症指定医療機関 第一種協定指定医療機関 第二種協定指定医療機関	医療保険適用（自己負担あり）	
指定感染症	1～3類に準ずる扱い				
新感染症	原則入院（入院勧告）	全医療機関・全数届出義務	特定感染症指定医療機関 注　上記は1，2種も担当	全額公費負担	29

※　「指定届出医療機関」が発生状況を届け出る。五類感染症のうち "発生数の多い感染症" を定点観測する。

（通報又は報告）
第53条の7　健康診断実施者は，定期の健康診断を行ったときは，その健康診断（第53条の4又は第53条の5の規定による診断書その他の文書の提出を受けた健康診断を含む。）につき，受診者の数その他厚生労働省令で定める事項を当該健康診断を行った場所を管轄する保健所長（その場所が保健所設置市等の区域内であるときは，保健所長及び保健所設置市等の長）を経由して，都道府県知事に通報又は報告しなければならない。
2　前項の規定は，他の法律又はこれに基づく命令若しくは規則の規定による健康診断実施者が，第53条の2第4項の規定により同条第1項の規定による健康診断とみなされる健康診断を行った場合について準用する。

1）健康診断

　結核の健康診断は全国民を対象として行われる。事業主は雇用している人に対して，学校長は学生，生徒に対して，市町村長はその他の一般住民に対して毎年定期の健康診断を行わなければならないとされている（法第53条の2・定期の健康診断）。

（1）　法第53条の2の規定により事業者等が行う健康診断の対象者

① **事業者が行う健康診断**：学校（幼稚園を除く），病院，診療所，助産所，介護老人保健施設または社会福祉施設において業務に従事する者

② **学校長が行う健康診断**：大学，高等学校，高等専門学校，専修学校，各種学校（修業年限1年未満のものを除く）または矯正施設の学生又は生徒

（2）　法第53条の2第3項の規定により市町村が行う健康診断の対象者

　(1)の健康診断の対象者以外の者（市町村が定期の健康診断の必要がないと認める者を除く）

2）政令で定める定期予防接種の定期

　市町村の実施する予防接種（BCG）の定期を「生後6月（地理的条件等の特別な事情によりやむを得ない場合においては1歳）に達するまで」と定めている。

3）届出，登録および指示

　病院管理者は結核患者が入院したとき，または入院している結核患者が退院したときは7日以内にその患者について省令で定める事項を最寄りの保健所長に届け出なければならない（法第53条の11*）。
　結核患者については，その治療，管理のため，結核登録票が設けられており，この登録票に基づいて保健所長は，精密検査を行ったり，保健師またはその他の職員をして家庭訪問を行い，必要な指導を行わせるものとされているほか，処方された薬剤の服用指導を含む効果的な指導の実施を依頼することができる（法第53条の12〜15）。

（病院管理者の届出）
第53条の11　病院の管理者は，結核患者が入院したとき，又は入院している結核患者が退院したときは，7日以内に，当該患者について厚生労働省令で定める事項を，最寄りの保健所長に届け出なければならない。
2　保健所長は，その管轄する区域内に居住する者以外の者について前項の届出を受けたときは，その届出の内容を，当該患者の居住地を管轄する保健所長に通知しなければならない。
（結核登録票）
第53条の12　保健所長は，結核登録票を備え，これに，その管轄する区域内に居住する結核患者及び厚生労働省令で定める結核回復者に関する事項を記録しなければならない。

2　前項の記録は，第12条第1項の規定による届出又は第53条の10の規定による通知があった者について行うものとする。
3　結核登録票に記載すべき事項，その移管及び保存期間その他登録票に関し必要な事項は，厚生労働省令で定める。
（精密検査）
第53条の13　保健所長は，結核登録票に登録されている者に対して，結核の予防又は医療上必要があると認めるときは，エックス線検査その他厚生労働省令で定める方法による精密検査を行うものとする。
（家庭訪問指導）
第53条の14　保健所長は，結核登録票に登録されている者について，結核の予防又は医療上必要があると認める

＊Key Word

結核発生時の届出：結核は二類感染症に分類されているため，法第53条の11による届出のほか，法第12条による届出も求められる（p.95）。医師が結核の患者を診断したときは，直ちに最寄りの保健所長を経由して都道府県知事に届け出なければならないが，届出が遅れると同法上の罰則が適用される場合もある。

ときは，保健師又はその他の職員をして，その者の家庭を訪問させ，処方された薬剤を確実に服用する指導その他必要な指導を行わせるものとする。

2　保健所長は，結核登録票に登録されている者について，結核の予防又は医療を効果的に実施するため必要があると認めるときは，病院，診療所，薬局その他厚生労働省令で定めるものに対し，厚生労働大臣が定めるところにより，処方された薬剤を確実に服用する指導その他

必要な指導の実施を依頼することができる。

（医師の指示）

第53条の15　医師は，結核患者を診療したときは，本人又はその保護者若しくは現にその患者を看護する者に対して，処方した薬剤を確実に服用することその他厚生労働省令で定める患者の治療に必要な事項及び消毒その他厚生労働省令で定める感染の防止に必要な事項を指示しなければならない。

感染症の予防及び感染症の患者に対する医療に関する法律施行規則

（病院管理者の届出事項）

第27条の6　病院の管理者は，結核患者が入院したときは，法第53条の11第1項の規定により，次に掲げる事項を文書で届け出なければならない。

一　結核患者の住所，氏名並びに結核患者が成年に達していない場合にあっては，その保護者の氏名及び住所（保護者が法人であるときは，その名称及び主たる事務所の所在地）

二　病名

三　入院の年月日

四　病院の名称及び所在地

2　病院の管理者は，結核患者が退院したときは，法第53条の11第1項の規定により，次に掲げる事項を文書で届け出なければならない。

一　結核患者の氏名，年齢，性別並びに第4条第1項第一号及び第二号に掲げる事項

二　病名

三　退院時の病状及び菌排泄の有無

四　退院の年月日

五　病院の名称及び所在地

（結核回復者の範囲）

第27条の7　法第53条の12第1項に規定する厚生労働省令で定める結核回復者は，結核医療を必要としないと認められてから2年以内の者（経過観察を必要としないと認められる者を除く。）その他結核再発のおそれが著しいと認められる者とする。

（結核登録票の記載事項等）

第27条の8　法第53条の12第3項に規定する結核登録票に記載すべき事項は，次のとおりとする。

一　登録年月日及び登録番号

二　結核患者又は結核回復者の住所，氏名，生年月日，性別，職業並びに結核患者が成年に達していない場合にあっては，その保護者の氏名及び住所（保護者が法人であるときは，その名称及び主たる事務所の所在地）

三　届け出た医師の住所（病院又は診療所で診療に従事する医師については，当該病院又は診療所の名称及び所在地）及び氏名

四　結核患者については，その病名，病状，抗酸菌培養検査及び薬剤感受性検査の結果並びに現に医療を受けていることの有無

五　結核患者又は結核回復者に対して保健所がとった措置の概要

六　前各号に掲げるもののほか，生活環境その他結核患者又は結核回復者の指導上必要と認める事項

2　保健所長は，結核登録票に登録されている者がその管轄区域外に居住地を移したときは，直ちに，その者の新居住地を管轄する保健所長にその旨を通報し，かつ，その者に係る結核登録票を送付しなければならない。

3　結核登録票に登録されている者について登録を必要としなくなったときは，保健所長は，その必要としなくなった日から2年間，なおその者に係る結核登録票を保存しなければならない。

（指導の実施の依頼先）

第27条の10　法第53条の14第2項に規定する厚生労働省令で定めるものは，次に掲げるものとする。

一　学校（専修学校及び各種学校を含み，幼稚園を除く。）

二　矯正施設（刑事施設，少年院，少年鑑別所及び婦人補導院をいう。）

三　健康保険法（大正11年法律第70号）第88条第1項に規定する指定訪問看護事業者

四　生活保護法（昭和25年法律第144号）第38条に規定する救護施設，更生施設，医療保護施設，授産施設及び宿所提供施設

五　老人福祉法（昭和38年法律第133号）第5条の3に規定する老人福祉施設

六　介護保険法第41条第1項に規定する指定居宅サービス事業者，同法第42条の2第1項に規定する指定地域密着型サービス事業者，同法第46条第1項に規定する指定居宅介護支援事業者，同法第53条第1項に規定する指定介護予防サービス事業者，同法第54条の2第1項に規定する指定地域密着型介護予防サービス事業者，同法第58条第1項に規定する指定介護予防支援事業者及び同法第115条の45第1項に規定する介護予防・日常生活支援総合

予防・保健

　　事業を行う者
　七　ホームレスの自立の支援等に関する特別措置法（平成14年法律第105号）第8条第2項第二号に規定するホームレス自立支援事業を行う事業者
　八　障害者の日常生活及び社会生活を総合的に支援するための法律（平成17年法律第123号）第5条第26項に規定する移動支援事業を行う者，同条第27項に規定する地域活動支援センターを経営する事業を行う者，同条第28項に規定する福祉ホームを経営する事業を行う者，同法第29条第2項に規定する指定障害福祉サービス事業者等，同法第51条の14第1項に規定する指定一般相談支援事業者，同法第51条の17第1項第一号に規定する指定特定相談支援事業者並びに同法第77条及び同法第78条に規定する地域生活支援事業を行う者
　九　困難な問題を抱える女性への支援に関する法律（令和4年法律第52号）第12条第1項に規定する女性自立支援施設
　十　前各号に掲げるもののほか，保健所長が適当と認めるもの

4）医　　療

（1）　結核患者に対する医療

　都道府県は結核患者に対する適正な医療を普及するため，指定医療機関で厚生労働省令で定めた医療を受けるために必要な費用について，その患者または保護者の申請により，その100分95に相当する額を負担する（法第37条の2第1項）。

　この公費負担を受けるためには，患者または保護者が医療費公費負担申請書に医師の作成した診断書および胸部エックス線直接撮影写真を添えて，住所地の保健所に提出する。結核の審査に関する協議会の審査を受け，承認されたときは患者票が交付される。交付を受けた後6カ月を経過すると打ち切られるので，必要がある場合は新たに申請する（法第37条の2第4項）。

　公費負担については，①一般の結核患者に対する医療（「適正医療」法別番号10）は，結核治療に関する医療費の5％を自己負担，②入院勧告・入院措置による医療（「結核患者の入院医療」法別番号11）は，医療費の自己負担額を原則全額公費負担——となっている。

（2）　結核指定医療機関

　結核患者に対する適正な医療を担当させる医療機関として都道府県知事が指定した病院・診療所・薬局のことをいう（法第6条第16項）。

（3）　医療の内容

　結核患者が指定医療機関で受ける医療というのは，化学療法，外科的療法，骨関節結核の装具療法，医療に必要なエックス線検査・結核菌検査，外科的療法と骨関節結核の装具療法に必要な処置その他の治療，外科的療法と骨関節結核の装具療法に必要な病院・診療所への入院の各種である（施行規則第20条の2）。

　医療の種類，費用負担の申請などについては，施行規則第20条の2，第20条の3に定められている。同省令第20条の2の第一号から第四号に定める医療は，厚生労働大臣の定める基準〔結核医療の基準（平成19年3月30日・告示第121号）〕によって行う医療に限るとされている。

結核医療の基準　平成19年3月30日・厚生労働省告示第121号（直近改正：令和3年10月18日・厚生労働省告示第374号）

第1　結核医療の一般的基準
1　検査
　　結核医療を行うに当たり，適正な診断と治療のために行う検査は，次に掲げるとおりとする。
　(1)　治療開始時には，結核菌検査（結核菌培養検査を含む。以下同じ。）を行い，対象とする病変が結核菌によるものであることを確認するとともに，単純エックス線検査及び必要に応じてCT検査を行う。
　　　また，結核菌培養検査が陽性の場合には，必ず薬剤感受性検査を行う。
　(2)　潜在性結核感染症の診断に当たっては，ツベルクリン反応検査又はリンパ球の菌特異抗原刺激による放出インターフェロンγ試験を実施するとともに，臨床症状の確認やエックス線検査等によって，活動性結核ではないことを確認する。
　(3)　治療中は，結核菌検査及びエックス線検査を行い，病状の改善の有無を確認するとともに，副作用の早期発見のために必要な検査を行う。ただし，潜在性結核感染症の治療中は，エックス線検査を行い，発病の有無を確認するとともに，副作用の早期発見のために必要な検査を行う。
2　治療
　　結核の治療は，化学療法によることを原則とし，化学療法のみによっては治療の目的を十分に達することができない場合には，外科的療法又は装具療法の実施を検討する。
3　患者への説明
　　結核医療を行うに当たっては，患者の社会的状況を十分考慮するとともに，確実な服薬を含めた療養方法及び他

者への感染防止の重要性について理解を得るよう患者に対して十分な説明を行う。

第2　化学療法

1　化学療法の一般方針

(1)　結核の化学療法は，患者の結核菌が感受性を有する抗結核薬を3剤又は4剤併用して使用することを原則とする。この際，第1の1の(1)の薬剤感受性検査に基づき，有効な抗結核薬の選定に努める。

(2)　化学療法の実施に当たっては，副作用の発現に十分注意し，適切な薬剤の種類及び使用方法を決定する。
なお，結核以外の疾患の治療のための薬剤を使用している患者については，薬剤の相互作用にも注意を要する。

(3)　受療中の患者に対しては，保健所との連携の下に策定された支援計画に基づき，薬剤を確実に服用するよう十分指導する。

2　薬剤の種類及び使用方法

(1)　抗結核薬

ア　抗結核薬の種類は，次に掲げるとおりとする。
　(ｱ)　INH イソニアジド
　(ｲ)　RFP リファンピシン（又は RBT リファブチン）
　(ｳ)　PZA ピラジナミド
　(ｴ)　SM 硫酸ストレプトマイシン
　(ｵ)　EB エタンブトール
　(ｶ)　LVFX レボフロキサシン
　(ｷ)　KM 硫酸カナマイシン
　(ｸ)　TH エチオナミド
　(ｹ)　EVM 硫酸エンビオマイシン
　(ｺ)　PAS パラアミノサリチル酸
　(ｻ)　CS サイクロセリン
　(ｼ)　DLM デラマニド
　(ｽ)　BDQ ベダキリン

イ　抗結核薬の選定における留意事項は，次に掲げるとおりとする。
　(ｱ)　RBT は，重篤な副作用又は薬剤の相互作用のため RFP を使用できない場合に，RFP に代えて使用する。ただし，患者の結核菌が RFP に対して耐性を有する場合には，当該結核菌は RBT に対しても耐性を有することが多いため，ほかに使用できる抗結核薬がない場合に限り，十分な検討を経た上で，これを使用する。
　(ｲ)　SM，KM 及び EVM は，これらのうち2剤以上を併用して使用してはならない。
　(ｳ)　KM と EVM との間には交叉耐性があるが，その発現特性から，原則として EVM の使用前に KM を使用する。

ウ　抗結核薬の使用に当たっては，副作用の発現に十分注意し，患者の年齢，体重等の条件を考慮して，適切な種類及び使用方法を決定する。ただし，副作用の発現を理由として抗結核薬の種類の変更を検討する際には，副作用の程度と結核の治療効果の両面から慎重な検討を要する。

(2)　副腎皮質ホルモン剤
結核性髄膜炎，結核性心膜炎等の場合には，抗結核薬と併用して副腎皮質ホルモン剤を使用する。

3　肺結核の化学療法

(1)　薬剤選択の基本的な考え方

ア　治療開始時の薬剤選択

　(ｱ)　初回治療で薬剤耐性結核患者であることが疑われない場合については，次に掲げるとおりとする。
　　ⅰ　PZA を使用できる場合には，まず，INH，RFP 及び PZA に SM 又は EB を加えた4剤併用療法を2月間行い，その後 INH 及び RFP の2剤併用療法を4剤併用療法開始時から6月（180日）を経過するまでの間行う。ただし，4剤併用療法を2月間行った後，薬剤感受性検査の結果が不明であって症状の改善が確認できない場合には，薬剤感受性検査の結果が判明するまでの間又は症状の改善が確認されるまでの間，INH 及び RFP に加え，SM 又は EB を使用する。
　　　　なお，INH 及び RFP の2剤併用療法については，対面での服薬が確認でき，かつ，患者が HIV 感染者ではない等の場合には，間欠療法を実施することができる。
　　ⅱ　PZA を使用できない場合には，まず，INH 及び RFP に SM 又は EB を加えた3剤併用療法を2月ないし6月間行い，その後 INH 及び RFP の2剤併用療法を3剤併用療法開始時から9月（270日）を経過するまでの間行う。
　(ｲ)　初回治療又は再治療で，患者の従前の化学療法歴，薬剤耐性結核患者との接触歴等から薬剤耐性結核患者である可能性が高いと考えられる場合については，2の(1)のアに掲げる順に，患者の結核菌が感受性を有すると想定される抗結核薬を3剤以上選んで併用療法を開始し，薬剤感受性検査の結果が判明した時点で，必要に応じて使用する抗結核薬を変更する。

イ　薬剤感受性検査判明時の薬剤選択
　(ｱ)　INH 及び RFP のいずれも使用できる場合については，アの(ｱ)の ⅰ 及び ⅱ に掲げるとおりとする。
　(ｲ)　INH 又は RFP が使用できない場合（患者の結核菌が INH 及び RFP に対して耐性を有する場合を除く。）

については，使用できない抗結核薬に代えて，2の(1)のアの㋐から㋛までに掲げる順に，患者の結核菌が感受性を有すると想定される抗結核薬を4剤以上選んで併用療法を開始し，その後は長期投与が困難な薬剤を除いて治療を継続する。この場合の治療期間については，次に掲げるとおりとする。

　　i　INHを使用できる場合であってRFPを使用できない場合の治療期間は，PZAの使用の可否を問わず結核菌培養検査が陰性となった後（以下「菌陰性化後」という。）18月間とする。

　　ii　RFPを使用できる場合であってINHを使用できない場合の治療期間は，PZAを使用できる場合にあっては菌陰性化後6月間又は治療開始後9月間のいずれか長い期間，PZAを使用できない場合にあっては菌陰性化後9月間又は治療開始後12月間のいずれか長い期間とする。

　　iii　INH及びRFPのいずれも使用できない場合であって感受性のある薬剤を3剤以上併用して治療を継続することができる場合の治療期間は，菌陰性化後18月間とする。

　　㋒　患者の結核菌がINH及びRFPに対して耐性を有する場合については，患者の結核菌が感受性を有すると想定される抗結核薬を5剤選んで併用療法を行う。この場合において，薬剤の選択に当たっては，まず，LVFX及びBDQの使用を検討し，その後PZA，EB，CS及びDLMの使用を検討しなければならない。ただし，これらの薬剤から5剤選ぶことが困難な場合には，これらの薬剤に代えてSM，KM，TH，EVM又はPASを使用することもできる。

　　㋓　結核菌培養検査が陰性である等の薬剤感受性検査の結果を得ることができないと判明した場合については，初回治療で薬剤耐性結核患者であることが疑われない場合にあってはアの㋐に掲げるとおりとし，初回治療又は再治療で，患者の従前の化学療法歴，薬剤耐性結核患者との接触歴等から薬剤耐性結核患者である可能性が高いと考えられる場合にあっては薬剤感受性結核患者である可能性及び薬剤耐性結核患者である可能性のいずれも考慮して，使用する抗結核薬を決定する。

(2)　治療期間に係る留意事項

　ア　治療開始時に症状が著しく重い場合，治療開始時から2月を経ても結核菌培養検査の成績が陰転しない場合，糖尿病，じん肺，HIV感染等の結核の経過に影響を及ぼす疾患を合併する場合又は副腎皮質ホルモン剤若しくは免疫抑制剤を長期にわたり使用している場合には，患者の病状及び経過を考慮して治療期間を3月間延長できる。

　イ　再治療の場合には，結核の再発の防止の観点から，治療期間を初回治療の場合よりも3月間延長できる。

(3)　治療効果の判定

　　治療効果の判定に当たっては，結核菌培養検査の成績を重視することとし，治療開始時から3月以内にエックス線陰影の拡大，胸膜炎の合併，縦隔リンパ節腫脹等が認められるとしても，結核菌培養検査の成績が好転しているときは，実施中の化学療法を変更する必要はない。ただし，治療開始後4月間以上，結核菌培養検査が陽性である場合又は菌陰性化後に行った結核菌培養検査において陽性が確認された場合には，直近の結核菌培養検査により検出された結核菌について，必ず薬剤感受性検査を行う。

4　肺外結核の化学療法

　　肺結核の治療に準じて化学療法を行うが，結核性膿胸，粟粒結核若しくは骨関節結核等の場合又は結核性髄膜炎等中枢神経症状がある場合には，治療期間の延長を個別に検討することも必要である。

5　潜在性結核感染症の治療の化学療法

　　潜在性結核感染症の治療においては，原則として次の(1)又は(2)に掲げるとおりとする。ただし，INHが使用できない場合又はINHの副作用が予想される場合は，RFP単独療法を4月間行う。

(1)　INHの単独療法を6月間行い，必要に応じて更に3月間行う。

(2)　INH及びRFPの2剤併用療法を3月又は4月間行う。

第3　外科的療法

1　外科的療法の一般方針

(1)　結核の治療は，化学療法によることを原則とするが，結核の部位，化学療法の治療効果等から必要があると認められる場合には，外科的療法を行う。

(2)　外科的療法の実施に際しては，化学療法を併用するとともに，手術の安全確保及び合併症の防止を図るため，薬剤に対して耐性を有する結核菌の発現状況を踏まえ，手術後における有効な抗結核薬の使用が確保されるように留意する。

(3)　患者の結核菌がINH及びRFPに対して耐性を有する場合の外科的療法の実施に際しては，患者の結核菌が感受性を有すると想定される抗結核薬を複数併用する。

2　肺結核の外科的療法

　　肺結核については，患者の結核菌が薬剤に対して耐性を有していること等の理由により，化学療法によって結核菌培養検査が陰性となることが期待できない場合若しくは陰性となっても再発の可能性が高い場合又は喀血等の症状が改善しない場合には，外科的療法の実施を検討する。

3　結核性膿胸の外科的療法

　　急性膿胸については，穿刺排膿術又は閉鎖性排膿術を行う。

　　慢性膿胸については，全身状態によって治療方針が異なるが，最終的な治癒のためには外科的療法が必要である。その術式としては，膿胸腔縮小術，肺剥皮術，胸膜肺切除術等がある。

4　骨関節結核の外科的療法
　骨関節結核については，重篤な合併症がある場合等を除き，外科的療法として病巣廓清・固定術を行う。
5　その他の部位の結核の外科的療法
　性器結核，気管支結核，腸結核，結核性心膜炎，胸壁結核，リンパ節結核，泌尿器結核，結核性痔瘻等についても，必要に応じて外科的療法を行う。
第4　骨関節結核の装具療法
　骨関節結核については，局所の安静を保つことにより病巣の治癒を促進するため，又は外科的療法の実施後において局所を固定するため，装具療法を行う。また，装具療法の実施に際しては，化学療法を併用する。

予防・保健

公費負担・医療保険給付・患者負担の割合

(1)　37条の2：適正医療（結核医療）
《負担割合》

医療保険70%	公費25%	患者負担5%

（注）　生活保護併用の場合は，医療保険と感染症法（結核適正医療）が優先され，患者自己負担分の5%が医療扶助の対象となる。

(2)　37条：入院医療
《負担割合》全額公費負担対象で医療保険優先

医療保険70%	公費30%

（注）　所得税額により自己負担あり，年額147万円以下：0円，147万円超：上限月2万円

(3)　新感染症・指定感染症
《負担割合》全額公費負担（公費優先）

公費100%

（注）　所得税額に応じて自己負担が課せられる。

(4)　一類・二類・新型インフルエンザ等感染症
《負担割合》全額公費負担対象で医療保険優先

医療保険70%	公費30%

（注）　所得税額に応じて自己負担が課せられる。結核の通院のみ5%の患者負担あり。

※　新型コロナウイルス感染症（COVID-19）は扱い上五類感染症となるため医療保険適応，公費負担なし。

26 新型インフルエンザ等対策特別措置法

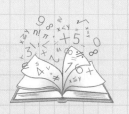

平成24年5月11日法律第31号（最終改正：令和5年6月7日法律第47号）

新型インフルエンザ等対策の計画，発生時の措置，緊急事態措置などについて特別の措置を定めた法律です。

新型インフルエンザ等は，国民の大部分が現在その免疫を獲得しておらず，全国的・急速にまん延し，病状が重篤となり，国民生活や経済に重大な影響を及ぼすことが危惧されます。この法律は，感染症法などのその他の新型インフルエンザ等発生予防・まん延の防止に関する法律とあわせて対策の強化を図り，その発生時に**国民の生命と健康を保護し，国民生活・経済に及ぼす影響を小さくする**ことを目的としています。

　アジア，中東などにおいて鳥インフルエンザの亜型高病原性鳥インフルエンザ（A/H5N1）が発生した。そのウイルスがヒトからヒトへ感染し次第に感染力が強くなり，死亡する事態が発生した。そのため，その流行を最小限に抑える必要性から，平成23（2011）年9月20日に政府は「新型インフルエンザ対策行動指針」を改定し，政府行動計画の実行性をさらに高め，新型インフルエンザ発生時にその脅威から国民の生命と健康を守り，国民の生活や経済に及ぼす影響が最小限となるようにするため新型インフルエンザ等対策特別措置法を制定した。

　具体的には，未知の感染症を含む新型インフルエンザの発生に備えるために，その感染症の発生前と発生後に分けて考えている。発生前から発生時において，体制整備を中心に行動計画を作成し発生時に備え，仮に発生した場合は，国および都道府県に対策本部を設置するとともに，緊急事態になったときには市町村に対策本部を設置することを定めている。

　また，発生時に優先的にワクチン接種を行う者を明らかにするために特定接種（登録事業者）の登録を行うことになっている。医療機関には，患者等に対する医療等の実施，特定接種実施に必要な協力の要請がなされる。発生後の緊急事態が宣言されたあとは，政府対策本部から外出自粛要請，薬剤等の優先的売渡しの要請等が行われる。

　同法では，対象となる新型インフルエンザ等が発生するまで具体的な特徴等がわからず，正確な対策・対応まで相応な時間がかかるため，あらかじめ法整備を通し，行動計画を作成して準備をしておくことを目的としている。

　なお，令和2（2020）年3月13日，**新型コロナウイルス感染症**を新型インフルエンザ等とみなすものとして，同法の一部改正が行われた〔令和2（2020）年3月13日法律第4号〕が，2023年5月8日以降は五類感染症に位置づけられた。

　新型インフルエンザ特別措置法と関連のある法規として感染症法があるが，その関係は図表26－1のとおりである。

図表26－1

```
                                        ┌─ 新型インフルエンザ
                                        │   （感染症法第6条第7項第一号）
                                        ├─ 再興型インフルエンザ
                      ┌─ 新型インフルエンザ等感染症 ┤   （感染症法第6条第7項第二号）
                      │   （感染症法第6条第7項）  ├─ 新型コロナウイルス感染症
                      │                      │   （感染症法第6条第7項第三号）
                      │                      │   ┌ 2023年5月8日以降は ┐
                      │                      │   └ 五類感染症に位置づけられた ┘
新型インフ            │                      └─ 再興型コロナウイルス感染症
ルエンザ等 ───────────┤                          （感染症法第6条第7項第四号）
（特措法第2           │
条第一号）            ├─ 指定感染症 ──────→当該疾病にかかった場合の病状の程度が重篤であり，か
                      │   （感染症法第6条第8項）  つ，全国的かつ急速なまん延のおそれのあるものと認め
                      │                        たときに限定（特措法第14条で限定）
                      │
                      └─ 新感染症─→全国的かつ急速まん延のおそれのあるものに限定
                          （感染症法第6条第9項） （特措法第2条第一号において限定）
```

1 総　則

（国，地方公共団体等の責務）
第3条　国は，新型インフルエンザ等から国民の生命及び健康を保護し，並びに新型インフルエンザ等が国民生活及び国民経済に及ぼす影響が最小となるようにするため，新型インフルエンザ等が発生したときは，自ら新型インフルエンザ等対策を的確かつ迅速に実施し，並びに地方公共団体及び指定公共機関が実施する新型インフルエンザ等対策を的確かつ迅速に支援することにより，国全体として万全の態勢を整備する責務を有する。
（第2・3項省略）
4　地方公共団体は，新型インフルエンザ等が発生したときは，第18条第1項に規定する基本的対処方針に基づき，自らその区域に係る新型インフルエンザ等対策を的確かつ迅速に実施し，及び当該地方公共団体の区域において関係機関が実施する新型インフルエンザ等対策を総合的に推進する責務を有する。
5　指定公共機関及び指定地方公共機関は，新型インフルエンザ等が発生したときは，この法律で定めるところにより，その業務について，新型インフルエンザ等対策を実施する責務を有する。
6　国，地方公共団体並びに指定公共機関及び指定地方公共機関は，新型インフルエンザ等対策を実施するに当たっては，相互に連携協力し，その的確かつ迅速な実施に万全を期さなければならない。

　法第3条は，新型インフルエンザ等が発生したときに，国は対策を講じ，地方公共団体の支援を行うこと，地方公共団体は，あらかじめ策定した基本的対処方針に基づき自らその区域の対応を行わなければならないことが定められている。

（事業者及び国民の責務）
第4条　事業者及び国民は，新型インフルエンザ等の予防及び感染の拡大の防止に努めるとともに，新型インフルエンザ等対策に協力するよう努めなければならない。
2　事業者は，新型インフルエンザ等のまん延により生ずる影響を考慮し，その事業の実施に関し，適切な措置を講ずるよう努めなければならない。
3　第28条第1項第1号に規定する登録事業者は，新型インフルエンザ等が発生したときにおいても，医療の提供並びに国民生活及び国民経済の安定に寄与する業務を継続的に実施するよう努めなければならない。

　法第4条には，国民や事業者は，国及び地方公共団体が行う新型インフルエンザ対策に協力するとともに，登録事業者は，国民生活・活動の安定に協力することが定められている。登録事業者は新型インフルエンザのまん延により生ずる影響を生ずることになった場合，臨時に予防接種を受けることができるが，逆に労務または施設の確保その他必要な協力をしなければならない。登録事業者とは，厚生労働大臣の定めにより登録を受けているものをいう。

（基本的人権の尊重）
第5条　国民の自由と権利が尊重されるべきことに鑑み，新型インフルエンザ等対策を実施する場合において，国民の自由と権利に制限が加えられるときであっても，その制限は当該新型インフルエンザ等対策を実施するため必要小限のものでなければならない。

　国民は，本法が適用されるような事態になったときは，国・地方公共団体等の施策に協力しなければならないが，その自由や権利は必要最低限のものでなければならないことを示している。

2 新型インフルエンザ等対策の実施に関する計画等

（政府行動計画の作成及び公表等）
第6条　政府は，新型インフルエンザ等の発生に備えて，新型インフルエンザ等対策の実施に関する計画（以下「政府行動計画」という。）を定めるものとする。
2　政府行動計画においては，次に掲げる事項を定めるものとする。
一　新型インフルエンザ等対策の実施に関する基本的な方針
二　国が実施する次に掲げる措置に関する事項
　イ　（省略）
　ロ　新型インフルエンザ等に関する情報の地方公共団体，指定公共機関，事業者及び国民への適切な方法による提供
　ハ　新型インフルエンザ等が国内において初めて発生した場合における第16条第9項に規定する政府現地対策本部による新型インフルエンザ等対策の総合的な推進
　ニ　検疫，第28条第3項に規定する特定種の実施その他の新型インフルエンザ等のまん延の防止に関する措置

ホ　医療の提供体制の確保のための総合調整
ヘ　（省略）
三　第28条第1項第一号の規定による厚生労働大臣の登録の基準に関する事項
四　都道府県及び指定公共機関がそれぞれ次条第1項に規定する都道府県行動計画及び第9条第1項に規定する業務計画を作成する際の基準となるべき事項
五　新型インフルエンザ等対策を実施するための体制に関する事項
六　新型インフルエンザ等対策の実施に当たっての地方公共団体相互の広域的な連携協力その他の関係機関相互の連携協力の確保に関する事項
七　前各号に掲げるもののほか，新型インフルエンザ等対策の実施に関し必要な事項
3　政府行動計画は，新型インフルエンザ等が発生する前の段階，新型インフルエンザ等が外国において発生した段階及び新型インフルエンザ等が国内において発生した段階に区分して定めるものとする。
（第4～8項省略）
（都道府県行動計画）
第7条　都道府県知事は，政府行動計画に基づき，当該都道府県の区域に係る新型インフルエンザ等対策の実施に関する計画（以下「都道府県行動計画」という。）を作成するものとする。
2　都道府県行動計画においては，おおむね次に掲げる事項を定めるものとする。
一　当該都道府県の区域に係る新型インフルエンザ等対策の総合的な推進に関する事項
二　都道府県が実施する次に掲げる措置に関する事項
イ　新型インフルエンザ等の都道府県内における発生の状況，動向及び原因の情報収集並びに調査
ロ　新型インフルエンザ等に関する情報の市町村，指定地方公共機関，医療機関，事業者及び住民への適切な方法による提供
ハ　感染を防止するための協力の要請その他の新型インフルエンザ等のまん延の防止に関する措置
二　医療従事者の確保その他の医療の提供体制の確保に関する措置
ホ　物資の売渡しの要請その他の住民の生活及び地域経済の安定に関する措置
三　市町村及び指定地方公共機関がそれぞれ次条第1項

に規定する市町村行動計画及び第9条第1項に規定する業務計画を作成する際の基準となるべき事項
四　新型インフルエンザ等対策を実施するための体制に関する事項
五　新型インフルエンザ等対策の実施に関する他の地方公共団体その他の関係機関との連携に関する事項
六　前各号に掲げるもののほか，当該都道府県の区域に係る新型インフルエンザ等対策に関し都道府県知事が必要と認める事項
（第3～9項省略）
（市町村行動計画）
第8条　市町村長は，都道府県行動計画に基づき，当該市町村の区域に係る新型インフルエンザ等対策の実施に関する計画（以下「市町村行動計画」という。）を作成するものとする。
2　市町村行動計画においては，おおむね次に掲げる事項を定めるものとする。
一　当該市町村の区域に係る新型インフルエンザ等対策の総合的な推進に関する事項
二　市町村が実施する次に掲げる措置に関する事項
イ　新型インフルエンザ等に関する情報の事業者及び住民への適切な方法による提供
ロ　住民に対する予防接種の実施その他の新型インフルエンザ等のまん延の防止に関する措置
ハ　生活環境の保全その他の住民の生活及び地域経済の安定に関する措置
三　新型インフルエンザ等対策を実施するための体制に関する事項
四　新型インフルエンザ等対策の実施に関する他の地方公共団体その他の関係機関との連携に関する事項
五　前各号に掲げるもののほか，当該市町村の区域に係る新型インフルエンザ等対策に関し市町村長が必要と認める事項
（第3～8項省略）
（指定公共機関及び指定地方公共機関の業務計画）
第9条　指定公共機関又は指定地方公共機関は，それぞれ政府行動計画又は都道府県行動計画に基づき，その業務に関し，新型インフルエンザ等対策に関する業務計画（以下「業務計画」という。）を作成するものとする。
（第2項以降省略）

　法第6～9条は，国，都道府県，市町村，指定公共機関および指定地方公共機関が行動計画や業務計画を作成する義務とその内容について定められている。

3　新型インフルエンザ等の発生時における措置

（新型インフルエンザ等の発生等に関する報告）
第14条　厚生労働大臣は，感染症法第44条の2第1項，第44条の7第1項または第44条の10第1項の規定による公表を行ったときは，内閣総理大臣に対し，当該新型インフルエンザ等の発生の状況，当該新型インフルエンザ等にかかった場合の病状の程度その他の必要な情報の報告をしなければならない。

（政府対策本部の設置）
第15条　内閣総理大臣は，前条の報告があったときは，当該報告に係る新型インフルエンザ等にかかった場合の病状の程度が，感染症法第6条第6項第一号に掲げるインフルエンザにかかった場合の病状の程度に比しておおむね同程度以下であると認められる場合を除き，内閣法（昭和22年法律第5号）第12条第4項の規定にかかわら

ず，閣議にかけて，臨時に内閣に新型インフルエンザ等対策本部（以下「政府対策本部」という。）を設置するものとする。

（第2項省略）

（特定接種）

第28条　政府対策本部長は，医療の提供並びに国民生活及び国民経済の安定を確保するため緊急の必要があると認めるときは，厚生労働大臣に対し，次に掲げる措置を講ずるよう指示することができる。

一　医療の提供の業務又は国民生活及び国民経済の安定に寄与する業務を行う事業者であって厚生労働大臣の定めるところにより厚生労働大臣の登録を受けているもの（第3項及び第4項において「登録事業者」という。）のこれらの業務に従事する者（厚生労働大臣の定める基準に該当する者に限る。）並びに新型インフルエンザ等対策の実施に携わる国家公務員に対し，臨時に予防接種を行うこと。

二　新型インフルエンザ等対策の実施に携わる地方公務員に対し，臨時に予防接種を行うよう，当該地方公務員の所属する都道府県又は市町村の長に指示すること。

2　前項の規定による指示をする場合には，政府対策本部長は，予防接種の期間を指定するものとする。

3　厚生労働大臣は，第1項の規定による指示に基づき行う予防接種（以下この条及び第31条において「特定接種」という。）及び同項第一号の登録の実施に関し必要があると認めるときは，官公署に対し，必要な書類の閲覧若しくは資料の提供を求め，又は登録事業者その他の関係者に対し，必要な事項の報告を求めることができる。

4　厚生労働大臣は，特定接種及び第1項第一号の登録の円滑な実施のため必要があると認めるときは，登録事業者，都道府県知事，市町村長及び各省各庁の長〔財政法（昭和22年法律第34号）第20条第2項に規定する各省各庁の長をいう。〕に対して，労務又は施設の確保その他の必要な協力を求めることができる。この場合において，協力を求められた登録事業者，都道府県知事及び市町村長は，正当な理由がない限り，協力を拒んではならない。

5　厚生労働大臣が行う特定接種は，予防接種法第6条第3項の規定による予防接種とみなして，同法（第12条第2項，第26条及び第27条を除く。）の規定を適用する。（以降省略）

6　都道府県知事が行う特定接種は，予防接種法第6条第3項の規定による予防接種とみなして，同法（第26条及び第27条を除く。）の規定を適用する。（以降省略）

7　市町村長が行う特定接種は，予防接種法第6条第1項の規定による予防接種とみなして，同法（第26条及び第27条を除く。）の規定を適用する。（以降省略）

（医療等の実施の要請等）

第31条　都道府県知事は，新型インフルエンザ等の患者又は新型インフルエンザ等にかかっていると疑うに足りる正当な理由のある者（以下「患者等」という。）に対する医療の提供を行うため必要があると認めるときは，医師，看護師その他の政令で定める医療関係者（以下「医療関係者」という。）に対し，その場所及び期間その他の必要な事項を示して，当該患者等に対する医療を行うよう要請することができる。

2　厚生労働大臣及び都道府県知事は，特定接種を行うため必要があると認めるときは，医療関係者に対し，その場所及び期間その他の必要な事項を示して，当該特定接種の実施に関し必要な協力の要請をすることができる。

3　医療関係者が正当な理由がないのに前2項の規定による要請に応じないときは，厚生労働大臣及び都道府県知事は，患者等に対する医療又は特定接種（以下この条及び第62条第2項において「患者等に対する医療等」という。）を行うため特に必要があると認めるときに限り，当該医療関係者に対し，患者等に対する医療等を行うべきことを指示することができる。この場合においては，前2項の事項を書面で示さなければならない。

4　厚生労働大臣及び都道府県知事は，前3項の規定により医療関係者に患者等に対する医療等を行うことを要請し，又は患者等に対する医療等を行うべきことを指示するときは，当該医療関係者の生命及び健康の確保に関し十分に配慮し，危険が及ばないよう必要な措置を講じなければならない。

5　市町村長は，特定接種を行うため必要があると認めるときは，都道府県知事に対し，第2項又は第3項の規定による要請又は指示を行うよう求めることができる。

（臨時の医療施設等）

第31条の2　都道府県知事は，当該都道府県の区域内において病院その他の医療機関が不足し，医療の提供に支障が生ずると認める場合には，その都道府県行動計画で定めるところにより，患者等に対する医療の提供を行うための施設（第4項において「医療施設」という。）であって都道府県知事が臨時に開設するもの（以下「臨時の医療施設」という。）において医療を提供しなければならない。

2　都道府県知事は，必要があると認めるときは，政令で定めるところにより，前項の措置の実施に関する事務の一部を市町村長が行うこととすることができる。

（第3・4項省略）

5　医療法（昭和23年法律第205号）第4章の規定は，臨時の医療施設については，適用しない。

（第6・7項省略）

法第14〜31条に規定される第3章には，新型インフルエンザ等の発生時における措置について定められている。医療機関は，感染症法により新型インフルエンザ等の発生を認めたときは，速やかに報告をすることになる（法第14条）。その結果，必要な場合に国はその状況により新型インフルエンザ等対策本部の設置を行うこととされている（法第15条）。

また，法第28条において，政府対策本部長は，緊急の必要があると認めたときに医療機関等（医療の提供の業務または国民生活および国民経済の安定に寄与する業務を行っている事業者）の登録事業者と国家公務員に対して，臨時に予防接種（特定接種という）を行うことを指示することが

できる。ただし，法第28条および第31条において特定接種を受けるためには，あらかじめ決められた手続きに従い必要な事項を報告することになる。医療機関は，具体的には，業務継続計画（診療継続計画）を策定し市町村を通じて国に提出することが求められる。

　この予防接種が受けられる対象者は，第31条第1項に規定する患者等に対する医療の提供（新型インフルエンザ等医療提供）を行う病院，診療所，薬局または訪問看護ステーションに従事する医師，看護師，薬剤師，窓口事務職員等である。また，重大かつ緊急の生命保護に関する医療の提供（重大緊急医療提供）を行う病院等（大学病院や公的病院，救急医療機関等）に従事する医師，

歯科医師，薬剤師，保健師，助産師，看護師，准看護師，救急救命士，診療放射線技師，臨床検査技師，臨床工学技士，理学療法士，作業療法士，管理栄養士なども対象となる（平成25年12月10日・厚生労働省告示第369号，改正：平成29年1月31日・厚生労働省告示第27号）。

　なお，住民に対する臨時予防接種は，対象者および期間を定めて優先順位付けを行うものとしている（令和4年12月9日・法律第96号）。

　また，都道府県知事は，区域内の医療機関が不足し，医療の提供に支障が生じると認める場合，臨時の医療施設において医療を提供するものと定められた（法第32条の2）。

（感染を防止するための協力要請等）
第45条　特定都道府県知事は，新型インフルエンザ等緊急事態において，新型インフルエンザ等のまん延を防止し，国民の生命及び健康を保護し，並びに国民生活及び国民経済の混乱を回避するため必要があると認めるときは，当該特定都道府県の住民に対し，新型インフルエンザ等の潜伏期間及び治癒までの期間並びに発生の状況を考慮して当該特定都道府県知事が定める期間及び区域において，生活の維持に必要な場合を除きみだりに当該者の居宅又はこれに相当する場所から外出しないことその他の新型インフルエンザ等の感染の防止に必要な協力を要請することができる。
　2　特定都道府県知事は，新型インフルエンザ等緊急事態において，新型インフルエンザ等のまん延を防止し，国民の生命及び健康を保護し，並びに国民生活及び国民経済の混乱を回避するため必要があると認めるときは，新型インフルエンザ等の潜伏期間及び治癒までの期間を

考慮して当該特定都道府県知事が定める期間において，学校，社会福祉施設（通所又は短期間の入所により利用されるものに限る。），興行場〔興行場法（昭和23年法律第137号）第1条第1項に規定する興行場をいう。〕その他の政令で定める多数の者が利用する施設を管理する者又は当該施設を使用して催物を開催する者（次項において「施設管理者等」という。）に対し，当該施設の使用の制限若しくは停止又は催物の開催の制限若しくは停止その他政令で定める措置を講ずるよう要請することができる。
　3　施設管理者等が正当な理由がないのに前項の規定による要請に応じないときは，特定都道府県知事は，新型インフルエンザ等のまん延を防止し，国民の生命及び健康を保護し，並びに国民生活及び国民経済の混乱を回避するため特に必要があると認めるときに限り，当該施設管理者等に対し，当該要請に係る措置を講ずべきことを指示することができる。

　法第32～61条は，新型インフルエンザ等が発生し，緊急事態になったときの措置について定められている。特定都道府県知事は，新型インフルエンザ等が発生し緊急事態になったとき，そのまん

延の防止に関する措置として，国民の外出を制限し，学校を含む施設等にその使用制限または催物開催の制限・停止を要請することができる（法第45条）。

（医療等の確保）
第47条　病院その他の医療機関又は医薬品等製造販売業者（医薬品，医療機器等の品質，有効性及び安全性の確保等に関する法律第12条第1項の許可（医薬品の製造販売業に係るものに限る。）又は同法第23条の2第1項若しくは第23条の20第1項の許可を受けた者をいう。），医薬品等製造業者（同法第13条第1項の許可（医薬品の製造業に係るものに限る。），同法第23条の2の3第1項の登録又は同法第23条の22第1項の許可を受けた者をい

う。）若しくは医薬品等販売業者（同法第24条第1項の許可，同法第39条第1項の許可（同項に規定する高度管理医療機器等の販売業に係るものに限る。）又は同法第40条の5第1項の許可を受けた者をいう。第54条第2項において同じ。）である指定公共機関及び指定地方公共機関は，新型インフルエンザ等緊急事態において，それぞれその業務計画で定めるところにより，医療又は医薬品，医療機器若しくは再生医療等製品の製造若しくは販売を確保するため必要な措置を講じなければならない。

　医療等の確保のために，病院その他の医療機関または指定公共機関・指定地方公共機関は，緊急事態においては業務計画で定めるところにより，

医療または医薬品もしくは医療機器の製造・販売を確保するための必要な措置を講じなければならない。

27

予防接種法

昭和23年6月30日法律第68号（直近改正：令和5年5月19日法律第31号）

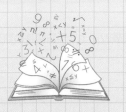

伝染のおそれがある疾病の発生とまん延予防のため，公衆衛生の見地から**予防接種の実施**など必要な措置を講じて国民の健康の保持に寄与すること，また，予防接種による健康被害の迅速な救済を図ることを目的とした法律です。

①**予防接種基本計画等**，②**定期の予防接種等の実施**，③**予防接種等による健康被害の救済措置**——などが定められています。

これまでの主な改正

●**平成23（2011）年7月22日法律第85号**

新たな臨時接種の創設：新型インフルエンザと同等の「感染力は強いが，病原性は高くない新型インフルエンザ」が発生した場合に適用する新たな臨時接種の類型を創設。

●**平成25（2013）年1月30日政令第18号・厚生労働省令第6号など**

定期の予防接種の機会を逸した者に対する機会の確保：インフルエンザを除く疾病に対して，特に理由がある者は，当該特別の事情がなくなった日から起算して2年を経過するまでの間（年齢の定めがある場合はその年齢まで），予防接種の機会を確保。

●**平成25（2013）年3月30日法律第8号**

① **予防接種の総合的な推進を図るための計画の策定**：予防接種施策の総合的な推進を図るための基本的な施策を策定。

② **定期接種の対象疾病の追加**：一類疾病はA類疾病，二類疾病はB類疾病に変更。定期接種の対象疾病として，A類（旧一類）疾病にHib感染症，小児の肺炎球菌感染症，ヒトパピローマウイルス感染症を追加。B類（旧二類）疾病について，新たなワクチンの開発や感染症の蔓延の状況に柔軟に対応できるよう，政令で疾病を追加できるようにした。

③ **副反応報告制度の法定化**：副反応報告制度を法律上位置付け，医療機関から厚生労働大臣への報告を義務化した。

●**平成28（2016）年6月22日政令第241号**

A類疾病の対象疾病の追加：A類疾病にB型肝炎（1歳に至るまでの者）を追加。

●**令和2（2020）年1月17日政令第3号**

A類疾病の対象疾病の追加：A類疾病にロタウイルス感染症（生後32週までの者）を追加。

●**令和2（2020）年12月9日政令第346号**

臨時接種に準じた特例：新型コロナウイルス感染症について，現行臨時接種を適応し，該当しないものについては特例措置とする。

●**令和4（2022）年12月9日法律第96号**

① **特例臨時接種に係る規定を新設**：A類疾病のうち急速まん延により生命・健康に重大な影響を与えるおそれがある感染症に，全額国費負担で臨時予防接種を行うとした。

② **特例臨時接種を受ける努力義務規定の適応除外**：有効性や副作用を考慮して対象者を指定し，努力義務から適応除外できるとした。

③ **予防接種の記録保存**：予防接種を円滑かつ効果的に行うために記録を保存するとした。

予防接種とは，疾病に対して免疫の効果を獲得させるため，ワクチンを人体に注射し，または接種することである（図表27-1）。

この法律の定めるところにより予防接種を行う疾病（**A類疾病**）は法第2条で定められている。

第一〜十二号のほか，「予防接種を行う必要があると認められる疾病」（第十三）として政令で定められた疾病が該当する。現在は，痘そうと水痘，B型肝炎，ロタウイルス感染症がある。

また，A類疾病のうち「全国的かつ急速なまん延により生命および健康に重大な影響を与えるおそれがあると認められる疾病（第十二）については，臨時に予防接種を行うよう指示ができ，その費用は全額国費負担とする。なお臨時の予防接種については，接種の奨励および努力義務の対象となるが，有効性や副作用等を考慮して対象者を指定し除外することができる。

また，「**B類疾病**」はインフルエンザと政令で定める疾病である〔現在は，肺炎球菌感染症（高齢者にかかるものに限る）〕。

予防・保健

113

図表27-1　予防接種の類型

	定期接種（第5条第1項）		臨時接種 （第6条第1・2項）	新臨時接種 （第6条第3項）
	A類疾病	B類疾病		
考え方	発生及びびまん延を予防するために，定期的に行う必要がある（社会防衛）	個人の発病・重症化を防止し，そのまん延の予防を目的として，定期的に行う必要がある（個人予防）	まん延防止上，緊急の必要がある	全国的かつ急速なまん延により国民の生命・健康に重大な影響があるものの，まん延予防上緊急の必要がある
実施主体	市町村	市町村	都道府県（国が指示又は自ら実施） 市町村（都道府県が指示） 【厚労大臣が疾病を定めた場合に実施】	市町村（国が都道府県を通じて指示） 【厚労大臣が疾病を定めた場合に実施】
接種の努力義務	あり	なし	あり	なし
勧奨	あり	なし	あり	あり

（定義）

第2条　この法律で「予防接種」とは，疾病に対して免疫の効果を得させるため，疾病の予防に有効であることが確認されているワクチンを，人体に注射し，又は接種することをいう。

2　この法律において「A類疾病」とは，次に掲げる疾病をいう。

一　ジフテリア
二　百日せき
三　急性灰白髄炎
四　麻しん
五　風しん
六　日本脳炎
七　破傷風
八　結核
九　Hib感染症
十　肺炎球菌感染症（小児がかかるものに限る。）
十一　ヒトパピローマウイルス感染症
十二　新型インフルエンザ等感染症（感染症の予防及び感染症の患者に対する医療に関する法律（平成10年法律第104号。以下「感染症法」という。）第6条第7項に規定する新型インフルエンザ等感染症をいう。次項第2号及び第29条第1項第1号において同じ。），指定感染症（感染症法第6条第8項に規定す

る指定感染症をいう。次項第2号及び第29条第1項第2号において同じ。）又は新感染症（感染症法第6条第9項に規定する新感染症をいう。次項第2号及び第29条第1項第3号において同じ。）であって，その全国的かつ急速なまん延により国民の生命及び健康に重大な影響を与えるおそれがあると認められる疾病として政令で定める疾病

十三　前各号に掲げる疾病のほか，人から人に伝染することによるその発生及びまん延を予防するため，又はかかった場合の病状の程度が重篤になり，若しくは重篤になるおそれがあることからその発生及びまん延を予防するため特に予防接種を行う必要があると認められる疾病として政令で定める疾病

3　この法律において「B類疾病」とは，次に掲げる疾病をいう。

一　インフルエンザ
二　新型インフルエンザ等感染症，指定感染症又は新感染症であって政令で定める疾病
三　前二号に掲げる疾病のほか，個人の発病又はその重症化を防止し，併せてこれによりそのまん延の予防に資するため特に予防接種を行う必要があると認められる疾病として政令で定める疾病

4～7　（略）

予防接種の実施

予防接種には，定期予防接種（実施主体は市町村。費用は市町村負担）と指定疾病の臨時予防接種（まん延予防上緊急の必要があるときに実施。実施主体は都道府県または市町村）がある。

定期の予防接種の対象疾病と対象者は，予防接種法施行令（昭和23年7月31日・政令第197号，直近改正：令和5年9月20日・政令第285号）第1条の3（図表27-2）で定めている。

日本脳炎については，発生状況を勘案して，予防接種を行う必要がない区域を都道府県知事が指

定できる〔厚労省は積極的勧奨は控えるよう通知を発出〔平成17（2005）年5月30日～平成22（2010）年3月31日〕〕。そのため，日本脳炎の定期予防接種を受ける機会を逸した者〔平成7（1995）年6月1日から平成19（2007）年4月1日までの間に生まれた者〕については，4歳以上20歳未満の者を定期予防接種の対象者とした。

また，予防接種を受ける義務を法第9条で定めているが，今までの受けなくてはならないという義務規定から，受けるよう努めなければならない

図表27－2　予防接種の対象年齢（法第5条第1項）

疾　　病	定　　期	
ジフテリア	1．生後3月から生後90月に至るまでの間にある者（第1期） 2．11歳以上13歳未満の者（第2期）	
百日せき	生後3月から生後90月に至るまでの間にある者	
急性灰白髄炎（ポリオ）	生後3月から生後90月に至るまでの間にある者	
麻しん 風しん	1．生後12月から生後24月に至るまでの間にある者（第1期） 2．5歳以上7歳未満の者であって，小学校就学の始期に達する日の1年前の日から当該始期に達する日の前日までの間にある者（第2期） 1．生後12月から生後24月に至るまでの間にある者（第1期） 2．5歳以上7歳未満の者であって，小学校就学の始期に達する日の1年前の日から当該始期に達する日の前日までの間にある者（第2期） 2022年3月31日までの間，昭和37年4月2日から昭和54年4月1日に生まれた男性（十分な量の抗体がある者を除く）（第5期）	混合ワクチン
日本脳炎	1．生後6月から生後90月に至るまでの間にある者（第1期） 2．9歳以上13歳未満の者（第2期）	
破傷風	1．生後3月から生後90月に至るまでの間にある者（第1期） 2．11歳以上13歳未満の者（第2期）	
インフルエンザ	1．65歳以上の者 2．60歳以上65歳未満の者であって，心臓，腎臓もしくは呼吸器の機能またはヒト免疫不全ウイルスによる免疫の機能に障害を有するものとして厚生労働省令で定める者	
結核	生後1歳に至るまでの間にある者	
Ｈｉｂ感染症	生後2月から生後60月に至るまでの間にある者	
肺炎球菌感染症（小児がかかるものに限る）	生後2月から生後60月に至るまでの間にある者	
ヒトパピローマウイルス感染症	12歳となる日の属する年度の初日から16歳となる日の属する年度の末日までの間にある女子	
B型肝炎	1歳に至るまでの間にある者（平成28年4月1日以後に生まれた者に限る）。ただし，HBs抗原陽性の者の胎内又は産道においてB型肝炎ウイルスに感染したおそれのある者であって，抗HBs人免疫グロブリンの投与に併せて組換え沈降B型肝炎ワクチンの投与を受けたことのある者を対象者から除く	
水痘	生後12月から生後36月に至るまでの間にある者	
肺炎球菌感染症（高齢者がかかるものに限る）	1．65歳の者。ただし，2024年3月31日までの間は，「65歳，70歳，75歳，80歳，85歳，90歳，95歳又は100歳となる日の属する年度の初日から当該年度の末日までの間にある者」とする。 2．60歳以上65歳未満の者であって，心臓，腎臓若しくは呼吸器の機能の障害又はヒト免疫不全ウイルスによる免疫の機能の障害を有するものとして厚生労働省令で定めるもの	
ロタウイルス感染症	1．1価ワクチンは，生後6週から生後24週に至るまでの間にある者。4週以上あけて2回。 2．5価ワクチンは生後6週から生後32週に至るまでの間にある者。それぞれ4週以上あけて3回。 いずれも令和2（2020）年8月1日以降に生まれた者が対象となる。	

※平成24（2012）年11月1日から4種混合ワクチン（ジフテリア，百日せき，ポリオ，破傷風）が追加されている（予防接種実施規則第9・10条）。第1期（初回）および第1期（追加）に使用可能となった。平成28（2016）年10月1日からB型肝炎が追加され，令和2（2020）年8月1日からロタウイルス感染症が追加された。

という努力義務規定に変わった。予防接種が義務接種から勧奨接種に緩和されたわけだが，受けなくてもよいという意味ではない。実施する側も受ける側も，十分な説明と理解そして納得したうえでの実施が望ましいとされる。

なお，予防接種を行ったことによって健康被害が発生した場合は，市町村長が厚生労働大臣の認定に基づいて，医療費，医療手当などの予防接種による健康被害の救済措置すなわち給付が行われる（法第15条）。

給付の種類および対象は，法第16条で定めている（図表27－3）。

予防接種の実施方法は，予防接種実施規則（昭和33年9月17日・厚生省令27号，直近改正：令和4年12月9日・厚生労働省令第165号）に細かく定められている。また，予防接種に要する費用の，国庫，都道府県，市町村の支弁，負担については，法第25～27条に定めている。

（定期の予防接種等を受けたことによるものと疑われる症状の報告）
第12条　病院若しくは診療所の開設者又は医師は，定期の予防接種等を受けた者が，当該定期の予防接種等を受けたことによるものと疑われる症状として厚生労働省令で定めるものを呈していることを知ったときは，その旨を厚生労働省令で定めるところにより厚生労働大臣に報告しなければならない。

図表27－3　予防接種事故救済措置制度の概要

給付額	A類・臨時 ※B類臨時は除く	B類
医療費	保険適用の医療に要した費用から，健康保険等による給付の額を除いた自己負担分，及び入院時食事療養費標準負担額等。	A類疾病の額に準ずる。 ※入院を要すると認められる場合に必要な程度の医療に限る。
医療手当（月額）	1ヶ月の間に 通院3日未満　36,900円 通院3日以上　38,900円 入院8日未満　36,900円 入院8日以上　38,900円 入院と通院がある場合　38,900円	A類疾病の額に準ずる。 ※入院を要すると認められる場合に必要な程度の医療に限る。
障害児養育年金（年額）	1級　1,669,200円 2級　1,334,400円 ※条件により介護加算あり。 ※特別児童扶養手当等の額を除く。	
障害年金（年額）	1級　5,340,000円 2級　4,272,000円 3級　3,202,800円 ※条件により介護加算あり。 ※障害基礎年金等の額を除く。	1級　2,966,400円 2級　2,373,600円
死亡一時金	46,700,000円 ※障害年金の受給期間により額の調整あり。	
遺族年金（年額）		2,594,400円 ※10年間を限度として支給。障害年金の受給期間により支給期間の短縮あり。
遺族一時金		7,783,200円
葬祭料	215,000円	A類疾病の額に準ずる。
介護加算（年額）	1級　854,400円 2級　569,600円	

（2024年4月改訂）

2　厚生労働大臣は，前項の規定による報告があったときは，遅滞なく，厚生労働省令で定めるところにより，その内容を当該定期の予防接種等を行った市町村長又は都道府県知事に通知するものとする。

（給付の範囲）

第16条　A類疾病に係る定期の予防接種等又はB類疾病に係る臨時の予防接種を受けたことによる疾病，障害又は死亡について行う前条第1項の規定による給付は，次の各号に掲げるとおりとし，それぞれ当該各号に定める者に対して行う。

一　医療費及び医療手当　予防接種を受けたことによる疾病について医療を受ける者

二　障害児養育年金　予防接種を受けたことにより政令で定める程度の障害の状態にある18歳未満の者を養育する者

三　障害年金　予防接種を受けたことにより政令で定める程度の障害の状態にある18歳以上の者

四　死亡一時金　予防接種を受けたことにより死亡した者の政令で定める遺族

五　葬祭料　予防接種を受けたことにより死亡した者の葬祭を行う者

2　B類疾病に係る定期の予防接種を受けたことによる疾病，障害又は死亡について行う前条第1項の規定による給付は，次の各号に掲げるとおりとし，それぞれ当該各号に定める者に対して行う。

一　医療費及び医療手当　予防接種を受けたことによる疾病について政令で定める程度の医療を受ける者

二　障害児養育年金　予防接種を受けたことにより政令で定める程度の障害の状態にある18歳未満の者を養育する者

三　障害年金　予防接種を受けたことにより政令で定める程度の障害の状態にある18歳以上の者

四　遺族年金又は遺族一時金　予防接種を受けたことにより死亡した者の政令で定める遺族

五　葬祭料　予防接種を受けたことにより死亡した者の葬祭を行う者

新型インフルエンザ予防接種による健康被害の救済等に関する特別措置法の施行

平成21（2009）年12月4日（法律第98号），新型インフルエンザ予防接種による健康被害の救済等に関する特別措置法が公布された（同日施行）。同法により，新型インフルエンザ予防接種事業に基づき，新型インフルエンザの予防接種を実施して，何らかの健康上の問題（健康被害）が発生した場合に，医療費などが給付される。給付の対象・種類は，以下のとおりである。

・入院を必要とする程度の医療を受けた場合：医療費，医療手当

・一定程度の障害が残った場合：障害年金もしくは障害児養育年金

・死亡した場合：遺族年金もしくは遺族一時金，葬祭料

28

検 疫 法

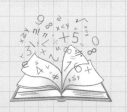

昭和26年6月6日法律第201号（直近改正：令和4年12月9日法律第96号）

検疫法は，日本国内に常在していない感染症の病原体が，**外国からの船舶や飛行機などによって国内に侵入しないように監視し水際で侵入を防止**すること，その他の感染症の予防に必要な措置を講ずること——を目的として定めら

れた法律です。

対象となる**「検疫感染症」**や，感染の疑いのある船舶や飛行機に対して行う検疫業務も本法に基づいて定められています。

これまでの主な改正

●**平成15（2003）年10月16日法律第145号**〔平成15（2003）年11月5日施行〕

① **検疫感染症として政令で定めるものの追加**：国内に常在しない感染症のうち，その病原体が国内に侵入することを防止するため，その病原体の有無に関する検査が必要なものとして政令で定めるものを加えた。

② **仮検疫済証の交付に関する事項の改正**：仮検疫済証の交付に関して，検疫所長は，検疫感染症の病原体に感染したおそれのある入国者に対し，一定の期間内において当該者の健康状態について報告を求めたり，質問を行うことができるようにした。また，その結果，健康状態に異常を生じた者を確認したときは，診察を受けるよう指示し，都道府県知事に通知しなければならないこととした。

③ **新感染症に関する措置の追加**：厚生労働大

臣は，外国に新感染症が発生した場合において，緊急に必要があるときは，検疫所長に，新感染症にかかっていると疑われる者に対する診察を行わせることができるとした。

●**平成23（2011）年1月14日政令第5号**

検疫感染症の追加：チクングニア熱を検疫感染症に追加。

●**令和2（2020）年1月28日政令第12号**

検疫感染症の追加：新型コロナウイルス感染症を検疫感染症に追加。

●**令和4（2022）年12月9日法律第96号**

新型コロナウイルス感染症の対応において，一部入国者が停留を拒む，停留場所から逃亡した，宿泊施設の確保に近隣住民の理解が得られない，採取した検体の運送手段確保困難等の事案が生じたため，検疫所長の権限やその他環境整備等の法制化がなされた。

国内に常在しない感染症の病原体が船舶または航空機を介して国内に侵入することを防止するとともに，船舶または航空機に関してその他の感染症の予防に必要な措置を講ずることを目的として定められた法律（法第1条）。

この法律でいう**「検疫感染症」**というのは，次に掲げる感染症を指している（③〜⑧は施行令第1条に規定されている）。

① 感染症の予防及び感染症の患者に対する医療に関する法律に規定する一類感染症（p.91）

② 感染症の予防及び感染症の患者に対する医療に関する法律に規定する新型インフルエンザ等感染症

③ ジカウイルス感染症

④ チクングニア熱

⑤ 中東呼吸器症候群（病原体がベータコロナウ

イルス属 MERS コロナウイルスであるものに限る）

⑥ デング熱

⑦ 鳥インフルエンザ（病原体がインフルエンザウイルスA属インフルエンザAウイルスであってその血清亜型がH5N1またはH7N9であるものに限る）

⑧ マラリア

なお，①に該当する感染症の疑似症を呈している者，②に該当する感染症の疑似症を呈していて当該感染症の病原体に感染したおそれのある者についてもこの法律が適用される。病原体の保有者についても同様に適用される（第2条，第2条の2）。また，令和2（2020）年に蔓延した新型コロナウイルス感染症は，1年間に限り適用となっていた。

図表28−1　検疫業務の流れ

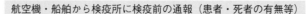

航空機・船舶から検疫所に検疫前の通報（患者・死者の有無等）

航空機・船舶が空港・海港に到着

船舶・航空機に乗客・乗員に対し質問を実施（質問票の配布）

検疫感染症について診察及び検査を実施

検疫感染症の病原体が国内に侵入するおそれ

「ない」	「ほとんどない」	「あり」
航空機・船舶の長に対し，検疫済証を交付	航空機・船舶の長に対し，所定の期間を定め，仮検疫済証を交付	隔離・停留

検疫所長が検疫感染症の病原体に感染したおそれのある者に対し，①居所，連絡先等の報告を求める，②所定の期間，体温その他の健康状態の報告を求める。

健康状態に異常が生じた者を確認

検疫法による対応	①検疫所長から当該者に対し，医療機関等に受診等するよう指示 ②当該者の居所の所在地を管轄する都道府県知事等に指示した旨通知
感染症法による対応	都道府県知事等による健康に異常が生じた者に対する質問・調査

法第1条に基づく予防措置として，外国から来航した船舶または航空機は，国内の最初の港または飛行場で検疫を受け，検疫済証，または仮検疫済証の交付を受けた後でなければ，入港または着陸，着水をさせてはならないとされている（法第4条）。

また，検疫済証または仮検疫済証の交付を受けた後でなければ，何人も，船舶や航空機からの上陸，物の陸揚げ，指定の場所から離れ，物を運び出してはならないと定めている（法第5条）。

検疫所長は，検疫感染症に関して，診察，船舶に対する病原体の有無に関する検査，死体の解剖，疑似症を含む患者の隔離，汚染者の停留，汚染物の消毒，廃棄，汚染死体の火葬，汚染した物件の使用の禁止または制限，移動の禁止，ねずみ族又は虫類の駆除，必要と認める者に対する予防接種などの各措置をとることができる，とされている（法第13・14条）。隔離・停留は，①感染症法に規定する第一類感染症；特定感染症指定医療機関または第一種感染症指定医療機関，②感染症法に規定する新型インフルエンザ等感染症；①に

加えて第二種感染症指定医療機関，第一種協定指定医療機関，に入院を委託して行う（法第15・16条）。

なお，感染症に感染したおそれのある者の停留期間は，ペストについて144時間以内，また感染症ごとにそれぞれ潜伏期間が504時間を超えない期間で以下のように設定され，停留先は医療機関とされている（施行令第1条の3）。
①　エボラ出血熱およびラッサ熱：504時間
②　クリミア・コンゴ出血熱：216時間
③　痘そう：408時間
④　南米出血熱：384時間
⑤　マールブルグ病および新型インフルエンザ等感染症：240時間
⑥　新型コロナウイルス感染症および再興型コロナウイルス感染症：336時間
〔参考〕
検疫法第34条の感染症の種類として，SARS（平成15年7月4日政令第305号），新型コロナウイルス感染症（令和2年1月28日政令第12号）を指定する政令が公布されている。

その他政令で定める検疫感染症等

①　法第26条の2（検疫感染症以外の感染症に関する診察等）に規定する感染症（施行令第2条の2）。

②　法第27条第1項（検疫所長の行う調査及び衛生措置）に規定する検疫感染症に準ずる感染症（施行令第3条）。

29

地域保健法

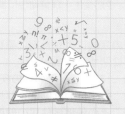

昭和22年9月5日法律第101号（直近改正：令和5年6月7日法律第47号）

地域保健法は，地域住民の健康保持と増進に寄与することを目的とした法律で，**地域保健対策の推進**に関する基本指針や，**保健所の設置その他地域保健対策の推進**に関して基本となる事項等が定められています。

成立当時（1947年）は「保健所法」という名称でしたが，1994年の法改正の際に**「地域保健法」**に改称されました。

保健所や市町村保健センターの設置は，本法を根拠として行われています。

地域保健の対策の推進に関する基本方針，保健所の設置，その他地域保健対策の推進についての基本事項を定めることによって，地域住民の健康の保持および増進に寄与することを目的

として制定された法律（法第1条）。

その基本理念は，第2条において次のように定めている。

（基本理念）
第2条 地域住民の健康の保持及び増進を目的として国及び地方公共団体が講ずる施策は，我が国における急速な高齢化の進展，保健医療を取り巻く環境の変化等に即応し，地域における公衆衛生の向上及び増進を図るとと

もに，地域住民の多様化し，かつ，高度化する保健，衛生，生活環境等に関する需要に適確に対応することができるように，地域の特性及び社会福祉等の関連施策との有機的な連携に配慮しつつ，総合的に推進されることを基本理念とする。

第4条では，地域保健対策の推進に関する基本指針について定められている。この指針は，平成

6（1994）年12月1日に告示された（直近改正：令和5年3月27日・厚生労働省告示第86号）。

（基本方針）
第4条 厚生労働大臣は，地域保健対策の円滑な実施及び総合的な推進を図るため，地域保健対策の推進に関する基本的な指針（以下「基本指針」という。）を定めなければならない。
2 基本指針は，次に掲げる事項について定めるものとする。
一 地域保健対策の推進の基本的な方向
二 保健所及び市町村保健センターの整備及び運営に関する基本的事項
三 地域保健対策に係る人材の確保及び資質の向上並びに第24条第1項の人材確保支援計画の策定に関する基

本的事項
四 地域保健に関する調査及び研究並びに試験及び検査に関する基本的事項
五 社会福祉等の関連施策との連携に関する基本的事項
六 その他地域保健対策の推進に関する重要事項
3 基本指針は，健康危機（国民の生命及び健康に重大な影響を与えるおそれがある疾病のまん延その他の公衆衛生上重大な危害が生じ，又は生じるおそれがある緊急の事態をいう。第21条第1項において同じ。）への対処を考慮して定めるものとする。
4 厚生労働大臣は，基本指針を定め，又はこれを変更したときは，遅滞なく，これを公表しなければならない。

この法の第1条に設置を定める保健所は，地域保健対策の円滑な実施および総合的な推進を図るための担当官庁であって，都道府県，地方自治法にいう指定都市，中核市，その他政令で定める市または特別区が設置することになっている。

保健所は，広範な業務を行っているがその内容は，第6・7条で次のように定めている。
① 地域保健に関する思想の普及および向上に関する事項
② 人口動態統計その他地域保健に係る統計に関する事項

③ 栄養の改善および食品衛生に関する事項
④ 住宅，水道，下水道，廃棄物の処理，清掃その他の環境の衛生に関する事項
⑤ 医事および薬事に関する事項
⑥ 保健師に関する事項
⑦ 公共医療事業の向上および増進に関する事項
⑧ 母性および乳幼児ならびに老人の保健に関する事項
⑨ 歯科保健に関する事項
⑩ 精神保健に関する事項
⑪ 治療方法が確立していない疾病その他の特殊

の疾病により長期に療養を必要とする者の保健に関する事項
⑫　「感染症」その他の疾病の予防に関する事項
⑬　衛生上の試験および検査に関する事項
⑭　その他地域住民の健康の保持および増進に関する事項（以上法第6条）

必要があるときは，次のような事業ができる（法第7条）。
①　所管区域に係る地域保健に関する情報を収集し，整理し，および活用すること。
②　所管区域に係る地域保健に関する調査および研究を行うこと。
③　歯科疾患その他厚生労働大臣の指定する疾病の治療を行うこと。
④　試験および検査を行い，ならびに医師，歯科医師，薬剤師その他の者に試験および検査に関する施設を利用させること。

このほか住民に対し，健康相談，保健指導および健康診査その他地域保健に関し必要な事業を行うことを目的として，市町村は，市町村保健センター*を設置することができると定めている（法第18条）。

また，この法律による保健所でなければ，その名称中に，厚生労働大臣の許可を受けたときは別として，保健所であることを示すような文字を用いてはならないとする名称の独占を第13条で定めている。

この法律に定められた業務の遂行にあたる職員として，地域保健法施行令第4条および第5条につぎのように示されている。

保健所の所長は，医師であって，3年以上公衆衛生の実務に従事した経験があるなど一定の資格をもつ者でなければならないとされているほか，地方の実情に応じて，医師・歯科医師・薬剤師・獣医師・保健師・助産師・看護師・診療放射線技師・臨床検査技師・管理栄養士・栄養士・歯科衛生士・統計技術者，その他必要な職員を置かなければならない。

保健所業務を支援するための人材バンクが創設

「令和4年度における新型コロナウイルス感染症等に係る対応人材（IHEAT；Infectious disease Health Emergency Assistance Team）の運用について」〔2022（令和4）年9月30日健健発0930第1号，直近改正2023（令和5）年3月31日健発0331第1号〕により専門職による保健所業務を支援するための人材バンクが創設された。

登録者をIHEAT要員と呼称し，その仕組みは地域保健法に位置付けられた。保健所を設置する地方公共団体の長は，感染症発生・まん延時その他の健康危機が発生した際に，IHEAT要員に地域保健対策に係る業務に従事，または助言を行うことを要請することができる（法第21条第1項）。

病院との関連

病院の業務のなかで保健所との関係は，医療機関の開設や施設の内容の変更についての許可の申請，届出の窓口であり，病院報告など患者や従事者に関する届出や報告，また，感染症をはじめとする各予防法などに関する衛生行政上の手続きの窓口でもあるので，きわめて関係の深い行政機関である。

〔参考〕
①　地域保健対策の推進に関する基本的な指針（平成6年12月1日・厚生省告示374号）
②　地域保健法施行令の一部を改正する政令（平成16年11月4日政令第339号）
保健所の所長は，施行令第4条で医師であることとなっているが，本改正によって，法に定める地方公共団体の長が医師をもって充てることが著しく困難であると認めるときは，2年以内の期間を限り，別に掲げる要件に該当する医師でない技術吏員をもって充てることができることとなった〔施行期日：平成16（2004）年11月4日〕。

＊Key Word

市町村保健センター：市町村において，対人保健サービスや地域住民の自主的な保健活動の拠点として設けられた施設。保健指導部門（健康相談，健康教育，健康診査等），健康増進指導部門（栄養指導，運動指導等），検診部門（診察室，検査室等）などのスペースを置くことが要件となっている。保健所の設置主体が都道府県・東京都23特別区・政令で定める市であるのに対し，同センターはどの市町村でも設置することができる。東京都の場合，35市町村が同センターを設置している（2023年5月1日現在）。

精神保健福祉法
（精神保健及び精神障害者福祉に関する法律）

昭和25年5月1日法律第123号

（題名改正：昭和62年法律第98号，平成7年法律第94号，直近改正：令和5年6月23日法律第66号）

精神障害者の医療・保護を行い，障害者総合支援法と相まってその社会復帰の促進と自立，社会経済活動への参加の促進のために必要な援助を行い，その発生の予防その他国民の精神的健康の保持・増進に努めることで，**精神障害者**の福祉の増進や国民の精神保健の向上を図ることを目的として定められた法律です。

成立当時（1950年）は「精神衛生法」という名称でしたが，1988年に「精神保健法」に改称され，1995年に現在の名称に改称されました。

精　神障害者等の福祉の増進および国民の精神保健の向上を図ることを目的として制定された法律（法第1条）。

精神障害者等が社会復帰し，自立と社会経済活動へ参加できるよう努めることを国，地方公共団体，国民の義務と定めている（法第2・3条）。

本法律は，平成17（2005）年11月7日付法律第123号による**障害者総合支援法**（旧障害者自立支援法）の制定によって大きく改正された。

1　精神障害者の範囲

この法が対象とする精神障害者の範囲は，第5条の定義により，「**統合失調症，精神作用物質による急性中毒またはその依存症，知的障害その他の精神疾患を有する者**」である（法第5条）。

ここでいう精神障害とは，先天性または後天性のいろいろな原因によって，精神の正常な機能が損なわれている状態を総称しており，この障害のために社会生活に適応できない状況を指している。精神不安症，ノイローゼ，ヒステリー症と称されているものについては，精神衛生の面からみれば予防保護の必要も考えられるが，この法では精神障害者とはしていない。

精神病質者とは，一般に精神病質とか性格異常といわれるものを指し，病的な犯罪傾向のあるものであるため予防的保護が必要とされている。

2　精神障害者に対する国・地方公共団体の義務

また，国および地方公共団体は，障害者総合支援法の規定による自立支援給付および地域生活支援事業と相まって，精神障害者のために，医療施設，教育施設その他福祉施設を充実することによって，これらの人たちが社会生活に適応することができるように努力するとともに，他方，精神衛生に関する知識の普及をはかるなどの方法によって，精神障害者の発生を予防する施策を講ずる義務が，第2条に明記されている。

都道府県は，精神障害者の医療保護の徹底を期するために，精神科病院を設置する義務が課せられているが，なんらかの事情などで設置できない場合があるので，それに代わる施設として指定病院の制度が設けられている。

このような治療施設とは別に，一般的な精神衛生の向上をはかるために，精神保健福祉センターを都道府県が設置できることになっている。

（精神保健福祉センター）
第6条　都道府県は，精神保健の向上及び精神障害者の福祉の増進を図るための機関（以下「精神保健福祉センター」という。）を置くものとする。
2　精神保健福祉センターは，次に掲げる業務を行うものとする。
一　精神保健及び精神障害者の福祉に関する知識の普及を図り，及び調査研究を行うこと。
二　精神保健及び精神障害者の福祉に関する相談及び援助のうち複雑又は困難なものを行うこと。
三　精神医療審査会の事務を行うこと。
四　第45条第1項の申請に対する決定及び障害者の日常生活及び社会生活を総合的に支援するための法律第52条第1項に規定する支給認定（精神障害者に係るもの

に限る。）に関する事務のうち専門的な知識及び技術を必要とするものを行うこと。

五　障害者の日常生活及び社会生活を総合的に支援するための法律第22条第2項又は第51条の7第2項の規定により，市町村（特別区を含む。第47条第3項及び第4項並びに第48条の3第1項を除き，以下同じ。）が同法第22条第1項又は第51条の7第1項の支給の要否の決定を行うに当たり意見を述べること。

六　障害者の日常生活及び社会生活を総合的に支援するための法律第26条第1項又は第51条の11の規定により，市町村に対し技術的事項についての協力その他必要な行うこと。

（都道府県立精神科病院）

第19条の7　都道府県は，精神科病院を設置しなければならない。ただし，次条の規定による指定病院がある場合においては，その設置を延期することができる。

（第2項は省略）

（指定病院）

第19条の8　都道府県知事は，国，都道府県並びに都道府県又は都道府県及び都道府県以外の地方公共団体が設立した地方独立行政法人（以下「国等」という。）以外の者が設置した精神科病院であって厚生労働大臣の定める基準に適合するものの全部又は一部を，その設置者の同意を得て，都道府県が設置する精神科病院に代わる施設（以下「指定病院」という。）として指定することができる。

3　精神障害者の判定とその保護

　精神障害者の判定は微妙な点もあり，人権問題になるおそれもあるので，その診断は慎重を要する。したがって，法では専門医の指定制度を採用している。

　この指定は，精神障害者の診断または治療の経験が3年以上ある医師の中から，その同意を得て**精神保健指定医**[*]として指定し，この指定医でなければ，精神障害の有無とその治療・保護のために入院を必要とするかどうかの判定をさせないこととしている（法第18条）。

（精神保健指定医）

第18条　厚生労働大臣は，その申請に基づき，次に該当する医師のうち第19条の4に規定する職務を行うのに必要な知識及び技能を有すると認められる者を，精神保健指定医（以下「指定医」という。）に指定する。

一　5年以上診断又は治療に従事した経験を有すること。

二　3年以上精神障害の診断又は治療に従事した経験を有すること。

三　厚生労働大臣が定める精神障害につき厚生労働大臣が定める程度の診断又は治療に従事した経験を有すること。

四　厚生労働大臣の登録を受けた者が厚生労働省令で定めるところにより行う研修（申請前3年以内に行われ

たものに限る。）の課程を修了していること。

2　厚生労働大臣は，前項の規定にかかわらず，第19条の2第1項又は第2項の規定により指定医の指定を取り消された後5年を経過していない者その他指定医として著しく不適当と認められる者については，前項の指定をしないことができる。

3　厚生労働大臣は，第1項第三号に規定する精神障害及びその診断又は治療に従事した経験の程度を定めようとするとき，同項の規定により指定医の指定をしようとするとき又は前項の規定により指定医の指定をしないものとするときは，あらかじめ，医道審議会の意見を聴かなければならない。

　精神保健指定医は精神障害者の入院の必要性や入院継続の必要性を見極め，行動制限の必要性を判定し，入院中の経過観察や退院の決定を行うこととされている（法第19条の4）。法第19条の5では，常勤の指定医の設置について規定されている。

＊Key Word

　精神保健指定医：精神保健福祉法で定められた職務を行うため，厚生労働大臣によって指定を受けた医師。医師の申請に対して，一定の臨床経験を満たし，必要な知識・技能をもつと認められた場合に指定される。

　申請条件として，5年以上の実務経験（3年以上の精神科実務経験），厚生労働大臣が定める精神科臨床経験，厚生労働大臣またはその指定する者が行う研修課程の修了などが義務づけられている。

　指定医の職務は，措置入院患者の仮退院，隔離・身体拘束等の行動制限に対する判断など「医療機関における職務」と，措置入院や緊急措置入院の判断，退院請求や処遇改善請求に対する診断，精神病院における立ち入り検査など「みなし公務員としての職務」とに大別される。

　入院措置等の規定で精神障害者を入院させている精神科病院は，厚生労働省令によって常勤の指定医を置かなければならない。

（職務）
第19条の4　指定医は，第21条第3項及び第29条の5の規定により入院を継続する必要があるかどうかの判定，第33条第1項及び第33条の6第1項の規定による入院を必要とするかどうか及び第20条の規定による入院が行われる状態にないかどうかの判定，第33条第6項第一号の規定による同条第1項第一号に掲げる者に該当するかどうかの判定，第36条第3項に規定する行動の制限を必要とするかどうかの判定，第38条の2第1項に規定する報告事項に係る入院中の者の診察並びに第40条の規定により一時退院させて経過を見ることが適当かどうかの判定の職務を行う。
2　指定医は，前項に規定する職務のほか，公務員として，次に掲げる職務を行う。
一　第29条第1項及び第29条の2第1項の規定による入院を必要とするかどうかの判定
二　第29条の2の2第3項（第34条第4項において準用する場合を含む。）に規定する行動の制限を必要とするかどうかの判定
三　第29条の4第2項の規定により入院を継続する必要があるかどうかの判定
四　第34条第1項及び第3項の規定による移送を必要と

するかどうかの判定
五　第38条の3第3項（同条第6項において準用する場合を含む。）及び第38条の5第4項の規定による診察
六　第38条の6第1項及び第40条の5第1項の規定による立入検査，質問及び診察
七　第38条の7第2項の規定により入院を継続する必要があるかどうかの判定
八　第45条の2第4項の規定による診察
3　指定医は，その勤務する医療施設の業務に支障がある場合その他やむを得ない理由がある場合を除き，前項各号に掲げる職務を行うよう都道府県知事から求めがあった場合には，これに応じなければならない。
（指定医の必置）
第19条の5　第29条第1項，第29条の2第1項，第33条第1項から第3項まで又は第33条の6第1項若しくは第2項の規定により精神障害者を入院させている精神科病院（精神科病院以外の病院で精神病室が設けられているものを含む。第19条の10を除き，以下同じ。）の管理者は，厚生労働省令で定めるところにより，その精神科病院に常時勤務する指定医（第19条の2第2項の規定によりその職務を停止されている者を除く。第53条第1項を除き，以下同じ。）を置かなければならない。

予防・保健

　精神障害者またはその疑いのある者を知った者は誰でも，指定医の診察と必要な保護を知事に申請できるとしている（法第22条）。
　保護義務者その他からの申請や通報のあった者について，調査のうえ必要と認めた場合，知事は精神保健指定医に診察をさせることになる（法第27条）。
　知事は，2人以上の精神保健指定医が診察をした結果，その者が精神障害者であり，かつ，自傷

他害のおそれがあると一致した場合には，強制的に国および都道府県立精神科病院または指定病院に入院させることができる（法第29条）。
　精神障害者の医療については，入院によるものと，デイケアを含む通院医療がある。
　これらの医療費については，第29条および第29条の2に規定する入院に要する費用は国および都道府県が負担すると定めている（法第30条）。

（診察及び保護の申請）
第22条　精神障害者又はその疑いのある者を知った者は，誰でも，その者について指定医の診察及び必要な保護を都道府県知事に申請することができる。
2　前項の申請をするには，次の事項を記載した申請書を最寄りの保健所長を経て都道府県知事に提出しなければならない。
一　申請者の住所，氏名及び生年月日
二　本人の現在場所，居住地，氏名，性別及び生年月日
三　症状の概要
四　現に本人の保護の任に当たっている者があるときはその者の住所及び氏名
（申請等に基づき行われる指定医の診察等）
第27条　都道府県知事は，第22条から前条までの規定に

よる申請，通報又は届出のあった者について調査の上必要があると認めるときは，その指定する指定医をして診察をさせなければならない。
2　都道府県知事は，入院させなければ精神障害のために自身を傷つけ又は他人に害を及ぼすおそれがあることが明らかである者については，第22条から前条までの規定による申請，通報又は届出がない場合においても，その指定する指定医をして診察をさせることができる。
（第3〜5項省略）
（注）　第22条から前条までとは，第22条の診察及び保護の申請，第23条の警察官の通報，第24条の検察官の通報，第25条の保護観察所の長の通報，第26条の矯正施設の長の通報，第26条の2の精神科病院の管理者の届出を指す。

　措置入院者（法第29条第1項の規定による入院者）が，その精神障害のために自傷他害のおそれがないと認められる状態になったときは，直ちにその者を退院させなければならないことになっているが（法第29条の4），この場合においては，あらかじめ，精神科病院または指定病院の管理者

の意見を都道府県知事は聞くことになっている。
　都道府県知事がその者を退院させるには，その者が入院を継続しなくてもその精神障害のために自身を傷つけたりまたは他人に害を及ぼすおそれがないと認められることについて，その指定する指定医による診察の結果に基づく場合でなければ

ならない（法第29条の4第2項）。

また，措置入院者を収容している精神科病院又は指定病院の管理者は，指定医による診察の結果，措置入院者が，入院を継続しなくてもその精神障害のために自身を傷つけまたは他人に害を及ぼすおそれがないと認められるに至ったときは，直ちに，その旨，その者の症状その他厚生労働省令で定める事項を最寄りの保健所長を経て都道府県知事に届け出なければならないことになっている（法第29条の5）。

（費用の負担）

第30条　第29条第1項及び第29条の2第1項の規定により都道府県知事が入院させた精神障害者の入院に要する費用は，都道府県が負担する。

　2　国は，都道府県が前項の規定により負担する費用を支弁したときは，政令の定めるところにより，その4分の3を負担する。

（費用の徴収）

第31条　都道府県知事は，第29条第1項及び第29条の2第1項の規定により入院させた精神障害者又はその扶養義務者が入院に要する費用を負担することができると認めたときは，その費用の全部又は一部を徴収することができる。

（医療保護入院等のための移送）

第34条　都道府県知事は，その指定する指定医による診察の結果，精神障害者であり，かつ，直ちに入院させなければその者の医療及び保護を図る上で著しく支障がある者であって当該精神障害のために第20条の規定による入院が行われる状態にないと判定されたものにつき，その家族等のうちいずれかの者の同意があるときは，本人の同意がなくてもその者を第33条第1項の規定による入院をさせるため第33条の7第1項に規定する精神科病院に移送することができる。

（第2～4項省略）

　注①第20条の規定による入院→任意入院。

　　②第33条第1項の規定による入院→医療保護入院。

　　③第33条の7第1項に規定する精神科病院→基準適合知事指定病院。

4 精神障害者の入院医療

　精神障害者は，法により精神科病院または他の法律に定められた施設（生活保護法による救護施設，児童福祉法による知的障害者援護施設等）以外には入院させてはならないことになっている。

　入院の方法には，「任意入院」「入院措置」「緊急措置入院」「医療保護入院」「応急入院」がある。

　「任意入院」の場合，精神科病院の管理者は，精神障害者を入院させる場合においては，本人の同意に基づいて入院が行われるように努めなければならない旨の規定（法第20条）がある。

1）措置入院（法第29条）

　一般からの申請や警察官等の通報・届出により，2名以上の指定医が診察した結果，その者が精神障害者であり，**入院させなければその精神障害のために自傷他害のおそれがある**と一致した場合には，都道府県知事が強制的に国等の設置した精神科病院または指定病院に入院させることができる制度であって，入院に要する費用は保険優先の公費で負担される。

　ただし，都道府県知事は，本人または扶養義務者が一定以上の所得があり，医療費の負担能力があると認められるときは，その医療費の全部または一部を徴収できるとされている。

2）緊急措置入院（法第29条の2）

　精神障害者またはその疑いのある者について，その処置が急を要し，**措置入院のために必要な手続きをとることができない場合**で，指定医の診察の結果，**自傷他害のおそれが著しい**と認めたときは，都道府県知事は，その者を指定病院等に入院させることができる。

　この措置をとった都道府県知事は，すみやかに，その者について措置入院とするかどうか決定しなければならない。本規定による入院の期間は，72時間を超えることができない。

　この場合の医療費については入院措置の場合と同様に取り扱われる。

3）医療保護入院（法第33条）

　精神科病院の管理者は，次に掲げる者について家族等（配偶者，親権者，扶養義務者，後見人または保佐人）のうちいずれかの者の同意があれば，本人の同意がなくても，その者を入院させることができる。

　1）指定医による診察の結果，精神障害者であり，かつ，医療および保護のため入院の必要がある者であって，任意入院が行われる状態にないと判定されたもの。

　2）法第34条第1項の規定により移送された者

図表30－1　精神障害者の入院医療

	任意入院 （法第20条）	措置入院 （法第29条）	緊急措置入院 （法第29条の2）	医療保護入院 （法第33条）	応急入院 （法第33条の7）
患者の条件	特になし	入院させなければ自傷・他傷の恐れがあること	入院させなければ自傷・他傷の恐れがあること	医療と保護の必要性があること	緊急入院が必要であること
診察医	非指定でも可	精神保健指定医2人の合意	精神保健指定医1人	精神保健指定医1人	精神保健指定医1人
入院の命令者	なし	都道府県知事	都道府県知事	病院管理者	病院管理者
保護者の同意	不要	不要	不要	必要	不要
入院期間	制限なし	制限なし	72時間	制限なし（一定の要件を満たす医師による診察の場合は12時間）	72時間（一定の要件を満たす医師による診察の場合は12時間）

図表30－2　精神保健福祉法制度図解

《審議会・審査会の概要》

社会保障審議会
①厚生労働省設置法第6条に基づく附属機関
②公衆衛生に関する重要事項について，厚生労働大臣の諮問に応じて調査審議し，関係機関に対して意見を述べる。
③精神保健福祉法に関しては，法第28条の2の判定の基準を定めようとするとき，および法第36条の精神科病院における処遇に係る行動の制限に関し意見を具申する。

地方精神保健福祉審議会
①都道府県の附属機関
②都道府県知事の諮問に答えるほか，通院医療の費用の負担申請に関する審議，および精神障害者保健福祉手帳の交付申請に関する事項を審議する。

精神医療審査会
①都道府県に設置
②医療保護入院の措置に係る者の入院の必要性について審査する（法第38条の3第2項）。
③退院等の請求による審査を行う（法第38条の5第2項）。

（法第34条参照）。

この場合の医療費については，公費負担の対象

とならない。

4）応急入院（法第33条の6）

　精神科病院の管理者は，医療および保護の依頼があった者について，急速を要し，家族等の同意を得ることができない場合において，その者が次に該当する者であるときには，本人の同意がなくても，72時間を限度として，その者を入院させることができる。

1）指定医の診察の結果，精神障害者であり，かつ，直ちに入院させなければ，その者の医療および保護を図る上で著しく支障がある者であって当該精神障害のために任意入院の規定による入院が行われる状態にないと判定されたもの。

2）第34条第3項の規定により移送された者。

5）任意入院（法第20条）

　法改正によって自由入院を法制化したもので，精神科病院の管理者はその入院に際し，任意入院者に対して退院等の請求に関することなどを書面で知らせ，自ら入院する旨を記載した書面を受けなければならないことなどを定めている。診療報酬については一般の入院と同様の扱いとなる。

　この場合の医療費については，公費負担の対象とされない。

　この法に規定する精神病院の管理者は，緊急その他やむを得ない理由があるときは，指定医に代えて特定医師に診察を行わせることができる。この場合において診察の結果，その者が精神障害者であり，かつ，直ちに入院させなければその者の医療および保護を図る上で著しく支障がある者であって，任意の入院が行われる状態にないと判定されたときは，本人の同意がなくても，12時間に限りその者を入院させることができる（法第33条の6第2項関係。以下省略）。

　精神科病院の管理者は，任意入院者から退院の申出があった場合には，その者を退院させなければならない（法第21条第2項）。ただし，精神保健指定医が診察し，入院継続の必要があると判断したときは，72時間に限り退院させないことができるとされている（法第21条第3項）。

5 その他

　精神科病院の管理者として届出等の義務がいろいろ定められている。

① 法第33条の第1項および第3項による医療保護入院をさせたとき，退院をさせたとき

② 法第34条による仮入院をさせたとき

　には，厚生労働省令で定める事項を最寄りの保健所長を経て都道府県知事に届け出なければならないことになっている〔応急入院の届出，退院請求による審査は，精神医療審査会が行うことになっている（法第38条の3，第38条の5）〕。

　また，措置入院者を入院させている精神科病院または指定病院の管理者は，措置入院者の症状その他厚生労働省令（施行規則第19条）で定める事項を，厚生労働省令で定めるところにより，定期に，最寄りの保健所長を経て都道府県知事に報告

しなければならない（法第38条の2第1項）。

　入院中の者について，一定限度の範囲でその行動に必要な制限を行うことができるという内容は，法第36条（処遇）に定められている。

　所轄の警察署長に通知しその探索を求めなければならないという措置は，法第39条（無断退去者に対する措置）に定められている。

　職務の執行に関して知り得た人の秘密の保持については法第53条に定められている。

　医療保護入院に関し，精神科病院の管理者は，①医療保護入院者の退院後の生活環境に関する相談および指導を行う精神保健福祉士等の設置を行わなければならない，②退院促進のための体制整備を行わなければならない〔平成26（2014）年4月1日施行〕。

公費負担・医療保険給付・患者負担の割合

《負担割合（措置入院）》全額公費負担対象で医療保険優先

医療保険70%	公費30%

（注）　所得税額により自己負担あり。年額147万円以下：0円，147万円超：上限月2万円。

31 心神喪失者等医療観察法（心神喪失等の状態で重大な他害行為を行った者の医療及び観察等に関する法律）

平成15年7月16日法律第110号（直近改正：令和5年11月15日法律第28号）

心神喪失等の状態で重大な他害行為を行った者で，心神喪失等を理由に刑事責任能力がないとして不起訴・無罪となった精神障害者に対して，継続的かつ適切な医療と必要な観察および指導を行うことで，**病状の改善や同様の他害行**為の再発防止を図り，社会復帰を促進することとを目的とした法律です。

裁判所が，心神喪失・心身耗弱者かを判断したうえで，裁判官と精神科医（精神保健審判員）との合議によって処遇が決定されます。

心神喪失等の状態で重大な他害行為を行い，不起訴・無罪となった精神障害者に対し，その病状の改善と同様の行為の再発の防止を図り，社会復帰を促進することを目的として制定された法律。

この法律による処遇に携わる者は，この法律の目的を踏まえ，心神喪失等の状態で重大な他害行為を行った者が円滑に社会復帰をすることができるように努めなければならない。具体的には，裁判所が，心神喪失・心身耗弱者かを判断した上で裁判官と精神科医（精神保健審判員）との合議により入院・退院等の処遇を決定する。

入院の場合，裁判所は6カ月ごとに入院治療継続や退院許可について再審査をする。通院の場合，保護観察所による精神保健観察のもとで通院医療を受けることになる。

1 指定医療機関

この法律による指定医療機関とは，指定入院医療機関および指定通院医療機関をいう。

定められた法（第42条第1項等）の決定を受けた者の入院の医療を担当させる医療機関として，厚生労働大臣の指定した病院および法の決定を受けた者の通院医療を担当させる医療機関として，厚生労働大臣が指定した病院，診療所または薬局をいう（法第2条関係）。

指定医療機関の指定等は法第16・17・18条に定めている。

（指定医療機関の指定）
第16条 指定入院医療機関の指定は，国，都道府県又は都道府県若しくは都道府県及び都道府県以外の地方公共団体が設立した特定地方独立行政法人〔地方独立行政法人法（平成15年法律第118号）第2条第2項に規定する特定地方独立行政法人をいう。〕が開設する病院であって厚生労働省令で定める基準に適合するものの全部又は一部について，その開設者の同意を得て，厚生労働大臣が行う。
2 指定通院医療機関の指定は，厚生労働省令で定める基準に適合する病院若しくは診療所又は薬局について，その開設者の同意を得て，厚生労働大臣が行う。
（指定の辞退）
第17条 指定医療機関は，その指定を辞退しようとするときは，辞退の日の1年前までに，厚生労働大臣にその旨を届け出なければならない。
（指定の取消し）
第18条 指定医療機関が，第82条第1項若しくは第2項又は第86条の規定に違反したときその他第81条第1項に規定する医療を行うについて不適当であると認められるに至ったときは，厚生労働大臣は，その指定を取り消すことができる。

2 医療の実施

医療の実施はこの法に定められた医療を受けさせるために入院させる旨の決定をされた者，入院によらない医療を受けさせる旨の決定をされた者に対し，その精神障害の特性に応じ，円滑な社会復帰を促進するために必要な医療を行わなければならないと定めている。

この医療は指定医療機関に委託して行う。

図表31－1　心神喪失者等医療観察法の概要

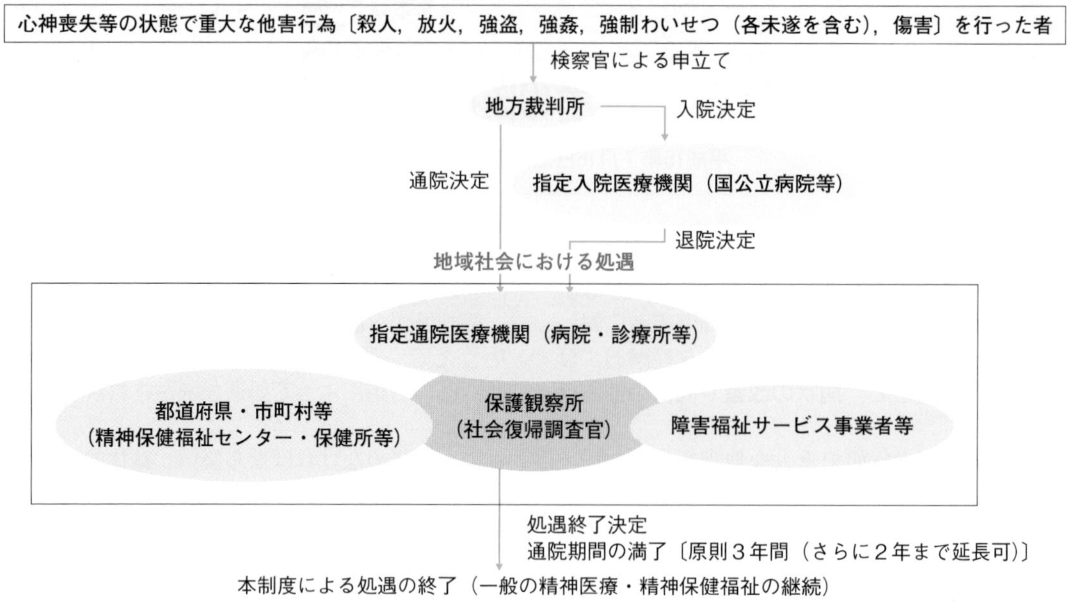

心神喪失等の状態で重大な他害行為〔殺人，放火，強盗，強姦，強制わいせつ（各未遂を含む），傷害〕を行った者

↓検察官による申立て

地方裁判所 ―――― 入院決定

通院決定　　　　　指定入院医療機関（国公立病院等）

↓　　　　　　　　　　　　退院決定

地域社会における処遇

指定通院医療機関（病院・診療所等）

都道府県・市町村等
（精神保健福祉センター・保健所等）

保護観察所
（社会復帰調査官）

障害福祉サービス事業者等

処遇終了決定
通院期間の満了〔原則３年間（さらに２年まで延長可）〕

本制度による処遇の終了（一般の精神医療・精神保健福祉の継続）

1）医療の範囲

医療の範囲は，健康保険法第63条第１項に定める内容と同じ（移送も含む）。

2）指定医療機関の義務（法第82条）

厚生労働大臣の定めるところにより担当し，その指導に従わなければならない。

3）診療方針および診療報酬（法第83・84条）

指定医療機関の診療方針および診療報酬は，健康保険の診療方針および診療報酬の例によると定めている。この規定によることができないときは，厚生労働大臣の定めるところによる。

診療報酬に関する審査，支払いは社会保険診療報酬支払基金および国民健康保険団体連合会その他厚生労働省令で定める者において行われる。

4）精神保健指定医の必置（法第86条）

指定医療機関の管理者は，厚生労働省令で定めるところにより，常時勤務する精神保健指定医を　置かなければならない。

5）指定医療機関への入院等

指定入院医療機関は，対象者の受入れに対する応需義務を有するものであり，病床にすでに入院または再入院の決定を受けた者が入院しているため余裕がない場合以外は，入院および再入院の決定を受けた者を入院させなければならないとされ，指定通院医療機関は，入院によらない診療を　拒否してはいけないとされている（法第89条）。法第90条では，適切な医療を行うために，裁判所に対し，鑑定の経過および結果や資料を他医療機関に対し，診療情報を請求することができることが規定されている。

（指定医療機関への入院等）
第89条　指定入院医療機関の管理者は，病床（病院の一部について第16条第１項の指定を受けている指定入院医療機関にあっては，その指定に係る病床）に既に第42条　第１項第一号又は第61条第１項第一号の決定を受けた者が入院しているため余裕がない場合のほかは，第42条第１項第一号又は第61条第１項第一号の決定を受けた者を入院させなければならない。

2　指定通院医療機関の管理者は，正当な事由がなければ，第42条第1項第二号又は第51条第1項第二号の決定を受けた者に対する入院によらない医療の提供を拒んではならない。

（資料提供の求め）

第90条　指定医療機関の管理者は，適切な医療を行うため必要があると認めるときは，その必要な限度におい て，裁判所に対し，第37条第1項に規定する鑑定の経過及び結果を記載した書面その他の必要な資料の提供を求めることができる。

2　指定医療機関の管理者は，適切な医療を行うため必要があると認めるときは，その必要な限度において，他の医療施設に対し，対象者の診療又は調剤に関する情報その他の必要な資料の提供を求めることができる。

6）指定入院医療機関の管理者による申立て

指定入院医療機関の管理者は，裁判所の決定により入院している者について，症状や状況等を考慮し，入院を継続させる必要がなくなったと認め られる場合は，保護観察所＊の長の意見を付して，地方裁判所に対し退院の許可の申立てをすることとされている（法第49条）。

7）指定医療施設・特定病床による入院医療

指定入院医療機関において病床に余裕がない場合は，そこに勤務する精神保健指定医による診療の結果，入院加療が必要と判断したときに，指定入院医療機関以外の医療施設（特定医療施設）または病院の一部〔法第16条第1項の指定を受けている指定入院医療機関の指定に係る病床以外の病床（特定病床）〕において入院による医療を行うことになった（平成20年8月1日・厚生労働省令第133号）。

特定医療施設には以下の4つが定められている。

① 国または都道府県が設置する精神科病院
② 都道府県または都道府県および都道府県以外の地方公共団体が設立した地方独立行政法人〔地方独立行政法人法（平成15年法律第118号）第2条第1項に規定する地方独立行政法人をいう〕が設置する精神科病院
③ 精神保健及び精神障害者福祉に関する法律（昭和25年法律第123号）第19条の8に規定する

指定病院
④ 前項に規定する者の居住地に所在する指定通院医療機関の指定を受けた病院であって，当該者に対し入院による精神障害の医療を行うことのできるもの

また，これらの特定医療施設または特定病床においては以下の基準を備えていなければならない（平成20年8月1日・厚生労働省告示第418号）。

① A311精神科救急急性期医療入院料またはA311-2精神科急性期治療病棟入院料が算定される病棟を有すること。
② A103精神病棟入院基本料1または2が算定される病棟を有し，さらにI007精神科作業療法，I008入院生活技能訓練療法，I011-2に掲げる精神科退院前訪問指導料が算定されたことがある病棟を有し，かつ，当該病棟がある医療機関内に精神保健福祉士および作業療法士または臨床心理技術者を配置しており，社会復帰に関して十分な体制が確保されていること。

3 国の負担 （法第102条）

指定医療機関の設置者に対し政令で定めるところにより，指定入院医療機関の設置および運営に要する費用を国が負担することと定めている。

本法による入院や退院の決定，許可，継続や期 間の決定，入院者の行動制限等は法に定める細かな手続きが必要であり，一般的にいう医療の取扱いとは大きく異なっている。

＊Key Word

保護観察所：法務省設置法及び更生保護法に基づいて設置される法務省の地方支分部局で，罪等を犯し家庭裁判所の決定により保護観察になった少年，刑務所や少年院から仮釈放になった者，保護観察付の刑執 行猶予となった者に対して保護観察を行う機関である。

保護観察所には，常勤職員として保護観察官のほか，更生保護に携わるボランティアとして保護司などがいる。

予防・保健

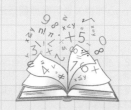

32

母体保護法

昭和23年7月13日法律第156号
（題名改正：平成8年6月26日法律第105号，直近改正：令和4年6月22日法律第77号）

本法は，**不妊手術及び人工妊娠中絶**に関する事項を定めること等によって，**母性の生命健康を保護する**ことを目的とした法律です。

1996年に，それまでの「優生保護法」から，障害者差別となる優生思想に基づく規定が削除され，母体保護を目的とした内容に改正され，名称も現在のものに改称されました。

優生思想に基づいて制定された優生保護法が，母体保護を目的とした内容に改正され，法の名称も母体保護法に改められた。

したがって法の目的も，不妊手術および人工妊娠中絶に関する事項を定めること等によって，母性の生命健康を保持することとしている。

この法律による対象事項は，不妊手術，母体保護（人工妊娠中絶），受胎調節の実地指導の三つである。

（この法律の目的）
第1条 この法律は，不妊手術及び人工妊娠中絶に関する事項を定めること等により，母性の生命健康を保護することを目的とする。
（定義）
第2条 この法律で不妊手術とは，生殖腺を除去することとなしに，生殖を不能にする手術で内閣府令をもって定めるものをいう。
2 この法律で人工妊娠中絶とは，胎児が，母体外において，生命を保続することのできない時期に，人工的に，胎児及びその附属物を母体外に排出することをいう。

1 不妊手術

不妊手術とは，生殖腺を除去することなしに，生殖を不能にする手術で厚生労働省令をもって定めるものとなっている。

不妊手術は，法の定めに該当する者（法文参照）に対して，本人の同意および配偶者の同意を得てこの手術を行うことができることになっている（ただし，未成年者は除外）。

（医師の認定による不妊手術）
第3条 医師は，次の各号の一に該当する者に対して，本人の同意及び配偶者（届出をしていないが，事実上婚姻関係と同様な事情にある者を含む。以下同じ。）があるときはその同意を得て，不妊手術を行うことができる。ただし，未成年者については，この限りでない。
一 妊娠又は分娩が，母体の生命に危険を及ぼすおそれのあるもの

二 現に数人の子を有し，かつ，分娩ごとに，母体の健康度を著しく低下するおそれのあるもの
2 前項各号に掲げる場合には，その配偶者についても同項の規定による不妊手術を行うことができる。
3 第1項の同意は，配偶者が知れないとき又はその意思を表示することができないときは本人の同意だけで足りる。

2 母性保護（人工妊娠中絶）

この法律による人工妊娠中絶とは，胎児が，母体外において生命を保続することができない時期に，人工的に，胎児およびその附属物を母体外に排出することをいう。

人工妊娠中絶は，①妊娠の継続または分娩が身体的または経済的理由により母体の健康を著しく害するおそれのあるもの，②暴行もしくは脅迫等によって妊娠したもの——などに該当する者に対して本人および配偶者の同意を得て行うことができる。

これを行うことができるのは，都道府県医師会

の指定した「指定医師」となっている。

（医師の認定による人工妊娠中絶）
第14条　都道府県の区域を単位として設立された公益社団法人たる医師会の指定する医師（以下「指定医師」という。）は，次の各号の一に該当する者に対して，本人及び配偶者の同意を得て，人工妊娠中絶を行うことができる。
　一　妊娠の継続又は分娩が身体的又は経済的理由により母体の健康を著しく害するおそれのあるもの
　二　暴行若しくは脅迫によって又は抵抗若しくは拒絶することができない間に姦淫されて妊娠したもの
　2　前項の同意は，配偶者が知れないとき若しくはその意思を表示することができないとき又は妊娠後に配偶者がなくなったときには本人の同意だけで足りる。

3　受胎調節の実地指導

　女子に対して行う，厚生労働大臣の指定する避妊用の器具を使用する受胎調節の実地指導は，医師のほか，都道府県知事の指定を受けた者でなければ業として行ってはならないと定めているが，避妊用具を子宮腔内に挿入する行為は医師でなければ行うことができない。

　都道府県知事の指定を受けることができる者は，厚生労働大臣が定める基準に従って都道府県知事の認定する講習を終了した助産師，保健師または看護師が該当する。

（受胎調節の実地指導）
第15条　女子に対して内閣総理大臣が指定する避妊用の器具を使用する受胎調節の実地指導は，医師のほかは，都道府県知事の指定を受けた者でなければ業として行ってはならない。ただし，子宮腔内に避妊用の器具を挿入する行為は，医者でなければ業として行ってはならない。
　2　前項の都道府県知事の指定を受けることができる者は，内閣総理大臣の定める基準に従って都道府県知事の認定する講習を終了した助産師，保健師又は看護師とする。
　3　前2項に定めるものの外，都道府県知事の指定又は認定に関して必要な事項は，政令でこれを定める。

4　届 出 等

　医師または指定医師は，不妊手術または人工妊娠中絶を行った場合は，その月中の手術の結果を取りまとめて翌月10日までに理由を記して都道府県知事に届け出なければならない（法第25条）。

　不妊手術または人工妊娠中絶の施行の事務に従事した者は，職務上知り得た人の秘密の保持が定められている（法第27条）。また，この法律に定める場合のほか，何人も故なく生殖を不能にすることを目的として手術またはレントゲン照射を行ってはならないと定めている（法第28条）。

（通知）
第26条　不妊手術を受けた者は，婚姻しようとするときは，その相手方に対して，不妊手術を受けた旨を通知しなければならない。

（秘密の保持）
第27条　不妊手術又は人工妊娠中絶の施行の事務に従事した者は，職務上知り得た人の秘密を，漏らしてはならない。その職を退いた後においても同様とする。

　母体保護法における不妊手術，人工妊娠中絶に係る医療費は，経済的理由による人工妊娠中絶を除き，医療保険の療養の給付の対象となる。

　法の改正により，本法には公費負担の取扱いはないこととなった。

　ただし，同法附則第2条（経過措置）により，この法律の改正前の優生保護法第10条の規定により行われた優生手術に関する費用の支弁及び負担については従前の例によるとされ，公費で負担される。

母子保健法

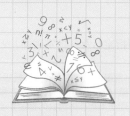

昭和40年8月18日法律第141号（直近改正：令和4年6月22日法律第77号）

本法は，**母性や乳児および幼児の健康の保持と増進**を図るために制定された法律です。

母子保健に関する原理を明らかにするとともに，将来の国民に対する健全な保護を図ること を目的としています。

母子保健対策として，**健康診査，保健指導等の保健対策と，医療の給付を主体とした医療対策**が定められています。

（目的）
第1条 この法律は，母性並びに乳児及び幼児の健康の保持及び増進を図るため，母子保健に関する原理を明らかにするとともに，母性並びに乳児及び幼児に対する保健指導，健康診査，医療その他の措置を講じ，もって国民保健の向上に寄与することを目的とする。
（母性の尊重）
第2条 母性はすべての児童がすこやかに生まれ，かつ，育てられる基盤であることにかんがみ，尊重され，かつ，保護されなければならない。

（乳幼児の健康の保持増進）
第3条 乳児及び幼児は，心身ともに健全な人として成長してゆくために，その健康が保持され，かつ，増進されなければならない。
（母性及び保護者の努力）
第4条 母性は，みずからすすんで，妊娠，出産又は育児についての正しい理解を深め，その健康の保持及び増進に努めなければならない。
2 乳児又は幼児の保護者は，みずからすすんで，育児についての正しい理解を深め，乳児又は幼児の健康の保持及び増進に努めなければならない。

この法律で対象となる妊産婦・乳児・幼児・保護者などの用語の定義を法第6条で定めている。

「妊産婦」とは，妊娠中または出産後1年以内の女子を指す。

「乳児」とは，1歳に満たない者をいう。

「幼児」とは，満1歳から小学校就学の始期に達するまでの者をいう。

「新生児」とは，出生後28日を経過しない乳児をいう。

「未熟児」とは，身体の発育が未熟のまま出生した乳児であって，正常児が出生時に有する諸機能を得るに至るまでのものをいう。

「保護者」とは，乳児・幼児の監護の任にあたる者であって，親権を行う者，未成年後見人，その他の者をいう，とされている。

市町村は，母子保健に関する知識の普及をはかり，妊産婦または乳児もしくは幼児の保護者等に対して，妊娠・出産または育児に関して必要な保健指導や，必要に応じて妊産婦・新生児の訪問指導，乳幼児の健康診査，未熟児の訪問指導，養育医療の給付などの措置を行うことになっている。

（保健指導）
第10条 市町村は，妊産婦若しくはその配偶者又は乳児若しくは幼児の保護者に対して，妊娠，出産又は育児に関し，必要な保健指導を行い，又は医師，歯科医師，助産師若しくは保健師について保健指導を受けることを勧奨しなければならない。
（新生児の訪問指導）
第11条 市町村長は，前条の場合において，当該乳児が新生児であって，育児上必要があると認めるときは，医師，保健師，助産師又はその他の職員をして当該新生児の保護者を訪問させ，必要な指導を行わせるものとする。ただし，当該新生児につき，第19条の規定（注 未熟児の訪問指導）による指導が行われるときは，この限りでない。
2 前項の規定による新生児に対する訪問指導は，当該新生児が新生児でなくなつた後においても，継続することができる。

市町村は，満1歳6か月を超え満2歳に達しない幼児や満3歳を超え満4歳に達しない幼児に対し，厚生労働省令の定めるところによる健康診査を行うほか，必要に応じて乳児，幼児，妊産婦に対する健康診査を行い，または健康診査を受けることを勧奨しなければならないと定めている（法第12・13条）。

規定されている健康診査の項目は次のようなも

のである（満1歳6カ月を超え満2歳に達しない幼児の場合）。
① 身体発育状況
② 栄養状態
③ 脊柱および胸郭の疾病および異常の有無
④ 皮膚の疾病の有無
⑤ 歯および口腔の疾病および異常の有無
⑥ 四肢運動障害の有無
⑦ 精神発達の状況
⑧ 言語障害の有無
⑨ 予防接種の実施状況
⑩ 育児上問題となる事項
⑪ その他の疾病および異常の有無

　満3歳を超え満4歳に達しない幼児には，上記に加え，「眼の疾病および異常の有無」と「耳，鼻および咽頭の疾病および異常の有無」について健康診査を行う。

（健康診査）
　第12条　市町村は，次に掲げる者に対し，内閣府令の定めるところにより，健康診査を行わなければならない。
一　満1歳6か月を超え満2歳に達しない幼児
二　満3歳を超え満4歳に達しない幼児
（第2項省略）

第13条　前条の健康診査のほか，市町村は，必要に応じ，妊産婦又は乳児若しくは幼児に対して，健康診査を行い，又は健康診査を受けることを勧奨しなければならない。
　2　内閣総理大臣は，前項の規定による妊婦診査についての望ましい基準を定めるものとする。

　妊娠した者は厚生労働省令の定めるところにより，すみやかに市町村長に届けなければならないものとされており（法第15条），届け出をした者には市町村から母子健康手帳が交付される。妊産婦または乳幼児が健康診査や保健指導を受けたときは，母子健康手帳*に必要事項の記載を受けなければならない。

（母子健康手帳）
　第16条　市町村は，妊娠の届出をした者に対して，母子健康手帳を交付しなければならない。
　2　妊産婦は，医師，歯科医師，助産師又は保健師について，健康診査又は保健指導を受けたときは，その都度，母子健康手帳に必要な事項の記載を受なければならない。乳児又は幼児の健康診査又は保健指導を受けた当該乳児又は幼児の保護者についても，同様とする。
（第3・4項省略）

　妊産婦の健康診査の結果に基づいて，その妊産婦に保健指導を要する場合，医師・助産師・保健師などに訪問させて必要な指導を行わせ，妊娠または出産に支障を及ぼすおそれのある疾病にかかっている疑いのある者に診療を受けることをすすめ，その診療に必要な援助を与えるように努めなければならない〔法第17条（妊産婦の訪問指導等）〕。
　また，各市町村に対して，出産後1年を経過していない女子および乳児に対して，心身のケアや育児のサポート等（産後ケア）を行い，産後も安心して子育てができる支援体制を確保するよう，「産後ケア事業」の実施努力義務を規定している〔第17条の2（産後ケア事業）〕。
　低体重児（2,500g未満の乳児）が出生したときは，その保護者は市町村にすみやかに届け出なければならない（法第18条）。
　市町村長はその区域内に現在地を有する未熟児について，養育上必要があると認めるときは医師・保健師・助産師またはその他の職員をして未熟児の保護者を訪問させ指導を行わせることを，法第19条で定めている。

（妊産婦の訪問指導等）
　第17条　第13条第1項の規定による健康診査を行った市町村の長は，その結果に基づき，当該妊産婦の健康状態に応じ，保健指導を要する者については，医師，助産師，保健師又はその他の職員をして，その妊産婦を訪問させて必要な指導を行わせ，妊娠又は出産に支障を及ぼ

＊Key Word

母子健康手帳：母子保健法に基づき，妊娠の届出をした者に交付される手帳で，妊娠初期から乳幼児の時期における母子の一貫した健康記録となるもの。妊娠中の経過や出産の状態，出産後の経過，新生児期・幼児期の発育状況，健康診査や保健指導，予防接種などの記録が記載される。そのほかに，妊娠中の注意事項や育児情報も掲載されている。

予防・保健

すおそれがある疾病にかかっている疑いのある者については，医師又は歯科医師の診療を受けることを勧奨するものとする。

2 市町村は，妊産婦が前項の勧奨に基づいて妊娠又は出産に支障を及ぼすおそれがある疾病につき医師又は歯科医師の診療を受けるために必要な援助を与えるように努めなければならない。

(産後ケア事業)

第17条の2 市町村は，出産後1年を経過しない女子及び乳児の心身の状態に応じた保健指導，療養に伴う世話又は育児に関する指導，相談その他の援助（以下この項において「産後ケア」という）を必要とする出産後1年を経過しない女子及び乳児につき，次の各号のいずれかに掲げる事業（以下この条において「産後ケア事業」という）を行うよう努めなければならない。

一 病院，診療所，助産所その他内閣府令で定める施設であつて，産後ケアを行うもの（次号において「産後ケアセンター」という）に産後ケアを必要とする出産後1年を経過しない女子及び乳児を短期間入所させ，産後ケアを行う事業

二 産後ケアセンターその他の内閣府令で定める施設に産後ケアを必要とする出産後1年を経過しない女子及び乳児を通わせ，産後ケアを行う事業

三 産後ケアを必要とする出産後1年を経過しない女子及び乳児の居宅を訪問し，産後ケアを行う事業

2 市町村は，産後ケア事業を行うに当たつては，産後ケア事業の人員，設備及び運営に関する基準として内閣府令で定める基準に従つて行わなければならない。

3 市町村は，産後ケア事業の実施に当たつては，妊娠中から出産後に至る支援を切れ目なく行う観点から，児童福祉法第10条の2第1項のこども家庭センター（次章において単に「こども家庭センター」という。）その他の関係機関との必要な連絡調整並びにこの法律に基づく母子保健に関する他の事業並びに児童福祉法その他の法令に基づく母性及び乳児の保健及び福祉に関する事業との連携を図ることにより，妊産婦及び乳児に対する支援の一体的な実施その他の措置を講ずるよう努めなければならない。

(未熟児の訪問指導)

第19条 市町村長は，その区域内に現在地を有する未熟児について，養育上必要があると認めるときは，医師，保健師，助産師又はその他の職員をして，その未熟児の保護者を訪問させ，必要な指導を行わせるものとする。

2 第11条第2項の規定は，前項の規定による訪問指導に準用する。

養育のため病院または診療所に入院する必要がある未熟児に対し，指定養育医療機関において，養育に必要な医療の給付を行うことが法第20条に定められているが，この給付は，移送を除き現物給付に限られており，対象は，法第6条第6項にいう身体の発育が未熟のまま出生した乳児であつて，正常児が，出生児に有する諸機能を得るまでに至らないものであって医師が入院養育を必要と認めたものである。

諸機能を得るに至っていないものとは，次のいずれかの症状を有している場合をいう。

① **出生時体重2,000g以下のもの**

② **生活能力がとくに薄弱であって次に掲げるいずれかの症状を示すもの**

ア．一般状態
・運動不安，痙攣があるもの
・運動が異常に少ないもの

イ．体温が摂氏34度以下のもの

ウ．呼吸器，循環器系

・強度のチアノーゼが持続する，またはチアノーゼ発作を繰り返すもの
・呼吸数が毎分50を超えて増加の傾向にあるか，または毎分30以下のもの
・出血傾向の強いもの

エ．消化器系
・生後24時間以上排便のないもの
・生後48時間以上嘔吐が持続しているもの
・血性吐物，血性便のあるもの

オ．黄疸
・生後数時間以内に現われるか，異常に強い黄疸のあるもの（交換輸血を含む）

養育医療の給付は，未熟児の保護者からの申請に基づいて決定され，指定養育医療機関において行われる（図表33-1）。費用の負担は，保険が優先であり，負担金の部分が公費で給付されるが，負担能力に応じての徴収が，当該市町村から保護者あてになされる。

(養育医療)

第20条 市町村は，養育のため病院又は診療所に入院することを必要とする未熟児に対し，その養育に必要な医療（以下「養育医療」という。）の給付を行い，又はこれに代えて養育医療に要する費用を支給することができる。

2 前項の規定による費用の支給は，養育医療の給付が困難であると認められる場合に限り，行なうことができる。

3 養育医療の給付の範囲は，次のとおりとする。

一 診察

二 薬剤又は治療材料の支給

三 医学的処置，手術及びその他の治療

四 病院又は診療所への入院及びその療養に伴う世話その他の看護

五 移送

4 養育医療の給付は，都道府県知事が次項の規定により指定する病院若しくは診療所又は薬局（以下「指定養育医療機関」という。）に委託して行うものとする。

5 都道府県知事は，病院若しくは診療所又は薬局の開設者の同意を得て，第1項の規定による養育医療を担当

図表33-1 養育医療の流れ

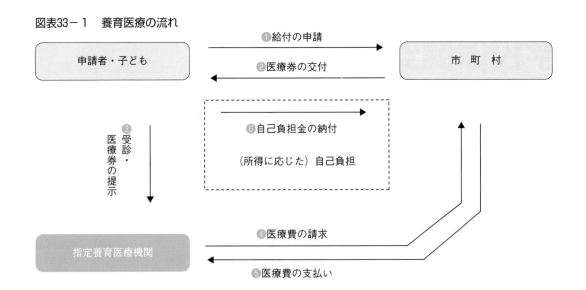

させる機関を指定する。
（第6・7項省略）
（費用の支弁）
第21条 市町村が行う第12条第1項の規定による健康診査に要する費用及び第20条の規定による措置に要する費用は，当該市町村の支弁とする。
（都道府県の負担）
第21条の2 都道府県は，政令の定めるところにより，前条の規定により市町村が支弁する費用のうち，第20条の規定による措置に要する費用については，その4分の1を負担するものとする。
（国の負担）
第21条の3 国は，政令の定めるところにより，第21条の規定により市町村が支弁する費用のうち，第20条の規定による措置に要する費用については，その2分の1を負担するものとする。

以上のような具体的施策とは別に，市町村は必要に応じ母子健康包括支援センターを設置するように努めなければならない（法第22条第1項）。この母子健康包括支援センターは，母子保健に関する各種の相談に応ずるとともに，母性および乳幼児の保健指導を行うほか，助産を行うことを目的とするものとして設置された施設である（法第22条第2項）。

〔参考〕
① 指定医療機関申請
　法第20条に基づく，養育医療機関指定申請は，病院または診療所の開設者が，所在地を管轄する保健所長を通じ，都道府県知事に申請する。
② 母子健康手帳の様式変更
　母子保健法施行規則の一部改正（平成23年12月28日・厚生労働省令第158号）により，母子健康手帳の様式の一部が変更された〔平成24（2012）年4月1日施行〕。
　さらに，児童福祉法等の一部を改正する法律の施行に伴うこども家庭庁関係内閣府令の整備等に関する内閣府令〔令和5（2023）年内閣府令第72号〕により母子手帳の任意記載事項の様式が変更となっている。施行日は令和6（2024）年4月1日となる。

┌─ 公費負担・医療保険給付・患者負担の割合 ─┐

《負担割合（養育医療）》全額公費負担対象で医療保険優先

医療保険80%	公費20%

（注） 保護者に負担能力が認定された場合は，自己負担金が課せられる。

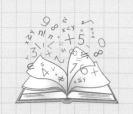

学校保健安全法

昭和33年4月10日法律第56号
（題名改正：平成20年6月18日法律第73号，直近改正：平成27年6月24日法律第46号）

本法は，**学校における児童生徒等及び職員の健康の保持増進**を図るために，学校での保健管理に関する必要な事項を定めるとともに，学校における安全管理に関し必要な事項を定め，学校教育の円滑な実施とその成果の確保に資することを目的とした法律です。

本法では，就学時の健康診断（法第11条），児童，生徒，学生および幼児の健康診断（法第13条），職員の健康診断（法第15条）について毎学年定期に実施するよう，また必要のある場合には臨時に実施するよう定めており，この健康診断の結果に基づいて疾病の予防処置を行い，学校もしくは学校の設置者は，治療を指示し，また，運動および作業，勤務を軽減するなど適切な措置をとらなければならないとしている。

法第11条に定められている就学時の健康診断の時期などは，学校保健安全法施行令（昭和33年6月10日・政令第174号）で次のように定められている。

また，法第13・15条の健康診断に関する事項は，学校保健安全法施行規則（昭和33年6月13日・文部省令第18号）に規定されている。

学校保健安全法施行令　昭和33年6月10日・政令第174号（直近改正：平成27年12月16日・政令第421号）

（就学時の健康診断の時期）
第1条　学校保健安全法（昭和33年法律第56号）第11条の健康診断（以下「就学時の健康診断」という。）は，学校教育法施行令（昭和28年政令第340号）第2条の規定により学齢簿が作成された後翌学年の初めから4月前までの間に行うものとする。
（検査の項目）
第2条　就学時の健康診断における検査の項目は，次のとおりとする。
一　栄養状態
二　脊柱及び胸郭の疾病及び異常の有無
三　視力及び聴力
四　眼の疾病及び異常の有無
五　耳鼻咽喉疾患及び皮膚疾患の有無
六　歯及び口腔の疾病及び異常の有無
七　その他の疾病及び異常の有無

学校では，感染症にかかっているか，または疑いのある児童，生徒などに対し，出席を停止させたり，感染症予防の必要性から臨時休業を行うことができるとされている（法第19・20条）。

なお，出席停止の期間の基準は，施行規則第19条に定められている。

第一種の感染症の場合：治癒するまで出席停止。

第二種の感染症の場合：疾病による所定の期間。

第三種の感染症の場合：感染の恐れがないと認めるまで出席停止（結核を含む）。

学校は，児童生徒等の救急処置や健康相談，保健指導を行うために地域の医療機関その他の関係機関と連携を図るものとした（法第10条）。

また，児童生徒等および職員の健康診断を行う場合は保健所と連絡するものとした（法第18条）。

学校保健安全法施行規則　昭和33年6月13日・文部省令第18号（直近改正：令和5年4月28日・文部科学省令第22号）

（感染症の種類）
第18条　学校において予防すべき感染症の種類は，次のとおりとする。
一　第一種　エボラ出血熱，クリミア・コンゴ出血熱，痘そう，南米出血熱，ペスト，マールブルグ病，ラッサ熱，急性灰白髄炎，ジフテリア，重症急性呼吸器症候群（病原体がベータコロナウイルス属SARSコロナウイルスであるものに限る。），中東呼吸器症候群（病原体がベータコロナウイルス属MERSコロナウイルスである

ものに限る。）及び特定鳥インフルエンザ〔感染症の予防及び感染症の患者に対する医療に関する法律（平成10年法律第114号）第6条第3項第六号に規定する特定鳥インフルエンザをいう。次号及び第19条第二号イにおいて同じ。〕

二　第二種　インフルエンザ（特定鳥インフルエンザを除く），百日咳，麻しん，流行性耳下腺炎，風しん，水痘，咽頭結膜熱，新型コロナウイルス感染症（病原体がベータコロナウイルス属のコロナウイルス（令和2年1月に，中華人民共和国から世界保健機関に対して，人に伝染する能力を有することが新たに報告されたものに限る。）であるものに限る。次条第二号チにおいて同じ。）結核及び髄膜炎菌性髄膜炎

三　第三種　コレラ，細菌性赤痢，腸管出血性大腸菌感染症，腸チフス，パラチフス，流行性角結膜炎，急性出血性結膜炎その他の感染症

2　感染症の予防及び感染症の患者に対する医療に関する法律第6条第7項から第9項までに規定する新型インフルエンザ等感染症，指定感染症及び新感染症は，前項の規定にかかわらず，第一種の感染症とみなす。

（出席停止の期間の基準）

第19条　令第6条第2項の出席停止の期間の基準は，前条の感染症の種類に従い，次のとおりとする。

一　第一種の感染症にかかった者については，治癒するまで。

二　第二種の感染症（結核及び髄膜炎菌性髄膜炎を除く。）にかかった者については，次の期間。ただし，病状により学校医その他の医師において感染のおそれがないと認めたときは，この限りでない。

イ　インフルエンザ（特定鳥インフルエンザ及び新型インフルエンザ等感染症を除く。）にあっては，発症した後5日を経過し，かつ，解熱した後2日（幼児にあっては，3日）を経過するまで。

ロ　百日咳にあっては，特有の咳が消失するまで又は5日間の適正な抗菌性物質製剤による治療が終了するまで。

ハ　麻しんにあっては，解熱した後3日を経過するまで。

ニ　流行性耳下腺炎にあっては，耳下腺，顎下腺又は舌下腺の腫脹が発現した後5日を経過し，かつ，全身状態が良好になるまで。

ホ　風しんにあっては，発疹が消失するまで。

ヘ　水痘にあっては，すべての発疹が痂皮化するまで。

ト　咽頭結膜熱にあっては，主要症状が消退した後2日を経過するまで。

チ　新型コロナウイルス感染症にあっては，発症した後5日を経過し，かつ，症状が軽快した後1日を経過するまで。

三　結核，髄膜炎菌性髄膜炎及び第三種の感染症にかかった者については，病状により学校医その他の医師において感染のおそれがないと認めるまで。

四　第一種若しくは第二種の感染症患者のある家に居住する者又はこれらの感染症にかかっている疑いがある者については，予防処置の施行の状況その他の事情により学校医その他の医師において感染のおそれがないと認めるまで。

五　第一種又は第二種の感染症が発生した地域から通学する者については，その発生状況により必要と認めたとき，学校医の意見を聞いて適当と認める期間。

六　第一種又は第二種の感染症の流行地を旅行した者については，その状況により必要と認めたとき，学校医の意見を聞いて適当と認める期間。

その他地方公共団体が設置する小学校，中学校の児童または生徒が，感染性または学習に支障を生ずるおそれのある疾病にかかり，学校において治療の指示を受けたとき，この児童，生徒の保護者で困窮している者については別の定めにより，その費用について必要な援助が行われる（法第24条）。概要は以下のとおりである。

①**援助の対象者**：地方公共団体の設置する小学校，中学校，義務教育学校，中等教育学校の前期課程または盲学校，聾学校の小学部もしくは中学部の児童または生徒

②**対象とする要件**：感染性または学習に支障をきたすおそれのある疾病で政令で定めるものにかかり，学校において治療の指示を受けたとき

③**政令で定める対象疾病**
- トラコーマおよび結膜炎
- 白癬，疥癬および膿痂疹
- 中耳炎
- 慢性副鼻腔炎およびアデノイド
- う歯
- 寄生虫病（虫卵保有を含む）

④**援助の対象者**：生活保護法第6条第2項に規定する要保護者，要保護者に準ずる程度に困窮している者で政令で定める者

⑤**援助内容**
- 疾病の治療に要する費用について必要な援助を行う（一部負担金または全額が給付される）。
- 生活保護法に基づく医療扶助に優先する。

予防・保健

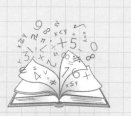

35

健康増進法

平成14年8月2日法律第103号（直近改正：令和4年6月22日法律第77号）

　急速な高齢化の進展や疾病構造の変化に伴い，健康増進の重要性が著しく増大していることを受けて，健康増進の総合的な推進に関する基本的事項を定め，**国民の栄養の改善や健康増**進を図るための措置を講じることで，**国民保健の向上を図る**ことを目的とした法律です。

　本法の成立により栄養改善法が廃止されましたが，その内容は本法にも踏襲されています。

疾病構造が生活習慣病中心と変化するなかで，国民に健康増進の必要性を強調し，国や地方公共団体，企業がそれに基づく計画や支援する責務や仕組みを構築することを骨格としている。

　また，それぞれの責務については次のように定めている（法第2～4条）。

① **国民**：健康な生活習慣の重要性に対し関心と理解を深め，生涯にわたり，自らの健康状態を自覚するとともに，健康の増進に努める。

② **国および地方公共団体**：健康の増進に関する正しい知識の普及，情報の収集・整理・分析・提供，研究の推進，人材の育成・資質の向上を図るとともに，関係者に対し，必要な技術的援助を与えることに努める。

③ **健康増進事業実施者（保険者，市町村，学校等）**：健康相談等国民の健康の増進のための事業を積極的に推進するよう努める。

　そして第5条で，国，都道府県，市町村，健康増進事業者，医療機関その他の関係者は，相互に連携を図りながら，健康増進の推進を図るため協力するよう定めている。

図表35-1　健康増進法の骨格

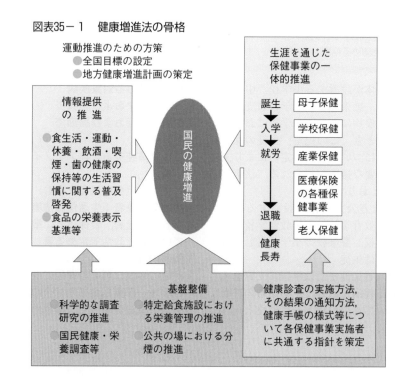

1 具体的な実施事項

1）国民の健康の増進の総合的な推進を図るための基本方針（法第 7 条関係）

厚生労働大臣は，次の事項について基本方針を定める。
① 国民の健康の増進の推進に関する基本的な方向
② 国民の健康の増進の目標に関する事項
③ 都道府県健康増進計画および市町村健康増進計画の策定に関する基本的事項
④ 国民健康・栄養調査その他の調査・研究に関する基本的事項
⑤ 健康増進事業実施者間の連携および協力に関する基本的事項
⑥ 食生活，運動，休養，喫煙，飲酒，歯の健康保持その他の生活習慣に関する正しい知識の普及に関する事項
⑦ その他国民の健康の増進の推進に関する重要事項

2）国民健康・栄養調査等（法第10〜16条関係）

① 国民健康・栄養調査を実施
② 生活習慣病の発生状況の把握
国及び地方公共団体は，生活習慣病とがん，循環器病その他の生活習慣病との相関関係を明らかにするため，生活習慣病の発生状況の把握に努める。

3）保健指導等（法第17〜19条関係）

市町村：栄養改善その他の生活習慣の改善に関する事項についての相談・保健指導
都道府県等：特に専門的な知識・技術を必要とする栄養指導等の保健指導

4）特定給食施設等（法第20〜24条関係）

特定給食施設における栄養管理（現行の栄養改善法による集団給食施設における栄養管理の規定を引き継ぐとともに，所要の規定を整備）

5）受動喫煙の防止（法第25条関係）

望まない受動喫煙の防止を図るため，多数の者が利用する施設（喫煙目的施設以外）等の区分に応じて原則屋内禁煙（法令で定める要件を満たす喫煙専用室等の設置は可能）とともに，施設の管理について講ずべき措置を定めている。

6）その他

このほか健康診査の実施等に関する指針として，生涯を通じた健康自己管理を支援するため，健康増進事業実施者による健康診査の実施及びその結果の通知，健康手帳の交付その他の措置に関する指針を厚生労働大臣が策定する（法第 9 条関係）。

7）健康増進事業実施者とは

法第 6 条に定める「健康増進事業実施者」とは，次に掲げる者である。
① 健康保険法，国民健康保険法，船員保険法の規定により健康増進事業を行う全国健康保険協会，健康保険組合等，市町村，国保組合等
② 国家公務員共済組合法，地方公務員等共済組合法，私立学校教職員共済法の規定により健康増進事業を行う組合，事業団等
③ 学校保健安全法，母子保健法，労働安全衛生法，高齢者医療確保法，介護保険法の規定により健康増進事業を行う者，市町村，事業者
④ その他政令で定めるもの

この法の施行期日は，平成15（2003）年 5 月 1 日。ただし一部は，平成15年 8 月29日施行。また，法第 9 条に定める健康診査の施行期日は，平成16（2004）年 8 月 1 日。

なお，健康増進法に基づく，健康増進事業者に対する健康診査の実施等に関する指針が，平成16年 6 月14日厚生労働省告示第242号によって公表され，平成16年 8 月 1 日から施行された。この指針で，実施についての基本的な考え方，健康診査の実施に関する事項等が細かく定められている。

本法の成立に伴い，栄養改善法（昭和27年法律第248号）は廃止された。

予防・保健

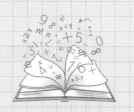

36

がん登録推進法
（がん登録等の推進に関する法律）

平成25年12月13日法律第111号（直近改正：令和4年6月17日法律第68号）

本法は，がんが国民の疾病による死亡の最大の要因となっている現状を鑑み，**がん対策基本法**の趣旨に則り，**全国がん登録の実施，情報の利用・提供，保護等**について定めた法律です。

がん登録を行うことで，がんの罹患，診療，転帰等の状況の把握及び分析や，その他のがんに係る調査研究を推進し，がん対策のいっそうの充実を図ることを目的としています。

我が国のがん患者の状況を把握し，がん対策の基礎となるデータの収集を目的として，各医療機関において「**院内がん登録**」が行われている。また，院内がん登録は，適切な医療の提供，予防対策のために必要であることから，健康増進法においても地域がん登録が進められている。院内がん登録は，施設別のデータを出すことが目的であり，国指定のがん診療連携拠点病院を中心に行われているが，「**地域がん登録**」は，都道府県が都道府県別のデータを出すために行っている。いずれの場合も，国立がん研究センターに匿名データとして提供されることになる。

現在の問題点として，①すべてのがん患者の登録ができていない，②登録もれの把握や生存確認調査が十分にできていない，③医療機関の変更や転居等により都道府県の変更があった場合に二重登録となっている可能性がある――などがある。そのため，地域がん登録を発展させて，一層のがん対策を推進するためにがん登録等の推進に関する法律が制定された。施行は，一部を除き平成28（2016）年1月1日である。

同法は，以下のように構成されている。
第1章：総則（法第1～4条）
第2章：全国がん登録（法第5～43条）
第3章：院内がん登録等の推進（法第44・45条）
第4章：がん登録等の情報の活用（法第46～48条）
第5章：雑則（法第49～51条）
第6章：罰則（法第52～第60条）

---

1 総則

1）目的

法第1条では，法の目的を定めている。

（目的）
第1条 この法律は，がんが国民の疾病による死亡の最大の原因となっている等がんが国民の生命及び健康にとって重大な問題となっている現状に鑑み，がん対策基本法（平成18年法律第98号）の趣旨にのっとり，がん医療の質の向上等〔がん医療及びがん検診（以下「がん医療等」という。）の質の向上並びにがんの予防の推進をいう。以下同じ。〕，国民に対するがん，がん医療等及びがんの予防についての情報提供の充実その他のがん対策

を科学的知見に基づき実施するため，全国がん登録の実施並びにこれに係る情報の利用及び提供，保護等について定めるとともに，院内がん登録等の推進に関する事項を定め，あわせて，がん登録等により得られた情報の活用について定めることにより，がんの罹患，診療，転帰等の状況の把握及び分析その他のがんに係る調査研究を推進し，もってがん対策の一層の充実に資することを目的とする。

2）用語の定義

法第2条において，同法で使用する用語の定義を規定している。

がん（第1項）：悪性新生物その他の政令で定める疾病のこと

がん登録（第2項）：全国がん登録および院内

がん登録のこと

全国がん登録（第3項）：国および都道府県による利用・提供の用に供するため，国が国内におけるがんの罹患，診療，転帰等に関する情報をデータベースに記録し保存すること

院内がん登録（第4項）：がん医療の提供を行う病院において，そのがん医療の状況を的確に把握するため，診療が行われたがんの罹患，診察，転帰等に関する詳細な情報を記録し保存すること

全国がん登録データベース（第6項）：法第5条第1項により整備されるデータベースのこと

3）基本理念

法第3条は，目的を果たすうえでの5つの基本理念が定められている。

第1項：全国がん登録は，これががん対策全般の基礎となるものであることから，できる限り広範に，かつ正確な情報を把握すること

第2項：院内がん登録は，病院におけるがん医療の質的向上に必要であるため，その普及および充実を図ること

第3項：がん対策の充実のため，全国がん登録や院内がん登録等によりがん診療に関する詳細な情報（「がん診療情報」という）を収集すること

第4項：収集された情報は，がん患者の診療等を通じて得られた貴重な情報であることから，それらを使用した調査研究の成果については，がん患者およびその家族をはじめとする国民に還元すること

第5項：登録された情報は，厳格に保護されなければならないこと

2 全国がん登録

第2章は，全国がん登録（図表36−1）について定められている。データベースの整備（第1節），情報の収集，記録・保存等（第2節），情報の利用・提供（第3節），権限・事務の委任（第4節），情報の保護等（第5節），雑則（第6節）の内容で構成されている。

1）データベースの整備

「**全国がん登録データベースの整備**」（法第5条）では，厚生労働大臣が，原発性のがんごとに，がんに係る情報を記録し保存するデータベースを整備しなければならないことが定められている。

登録される情報は，①がんに罹患した者の氏名，性別，生年月日及び住所，②がんの初回の診断に係る住所の存する都道府県及び市町村の名称，③がんの発生が確定した日，④がんの種類，進行度，発見の経緯，治療の内容，⑤がんの診断又は治療を行った病院又は診療所，⑥生存確認情報と附随情報——などである。付随情報とは，同一のがんに関して他の医療機関からも届出があった情報のことであり，これも併せて保存されることになる。

2）情報の収集，記録・保存等

病院等において収集された情報（「届出対象情報」といい，上記①～⑧などのことをいう）は，都道府県知事に提出され，そののち厚生労働大臣により全国がん登録データベースに記録されることが定められている。

法第6条には，病院および同意をした診療所（病院等）は，原発性のがんを診断したときには，当該病院等における初回の診断日（転移または再発の段階で病院等における初回の診断日を含む）について届出対象情報を病院等の所在する都道府県知事に届け出ることが定められている。この届出義務に関して違反があった場合は，都道府県知事は改めて報告を求めることができ（報告徴収），その指示に従わなかったときはその旨を公表することができる（法第7条）。

市町村長は，戸籍法による死亡の届出その他の関係書類に基づいて死亡者情報票を作成し，都道府県の設置する保健所長に届け出ることが義務付けられている（法第11条第1項）。また，国は，収集した届出対象情報（全国がん登録データベース）と，この死亡者情報票を照らし合わせ，まだがん登録されていないがん患者が発見された場合は，そのデータベースに記録することが義務づけられている（第12条第1項）。

そこで，国は，都道府県を通じてそのがん患者の死亡診断書を作成した医療機関に対して，当該患者の情報を求めることができる（法第13・14条）。

図表36-1　「全国がん登録」の仕組み

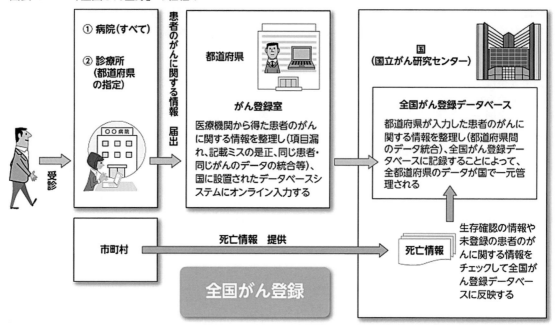

〔がん情報サービス（国立がん研究センター）より〕

3）情報の利用・提供

　都道府県知事は，当該区域内の病院等における院内がん登録その他がんに係る調査研究のため，当該病院等の管理者から登録情報の提供の請求を受けたときは，必要な限度において全国がん患者データベースを用いて情報の提供を行うことができるが，その範囲については制限がある（法第20条）。

4）権限・事務の委任

　厚生労働大臣の権限・事務の一部は，国立がん研究センターに委託することとしている（法第23条）。

5）情報の保護等

　全国がん登録の業務に従事する国・国立がん研究センター・都道府県の職員等，またはこれらの機関から当該業務の委託を受けた者等，全国がん登録からがん情報の提供を受けその取扱いに従事する者等などが，当該業務に関して知り得た秘密をもらしたときの罰則について規定し，その情報の管理・漏洩の防止・秘密保持の義務について規定している。

　また，第35条において，開示等の適用除外規定が設けられている。全国がん登録データベースに記録されたがん情報は，個人情報保護法等の規定にかかわらず，開示・訂正・利用の停止・消去または提供の停止については適用されないことになっている。その理由としては，開示結果が患者の罹患の有無の証明として利用される恐れがあること，非告知の患者等が開示請求により真実を知ってしまうことがあることなどが挙げられている。

3　院内がん登録等の推進

　第3章では，院内がん登録等の推進に関する規定が定められている。まず，専門的ながん治療を行う病院やがん治療の中心的な役割を行う病院は，院内のがん登録を実施するように努めるものとしている。そのために，国や都道府県は，必要な財政上の措置を講ずることとされている（法第44条）。

（院内がん登録の推進）
第44条　専門的ながん医療の提供を行う病院その他の地域におけるがん医療の確保について重要な役割を担う病院の開設者及び管理者は，厚生労働大臣が定める指針に即して院内がん登録を実施するよう努めるものとする。
　2　国は，前項の院内がん登録の実施に必要な体制の整備を推進するため，必要な財政上の措置その他の措置を講ずるものとする。
　3　都道府県は，第1項の院内がん登録の実施に必要な体制の整備を推進するため，必要な財政上の措置その他の措置を講ずるよう努めるものとする。

　法第44条第1項に基づき，「院内がん登録の実施に関する指針」が定められ，平成28年1月1日より適用された。本指針は，院内がん登録により得られた情報が，今後，その活用により，がん医療の状況の適確な把握，がん医療の均てん化，がんに係る調査研究の一層の推進およびがん対策の充実等に資することに鑑み，病院で実施される院内がん登録のあり方の方向性を示すものである。

4　がん登録等の情報の活用

　国や地方公共団体，病院や診療所，研究者による情報の活用について規定されている。そのなかで，がん医療の提供を行う医療機関は，がんと登録等の情報を生かして，がん患者およびその家族に対して適切な説明を行い，その提供するがん医療の分析・評価等を通じて，今後のがん医療の質の向上に努めるものとされている（法第47条）。

（病院及び診療所による活用）
第47条　がん医療の提供を行う病院及び診療所の管理者は，当該病院及び診療所に係るがん診療情報，第20条の規定により提供を受けた情報，前条第2項の情報等を活用して，がん患者及びその家族に対してがん及びがん医療について適切な情報の提供を行うよう努めるとともに，その提供するがん医療の分析及び評価等を通じたその質の向上に努めるものとする。

5　法の見直し

　附則の第4条において，同法施行後5年を目途として，必要がある場合は，情報の収集方法，情報の利用・提供のあり方等に関して検討を加え，必要な措置を講ずることとしている。

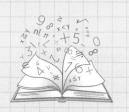

37

がん対策基本法

平成18年6月23日法律第98号　直近改正：平成28年12月16日法律第107号

本法は，がん対策のいっそうの充実を図るため，**がん対策の基本理念**を定め，国・地方公共団体・医療保険者・国民及び医師等の責務を明らかにし，がん対策の推進に関する計画策定について定め，**がん対策を総合的，計画的に推進する**ことを目的としています。

本法制定後，本法に基づき**「がん対策推進基本計画」**が閣議決定され，原則として，討議施策の具体的な目標および達成の時期を定めることとなっています。また，少なくとも6年ごとに検討を加えて，必要があれば変更するように努めることとされています。

これまでの主な法改正

●平成28（2016）年12月16日法律第107号〔施行：平成28（2016）年12月16日〕

① 目的規定の改正（法第1条）

② 基本理念の追加（法第2条）

③ 医療保険者の責務に係る規定の改正（法第5条）

④ 国民の責務に係る規定の改正（法第6条）：「国民は，がんの原因となるおそれのある感染症等に関する正しい知識をもち，がん患者に関する理解を深めるよう努めなければならない」という規定が加えられた。

⑤ 事業主の責務の新設（法第8条）：「事業主は，がん患者の雇用の継続等に配慮するとともに，がん対策に協力するよう努める」という規定が新設された。

⑥ がん対策推進基本計画等の見直し期間の改正（法第10・12条）：がん対策推進基本計画・都道府県がん対策推進計画の見直し期間が「少なくとも6年ごと」に改められた。

⑦ 基本的施策の拡充：(イ)感染症，特定のがんおよびその予防等に関する啓発等（法第13条），(ロ)がんの早期発見の推進（法第14条），(ハ)緩和ケア医療に携わる専門性を有する医療従事者の育成（法第15条），(ニ)がん患者の療養生活の質の維持向上（法第17条），(ホ)がん登録等の取組みの推進（法第18条），(へ)研究の推進等（法第19条），(ト)がん患者の雇用の継続等（法第20条），(チ)がん患者における学習と治療との両立（法第21条），(リ)民間団体の活動に対する支援（法第22条），(ヌ)がんに関する教育の推進（法第23条）——に係る規定が拡充（追加）された。

1 我が国におけるがん対策と法の制定

がんは，昭和56（1981）年から我が国の死亡原因の第1位であるが，政府は，昭和59（1984）年度より「対がん10か年総合戦略」，平成6（1994）年度より「がん克服新10か年戦略」を策定し，がん対策に取り組んできた。さらに，平成16（2004）年からは，「がん予防の推進」と「がん医療の向上とそれを支える社会環境の整備」を柱とする「第3次対がん10か年総合戦略」を推進している。

厚生労働省は，平成17（2005）年5月に，がん対策全般を総合的に推進するため，厚生労働大臣を本部長とする「がん対策推進本部」を設置し，同年8月には，「がん対策推進アクションプラン2005」を策定した。

これらの取組みにより，我が国のがん対策はより進展し，一定の成果を収めてきたが，がんは依然として国民の生命および健康にとって重要な問題となっている現状に鑑み制定されたのが**「がん対策基本法」**である〔平成18（2006）年6月23日に公布され，翌年4月に施行された〕。この法律に基づき，平成19（2007）年6月には，「**がん対策推進基本計画**」が閣議決定された。

2 法の目的（法第1条）

がん対策に関し，基本理念を定め，国，地方公共団体，医療保険者，国民，医師等および事業主の責務を明らかにし，がん対策の推進に関する計画の策定について定めるとともに，がん対策の基本となる事項を定めることにより，がん対策を総合的かつ計画的に推進することを目的とする（法第1条）。

3 国・地方公共団体等の責務

国・地方公共団体等の責務については，法第3〜8条に規定されている。

① **国**：第2条の基本理念に則り，がん対策を総合的に策定・実施する責務がある（法第3条）。

② **地方公共団体**：基本理念に則り，がん対策に関し，国との連携を図りつつ，自主的かつ主体的に，その地域の特性に応じた施策を策定・実施する責務がある（法第4条）。

③ **医療保険者（全国健康保険協会，健康保険組合，市町村等，国民健康保険組合，共済組合，日本私立学校振興・共済事業団，後期高齢者医療広域連合）の責務**：国・地方公共団体が講ずるがんの予防に関する啓発および知識の普及，がん検診に関する普及啓発等の施策に協力するよう努めなければならない（法第5条）。

④ **国民**：喫煙，食生活，運動その他の生活習慣が健康に及ぼす影響，がんの原因となるおそれのある感染症等がんに関する正しい知識をもち，がんの予防に必要な注意を払い，必要に応じ，がん検診を受けるよう努めるほか，がん患者に関する理解を深めるよう努めなければならない（法第6条）。

⑤ **医師等その他の医療関係者**：国・地方公共団体が講ずるがん対策に協力し，がんの予防に寄与するよう努めるとともに，がん患者の置かれている状況を深く認識し，良質かつ適切ながん医療を行うよう努めなければならない（法第7条）。

⑥ **事業主**：がん患者の雇用の継続等に配慮するよう努めるとともに，国・地方公共団体が講ずるがん対策に協力するよう努める（法第8条）。

4 がん対策推進基本計画・都道府県がん対策推進計画

1）がん対策推進基本計画の策定

政府は，がん対策の総合的かつ計画的な推進を図るため，がん対策推進基本計画を策定しなければならない。このなかで定める施策については，原則として，当該施策の具体的な目標およびその達成の時期を定めることになっている（法第10条）。少なくとも6年ごとに検討を加え，必要があると認めるときには，変更するよう努めることとされている。

（がん対策推進基本計画）
第10条 政府は，がん対策の総合的かつ計画的な推進を図るため，がん対策の推進に関する基本的な計画（以下「がん対策推進基本計画」という）を策定しなければならない。
2 がん対策推進基本計画に定める施策については，原則として，当該施策の具体的な目標及びその達成の時期を定めるものとする。
3 厚生労働大臣は，がん対策推進基本計画の案を作成し，閣議の決定を求めなければならない。
4 厚生労働大臣は，がん対策推進基本計画の案を作成しようとするときは，関係行政機関の長と協議するとともに，がん対策推進協議会の意見を聴くものとする。
5 政府は，がん対策推進基本計画を策定したときは，遅滞なく，これを国会に報告するとともに，インターネットの利用その他適切な方法により公表しなければならない。
6 政府は，適時に，第2項の規定により定める目標の達成状況を調査し，その結果をインターネットの利用その他適切な方法により公表しなければならない。
7 政府は，がん医療に関する状況の変化を勘案し，及びがん対策の効果に関する評価を踏まえ，少なくとも6年ごとに，がん対策推進基本計画に検討を加え，必要があると認めるときには，これを変更しなければならない。
8 第3項から第5項までの規定は，がん対策推進基本計画の変更について準用する。

第1期〔平成19（2007）～平成23（2011）年度〕の基本計画では，がん診療連携拠点病院の整備，

図表37－1　第4期がん対策推進基本計画（概要）

第1．全体目標と分野別目標　／　第2．分野別施策と個別目標

全体目標：「誰一人取り残さないがん対策を推進し，全ての国民とがんの克服を目指す。」

「がん予防」分野の分野別目標
　がんを知り，がんを予防すること，がん検診による早期発見・早期治療を促すことで，がん罹患率・がん死亡率の減少を目指す

「がん医療」分野の分野別目標
　適切な医療を受けられる体制を充実させることで，がん生存率の向上・がん死亡率の減少・全てのがん患者及びその家族等の療養生活の質の向上を目指す

「がんとの共生」分野の分野別目標
　がんになっても安心して生活し，尊厳を持って生きることのできる地域共生社会を実現することで，全てのがん患者及びその家族等の療養生活の質の向上を目指す

1．がん予防
　（1）がんの1次予防
　　①生活習慣について
　　②感染症対策について
　（2）がんの2次予防（がん検診）
　　①受診率向上対策について
　　②がん検診の精度管理等について
　　③科学的根拠に基づくがん検診の実施について

2．がん医療
　（1）がん医療提供体制等
　　①医療提供体制の均てん化・集約化について
　　②がんゲノム医療について
　　③手術療法・放射線療法・薬物療法について
　　④チーム医療の推進について
　　⑤がんのリハビリテーションについて
　　⑥支持療法の推進について
　　⑦がんと診断された時からの緩和ケアの推進について
　　⑧妊孕性温存療法について
　（2）希少がん及び難治性がん対策
　（3）小児がん及びAYA世代のがん対策
　（4）高齢者のがん対策
　（5）新規医薬品，医療機器及び医療技術の速やかな医療実装

3．がんとの共生
　（1）相談支援及び情報提供
　　①相談支援について
　　②情報提供について
　（2）社会連携に基づく緩和ケア等のがん対策・患者支援
　（3）がん患者等の社会的な問題への対策（サバイバーシップ支援）
　　①就労支援について
　　②アピアランスケアについて
　　③がん診断後の自殺対策について
　　④その他の社会的な問題について
　（4）ライフステージに応じた療養環境への支援
　　①小児・AYA世代について
　　②高齢者について

4．これらを支える基盤
　（1）全ゲノム解析等の新たな技術を含む更なるがん研究の推進
　（2）人材育成の強化
　（3）がん教育及びがんに関する知識の普及啓発
　（4）がん登録の利活用の推進
　（5）患者・市民参画の推進
　（6）デジタル化の推進

第3．がん対策を総合的かつ計画的に推進するために必要な事項
1．関係者等の連携協力の更なる強化
2．感染症発生・まん延時や災害時等を見据えた対策
3．都道府県による計画の策定
4．国民の努力
5．必要な財政措置の実施と予算の効率化・重点化
6．目標の達成状況の把握
7．基本計画の見直し

緩和ケア提供体制の強化，地域がん登録の充実が図られた。

　第2期〔平成24（2012）～平成28（2016）年度〕の基本計画では，小児がん，がん教育，がん患者の就労を含めた社会的な問題等についても取り組み，死亡率の低下や5年相対生存率の向上がみられるなど，一定の成果が得られている。

　第3期〔平成29（2017）～令和5（2023）年度〕の基本計画では，「がん患者を含めた国民が，がんを知り，がんの克服を目指す」を全体目標に掲げ，①がん予防，②がん医療の充実，③がんとの共生──を3本柱としている。

　現在は，令和6（2024）～令和10（2028）年度を対象とする第4期基本計画〔令和5（2024）年3月28日閣議決定〕のもと施策が行われている。

2）都道府県がん対策推進計画の策定

　都道府県は，がん対策推進基本計画を基本とするとともに，当該都道府県におけるがん患者に対するがん医療の提供の状況等を踏まえ，都道府県がん対策推進計画を策定しなければならない。この計画は，医療法に規定する医療計画，健康増進法に規定する都道府県健康増進計画，介護保険法

全体目標を「誰一人取り残さないがん対策を推進し，全ての国民とがんの克服を目指す」と掲げ，第3期の3本柱のさらなる強化を目標としている。

　がん対策の大きな目標は「がんによる死亡率の減少」である。第1期・第2期の基本計画では，具体的な目標数値として，「75歳未満の年齢調整死亡率の20％減少」を掲げ，がん医療の充実や相談支援など，がん患者等への対策を中心に行ってきたが，目標は達成できていない。第3期では，がん検診等にも具体的数値目標を掲げ，「がん予防」を前面に打ち出している。また，がん予防等に「費用対効果」の視点を導入している点も大きな特徴と言える。

に規定する都道府県介護保険事業支援計画，その他の法令の規定による計画であってがん対策に関連する事項を定めるものと調和が保たれたものでなければならない（法第12条）。やはり少なくとも6年ごとに検討を加え，必要があると認めるときには，変更するよう努めることとされている。

（都道府県がん対策推進計画）

第12条　都道府県は，がん対策推進基本計画を基本とするとともに，当該都道府県におけるがん患者に対するがん医療の提供の状況等を踏まえ，当該都道府県におけるがん対策の推進に関する計画（以下「都道府県がん対策推進計画」という）を策定しなければならない。

　2　都道府県がん対策推進計画は，医療法（昭和23年法律第205号）第30条の4第1項に規定する医療計画，健康増進法（平成14年法律第103号）第8条第1項に規定する都道府県健康増進計画，介護保険法（平成9年法律第123号）第118条第1項に規定する都道府県介護保険事業支援計画その他の法令の規定による計画であってがん対策に関連する事項を定めるものと調和が保たれたものでなければならない。

　3　都道府県は，当該都道府県におけるがん医療に関する状況の変化を勘案し，及び当該都道府県におけるがん対策の効果に関する評価を踏まえ，少なくとも6年ごとに，都道府県がん対策推進計画に検討を加え，必要があると認めるときには，これを変更するよう努めなければならない。

5　国・地方公共団体の基本的施策

　国・地方公共団体は，①がんの予防および早期発見の推進，②がん医療の均てん化の促進等，③研究の推進等，④がん患者の就労等，⑤がんに関する教育の推進——に関する基本的施策を講じることになっている（法第13～23条）。

① **がんの予防および早期発見の推進**：(イ)生活習慣・生活環境が健康に及ぼす影響，がんの原因となるおそれのある感染症，特定のがんおよびその予防等に関する啓発，知識の普及等の施策，(ロ)がん検診の方法等の検討，がん検診の事業評価の実施，がん検診に携わる医療従事者に対する研修の機会の確保等，がん検診に関する普及啓発等の施策

② **がん医療の均てん化の促進等**：(イ)手術，放射線療法，化学療法，緩和ケアのうち医療として提供されるもの，その他のがん医療に携わる専門的な知識・技能を有する医師，その他の医療従事者の育成を図るための施策，(ロ)専門的ながん医療の提供等を行う医療機関の整備を図るための施策，(ハ)国立がん研究センター，専門的ながん医療の提供等を行う医療機関その他の医療機関等の間における連携協力体制の整備を図るための施策，(ニ)緩和ケアが診断時から適切に提供されるようにすること，がん患者に良質なリハビリテーションの提供が確保されるようにすること，居宅でがん医療を提供するための連携協力体制を確保すること，医療従事者に対するがん患者の療養生活の質の維持向上に関する研修の機会を確保することなど，がん患者の療養生活の質の維持向上のための施策，(ホ)がん医療に関する情報の収集・提供を行う体制を整備するために必要な施策，がん患者・家族に対する相談支援等を推進するために必要な施策

③ **研究の推進等**：がんの本態解明，革新的ながんの予防，診断・治療に関する方法の開発，その他のがんの罹患率およびがんによる死亡率の低下に資する事項，がんの治療に伴う副作用・合併症・後遺症の予防および軽減に関する方法の開発，がん患者の療養生活の質の維持向上に資する事項についての研究が促進され，その成果が活用されるようにするための施策

④ **がん患者の就労等**：(イ)事業主に対するがん患者の就労に関する啓発および知識の普及，その他の必要な施策，(ロ)小児がん患者等が必要な教育と適切な治療を継続的かつ円滑に受けることができるようにするための環境の整備等の施策，(ハ)民間の団体が行うがん患者の支援に関する活動，がん患者の団体が行う情報交換等の活

*Key Word

がん対策加速化プラン〔平成27（2015）年12月22日〕：第1・2期のがん対策推進基本計画の全体目標である「75歳未満の年齢調整死亡率の20％減少」の達成がむずかしい状況であることを受け，平成27（2015）年6月に厚生労働省主催のがんサミットが開催されたが，そこで，内閣総理大臣から厚生労働大臣に対して「がん対策加速化プラン」を策定し，次期基本計画策定までの残された期間中に，短期集中的に実行すべき具体的施策を示しがん対策に取り組むことが指示された。

　基本計画に示されている分野のうち，遅れているため加速することが必要な分野，加速することにより死亡率減少につながる分野に絞って具体策が明示されている。プランの3つの柱は「がんの予防」（がん検診，たばこ対策，肝炎対策，学校におけるがん教育），「がんの治療・研究」〔がんのゲノム医療，標準的治療の開発・普及，がん医療に関する情報提供，小児・AYA世代（15歳から30歳前後の思春期・若年成人）のがん・希少がん，がん研究〕，「がんとの共生」（就労支援，支援療法開発・普及，緩和ケア）である。

動等を支援するための情報提供等の施策

⑤　**がんに関する教育の推進**：がんに関する知識，がん患者に関する理解を深めることができ

るよう，学校教育・社会教育におけるがんに関する教育の推進のための施策

6　がん診療連携拠点病院の役割等

地域がん診療連携拠点病院とは，がん対策基本法およびがん対策推進基本計画に基づき，全国どこに住んでいても質の高いがん医療が受けられるように，厚生労働大臣が指定した病院である。専門的ながん医療の提供，がん診療の連携協力体制の整備，患者への相談支援や情報提供など，地域のがん診療の中心となる役割を担っている。以下の6種類に分けられる。

①　**国立がん研究センター中央病院・東病院**：特に，他のがん診療連携拠点病院への支援，専門的医師等の育成等の役割を担う。指定要件は③と同様。

②　**地域がん診療連携拠点病院**〔357カ所〔令和5（2023）年4月1日現在〕〕：各都道府県において，2次医療圏に1カ所程度を目安に整備する。診療体制，診療実績，研修の実施体制，情報の収集提供体制，臨床研究・調査研究，PDCAサイクルの確保の6項目について指定要件がある。

③　**特定機能病院としてのがん診療連携拠点病院**：②の指定要件のほか，放射線治療部門・化

学療法部門の設置等の指定要件がある。

④　**都道府県がん診療連携拠点病院**〔51カ所〔令和5（2023）年4月1日現在〕〕：各都道府県に1カ所整備する。②の指定要件のほか，がんを専門とする医療従事者への研修の実施や都道府県協議会の設置等に関する指定要件がある。

⑤　**特定領域がん診療連携拠点病院**〔1カ所〔令和5（2023）年4月1日現在〕〕：特定のがん種において，当該都道府県内で非常に多くの症例を担当しており，拠点病院的な役割を担っているとして厚生労働省が指定した病院。指定要件は②とほぼ同様。

⑥　**地域がん診療病院**〔47カ所〔令和5（2023）年4月1日現在〕〕：2次医療圏内にがん診療連携拠点病院が存在しないために，隣接する2次医療圏とグループを組んで地域のがん診療を担う病院として厚生労働大臣が指定する。診療体制，診療実績，研修の実施体制，相談支援・情報提供・院内がん登録の4項目について指定要件がある。

7　がんゲノム医療機関〔令和6（2024）年4月1日現在〕

ゲノム医療を必要とするがん患者が，全国どこにいても，がんゲノム医療を受けられる体制を構築するため，全国にがんゲノム医療中核拠点病院

を13カ所，がんゲノム医療拠点病院を32カ所指定し，がんゲノム医療連携病院を219カ所公表している。

38 脳卒中・循環器病対策基本法

（健康寿命の延伸等を図るための脳卒中，心臓病その他の循環器病に係る対策に関する基本法）

平成30年12月14日法律第105号（直近改正：平成11年7月16日法律第97号）

本法は，**循環器病（脳卒中および心臓病を含む循環器疾患）の予防**に取り組むこと等により，国民の健康寿命の延伸を図り，医療・介護に係る負担が軽減されるように，**循環器病対策の基本理念**を定めたものです。
国・地方公共団体・医療保険者・国民等の責務を明らかにして，循環器病対策の基本事項を定めることで，対策を総合的かつ計画的に推進することを目的としています。
循環器病対策推進基本計画の策定や，循環器病対策推進協議会，都道府県循環器病対策推進協議会の設置について定められています。

死因第3位かつ寝たきり原因第1位の**脳卒中**と，死因第2位の**心臓病**を含む**循環器疾患**が，国民の生命および健康にとって重大な問題となっている。超高齢化社会の到来により患者数は増加する一方であり，介護による精神的，肉体的，経済的な負担も増加の一途を辿っている。

両疾患（以下「**循環器病**」という）の原因と予防策には共通点が多く，いずれも発症後の迅速な治療が予後に大きく影響し，リハビリテーションや再発予防が生活の質改善につながる。そのことから，両疾患を一括として扱い，国民の健康寿命の延伸等を図り，併せて医療および介護に係る負担の軽減に資するための対策を総合的かつ計画的に推進することを目的としている。

当該基本法により継続的・全国的な予防教育や救急受診を促す市民啓発，地域における医療機関間のネットワーク整備，救急隊による迅速かつ的確な搬送先の選別，地域医療の質を客観的に評価する体制が構築されることになる。

1 総則

（基本理念）
第2条 循環器病対策は，次に掲げる事項を基本理念として行われなければならない。
1 喫煙，食生活，運動その他の生活習慣の改善等による循環器病の予防及び循環器病を発症した疑いがある場合における迅速かつ適切な対応の重要性に関する国民の理解と関心を深めるようにすること。
2 循環器病を発症した疑いがある者の搬送及び医療機関による受入れの迅速かつ適切な実施，循環器病患者に対する良質かつ適切なリハビリテーションを含む医療（以下単に「医療」という。）の迅速な提供，循環器病患者及び循環器病の後遺症を有する者に対する福祉サービスの提供その他の循環器病患者等に対する保健，医療及び福祉に係るサービスの提供が，その居住する地域にかかわらず等しく，継続的かつ総合的に行われるようにすること。
3 循環器病に関する専門的，学際的又は総合的な研究が企業及び大学その他の研究機関の連携が図られつつ行われるようにその推進を図るとともに，循環器病に係る予防，診断，治療，リハビリテーション等に係る技術の向上その他の研究等の成果を普及し，及びその成果に関する情報を提供し，あわせて，企業等においてその成果を活用して商品又はサービスが開発され，及び提供されるようにすること。

総則は，目的，基本理念のほか，それぞれの責務を示している。

国は，基本理念にのっとり循環器病対策を総合的に策定し実施する（第3条）。

地方公共団体は，国との連携を図り地域の特性に応じた施策を策定し実施する（第4条）。

医療保険者は，国や地方公共団体が講ずる施策や疾患予防に関する啓発および知識の普及等に協力するよう努め（第5条），国民は，循環器病に関する正しい知識をもち，積極的に予防に取り組むとともに，発症した疑いがある場合には迅速かつ適切に対応することを責務としている（第6条）。

また，我々医療機関においては循環器病の予防等に寄与するよう努めるとともに，循環器病患者等に対し良質かつ適切な保健，医療又は福祉に係るサービスを提供するよう努めることを責務（第7条）として示している。

2 循環器病対策推進基本計画等

（循環器病対策推進基本計画）
第9条　政府は，循環器病対策の総合的かつ計画的な推進を図るため，循環器病対策の推進に関する基本的な計画を策定しなければならない。
（都道府県循環器病対策推進計画）
第11条　都道府県は，循環器病対策推進基本計画を基本とするとともに，当該都道府県における循環器病の予防並びに循環器病患者等に対する保健，医療及び福祉に係るサービスの提供に関する状況，循環器病に関する研究の進展等を踏まえ，当該都道府県における循環器病対策の推進に関する計画を策定しなければならない。

　都道府県循環器病対策推進計画は，「医療法」第30条医療計画，「健康増進法」第8条都道府県健康増進計画，「介護保険法」第118条都道府県介護保険事業支援計画，「消防法」第35条実施基準，その他の法令の規定による計画と調和が保たれるよう定められている。

　なお，対策の効果に関する評価を踏まえ，少なくとも6年ごとに計画に検討を加え必要に応じ計画を変更するよう努めなければならない。

3 基本的施策

　国および地方公共団体は，基本的施策として以下を講ずるものと定めている。

1) 　啓発および知識の普及，喫煙や受動喫煙の防止，食生活や運動の生活習慣や生活環境における循環器病の予防の推進（第12条）
2) 　循環器病を発症した疑いがある者の搬送および受入れの迅速かつ適切な実施を図るための体制の整備。救命救急士および救急隊員に対する研修の機会の確保（第13条）
3) 　専門的な循環器病医療の提供等を行う医療機関の整備（第14条）
4) 　循環器病患者および後遺症を有する者の生活の質の維持向上に係る施策（第15条）
5) 　保健・医療・福祉に係るサービスの提供に関する消防機関・医療機関等の連携協力体制の整備（第16条）
6) 　循環器病に係る保健・医療・福祉の業務に従事する者の育成・資質の向上に係る施策（第17条）
7) 　保健・医療・福祉に関する情報の収集・提供を行う体制の整備。また，相談支援等の推進に係る施策（第18条）
8) 　循環器病に係る研究の促進等にかかわる施策（第19条）

4 循環器病対策推進協議会等

　厚生労働省に，循環器病対策推進協議会を置き（第20条），都道府県は，都道府県循環器病対策推進協議会を置くよう努める（第21条）。

医薬品・医療機器に関する法規

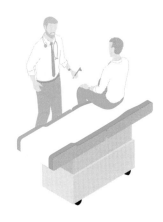

医薬品医療機器等法（医薬品，医療機器等の品質，有効性及び安全性の確保等に関する法律）

昭和35年8月10日法律第145号（直近改正：令和5年12月13日法律第84号）

本法（2014年11月に「薬事法」から名称変更）は，**医薬品等の品質，有効性，安全性の確保**や保健衛生上の危害発生や拡大防止のために必要な規制を行うとともに，**医療上特に必要性が高い医薬品等の研究開発の促進**のために必要な措置を講ずることによって，保健衛生の向上を図ることを目的として制定されました。

医薬品等の広告についても本法で定められ，虚偽または誇大な記事の広告，記述，流布が禁じられ，また，効能，効果，性能についても医師等が保証したと誤解されるおそれのある記事の広告，記述，流布も禁じられています。

これまでの主な改正

●**平成18（2006）年6月14日法律第69号**
① 一般用医薬品の販売制度全般の見直し：一般用医薬品のリスクに応じて，第一類医薬品（日常生活に支障を来す副作用の恐れのある一般医薬品のうち，特に注意が必要なもの），第二類医薬品（まれに日常生活に支障を来す副作用の恐れのある一般医薬品のうち，一類に該当しないもの），第三類医薬品（第一類・第二類以外の一般医薬品）の3段階に分類し，特にリスクの高い第一類医薬品に関しては，文書による情報提供が義務付けられる〔平成19（2007）年4月1日施行〕。
② 業種形態による医薬品販売制度の変更：業務は，薬局，店舗販売業，配置販売業の3種類とし，店舗・配置販売業では，登録販売者によって第二類，第三類の一般医薬品が販売される〔平成21（2009）年6月1日施行〕。
●**平成25（2013）年11月27日法律第84号**〔平成26（2014）年11月25日施行〕
① 添付文書の届出義務の創設

② 医療機器の登録認証機関による認証範囲の拡大
③ 再生医療等製品の条件および期限付承認制度の創設
④ 「薬事法」から「医薬品，医療機器等の品質，有効性及び安全性の確保等に関する法律」（医薬品医療機器等法）への名称変更
●**令和1（2019）年12月4日法律第63号**
① 先駆け審査指定制度の法制化
② 条件付き早期承認制度の法制化
③ 医療機器の特性に応じた承認制度の導入
④ 医薬品等の製造方法等の変更についての届出制の見直し
⑤ 添付文書の電子的方法による提供の原則化等
●**令和4（2022）年5月20日法律第47号**
① 緊急時の薬事承認：他に代替手段がなく，緊急的に使用されることが必要な医薬品等について，承認審査の迅速化の特例を設けた。
② 電子処方箋の仕組みの創設

医薬品，医薬部外品，化粧品，医療機器および再生医療等製品を対象に，品質，有効性，安全性の確保や，保健衛生上の危害発生および拡大防止のために必要な規制を行うとともに，医療上特に必要性が高い医薬品や医療機器等の研究開発促進のために必要な措置を講ずることで，保健衛生向上を図ることを目的とした法律。

（定義）
第2条 この法律で「医薬品」とは，次に掲げる物をいう。
一 日本薬局方に収められている物
二 人又は動物の疾病の診断，治療又は予防に使用されることが目的とされている物であって，機械器具等〔機械器具，歯科材料，医療用品，衛生用品並びにプログラム〔電子計算機に対する指令であって，一の結果を得ることができるように組み合わされたものをいう。以下同じ。）及びこれを記録した記録媒体をいう。以下同じ。）でないもの（医薬部外品及び再生医療等製品を除く。〕
三 人又は動物の身体の構造又は機能に影響を及ぼすことが目的とされている物であって，機械器具等でないもの（医薬部外品，化粧品及び再生医療等製品を除く。）

2 この法律で「医薬部外品」とは，次に掲げる物であって人体に対する作用が緩和なものをいう。

一 次のイからハまでに掲げる目的のために使用される物（これらの使用目的のほかに，併せて前項第二号又は第三号に規定する目的のために使用される物を除く。）であって機械器具等でないもの
   イ 吐きけその他の不快感又は口臭若しくは体臭の防止
   ロ あせも，ただれ等の防止
   ハ 脱毛の防止，育毛又は除毛
二 人又は動物の保険のためにするねずみ，はえ，蚊，のみその他これらに類する生物の防除の目的のために使用される物（この使用目的のほかに，併せて前項第二号又は第三号に規定する目的のために使用される物を除く。）であって機械器具等でないもの
三 前項第二号又は第三号に規定する目的のために使用される物（前二号に掲げる物を除く。）のうち，厚生労働大臣が指定するもの

3 この法律で「化粧品」とは，人の身体を清潔にし，美化し，魅力を増し，容貌を変え，又は皮膚若しくは毛髪を健やかに保つために，身体に塗擦，散布その他これらに類似する方法で使用されることが目的とされている物で，人体に対する作用が緩和なものをいう。ただし，これらの使用目的のほかに，第1項第二号又は第三号に規定する用途に使用されることも併せて目的とされている物及び医薬部外品を除く。

4 この法律で「医療機器」とは，人若しくは動物の疾病の診断，治療若しくは予防に使用されること，又は人若しくは動物の身体の構造若しくは機能に影響を及ぼすことが目的とされている機械器具等（再生医療等製品を除く。）であって，政令で定めるものをいう。

5 この法律で「高度管理医療機器」とは，医療機器であって，副作用又は機能の障害が生じた場合（適正な使用目的に従い適正に使用された場合に限る。次項及び第7項において同じ。）において人の生命及び健康に重大な影響を与えるおそれがあることからその適切な管理が必要なものとして，厚生労働大臣が薬事・食品衛生審議会の意見を聴いて指定するものをいう。

6 この法律で「管理医療機器」とは，高度管理医療機器以外の医療機器であって，副作用又は機能の障害が生じた場合において人の生命及び健康に影響を与えるおそれがあることからその適切な管理が必要なものとして，厚生労働大臣が薬事・食品衛生審議会の意見を聴いて指定するものをいう。

7 この法律で「一般医療機器」とは，高度管理医療機器及び管理医療機器以外の医療機器であって，副作用又は機能の障害が生じた場合においても，人の生命及び健康に影響を与えるおそれがほとんどないものとして，厚生労働大臣が薬事・食品衛生審議会の意見を聴いて指定するものをいう。

8 この法律で「特定保守管理医療機器」とは，医療機器のうち，保守点検，修理その他の管理に専門的な知識及び技能を必要とすることからその適正な管理が行われなければ疾病の診断，治療又は予防に重大な影響を与えるおそれがあるものとして，厚生労働大臣が薬事・食品衛生審議会の意見を聴いて指定するものをいう。

9 この法律で「再生医療等製品」とは，次に掲げる物（医薬部外品及び化粧品を除く。）であって，政令で定めるものをいう。

一 次に掲げる医療又は獣医療に使用されることが目的とされている物のうち，人又は動物の細胞に培養その他の加工を施したもの
   イ 人又は動物の身体の構造又は機能の再建，修復又は形成
   ロ 人又は動物の疾病の治療又は予防
二 人又は動物の疾病の治療に使用されることが目的とされている物のうち，人又は動物の細胞に導入され，これらの体内で発現する遺伝子を含有させたもの

10 この法律で「生物由来製品」とは，人その他の生物（植物を除く。）に由来するものを原料又は材料として製造をされる医薬品，医薬部外品，化粧品又は医療機器のうち，保健衛生上特別の注意を要するものとして，厚生労働大臣が薬事・食品衛生審議会の意見を聴いて指定するものをいう。

11 この法律で「特定生物由来製品」とは，生物由来製品のうち，販売し，貸与し，又は授与した後において当該生物由来製品による保健衛生上の危害の発生又は拡大を防止するための措置を講ずることが必要なものであって，厚生労働大臣が薬事・食品衛生審議会の意見を聴いて指定するものをいう。

12 この法律で「薬局」とは，薬剤師が販売又は授与の目的で調剤の業務並びに薬剤及び医薬品の適正な使用に必要な情報の提供及び薬学的知見に基づく指導の業務を行う場所（その開設者が併せ行う医薬品の販売業，その販売業に必要な場所を含む。）をいう。ただし，病院若しくは診療所又は飼育動物診療施設の調剤所を除く。

13 この法律で「製造販売」とは，その製造（他に委託して製造をする場合を含み，他から委託を受けて製造をする場合を除く。以下「製造等」という。）をし，又は輸入をした医薬品（原薬たる医薬品を除く。），医薬部外品，化粧品，医療機器若しくは再生医療等製品を，それぞれ販売し，貸与し，若しくは授与し，又は医療機器プログラム（医療機器のうちプログラムであるものをいう。以下同じ。）を電気通信回線を通じて提供することをいう。

14 この法律で「体外診断用医薬品」とは，専ら疾病の診断に使用されることが目的とされている医薬品のうち，人又は動物の身体に直接使用されることのないものをいう。

15 この法律で「指定薬物」とは，中枢神経系の興奮若しくは抑制又は幻覚の作用（当該作用の維持又は強化の作用を含む。以下「精神毒性」という。）を有する蓋然性が高く，かつ，人の身体に使用された場合に保健衛生上の危害が発生するおそれがある物〔覚醒剤取締法（昭和26年法律第252号）に規定する覚醒剤，麻薬及び向精神薬取締法（昭和28年法律第14号）に規定する麻薬及び向精神薬並びにあへん法（昭和29年法律第71号）に規定するあへん及びけしがらを除く。〕として，厚生労働大臣が薬事・食品衛生審議会の意見を聴いて指定するものをいう。

16 この法律で「希少疾病用医薬品」とは，第77条の2第1項の規定による指定を受けた医薬品を，「希少疾病用医療機器」とは，同項の規定による指定を受けた医療機器を，「希少疾病用再生医療等製品」とは，同項の規定による指定を受けた再生医療等製品を，「先駆的医薬品」とは，同条第2項の規定による指定を受けた医薬品

医薬品・機器

を,「先駆的医療機器」とは,同項の規定による指定を受けた医療機器を,「先駆的再生医療等製品」とは,同項の規定による指定を受けた再生医療等製品を,「特定用途医薬品」とは,同条第3項の規定による指定を受けた医薬品を,「特定用途医療機器」とは,同項の規定による指定を受けた医療機器を,「特定用途再生医療等製品」とは,同項の規定による指定を受けた再生医療等製品をいう。

17　この法律で「治験」とは,第14条第3項（同条第13

項及び第19条の2第5項において準用する場合を含む。）,第23条の2の5第3項（同条第15項及び第23条の2の17第5項において準用する場合を含む。）又は第23条の25第3項（同条第9項及び第23条の37第5項において準用する場合を含む。）の規定により提出すべき資料のうち臨床試験の試験成績に関する資料の収集を目的とする試験の実施をいう。

18　この法律にいう「物」には,プログラムを含むものとする。

法第2条第4項にいう「**医療機器**」は,政令（施行令第1条）で次のように示されている。

- **機械器具**:手術台,麻酔器,医療用エックス線装置,検眼用器具,メス,ピンセット,注射筒,歯科用器具などの84項目。
- **医療用品**:エックス線フィルム,縫合糸,副木などの6項目。
- **歯科材料**:歯冠材料,充填材料などの9項目。
- **衛生用品**:避妊用具などの4項目。
- **プログラムおよびプログラムを記録した記録媒体**:6項目。
- **動物専用医療機器**:人工授精用器具,投薬器など14項目。

また,法第2条第9項にいう「**再生医療等製品**」は,政令（法律施行令第1条の2関係）で次のように示されている。

- **ヒト細胞加工製品**:体細胞・体性幹細胞・胚性幹細胞加工製品など4項目
- **動物細胞加工製品**:体細胞・体性幹細胞・胚性幹細胞加工製品など4項目
- **遺伝子治療用製品**:プラスミドベクター,ウイルスベクターなど3項目

法第2条第16項の「先駆的医薬品」「先駆的医療機器」「先駆的再生医療等製品」は,世界に先駆けて日本で申請しようとする画期的新薬を,承認審査で優遇する制度として法制化された。また,小児向けに用法・用量の開発が必要な医薬品などは「特定用途医薬品」に指定され,同様に承認審査で優遇される。先駆審査指定制度は2015年より運用されていたが,あらためて法制化されることになった。医薬品医療機器総合機構（PMDA）が申請資料を事前に評価することで,実質的に審査を前倒しし,通常12カ月かかるところ半分の6カ月に短縮し承認する制度である。

医薬品等の製造の承認については,製造者からの申請により品目ごとに厚生労働大臣が与えることになっているが,審査の結果,申請に係る効能,効果または性能を有すると認められない場合,または,著しく有害な作用を有することによ

り使用価値がないと認められる場合は承認されない。医薬品などの製造販売の承認を受けようとする場合は,申請書に臨床試験の試験成績に関する資料その他の資料を添付して申請しなければならない（法第14条）。ただし,先駆的医薬品など医療上特に必要性が高いと認められる場合,有効性等を検証するための十分な人数を対象とする臨床試験の実施が困難であると厚生労働省が定めるときは,一部資料の添付を要しないこととすることができる制度も法制化され,これを条件付き承認制度という（法第14条第5項,第10項）。

さらに,重大な影響を与えるおそれのある疾病のまん延,その他健康被害の拡大を防止するため,緊急的に使用されることが必要な医薬品等については,他に代替手段がない場合に,安全性を前提に緊急承認を与えることができるとする,承認審査の迅速化のため特例が設けられている（法第14条の2の2）。

法第2条第12項に示されるとおり,病院や診療所内にある調剤所はこの法律でいう「薬局」ではなく,医療法第21条の定めによる調剤所である（法第6条ただし書の特例として,病院,診療所の調剤所は薬局の名称を附することができる）。薬局の開設の際は,その所在地の都道府県知事の許可を受けなければならない。また,この許可は,6年ごとに更新を受けなければその効力を失う（法第4条）。開設許可の基準,名称の使用制限,薬局の管理,管理者の義務,開設者の遵守事項,また薬剤師のあり方などについては,法第5～11条に規定されている。

医薬品の取扱いのうち,毒物及び劇薬は,同法施行規則第204条別表第3に掲げられており,取扱いについては次のように定められている。

添付文書の電子化に関する事項として,医薬品,医療機器,再生医療等製品について,注意事項等情報は,電子情報処理組織を使用する方法等により公表し,当該情報を入手するために必要な符号をその容器などに記載しなければならない（法第52条,法第63条の2,法第65条の3）。これ

（表示）

第44条 毒性が強いものとして厚生労働大臣が薬事・食品衛生審議会の意見を聴いて指定する医薬品（以下「毒薬」という。）は，その直接の容器又は直接の被包に，黒地に白枠，白字をもって，その品名及び「毒」の文字が記載されていなければならない。

2 劇性が強いものとして厚生労働大臣が薬事・食品衛生審議会の意見を聴いて指定する医薬品（以下「劇薬」という。）は，その直接の容器又は直接の被包に，白地に赤枠，赤字をもって，その品名及び「劇」の文字が記載されていなければならない。

3 前2項の規定に触れる毒薬又は劇薬は，販売し，授与し，又は販売若しくは授与の目的で貯蔵し，若しくは陳列してはならない。

（交付の制限）

第47条 毒薬又は劇薬は，14歳未満の者その他安全な取扱いをすることについて不安があると認められる者には，交付してはならない。

（貯蔵及び陳列）

第48条 業務上毒薬又は劇薬を取り扱う者は，これを他の物と区別して，貯蔵し，又は陳列しなければならない。

2 前項の場合において，毒薬を貯蔵し，又は陳列する場所には，かぎを施さなければならない。

に伴い，医薬品などの添付文書は同梱されなくなり，Webなどを活用し確実に届けられる仕組みの構築が求められる。なお，初回納入時には紙媒体による添付文書の提供が求められている。

また，医薬品などの広告については，法第66条で虚偽または誇大，医師その他の者が保証したものと誤解されるおそれのある記事の広告，記述，流布を禁じている。

法第67条では，がん，肉腫，白血病などに使用することが目的の医薬品または再生医療等製品であって，医師または歯科医師の指導のもとに使用されなければ危害を生ずるおそれが特に大きいものについては，厚生労働省令で品目を指定される。その広告方法については，一般人を対象とする方法を制限するなどの必要な措置を定めることになっている。

医師，薬剤師その他の医療関係者は，医薬品，医療機器または再生医療等製品の副作用その他の事由によるものと疑われる疾病，傷害または死亡の発生等を知った場合は，厚生労働大臣に報告しなければならない（法第68条の10）。

（副作用等の報告）

第68条の10 医薬品，医薬部外品，化粧品，医療機器若しくは再生医療等製品の製造販売業者又は外国特例承認取得者は，その製造販売をし，又は第19条の2，第23条の2の17若しくは第23条の37の承認を受けた医薬品，医薬部外品，化粧品，医療機器又は再生医療等製品について，当該品目の副作用その他の事由によるものと疑われる疾病，障害又は死亡の発生，当該品目の使用によるものと疑われる感染症の発生その他の医薬品，医薬部外品，化粧品，医療機器又は再生医療等製品の有効性及び安全性に関する事項で厚生労働省令で定めるものを知ったときは，その旨を厚生労働省令で定めるところにより厚生労働大臣に報告しなければならない。

2 薬局開設者，病院，診療所若しくは飼育動物診療施設の開設者又は医師，歯科医師，薬剤師，登録販売者，獣医師その他の医薬関係者は，医薬品，医療機器又は再生医療等製品について，当該品目の副作用その他の事由によるものと疑われる疾病，障害若しくは死亡の発生又は当該品目の使用によるものと疑われる感染症の発生に関する事項を知った場合において，保健衛生上の危害の発生又は拡大を防止するため必要があると認めるときは，その旨を厚生労働大臣に報告しなければならない。

3 機構は，独立行政法人医薬品医療機器総合機構法（平成14年法律第192号）第15条第1項第1号イに規定する副作用救済給付又は同項第2号イに規定する感染救済給付の請求のあった者に係る疾病，障害及び死亡に係る情報の整理又は当該疾病，障害及び死亡に関する調査を行い，厚生労働省令で定めるところにより，その結果を厚生労働大臣に報告しなければならない。

＊Key Word

医薬品副作用被害救済制度：医薬品（医療機関で処方された医薬品のほか，薬局で購入した医薬品も含む）を適正に使用したにもかかわらず副作用による一定の健康被害が生じた場合に，医療費等の給付を行い，被害者の救済を図るという公的制度。独立行政法人医薬品医療機器総合機構（PMDA）が実施主体であり，この医療費等の給付に必要な費用は，許可医薬品製造販売業者から納付される拠出金が原資となっている。

給付請求は，健康被害を受けた本人や家族等が，請求書と医師の診断書等をPMDAに送付することで行う。PMDAは，医学的薬学的判断について厚生労働大臣に判定の申し出を行い，厚生労働大臣は薬事・食品衛生審議会に意見を聞いて判定を行い，その判定に基づいて給付支給の可否を決定する—というのが大きな仕組みである。

医薬品・機器

臨床研究法

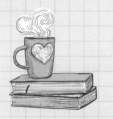

平成29年4月14日法律第16号（直近改正：令和4年6月17日法律第68号）

本法は，**臨床研究の実施手続**，認定臨床研究審査委員会による**審査意見業務の適切な実施のための措置**，臨床研究に関する**資金等の提供に関する情報公表制度等**を定めることにより，国民の臨床研究に対する信頼の確保を図ることを通じてその施策を推進し，保健衛生の向上に寄与することを目的として制定されました。

臨床研究の不正事案が相次いで発覚したことで，法規制の必要性が議論され，2017年，本法の成立に至りました。

臨床研究法は，「ディオバン事件」をはじめ，2013（平成25）年〜2014（平成26）年に相次いで発覚した研究不正を機に作られた。

法的な規制を課すことで研究不正を防止し，臨床研究に対する信頼性を確保するのが狙いである（図表40−1）。目的は法第1条に規定されている。

1 法における定義（法第2条）

同法における用語は以下のように定義されている。

① **臨床研究**：医薬品等を人に対して用いることにより，当該医薬品等の有効性または安全性を

図表40−1　法制度による見直しの考え方（ポイント）

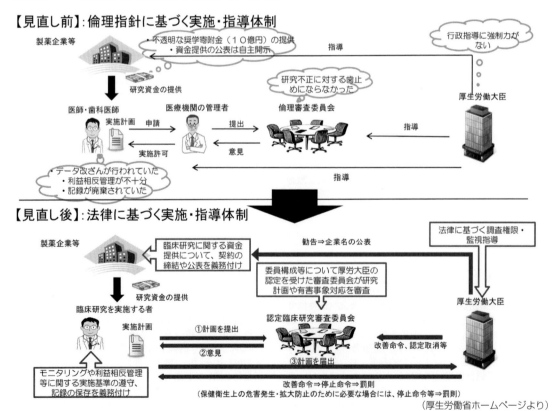

（厚生労働省ホームページより）

明らかにする研究（当該研究のうち，当該医薬品等の有効性または安全性についての試験が，医薬品医療機器等法に規定する治験に該当するものその他厚生労働省令で定めるものを除く）をいう。

② **特定臨床研究**：臨床研究のうち，(イ)医薬品等製造販売業者またはその特殊関係者（医薬品等製造販売業者と厚生労働省令で定める特殊の関係のある者をいう）から研究資金等の提供を受けて実施する臨床研究，(ロ)未承認医薬品等または適応外医薬品等を用いる臨床研究のいずれか

に該当するものをいう。

③ **医薬品等**：(イ)医薬品医療機器等法第2条第1項に規定する医薬品（同条第14項に規定する体外診断用医薬品を除く），(ロ)医薬品医療機器等法第2条第4項に規定する医療機器，(ハ)医薬品医療機器等法第2条第9項に規定する再生医療等製品をいう。

④ **医薬品等製造販売業者**：医薬品等に係る医薬品医療機器等法の製造販売業の許可を受けている者をいう。

②臨床研究の実施に関する手続き等

1）臨床研究実施基準・実施計画の策定等

① 厚生労働大臣は，厚生労働省令で「臨床研究実施基準」を定める（法第3条）。臨床研究（特定臨床研究を除く）を実施する者は，同基準に従って実施するよう努め，特定臨床研究を実施する者は同基準に従って実施しなければな

らない（法第4条）。

② 特定臨床研究を実施する者は，特定臨床研究ごとに実施計画を作成したうえで，厚生労働大臣に提出し（法第5条），実施計画に従って実施しなければならない（法第7条）。

2）特定臨床研究の実施に係る措置

① 特定臨床研究を実施する者は，臨床研究実施基準の遵守およびインフォームド・コンセントの取得，個人情報の保護，記録の保存等が義務付けられる（法第4・9・10～12条）。

② 特定臨床研究を実施する者は，実施計画によ

る実施の適否等について，厚生労働大臣の認定を受けた認定臨床研究審査委員会の意見を聴いたうえで，厚生労働大臣に提出することが義務付けられる（法第5条）。

（実施計画の提出）
第5条 特定臨床研究を実施する者は，特定臨床研究ごとに，次に掲げる事項を記載した特定臨床研究の実施に関する計画（以下「実施計画」という。）を作成し，厚生労働省令で定めるところにより，厚生労働大臣に提出しなければならない。
一 氏名又は名称及び住所並びに法人にあっては，その代表者の氏名
二 特定臨床研究の目的及び内容並びにこれに用いる医薬品等の概要
三 特定臨床研究の実施体制に関する事項
四 特定臨床研究を行う施設の構造設備に関する事項

五 特定臨床研究の実施状況の確認に関する事項
六 特定臨床研究の対象者に健康被害が生じた場合の補償及び医療の提供に関する事項
七 特定臨床研究（第2条第2項第一号に掲げるものに限る。）に用いる医薬品等の製造販売をし，又はしようとする医薬品等製造販売業者及びその特殊関係者の当該特定臨床研究に対する関与に関する事項
八 特定臨床研究について第23条第1項に規定する審査意見業務を行う同条第5項第二号に規定する認定臨床研究審査委員会（以下この章において「認定臨床研究審査委員会」という。）の名称
九 その他厚生労働省令で定める事項

③ 特定臨床研究以外の臨床研究を実施する者は，①の実施基準等の遵守，②の認定臨床研究

審査委員会への意見聴取に努めること（法第4・21条）が義務付けられる。

3）重篤な疾病等が発生した場合の報告

特定臨床研究を実施する者は，特定臨床研究に起因すると疑われる疾病等が発生した場合，認定臨床研究審査委員会に報告して意見を聴くととも

に，厚生労働大臣にも報告することが義務付けられる（法第13・14条）。

図表40－2　医療における規制の区分について

医薬品等の臨床研究				手術・手技の臨床研究	一般の医療
治験（承認申請目的の医薬品等の臨床試験）	特定臨床研究				
	未承認・適応外の医薬品等の臨床研究	製薬企業等から資金提供を受けた医薬品等の臨床研究			

基準遵守義務（GCP省令）

基準遵守義務

基準遵守義務（努力義務）

一般の医療も含め，医薬品等以外の臨床研究等についての検討規定（附則第2条）を臨床研究法に設ける

医薬品医療機器等法　　　　　　　　　臨床研究法

（厚生労働省資料を一部改編）

4）実施基準違反に対する指導・監督

① 厚生労働大臣は改善命令を行い，これに従わない場合には特定臨床研究の停止を命じることができる（法第20条）。
② 厚生労働大臣は，保健衛生上の危害の発生・拡大防止のために必要な場合には，改善命令を経ることなく特定臨床研究の停止等を命じることができる（法第19条）。

3 製薬企業等の講ずべき措置

① 製薬企業等は，当該製薬企業等の医薬品等の臨床研究に対して資金を提供する際の契約の締結が義務付けられる（法第32条）。
② 製造企業等は，医薬品等（自社製品）の臨床研究を実施する医師・歯科医師（研究責任者），研究責任者が所属する機関への資金提供について，毎年度，公表が義務付けられる。違反した場合は，厚生労働大臣が勧告を行い，勧告に従わない場合は企業名が公表される（法第33・34条）。また，製造企業等が，自社製品の臨床研究へ資金提供を行うときは，契約を締結して行うことが義務付けられる。公表の範囲は，①研究費（臨床），②寄附金，③原稿執筆料・講師謝金等〔②，③は自社製品の研究責任者，研究責任者が所属する機関へのもの（自社製品の臨床研究終了後2年以内の資金提供も含む）〕に限られる。

4 施行期日等

施行日は平成30（2018）年4月1日であり，政府は5年以内に施行状況，臨床研究を取り巻く状況の変化等を勘案して規定の検討を加え，必要があると認めるときは，その結果に基づいて所要の措置を講ずる。

また，併せて臨床研究法施行規則（平成30年11月30日厚生労働省令第140号），臨床研究法第24条第2号の国民の保健医療に関する法律等を定める政令（平成30年2月28日政令第41号）も平成30（2018）年4月1日に施行されている。

41

麻薬及び向精神薬取締法

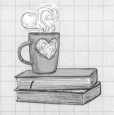

昭和28年3月17日法律第14号
（題名改正：平成2年6月19日法律第33号，直近改正：令和5年12月13日法律第84号）

　本法は，**麻薬及び向精神薬の輸入，輸出，製造，製剤，譲渡，譲受，所持等について必要な取締り**を行い，**麻薬中毒者**（麻薬，大麻，あへんの慢性中毒状態にあるもの）**について必要な医療を行う等の措置**をとることによって，麻薬及び向精神薬の濫用による保健衛生上の危害を防止し，公共の福祉の増進を図ることを目的として制定されました。

　成立当時（1953年）は「麻薬取締法」という名称でしたが，1990年の法改正で，向精神薬も規制対象となり，現在の名称となりました。

麻薬取締法（昭和28年3月17日・法律第14号）が改正されたものである。

　麻薬および向精神薬は，医療を行ううえで欠くことのできないものであるが，反面，連用による習慣性など保健衛生上の問題点も多く，犯罪に結びつくこともしばしばであり，その取締りは厳重である。

　この法律の目的は，麻薬および向精神薬について必要な取締りを行うとともに，麻薬中毒者について必要な医療を行うなどの措置によって，麻薬および向精神薬の濫用による保健衛生上の危害を防ぎ，もって公共の福祉の増進をはかることにあるとしている（法第1条）。

　麻薬を取り扱うには，麻薬取扱者として厚生労働大臣または都道府県知事の免許を必要とする。

　医療機関として関係があるのは，この麻薬取扱者のうち，麻薬施用者（医師・歯科医師）および麻薬管理者（医師・歯科医師・薬剤師）であって，いずれも都道府県知事の免許を必要とする。麻薬施用者，麻薬管理者が免許を受けようとするときは，その業務所の所在地を管轄する都道府県知事に，所定の様式による申請書を提出することになっている（施行規則第1条）。

　この免許証の有効期限は，免許の日からその日の属する年の翌年の12月31日までと定められている（法第5条）。

　また，麻薬施用者でなければ，麻薬を施用したり，麻薬を記載した処方せんを交付することはできないことなどが法第27条に定められている。

（施用，施用のための交付及び麻薬処方箋）
　第27条　麻薬施用者でなければ，麻薬を施用し，若しくは施用のため交付し，又は麻薬を記載した処方箋を交付してはならない。ただし，次に掲げる場合は，この限りでない。
　一　麻薬研究者が，研究のため施用する場合
　二　麻薬施用者から施用のため麻薬の交付を受けた者が，その麻薬を施用する場合
　三　麻薬小売業者から麻薬処方箋により調剤された麻薬を譲り受けた者が，その麻薬を施用する場合
　（第2項省略）
　3　麻薬施用者は，疾病の治療以外の目的で，麻薬を施用し，若しくは施用のため交付し，又は麻薬を記載した

処方箋を交付してはならない。（以下略）
　4　麻薬施用者は，前項の規定にかかわらず，麻薬またはあへんの中毒者の中毒症状を緩和するため，その他その中毒の治療の目的で，麻薬を施用し，若しくは施用のため交付し，又は麻薬を記載した処方箋を交付してはならない。（以下略）
　（第5項省略）
　6　麻薬施用者は，麻薬を記載した処方箋を交付するときは，当該処方箋に，患者の氏名（患畜にあっては，その種類及びその所有者又は管理者の氏名又は名称），麻薬の品名，分量，用法用量，自己の氏名，免許証の番号その他厚生労働省令で定める事項を記載して，記名押印又は署名をしなければならない。

　また，麻薬の保管等については法第34条に，施用に関する記録については法第41条に定められている。

（保管）
　第34条　麻薬取扱者は，その所有し，又は管理する麻薬を，その麻薬業務所内で保管しなければならない。

　2　前項の保管は，麻薬以外の医薬品（覚醒剤を除く。）と区別し，鍵をかけた堅固な設備内に貯蔵して行わなければならない。

医薬品・機器

159

麻薬施用者，麻薬管理者等は，その所有し，または管理する麻薬が滅失したり盗まれたり，所在不明その他の事故が生じたときは，すみやかに，その麻薬の品名および数量その他事故の状況を明らかにするため必要な事項を都道府県知事に届け出なければならないことになっている（法第35

条）。

また，麻薬管理者は，帳簿を備え，麻薬の使用状況を明らかにしておかなければならない（法第39条）。

麻薬施用に関する記録については次のように定められている。

（施用に関する記録）
第41条 麻薬施用者は，麻薬を施用し，又は施用のため交付したときは，医師法第24条若しくは歯科医師法（昭和23年法律第202号）第23条に規定する診療録又は獣医師法（昭和24年法律第186号）第21条に規定する診療簿に，患者の氏名及び住所（患畜にあっては，その種類並びにその所有者又は管理者の氏名又は名称及び住所），病名，主要症状，施用し，又は施用のため交付した麻薬の品名及び数量並びに施用又は交付の年月日を記載しなければならない。

医師は，診察の結果受診者が麻薬中毒者であると診断したときは，すみやかに，その者の氏名，住所，年齢，性別など一定の事項をその者の居住地の都道府県知事に届け出なければならない。その場合の麻薬中毒者とは，麻薬，大麻またはあへんの慢性中毒の状態にある者をいうと定めている（法第58条の2）。

なお，麻薬中毒者の診察について次のように定めている。

都道府県知事は，麻薬中毒者またはその疑いのある者について必要があると認めるときは，精神保健指定医に診察をさせることができ，診察の結果，受診者が麻薬中毒者であり，入院させなければその麻薬中毒のために，麻薬，大麻またはあへんの施用を繰り返すおそれが著しいと認めたときは，麻薬中毒者医療施設に入院させて必要な医療を行うことができることになっている（入院措置）。この場合の医療に要する費用は，扶養義務者の負担能力に応じて徴収されるほか，公費負担によって支払われる（法第58条の6・8）。

（注1）「麻薬中毒者医療施設」は，
1. 国または都道府県が設置した精神病院
2. 精神保健及び精神障害者福祉に関する法律第19条の8の規定により指定された精神科病院

（注2）麻薬に関する取締りを行うため，法第54条で厚生労働省に麻薬取締官を，都道府県に麻薬取締員を置くことが定められている。それぞれの定数は政令で次のように定められている（施行令第9条，2024年4月1日現在）。
麻薬取締官：296人
麻薬取締員：都道府県別に定数

公費負担・医療保険給付・患者負担の割合

《負担割合（入院措置）》 全額公費負担対象で医療保険優先

医療保険70%	公費30%

（注）所得税額により自己負担あり。年額150万円以下：0円，150万円超：負担上限額月2万円。

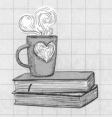

42

覚醒剤取締法

昭和26年6月30日法律第252号（直近改正：令和4年6月17日法律第68号）

本法は，**覚醒剤の濫用による保健衛生上の危害を防止**するため，その輸入，所持，製造，譲渡，譲受及び使用について規制し，必要な取締りを行うことを目的としています。

覚醒剤については，その使用，管理などについてきびしく規制されている。

この法律でいう「覚醒剤」とは，①フェニルアミノプロパン，フェニルメチルアミノプロパンおよびその塩類，②前号に掲げる物と同種の覚せい作用を有するものであって政令で指定するもの，③前2号に掲げる物のいずれかを含有する物——などである。血圧上昇，不眠，不安などの副作用がみられ，連用すると，耐性，耽溺性が生じ，慢性中毒では，幻覚・幻聴・被害妄想が現われる。

また，この法律でいう「覚醒剤施用機関」とは，覚醒剤の施用を行うことができるものとして，この法律の規定により指定を受けた病院または診療所をいうとされている（法第2条）。

覚醒剤施用および覚醒剤研究者の指定に関する基準は，本法の施行規則の第1条で次のように定めている。指定の有効期限は，指定の日から翌年の12月31日までとなっている。

覚醒剤取締法施行規則　昭和26年7月20日・厚生省令第30号（直近改正：令和3年10月22日・厚生労働省令第175号）

（覚醒剤施用機関等の指定基準）
第1条　覚醒剤取締法（以下「法」という。）第3条第2項に規定する覚醒剤施用機関及び覚醒剤研究者の指定基準は，次の通りとする。
一　覚醒剤施用機関にあっては，精神科若しくは医療法施行令（昭和23年政令第326号）第3条の2第1項第一号ハ及びニ（2）の規定により神経と組み合わせた名称を診療科名とする診療科の診療を行う病院若しくは診療所又は外科，整形外科，産婦人科，眼科若しくは耳鼻咽喉科の診療を行う病院若しくは診療所であって診療上覚醒剤の施用が特に必要と認められるものであること。（以下略）

なお，覚醒剤施用機関において施用する覚醒剤の譲受に関する事務および譲り受けた覚醒剤の管理は，その施行機関の管理者の責務であること，また，施用機関の開設者にはその施設の管理者に取り扱う覚せい剤の管理をさせる責務を法第16条で定めている。

法第19条では，①覚醒剤製造業者が製造のため使用する場合，②覚醒剤施用機関において従事する医師または研究者が施用する場合，③研究者が研究のため使用する場合，④覚醒剤施用機関において診療に従事する医師または研究者から施用のため交付を受けた者が施用する場合，⑤法令に基づいてする行為につき使用する場合——以外の覚醒剤使用を禁止している。使用が許されている覚醒剤施用機関において診療に従事する医師であっても，次の施用制限は守らなければならない。

（施用の制限）
第20条　覚醒剤施用機関において診療に従事する医師は，その診療に従事している覚醒剤施用機関の管理者の管理する覚醒剤でなければ，施用し，又は施用のため交付してはならない。
2　前項の医師は，他人の診療以外の目的に覚醒剤を施用し，又は施用のため交付してはならない。

3　第1項の医師は，覚醒剤の中毒者に対し，その中毒を緩和し又は治療するために覚醒剤を施用し，又は施用のため交付してはならない。
4　第1項の医師が覚醒剤を施用のため交付する場合においては，交付を受ける者の住所，氏名，年齢，施用方法及び施用期間を記載した書面に当該医師の署名をして，これを同時に交付しなければならない。（以下略）

覚醒剤施用機関の管理者が管理している覚醒剤が盗まれたり，その所在が不明になったなどの場合は，すみやかにその覚醒剤の品名および数量その他事故の状況を明らかにするため必要な事項を，病院もしくは診療所の所在地の都道府県知事に届け出なければならない（法第23条）。

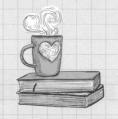

43

血液法（安全な血液製剤の安定供給の確保等に関する法律）

昭和31年6月25日法律第160号
（題名改正：平成14年7月31日法律第96号，直近改正：令和5年5月26日法律第36号）

本法は，**血液製剤の安全性の向上，安定供給の確保及び適正な使用の推進のために必要な措置**を講じ，人の血液の利用の適正および献血者等の保護を図るために必要な規制を行い，保健衛生の向上に資することを目的として制定されました。

成立当時（1956年）は「採血及び供血あつせん業取締法」（採供法）という名称で，採血業の規制や供血者の保護を目的としていましたが，2002年の法改正の際に，その目的が拡大され，血液事業の運営指針となる基本理念が設定され，現在の名称に改称されました。

血液製剤とは，「人の血液から作られた医薬品」の総称である。（第2条関係）。

血液製剤については，安全性の向上，国内自給の原則，安定供給，適正使用が求められ，その施策については，公正の確保，透明性の向上が求められている（第3条関係）。

また，法第6条では，採血事業者（人体から採血することについて法第13条第1項の許可を受けた者をいう）の責務を次にように定めている。

（定義）
第2条 この法律で「血液製剤」とは，人体から採取された血液を原料として製造される医薬品〔医薬品，医療機器等の品質，有効性及び安全性の確保等に関する法律（昭和35年法律第145号）に規定する医薬品をいう。以下同じ。〕であって，厚生労働省令で定めるものをいう。
（基本理念）
第3条 血液製剤は，その原料である血液の特性にかんがみ，その安全性の向上に常に配慮して，製造され，供給され，又は使用されなければならない。
2 血液製剤は，国内自給（国内で使用される血液製剤が原則として国内で行われる献血により得られた血液を

原料として製造されることをいう。以下同じ。）が確保されることを基本とするとともに，安定的に供給されるようにしなければならない。
3 血液製剤は，献血により得られる血液を原料とする貴重なものであること，及びその原料である血液の特性にかんがみ，適正に使用されなければならない。
4 国，地方公共団体その他の関係者は，この法律に基づく施策の策定及び実施に当たっては，公正の確保及び透明性の向上が図られるよう努めなければならない。
（採血事業者の責務）
第6条 採血事業者は，基本理念にのっとり，献血の受入れを推進し，血液製剤の安全性の向上及び安定供給の

図表43-1　主な血液製剤一覧

	製剤の種類	説　明
輸血用血液製剤	赤血球成分製剤	赤血球製剤は血液から血漿，白血球及び血小板の大部分を取り除いたもので，慢性貧血，外科手術前・中・後の輸血時に用いられる。赤血球製剤にはいくつか種類があり，患者の症状等に応じて使い分けられている。
	血漿成分製剤	新鮮な血漿には各種の凝固因子が含まれており，凝固因子の欠乏による出血傾向の際に用いられる。血漿製剤の多くは採血した血液より分離した直後の血漿を直ちに凍結した新鮮凍結血漿である。
	血小板成分製剤	血小板製剤は成分採血装置を用いて血小板成分献血により得られたもので，血小板数が減少したり，血小板産生の低下による減少をみた場合，あるいは血小板の機能に異常がある場合等で，出血していたりあるいは出血の危険性の高い場合に出血予防のために用いられる。
	全血製剤	献血血液に血液保存液を加えたものが全血製剤であり，大量輸血時等に使用されることもあるが，赤血球成分製剤の使用が主流となったため，現在ではほとんど使われていない。
血漿分画製剤		血漿に含まれるアルブミン，免疫グロブリン，血液凝固因子等のタンパク質を分離し取り出したものが血漿分画製剤である。アルブミン製剤はやけどやショック等の際に，免疫グロブリンは重症感染症や，ある種の感染症の予防治療のためや免疫機能が低下した場合等に，凝固因子は血友病患者の治療等のために用いられる。

（厚生労働省ホームページより）

確保に協力するとともに，献血者等の保護に努めなければ　ばならない。

法第9条においては，血液製剤の安全性の向上・安定供給などの確保のための基本方針を定め

ている。この基本方針は5年ごとに見直しを行い，必要がある場合は変更するものとしている。

（基本方針）
第9条　厚生労働大臣は，血液製剤の安全性の向上及び安定供給の確保を図るための基本的な方針（以下「基本方針」という。）を定めるものとする。
　2　基本方針は，次に掲げる事項について定めるものとする。
一　血液製剤の安全性の向上及び安定供給の確保に関する基本的な方向
二　血液製剤（用法，効能及び効果について血液製剤と代替性のある医薬品を含む。第八号において同じ。）についての中期的な需給の見通し
三　血液製剤に関し国内自給が確保されるための方策に関する事項

四　献血の推進に関する事項
五　血液製剤の製造及び供給に関する事項
六　血液製剤の安全性の向上に関する事項
七　血液製剤の適正な使用に関する事項
八　その他献血及び血液製剤に関する重要事項
　3　厚生労働大臣は，少なくとも5年ごとに基本方針に再検討を加え，必要があると認めるときは，これを変更するものとする。
　4　厚生労働大臣は，基本方針を定め，又はこれを変更しようとするときは，あらかじめ，薬事審議会の意見を聴くものとする。
　5　厚生労働大臣は，基本方針を定め，又はこれを変更したときは，遅滞なく，これを公表するものとする。

この規定をもとに，平成25（2013）年7月23日・厚生労働省告示第247号により，基本方針の全部が改正されている〔適用：平成25（2013）年7月30日〕。

採血については，何人も，有料で，人体から採血し，または人の血液の提供のあっせんをしては

ならないこととしている（法第16条）。

採血者の義務については，法第24条に示されているが，採血者等が，採血の業務に関して知り得た秘密を正当な理由がなく漏らしたときの罰則も定められた（法第37条）。

（採血者の義務）
第24条　血液製剤等の原料たる血液又は輸血のための血液を得る目的で，人体から採血しようとする者は，あらかじめ被採血者等につき，厚生労働省令で定める方法による健康診断を行わなければならない。
　2　前項の採血者は，厚生労働省令で定めるところにより貧血者，年少者，妊娠中の者その他の採血が健康上有害であると認められる者から採血してはならない。
　3　第12条第1項第二号及び第三号に掲げる物の原料たる血液を得る目的で，人体から採血しようとする者は，

献血者等に対し採取した血液の使途その他採血に関し必要な事項について適切な説明を行い，その同意を得ることその他の厚生労働省令で定める措置の実施を確保しなければならない。
（罰則）
第38条　第25条第1項の採血者（その者が法人である場合にあっては，その役員）及びその職員並びにこれらの者であった者が，採血の業務に関して知り得た人の秘密を正当な理由がなく漏らしたときは，1年以下の拘禁刑又は50万円以下の罰金に処する。

法第24条にいう「健康診断の方法，健康上有害である者」の内容は，施行規則第14条に定められている。

安全な血液製剤の安定供給の確保等に関する法律施行規則
昭昭和31年6月25日・厚生省令第22号（直近改正：令和6年3月26日・厚生労働省令第48号）

（健康診断の方法等）
第14条　法第25条第1項の規定により，献血者等につき行うべき健康診断の方法は，問診その他必要な診療並びに体温測定，体重測定，血圧測定，血色素検査及び血小板数検査とする。
　2　法第25条第2項の規定により，採血が健康上有害であると認められる者は，別表第二の採血の種類の欄に掲げる区分に応じ，それぞれ同表の基準の欄に掲げる各号の一に該当する者とする。（以下略）

別表第二の詳細は省略するが，採血の種類（200mL全血採血，400mL全血採血，血漿成分採

血，血小板成分採血）ごとに定められている。

〔参考〕
平成18年9月19日付厚生労働省令第162号によって，「採血によって献血者等の健康が害され

た場合の措置」および「採血によって健康が害された献血者等に対する補償措置」について定められた〔平成18（2006）年10月1日施行〕。

医薬品・機器

44

毒物及び劇物取締法

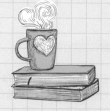

昭和25年12月28日法律第303号（直近改正：令和5年5月26日法律第36号）

本法は，毒物と劇物について，保健衛生上の理由から必要な取り締まりを行うことを目的として制定されました。

毒物および劇薬は，法律で指定されているものと薬事・食品衛生審議会の答申をもとに政令で指定されているものがあります。毒物および劇物に指定されると，製造，輸入，販売，取扱い等がきびしく規制されます。

本法における毒物および劇物は，医薬品および医薬部外品以外のものと定められています。

毒物および劇物について，保健衛生上から必要な取締りを行うことを目的として定められた法律（法第1条）。毒物および劇物は，法律で指定されているものと薬事・食品衛生審議会の答申を基に政令で指定されているものがある。毒物および劇物に指定されると，製造，輸入，販売，取扱い等がきびしく規制される。

この法律でいう「毒物」とは，一定の致死量を超えると影響が出るもので，黄燐，シアン化水素，シアン化ナトリウム，ジニトロクレゾール，水銀，ニコチン，砒素，モノフルオール酢酸，硫化燐など別表第1（略）に定められている28品目であって，医薬品および医薬部外品以外のものをいう。

「劇物」とは，薄めるとある程度は飲むことができるが身体に触れると影響を与えるもので，アンモニア，塩化水素，過酸化水素，過酸化ナトリウム，カリウム，クレゾール，クロロホルム，シアン酸ナトリウム，重クロム酸，硝酸，水酸化ナトリウム，ニトロベンゼン，メタノール，硫酸など別表第2（略）に定められている94品目であって，医薬品および医薬部外品以外のものをいうと定義されている。

このほか，別表第3（略）に，毒物のうちきわめて毒性が強く，かつ広く一般に使用される「特定毒物」（オクタメチルピロホスホルアミド，四アルキル鉛，モノフルオール酢酸など）が指定されている（法第2条）。

（目的）
第1条 この法律は，毒物及び劇物について，保健衛生上の見地から必要な取締を行うことを目的とする。
（定義）
第2条 この法律で「毒物」とは，別表第1に掲げる物であって，医薬品及び医薬部外品以外のものをいう。
2 この法律で「劇物」とは，別表第2に掲げる物であって，医薬品及び医薬部外品以外のものをいう。
3 この法律で「特定毒物」とは，毒物であって，別表第3に掲げるものをいう。

この法律にいう毒物および劇物は，医薬品以外のものとなっているので，医療と直接かかわる規則はない。

医療保険に
関する法規

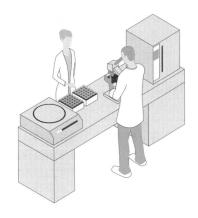

1 医療保険制度

私たちが，生活をしていく中で疾病や負傷などの災厄にあったとき，自らの力だけでその医療費を負担することは経済的にみてむずかしい。そうした不安を避けるために，多数国民の協同の力によって，日常一定額の拠出をして不時の災厄として発生する疾病または負傷に際しての医療費負担に備えるという思想にたって組織されるシステムが**医療保険制度**と呼ばれる。

医療保険は，国民生活の重大な支障となる疾病または負傷などに際しての医療費負担の組織的な解決手段であって，被保険者またはその被扶養者の疾病，負傷などの保険事故に対する医療の現物給付，休業に伴う収入の減少による経済的損失を補うための現金給付を行うなどのほか，すすんで被保険者などの疾病を予防し，健康の増進をはかるための保健施設を実施している。

わが国では，すべての国民が何らかの医療保険の対象となる国民皆保険の体制が昭和36年から実施されているが，このような大きな制度を実施していくための組織としての主体は，国および一定の要件を具備する組織が必要とされ，かつ，この運営上の事務費に対する国の負担，また，事業費についても一部国の助成が行われている。特に最近では，健康づくりなどの健康管理体制強化の政策がとられ，高齢化社会を迎えて，国民の健康と医療保険制度の健全な運営がはかられている。

わが国の医療保険制度は健康保険法を中心に，それぞれの法律に基づいて規定され運営されている。

また，人口の高齢化に伴う医療費の伸びや経済情勢の変化による影響で医療保険財政は大幅な赤字体質になってきていることから，医療保険制度を安定的に維持・運営していくための抜本的な改革を迫られている。

1）特徴

医療保険制度の特徴は，①国民皆保険制度，②現物給付制度，③フリーアクセス——の3つに集約される。

① **国民皆保険制度**：すべての国民が何らかの公的医療保険に加入している。

② **現物給付制度**：先に医療行為（現物）が行われ，後に保険者から医療機関へ支払われる。

③ **フリーアクセス**：自らの意思により，自由に医療機関を選択できる。

2）適用の対象者

医療保険制度の適用対象者は，一般的には，被保険者と被扶養者であるが，大きく分けると，**職域保険**と**地域保険**に分けることができる。

職域保険のうち**健康保険**では，適用事業所に使用される者は，一部の任意包括加入者を除き強制的に被保険者とされることになっている。また，この被保険者によって生計を維持する被扶養者についても，保険事故および保険給付については被保険者と同様に実質的な医療保険の対象者と定めている。

そのほか，**船員保険**，**各種共済組合**についても，それぞれの限られた職域または特殊な雇用形態であっても，強制的加入の方式によって被保険者または組合員として適用の対象となっており，被扶養者の適用の考え方は健康保険と同様である。

一方，地域保険とは職域保険の対象者以外の人，すなわち，一般市区町村民を対象として保険給付を行う**国民健康保険**のことであり，保険者ごとの地域単位で，世帯主およびその世帯に属する者を被保険者としている。

昭和36（1961）年以降，わが国の国民は，いずれかの医療保険の適用を受けることができることになっており，これを**国民皆保険**という。

3）経営の主体

医療保険の経営の主体は，通常，**保険者**（健康保険組合，共済組合の場合は組合）と呼ばれている。保険者は，保険事業の経営の主体として，法律の権限として保険料を徴収し，被保険者などに保険事故が発生した場合，その責任において保険給付を行うほか，被保険者などの健康増進などの保健施設を行っている。

健康保険は，**全国健康保険協会管掌健康保険**と**組合管掌健康保険**に分かれており，全国健康保険協会管掌健康保険は，国が特別会計をもって保険者となり，組合管掌健康保険は，健康保険法で認められている健康保険組合が保険者と定められている。

また，船員保険については，全国健康保険協会が管掌している。

各種共済組合は，それぞれの法律に基づいて設立されている共済組合が保険者となっている。

国民健康保険は，都道府県・市町村・特別区が保険者となっており，国民健康保険法で認められ

ている同種の事業または業務に従事する300人以上の人で組織される**国民健康保険組合**も保険者になる。

4）保険事故

医療保険における保険事故とは，被保険者などの疾病，負傷，死亡または分娩などが保険事故として定められている。労働者とその被扶養者の業務災害以外の疾病，負傷，死亡または分娩などとされているが，業務上の負傷であっても，労働者

災害補償保険の給付対象とならない場合は健康保険の対象となる。

国民健康保険の場合は，使用関係を前提としていないため，業務上，業務外の区別はない。

5）保険給付

保険給付とは，被保険者に保険事故が発生した場合，保険者が一定の補償を行うことである。医療保険における保険給付には，**法定給付**と**付加給付**の区別があり，その具体的方法として**現物給付**と**現金給付**に区分することができる。

（1）法定給付
健康保険法等によって，その種類およびその要件が定められているもの
（被保険者）
疾病・負傷……療養の給付，入院時食事療養費，
　入院時生活療養費，療養費，保険外併用療養
　費，高額療養費，高額介護合算療養費，訪問看
　護療養費，傷病手当金，移送費
死亡……埋葬料，埋葬費（葬祭料）
分娩……出産育児一時金，出産手当金
（被扶養者）
疾病・負傷……家族療養費，保険外併用療養費，
　高額療養費，高額介護合算療養費，家族訪問看
　護療養費，家族移送費
死亡……家族埋葬料

分娩……家族出産育児一時金
（2）付加給付
健康保険組合などが，その規約に基づいて法定給付に加えて独自に給付を行うもの。
（3）現物給付
被保険者などが疾病にかかりまたは負傷した場合，保険医療機関と保険者の契約により，保険医療を担当する医療機関が直接医療サービスを行うことであって，この場合の医療サービスに要する費用は，給付として定められている限度において，すべて保険者から医療機関に支払われる。
（4）現金給付
被保険者などの疾病または負傷の場合に，被保険者証などを提出せずに診療を受けたとき，その診療に要した費用について，いったん医療機関に全額を支払い，事後に療養費として保険者から償還を受けること，また，傷病手当金，出産育児一時金などを現金で給付として受けることを現金給付と呼んでいる。

6）費用の負担

医療保険に要する費用は，経営主体によって多少異なるが，被保険者と事業主が一定の割合でそれぞれ負担する保険料，国庫負担などによって分担される。

職域保険の保険料は源泉徴収方式であり，地域

保険の国民健康保険においては，世帯の所得，財産，人員などを基準として定められる保険料（税）を居住地単位で直接納入する方式がとられている。

２ 医療保険の種類

医療保険には，事業所に使用される被保険者を対象とする**職域保険（被用者保険）**と，一般住民で居住地を同じくする**地域保険（国民健康保険）**がある。
　職域保険：被用者保険（全国健康保険協会管掌，組合管掌の健康保険，各共済組

合，船員保険の加入者）
　地域保険：国民健康保険〔市（区）町村の一般市民，職能・商業団体の加入者〕
　以上のほかに，**高齢者医療確保法による医療制度**がある。なお，経過措置として存続していた**退職者医療制度**は2024年３月末をもって廃止され

た。

1）職域保険

職域保険について，これを運営する保険者は，被保険者証，組合員証などの発行，保険料の徴収，負傷，疾病などに対する給付などの業務を掌握している。そして保険の区分ごとに掌握運営することを管掌別という。

（1）健康保険法によるもの

① **全国健康保険協会管掌健康保険（協会けんぽ）**：常時1人以上の従業員のいる法人の事業所，または常時5人以上の従業員のいる個人経営の事業所（強制適用とならないものを除く）で，健康保険組合が設立されていない事業所の場合に加入する。

② **組合管掌健康保険**：健康保険の被保険者となるべき従業員を700人以上使用する事業主は，厚生労働大臣の認可を得て健康保険組合を設立し，単独で保険事業を運営することができる。また，常時使用する従業員が700人未満の事業主であっても，他の事業主と連合すれば被保険者数が3,000人以上となる場合は，共同して健康保険組合を設立することができる。

③ **日雇特例被保険者**：昭和59（1984）年8月14日・法律第77号の健康保険法等の一部を改正する法律によって，日雇労働者健康保険法は廃止となり，健康保険法の第5章として，日雇特例被保険者に関する特例が設けられ，この規定によって給付などが行われることになった。

（2）船員保険法によるもの

船員保険法は，船員という職業の特殊性から他の医療保険と異なり，医療，業務災害などの事故のすべてを給付の対象とする総合保険で，従来は業務上の疾病・負傷に対しても給付されることになっていたが，平成22（2010）年1月から制度が変更され，業務上の疾病・負傷については労災保険制度に統合された。

（3）各種共済組合法（短期給付）

共済組合制度は，公務員や公的職場にある職員を対象として，組合員の掛け金と，国または地方公共団体などの負担金を財源として，疾病，負傷，死亡，分娩などに対する給付を行うことになっている。

（4）自衛官

自衛官および防衛大学校，防衛省管轄の各種訓練学校の公務外の傷病に対し医療給付が行われる。自衛官の場合は，共済組合の組合員証で医療を受けるのではなく，防衛省職員給与法第22条の規定によって給付が行われる。ただし，自衛官などの被扶養者の場合は，防衛省共済組合の組合員証によって医療を受けることになっている。

2）地域保険

国民健康保険は，一般市町村（区）民を対象として，疾病，負傷，分娩および死亡の場合の保険給付が行われる。健康保険が職域を対象としているのに対し，国民健康保険は地域保険と呼ばれ，医療保険制度の二大体系を形成しているが，給付の内容については，療養の給付以外にかなりの差がみられる。

（1）都道府県・市町村国民健康保険

都道府県・市町村および東京都の特別区など地方自治体が保険者となり，その地域の住民が被保険者となる。

（2）国民健康保険組合

同種の事業または業務に従事する者300人以上で組織される法人で，都道府県知事の認可を受けて設立することができる。

この組合の例をあげると，医師，土木建設，食品販売などの国民健康保険組合がある。

３ 医療保険各法

医療保険には，図表1（医療保険制度のあらまし）に示したような各種の保険制度がある。次にこれらのなかで主な保険制度について解説する。

図表1　医療保険制度のあらまし（2024年4月現在）

制　度	健康保険		日雇特例被保険者	船員保険	国家公務員共済組合	地方公務員等共済組合	私立学校共済	国民健康保険	後期高齢者医療制度
施　行	昭和2(1927).1.1 施行		昭和59(1984).10.1 施行	昭和15(1940).6 施行	昭和33(1958).5 施行	昭和37(1962).12 施行	昭和29(1954).1 施行	昭和34(1959).1 施行	平成20(2008).4.1 施行
対　象	一般被用者		日雇労働者	船員	国家公務員	地方公務員	私立学校教職員	一般地域住民	75歳以上の高齢者（65歳以上の障害をもつ高齢者）
保険者	全国健康保険協会	各健康保険組合	全国健康保険協会	全国健康保険協会	各官庁共済組合	各地方公務員共済組合	私立学校共済	都道府県・市町村（特別区）国保組合	後期高齢者医療広域連合
療養の給付率（本人）（※1）	7割	7割	7割 特別療養費 7割	7割	7割	7割	7割	7割（特定あり）	原則：9割　一定以上所得者：8割（※2）　現役並み所得者：7割
家族療養費（※1）	7割	7割	7割	7割	7割	7割	7割		
義務教育就学前	8割								
高額療養費	自己負担額が自己負担限度額を超える場合，その超える額を高額療養費として支給，同一世帯合算，多数該当等の措置あり。								支給される
給付内容 医療	労災保険から給付がある業務災害以外の場合，疾病に対する療養の給付　療養費・移送費（償還払いを含む）・入院時食事療養費・入院時生活療養費・訪問看護療養費等						業務上・業務外の区別なし他は同じ		同　左
給付内容 現金	傷病手当金　埋　葬　料　出産育児一時金　出産手当金　（埋　葬　費）　家族出産育児一時金　家族埋葬料						任意給付条例，規約による		広域連合ごとの条例による

※1　70～74歳までの被保険者等にかかる給付率は，現役並み所得者7割，一般8割
※2　2022年10月1日より適用（2025年9月末まで，1割負担の場合と比べた1月分の負担増を最大3,000円に抑える措置がある）
　　　　　　（注）　私立学校共済の正式名称は，日本私立学校振興・共済事業団

医療保険

図表2　医療保障制度法規一覧表

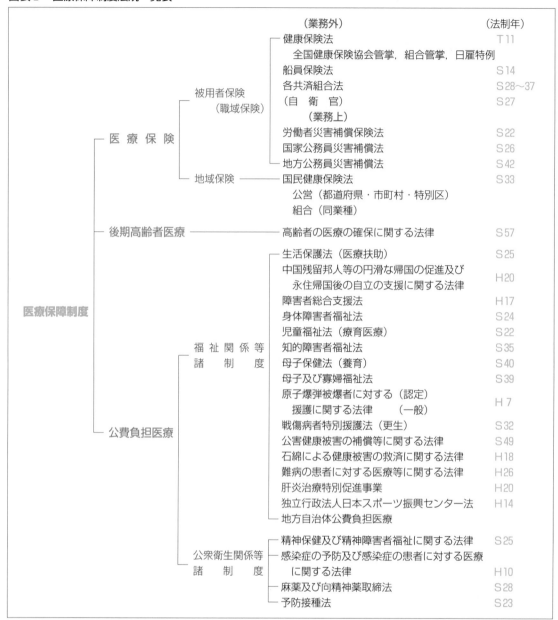

			（業務外）	（法制年）
			健康保険法	T 11
			全国健康保険協会管掌，組合管掌，日雇特例	
			船員保険法	S 14
	被用者保険		各共済組合法	S 28〜37
	（職域保険）		（自　衛　官）	S 27
			（業務上）	
医　療　保　険			労働者災害補償保険法	S 22
			国家公務員災害補償法	S 26
			地方公務員災害補償法	S 42
	地域保険		国民健康保険法	S 33
			公営（都道府県・市町村・特別区）	
			組合（同業種）	
後期高齢者医療			高齢者の医療の確保に関する法律	S 57
			生活保護法（医療扶助）	S 25
			中国残留邦人等の円滑な帰国の促進及び	H 20
			永住帰国後の自立の支援に関する法律	
			障害者総合支援法	H 17
			身体障害者福祉法	S 24
			児童福祉法（療育医療）	S 22
	福祉関係等		知的障害者福祉法	S 35
	諸　　制　　度		母子保健法（養育）	S 40
			母子及び寡婦福祉法	S 39
			原子爆弾被爆者に対する（認定）	H 7
			援護に関する法律　　（一般）	
			戦傷病者特別援護法（更生）	S 32
			公害健康被害の補償等に関する法律	S 49
公費負担医療			石綿による健康被害の救済に関する法律	H 18
			難病の患者に対する医療等に関する法律	H 26
			肝炎治療特別促進事業	H 20
			独立行政法人日本スポーツ振興センター法	H 14
			地方自治体公費負担医療	
	公衆衛生関係等		精神保健及び精神障害者福祉に関する法律	S 25
	諸　　制　　度		感染症の予防及び感染症の患者に対する医療	H 10
			に関する法律	
			麻薬及び向精神薬取締法	S 28
			予防接種法	S 23

（左端に「医療保障制度」）

4 「医療保険制度の適正かつ効率的な運営を図るための健康保険法等の一部を改正する法律」（概要）

　医療保険制度が適正，効率的に行われるよう健康保険法等（＊）の一部を一括して改正する法律が成立し，令和元（2019）年5月22日公布され順次施行となる。

　〔＊健康保険法のほか，高齢者の医療の確保に関する法律（高齢者医療確保法），社会保険診療報酬支払基金法，国民健康保険法，地域における医療及び介護の総合的な確保の促進に関する法律，介護保険法，船員保険法，国民年金法〕

図表3　オンライン資格確認の導入

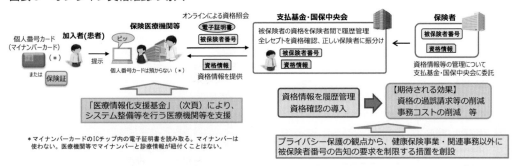

* マイナンバーカードのICチップ内の電子証明書を読み取る。マイナンバーは
　使わない。医療機関等でマイナンバーと診療情報が紐付くことはない。

医療保険

1）オンラインでの医療保険の資格確認導入 （公布日から2年以内）【健康保険法，国民健康保険法，高齢者医療確保法，船員保険法】

（1） オンライン資格確認の導入

・保険医療機関での被保険者の資格確認の有無について，個人番号カード（マイナンバーカード）によるオンラインでの資格確認を導入

（2） 被保険者記号・番号の個人単位化，告知要求制限の創設

・被保険者記号・番号を世帯単位から個人単位（被保険者又は被扶養者ごと）に変更することで保険者を異動しても個々で資格の管理が可能となる。

※75歳以上は現在も個人単位の番号のため変更なし。

・健康保険事務以外に，被保険者記号・番号の要求を制限。

2）オンライン資格確認や電子カルテの普及のための医療情報化支援基金の創設 〔令和元（2019）年10月1日〕【地域における医療及び介護の総合的な確保の促進に関する法律】

医療分野におけるICT化を積極的に進められるよう「医療情報化支援基金」を創設し，医療機関・薬局でのシステム導入を支援する。
（1） オンライン資格確認の導入に向けた医療機関・薬局のシステム整備の支援
（2） 電子カルテの標準化に向けた医療機関の電子カルテシステム等導入の支援

3）NDB，介護DB等の連結解析等 〔令和2（2020）年10月1日，一部の規定は令和4（2022）年4月1日〕【高齢者医療確保法，介護保険法，健康保険法】

・国が保有する医療・介護のデータベースを用いて研究，開発の発展につなげるためにデータ提供，データの連結解析に関する規定を整備。
《対象のデータベース》レセプトデータ，介護データ，DPCデータ
（1） NDB（レセプト情報・特定健診等情報データベース），介護DB【高齢者医療確保法，介護保険法】
（2） DPCデータベース【健康保険法】

4）高齢者の保健事業と介護予防の一体的な実施等 〔令和2（2020）年4月1日〕【高齢者医療確保法，国民健康保険法，介護保険法】

・75歳以上の高齢者に対する保健事業について，国・広域連合・市町村がそれぞれの役割や連携内容を明示し，市町村が介護の地域支援事業や国民健康保険の保健事業を一体的に実施。

5）被扶養者等の要件の見直し，国民健康保険の資格管理の適正化 【健康保険法，船員保険法，国民年金法，国民健康保険法】

（1） 健康保険の被扶養者の資格条件について，日本に住所を有する者との要件を追加。〔令和2（2020）年4月1日〕
（2） 国保被保険者の資格管理の観点から，市町村が被保険者の資格の得喪に関する情報について関係者から報告を求めることができることを明確化。（公布日）

図表4　社会保険診療報酬支払基金の見直し

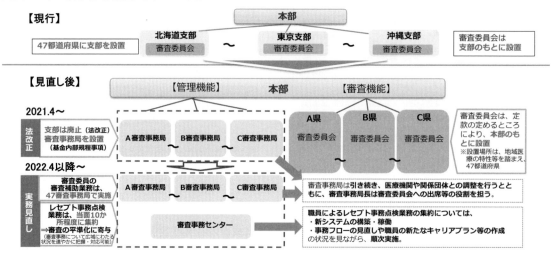

6）審査支払機関の機能の強化

⑴　社会保険診療報酬支払基金について，本部の機能を強化するため，支部長の権限を本部に集約し現行の都道府県必置の支部を廃止。〔令和3（2021）年4月1日施行〕
・本部の事務執行機関（権限は理事長から委任）としての審査事務局（仮称）を設置
・職員によるレセプト事務点検業務の実施場所を審査事務センター（仮称）として全国10か所程度に順次集約〔令和4（2022）年4月以降）
・審査委員会は，現行の支部から本部に設置を移行。
・地域医療の特性等を踏まえ，これまでと同様に設置場所は各都道府県
・審査委員の審査補助業務は各都道府県の審査事務局で実施
⑵　レセプト・特定健診等情報に係る情報の収集，整理及びデータ分析に関する業務を追加。【社会保険診療報酬支払基金法，国民健康保険法共通】〔令和2（2020）年10月1日〕
⑶　医療の質の向上に向け公正な審査を実施する等，審査機関の基本理念を創設。【社会保険診療報酬支払基金法，国民健康保険法共通】〔令和2（2020）年10月1日〕

5　全世代対応型の社会保障制度を構築するための健康保険法等の一部を改正する法律

「全世代型社会保障改革の方針について」〔2020（令和2）年12月15日閣議決定〕を踏まえ，現役世代への給付が少なく，給付は高齢者，負担は現役世代というこれまでの社会保障制度の構造を見直し，全ての世代で支えていく「全世代対応型の社会保障制度」を構築するため改正を行うとした（後掲「107　全世代社会保障法」p.428参照）。

1）全ての世代の安心を構築するための給付と負担の見直し

⑴　後期高齢者医療における窓口負担割合の見直し
　後期高齢者医療の被保険者のうち，現役並み所得者以外の被保険者であって，一定所得以上の者について，窓口負担割合を2割とする。
⑵　傷病手当金の支給期間の通算化
　傷病手当金について，出勤に伴い不支給となっ
た期間がある場合，その分の期間を延長して支給を受けられるよう，支給期間の通算化を行う。
⑶　任意継続被保険者制度の見直し
　任意継続被保険者の保険料の算定基礎の見直しや，被保険者からの申請による資格喪失を可能とする。

2）子ども・子育て支援の拡充

(1)　育児休業中の保険料の免除要件の見直し

　月内に2週間以上の育児休業を取得した場合に保険料を免除し，1月を超える育児休業を取得している場合賞与に係る保険料を免除する。

(2)　子どもに係る国民健康保険料等の均等割額の減額措置の導入

　国民健康保険の保険料（税）について，未就学児の子どもに係る被保険者均等割額を減額し，その減額相当額を公費で支援する制度を創設する。

3）生涯現役で活躍できる社会づくりの推進（予防・健康づくり・重症化予防の強化）

保健事業における健診情報等の活用促進

(1)　事業者に対し被保険者等の健診情報を求めることを可能とする。

(2)　健康保険組合等が保存する特定健診等の情報を後期高齢者医療広域連合へ引き継ぐことを可能とする。

4）その他

(1)　国民健康保険の財政安定化基金を，都道府県が国民健康保険事業費納付金の著しい上昇抑制等のために充てることを可能とする。

(2)　都道府県国民健康保険運営方針について，保険料の水準の平準化や財政の均衡に関して記載事項に位置付ける。

(3)　医療扶助においてオンライン資格確認を導入する。

6 全世代社会保障法〔2024（令和6）年以降に施行されるもの〕

1）医療機能情報提供制度の刷新〔2024（令和6）年4月施行〕

医療機能に関する情報を都道府県知事に報告することを各医療機関に義務づけ，都道府県知事はその情報を集約・標準化したシステムを構築したうえで住民・患者に公表する。

2）かかりつけ医機能報告の創設〔2025（令和7）年4月施行〕

かかりつけ医機能（①日常的な診療の総合的・継続的実施，②在宅医療の提供，③介護サービス等との連携など）について，医療機関から都道府県知事に報告を行うこととする。

3）患者に対する説明〔2025（令和7）年4月施行〕

慢性疾患を有する高齢者等に在宅医療を提供する場合など，外来医療で説明が特に必要な場合は，かかりつけ医療機関は，提供する医療の内容について電磁的方法又は書面交付等により説明するよう努めるものとする。

45 社会保障改革プログラム法（持続可能な社会保障制度の確立を図るための改革の推進に関する法律）

平成25年12月13日法律第112号（直近改正：令和3年5月19日法律第36号）

本法は，急速な少子高齢化で社会保障制度の財政がきびしさを増し，今後もさらにきびしくなると予測される状況を受けて，医療制度，介護保険制度等の改革について，①改革の検討項目，②改革の実施時期と関連法案の国会提出時期の目途を明らかにすることを目的として制定された法律です。

本法自体は，個別の制度に関して具体的事項を規定するものではありませんが，「少子化対策」，「医療制度」，「介護保険制度」，「公的年金制度」の社会保障4分野について，受益と負担の均衡がとれた持続可能な社会保障制度の確立を図り，実施していくこととしました。

我が国が急速な少子高齢化で社会保障制度の財政が厳しさを増すなか，社会保障給付費は平成25（2013）年度に110兆円（予算ベース）を超え，平成37（2025）年度には150兆円に膨れ上がると推計されている。

将来，日本の社会保障制度がこうした状況に直面することに鑑み，平成24（2012）年8月，社会保障改革の基本的考え方や社会保障4分野（少子化対策，医療，介護，年金）の基本方針を明記した「社会保障制度改革推進法」が公布され，また社会保障制度改革を行うために必要な事項を審議するため，内閣に「社会保障制度改革国民会議」が設置された。

翌平成25年8月5日には同会議の報告書がまと

められ，この報告書を受けて，政府は同月21日，「社会保障制度改革推進法第4条の規定に基づく『法制上の措置』の骨子について」を閣議決定した。政府は，この骨子に基づき，社会保障制度改革の全体像および進め方を明らかにする「持続可能な社会保障制度の確立を図るための改革の推進に関する法律案（プログラム法案）」を策定した。この法案は10月15日に提出され，12月5日に成立，12月13日に公布・施行された〔一部施行は平成26（2014）年1月12日〕。

骨子において示された社会保障4分野について，受益と負担の均衡がとれた持続可能な社会保障制度の確立を図り，実施していくこととした（図表45－1）。

1 目的（法第1条）

「社会保障制度改革を推進し，受益と負担の均衡がとれた持続可能な社会保障制度の確立を図る

ための改革を推進すること」を目的とした。

2 自助・自立のための環境整備等（法第2条）

人口の高齢化が急速に進むなか，活力ある社会を実現するためには健康寿命の延伸が重要であるので，政府は，社会保障制度改革を推進し，個人がその自助努力を喚起される仕組みや個人が多様

なサービスを選択することができる仕組みを導入し，健康で年齢等に関係なく働き，持てる力を発揮できる環境の整備に努めることとした。

3 少子化対策（法第3条）

少子化対策は社会保障改革の基本とされ，子ども・子育て支援の充実として就労，結婚，妊娠，出産，育児等の各段階における切れ目のない経済

的支援の強化，待機児童の解消や社会的養護の充実について提言された。

図表45－1　平成26（2014）年に成立した社会保障制度改革関連法

	法律名	主な改正事項	施行期日
少子化対策	次代の社会を担う子どもの健全な育成を図るための次世代育成支援対策推進法等の一部を改正する法律案	次世代育成支援対策推進法の延長，新たな認定（特例認定）制度の創設	平成27（2015）年4月1日
	雇用保険法の一部を改正する法律案	育児休業給付の給付率の引上げ（休業開始後6月間につき50%→67%）	平成26（2014）年4月1日
医療・介護サービスの提供体制改革等	地域における医療及び介護の総合的な確保を推進するための関係法律の整備等に関する法律案	**1．新たな基金の創設と医療・介護の連携強化（地域介護施設整備促進法等関係）** ①病床の機能分化・連携，在宅医療・介護の推進等のための新たな基金を都道府県に設置 ②医療と介護の連携を強化するため，厚生労働大臣が基本的な方針を策定 **2．地域における効率的かつ効果的な医療提供体制の確保（医療法関係）** ①医療機関が病床機能（高度急性期，急性期，回復期，慢性期）を都道府県に報告する仕組みの創設 ②都道府県は，①をもとに，地域医療体制の将来のあるべき姿を医療計画において策定 ③医師確保支援を行う地域医療支援センターを法律に位置付け **3．地域包括ケアシステムの構築と費用負担の公平化（介護保険法関係）** ①全国一律の予防給付（訪問介護・通所介護）を地域支援事業に移行し，多様化 ②低所得者の保険料軽減を拡充 ③一定以上の所得のある利用者の自己負担を2割へ引上げ ④低所得の施設利用者の食費・居住費を補填する「補足給付」の要件に資産などを追加　等	公布日。ただし，医療法関係は平成26（2014）年10月以降，介護保険法関係は平成27（2015）年4月以降など，順次施行
難病・小児慢性特定疾患対策	難病の患者に対する医療等に関する法律案（新法）	難病対策，小児慢性特定疾患に係る都道府県の超過負担の解消を図るとともに，公平かつ安定的な医療費助成の制度を確立するため ①対象疾患の拡大 ②対象患者の認定基準の見直し ③類似の制度との均衡を考慮した自己負担の見直し	平成27（2015）年1月1日
	児童福祉法の一部を改正する法律		平成27（2015）年1月1日

4 医療制度（法第4条）

　高齢化の進展，高度医療の普及により医療費の増加が見込まれるなか，健康管理，疾病予防，早期発見への取組みを促進しつつ必要な医療を確保するため，情報通信技術やレセプトデータを適正に利用し保険者主体による保険事業を推進し，後発医薬品の使用，外来受診の適正化や医療提供体制の充実，地域包括ケアシステムの構築（図表45－2）を進めていくこととした。

5 介護保険制度（法第5条）

　介護予防への取組み，介護保険料の負担増大の抑制，要支援者への支援の見直し，給付範囲の適正化による介護サービスの効率化を図りつつ，在宅医療と在宅介護の連携，地域包括ケアシステムの構築を通じて，必要な介護サービスを確保する観点から，現介護保険制度や介護報酬の見直しを

図表45-2　地域包括ケアシステムの構築について

○　団塊の世代が75歳以上となる2025年を目途に，重度な要介護状態となっても住み慣れた地域で自分らしい暮らしを人生の最後まで続けることができるよう，医療・介護・予防・住まい・生活支援が一体的に提供される地域包括ケアシステムの構築を実現。
○　今後，認知症高齢者の増加が見込まれることから，認知症高齢者の地域での生活を支えるためにも，地域包括ケアシステムの構築が重要。
○　人口が横ばいで75歳以上人口が急増する大都市部，75歳以上人口の増加は緩やかだが人口は減少する町村部等，高齢化の進展状況には大きな地域差。
○　地域包括ケアシステムは，保険者である市町村や都道府県が，地域の自主性や主体性に基づき，地域の特性に応じて作り上げていくことが必要。

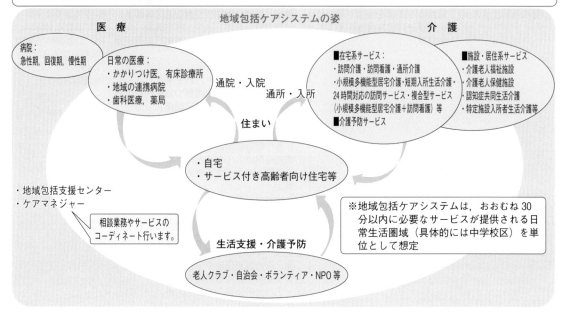

行うこととした。

6 公的年金制度（法第6条）

　低所得高齢者や障害者等への給付，受給資格期間の短縮，遺族基礎年金の父子家庭への対象拡大など，現年金制度の改善を行うとしている。

7 社会保障制度改革推進本部等の設置

　上記2～6の措置の円滑な実施を推進するとともに，中長期的に受益と負担の均衡がとれた持続可能な社会保障制度を確立するための検討等を行うため，関係閣僚から成る「社会保障制度改革推進本部」（法第7条），有職者から成る「社会保障制度改革推進会議」を設置することとした〔前者については，平成26（2014）年2月14日に初会合が行われた〕。

46 医療介護総合確保推進法

（地域における医療及び介護の総合的な確保を推進するための関係法律の整備等に関する法律）

平成26年6月25日法律第83号

本法は，地域における創意工夫を生かし，効率的かつ質の高い医療提供体制を構築するとともに，地域包括システムの構築を通じて，医療・介護の総合的な確保を促進する措置を講じることを目的として制定されました。

新たな基金の創設と医療・介護の連携強化（地域介護施設整備促進法等関係），**地域におけ**る効率的かつ効果的な医療提供体制の確保（医療法関係），**地域包括ケアシステムの構築と費用負担の公平化**（介護保険法関係）等について定められています。

なお，本法は，医療法，介護保険法など19法が関連する一括法です。

1 法の趣旨

平成26（2014）年6月，「**地域における医療及び介護の総合的な確保を推進するための関係法律の整備等に関する法律（医療介護総合確保推進法）**」が成立し，同年6月25日（平成26年法律第83号）に公布された。

法の趣旨として，①持続可能な社会保障制度の確立を図るための改革の推進に関する法律に基づく措置として，**効率的かつ質の高い医療提供体制**を構築すること，②「**地域包括ケアシステム**」を構築することを通じ，地域における医療・介護の総合的な確保を推進すること――が掲げられている。今後，都道府県，各医療機関は，2025年までに医療，介護，住まい，予防，生活支援サービスが身近な地域で包括的に確保される地域包括ケアシステムを構築するための取組みを行うこととなる（図表46−1）。

医療保険

2 法の内容

医療介護総合確保推進法は，医療法，介護保険法など19法から成る一括法である。主な内容は以下のとおりである（概要は図表46−2）。

① **都道府県ごとの新たな基金の創設**：病床の機能分化・連携などに対する新たな財源支援制度として都道府県に基金を新設し，国が3分の2，都道府県が3分の1を負担する（公布日から施行）。

② **病床機能報告制度の創設と地域医療構想**：医療機関（一般病床・療養病床対象）が，病棟ごとの医療機能を，①高度急性期，②急性期，③回復期，④慢性期――のいずれかから選択し，「現状」と「今後の方向」，医療の内容等を都道府県に報告する制度〔平成26（2014）年10月1日施行〕。報告制度で集めた情報等に基づき，都道府県は一定地域ごとに必要な病床量等を定める「地域医療構想（ビジョン）」を策定し，医療提供体制の過不足を判断する。

③ **医療従事者確保と医療勤務環境改善セン**ター：医療従事者確保の観点から，病院・診療所の管理者の努力義務として「医療従事者の勤務環境の改善その他の医療従事者の確保に資する措置を講ずること」が定められ，都道府県には「医療勤務環境改善支援センター」の設置が求められた。

④ **介護予防給付の市町村移行と自己負担引上げ**：介護保険の要支援者への予防給付の一部（通所介護・訪問介護）を市町村による地域支援事業に移行する。また，年金収入ベースで280万円以上の所得がある利用者の負担割合を，1割から2割に引き上げる〔平成27（2015）年8月1日施行〕。

⑤ **看護師等の業務範囲の拡大**：チーム医療推進に向け，看護師，診療放射線技師，臨床検査技師，歯科衛生士を対象に，業務範囲を拡大する。看護師については，手順書に基づいて「特定の医行為」（高度かつ専門的な知識・技能が特に必要な行為）の実施を認めるための研修制

図表46－1　改革後の姿

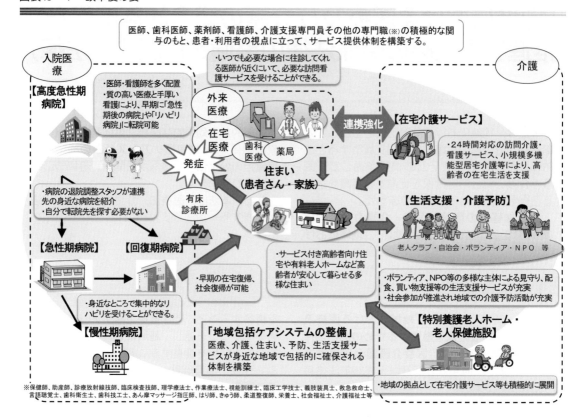

医師、歯科医師、薬剤師、看護師、介護支援専門員その他の専門職（※）の積極的な関与のもと、患者・利用者の視点に立って、サービス提供体制を構築する。

※保健師、助産師、診療放射線技師、臨床検査技師、理学療法士、作業療法士、視能訓練士、臨床工学技士、義肢装具士、救急救命士、言語聴覚士、歯科衛生士、歯科技工士、あん摩マッサージ指圧師、はり師、きゅう師、柔道整復師、栄養士、社会福祉士、介護福祉士等

度を創設する〔平成27（2015）年10月1日施行〕。
⑥　**医療事故調査制度の創設**：すべての病院・診療所等で発生した「予期しない診療関連死」の原因究明と再発防止体制を構築するため、医療事故調査制度を創設する。病院・診療所等は、医療事故が発生した場合には、厚労省が定める第三者機関「医療事故調査・支援センター」に報告する〔平成27（2015）年10月1日施行〕。

⑦　**持分なし医療法人への移行推進策等**：質の高い医療を効率的に提供する体制構築に向けた基礎整備として、持分なし医療法人への移行を促進する「移行計画認定制度」を創設する。平成26（2014）年10月から3年以内の期間限定で、認定された医療法人には相続税や贈与税の納税を猶予し、移行後は猶予税額を免除する。

3 検討規定

・政府は、医療事故調査の実施状況等を勘案し、医師法第21条の規定に基づく届出および医療事故調査・支援センターへの医療事故の報告、医療事故調査および医療事故調査・支援センターの在り方を見直すこと等について検討を加え、その結果に基づき、法の公布後2年以内に法制上の措置その他の必要な措置を講ずる（法附則第2条第2項関係）。
・政府は、医師または歯科医師の指示のもとに、手順書によらないで行われる特定行為が看護師により適切に行われるよう、医師、歯科医師、

看護師その他の関係者に対して特定行為の研修制度の趣旨が当該行為を妨げるものではないことの内容の周知その他の必要な措置を講ずる（法附則第29条関係）。
・政府は、我が国における急速な高齢化の進展等に伴い、介護関係業務に係る労働力への需要が増大していることに鑑み、法の公布後1年を目途として、介護関係業務に係る労働力の確保のための方策について検討を加え、必要があると認めるときは、その結果に基づいて所要の措置を講ずる（法附則第2条第3項関係）。

図表46－2　医療介護総合確保推進法の概要

1．新たな基金の創設と医療・介護の連携強化（地域介護施設整備促進法等関係）
①　都道府県の事業計画に記載した医療・介護の事業（病床の機能分化・連携，在宅医療・介護の推進等）のため，消費税増収分を活用した新たな基金を都道府県に設置（公布日から施行） ②　医療と介護の連携を強化するため，厚生労働大臣が基本的な方針を策定（公布日から施行）

2．地域における効率的かつ効果的な医療提供体制の確保（医療法関係）
①　医療機関が都道府県知事に病床の医療機能（高度急性期，急性期，回復期，慢性期）等を報告し，都道府県は，それをもとに地域医療構想（ビジョン）（地域の医療提供体制の将来のあるべき姿）を医療計画において策定〔平成26（2014）年10月1日施行〕 ②　医師確保支援を行う地域医療支援センターの機能を法律に位置付け〔平成26（2014）年10月1日〕

3．地域包括ケアシステムの構築と費用負担の公平化（介護保険法関係）
①　在宅医療・介護連携の推進などの地域支援事業の充実とあわせ，全国一律の予防給付（訪問介護・通所介護）を地域支援事業に移行し，多様化〔平成27（2015）年4月1日から3年〕 ②　特別養護老人ホームについて，在宅での生活が困難な中重度（要介護3以上）の要介護者を支える機能に重点化〔平成27（2015）年4月1日施行〕 ③　低所得者の保険料軽減を拡充〔平成27（2015）年4月1日施行〕 ④　一定以上の所得のある利用者の自己負担を2割へ引上げ〔平成27（2015）年8月1日施行〕 ⑤　低所得の施設利用者の食費・居住費を補填する「補足給付」の要件に資産などを追加（平成27年8月施行）

4．その他
①　診療の補助のうちの特定行為を明確化し，それを手順書により行う看護師の研修制度を新設〔保健師助産師看護師法・平成27（2015）年10月1日施行〕 ②　医療事故に係る調査の仕組みを位置づけ〔医療法・平成27（2015）年10月1日施行〕 ③　医療法人社団と医療法人財団の合併，持分なし医療法人への移行促進策を措置〔医療法等・平成26（2014）年10月1日施行〕 ④　介護人材確保対策の検討〔介護福祉士の資格取得方法見直しの施行時期を平成27（2015）年度から平成28（2016）年度に延期〕

医療保険

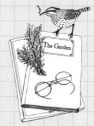

47

健康保険法

大正11年4月22日法律第70号（直近改正：令和5年6月9日法律第48号）

本法は，労災保険の給付が受けられない**労働者の疾病，負傷もしくは死亡または出産に関して保険給付を行う**ほか，その被扶養者に対しても同様の保険給付を行い，国民の生活の安定と福祉の向上に寄与することを目的として制定されました。

保険者，被保険者，保険給付の種類等，健康保険制度について定められており，日本における社会保障制度及び公的医療保険制度の基本的な法律です。

基本理念として，高齢化の進展，疾病構造の変化，社会経済情勢の変化等に対応し，他の医療保険制度等と併せてその在り方に関して常に検討を行い，その結果に基づき，効率化，適正化，医療の質の向上等を総合的に図りつつ，実施されなければならないことを掲げています。

これまでの主な改正

- ●平成18（2006）年6月21日法律第83号
- ① 入院時生活療養費制度の新設〔平成18（2006）年10月1日〕
- ② 保険外併用療養費制度の新設（特定療養費制度の廃止）〔平成18（2006）年10月1日〕
- ③ 現役並み所得を有する高齢者の患者負担の見直し（2割→3割）〔平成18（2006）年10月1日〕
- ④ 埋葬料・家族埋葬料の額の変更〔平成18（2006）年10月1日〕
- ⑤ 標準報酬月額表の改定〔平成19（2007）年4月1日〕
- ⑥ 傷病手当金，出産手当金の支給率等の見直し〔平成19（2007）年4月1日〕
- ⑦ 70〜74歳の高齢者の患者負担の見直し（1割→2割）〔平成20（2008）年4月1日〕
- ⑧ 乳幼児の患者負担軽減（2割）措置の拡大（3歳未満→義務教育就学前）〔平成20（2008）年4月1日〕
- ⑨ 高額介護合算療養費制度の創設〔平成20（2008）年4月1日〕
- ⑩ 政管健保の公法人化〔平成20（2008）年10月1日〕
- ●平成27（2015）年5月29日法律第31号〔平成28（2016）年4月1日〕
- ① 標準報酬月額表の改定
- ② 患者申出療養制度の新設
- ③ 入院時食事療養費の標準負担額の引上げ
- ④ 傷病手当金・出産手当金の額の計算方法の変更
- ⑤ 紹介状なしの大病院受診時定額負担の導入

1 総　則

健康保険法は，労災保険の給付が受けられない疾病・負傷や出産，死亡に関して保険給付を行うほか，その被扶養者に対しても同様の給付を行い，もって国民の生活の安定と福祉の向上に寄与することを目的として定めている。通常，業務上の事由による疾病・負傷・死亡等については労働基準法や労働者災害補償保険法などによって給付される。

また，この健康保険制度については，医療保険制度の基本をなすものであることから，高齢化の進展，疾病構造の変化，社会経済情勢の変化等に対して，他の医療保険制度等と併せてその在り方に関して常に検討が加えられ，その結果に基づいて，医療保険の運営の効率化，給付の内容，費用負担の適正化，医療の質の向上などを総合的に図りつつ，実施されなければならないことを基本理念として定めている。

2 保険者

健康保険事業の運営主体のことを「**保険者**」という。保険者は，保険料を徴収し，被保険者およ

び被扶養者の傷病などの保険事故に対し保険給付を行い，また，被保険者の健康増進のため，健康教育，健康相談などを行うほか，疾病予防の対策を講じ，疾病，負傷の療養のための施設を設ける

などの事業を行っている。健康保険（日雇特例被保険者の保険を除く）の保険者は，**全国健康保険協会**と**健康保険組合**である（法第4条）。

1）全国健康保険協会管掌健康保険（法第5条）

全国健康保険協会が管掌する健康保険を「**全国健康保険協会管掌健康保険**」という（**協会けんぽ**）。

健康保険の保険者として，被保険者証の発行，健康保険給付の申請書の受付，給付金の支払い，

レセプトの点検，健診や保健指導等の保健事業等を担当する。保険料率も，都道府県を単位として全国健康保険協会が決定する。

（全国健康保険協会管掌健康保険）
第5条　全国健康保険協会は，健康保険組合の組合員でない被保険者（日雇特例被保険者を除く。次節，第51条の2，第63条第3項第二号，第150条第1項，第172条第三号，第10章及び第11章を除き，以下本則において同じ。）の保険を管掌する。

2　前項の規定により全国健康保険協会が管掌する健康保険の事業に関する業務のうち，被保険者の資格の取得及び喪失の確認，標準報酬月額及び標準賞与額の決定並びに保険料の徴収（任意継続被保険者に係るものを除く。）並びにこれらに附帯する業務は，厚生労働大臣が行う。

2）組合管掌健康保険（法第6条）

健康保険組合は，その組合員である被保険者の保険を管掌する。これを「**組合管掌健康保険**」

（組合）という。単一の企業で設立する組合，同種同業の企業が合同で設立する組合がある。

3）全国健康保険協会（法第7条の2）

健康保険組合の組合員以外の被保険者に係る健康保険の業務を行うために設立された。協会の業務は以下のものである。
・保険給付（日雇特例被保険者を含む）
・保健事業および福祉事業に関する業務
・その他に協会が管掌する健康保険業務であり，

厚生労働大臣が行う業務以外のもの（日雇特例被保険者の保険業務を含む）
・（保険給付等に関する）厚生労働大臣の事業主への立入り検査の権限（健康保険組合に係る場合を除く）に係る事務業務

4）健康保険組合（法第8条）

健康保険組合は，①適用事業所の事業主，②その適用事業所に使用される被保険者，③任意継続被保険者，の三者で組織する。健康保険組合の設立には任意設立と強制設立がある。

（1）任意設立（法第11条）
健康保険組合の設立は，1または2以上の適用事業所について，常時700名以上の被保険者を使用する事業主が設立することができる。

また，適用事業所の事業主は共同して健康保険組合を設立することができる。この場合の被保険者の数は3000人以上でなければならない。

適用事業所の事業主は，健康保険組合を設立しようとするときは，健康保険組合を設立しようとする適用事業所に使用される被保険者の2分の1以上の同意を得て規約を作り，厚生労働大臣の認可を得なければならない（法第12条）。

（2）強制設立（法第14条）
1または2以上の適用事業所（任意適用事業所を除く）について，常時政令で定める数以上の被保険者を使用する事業主に対し，厚生労働大臣は健康保険組合の設立を命じることができる。

（3）組合員（法第17条）
健康保険組合の組合員は，設立された適用事業所の事業主およびその事業所に使用される被保険者および任意継続被保険者を組合員とする。

（4）解散（法第26条）
健康保険組合は，次に掲げる理由により解散する。①，②については，厚生労働大臣の認可を必要とする。
①　組合会議員の定数の4分の3以上の多数による組合会の議決
②　健康保険組合の事業の継続の不能

③　厚生労働大臣による解散の命令

3 被保険者

　健康保険に加入し，病気やけがなどをしたときなどに必要な給付を受けることができる人のことを**被保険者**という（法第3条第1項）。

第3条　この法律において「被保険者」とは，適用事業所に使用される者及び任意継続被保険者をいう。ただし，次の各号のいずれかに該当する者は，日雇特例被保険者となる場合を除き，被保険者となることができない。

一　船員保険の被保険者〔船員保険法（昭和14年法律第73号）第2条第2項に規定する疾病任意継続被保険者を除く。〕

二　臨時に使用される者であって，次に掲げるもの（イに掲げる者にあっては1月を超え，ロに掲げる者にあってはロに掲げる定めた期間を超え，引き続き使用されるに至った場合を除く。）

　イ　日々雇い入れられる者

　ロ　2月以内の期間を定めて使用される者であって，当該定めた期間を超えて使用されることが見込まれないもの

三　事業所又は事務所（第88条第1項及び第89条第1項を除き，以下単に「事業所」という。）で所在地が一定しないものに使用される者

四　季節的業務に使用される者（継続して4月を超えて使用されるべき場合を除く。）

五　臨時的事業の事業所に使用される者（継続して6月を超えて使用されるべき場合を除く。）

六　国民健康保険組合の事業所に使用される者

七　後期高齢者医療の被保険者〔高齢者の医療の確保に関する法律（昭和57年法律第80号）第50条の規定による被保険者をいう。〕及び同条各号のいずれかに該当する者で同法第51条の規定により後期高齢者医療の被保険者とならないもの（以下「後期高齢者医療の被保険者等」という。）

八　厚生労働大臣，健康保険組合又は共済組合の承認を受けた者（健康保険の被保険者でないことにより国民健康保険の被保険者であるべき期間に限る）

九　事業所に使用される者であって，その1週間の所定労働時間が同一の事業所に使用される短時間労働者の雇用管理の改善等に関する法律（平成5年法律第76号）第2条に規定する通常の労働者（以下この号において「通常の労働者」という。）の1週間の所定労働時間の4分の3未満である同条に規定する短時間労働者（以下この号において「短時間労働者」という。）又はその1月間の所定労働日数が同一の事業所に使用される通常の労働者の1月間の所定労働日数の4分の3未満である短時間労働者に該当し，かつ，イからハまでのいずれかの要件に該当するもの

　イ　1週間の所定労働時間が20時間未満であること。

　ロ　報酬〔最低賃金法（昭和34年法律第137号）第4条第3項各号に掲げる賃金に相当するものとして厚生労働省令で定めるものを除く。〕について，厚生労働省令で定めるところにより，第42条第1項の規定の例により算定した額が，8万8千円未満であること。

　ハ　学校教育法（昭和22年法律第26号）第50条に規定する高等学校の生徒，同法第83条に規定する大学の学生その他の厚生労働省令で定める者であること。

　健康保険は事業所単位で適用され，法律によって加入が義務づけられている「**強制適用事業所**」（法第3条第3項）と，任意で加入する「**任意適用事業所***」（法第31条）に分けられる。

1）資格

　適用事業所に使用される者は，「外国人」「任意適用の同意をしなかったもの」「試用期間中のもの」「個人事業所の事業主」であっても，被保険者になる。

*Key Word

強制適用事業所：次の事業所には，健康保険が強制的に適用される。

1．国，地方公共団体，法人の事業所で，常時労働者を使用するもの（使用している従業員の数は無関係）

2．法定16業種を営む個人経営の事業所で，常時5人以上の従業員を使用するもの

以下の事業は強制適用事業所にはならない。①第一次産業（農林・水産・畜産業），②サービス業（飲食店・料理店・理容業・旅館），③宗教業（神社・寺・教会等）。

任意適用事業所：任意適用事業所とは，従業員を使用している事業所で，強制適用事業所以外の事業所であり，以下の事業所が適用される。

1．個人経営で，法定16業種を営み，常時使用労働者が5人未満の事業所

2．個人経営で，法定16業種以外の事業を営む事業所（使用している従業員の数は無関係）

法定16業種：①製造業，②土木建築業，③鉱業，④電気ガス事業，⑤運送業，⑥清掃業，⑦物品販売業，⑧金融保険業，⑨保管賃貸業，⑩媒介周旋業，⑪集会案内広告業，⑫教育研究調査業，⑬医療保健業，⑭通信報道業，⑮社会福祉士・更生保護事業，⑯士業（弁護士，公認会計士等）

(1)　適用除外（法第3条第1項）

適用事業所に使用される従業員は通常「被保険者」となるが，以下に該当する場合は「被保険者」になることができない（日雇特例被保険者の場合を除く）。
・船員保険の被保険者
・臨時に使用される者
・事業所の所在地が一定しないものに使用される者
・季節的業務に使用される者
・臨時的事業の事業所に使用される者
・国民健康保険組合の事業所に使用される者
・後期高齢者の被保険者　等

2）任意継続被保険者（法第3条第4項）

会社を退職すると被保険者の資格を喪失するが，喪失後でも一定の条件下で健康保険の被保険者に最長2年間継続することができる。

(1)　任意継続被保険者の資格取得

被保険者の資格を喪失した者であって，喪失の日の前日まで継続して2月以上被保険者であった者が，資格を喪失した日から20日以内に申し出なければならない（法第37条第1項）。ただし船員保険の被保険者又は後期高齢者医療の被保険者である者は，この限りではない。

(2)　任意継続被保険者の資格喪失

次のいずれかに該当する場合は資格を喪失する

3）特例退職被保険者（法附則第3条）

厚生労働大臣の認可を受けた健康保険組合（特定健康保険組合）の被保険者が定年等で退職した場合，**特例退職被保険者**になることができる。

(1)　資格の取得

以下の要件を満たすと申し出が受理された日から資格を取得する。
①　特定健康保険組合の被保険者であること
②　特定健康保険組合に申し出ること
③　任意継続被保険者ではないこと
④　特定健康保険組合の規約で定める者

4）資格得喪の確認（法第39条）

被保険者の資格の取得および喪失は，保険者等の確認によってその効力が生ずる。

(2)　資格取得の時期（法第35条）

被保険者は，①適用事業所に使用されるに至った，②使用される事業所が適用事業所となった，③適用除外に該当しなくなった――のいずれかに該当した日から資格を取得する。

(3)　資格喪失の時期（法第36条）

被保険者は，次の各号のいずれかに該当するに至った日の翌日から資格を喪失する。
①　死亡したとき
②　その事業所に使用されなくなったとき
③　適用除外に該当するに至ったとき
④　任意事業所の適用取消しがあったとき

（①～③は至った日の翌日，④⑤は至った日，⑥は喪失申出書受理日の翌月1日に喪失）。
①　任意継続被保険者となった日から起算して2年を経過したとき
②　被保険者が死亡したとき
③　保険料を納付期日（当月10日）までに納めなかったとき
④　就職により被保険者となったとき
⑤　船員保険，後期高齢者の被保険者となったとき
⑥　本人の自己都合により資格喪失を申し出たとき

(2)　資格の喪失

①　後期高齢者医療の被保険者となったときは当日に資格を喪失
②　改正前の国民健康保険法に規定する退職被保険者であるべき者に該当しなくなったときは翌日に資格を喪失
③　保険料を納付期日までに納付しないとき（正当な理由があると認めたときを除く）は翌日に資格を喪失

(3)　保険給付

特例退職被保険者への保険給付は，一般被保険者と同様であるが，傷病手当金，出産手当金は支給されない。

①　確認は，事業主が行う資格取得・喪失届，被保険者または被保険者であった者からの請求ま

たは保険者の職権で行う。
② 適用事業所でなくなることについての厚生労働大臣の認可を受けたことによる資格の喪失及び任意継続被保険者の資格の得喪は確認が不要である。

4 被扶養者（第3条第7項）

健康保険では，被保険者が病気やけがをしたときや亡くなった場合，または，出産した場合に保険給付が行われるが，その**被扶養者**についての病気・けが・死亡・出産についても保険給付が行われる。

1）被扶養者の範囲

被扶養者となる範囲（図表47-1）は，被保険者と同一世帯でなくてもよい者と同一世帯であることが必要な者がある。

(1) 被保険者と同一世帯でなくてもよい者

被保険者の直系尊属（父母，祖父母等），配偶者，子，孫，兄弟姉妹

(2) 被保険者と同一世帯であることが必要な者

被保険者の3親等内の親族，被保険者の配偶者で，戸籍上婚姻の届出はしていないが事実上婚姻関係と同様の人の父母および子，配偶者（内縁関係も可）死亡後の父母および子

2）収入の基準

(1) 認定対象者が被保険者と同一世帯に属している場合

認定対象者となる人の年収が130万円未満（60歳以上または障害者の場合は180万円未満）で，被保険者の年収の2分の1未満。

(2) 認定対象者が被保険者と同一世帯に属していない場合

認定対象者となる人の年収が130万円未満（60歳以上または障害者の場合は180万円未満）であって，かつ被保険者からの援助

5 報酬・賞与

標準報酬月額を決めるもととなる「**報酬**」とは，賃金，給料，俸給，手当，賞与その他いかなる名称であるかを問わず，労働者が労働の対償として受けるすべてのものをいう。ただし，臨時に受けるもの（大入り袋や見舞金等）および年3回以下の賞与は含まれない（法第3条第5項）。

また，標準賞与額を決めるもととなる「**賞与**」とは，賃金，給料，俸給，手当，賞与その他いか

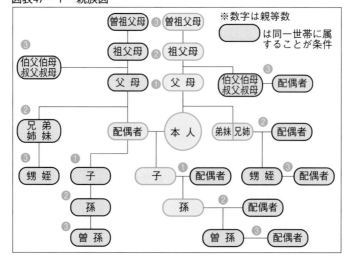

図表47-1　親族図

なる名称であるかを問わず，労働者が労働の対償として受けるすべてのもののうち，年3回以下のものを含む。ただし，臨時に受けるものは含まれない（法第3条第6項）。

保険料（健康保険料・介護保険料）や保険給付（傷病手当金・出産手当金等）の額は被保険者の報酬に応じて決められる。

6 届 出 等

1）被保険者の届出

以下に掲げる事項を保険者に届出または申し出をしなければならない。
・2以上の事業所，保険者に使用されるに至った日：10日以内
・被扶養者を有するとき，または有するに至ったとき：5日以内

・介護保険第2号被保険者に該当する（該当しなくなった）場合：遅滞なく
・任意継続被保険者の資格を取得した場合：20日以内
・任意継続被保険者の氏名や住所に変更があった場合：5日以内

2）被保険者証の交付

保険者は，事業主に被保険者証を送らなければならず，送られた事業主は，被保険者に遅滞なく交付しなければならない（施行規則第47条）。被

保険者は，被保険者証を破ったり，汚したり，紛失したとき等，再交付するときは遅滞なく保険者に申請し直す必要がある（施行規則第49条）。

3）遠隔地被保険者証の交付

被保険者と被扶養者が遠隔地に居住する場合は，被保険者の申請によって遠隔地被保険者証の交付を受けることができる。

手続きは，健康保険遠隔地被保険者証交付申請書に必要書類を添えて管轄の保険者等に申請する。

4）被保険者証の記載事項の変更

被保険者は，保険証に記載されている記号番号，氏名または被扶養者の氏名に変更があった場

合等は，遅滞なく保険証を保険者に届けなければならない（施行規則第48条）。

5）被保険者証の検認または更新等

保険者は，被保険者証の検認，更新，被扶養者の確認をすることができる（施行規則第50条）。

6）被保険者証の返納

被保険者や任意継続被保険者は，下記の条件に該当した場合は，被保険者証を5日以内に事業主に提出し，遅滞なく保険者へ返納しなければならない（施行規則第51条）。

・資格を喪失したとき
・保険者に変更があったとき
・被扶養者が異動したとき

7 保険医療機関・保険医等

健康保険法の規定により，病院・診療所が保険診療を行うには，「**保険医療機関**」として厚生労働大臣から指定を受けなければならない。また，保険医療機関で保険診療を行う医師・歯科医師は「**保険医**」として，厚生労働大臣に申請し登録を受けなければならない。
「保険医」の登録は，医師が国家試験に合格

し，医師免許を受けることにより自動的に登録されるものではなく，医師自らの意思により地方厚生局へ申請する必要がある。
また，「保険診療」については，「保険医」が「保険医療機関」において，診療は「**保険医療機関及び保険医療養担当規則（療担規則）**」の規定を遵守し，医学的に妥当適切な診療を行い「**診療**

報酬点数表」に定められたとおりに請求を行うこととされている。

1）保険医療機関，保険薬局

（1）保険医療機関，保険薬局の申請

　病院，診療所，薬局の開設者の申請に基づいて厚生労働大臣が指定する。指定を受けようとする病院等の開設者は，管轄地方厚生局長等に所定の申請書（図表47－2）に添付書類を付して提出する。

　厚生労働大臣はこの申請に対して必ず地方社会保険医療協議会に諮問しなければならない（法第82条）。この申請が受理された際は，厚生労働大臣は速やかに指定通知書を開設者に交付するとともに次の事項を公示することとなっている。

・保険医療機関・保険薬局の名称および所在地
・指定をした旨および指定年月日

　ただし，以下に該当する場合，厚生労働大臣は地方社会保険医療協議会の議を経て指定しないことができる（法第65条第3項）。

・指定取消しの日から5年を経過しない
・診療・調剤に関して，適切さを欠くおそれがあり重ねて指導を受けている
・開設者・管理者が罰金の刑，禁錮以上の刑を受けている
・保険医療機関・保険薬局として，著しく不適当と認められている

（2）指定の効力

　保険医療機関・保険薬局は指定の日から換算して6年を経過したときは，その効力を失う。ただし，失効日前6カ月～3カ月の間に指定更新の意思のない旨の申出がない限り自動的に更新される。

（3）保険医療機関の記号・番号

　指定が決定した場合，保険医療機関・保

図表47－2　保険医療機関等指定申請書

（表　面）　　　　様式第1号（第3条関係）

※番　　　　号		保険医療機関 指定申請書 保険薬局		
※医療機関（薬局）コード				
①病院・診療所・薬局	名　称			
	所在地			
②管理者・管理薬剤師	氏　名			
	保険医・保険薬剤師・その他		保険医又は保険薬剤師の登録の記号及び番号	
③診　療　科　名				
④開設者（法人の場合は，代表者）	医師・歯科医師・保険医・薬剤師・保険薬剤師・その他		保険医又は保険薬剤師の登録の記号及び番号	
⑤健康保険法第65条第3項第1号，3号から第5号までのいずれか（指定欠格事由）に該当 有・無	該当する法律名			
	内　　容			
	該 当 年 月 日			
	処 分 権 者 等			
⑥医療法第30条の11の規定による勧告 有・無	勧 告 年 月 日			
⑦指定に係る病床種別ごとの病床数等	床	（うち，一般病床　　床，療養病床　　床，精神病床　　床，結核病床　床，感染症病床　　床）（特別の療養環境に係る病床　　床（個室　　床，2人室　　床，3人室　床，4人室　　床））		

上記のとおり申請します。　　　開設者の氏名及び住所
　平成　年　月　日　　（法人の場合は，名称，代表者の職氏名及び主たる事務所の所在地）
地方厚生（支）局長　　殿

（裏　面）

記入上の注意
　1　標題並びに①，②，④，⑤及び⑥の欄は，該当の文字を○で囲むこと。
　　　ただし，⑤の欄については，平成18年10月1日前にした行為により罰金又は禁錮以上の刑に処せられた場合は，無を○で囲むこと。
　2　開設者が管理者又は管理薬剤師であるときは，②の欄に斜線を引くこと。
　3　③の欄は，病院又は診療所に限り，その標榜する診療科名を記入すること。
　4　⑤の欄に有と○で囲んだ場合は，該当する法律名を記載すること。
　　　また，内容欄に非該当となる年月日を記入すること。
　　　健康保険法第65条第3項第3号の場合の該当法律
　　　・健康保険法　　　　　　　　・国家公務員共済組合法
　　　・船員保険法　　　　　　　　・国民健康保険法
　　　・医師法　　　　　　　　　　・薬事法
　　　・歯科医師法　　　　　　　　・薬剤師法
　　　・保健師助産師看護師法　　　・地方公務員等共済組合法
　　　・医療法　　　　　　　　　　・高齢者の医療の確保に関する法律
　　　同項第5号の場合の該当法律
　　　・健康保険法　　　　　　　　・船員保険法
　　　・国民健康保険法　　　　　　・高齢者の医療の確保に関する法律
　　　・地方公務員等共済組合法　　・私立学校教職員共済法
　　　・厚生年金保険法　　　　　　・国民年金法
　5　⑥及び⑦の欄は，病院又は療養病床を有する診療所に限り記入すること。
　6　⑦の欄の特別の療養環境に係る病床とは，その利用について法律の規定に基づく費用の額を超える金額の支払を受ける病床をいうものであること。
　※　印の欄には，記入しないこと。

備考　この用紙は，A列4番とすること。

＊Key Word

診療報酬：診療報酬とは，被保険者（患者）と保険医療機関（病院）の間に「療養の給付」（診療）が行われた際に，保険医療機関がその対価として保険者から受け取る報酬である。
　保険者は，保険医療機関が作成した診療報酬明細書（レセプト）をもとに「療養の給付」に要した費用の額から一部負担金を控除した額を保険医療機関に支払うものとし，保険者は「療養の給付」に要した費用の審査や，支払いに関する事務を審査支払機関である社会保険診療報酬支払基金，または国民健康保険団体連合会に委託することができる。

険薬局の指定の記号・番号・コードが定められ通知される（7桁の数字）。この記号・コード番号は診療報酬の請求などに使用される（昭和32年6月17日・保発53号）。

(4) 指定の標示

保険医療機関・保険薬局の指定を受けた場合は，その医療機関または薬局の見やすい箇所に，その旨の標示をしなければならないことになっている（指定省令第7条）。

標示の大きさ，場所などは保険医療機関の表示に準ずることになっている。

(5) 指定の取消

厚生労働大臣は，保険医または保険薬剤師，保険医療機関または保険薬局がその責務の規定に違反したときには指定を取り消すことができる。

(6) 指定の辞退

保険医療機関・保険薬局は，1カ月以上の予告期間を設けて辞退することができる（法第79条）。

(7) 保険医療機関および保険薬局の指定の変更（法第66条）

保険医療機関・保険薬局の開設者は，以下の事項を行う際には，速やかに，その旨およびその年月日を管轄の地方厚生局長等に届け出なければならない（指定省令第8条）。

・名称変更
・開設者（代表者）の変更
・管理者（管理薬剤師）の変更
・保険医または保険薬剤師の変更（異動，退職等）
・その他の変更（区画，診療科，診療時間，病床数の変更）

(8) 保険医療機関または保険薬局の責務

保険医療機関・保険薬局は以下の責務を負う。
・保険医または保険薬剤師に診療または調剤にあたり，療養の給付を担当する。
・被保険者および被扶養者の療養を担当する。
・高齢者医療確保法の規定による，療養の給付，入院時食事療養費・入院時生活療養費・保険外併用療養費に係る療養を担当する。

(9) 指導・監査
① 指導について（法第73条）

保険診療の質的向上と適正化を目的として，保険医療機関は療養の給付に関し，保険医は健康保険の診療に関し，厚生労働大臣の指導を受けなけ

ればならない。

指導には，**集団指導**，**集団的個別指導**および**個別指導**がある（図表47-3）。

・**集団指導**：指導対象となる保険医療機関または保険医等を一定の場所に集めて講習等の方式により行う。
・**集団的個別指導**：指導対象となる保険医療機関等を一定の場所に集めて個別に面接懇談方式により行う。
・**個別指導**：指導対象となる保険医療機関等に対して個別に面接懇談方式により行う。個別指導後改善がみられない医療機関等を対象として行うものを共同指導といい，大学附属病院，臨床研修指定病院等を対象として行うものを特定共同指導という（厚生労働省・地方厚生（支）局・都道府県が共同して行う）。

② 監査について（法第78条）

保険医療機関による不正，不当な診療または診療報酬請求が強く疑われる場合において，的確に事実関係を把握し，公正かつ適切に行われる。

不正，不当な診療または診療報酬請求としては，次のようなものが挙げられる。

・**架空請求**：診療の事実がないものを診療したとして請求すること。
・**付増請求**：実際に行った診療に行っていない診療を付増して請求すること。
・**振替請求**：実際に行った診療を保険点数の高い別の診療に振り替えて請求すること。
・**二重請求**：自費診療の費用を患者から徴収しているにもかかわらず，保険請求も行うこと。
・**その他の請求**：医師・看護師数の標欠，定数超過入院時の請求，非保険医の診療・請求，医療機関以外の場所での診療・請求，健康診断等の保険請求などを行うこと。

また，監査後の行政上措置として，次のようなものが挙げられる。

・**取消し処分**：故意または重大な過失により，不正，不当な診療または診療報酬請求を行ったもの
・**戒告**：反復継続でない重い過失または反復継続な軽い過失により，不正，不当な診療または診療報酬請求を行ったもの
・**注意**：反復継続でない軽い過失により，不正，不当な診療または診療報酬請求を行ったもの

さらに，監査後には経済上の措置がとられる場合がある。

・返還金が生じた場合，保険者に通知し，支払基金等から医療機関に支払うべき診療報酬から控除する。この取扱いがむずかしいときは，医療

図表47－3　保険医療機関等に対する監査事務の流れ

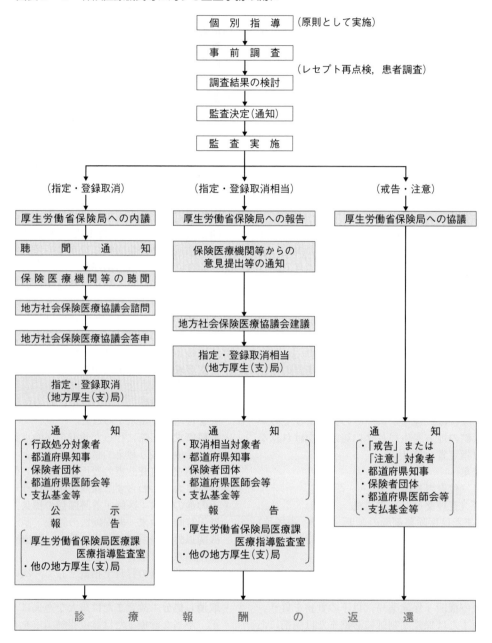

機関から直接返還させる。
・被保険者等が支払った一部負担金に過払いが生
　じている場合は，返還させるよう指導する。
・監査の結果，不正，不当な診療または診療報酬
　請求を行った事実が認められた場合における返
　還期間は，原則5年間とする。

2）保険医および保険薬剤師

(1)　医師，歯科医師または薬剤師が保険医療機関
　　等に従事する場合は，厚生労働大臣の登録を受

③　施設基準等適時検査について
　基本診療料・特掲診療料の施設基準等の届出が
あった保険医療機関を対象とし，原則として，年
1回，受理後6カ月以内を目途に調査を行う。
　調査の結果，届出内容と異なる場合には，改善
報告書の提出や診療報酬の返還を求める。

けていなければならない。
(2)　厚生労働大臣は，登録申請者が保険医または

保険薬剤師の登録を取り消された日から5年を経過していない者であるときは，地方社会保険医療協議会の議を経て登録しないことができる。

3）保険医療機関の担当すべき他法による医療

保険医療機関は，健康保険法による被保険者および被扶養者の医療を担当するだけでなく，①船員保険法，②国民健康保険法，③国家公務員共済組合法，④地方公務員等共済組合法，⑤高齢者医療確保法——による被保険者および被扶養者の医療も担当することが定められている（法第70条第2項）。

保険医も保険医療機関の場合と同様の他法による医療も担当すべきものと定められている（法第72条第2項）。

（保険医又は保険薬剤師の登録）
第71条　第64条の登録は，医師若しくは歯科医師又は薬剤師の申請により行う。
2　厚生労働大臣は，前項の申請があった場合において，次の各号のいずれかに該当するときは，第64条の登録をしないことができる。
一　申請者が，この法律の規定により保険医又は保険薬剤師に係る第64条の登録を取り消され，その取消しの日から5年を経過しない者であるとき。
二　申請者が，この法律その他国民の保健医療に関する法律で政令で定めるものの規定により罰金の刑に処せられ，その執行を終わり，又は執行を受けることがなくなるまでの者であるとき。
三　申請者が，拘禁刑以上の刑に処せられ，その執行を終わり，又は執行を受けることがなくなるまでの者であるとき。
四　前3号のほか，申請者が，保険医又は保険薬剤師として著しく不適当と認められる者であるとき。
3　厚生労働大臣は，保険医又は保険薬剤師に係る第64条の登録をしないこととするときは，地方社会保険医療協議会の議を経なければならない。
4　第1項又は第2項に規定するもののほか，保険医及び保険薬剤師に係る第64条の登録に関して必要な事項は，政令で定める。
（厚生労働大臣の指導）
第73条　保険医療機関及び保険薬局は療養の給付に関し，保険医及び保険薬剤師は健康保険の診療又は調剤に関し，厚生労働大臣の指導を受けなければならない。
2　厚生労働大臣は，前項の指導をする場合において，必要があると認めるときは，診療又は調剤に関する学識経験者をその関係団体の指定により指導に立ち会わせるものとする。ただし，関係団体が指定を行わない場合又は指定された者が立ち会わない場合は，この限りでない。

---

8 保険給付

健康保険の給付には，疾病または負傷に対する「**療養の給付**」すなわち医療サービスそのものを給付する「**現物給付**」と，所得の保障として，傷病手当金，出産手当金，出産育児一時金，療養費

図表47－4　保険給付の種類（法第52条）

	被保険者	被扶養者
医療給付	療養の給付（p. 190）	家族療養費（p. 202）
	入院時食事療養費（p. 193）	
	入院時生活療養費（p. 194）	
	保険外併用療養費（p. 194）	
	療養費（p. 198）	
	訪問看護療養費（p. 199）	家族訪問看護療養費（p. 202）
その他の給付	高額療養費（p. 203）および高額介護合算療養費（p. 206）	
	移送費（p. 200）	家族移送費（p. 202）
	埋葬料・埋葬費（p. 201）	家族埋葬料（p. 202）
	出産育児一時金（p. 201）	家族出産育児一時金（p. 202）
	出産手当金（p. 202）	——
	傷病手当金（p. 200）	

などの「**現金給付**」がある。

　保険給付は，支給要件，給付の額が法律で定められており，これを「**法定給付**」というが，健康保険組合の場合には，これらにプラスして独自に給付を行うものがある。これを「**付加給付**」という。

1）現物給付と現金給付（療養費払い）

　被保険者または被扶養者が，保険医療機関等で診療費を払うことなく療養を受け，保険者が医療機関にその費用を払う仕組みの療養給付を現物給付といい，保険給付の原則となっている。

（1）現物給付と現金給付

　現物給付には，①療養の給付，②入院時食事療養費，③入院時生活療養費，④保険外併用療養費，⑤訪問看護療養費——などがある。

　また，現金給付には次のようなものがある。

　①療養費，②出産育児一時金，③出産手当金，④傷病手当金，⑤移送費，⑥埋葬料（費），⑦高額療養費および高額介護合算療養費

　　※　高額療養費については，現物給付の取扱いが導入されている（p.210）。

2）療養の給付

　健康保険の被保険者が労災保険の給付を受けられない病気やけがをしたときに，健康保険で治療を受けることができる。なお，オンライン資格確認の導入により，療養の給付等を受けようとするときは，電子資格確認等により被保険者であることの確認を受けることが必要である。

（1）療養の給付の範囲

・診察
・薬剤または治療材料の支給
・処置・手術その他の治療
・在宅で療養するうえでの管理，その療養のための世話，その他の看護
・病院・診療所への入院，その療養のための世話，その他の看護

（2）療養の給付の対象とならない療養

・食事療養（入院時食事療養費として行われる）
・生活療養（入院時生活療養費として行われる）
・評価療養・患者申出療養・選定療養（保険外併用療養費として行われる）

（3）療養の給付の受け方

　病気やけがをしたときに，健康保険を扱っている以下の病院・診療所に健康保険証を提出することにより受けることができる。

① 厚生労働大臣の指定を受けた保険医療機関，保険薬局
② 保険者の管掌する医療機関，薬局
③ 健保組合の直営病院，診療所，薬局

（4）被保険者証・健康保険証

　保険医療機関は，被保険者証の提出によって健康保険で診察を受ける資格があるかどうかを確認する。

（5）療養の給付に関する費用（法第76条）

　保険者は，療養の給付に関する費用を保険医療機関または保険薬局に支払うものとし，保険医療機関または保険薬局が療養の給付に関して保険者に請求することができる費用の額は，療養の給付に要する費用の額から，被保険者が保険医療機関または保険薬局に対して支払わなければならない一部負担金相当額を控除した額とする。

（6）療養の給付を行う病院，診療所，薬局

　健康保険では，厚生局長の指定を受けた病院や診療所，薬局が療養の給付を行う。このような病院，診療所を「**保険医療機関**」，薬局を「**保険薬局**」という。

（保険給付の種類）

第52条　被保険者に係るこの法律による保険給付は，次のとおりとする。
　一　療養の給付並びに入院時食事療養費，入院時生活療養費，保険外併用療養費，療養費，訪問看護療養費及び移送費の支給
　二　傷病手当金の支給
　三　埋葬料の支給
　四　出産育児一時金の支給
　五　出産手当金の支給
　六　家族療養費，家族訪問看護療養費及び家族移送費の支給
　七　家族埋葬料の支給
　八　家族出産育児一時金の支給
　九　高額療養費及び高額介護合算療養費の支給
（健康保険組合の付加給付）

第53条　保険者が健康保険組合である場合においては，前条各号に掲げる給付に併せて，規約で定めるところにより，保険給付としてその他の給付を行うことができる。

（療養の給付）

第63条　被保険者の疾病又は負傷に関しては，次に掲げる療養の給付を行う。

一　診察

二　薬剤又は治療材料の支給

三　処置，手術その他の治療

四　居宅における療養上の管理及びその療養に伴う世話その他の看護

五　病院又は診療所への入院及びその療養に伴う世話その他の看護

2　次に掲げる療養に係る給付は，前項の給付に含まれないものとする。

一　食事の提供である療養であって前項第五号に掲げる療養と併せて行うもの〔医療法（昭和23年法律第205号）第7条第2項第四号に規定する療養病床（以下「療養病床」という。）への入院及びその療養に伴う世話その他の看護であって，当該療養を受ける際，65歳に達する日の属する月の翌月以後である被保険者（以下「特定長期入院被保険者」という。）に係るものを除く。以下「食事療養」という。〕

二　次に掲げる療養であって前項第五号に掲げる療養と併せて行うもの（特定長期入院被保険者に係るものに限る。以下「生活療養」という。）

　イ　食事の提供である療養

　ロ　温度，照明及び給水に関する適切な療養環境の形成である療養

三　厚生労働大臣が定める高度の医療技術を用いた療養その他の療養であって，前項の給付の対象とすべきものであるか否かについて，適正な医療の効率的な提供を図る観点から評価を行うことが必要な療養（次号の患者申出療養を除く。）として厚生労働大臣が定めるもの（以下「評価療養」という。）

四　高度の医療技術を用いた療養であって，当該療養を受けようとする者の申出に基づき，前項の給付の対象とすべきものであるか否かについて，適正な医療の効率的な提供を図る観点から評価を行うことが必要な療養として厚生労働大臣が定めるもの（以下「患者申出療養」という。）

五　被保険者の選定に係る特別の病室の提供その他の厚生労働大臣が定める療養（以下「選定療養」という。）

3　第1項の給付を受けようとする者は，厚生労働省令で定めるところにより，次に掲げる病院若しくは診療所又は薬局のうち，自己の選定するものから，電子資格確認その他厚生労働省令で定める方法（以下「電子資格確認等」という。）により，被保険者であることの確認を受け，同項の給付を受けるものとする。

（第一〜三号省略）

⑨ 一部負担金（法第74条）

1）一部負担金

保険診療に関して患者が負担する医療費を「**一部負担金**」として窓口で支払う。一部負担金の額は，以下のように定められている。

① 70歳に達する日の属する月以前：**3割**

② 70歳に達する日の属する月の翌月以後（③の場合を除く）：**2割**

③ 70歳に達する日の属する月の翌日以後であって，療養の給付を受ける月の標準報酬月額が28万円以上であるとき（現役並み所得者）：**3割**

（図表47−5）

この「一部負担金」という言葉は，被保険者本人についてのみ使用され，被扶養者についての自己負担分は，「**自己負担額**」と呼ばれている。

この一部負担金は，現物給付を前提にしており，給付率を調整する意味を持っているので，本来は，被保険者から保険者に支払われるべきものであって，診療の対価として医療機関に支払われるものではないと解されている。

したがって保険医療機関等は，本来保険者が受領すべき一部負担金を，代わって受領することから，この額を控除した額を診療報酬として保険者に請求することになる。

2）一部負担金の関連事項

（1）高齢受給者証の交付

健康保険で医療を受ける70歳以上75歳未満（高齢受給者）の被保険者・被扶養者には，その人の負担割合を示すものとして，「**健康保険高齢受給者証**」（図表47−6）が交付される。

（2）誕生月，到達日の取扱い

① 「70歳以上」とは，70歳に到達した日の属する月の翌月からをいう。到達日が月の初日の場合は誕生月から，その他の場合は翌月から該当する。

② 「義務教育就学前」とは，6歳に達する日以後の最初の3月31日までをいう。6歳の誕生日までではない。

医療保険

健康保険法

図表47－5　現役並み所得者（70～74歳）に係る判定基準

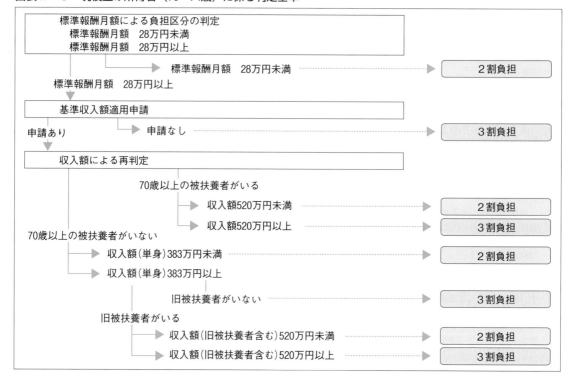

3）一部負担金の特例

　保険者は，災害その他の特別の事情にある被保険者であって，保険医療機関または保険薬局に一部負担金を支払うことが困難であると認められるものに対し，以下の措置を採ることができる（法第75条の2）。ここでいう「特別な事情」とは，被保険者が震災，風水害，火災その他これらに類する災害により，住宅，家財またはその他の財産について著しい損害を受けたこととされている（施行規則第56条の2）。
・一部負担金を減額すること
・一部負担金の支払いを免除すること
・保険医療機関または保険薬局への支払いに代えて，一部負担金を直接に徴収することとし，その徴収を猶予すること

4）健康保険組合の特例

　保険者の管掌する病院等で，保険者が健康保険組合のときは規約で一部負担金を減額免除することができる。また健康保険組合の直営病院等は，

一部負担金は徴収しないが規約により徴収することができる。

図表47－6　高齢受給者証

（表面）

健康保険高齢受給者証			
		令和　年　月　日交付	
記号		番号	（枝番）
被保険者	氏　名		
	生年月日	年　　月　　日	
対象者	氏　名		
	生年月日	年　　月　　日	
	住　所		
発効年月日		令和　年　月　日	
有効期限		令和　年　月　日	
一部負担金の割合			
保険者	所在地		
	保険者番号名称及び印		

様式第十号(1)（第五十二条関係）

🔟 入院時食事療養費 （法第85条，第110条第2項）

被保険者（特定長期入院被保険者を除く）が保険医療機関に入院したときは，療養の給付とあわせて食事の給付が受けられる。入院期間中の食事の費用は，1日3食を限度として，健康保険から支給される「**入院時食事療養費**」と入院患者が支払う「**標準負担額**」でまかなわれる。入院時食事療養費の額は，厚生労働大臣が定める基準により算定した額から平均的な家計における食事を勘案して厚生労働大臣が定める標準負担額（図表47－7）を控除した額となっている。

入院時食事療養費は，療養費となっているが，保険者が被保険者に代わって医療機関にその費用

図表47－7　入院時の食事療養費・生活療養費の標準負担額〔2024（令和6）年6月1日より〕

一般（70歳未満）	70歳以上の高齢者	標準負担額（1食当たり）	
■一般（下記以外）	■一般（下記以外）	490円	
	■（例外1）指定難病患者・小児慢性特定疾病児童等 ■（例外2）精神病床入院患者（※1）	280円	
■低所得者（住民税非課税）	■低所得者Ⅱ（※2）	■過去1年間の入院期間が90日以内	230円
		■過去1年間の入院期間が90日超	180円
該当なし	■低所得者Ⅰ（※3）	110円	

※1　平成27（2015）年4月1日以前から平成28（2016）年4月1日まで継続して精神病床に入院している患者
※2　低所得者Ⅱ：①世帯全員が住民税非課税であって，「低所得者Ⅰ」以外の者
※3　低所得者Ⅰ：①世帯全員が住民税非課税で，世帯の各所得が必要経費・控除を差し引いたときに0円となる者，あるいは②老齢福祉年金受給権者

療養病床に入院する65歳以上の患者		標準負担額	
		食事（1食）	居住費（1日）
①一般の患者（下記のいずれにも該当しない者）	入院時生活療養（Ⅰ）を算定する医療機関に入院	490円	370円
	入院時生活療養（Ⅱ）を算定する医療機関に入院	450円	
②厚生労働大臣が定める者〔＝重篤な病状又は集中的治療を要する者等（※1）〕（低所得者Ⅰ・Ⅱを除く）		生活療養（Ⅰ）490円 生活療養（Ⅱ）450円	370円
③指定難病患者（低所得者Ⅰ・Ⅱを除く）		280円	0円
④低所得者Ⅱ（※2）（⑤⑥に該当しない者）		230円	370円
⑤低所得者Ⅱ〔重篤な病状又は集中的治療を要する者等（※1）〕	申請月以前の12月以内の入院日数が90日以下	230円	370円
	申請月以前の12月以内の入院日数が90日超	180円	
⑥低所得者Ⅱ（指定難病患者）	申請月以前の12月以内の入院日数が90日以下	230円	0円
	申請月以前の12月以内の入院日数が90日超	180円	
⑦低所得者Ⅰ（⑧⑨⑩⑪に該当しない者）		140円	370円
⑧低所得者Ⅰ〔重篤な病状又は集中的治療を要する者等（※1）〕		110円	370円
⑨低所得者Ⅰ（指定難病患者） ⑩低所得者Ⅰ／老齢福祉年金受給者 ⑪境界層該当者（※3）		110円	0円

※1　70歳未満の低所得者（住民税非課税／限度額適用区分「オ」）は，70歳以上の「低所得者Ⅱ」に相当。「低所得者Ⅰ」は70歳以上のみに適用される。
※2　「重篤な病状又は集中的治療を要する者」〔「厚生労働大臣が定める者」（平18.9.8告示488）〕とは，①A101療養病棟入院基本料の入院料A～Fを算定する患者，②A109有床診療所療養病床入院基本料の入院料A・B・Cを算定する患者，③A308回復期リハビリテーション病棟入院料を算定する患者，④A400短期滞在手術基本料2を算定する患者。
※3　負担の低い基準を適用すれば生活保護を必要としない状態になる者。

医療保険

健康保険法

を直接支払うこととなっており，患者は標準負担 額だけを支払うこととなる。

1）標準負担額

標準負担額は，平均的な家計の食費を勘案して厚生労働大臣が定めることとなっている。この標準負担額は高額療養費の支給対象とはならない。

低所得者とは，住民税非課税世帯と標準負担額の減額を受けなければ生活保護法の要保護者となる世帯をいう。

2）食事療養に関する加算等

入院患者に対する食事は，医療の一環として提供されるべきものであるという観点から，それぞれの患者の病状に応じて必要とする栄養量が与えられるとともに，食事の質の向上と患者サービスの改善を図るための措置が行われており，加算の対象となっている。

① 特別食加算* （1食76円）

② 食堂加算（療養病棟に入院中の患者は除かれる。平12.3.17告示第75号）（1日50円）

このほか，患者から特別の料金の支払いを受けることによる食事の提供，「特別メニューの食事*」（各医療機関で定めた金額）が患者の選択により受けることができる。

11 入院時生活療養費（法第85条の2）

介護保険では，食費と居住費を利用者が負担することとなっているため，均衡の観点から，健康保険でも療養病床に入院する65歳以上の者の生活療養に要した費用を被保険者が負担し，残りを保険給付として入院時生活療養費を支給される。

ただし，低所得者には所得の状況に応じて介護保険と同様に負担軽減措置がある。

被扶養者の入院時生活療養にかかる給付は，家族療養費として給付が行われる。

12 保険外併用療養費（法第86条）

健康保険制度では，保険適用外の診療を受けると，保険適用となる診療も含めて全額自己負担となる。ただし，厚生労働大臣の定める「評価療養」「患者申出療養」「選定療養」であれば，保険

診療との併用が認められており，保険が適用される部分については一部負担金を支払い，残りは「保険外併用療養費」として給付が行われる。

1）評価療養

高度・先進医療を，将来的に保険給付の対象として認めるかどうかについて，適正な医療の効率化を図る観点から評価が必要な療養として厚生労働大臣が定めるもので，**基礎的な部分を保険外併**

用療養費として保険給付する制度である。

患者に不当な自己負担が生じないよう，例えば「**先進医療**」は医療機関の届出に基づき，厚生労働大臣が設置する先進医療会議において個々の技

＊Key Word

特別食：疾病治療の直接手段として，医師の発行する食事せんに基づいて調理・提供する治療食。

「入院時食事療養の基準等」（平成6年厚生省告示第238号）には，腎臓食，肝臓食，糖尿食，胃潰瘍食，貧血食，膵臓食，脂質異常症食，痛風食，フェニールケトン尿症食，楓糖尿症食，ホモシスチン尿症食，ガラクトース血症食，治療乳，無菌食，特別な場合の検査食が挙げられている。これらの特別食を提供した場合は，1食につき1日3回を限度として特別食加算が算定できる。

なお，特別食以外の治療食を一般食と呼ぶ。

特別メニューの食事：入院患者の多様なニーズに応えるため，特別メニューを用意し，患者の負担で食事を提供すること。その場合，①患者に十分な情報提供を行い，患者の自由な選択と同意があること，②高価な材料を使って特別な調理を行い，特別料金にふさわしいものであること，③患者の療養上支障がないことについて主治医の確認を得ること――などの要件を満たさなければならない。

先進医療を身近な医療機関（＊臨床研究中核病院）：質の高い臨床研究や治験を推進するための中心的な役割を担う病院として，厚生労働大臣が，医療法に定められている要件を満たした病院について承認をする。

術について審査・承認し，その内容や費用を明確にするとともに，それらの情報を院内掲示することを義務付けている。

A　医療技術に係るもの

① 先進医療（図表47－8）

B　医薬品・医療機器に係るもの

① 医薬品の治験に係る診療

② 医療機器の治験に係る診療

③ 再生医療等製品の治験に係る診療

④ 医薬品医療機器等法承認後で保険収載前の医薬品の使用

⑤ 医薬品医療機器等法承認後で保険収載前の医療機器の使用

⑥ 医薬品医療機器等法承認後で保険収載前の再生医療等製品の使用

⑦ 適応外の医薬品の使用

⑧ 適応外の医療機器の使用

⑨ 適応外の再生医療等製品の使用

2）選定療養

患者の選択に委ねることが適当なサービスについて，患者自ら選択して追加される費用を自己負担し，基礎的な部分については療養費用の支給を受けながら，診療を受けることを認める制度。

患者に不当な負担が生じないよう，個々のサービスについて，患者への十分な説明，患者の自主的な選択の保障，質の確保などのルールを定め，その内容や費用を明確にするとともに，それらの情報を院内掲示することを義務付けている。

C　快適性・利便性に係るもの

① 特別の療養環境（差額ベッド，差額診察室）

② 予約診療

③ 時間外診療

D　医療機関の選択に係るもの

① 200床以上の病院の未紹介患者の初診（特定機能病院）

② 200床以上の病院の再診

③ 一般病床200床以上の地域医療支援病院・紹介重点医療機関での初診（紹介状なし）および再診（定額負担義務化）

E　医療行為等の選択に係るもの

① 制限回数を超える医療行為

② 180日超入院

③ 前歯部の材料差額

④ 金属床総義歯

⑤ 小児う蝕治療後の継続管理

⑥ 白内障に対する多焦点眼内レンズ

⑦ 長期収載品（後発医薬品のある先発医薬品）の処方・調剤（2024年10月～）

⑧ プログラム医療機器の保険適用期間終了後の使用

⑨ 間歇スキャン式持続血糖測定器の支給

⑩ 医療上の必要が認められない患者都合による精子凍結・融解

医療保険　健康保険法

図表47－8　先進医療の概要

先進医療は，国民の安全性の確保，患者負担の増大を防止するといった観点を踏まえつつ，国民の選択肢を広げ，利便性を向上するという観点から，安全性，有効性等を確保するために一定の施設基準を設け，医療機関の届出により，医療技術ごとに実施要件を設定し要件に適合する医療機関の承認により，「評価療養」の1つとして，保険診療との併用を認めることとしている。

薬事法の承認の有無で分けていた先進医療と高度医療は平成24（2012）年10月に一本化され，有効性により「先進医療A（有効性が明らかな技術）」と「先進医療B（有効性が必ずしも明らかでない技術）」に分類された。

先進医療にかかる費用（医療の種類や病院によって異なる）は，患者が全額自己負担する。先進医療に係る費用以外の，通常の治療と共通する部分（診察・検査・投薬・入院料等）の費用は，一般の保険診療と同様に扱われる。つまり，一般保険診療と共通する部分は保険給付されるため，各健康保険制度における一部負担金を支払う。

＜総医療費が100万円，うち先進医療にかかる費用が20万円だったケース＞

先進医療部分（全額自己負担）＝20万円	
診察・検査・投薬・注射・入院料等（一般治療と共通する部分）＝56万円	全体（先進医療分含む全療養部分）＝100万円
一部負担＝24万円	

保険給付分＝80万円

※ 保険給付に係る一部負担については，高額療養費制度が適用される。

図表47－9　先進医療会議における審査の流れ

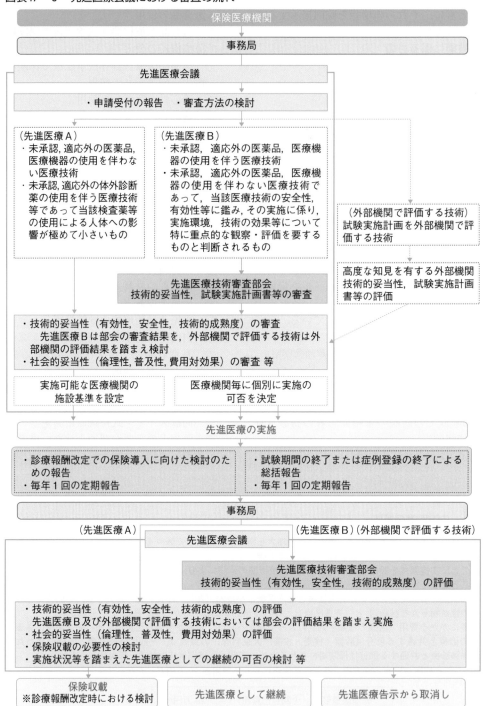

図表47−10　患者申出療養の流れ

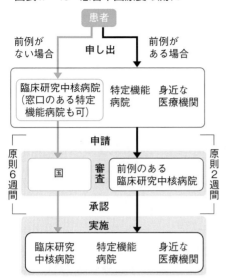

図表47−11　患者申出療養における各医療機関の役割

医療機関の種別	申出の支援	申出に必要な書類作成	医療の実施	
			前例なし	前例あり
臨床研究中核病院	◯ 安全性・有効性のエビデンスを用いた説明	◯ 保険収載に向けた実施計画作成	◯	
窓口機能を有する特定機能病院		× ※臨床研究中核病院に共同研究の提案可能	臨床研究中核病院と連携して実施する	
患者に身近な医療機関（かかりつけ医を含む）	◯ ・専門的内容のわかりやすい説明 ・患者の症状等を踏まえた助言	×	◯ （最初から協力医療機関として申請した場合）	◯ （臨床研究中核病院が個別に認めた場合）

（注）1．各医療機関は患者の申し出の支援を行う（支援内容は医療機関の機能によって異なる）。
　　　1）　窓口を有する特定機能病院は，患者の相談に応じ，臨床研究中核病院に共同研究の提案。
　　　2）　臨床研究中核病院は，保険収載に向けた実施計画を作成。前例ありの場合の審査も行う。
（注）2．最終的には，身近な医療機関も含め，できるだけ多くの医療機関で実施できるようにする。
〔中医協「患者申出療養について（その２）」（平27.8.26）より引用改変〕

3）患者申出療養

　患者申出療養は，国内未承認の医薬品や医療機器等を迅速に保険外併用療養費として使用したいという癌や難病患者からの申出を起点として創設された（2016年４月）制度である。患者自らの申し出により，先進医療を身近な医療機関（*臨床研究中核病院）で受けられ，将来的に保険適用につながるためのデータ，科学的根拠を集積することを目的とする。

　患者申出療養（図表47−10）の対象は，①先進医療の実施計画（適格基準）対象外の患者に対する療養，②先進医療として実施されていない療養，③現在行われている治験の対象とならない患者に対する治験薬等の使用である。

　保険収載を目指すことを前提としていることから，保険収載を目指さないものは患者申出療養の対象とはせず，保険収載を前提に，一定の安全性・有効性等が確認されたものについて，患者申出療養の対象とする。

　令和6（2024）年４月現在，①インフィグラチニブ経口投与療法，②マルチプレックス遺伝子パネル検査による遺伝子プロファイリングに基づく分子標的治療，③トラスツズマブ エムタンシン静脈内投与療法，④ダブラフェニブ経口投与及びトラメチニブ経口投与の併用療法，⑤タゼメトスタット経口投与療法，⑥経皮的胸部悪性腫瘍凍結融解壊死療法，⑦EPI—589経口投与療法，⑧ペミガチニブ経口投与療法，⑨遺伝子パネル検査結果等に基づく分子標的治療——の9技術が承認されている。

4）保険外併用療養費と患者負担

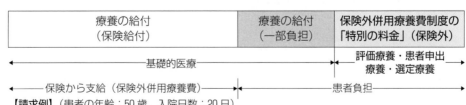

【請求例】（患者の年齢：50歳，入院日数：20日）
⑴　基礎的医療（入院医療費）：30万円（入院時食事療養費は省略）
⑵　選定療養（差額ベッド代）：1日１万円——の場合
　→　①保険外併用療養費（保険給付分）＝30万円×0.7＝21万円
　　　②療養の給付の「一部負担」＝30万円×0.3＝9万円
　　　③選定療養の「特別の料金」＝１万円×20日×1.1(消費税)＝22万円
　　　④患者の窓口負担額＝②9万円＋③22万円＝31万円

紹介状なしで大病院を受診する場合の定額負担

外来の機能分化を進める観点から，特定機能病院および一般病床200床以上の地域医療支援病院・紹介受診重点医療機関に紹介状なしで受診する初診患者または他院への紹介にもかかわらず受診した患者に対して，初診または再診時に定額負担が求められる。

2022（令和4）年10月制度見直しにより，紹介状を持たずに外来受診する患者等の「特別の料金」の額が，初診（医科）は7,000円以上，再診（医科）は3,000円以上に引き上げられた。この引上げに伴い，対象病院では，定額負担の対象となる患者の初診料・外来診療料から（引上げ分に相当する）200点・50点を控除する。

入院期間が180日を超える入院に関する事項

入院医療の必要性は低いが，患者の事情により入院期間が長期（180日以上）になっている患者〔一般病棟入院基本料（特別入院基本料等を含む），特定機能病院入院基本料（一般病棟の場合に限る），専門病院入院基本料を算定する保険医療機関に180日を超えて入院する場合〕について，入院基本料の15％を患者から徴収する。なお，差額徴収にあたっては，十分な情報提供と患者の自由な選択と同意が必要となる。

制限回数を超える医療行為

診療報酬に規定される回数を超えて受けた診療について，患者の自己選択に係るものとして，その費用を患者から徴収することとしている。

① （患者の不安軽減のための）検査：癌胎児性抗原（CEA），α-フェトプロテイン（AFP），前立腺特異抗原（PSA），CA19-9
② （患者の意欲を高めるための）リハビリテーション：心大血管疾患リハビリテーション料，脳血管疾患等リハビリテーション料，廃用症候群リハビリテーション料，運動器リハビリテーション料，呼吸器リハビリテーション料
③ （患者家族の負担軽減のための）精神科療法：精神科ショート・ケア，精神科デイ・ケア，精神科ナイト・ケア，精神科デイ・ナイト・ケア

13 療養費の支給（法第87条）

被保険者等について保険事故が発生した場合において，保険者が行う所定の補償を「保険給付」という。疾病，負傷などの場合に保険医療機関が，直接に医療サービスを給付し，この費用は，給付として定められている限度で，保険者から保険医療機関に支払われるという現物給付のかたちでの「療養給付」が原則とされているが，例外的に被保険者にやむを得ない事情がある場合など，療養の給付を受けることが困難，またはできない場合，緊急やむを得ない場合には，療養の給付に代えて，**現金給付**として，**療養費が支給**される制度が設けられている。この制度は，被保険者が診療に要した費用を医療機関にいったん支払い，後日，療養費として保険者から現金で償還を受けるものである。

1）療養の給付の仕組み

被保険者および被扶養者の給付を受けようとするときは，保険医療機関の窓口に被保険者証を提出して診療を受けることになっている。

保険者，被保険者，保険医療機関，審査・支払機関など保険診療に関する仕組みは図表47-12のようになっている。

2）療養費として支給される例

① **立替払い**
・健康保険証を提示できずに全額（10割）負担した場合
・以前加入していた保険者の健康保険証を使って受診してしまった場合
② **治療用装具**
・コルセット，弾性着衣，小児弱視等の治療用眼鏡やコンタクトレンズを購入（装着）した場合
③ **海外療養費**
・海外旅行中に急に具合が悪くなり現地の病院を受診した場合
・海外赴任中に歯が痛くなり現地の歯科にかかった場合
④ **その他**
・保険医が必要と認めた柔道整復施術，はり・きゅう，あんまマッサージを受けた場合

図表47-12　療養の給付の仕組み

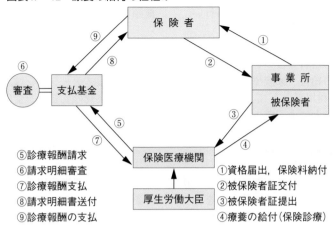

⑤診療報酬請求
⑥請求明細審査
⑦診療報酬支払
⑧請求明細書送付
⑨診療報酬の支払

①資格届出，保険料納付
②被保険者証交付
③被保険者証提出
④療養の給付（保険診療）

・生血液を輸血，臍帯血を搬送した場合
　——などにおいて療養費として支給される額は，原則として保険診療による点数表で計算した

額から一部負担金を引いた額（7割相当額）か，あらかじめ設定された基本料金からの払い戻しになる。

（療養費）
第87条　保険者は，療養の給付若しくは入院時食事療養費，入院時生活療養費若しくは保険外併用療養費の支給（以下この項において「療養の給付等」という。）を行うことが困難であると認めるとき，又は被保険者が保険医療機関等以外の病院，診療所，薬局その他の者から診療，薬剤の支給若しくは手当を受けた場合において，保険者がやむを得ないものと認めるときは，療養の給付等に代えて，療養費を支給することができる。
2　療養費の額は，当該療養（食事療養及び生活療養を除く。）について算定した費用の額から，その額に第74条第1項各号に掲げる場合の区分に応じ，同項各号に定める割合を乗じて得た額を控除した額及び当該食事療養

又は生活療養について算定した費用の額から食事療養標準負担額又は生活療養標準負担額を控除した額を基準として，保険者が定める。
3　前項の費用の額の算定については，療養の給付を受けるべき場合においては第76条第2項の費用の額の算定，入院時食事療養費の支給を受けるべき場合においては第85条第2項の費用の額の算定，入院時生活療養費の支給を受けるべき場合においては第85条の2第2項の費用の額の算定，保険外併用療養費の支給を受けるべき場合においては前条第2項の費用の額の算定の例による。ただし，その額は，現に療養に要した費用の額を超えることができない。

14 訪問看護療養費（法第88条）

　疾病，負傷により居宅で継続して療養を受ける状態にある被保険者（主治医が認めたもの）が所定の看護訪問事業者から，訪問看護・介護サービスを受けた場合，かかった費用の自己負担分を差し引いた額は，**訪問看護療養費や家族訪問看護療養費**として支給される。

　なお，要介護状態等にあり，介護保険からも給付が受けられる場合は，原則として介護保険が優先される。
　なお，保険医療機関または介護保険法の介護老人保健施設や介護医療院によるものは，訪問看護療養費の対象とはならない。

1）具体的な提供サービス

　訪問看護事業（訪問看護ステーション*）の看護師，保健師，理学療法士等が，主治医の指示に従って，在宅患者を訪問し，病状観察，衛生上の

相談や，指導，清拭，洗髪，入浴，食事，排泄の介助，体位交換，リハビリテーションなどのサービスを行う。

2）指定訪問看護事業者

① **訪問看護事業**
　看護師，保健師，助産師，准看護師，理学療法

士，作業療法士，言語聴覚士が被保険者の居宅で行う療養上の世話または診療の補助

② **指定訪問看護事業者**

　訪問看護事業者の指定は厚生労働大臣が行い，訪問看護ステーションごとに管理者（看護師，保健師等）を置かなければならない。

3）給付の額

　厚生労働大臣の定めた料金について，訪問看護を受けた者は，療養の給付（家族療養費）の場合と同様，3割を基本利用料として，訪問看護ステーションに支払うことによって，療養の給付と同様現物給付の取扱いがなされる。

　訪問看護ステーションは，健康保険制度から訪問看護療養費の支払いを受ける。

15 移送費（法第97条）

　受診時や入院・転院時，医師が認めた場合で移動が著しく困難な場合や緊急・その他やむを得ない場合に自動車などを利用したときの費用が，「**移送費**」として支給される。

　移送費は歩行不能または移動困難な患者を移送するために支給されるもので，通院のために利用する交通機関の費用，入院に必要な寝具その他の身の回り品の運送費用などは認められない（法第97条）。

　また，移送費の額は，最も経済的な通常の経路および方法により移送された場合の費用により算定した金額とする（施行規則第80条）。家族移送費の支給に関しては，被保険者の扱いに準ずると定めている（法第112条）。

16 傷病手当金（法第99条）

　被保険者（任意継続被保険者を除く）が疾病，負傷などにより労務不能となり収入が減少またはなくなるなどによる生活の不安に対し，休業1日につき支給される。その所得を保障する目的で設けられているのが，「**傷病手当金**」である。

　傷病手当金の受給の条件は，次の4つ。

① 疾病，負傷の療養のため仕事を休んでいること
② 労務不能であること
③ 連続して3日間労務不能な場合（待期期間という），4日目から支給される
④ 任意継続被保険者，特例退職被保険者でないこと

1）支給額

　その被保険者が労務不能な日1日につき，傷病手当金の支給を始める日の属する月以前の直近の継続した12カ月間の各月の標準報酬月額を平均した額の30分の1に相当する額の3分の2である。

2）支給期間

　同一の傷病については，その支給開始の日から通算して1年6カ月間。

　なお，1年6カ月以内でも，勤務するようになった場合や，厚生年金保険の障害年金または障害手当金を受けられるようになれば打切りとなる。

3）支給調整

(1) 出産手当金との調整

　出産手当金が優先して支給され，その間は傷病手当金は支給されない。ただし，すでに傷病手当金を受給している場合は，その支給額分が出産手当金から差し引かれて支給される（法第103条）。

＊Key Word

訪問看護ステーション：健康保険法や介護保険法に基づき，在宅療養患者に対して訪問看護サービスを提供する事業者。主治医の指示に基づいて，看護師，保健師，理学療法士等が訪問して看護ケアを行う。以下のような施設基準を満たす必要がある。

①人員基準：保健師・看護師・准看護師を常勤換算で2.5人以上配置すること等
②設備基準：必要な広さをもつ専用の事務室があること等
③運営基準：訪問看護計画書・報告書を医師に提出し，医師の指示を受けてサービスを提供していること等

(2)　報酬との調整

被保険者が傷病により休業している期間でも，報酬の全部または一部を受けているときは，その間，傷病手当金は支給されない（法第108条第1項）。ただし，受け取る報酬額が，傷病手当金の額より少ないときは，その差額が支給される。

(3)　障害厚生年金等との調整

傷病手当金の支給を受けることができる者が，同一の疾病または負傷およびこれにより発した疾病に関し，厚生年金保険法による障害厚生年金が受けられるようになったときには，傷病手当金は支給されない。ただし，障害厚生年金の額の360分の1の額が傷病手当金の額より少ないときは，その差額が支給される（法第108条第3項）。

(4)　障害手当金との調整

傷病手当金の支給を受けることができる者が，同一の疾病または負傷およびこれにより発した疾病に関し，厚生年金保険法による障害手当金を受けられる場合は，傷病手当金の合計額が障害手当金の額に達する日まで傷病手当金は支給されない（法第108条第4項）。

(5)　老齢退職年金給付との調整

資格喪失後に継続給付として傷病手当金の支給を受けることができる者であって，政令で定める要件に該当する者が，老齢または退職を支給事由とする年金給付を受けることができるときは，傷病手当金は給付されない。ただし，年金等の額が傷病手当金の額を下回るときは，その差額が支給される（法第108条第5項）。

(6)　労災保険の休業補償給付との調整

労災による休業補償給付を受けている者が，業務外の傷病による事由によっても労務不能となったときには，休業補償の額が傷病手当金の額に達しないときに差額が支給される場合を除き，傷病手当金は支給されない。

17　埋葬料・埋葬費（法第100条）

被保険者または被保険者であった者が死亡したとき，その人により生計を維持していた人の中で埋葬を行った人，または埋葬を行おうとする人に対して「埋葬料」が支給される。

被保険者であった人が死亡した当時，その被保険者により生計を維持していた人がいない場合は，実際に埋葬を行った人に支給されるが，これを「埋葬費」という。

埋葬料と埋葬費の額は次のように定められている。

　埋葬料　5万円
　埋葬費　5万円（5万円の範囲内でかかった費用）
　埋葬料が支給されるのは，次の①および②までのいずれかに該当する場合に限られる。

① 被保険者である期間中の死亡（この場合は，業務外の事由による死亡の場合に限られる）。
② 被保険者の資格を喪失した日後3カ月以内の死亡（法第105条に規定）

18　出産育児一時金（法第101条）

被保険者が出産したときに，「出産育児一時金」として政令で定めた額が支給される。この給付は，母体保護の目的で，出産の事実に基づいて支給されるため，妊娠12週以上（85日以降）の出産については，死産，流産，早産を問わず，すべての出産に保険給付が行われる（昭和27年6月・保文発第2427号）。

また，双生児などの出産の場合は，出産時1人を1出産と認め，胎児数に応じて支給される（昭和16年7月・社発第991号）。

支給額については，1児につき48万8千円，産科医療補償制度に加入している医療機関で出産した場合は50万円を胎児数に応じて支給する（双児の場合は97万6千円）。出産育児一時金の受取り方法は，医療機関が被保険者に代わって支払機関に請求する直接支払制度，医療機関に受取りを委任する受取代理制度（図表47-13），被保険者が直接申請し支払いを受ける制度がある。

1）産科医療補償制度の創設

目的

「産科医療補償制度」は，安心して産科医療を受けられる環境整備の一環として，出産に係る医療事故により脳性麻痺となった子およびその家族の経済的負担を速やかに補償する機能と，事故原因の分析・再発防止機能とを併せ持つ制度として創設された（図表47-14）。

図表47-13　出産育児一時金の"受取代理制度"のフロー

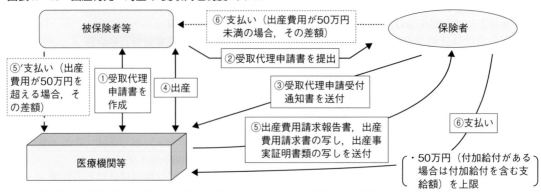

※対象者：被保険者等またはその被扶養者等が出産予定日まで2カ月以内の者
※対象医療機関等：年間分娩件数 100 件以下の診療所，助産所や正常分娩に係る収入の割合が 50%以上の診療所，助産所を目安として，受取代理制度を導入する医療機関等は，厚生労働省に届出を行う
※「50 万円」とあるのは，妊娠 22 週未満での出産や，産科医療補償制度に未加入の医療機関等における出産の場合は，「48.8 万円」となる（直接支払制度も同様）

19 出産手当金（第102条）

被保険者（任意継続被保険者を除く）が出産のため労務に服すことができなかった場合，所得の保障の意味で「**出産手当金**」が支給される。出産手当金を受けられる期間は，出産日前42日（多胎妊娠の場合は98日）と出産の日後56日までの間に労務につくことができなかった期間内で，休業した日1日につき，支給される。支給額は，支給を始める日の属する月以前の直近の継続した12カ月間の各月の標準報酬月額を平均した額の30分の1に相当する額の3分の2である。

20 被扶養者関係の給付

1）家族療養費（法第110条）

被扶養者が受ける療養の給付を「**家族療養費**」という。家族療養費は，療養費に相当する給付を除き，現金給付ではなく，被保険者と同様に現物給付で行われる。
● 70歳以上75歳未満者：被保険者，被扶養者とも原則 **2 割**，現役並み所得者とその被扶養者は 3 割
● 70歳未満者（義務教育就学後）：被保険者，被扶養者とも外来 **3 割**，入院 **3 割**
● 6 歳に達する日以後最初の年度末（義務教育就学前）：外来 **2 割**，入院 **2 割**

2）家族訪問看護療養費（法第111条）（p.199）

3）家族移送費（法第112条）（p.200）

4）家族埋葬料（法第113条）

被扶養者が死亡したときには，被保険者に対し，「**家族埋葬料**」が支給される。支給額は5万円である。
また，被保険者の資格喪失後における被扶養者の死亡についての家族埋葬料は支給されない。
「被扶養者」には，死産児は含まれないが，分娩後時間（2～3時間）を経過して死亡した出産児の場合は支給される（法第113条）。

5）家族出産育児一時金（法第114条）

被保険者の被扶養者が出産したときは，被保険者に対して，「**家族出産育児一時金**」が支給され

図表47-14　産科医療補償制度のしくみ

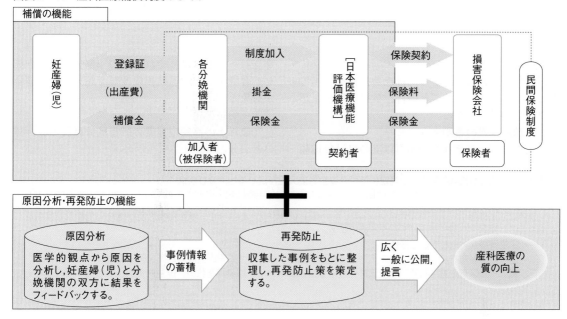

る。家族出産育児一時金の額は，政令で定める金額（出産育児一時金と同額）である。

出産した被扶養者（配偶者等）ではなく被保険者に対して支給されるものであるから，被保険者が資格を喪失した後の出産については，家族出産育児一時金は支給されない。

21 高額療養費（法第115条）

医学や医療機器の進歩，新薬の開発などに伴って，医療費も増嵩し，保険診療による自己負担も大きくなってきた。このような状況に対し負担の軽減をはかり，医療保険として十分対応できるよ
うにとの考えから設けられた規定で，自己負担の額が一定の限度を超えると，超えた分が高額療養費として健康保険から支給されることになっている。

（高額療養費）
第115条　療養の給付について支払われた一部負担金の額又は療養（食事療養及び生活療養を除く。次項において同じ。）に要した費用の額からその療養に要した費用につき保険外併用療養費，療養費，訪問看護療養費，家族療養費若しくは家族訪問看護療養費として支給される額に相当する額を控除した額（次条第1項において「一部負担金等の額」という。）が著しく高額であるときは，その療養の給付又はその保険外併用療養費，療養費，訪問看護療養費，家族療養費若しくは家族訪問看護療養費

の支給を受けた者に対し，高額療養費を支給する。
2　高額療養費の支給要件，支給額その他高額療養費の支給に関して必要な事項は，療養に必要な費用の負担の家計に与える影響及び療養に要した費用の額を考慮して，政令で定める。
施行令政備政令第2条関係　14.10.1施行
第41条高額療養費の支給要件及び支給額
第42条高額療養費算定基準額
第43条その他高額療養費の支給に関する事項　（内容は省略）

ただし，保険外併用療養費の差額部分や入院時食事療養費，入院時生活療養費の自己負担額については高額療養費の対象とはならない。

被保険者，被扶養者ともに同一月内の医療費の自己負担限度額は，年齢および所得に応じて算出される。

また，自己負担額が限度額に達しない場合であっても，同月内に同一世帯で2万1000円以上の
自己負担額を2回以上支払ったときは，これらを合算して限度額を超えた額が世帯合算として支給される。

なお，同一人が同月内に2カ所以上の医療機関で，それぞれの自己負担額が2万1000円以上支払った場合も同様である（70～74歳の人がいる世帯では算定方法が異なる）。同一世帯で直近12カ月に3回以上の高額療養費を支払っている場合

は，4回目からは多数該当となり限度額が変わる。

70歳未満の者の自己負担限度額は図表47-15，

70～74歳の者の自己負担限度額は図表47-16のとおり。

1）世帯合算による負担軽減

（1）70歳以上

同一月に世帯内でかかった自己負担額をすべて合算できる。所得区分ごとの自己負担限度額を超えた場合が対象となる。

（2）70歳未満の者同士

2人以上がそれぞれ21,000円以上の自己負担額

を支払ったときは，それぞれの一部負担金を合算し，合計金額が自己負担限度額を超えている場合が対象となる。

（3）関連事項

70歳以上の高額療養費の所得区分は図表47-18のとおり。

健康保険法施行令第41条第9項の規定に基づき厚生労働大臣が定める治療及び疾病

昭和59年9月28日・厚生省告示第156号（直近改正：平成21年4月30日・厚生労働省告示第291号）

健康保険法施行令（大正15年勅令第243号）第41条第9項の規定に基づき，厚生労働大臣が定める治療及び疾病を次のように定め，昭和59年10月1日から適用する。

- 一　人工腎臓を実施している慢性腎不全
- 二　血漿分画製剤を投与している先天性血液凝固第Ⅷ因子障害又は先天性血液凝固第Ⅸ因子障害
- 三　抗ウイルス剤を投与している後天性免疫不全症候群（ＨＩＶ感染症を含み，厚生労働大臣の定める者に係るものに限る。）

2）多数該当による負担軽減

1年（直近12カ月）の間に同一世帯で3カ月以上高額療養費に該当した場合には，限度額を低額に抑える軽減措置が図られている。

高額療養費の支給を受ける月以前の12カ月間に，すでに3回以上高額療養費の支給を受けてい

る場合は，当該4回目の支給に当たり，その限度額（多数該当の額）を低額に抑え軽減される。70歳未満の場合の自己負担限度額は図表47-15のとおりである。

3）長期高額特定疾病患者の軽減

長期にわたり高額な医療費が必要となる「**長期高額特定疾病患者**」の自己負担限度額は10,000円（下記①のうち70歳未満で標準報酬月額が53万円以上の者は20,000円）で，超える部分については現物給付される

① 人工透析を実施している慢性腎不全
② 血漿分画製剤を投与している先天性血液凝固

第Ⅷ因子障害または第Ⅸ因子障害（いわゆる血友病）
③ 抗ウイルス剤を投与している後天性免疫不全症候群（ＨＩＶ感染を含む）

長期特定疾病に該当する者は，市町村に申請し，「**特定疾病療養受療証**」（図表47-19）が発行される。

4）公費負担医療に係る高額療養費

保険優先の公費負担医療が行われる場合には，その療養について生じる自己負担分については，まず世帯合算から除外し，単独で高額療養費算定

基準額（図表47-15を参照）を超える部分が高額療養費として支給される。

また，この部分については，多数該当に関係ない。

5）高額療養費に関する手続き

高額療養費の支給要件に該当した場合は，「**高額療養費支給申請書**」に必要事項を記入して保険者に提出する。保険者は，この請求に基づきレセプトで確認したうえで高額療養費を支給する（原則として償還払いにより支給される）。

高額療養費の支給のための確認はレセプトによって行われるが，このレセプトが，社会保険診

療報酬支払基金等から保険者に送付されるのは診療月の翌々月になり，高額療養費として被保険者に支払われるまでにかなりの日数を要することから，高額療養費が支給されるまでの当座の支払いに充てるための資金の貸付事業が昭和60（1985）年4月から次の要領で実施されている。政府の行うこの事業は，社団法人全国社会保険協会連合会

図表47-15　高額療養費制度（70歳未満）　　2024年4月現在

対　象　者		自己負担限度額（月額）	多数該当
【区分ア】（年収約1160万円以上）	健保：標準報酬月額83万円以上 国保：年間所得901万円超	252,600円＋（医療費－842,000円）×1％	140,100円
【区分イ】（年収約770万～1160万円）	健保：同53万～79万円 国保：同600万～901万円	167,400円＋（医療費－558,000円）×1％	93,000円
【区分ウ】（年収約370万～770万円）	健保：同28万～50万円 国保：同210万～600万円	80,100円＋（医療費－267,000円）×1％	44,400円
【区分エ】（年収約370万円以下）	健保：同26万円以下 国保：同210万円以下	57,600円	
【区分オ】（住民税非課税）		35,400円	24,600円

★　高額長期疾病患者（慢性腎不全，HIV，血友病の患者）：自己負担限度額（月）は1万円。ただし，人工透析を要する上位所得者（標準報酬月額53万円以上）は2万円
(1)　70歳未満の自己負担限度額は，①医療機関ごと，②医科・歯科別，③入院・外来別 ── に適用。保険外併用療養の自己負担分や入院時食事療養費・入院時生活療養費の自己負担分については対象外
(2)　多数該当：直近1年間における4回目以降の自己負担限度額（月額）
(3)　世帯合算：同一月に同一世帯で2人以上がそれぞれ21,000円以上の自己負担額を支払った場合，その合算額に対して高額療養費が適用される

図表47-16　高額療養費制度（70歳以上）　　2024年4月現在

対　象　者	自己負担限度額（月額）		多数該当
	世帯単位（入院・外来）	個人単位（外来）	
【現役並所得Ⅲ】（年収約1160万円以上）標準報酬月額83万円以上／課税所得690万円以上	252,600円＋（医療費－842,000円）×1％		140,100円
【現役並所得Ⅱ】（年収約770万～1160万円）標準報酬月額53万～79万円／課税所得380万円以上	167,400円＋（医療費－558,000円）×1％		93,000円
【現役並所得Ⅰ】（年収約370万～770万円）標準報酬月額28万～50万円／課税所得145万円以上	80,100円＋（医療費－267,000円）×1％		44,400円
【一般】（年収約156万～370万円）標準報酬月額26万円以下／課税所得145万円未満	57,600円	18,000円／年間上限144,000円	44,400円
【低所得者Ⅱ】（住民税非課税）	24,600円	8,000円	
【低所得者Ⅰ】（住民税非課税／所得が一定以下）	15,000円	8,000円	

★　高額長期疾病患者（慢性腎不全，HIV，血友病の患者）：自己負担限度額（月）は1万円
(1)　「低所得者Ⅱ」は世帯員全員が①市町村民税非課税者，あるいは②受診月に生活保護法の要保護者であって，自己負担限度額・食事標準負担額の減額により保護が必要でなくなる者
(2)　「低所得者Ⅰ」は世帯員全員が「低所得者Ⅱ」に該当し，さらにその世帯所得が一定基準以下
(3)　70歳以上の自己負担限度額は，世帯単位（入院・外来含む）・個人単位（外来のみ）別 ── に適用。保険外併用療養費の自己負担分や入院時食事療養費・入院時生活療養費の自己負担分については対象外
(4)　多数該当：直近1年間における4回目以降の自己負担限度額（月額）
(5)　世帯合算：同一月に同一世帯内でかかった自己負担額の合算額に対して高額療養費が適用される

図表47-17　70歳以上と70歳未満がいる世帯の合算

合算の対象
70歳未満
外来・入院21,000円以上の負担額が合算の対象
70歳以上
外来・入院のすべての自己負担額が対象
→ 外来・入院を世帯単位で合算する
区分合算限度額は図表47-16に同じ

合算についての取扱い上の要点

70歳未満の一般患者同士の合算	合算対象基準額が21,000円に統一されたが，取扱いは従来通り
前期高齢者同士の合算（70歳以上）	後期高齢者医療の高額療養費と同様の取扱い
70歳未満の一般患者と前期高齢者の合算（70歳以上）	①前期高齢者の高額療養費を算出するとともに，なお残る自己負担額を算出する。②70歳未満の一般患者の自己負担額と①で得た前期高齢者の自己負担の合算額を合算する。③②で得た自己負担の合算額に70歳未満の一般患者の限度額を適用し，高額療養費を算出する※世帯全体の自己負担限度額は70歳未満の一般患者の限度額を適用することとされている。

70歳未満の場合，健康保険の高額療養費の対象となることから，後期高齢者医療の高額療養費との合算はできない。
　上位所得者：70歳未満の被保険者・被扶養者における高額療養費の自己負担限度額基準で用いる語で，被保険者の標準報酬月額53万円以上の世帯
　現役並み所得者：70歳以上の高齢受給被保険者・被扶養者の負担割合や自己負担限度額に用いられる語で，標準報酬月額が28万円以上の被保険者の被扶養者であって70歳以上の人（その他省略）

医療保険

健康保険法

に運営を委託しており，「貸付規程」によって運営している。

実施主体：全国社会保険協会連合会（窓口事務は，都道府県社会保険協会）

貸付対象：全国健康保険協会管掌健康保険および船員保険の被保険者であって，被保険者本人または家族にかかわる高額療養費の支給が見込まれる者

貸付額：高額療養費支給見込額の80％相当額（無利子）

6）70歳未満の者に係る高額療養費の現物給付化

70歳未満の被保険者が保険医療機関から入院療養等を受けた場合の高額療養費の支給について，被保険者の申請によって保険者の所得区分の認定を受けた者に限り，医療機関が直接，保険者に高額療養費相当分を請求する「**現物給付**」の取扱いとなっている。この取扱いにより，70歳以上の高齢受給者だけでなく，70歳未満の被保険者についても，医療機関ごとの窓口での支払額が自己負担限度額にとどまることになっている。

被保険者等が高額療養費の現物給付を受けるには，医療機関の窓口に認定証を提出する必要がある。なお，医療機関の窓口に認定証を提出しなかった場合は，現物給付の対象とはならず，自己負担金を支払った後に保険者に高額療養費の申請

図表47−18　70歳以上の高額療養費の所得区分

現役並み所得者	3割の定率負担が適用される人 標準報酬月額28万円以上，上記被保険者の被扶養者
一　般	現役並み所得者・低所得以外の人
低所得Ⅱ	70歳未満の「低所得者」と同じ (1)被保険者（70歳未満を含む）が次に該当する場合 　①市町村民税非課税者および免除者 　②自己負担限度額・食事標準負担額減額により保護を要しない人 (2)その被扶養者
低所得Ⅰ	70歳以上にのみ認められた特例措置 (1)70歳以上被保険者の判定基準所得が0円 　※判定基準所得＝総所得金額（必要経費・法定控除を控除）＋山林所得等 　→後期高齢者医療制度に準じ設定 (2)その被扶養者で70歳以上の人

（注）　現役並み所得者は，左の要件下でも被保険者および70歳以上の被扶養者の収入が520万円（70歳以上の被扶養者がいない場合には383万円）に満たない旨を届け出た場合は1割負担となる。

を行う必要がある。

被保険者はあらかじめ保険者の認定を受けて，所得区分に応じた「限度額適用認定証」と「限度額適用・標準負担額減額認定証」の交付を受けることになっている（図表47−21・22）。

22 高額介護合算療養費（法第115条の2）

医療保険と介護保険の自己負担額の合計額（前年8月1日から7月31日までの1年間）が著しく高額である場合（高額療養費・高額介護サービス費等の支給を受けることができる場合には，その額を除く），負担軽減を図る観点から，高額介護合算療養費を支給する。医療保険と介護保険の自己負担額を合計し，基準額を超えた場合（501円以

上）に，その超えた金額を支給する（図表47−23）。

ただし，医療保険・介護保険の自己負担額のいずれかが0円である場合は支給されない。また，70歳未満の医療保険の自己負担額は，医療機関別，医科・歯科別，入院・通院別に2万1000円以上ある場合が合算の対象となる。

23 保険の給付制限

健康保険の給付は，業務外の負傷，疾病のほか，被保険者や被扶養者の偶発的に発生する保険事故について，相互に救済しようとする制度であって，犯罪行為や故意に事故を発生させたよう

な場合は，保険給付の全部か，または一部の給付が制限されることになる。保険の給付制限については法第116〜120条に規定されているが，被保険者だけでなく，被扶養者にも準用される。

1）犯罪行為が原因の事故または故意の事故

次のいずれかに該当する場合は保険給付はしないと定めている。

① **被保険者または被保険者であった者の犯罪行為が原因となって生じた傷病。**

② **被保険者または被保険者であった者が故意に起こした傷病。**

この「犯罪行為」というのは，刑法によって処罰される行為はもちろん，その他の法令（条例も

図表47-19　健康保険特定疾病療養受療証

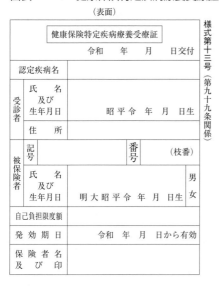

（表面）

図表47-20　高額療養費支給制度の流れ

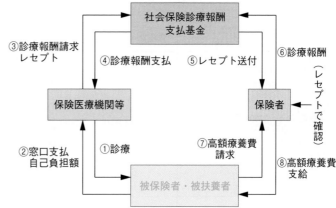

図表47-21　70歳未満の者に係る高額療養費の現物給付化の仕組み

①医療機関受診
②限度額適用認定証の交付申請

被保険者

↓

保険者

③限度額適用認定証の交付

被保険者

↓

医療機関
↓請求
審査支払機関

④医療機関は，限度額適用認定証を確認のうえで，医療費の自己負担分のうち自己負担限度額を本人から徴収するとともに，自己負担限度額を超える部分（現物給付の高額療養費相当分）については，レセプトにその旨を表示し審査支払機関に請求

⑤審査支払機関は，現物給付の高額療養費相当分と療養の給付分を保険者に請求

↓請求
保険者
↓支払

⑥保険者は，現物給付の高額療養費相当分と療養の給付分を審査支払機関に支払い

審査支払機関
↓支払

⑦審査支払機関は，現物給付の高額療養費相当分と療養の給付分を医療機関に支払い

医療機関

含む）の規定に違反した場合も含まれる。また，違反者が起訴されたか否かは問わない（法第116条）。

ただし，自殺や犯罪行為による死亡の場合の埋葬料は支給される（昭和26年3月・保文発第721号，昭和36年7月・保険発第63号）。

2）闘争，泥酔，著しい不行跡による事故

被保険者の**闘争行為，泥酔または著しい不行跡**によって生じた傷病については，保険給付の全部または一部を行わないことができると定めている（法第117条）。

本条の規定を適用するか否かは，事故発生のつ

図表47-22　高額療養費の現物給付（窓口負担額を自己負担限度額を上限とする）の取扱い

	年齢区分	窓口への提示
A	70歳未満	被保険者証の他に「限度額適用認定証」を提示
B	70歳以上75歳未満	被保険者証の他に「高齢受給者証」を提示
C	75歳以上	「後期高齢者医療被保険者証」を提示

（注）　いずれも低所得者の場合は，さらに「限度額適用・標準負担額減額認定証」の提示が必要。

ど，その事故についてのみ決定すべきものであ

医療保険

健康保険法

図表47-23　所得区分ごとの自己負担限度額（年）

《70歳未満がいる世帯》　　　　　　　　　　　　　　　　　　　　《70歳以上の世帯》　　　　　　（年額／毎年8月から1年間）

被用者又は国保＋介護保険 （70歳未満がいる世帯）	負担限度額（年額）	対象者	負担限度額（年額）
【区分ア】 （年収約1160万円以上） 健保：標準報酬月額83万円以上 国保：年間所得901万円超	212万円	【現役並所得Ⅲ】 （年収約1160万円以上） 標準報酬月額83万円以上／ 課税所得690万円以上	212万円
【区分イ】 （年収約770万～1160万円） 健保：同53万～79万円 国保：同600万～901万円	141万円	【現役並所得Ⅱ】 （年収約770万～1160万円） 標準報酬月額53万～79万円／ 課税所得380万円以上	141万円
【区分ウ】 （年収約370万～770万円） 健保：同28万～50万円 国保：同210万～600万円	67万円	【現役並所得Ⅰ】 （年収約370万～770万円） 標準報酬月額28万～50万円／ 課税所得145万円以上	67万円
【区分エ】 （年収約370万円以下） 健保：同26万円以下 国保：同210万円以下	60万円	【一般】（年収約156万～370万円） 標準報酬月額26万円以下／ 課税所得145万円未満	56万円
【区分オ】 〔低所得者（住民税非課税）〕	34万円	【低所得者Ⅱ】	31万円
		【低所得者Ⅰ】	19万円

(1)　世帯内の同一の医療保険の加入者について，毎年8月から1年間にかかった医療保険の自己負担額と介護保険の自己負担額を合算した額について適用される〔高額療養費や高額介護（予防）サービス費の支給を受けた場合はその額を除く〕
(2)　医療保険の自己負担額は，70歳未満では医療機関別，医科・歯科別，入院・通院別に21,000円以上の場合に限り合算の対象となる。保険外併用療養費の自己負担分や入院時食事療養費・入院時生活療養費の自己負担分については対象外

る。給付についての支給，不支給については保険者が適宜判断して決定することになるので，医療機関では一方的な判断をしないよう注意が必要になる（保険者の決定，昭和2年9月・保理第3213号，昭和3年3月・保理第650号）。

なお，「著しい不行跡」とは社会通念に従って判断することになる。

3）療養に関する指揮に従わないとき

正当な理由がなくて療養上の指示に従わない者に対して，保険者は，保険の給付の一部を行わないことができると定めている（法第119条）。

療養に関する指示は，患者に適正な診療を受けさせ，速やかに傷病を治癒させる目的で行われるものであって，この指示に従わないことは，治癒を遅らせ給付費の増大を招き，ひいては他の被保険者に対して不当な負担をかけることになる。

繰り返し療養の指揮に従わない場合は，制限期間が加重される（昭和26年5月・保発第37号）。

4）詐欺その他の不正行為

偽りその他不正な行為によって保険給付を受けようとした者に対して，傷病手当金または出産手当金の全部，または一部が制限される（法第120条）。

この給付制限は，詐欺その他の不正行為の事実があった日から1年以内でなければ行えない。

また，この制限方法は，支給期間を短縮することなどではなく「向う何カ月以内は，傷病手当金等を支給すべき事由が生じても，これを支給しない」という決め方をするもので，この期間は6カ月以内が限度である。

2），3），4）については，療養担当規則第10条により保険者に通知することになっている。

5）場所的理由による給付制限

被保険者または被保険者であった者が次のいずれかに該当する場合は，その期間中，疾病，負傷または分娩に関する支給は行わない。

①　**少年院その他これに準ずる所に入院させられたとき。**

②　**刑事施設または労役場等に拘禁されたとき（法第118条第1項）。**

この項に該当する場合であっても，その被扶養者に関する保険給付は行われる（法第118条第2項）。

6）公費負担などのある場合

国または公共団体の負担による療養費の支給などが，他の法令の規定によってなされる場合，そ

の支給される限度において保険の給付が行われないことになっている（法第55条第3項）。

7）保険者の行う調査などを拒否した場合

保険者が給付を行う必要上，文書，物件などの提出を命じ，または質問・診断を行う場合に，これに対して**正当な理由なしに保険者の命令に従わ**

なかったり，答弁または受診を拒否した人に対しては，保険給付の全部，または一部が制限されることがある（法第59・121条）。

24 資格喪失後の給付について

被保険者の資格を喪失しても，一定の条件を満たしていれば保険給付を受けることができる。

1）傷病手当金，出産手当金の継続給付（法第104条）

資格喪失日の前日までに継続して1年以上の被保険者期間があり，資格を喪失した際に傷病手当金，出産手当金の給付を受けていた場合，傷病手

当金は1年6カ月間，出産手当金は産後56日間を限度に本来受けることができるはずであった給付（金額）を受けることができる。

2）死亡に関する給付（法第105条）

資格喪失日の前日までに継続して1年以上の被保険者期間があるか，給付を受けなくなって3カ

月以内に死亡した場合は埋葬料か埋葬費が支給される。

3）出産に関する給付（法第106条）

資格喪失日の前日までに継続して1年以上の被保険者期間がある者が喪失後6カ月以内に出産し

た場合は出産育児一時金が支給される。

25 第三者行為による傷病等（損害賠償請求権の代位取得）

第三者の行為によって生じた事故（加害者があったために生じた傷病）に対して保険者が保険給付を行った場合，被保険者にとっては，実際には損害が補てんされたことになり，その限度においては，第三者から損害賠償を受ける必要はなくなるが，被害者が加害者（第三者）に対して有していた損害賠償請求権を失い，その請求権を保険者が持つことになる。このことは二重補てんの不合理を是正する考え方にある。

第三者のために生じた傷病についても保険で給

付することを条件つきで認めているわけで，保険者は後日加害者（第三者）に損害賠償を請求することになるので，第三者による行為によって生じた傷病について保険給付を受ける場合は，「**第三者行為による傷病届**」を遅滞なく保険者に提出しなければならない（図表47-24）。

この届には，第三者の行為による事故内容，第三者の住所，氏名などを記載する。

注　「遅滞なく」とは，直ちにという場合よりはゆるやかであるが，できるだけ早くという意味である。

26 他の法令による保険給付の調整

1）労災保険法等による給付との調整（法第55条第1項）

労働者災害補償保険法，国家公務員災害補償法，地方公務員災害補償法などにより給付を受けることが可能な場合は，健康保険法による同様の給付は行わないと定めている。同様の給付とは，

療養の給付，保険外併用療養費の支給，傷病手当金の支給，埋葬料の支給等を指す。

当然，通勤災害にかかわる給付の場合も同じである。

2）介護保険法による給付との調整（法第55条第2項）

同一の疾病または負傷について，介護保険法の規定により，これらに相当する給付を受けることができる場合には行わない。

3）公費負担による給付との調整（法第55条第3項）

同一の疾病または負傷について，他の法令の規定により国または地方公共団体の負担で療養または療養費の支給を受けたときは，その限度において行わない。

27 不正利得の徴収等

1）不正利得の徴収（法第58条第1項）

詐欺その他不正行為により保険給付を受けた場合，保険者は，その給付に要した費用の全部または一部を徴収する。

2）事業主等の連帯責任（法第58条第2項）

保険給付を受けるため事業主が虚偽の報告，または証明をしたとき，また保険医が診断書に虚偽の記載をしたなどの場合は，保険給付を受けた者と連帯して徴収金の納付を命ぜられる。

3）加算金の徴収（法第58条第3項）

詐欺その他不正の行為によって療養の給付に関する費用の支払いを受けた保険医療機関等に対し，保険者は，その支払った額を返還させるほか，その返還額に100分の40を加えた額を支払わせることができる。

28 日雇特例被保険者

日雇特例被保険者とは，臨時に短期で使用される者等が健康保険の適用事業所に雇われる場合に加入できる制度である。保険料の納め方等が一般の被保険者と異なっている（法第3条第2項）。

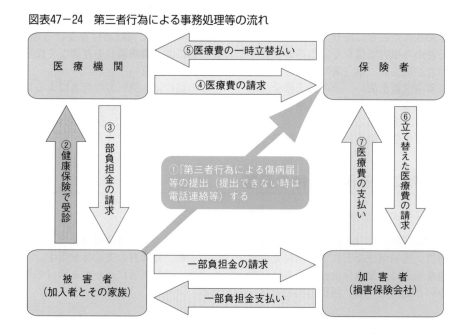

図表47-24　第三者行為による事務処理等の流れ

　2　この法律において「日雇特例被保険者」とは，適用事業所に使用される日雇労働者をいう。ただし，後期高齢者医療の被保険者等である者又は次の各号のいずれかに該当する者として厚生労働大臣の承認を受けたものは，この限りでない。

一　適用事業所において，引き続く2月間に通算して26日以上使用される見込みのないことが明らかであるとき。
二　任意継続被保険者であるとき。
三　その他特別の理由があるとき。

1）日雇特例被保険者（法第123条等）

　「**日雇特例被保険者**」とは，適用事業所に使用される日雇労働者をいう（法第3条第8項）。
　日雇特例被保険者の保険者は，全国健康保険協会である。日雇特例被保険者手帳の交付，保険料の徴収および日雇拠出金の徴収ならびにこれらに附帯する業務は，厚生労働大臣が行う。

　8　この法律において「日雇労働者」とは，次の各号のいずれかに該当する者をいう。
一　臨時に使用される者であって，次に掲げるもの〔同一の事業所において，イに掲げる者にあっては1月を超え，ロに掲げる者にあってはロに掲げる所定の期間を超え，引き続き使用されるに至った場合（所在地の一定しない事業所において引き続き使用されるに至った場合を除く。）を除く。〕
　イ　日々雇い入れられる者
　ロ　2月以内の期間を定めて使用される者
二　季節的業務に使用される者（継続して4月を超えて使用されるべき場合を除く。）
三　臨時的事業の事業所に使用される者（継続して6月を超えて使用されるべき場合を除く。）

2）標準賃金日額（法第124条）

　日雇労働者が，労働の対償として受けるすべてのもの（賃金，給料，手当，賞与等）をいう。ただし，3月を超える期間ごとに受けるものは，この限りではない（法第3条第9項）。標準賃金日額は，日雇特例被保険者の賃金日額に基づき，法第124条の等級区分（11等級）による。

3）保険料

　保険料の納付は，雇用されるつど，日雇特例被保険者手帳に健康保険印紙を貼り消印する方法で行われる（法第169条）。

4）日雇特例被保険者手帳（法第126条）

　日雇労働者が日雇特例被保険者になったときは，なった日から起算して5日以内に保険者に日雇特例被保険者手帳（図表47-25）の交付を申請しなければならないと定めている。保険者から交付を受けた手帳には，保険料納付の印紙を貼付することになるが，この手帳そのものでは療養の給付は受けられない。この手帳に基づいて，受給資格者票の発行または確認の申請を行い，交付または証明された受給資格者票を提出して療養の給付を受けることになる。
　健康保険被保険者手帳は，健康保険印紙をはりつける余白の残存する期間内において日雇特例被保険者となる見込みのないことが明らかになったとき，日雇特例被保険者となる見込みのないことが明らかになったとき（法第3条の規定による）は速やかに返納しなければならない（法第126条）。

5）保険給付

　日雇特例被保険者にかかる給付には，「特別療養費の支給」という特有の給付がある。それ以外は，一般の被保険者と同じである。

特別療養費（法第145条）

　日雇特例被保険者および被扶養者が療養の給付や保険外併用療養費あるいは家族療養費の支給を受けるためには，所定の要件（前2カ月間に通算して26日分以上，前6カ月間に通算して78日分以上の保険料が納付されていること）を満たしていなければならないが，新たに被保険者手帳の交付を受けたような場合などでこの要件を満たすことができないときは給付を受けることができない。このような場合，特別療養費受給票を提示すれば一定の期間に限って給付が受けられるようにするため，特別療養費制度が設けられている。
① **支給要件**
　以下のいずれかに当てはまる日雇特例被保険者

で，当てはまる日の属する月の初日から起算して3月（月の初日より当てはまる者については2月）を経過しないもの
- 初めて日雇特例被保険者手帳を受けた者
- 日雇特例被保険者手帳に印紙の貼り付ける余白がなくなった場合，またはその翌月中に手帳を返納した後，はじめて手帳の交付を受けた者
- 以前に交付を受けた手帳に印紙を貼り付ける余白がなくなった日，またはその手帳を返納した日より起算して1年以上を経過した後に手帳の交付を受けた者

②　特別療養費の額

健康保険法による「70歳未満の負担割合」と同様である。

図表47－25　日雇特例被保険者手帳

月分印紙はり付け欄

1　日	2　日	3　日	4　日
印	印	印	印
5　日	6　日	7　日	8　日
印	印	印	印
9　日	10　日	11　日	12　日
印	印	印	印
13　日	14　日	15　日	16　日
印	印	印	印

（一ページから二十三ページまでの奇数のページ）

様式第十五号（第百十五条関係）

（表　紙）

記号及び番号	

健康保険被保険者手帳

令和　　年　　月　　日交付

氏　　名		男・女
生年月日	明・大・昭・平・令　　年　　月　　日	
住　　所		
居　　所		
交付機関名		

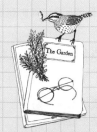

48 船員保険法

昭和14年4月6日法律第73号（直近改正：令和5年6月9日法律第48号）

> 本法は，**船員またはその被扶養者の職務外の事由による疾病，負傷，死亡，出産に関して保険給付**を行うとともに，労働者災害補償保険による保険給付とあわせて船員の職務上の事由または通勤による疾病，負傷，障害，死亡に関して保険給付を行うこと等によって，船員の生活の安定と福祉の向上に寄与することを目的として制定された法律です。

　船員保険は，船員という特定の労働者を対象として，被保険者または被保険者であった者の，疾病・負傷・失業・分娩・行方不明・死亡または職務上の災害に関して保険給付を行うほか，被扶養者の疾病・負傷・分娩・死亡に関して保険給付が行われる制度だったが，平成22（2010）年1月より，船員保険事業のうち，職務上疾病，年金および失業部門が，それぞれ労災保険制度および雇用保険制度に統合された（業務上の疾病・負傷に対しても一部独自給付がある）。船員保険制度は，健康保険部分と独自給付を扱う制度となり，**全国健康保険協会**が運営している。

1 船員保険の被保険者

1）被保険者

　船員法第1条に規定する**船員として船舶所有者に使用される者**および**疾病任意継続被保険者**を船員保険の被保険者とすると定めている。ただし，国家公務員共済組合など共済組合の組合員である船員は，形式的には被保険者となるが，保険給付の支給および保険料の徴収は行われない。

船員法 （昭和22年9月1日法律第100号，直近改正：令和4年6月17日法律第68号）

第1条 この法律で船員とは，日本船舶又は日本船舶以外の国土交通省令で定める船舶に乗り組む船長及び海員並びに予備船員をいう。
2 前項に規定する船舶には，次の船舶を含まない。
一 総トン数五トン未満の船舶
二 湖，川又は港のみを航行する船舶
三 政令の定める総トン数30トン未満の漁船
四 前三号に掲げるもののほか，船舶職員及び小型船舶操縦者法（昭和26年法律第149号）第2条第4項に規定する小型船舶であつて，スポーツ又はレクリエーションの用に供するヨット，モーターボートその他のその航海の目的，期間及び態様，運航体制等からみて船員労働の特殊性が認められない船舶として国土交通省令の定めるもの

（資格取得の時期）
第11条 被保険者（疾病任意継続被保険者を除く。以下この条から第14条までにおいて同じ。）は，船員として船舶所有者に使用されるに至った日から，被保険者の資格を取得する。

（資格喪失の時期）
第12条 被保険者は，死亡した日又は船員として船舶所有者に使用されなくなるに至った日の翌日（その事実があった日に更に前条に該当するに至ったときは，その日）から，被保険者の資格を喪失する。

2）疾病任意継続被保険者

　船員保険の強制被保険者として継続して2カ月以上被保険者であった者が，資格喪失後20日以内に申請した場合，最長2年間，疾病任意継続被保険者となることができる。ただし，健康保険の被保険者（日雇特例被保険者を除く）または後期高齢者医療の被保険者は，疾病任意継続被保険者になることができない。疾病任意継続被保険者における保険給付（法第31条）は，療養の給付，傷病

手当金の給付，出産育児一時金，葬祭料等の給付に限られる。

3）被保険者の得喪（法第11・12条）

資格取得：船員として使用されるに至った日に資格を取得する。

資格喪失：船員として使用されなくなった日または死亡した翌日に資格を喪失する。また，疾病任意継続被保険者でなくなることを希望したときは，その申出が受理された日の属する月の翌月1日に資格を喪失する。

2 船員保険の保険者

船員保険の保険者は，全国健康保険協会である。被保険者の資格の取得・喪失の確認，標準報酬月額や標準賞与額の決定，保険料の徴収（疾病任意継続被保険者を除く）は厚生労働大臣が行う。

3 被保険者証・被扶養者証

被保険者になると被保険者証（図表48－1）が交付される。また，被保険者に被扶養者がある場合は，別に被扶養者証が交付される。協会は，毎年一定の期日を定め被保険者証の検認もしくは更新または被扶養者に係る確認をすることができる（施行規則第38条）。

法第55条第1項第2号もしくは第3号の規定の適用を受ける者の場合（70～75歳未満の高齢者）は，一部負担金の割合を記載した証（高齢受給者証）が有効期限を定めて交付される（施行規則第41条）。

4 標準報酬

保険料等の算定の基礎となる標準報酬制を健康保険法と同じ趣旨で取り入れている（法第16条等）。

5 保険給付（法第29条）

船員保険法による保険給付は，職務外の事由によるもの（図表48－2）と職務上の事由によるもの（図表48－3）に分けられる。職務外の保険給付の種類は，健康保険と同様である。

≪職務外の事由による保険給付≫

1）傷病手当金

船員保険での傷病手当金が支給される期間は，支給開始後3年間（健康保険は支給開始後1年6カ月）である。また，支給要件として健康保険では連続した3日間の待期期間が必要であるが，船員保険では待期期間は必要とされない。

2）出産手当金

船員保険での出産手当金の支給期間は，産前に制限なし産後56日（健康保険は産前42日，産後56日）である。

≪職務上の事由による保険給付≫

3）休業手当金

職務上の事由による疾病または負傷により，療養のため労働することができず，報酬を受けることができない（待期期間は必要なし）日について支給される。支給額は支給開始後の最初の3日間は標準報酬日額の全額，その後の4カ月間は標準報酬日額の4割が支給される。

図表48-1　船員保険被保険者証（本人）

（表面）

様式第一号(1)（第三十五条関係）

◀

（被保険者）

船員保険　　　　　　　　　　　　　　　　令和　　年　　月　　日交付
被保険者証　　記号　　　　　　　　　　　　　　番号　　（枝番）

氏名　　　　　　　　　　　　　　　　　　性別
生 年 月 日　　　　　　　　　　　　年　　　月　　　日
資格取得年月日　　　　　　　　　　　年　　　月　　　日

保険者番号
保険者名称
保険者所在地

（裏面）

注意事項　保険医療機関等において診療を受けようとするときには，必ずこの証をその窓口で渡してください。

住　所
備　考

　※　以下の欄に記入することにより，臓器提供に関する意思を表示することができます。記入する場合には，1から3までのいずれかの番号を○で囲んでください。

1．私は，脳死後及び心臓が停止した死後のいずれでも，移植の為に臓器を提供します。
2．私は，心臓が停止した死後に限り，移植の為に臓器を提供します。
3．私は，臓器を提供しません。
《1又は2を選んだ方で，提供したくない臓器があれば，×をつけてください。》
【心臓・肺・肝臓・腎臓・膵臓・小腸・眼球】
〔特記欄：　　　　　　　　　　　　　　　　　　　　　　　　　　　　　　　　〕
署名年月日：　　　　年　　　月　　　日
本人署名（自筆）：　　　　　　　　　　　家族署名（自筆）：

※　備考は省略。

4）障害年金

　職務上の事由による障害について支給される。労災保険による障害（補償）年金，傷病（補償）年金を受ける者が対象。

　被保険者であった間に，職務上の傷病が原因で障害が残った場合，障害認定日に別に定める障害の状態（1～7級）に該当したとき，最終標準報酬日額から労災保険給付の最高限度額を控除した額に障害の程度に応じて定める一定の日数（1級：313日～7級：131日）を乗じて得た額が支給額となる。認定日とは，傷病が治癒したときまたは，1年6カ月を経過したときとなっている（法第87・88条）。

　なお，障害年金の受給権者が死亡した場合において，すでに支給を受けた障害年金の総額が最終標準報酬月額にその基礎となった障害の程度に応じて定める一定の月数を乗じて得た額に満たないときには，障害差額一時金が遺族に支給されることになっている（法第91条）。

5）障害手当金

　労災保険の障害（補償）一時金を受ける者が対象となる。被保険者であった間に職務上で発生した傷病が治癒したとき，障害年金が受給できない程度の障害が残ったとき，最終標準報酬月額に障害の程度に応じて定められた月数（3.2～0.1月）を乗じて得た額が支給される（法第87・90条）。

図表48－2　職務外の事由による保険給付

	被保険者	被扶養者
傷病	療養の給付	家族療養費
	入院時食事療養費	
	入院時生活療養費	
	保険外併用療養費	
	療養費	
	移送費	家族移送費
	訪問看護療養費	家族訪問看護療養費
	高額療養費および高額介護合算療養費	
	傷病手当金	──
出産	出産育児一時金・出産手当金	家族出産育児一時金
死亡	葬祭料	家族葬祭料

図表48－3　職務上の事由による保険給付

障害給付	障害手当金・障害年金・障害差額一時金・障害年金差額一時金
遺族給付	遺族年金・遺族一時金・遺族年金差額一時金・行方不明手当金
休業給付	休業手当金

6）遺族年金

被保険者または被保険者であった者が職務上の事由によって死亡したときは遺族年金が支給される。労災保険の遺族（補償）年金を受ける者が対象。

遺族年金の額は，労災保険給付の最高限度額と最終標準報酬日額の差額に人数ごとに定められた日数を乗じて得た額が支給される（法第97・98条）。

7）遺族一時金

被保険者または被保険者であった者が職務上の事由で死亡したが，遺族年金の受給資格者がいないときに遺族に支給される。労災保険の遺族（補償）一時金が支給される者が対象。

支給される額は，最終標準報酬月額の2.7カ月分に相当する金額となっている（法第101条）。

6　一部負担金（法第55条）

一部負担金の額は健康保険と同様であり，以下のように定められている（法第55条）。
① 70歳以上75歳未満：2割，現役並み所得者と

その被扶養者は3割
② 70歳未満（義務教育就学後）：3割
③ 6歳に達する日以後最初の年度末まで：2割

7　療養の給付（法第53条）

船員保険の被保険者に対して行われる「療養の給付」の内容は健康保険の場合と同様であるが，独自の給付として，自宅以外の場所における療養に必要な宿泊および食事の支給がある。

また，船員保険法の独自給付として，下船後3月の療養補償*がある。雇入契約存続中に職務外の事由による傷病を負った場合，下船後3月以内

において，職務上の事由による傷病の扱いとされるものである。

船員法第89条第2項に規定する雇入契約存続中の職務外の傷病を「下船後3月以内の傷病」といい，レセプト上の記載に関連する。

全国健康保険協会は，療養補償証明書（図表48－4）に記載された傷病について職務外の傷病と

して認定したとき，または下船後３月以内の傷病と認定できなかったときは，保険医療機関に対しその認定の行われた月の翌月から職務外の傷病として７割給付の取扱いを行うよう通知するとともに，被保険者等に対してもその認定結果を通知することとなっている（施行規則第44条）。

図表48－４　船員保険療養補償証明書

様式第三号（第四十三条関係）

船員保険療養補償証明書（下船後の療養補償）

本人	被保険者証記号番号		職務の種類	
	氏名		生年月日	明・大 昭・平　年　月　日
	被保険者資格取得年月日	昭和 平成 令和　年　月　日	雇入年月日	昭和 平成 令和　年　月　日
乗組船舶	船舶名		総トン数	
傷病・事故発生の日時及び場所	日時	令和　年　月　日	午前 午後　時　分頃	
	場所			
傷病	1疾病　2負傷	部位及び症状		
船員法第八九条第二項該当	下船の場所及び年月日	下船港		
		下船年月日	令和　年　月　日	下船後三月満了年月日　令和　年　月　日
負傷原因記入欄（負傷の場合は記入してください）				

上記のとおり相違ないことを証明します。

令和　年　月　日

船舶所有者　住所又は所在地
　　　　　　氏名又は名称

船長　住所又は所在地
　又は　氏名又は名称

保険者　所在地
　　　　名称

備考　この用紙は，日本工業規格Ａ列４番とすること。

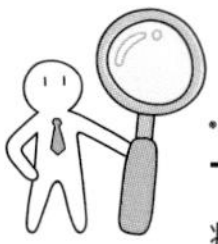

＊Key Word

下船後３月の療養補償：療養補償の対象となる病気やけがは，原則として乗船中に発生したものに限られるが，乗船前や下船から再乗船までの間（雇入契約存続中に限る）であっても船員としての職務遂行性（雇用契約に基づき船舶所有者の指揮命令下にあること）が認められるものは「乗船中」と同じ取扱いになる。ただし，①乗船前から医療機関で治療を受けている病気やけが，②自宅で発生した病気やけが，③乗船前に受けた健康診断でわかった病気の療養を下船後に受ける場合――などは対象とならない。

（療養の給付）〔船員保険法〕
第53条　被保険者又は被保険者であった者の給付対象傷病に関しては，次に掲げる療養の給付を行う。
一　診察
二　薬剤又は治療材料の支給
三　処置，手術その他の治療
四　居宅における療養上の管理及びその療養に伴う世話その他の看護
五　病院又は診療所への入院及びその療養に伴う世話その他の看護
六　自宅以外の場所における療養に必要な宿泊及び食事の支給

（療養補償）〔船員法〕
第89条　船員が職務上負傷し，又は疾病にかかったときは，船舶所有者は，その負傷又は疾病がなおるまで，その費用で療養を施し，又は療養に必要な費用を負担しなければならない。

2　船員が雇入契約存続中職務外で負傷し，又は疾病にかかったときは，船舶所有者は，3箇月の範囲において，その費用で療養を施し，又は療養に必要な費用を負担しなければならない。但し，その負傷又は疾病につき船員に故意又は重大な過失のあったときは，この限りでない。
第90条　前条の療養は，次の各号のものとする。
一　診察
二　薬剤又は治療材料の支給
三　処置，手術その他の治療
四　居宅における療養上の管理及びその療養に伴う世話その他の看護
五　病院又は診療所への入院及びその療養に伴う世話その他の看護
六　治療に必要な自宅以外の場所への収容（食料の支給を含む）
七　移送

8 療養の給付に関連するその他の事項

1) 療養を担当するうえでの規則

健康保険法の第70条第1項等に定める「保険医療機関及び保険医療養担当規則」の例による。

2) 入院時食事療養費

被保険者が自己の選定する医療機関について療養の給付と併せて受けた食事療養に要した費用について，入院食事療養費が支給される。入院食事療養費の額，標準負担額等の取扱いは，健康保険法の規定に準じている（法第61条）。

3) 入院時生活療養費

療養病床に入院する65歳以上の人は，食費と居住費に係る費用のうち標準負担額を負担し，残りは入院時生活療養費として支給される。入院時生活療養費の額，標準負担額の取扱いは，健康保険法の規定に準じている（法第62条）。

4) 療養費等の支給

やむを得ない事由で保険医療機関や船員保険病院など以外の医療機関で診療を受けたときや，療養の給付を行うことが困難であると保険者が認めたときなどの場合に行われる療養費等の支給は健康保険の場合と同様である（法第64条）。

5) 家族療養費

被扶養者が保険医療機関等で療養を受けたときは，被保険者に対し家族療養費として，健康保険法の家族療養費の扱いに準じた内容の給付が行われる（法第76条）。被扶養者が義務教育就学前の場合は8割の給付，高齢受給者（70〜74歳）に該当する者については，健康保険法に準じて8割または7割が給付される。

6) 保険外併用療養費，高額療養費，高額介護合算療養費

保険外併用療養費，高額療養費，高額介護合算療養費の取扱いについては健康保険法に定めるところと同様である（法第63・83・84条等）。

7）訪問看護療養費

被保険者または被保険者であった者が指定訪問看護事業者につき指定訪問看護を受けたときは訪問看護療養費の支給を受けることができる（法第65条）。

被扶養者についても同様に，家族訪問看護療養費の給付を受けることができる（法第78条）。

8）移送費

移送費の支給については，全国健康保険協会が必要と認めた場合において支給される（法第68条）。家族移送費についてはこの条文が準用される（法第79条）。

9）傷病手当金

被保険者が職務外の疾病，負傷の療養のため職務不能のとき，支給開始または療養の給付を受けた日から3年以内の間，傷病手当金が1日につき標準報酬日額の3分の2相当額が支給される（法第69条）。健康保険法と同様，併給停止の場合がある。

10）出産育児一時金，出産手当金

支給額，支給期間などの取扱いは健康保険法による場合と同じである（法第73条）。

被扶養者である配偶者が出産したときの，家族出産育児一時金の取扱いも健康保険法による場合と同じである（法第81条）。

出産手当金は，被保険者の出産に対して，妊娠が判明した日から出産の日後56日までの期間内で，1日につき標準報酬日額の3分の2が支給される（法第74条）。

出産手当金と傷病手当金が競合したときは，出産手当金が優先する（法第75条）。

11）葬祭料・家族葬祭料（法第72・80条）

（1）葬祭料の支給要件
・被保険者が職務外の事由により死亡したとき
・被保険者であった者が資格喪失後3カ月以内に職務外の事由により死亡したとき

（2）葬祭料の支給額
5万円（政令で定める額。受けるべき者がいない場合は，政令で定める額の範囲内で葬祭に要した金額）

（3）家族葬祭料
5万円（政令で定める額）が支給される。

12）行方不明手当金

船員保険法の独自給付である。被保険者が，船舶の沈没または船からの転落などの職務上の事由で行方不明になった場合，その被扶養者に3カ月の範囲内で支給される（行方不明期間が1カ月以内の場合は支給されない）。

行方不明手当金の額は，1日につき被保険者が行方不明となった当時の標準報酬日額相当額。ただし賃金が支払われた場合はその限度において手当金は支給されない（法第93〜96条）。

13）保険給付の制限

① 被保険者または被保険者であった者が故意に事故を生じさせたときは，療養の給付または保険外併用療養費，傷病手当金等の給付を行わない。

② 被保険者または被保険者であった者が自己の故意の犯罪行為により，もしくは重大な過失により，また，故意の闘争，著しき不行跡，正当の理由なくして療養の指揮に従わず事故を生ぜしめたときなどについては，療養の給付若しくは保険外併用療養費の全部または一部の支給を行わない（法第103条）。

③ 正当な理由がなく故意に療養に関する指揮に従わない者に対しては10日間の期間を定めその期間その者に対し支給すべき傷病手当金の一部を支給しないことができると定めている（法第107条）。

国家公務員共済組合法

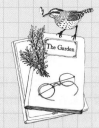

昭和33年5月1日法律第128号（直近改正：令和5年6月9日法律第48号）

国家公務員の病気，負傷，出産，休業，災害，退職，障害，死亡またはその**被扶養者の病気，負傷，出産，死亡もしくは災害**に関して適切な給付を行うために，相互救済を目的とする**共済組合**の制度を設け，そこで行う給付および福祉事業に関して必要な事項を定めて国家公務員とその遺族の生活の安定と福祉の向上に寄与し，公務の能率的運営に資することを目的とした法律です。

一般被用者の，健康保険，厚生年金を合わせたような内容をもつものであり，特徴として**災害給付**があることが挙げられます。

共済組合法には，国家公務員，地方公務員，私立学校教職員，農林漁業団体などの共済組合法がある。療養の給付等を内容とする短期給付の項は，各共済組合法ともほぼ同様であるので，この項では，国家公務員共済組合法のみを取り上げることにする。

第1条に定める給付には，大きく分けて，**短期給付**と**長期給付**がある。短期給付は，**保健給付，休業給付，災害給付**であり，長期給付は，**退職給付，障害給付，遺族給付**に分けられている。

1 短期給付

共済組合の組合員は，共済組合法による短期給付制度を代行制度とすることで健康保険法による給付を行わないという特例措置がある。ただし，**短期給付制度は健康保険法の代行制度**であるため，健康保険法の給付の種類および程度以上の給付でなければならないとされている。そのため，短期給付制度では，健康保険法にはない休業手当金，弔慰金，家族弔慰金，災害見舞金の給付や雇用保険法で行われている育児休業給付に相当する育児休業手当金および介護休業手当金の給付が行われている。

短期給付の種類は，法第50条で次のように定められている。このほか，別に定めるところによって，附加給付を行うことができるよう定めている（法第51条）。

（短期給付の種類等）
第50条 この法律による短期給付は，次のとおりとする。
一　療養の給付，入院時食事療養費，入院時生活療養費，保険外併用療養費，療養費，訪問看護療養費及び移送費
二　家族療養費，家族訪問看護療養費及び家族移送費
二の二　高額療養費及び高額介護合算療養費
三　出産費
四　家族出産費
五　削除
六　埋葬料
七　家族埋葬料
八　傷病手当金
九　出産手当金
十　休業手当金
十の二　育児休業手当金
十の三　介護休業手当金
十一　弔慰金
十二　家族弔慰金
十三　災害見舞金

1）保健給付

公務によらない疾病，負傷について行われる給付のうち，療養の給付，入院時食事療養費，入院時生活療養費，償還払いによる療養費，保険外併用療養費，訪問看護療養費，家族療養費，本人および家族の高額療養費，高額介護合算療養費などは，健康保険法に定めている同種の給付と同様の内容である。

健康保険における出産育児一時金は，共済組合法では，出産費・家族出産費として定められている。

出産費・家族出産費の支給額，埋葬料・埋葬

費・家族埋葬料の取扱いは健康保険法と同様である。

2）休業給付

休業給付には，**傷病手当金・出産手当金・休業手当金**があるが，傷病手当金・出産手当金については健康保険法と同様な内容である。

休業手当金は，健康保険法にはない給付である。休業手当金は，組合員自身の傷病以外の法定の事由で欠勤した場合，俸給日額の100分の50が支給される制度である。

さらに，少子高齢化に対応した就業支援対策の充実を図るため，法第68条の2に育児休業手当金の給付，法第68条の3に介護休業手当金の給付について

の規定がある。

・組合員が育児休業等により勤務に服さなかった期間で，その子が1歳に達した日以降についても，休業が必要とされる事情がある場合は，1歳6カ月に達するまでの間は育児休業手当金を支給する。

・育児休業手当金および介護休業手当金の給付について，雇用保険法による育児休業給付および介護休業給付に準じた水準とする。

（休業手当金）
第68条　組合員が次の各号の一に掲げる事由により欠勤した場合には，休業手当金として，その期間（第二号から第四号までの各号については，当該各号に掲げる期間内においてその欠勤した期間）1日につき標準報酬の日額の100分の50に相当する金額を支給する。ただし，傷病手当金又は出産手当金を支給する場合には，その期間内は，この限りでない。
一　被扶養者の病気又は負傷
二　組合員の配偶者の出産　14日
三　組合員の公務によらない不慮の災害又はその被扶養者に係る不慮の災害　5日
四　組合員の婚姻，配偶者の死亡又は二親等内の血族若しくは一親等の姻族で主として組合員の収入により生計を維持するもの若しくはその他の被扶養者の婚姻若しくは葬祭　7日
五　前各号に掲げるもののほか，運営規則で定める事由
　　運営規則で定める期間

3）災害給付

組合員またはその被扶養者が水震火災その他の非常災害により死亡したとき，また，非常災害により住居または家財に損害を受けたときは，弔慰金・家族弔慰金・災害見舞金が支給されると定めている。

（弔慰金及び家族弔慰金）
第70条　組合員又はその被扶養者が水震火災その他非常災害により死亡したときは，組合員については標準報酬の月額に相当する金額の弔慰金をその遺族に，被扶養者については当該金額の100分の70に相当する金額の家族弔慰金を組合員に支給する。

（災害見舞金）
第71条　組合員が前条に規定する非常災害によりその住居又は家財に損害を受けたときは，災害見舞金として，別表第一に掲げる損害の程度に応じ，同表に定める月数を標準報酬の月額に乗じて得た金額を支給する。

注　別表第一には，住居，家財の全消失または滅失から3分の1以上の消失または滅失の状態に応じ，支給月数を0.5月から3月と定めている。

4）組合員証

これらの給付を受けるには当然のこととして組合員として資格が必要であるが，健康保険法による被保険者証に相当するものとして，組合員証が交付される（施行規則第89条）。医療機関等で療養の給付を受ける場合は，この組合員証を提出することになるわけで，この組合員証にかかる取扱いは，健康保険の被保険者証と同様である。

5）療養の機関および費用の負担

組合員が療養の給付を受けられるのは，次に掲げる医療機関または薬局と定められている。
①　組合または国家公務員共済組合連合会が経営する医療機関または薬局
②　組合員のための療養を行うことを目的とする医療機関または薬局で，組合員の療養について組合が契約しているもの
③　保険医療機関または保険薬局

費用の負担については，②および③の場合，健康保険法第76条第2項の規定の例によって算定し

た一部負担金を支払うこととなる。

①については，別に定められたところにより取り扱われる（法第55条第2・3項）。

また，保険医療機関が善良な管理者の注意と同一の注意をもってその一部負担金を受領すべく努めたにもかかわらず，組合員がその一部負担金の全部または一部を支払わないときは，組合が保険医療機関の請求により，支払わなかった組合員から徴収することができると定めている（法第55条第4項）。

保険医療機関としては，このようなケースで未収となった場合，十分な手段を講じたのち組合に請求する道があるということである。

6）保険医療機関の責務

保険医療機関および保険医は，組合員の療養を担当するにあたって，健康保険法およびこれに基づく命令の規定（療養担当規則等）の例によって診療等にあたらなければならないことになっている。

7）資格喪失後の給付

日雇特例被保険者の場合を除き，原則廃止された。

8）不正受給等

偽りその他不正の行為によって組合から給付を受けた場合，その給付された費用の全部または一部が徴収される。

また，保険医療機関または保険薬局が偽りその他不正行為によって，組合員または被扶養者の療養に関する費用の支払いを受けたときは，支払われた額を返還させられるほか，この返還額に100分の40を乗じて得た額を納付させることができると定めている（法第46条）。

第三者行為によって生じた事由による給付に対する取扱いは，健康保険法の場合と同様に損害賠償の請求が行われる（法第47条）。

2　長期給付

長期給付は，**国家公務員の年金制度**である。国家公務員法第107条において「職員が，相当年限忠実に勤務して退職した場合，公務に基づく負傷若しくは疾病に基づき退職した場合又は公務に基づき死亡した場合におけるその者又はその遺族に支給する年金に関する制度が，樹立し実施せられなければならない」とされている。①～③のほか，脱退一時金がある。

①　**退職共済年金**：組合員が退職したときに支給される退職給付
②　**障害共済年金・障害一時金**：組合員が病気や負傷で障害になったときに支給される障害給付
③　**遺族共済年金**：組合員または組合員であった者が死亡したときに支給される遺族給付

3　福祉事業　（法第98条）

組合員およびその被扶養者の健康教育，相談，審査その他の健康増進のために必要な事業を行うことにより短期給付の予防給付的な措置をとるほか，組合員の臨時の支出に対する貸付，生活物資の供給等の事業を行うことにより職員およびその家族の生活安定に資するよう配慮している。

1）福祉事業の内容と経理単位

①　組合員およびその被扶養者の健康教育，健康相談，健康診査等の健康保持増進のための必要な事業：保健経理，医療経理（医療施設の経営）
②　組合員の保養もしくは宿泊または教養のための施設の経営：保健経理（保養，教養に資する施設の経営），宿泊経理（宿泊施設の経営）
③　組合員の利用に供する財産の取得，管理または貸付：住宅経理（住宅の取得，管理，貸付）
④　組合員の貯金の受入れまたは運用：貯金経理
⑤　組合員の臨時の支出に対する貸付：貸付経理
⑥　組合員の需要する生活必需物資の供給：物資経理
⑦　組合員のその他の福祉増進に関する事業：指定経理

4 国家公務員共済組合 （法第3条）

国家公務員共済組合は，民間の健康保険に相当する短期給付や厚生年金保険に相当する長期給付の保険給付のほか福祉事業を行っており，原則，省庁ごとに，その所属する職員やその所管する特定独立行政法人の職員をもって設立される。また，例外的に，勤務の特殊性などを考慮して同一省庁内で一定の職員をもって組織する複数の共済組合を設けることができるとされている。

5 国家公務員共済組合連合会 （法第21条）

共済組合の行う事業のうち，業務運営上共同して行うことが適当と認められる長期給付の決定や支払い，積立金の運用業務および単独の共済組合では運営が困難あるいは非効率である宿泊施設・医療施設の経営——などの福祉事業を実施するために，国家公務員共済組合連合会が設けられている。

6 国家公務員共済組合審査会 （法第104条）

組合員の資格もしくは給付に関する決定，掛け金の徴収，組合員の期間の確認，障害基礎年金の障害の程度の審査に関し不服がある場合は，文書または口頭で国家公務員共済組合審査会に行政不服審判法による審査請求をすることができる。

7 自衛官に対する業務外の診療

防衛省の職員の給与等に関する法律（昭和27年7月31日・法律第266号）の第22条の規定により取り扱われる。

自衛官，訓練招集中の予備自衛官，防衛大学校の学生などに対しては「**自衛官診療証**」が交付され，この証を保険医療機関に提出することによって診療を受けることができる。

この規定による療養の給付は，高額療養費の支給の対象となる疾病，負傷は公務または通勤によらない場合であって，支給内容は，国家公務員共済組合法中組合員に対する療養の給付，療養費もしくは高額療養費の支給に関する規定の例によることになっている（同法第22条）。

また，療養の給付を担当する者が請求できる診療報酬の額の審査および支払いに関する事務は，社会保険診療報酬支払基金に委託することができると定めている（同法第22条第3項）。

自衛官の被扶養者等家族に関する医療の給付は，国家公務員共済組合法によって行われる。

8 短期給付の適用拡大

従来，健康保険（協会けんぽ）が適用されている国等の短時間勤務職員（再任用短時間勤務職員，期間業務職員，その他の非常勤職員等）に対して，2022（令和4）年10月より国家公務員共済組合制度の短期給付が適用されている。

(1) 期間業務職員

任用期間が2カ月超である場合，短期給付を適用。1日7時間45分以上勤務した日が18日以上ある月が引き続いて12月を超えた場合は長期給付を適用。

(2) 再任用短時間勤務職員

「勤務時間が週20時間以上」かつ「任用期間が2月超」かつ「報酬月額88,000円以上」かつ「非学生」である場合は短期給付を適用。

(3) 非常勤職員

「勤務時間が週20時間以上」かつ「任用期間が2月超」かつ「報酬月額88,000円以上」かつ「非学生」である場合は短期給付を適用。

(4) 臨時的職員

任用期間が2月超の場合，短期給付を適用。

(5) 任期付職員

任用期間が2カ月超の場合，短期給付，長期給付を適用。

医療保険

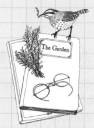

50

国民健康保険法

昭和33年12月27日法律第192号（直近改正：令和5年6月9日法律第48号）

国民健康保険事業の健全な運営を確保して，社会保障，そして国民保健の向上に寄与することを目的とした法律です。

国民健康保険は，事業所等に勤務する被用者・公務員などの**勤労者以外の地域住民を対象として，疾病，負傷，出産，死亡に関して必要な保険給付を行う**ものです。保険給付の内容は，一部を除き，健康保険法と同様です。

これまでの主な改正

● 平成22（2010）年5月19日法律第35号〔平成22（2010）年7月1日施行〕
① 短期被保険者証の対象拡大：親の国保の保険料滞納で無保険となっている世帯に交付する短期被保険者証（有効期限は6カ月）の対象を「中学生以下」から「高校生世代以下」に拡大した。
② 市町村国保に対する財政支援措置の延長：

市町村国保に対する財政支援措置（低所得者を抱える市町村，高額な医療費に対する国・都道府県の補助等）を4年間延長。
● 平成27（2015）年5月29日法律第31号
財政運営の責任主体の変更：平成30（2018）年度から，都道府県が財政運営の責任主体となり，安定的な財政運営や効率的な事業の確保等の国保運営に中心的な役割を担うとした。

国民健康保険は，事業所等に勤務する被用者（サラリーマン）・公務員などの勤労者以外の地域住民を対象とした医療保険制度である。健

康保険法が職域保険と呼ばれているのに対し，国民健康保険は地域保険と呼ばれ，わが国の医療保険制度「**国民皆保険制度**」の二大支柱となっている。

1 保険者（法第3条）

国民健康保険制度は，国民皆保険の基盤であるが，①加入者の年齢構成が高く医療費が増え続けている，②所得水準が低く保険料の負担が重い，③小規模な市町村では財政運営が不安定である

——といった構造的な課題があることから，平成30（2018）年4月より，これまでの市町村に加えて都道府県も国民健康保険の保険者となり，それぞれ役割を担うこととなった（図表50-1）。

（保険者）
第3条 都道府県は，当該都道府県内の市町村（特別区を含む。以下同じ。）とともに，この法律の定めるとこ

ろにより，国民健康保険を行うものとする。
2 国民健康保険組合は，この法律の定めるところにより，国民健康保険を行うことができる。

2 被保険者（法第5・6条）

都道府県の区域内に住所を有する者は，当該都道府県・市町村の行う国民健康保険の被保険者となる。ただし，次のいずれかに該当する者は，国民健康保険の被保険者とならない。
① 健康保険の被保険者とその被扶養者（日雇特例被保険者とその被扶養者を除く）
② 船員保険の被保険者とその被扶養者
③ 国家公務員共済組合または地方公務員共済組合の組合員とその被扶養者

④ 私立学校教職員共済制度の加入者とその被扶養者
⑤ 健康保険法の日雇特例被保険者手帳の交付を受け，その手帳に健康保険印紙を貼付する余白がなくなるまでの間の者その被扶養者
⑥ 高齢者医療確保法の規定による被保険者
⑦ 生活保護法による保護を受けている世帯の人
⑧ 国民健康保険組合の被保険者
⑨ その他特別の事由がある者で厚生労働省令で

定める者

なお，国民健康保険には被扶養者の扱いはない。世帯主に扶養されている配偶者や子どもであっても被保険者として扱う。

3 資格の得喪

1）届出

都道府県・市町村が行う国民健康保険の場合，その都道府県の区域内に住所を有することになった日に資格を取得することになるが，世帯主が国民健康保険被保険者資格取得届を市町村に提出し，被保険者証の交付を受ける。

資格喪失は，被保険者がその都道府県に住所がなくなった日，または被用者保険の被保険者になった日の翌日からその資格を失うことになる。

ただし，生活保護法の適用を受けるようになったときは，その日から資格を失う（法第8条第2項）。

資格の得喪の届出は，その日から14日以内に，世帯主は被保険者証をそえて，「**国民健康保険被保険者資格喪失届**」を市町村に提出することになっている（法第9条，施行規則第2・3，11～13条）。

2）被保険者証の検認または更新

市町村は，毎年一定の期日を定めて，被保険者証の検認または更新をすることができる。この検認または更新を受けない被保険者証は無効とされる（施行規則第7条の2）。

医療保険

図表50－1　都道府県および市町村の主な役割

	都道府県	市町村
1．財政運営	・財政運営の責任主体	・国保事業費納付金を都道府県に納付
2．資格管理	・国保運営方針に基づき，事務の効率化，標準化，広域化を推進	・資格を管理（被保険者証，限度額適用認定証等の発行）
3．保険料の決定	・市町村ごとの標準保険料率を算定，公表	・標準保険料率等を参考に保険料率を決定 ・保険料の通知，収納
4．保険給付	・給付に必要な費用を，全額，市町村に対して支出	・保険給付の決定，支給（療養費，高額療養費等）
5．保健事業	・市町村に対し，必要な助言，支援	・被保険者の特性に応じた保健事業を実施（データヘルス事業等）

図表50－2　国民健康保険の仕組み

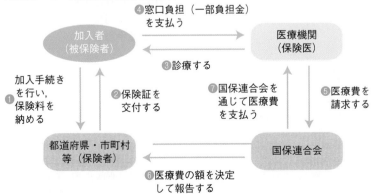

4 国民健康保険組合（法第17条）

　国民健康保険組合は，同種の事業または業務に従事する人で，組合が定める区域内に居住する人を組合員として組織される。したがってその組合員および組合員の世帯に属する人はその国民健康保険組合の被保険者となる。

　国民健康保険組合は，15人以上の発起人が規約を作成し，同種の事業または業務に従事する300人以上の人で組織される法人で，都道府県知事の認可を得て設立が認められる。その業種には，医師，歯科医師，薬剤師，食品販売業，土木建築業，理容美容業，浴場業，弁護士などがある。

　組合員の資格の得喪は都道府県・市町村国保の例に準じて行われる。

5 保険料

　なお，保険料を滞納したときは，滞納期間に応じて処分を行うことを規定している（法第9条）。

(1) 滞納時の処分

① 滞納期間が1年の場合は，被保険者証を返還し，被保険者資格証明書を交付。
② 滞納期間が1年6カ月の場合は，保険給付の支払を差し止め。
③ 滞納期間が1年6カ月超の場合は，一時差し止めに係る保険給付額から滞納保険料を控除。

(2) 特別療養費

　被保険者資格証明書を交付されている被保険者が療養を受けたときは，療養に要した費用について特別療養費を支給する。被保険者は療養に要した費用を全額支払ったのち特別療養費として現金給付を受ける。

(3) 被保険者証の有効期間

　保険料を滞納している世帯主及びその属する被保険者の被保険者証については，通常より短い特別の有効期間を定めることができる。

6 保険給付

1) 保険給付の種類

　国民健康保険の給付には，法定必須給付，法定任意給付，任意給付がある。

(1) 法定必須給付

　保険者が必ず行わなければならない給付のことをいう。なお，⑦の特別療養費を除き，健康保険法で定めているものと同様である（p.189）。

① 療養の給付
② 入院時食事療養費
③ 入院時生活療養費
④ 保険外併用療養費
⑤ 療養費
⑥ 訪問看護療養費
⑦ 特別療養費
⑧ 移送費
⑨ 高額療養費および高額介護合算療養費

(2) 法定任意給付

　保険者に特別の理由があるときは，その全部または一部を行わないことができる給付のことをいう。

① 出産育児一時金の支給
② 葬祭費の支給
③ 埋葬費の支給

(3) 任意給付

　任意に行うことができる給付のことをいう。

① 傷病手当金
② 出産手当金

＊Key Word

短期被保険者証：特別な事情がないにもかかわらず，国民健康保険料（税）を滞納した場合に，通常の被保険者証（有効期限1年間）から切り替えられる短期の被保険者証。有効期限は数カ月単位で（3カ月証，6カ月証等），被保険者の滞納状況に応じて交付される。保険給付は受けられるが，期限が切れる前に更新の手続きを取る必要がある。

　保険料を1年以上滞納すると，自治体の判断で被保険者資格証明書に変更される。負担割合は通常と同じであるが，医療費をいったん全額支払う必要がある。

　なお，保険料の完納など保険者が定めた要件を満たせば，通常の被保険者証に戻すことができる。

2）療養の給付等（法第36条）

療養の給付等の内容は健康保険法で定めているものと同様である。ただし，**被保険者資格証明書**の交付を受けている者は，療養の給付ではなく，**特別療養費**が支給される。

（1）一部負担金

保険診療に関して患者が負担する医療費を「一部負担金」として窓口で支払う。一部負担金の額は，以下のように定められている。

① 6歳に達する日以降の最初の3月31日の翌日以降であって70歳に達する日の属する月以前：**3割**

② 6歳に達する日以降の最初の3月31日以前：**2割**

③ 70歳に達する日の属する月の翌月以降：**2割**

④ 70歳に達する日の属する月の翌月以降（現役並み所得者）：**3割**

④の現役並み所得者とは，療養の給付を受ける世帯の被保険者の所得額が145万円以上の場合であるが，70歳以上の被保険者収入合計額が520万円未満，単身は383万円未満の場合は申請により2割負担となる。

（2）保険者徴収（法第42条第2項）

未収金額が60万円以上の場合，保険者徴収の対象とすることを規定した局長通知が発出されている。なお，前提条件として，以下の条件を医療機関が回収努力として行い記録を残しておく必要が

ある。

① 月1回以上の支払督促

② 内容証明郵便による督促状の送付（療養終了から3カ月以内および6カ月以降）

③ 最低1回の自宅訪問による督促（療養終了から6カ月以降）

（3）一部負担金の減免猶予

被保険者に特別の理由があって，一部負担金の支払いが困難な場合，被保険者が保険者に申請することによって，保険者は，次のいずれかの措置をとることができることになっている（法第44条）。

① 一部負担金を減額する。

② 一部負担金の支払いを免除する。

③ 一部負担金の徴収を猶予する。

③は，特別の理由がある被保険者の保険医療機関に支払う一部負担金について直接に徴収することとし，その徴収を猶予するものである。

（4）保険医療機関の責務

保険医療機関，保険薬局または保険医，保険薬剤師が，国民健康保険の療養の給付を担当し，または国民健康保険の診療，調剤を担当する場合は，健康保険法第70条第1項，72条第1項の規定による厚生労働省令の定める例（保険医療機関及び保険医療養担当規則）によって担当する責務を負う（法第40条）。

3）入院時食事療養費

被保険者が，自己の選定する医療機関について，療養の給付と併せて受けた食事療養に要した費用について，入院時食事療養費が支給される。

入院時食事療養費の額，標準負担額等の取扱いは，健康保険法の規定に準じている（法第52条）。

4）入院時生活療養費

療養病床に入院する65歳以上の人は，食費と居住費に係る費用のうち標準負担額を負担し，残りは入院時生活療養費として支給される。入院時生

活療養費の額，標準負担額の取扱いは，健康保険法の規定に準じている（法第52条の2）。

5）療養費の支給

緊急その他やむを得ない理由で，保険医療機関以外で診療を受けたとき，正当な事由があって被保険者証によらない療養の給付を受けた場合には，健康保険で扱われると同様に償還払いとして取り扱われる（法第54条）。国民健康保険による

診療の申し出をしていない他府県の被保険者の場合は，その取扱いができないので，このような場合もあとで療養費の支給を受けることになる。

保険外併用療養費に関しては，健康保険法に定める内容と同様であるので省略する（法第53条）。

6）訪問看護療養費

被保険者が指定訪問看護を受けたときに，指定訪問看護に要した費用について支給されるのが訪

問看護療養費である。この訪問看護療養費は，保険者が必要と認める場合に限り支給される。ただ

図表50－3　国民健康保険被保険者資格証明書

（裏面）

注意事項
1　この証で診療を受けるときには，診療費用の全額を支払ってください。
2　保険医療機関等について診療を受けようとするときは，必ずこの証をその窓口で渡してください。

備　考

※　以下の欄に記入することにより，臓器提供に関する意思を表示することができます。記入する場合は，1から3までのいずれかの番号を○で囲んでください。
1．私は，脳死後及び心臓が停止した死後のいずれでも，移植の為に臓器を提供します。
2．私は，心臓が停止した死後に限り，移植の為に臓器を提供します。
3．私は，臓器を提供しません。
＜1又は2を選んだ方で，提供したくない臓器があれば，×をつけてください。＞
〔特記欄：　　　　　　　　　　【心臓・肺・肝臓・腎臓・膵臓・小腸・眼球】　　　　〕
署名年月日：　　　年　　月　　日
本人署名（自筆）：　　　　　　家族署名（自筆）：

（表面）

様式第一の三（第六条関係）

国民健康保険被保険者資格証明書

交付年月日　年　月　日交付
有効期限　年　月　日まで

記　号　資－　　　　　　番号　　　　　（枝番）

（世帯主組合員）
住　所
氏　名　　　　　　男・女

（被扶養者被保険者）
氏　名　　　　　　男・女

生年月日　昭・平・令　　　年　　月　　日

保険者　保険者番号並びに保険者の名称及び印

備考は省略

し，被保険者資格証明書の交付を受けている間は

支給されない（法第54条の2）。

7）移送費

被保険者が療養の給付を受けるため病院又は診療所に移送されたとき，保険者が必要であると認める場合に限り移送費が支給される（法第54条の4）。

8）特別療養費（法第54条の3）

災害などの特別な事情がないにもかかわらず保険料を滞納している場合，世帯主（組合員）は市町村（組合）に保険証を返還しなければならない。その場合，保険証の代わりに「被保険者資格証明書」が交付される。医療機関等を受診する場合，療養の給付（現物給付）は受けられないが，療養に要した費用を全額支払えば一部負担金を除いた額については後から償還払いされる。

9）高額療養費（法第57条の2）

支給条件，支払い方法については健康保険と同様である。ただし，①上位所得者についての定義が前年の基礎控除後の所得が600万円を超える世帯の者となる，②特別療養費による一部負担金の支払いが高額療養費の対象になる——という2点については健康保険と異なる。

平成30（2018）年4月からは都道府県単位で資格が管理されることから，同じ都道府県内で他市町村への住所異動があった場合でも，世帯の継続性が保たれているときは，過去12カ月以内の高額療養費の多数回該当の回数が通算して計算されるため，4回目からは該当する被保険者の自己負担限度額が軽減される。

10）高額介護合算療養費（法第57条の3）

健康保険と同様である。介護保険の利用者負担額と国民健康保険の一部負担金の合計額が高額であるときに支給する。

11）診療報酬（法第45条）

診療報酬審査支払業務は，国民健康保険団体連合会または社会保険診療報酬支払基金に委託できる。国民健康保険の審査請求機関として，都道府県に国民健康保険審査会が設けられている。

7　給付の制限等

健康保険とほぼ同様であるが，保険給付を受けることができる世帯主（組合員）が保険料を滞納し，かつ，保険料の納期限より1年6カ月を経過しても納付されない場合は，保険給付の全額または一部の支払いが差し止められる（法第63条の2）。さらに被保険者資格証明書の交付を受けている世帯主（組合員）がなお保険料を滞納し続ける場合は，一時差し止めになっている保険給付の額から滞納している保険料分を控除できる。

（保険給付の制限）
第60条　被保険者が，自己の故意の犯罪行為により，又は故意に疾病にかかり，又は負傷したときは，当該疾病又は負傷に係る療養の給付等は，行わない。
第61条　被保険者が闘争，泥酔又は著しい不行跡によって疾病にかかり，又は負傷したときは，当該疾病又は負傷に係る療養の給付等は，その全部又は一部を行わないことができる。
第62条　市町村及び組合は，被保険者又は被保険者であった者が，正当な理由なしに療養に関する指示に従わないときは，療養の給付等の一部を行わないことができる。

第63条の2　市町村及び組合は，保険給付（第43条第3項又は第56条第2項の規定による差額の支給を含む。以下同じ。）を受けることができる世帯主又は組合員が保険料を滞納しており，かつ，当該保険料の納期限から厚生労働省令で定める期間が経過するまでの間に当該保険料を納付しない場合においては，当該保険料の滞納につき災害その他の政令で定める特別の事情があると認められる場合を除き，厚生労働省令で定めるところにより，保険給付の全部又は一部の支払を一時差し止めるものとする。
（第2項以下省略）

国民健康保険の場合，被保険者が業務上の傷病であっても，労災保険の適用事業（適用労働者）でない場合は，国保の給付は受けられるが，労災保険適用事業（適用労働者）である場合は，国保の給付は受けられない（法第56条関係）。

8　国民健康保険団体連合会（法第83条）

国民健康保険の保険者である市町村，国民健康保険組合が共同で事務を行うために設立された団体である。診療報酬の審査支払業務，保健事業，市町村の事務の共同処理などを行う。

(1)　診療報酬の審査支払業務

国民健康保険，後期高齢者，介護給付費，公費負担医療の費用の審査支払，障害者自立支援給付，出産育児一時金の支払等を市町村および広域連合からの委託により行う。

(2)　保険者事務の共同処理共同事業

資格確認，高額療養費の支給額計算，医療費通知，後発医薬品利用差額通知，特定健診・特定保健指導に係る費用の支払い・データ管理等，保険者が行う事務作業の共同処理。

(3)　市町村の事務の共同処理

後期高齢者，介護保険，障害者自立支援等の市町村が行う事務作業の共同処理。

9　不服申立て，時効について

(1)　不服申立て

保険者が行った保険給付に関する処分又は保険料その他徴収金に関する処分に不服があるときは，各都道府県に置かれている国民健康保険審査会に審査請求することができる。

審査請求の対象となる処分は以下である。
① 保険給付に関する処分（海外療養費，高額療養費，移送費等の不支給）
② 保険者証の交付又は返還に関する処分
③ 保険料その他国民健康保険法の規定による徴収金に関する処分

(2)　時効

① 保険給付を受ける権利
② 保険料その他徴収金を徴収する権利
③ 保険料その他徴収金の還付を受ける権利
　これらの時効は2年である。

医療保険

51

退職者医療制度

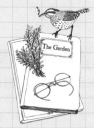

昭和59年10月１日実施（令和６年３月末をもって廃止）

退職者医療制度は，会社などを退職した**老齢（退職）年金受給者が65歳になるまでの間に加入する制度**です。

サラリーマンなどが退職により国民健康保険に加入することにより，医療費の増嵩が見込まれる反面，所得水準は低下することなどから，他の保険制度よりも保険者（都道府県・市区町村）にかかる負担は大きくなります。このような制度間や，給付，負担の公平化を図るために

昭和59（1984）年10月１日より実施されました。

平成20（2008）年４月，**後期高齢者医療制度の創設に伴い廃止**され，経過措置として平成26（2014）年度における65歳未満の退職被保険者等が65歳になるまで存続するとされていましたが，事務コストの削減等を図るため，**令和６（2024）年３月末をもって廃止**となりました。

健　康保険の被保険者であるサラリーマンなどの被用者が停年退職してその資格を失うと，その多くは**国民健康保険**の被保険者となり，７割の医療給付を受けることになる。このような制度では今後急速に老齢化が進むこともあって，医療費の増嵩が見込まれる反面，所得の水準はむしろ低下することから保険料の面では期待できないなど，国民健康保険の保険者である都道府県・市区町村にとっての負担が重くなり，不合理な負担のしわよせともなることから国民健康保険の運営もむずかしくなる。そこで，医療にかかわるそれぞれの制度間や，給付，負担の公平化をはかるため，退職者医療制度が，昭和59（1984）年10月１日から実施された。

このような被用者ＯＢとその家族の医療を確保するための費用は，被用者保険の保険者からの拠出金と，退職被保険者等の負担する保険料（税）によって賄われることになっている。

また，給付の実施主体は，退職者とその被扶養者は国保の被保険者であることから，他の国保の

被保険者と同様，国保の保険者である都道府県・市区町村としている。

この退職者医療制度に対しては，国庫補助の仕組みはとっていない。

平成20（2008）年４月の**後期高齢者医療制度の創設**に伴い，**退職者医療制度は廃止**されたが，経過措置として，**平成26（2014）年度〔平成27（2015）年３月までの間〕における65歳未満の退職被保険者等が65歳に達するまで存続**する。

平成27（2015）年３月までは65歳未満に限り退職者医療制度の新規加入を受け付けるが，平成27年４月以降については新規の受付けは行わない。平成27年３月から継続して加入している者は65歳の誕生日の前日まで退職者医療の対象となるが，誕生日以降は基本的に国保へ移行する。

そして，**令和６（2024）年３月末をもって廃止**された。

52

高齢者医療確保法
（高齢者の医療の確保に関する法律）

昭和57年 8 月17日法律第80号
（題名改正：平成18年 6 月21日法律第83号，直近改正：令和 5 年 6 月 9 日法律第48号）

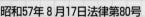

　高齢期における適切な医療の確保と医療費の適正化推進のための計画作成，保険者による健康診査等の実施に関する措置を講じるとともに，前期高齢者にかかわる保険者間の費用負担の調整，後期高齢者に対する適切な医療の給付等に必要な制度を設けることで，国民保健の向上と高齢者福祉の増進を図ることを目的とした法律です。

　平成18（2006）年，後期高齢者医療制度の創設とともに老人保健法から現名称に変更し，**①医療費適正化の総合的な推進，②新たな高齢者医療制度の創設**などの改正が行われました。

これまでの主な改正

●平成18（2006）年 6 月21日法律第83号〔平成20（2008）年 4 月 1 日〕
① 「老人保健法」から「高齢者の医療の確保に関する法律」への名称変更
② 後期高齢者医療制度の創設
③ 特定健診・特定保健指導制度の創設

　高齢期の国民の適切な医療を確保するため，**後期高齢者**に対する適切な医療の給付等を行うための必要な制度を設け，国民保健の向上と高齢者の福祉の増進を図ることを目的として制定された法律（法第 1 条）。

　65歳以上の**前期高齢者**に係る保険者間の費用負担の調整を行いながら，原則75歳以上の後期高齢者の国民医療費を適正化するための計画を作成し，地域の保険者が健康診査等を実施する措置を講ずるとともに，高齢者の医療給付等を行う。

　その基本的理念として，国民は，自ら加齢に伴って生ずる身体的な変化や異状を自覚して健康の増進に努めること，および高齢者の医療に要する費用を公平に負担するものとされている。あわせて健康保持のために，年齢，心身の状況等に応じ職域もしくは地域，家庭において高齢期における健康保持を図るための適切な保健サービスを受ける機会があるとされている（法第 2 条）。

　本法は，全 8 章および附則から成っている。

　第 1 章には，この法律の目的や基本理念，国や地方公共団体等の責務について規定され，第 2 章では，国や都道府県における**医療費適正化計画**，計画の進捗状況や実績に関する評価と被保険者に対する**特定健康診査（特定健診）**と特定保健指導が規定されている。また，第 4 章では，後期高齢者医療制度について，被保険者の医療や療養，入院時食事療養費等の給付の範囲，高額療養費や療養の給付の制限などとともに，**後期高齢者医療広域連合**における保健事業等について定めている。

　平成21（2009）年11月から，同制度に代わる新たな制度を検討するため，厚生労働省内に設置された「高齢者医療制度改革会議」で議論が行われてきた。同会議は平成22（2010）年12月に最終とりまとめを行い，新たな制度の骨格を示した。平成24（2012）年 8 月に社会保障制度改革推進法が施行され，今後の高齢者医療制度については，状況等を踏まえ必要に応じて社会保障制度改革国民会議において検討し結論を得るとされた。

1　総　則

　高齢者医療確保法に規定する後期高齢者医療制度は，老人保健法による制度とは異なり，75歳以上の国民が原則加入する独立した保険制度となる。これまでの老人保健法上の制度と給付範囲は大きく異ならないが，保険者および被保険者の範囲が変更された。保険者については，これまでの国保組合や被用者保険・市町村に代わり，都道府県単位の**後期高齢者医療広域連合**という組織が創設された。

　従来，被保険者は保険料を各医療保険に支払っており老人保健制度における負担はなかったが，患者負担を除く総医療費の 1 割を保険料として加入者全体でまかなうことになった。すなわち，75歳以上の国民は，国保や被用者保険から脱退し，

医療保険

高齢者医療

新たな後期高齢者医療制度に加入することにな

り，その保険料支払い義務が課せられた。

2 医療費適正化の推進

1）医療費適正化計画

国と都道府県が保険者・医療関係者等の協力を得て，住民の健康増進や医療費の適正化を進めるため，6年を1期として，国において医療費適正化基本方針を定め，都道府県が医療費適正化計画を定め，目標の達成に向けて，保険者・医療関係者等の協力を得て取組みを進めるとした。

第3期（2018～2023年度）の「医療費適正化計画」では，①入院医療費は，都道府県の医療計画（地域医療構想）に基づく病床機能の分化・連携の推進の成果を反映させて推計する，②外来医療費は，糖尿病の重症化予防，特定健診・保健指導の推進，後発医薬品の使用促進，医薬品の適正使用による，医療費適正化の効果を織り込んで推計することとしている。

（※）第1期（2008～2012年度），第2期（2013～2017年度）は5年を1期として実施。

（1）全国医療費適正化計画

厚生労働大臣は，国民の高齢期における適切な

医療の確保を図る観点から，医療に要する費用の適正化を総合的かつ計画的に推進し，医療費適正化基本方針を定めるとともに，6年を1期として，**全国医療費適正化計画**を定める（法第8条）（図表52－1）。

（2）都道府県医療費適正化計画

都道府県の医療計画に基づく事業の実施による病床の機能の分化および連携の推進の成果ならびに住民の健康の保持の推進および医療の効率的な提供の推進により達成が見込まれる医療費適正化の効果を踏まえて，厚生労働省令で定めるところにより算定した計画の期間における医療に要する費用の見込みを定めるものとする。

（3）計画の実績に関する評価

都道府県は，都道府県医療費適正化計画について原則，年度ごとに，進捗状況に関する評価，分析を行うとともに，その結果を公表するものとしている（法第11・12条）。

2）保健事業

「医療制度改革大綱」（平成17年）において，平成27年度には平成20年度と比較して生活習慣病有病者や予備群を25％減少させることが政策目標として掲げられ，中長期的な医療費の伸びの適正化を図ることとされた。この考え方を踏まえ，生活習慣病予防の徹底を図るため，平成20年4月から，高齢者医療確保法により，保険者に対して，内臓脂肪の蓄積に起因した生活習慣病に関する健康診査「**特定健康診査**」と，特定健康診査の結果により健康

の保持に努める必要がある者に対する保健指導「**特定保健指導**」の実施が義務づけられた。

（1）特定健康診査等基本指針

厚生労働大臣は，特定健康診査（糖尿病その他の政令で定める生活習慣病に関する健康診査）および特定保健指導（特定健康審査の結果により健康の保持に努める必要がある者）の適切かつ有効な実施を図るための基本的な指針（図表52－3）

かつ有効な実施のために必要な事項

3　保険者は，特定健康診査等実施計画を定め，又はこれを変更したときは，遅滞なく，これを公表しなければならない。

（特定健康診査）

第20条　保険者は，特定健康診査等実施計画に基づき，厚生労働省令で定めるところにより，40歳以上の加入者に対し，特定健康診査を行うものとする。ただし，加入者が特定健康診査に相当する健康診査を受け，その結果を証明する書面の提出を受けたとき，又は第26条第2項の規定により特定健康診査に関する記録の送付を受けたときは，この限りでない。

（特定保健指導）

第24条　保険者は，特定健康診査等実施計画に基づき，厚生労働省令で定めるところにより，特定保健指導を行

（特定健康診査等実施計画）

第19条　保険者（国民健康保険法の定めるところにより都道府県が当該都道府県内の市町村とともに行う国民健康保険（以下「国民健康保険」という。）にあっては，市町村。以下この節並びに第125条の3第1項及び第4項において同じ。）は，特定健康診査等基本指針に即して，6年ごとに，6年を1期として，特定健康診査等の実施に関する計画（以下「特定健康診査等実施計画」という。）を定めるものとする。

2　特定健康診査等実施計画においては，次に掲げる事項を定めるものとする。

一　特定健康診査等の具体的な実施方法に関する事項

二　特定健康診査等の実施及びその成果に関する具体的な目標

三　前2号に掲げるもののほか，特定健康診査等の適切

うものとする。

（高齢者保健事業）

第125条 後期高齢者医療広域連合は，高齢者の心身の特性に応じ，健康教育，健康相談，健康診査及び保健指導並びに健康管理及び疾病の予防に係る被保険者の自助努力についての支援その他の被保険者の健康の保持増進のために必要な事業（以下「高齢者保健事業」という。）を行うように努めなければならない。

2 後期高齢者医療広域連合は，高齢者保健事業を行うに当たっては，第16条第2項の情報を活用し，適切かつ有効に行うものとする。

3 後期高齢者医療広域連合は，高齢者保健事業を行うに当たっては，市町村及び保険者との連携を図るとともに，高齢者の身体的，精神的及び社会的な特性を踏まえ，高齢者保健事業を効果的かつ効率的で被保険者の状況に応じたきめ細かなものとするため，市町村との連携の下に，市町村が実施する国民健康保険法第82条第5項に規定する高齢者の心身の特性に応じた事業（次条第1項において「国民健康保険保健事業」という。）及び介護保険法第115条の45第1項から第3項までに規定する

地域支援事業（次条第1項において「地域支援事業」という。）と一体的に実施するものとする。

4 後期高齢者医療広域連合は，高齢者保健事業を行うに当たっては，効果的かつ効率的で被保険者の状況に応じたきめ細かな高齢者保健事業の実施が推進されるよう，地方自治法第291条の7に規定する広域計画（次条第1項において「広域計画」という。）に，後期高齢者医療広域連合における市町村との連携に関する事項を定めるよう努めなければならない。

5 後期高齢者医療広域連合は，被保険者の療養のために必要な用具の貸付けその他の被保険者の療養環境の向上のために必要な事業，後期高齢者医療給付のために必要な事業，被保険者の療養のための費用に係る資金の貸付けその他の必要な事業を行うことができる。

6 厚生労働大臣は，第1項の規定により後期高齢者医療広域連合が行う高齢者保健事業に関して，その適切かつ有効な実施を図るため，指針の公表，情報の提供その他の必要な支援を行うものとする。

（第7項，第8項は省略）

図表52−1　高齢者医療確保法第8条第1項の規定に基づき定める基本的な方針（概要）

第1　都道府県医療費適正化計画の作成に当たって指針となるべき基本的な事項

一　全般的な事項

1　医療費適正化計画の基本理念
  (1)　住民の生活の質の維持及び向上を図るものであること
  (2)　超高齢社会の到来に対応するものであること
  (3)　目標及び施策の達成状況等の評価を適切に行うものであること

2　第三期医療費適正化計画における目標
  (1)　住民の健康の保持の推進に関する目標
  (2)　医療の効率的な提供の推進に関する目標

3　都道府県医療費適正化計画の作成のための体制の整備
  (1)　関係者の意見を反映させる場の設置
  (2)　市町村との連携
  (3)　保険者等との連携

4　他の計画等との関係
  (1)　健康増進計画との調和
  (2)　医療計画との調和
  (3)　介護保険事業支援計画との調和
  (4)　国民健康保険運営方針の調和

5　東日本大震災の被災地への配慮

二　計画の内容に関する基本的事項

1　住民の健康の保持の推進に関し，都道府県において達成すべき目標に関する事項
  (1)　特定健康診査の実施率に関する数値目標
  (2)　特定保健指導の実施率に関する数値目標
  (3)　メタボリックシンドロームの該当者及び予備群の減少率に関する数値目標
  (4)　たばこ対策に関する目標
  (5)　予防接種に関する目標
  (6)　生活習慣病等の重症化予防の推進に関する目標
  (7)　その他予防・健康づくりの推進に関する目標

2　医療の効率的な提供の推進に関し，都道府県において達成すべき目標に関する事項
  (1)　後発医薬品の使用促進に関する数値目標
  (2)　医薬品の適正使用の推進に関する目標

3　目標を達成するために都道府県が取り組むべき施策に関する事項
  (1)　住民の健康の保持の推進
  (2)　医療の効率的な提供の推進

4　目標を達成するための保険者等，医療機関その他の関係者の連携及び協力に関する事項

5　都道府県における医療費の調査及び分析に関する事項

6　計画期間における医療費の見込みに関する事項

7　計画の達成状況の評価に関する事項

8　その他医療費適正化の推進のために都道府県が必要と認める事項

三　その他

1　計画の期間

2　計画の進行管理

3　計画の公表

第2　都道府県医療費適正化計画の達成状況の評価に関する基本的な事項

一　評価の種類

1　進捗状況の公表

2　進捗状況に関する調査及び分析

3　実績の評価

二　評価結果の活用

1　計画期間中の見直し及び次期計画への反映

2　都道府県別の診療報酬の設定に係る協議への対応

第3　医療費の調査及び分析に関する基本的な事項

一　医療費の調査及び分析を行うに当たっての視点

二　医療費の調査及び分析に必要なデータの把握

第4　医療費適正化に関するその他の事項

第5　この方針の見直し

医療保険

高齢者医療

図表52－2　保健事業と後期高齢者医療給付の種類（法第56条）

		法関係	事業概要
健康教育		法第125条	心身の健康に関する知識を普及啓発するために行われる指導・教育
健康相談		法第125条	心身の健康に関する相談に応じて行われる指導・助言
健康診査		法第125条	心身の健康を保持するために行われる診査と指導
医療等	療養の給付	法第64条	疾病・負傷について行われる給付
	入院時食事療養費	法第74条	入院時の食事療養費用の支給
	入院時生活療養費	法第75条	入院時の生活療養費用の支給
	保険外併用療養費	法第76条	評価療養，選定療養の支給
	療養費	法第77条	療養費の支給
	移送費	法第83条	移送費の支給
高額療養費		法第84条	医療等の一部負担金が限度を超えたときの支給
高額介護合算療養費		法第85条	医療等の一部負担金，介護の利用者負担額が限度を超えたときの支給
訪問看護療養費		法第78条	指定訪問看護事業者が行う訪問看護に係る支給

図表52－3　特定健康診査等基本指針

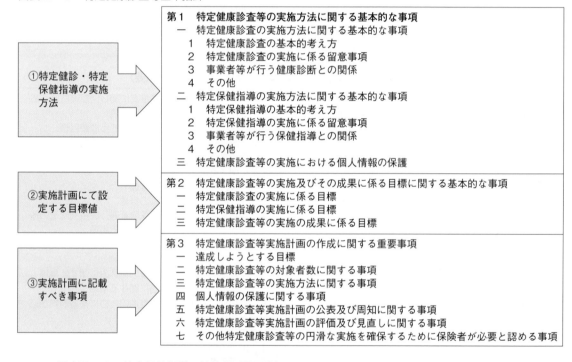

①特定健診・特定保健指導の実施方法

第1　特定健康診査等の実施方法に関する基本的な事項
一　特定健康診査の実施方法に関する基本的な事項
　1　特定健康診査の基本的考え方
　2　特定健康診査の実施に係る留意事項
　3　事業者等が行う健康診断との関係
　4　その他
二　特定保健指導の実施方法に関する基本的な事項
　1　特定保健指導の基本的考え方
　2　特定保健指導の実施に係る留意事項
　3　事業者等が行う保健指導との関係
　4　その他
三　特定健康診査等の実施における個人情報の保護

②実施計画にて設定する目標値

第2　特定健康診査等の実施及びその成果に係る目標に関する基本的な事項
一　特定健康診査の実施に係る目標
二　特定保健指導の実施に係る目標
三　特定健康診査等の実施の成果に係る目標

③実施計画に記載すべき事項

第3　特定健康診査等実施計画の作成に関する重要事項
一　達成しようとする目標
二　特定健康診査等の対象者数に関する事項
三　特定健康診査等の実施方法に関する事項
四　個人情報の保護に関する事項
五　特定健康診査等実施計画の公表及び周知に関する事項
六　特定健康診査等実施計画の評価及び見直しに関する事項
七　その他特定健康診査等の円滑な実施を確保するために保険者が必要と認める事項

図表52－4　特定保健指導の対象者（階層化）

腹囲	追加リスク ①血糖　②脂質　③血圧	④喫煙歴	対象 40-64歳	対象 65-74歳
≧85cm（男性）≧90cm（女性）	2つ以上該当		積極的支援	動機付け支援
	1つ該当	あり	積極的支援	
		なし		
上記以外でBMI≧25	3つ該当		積極的支援	動機付け支援
	2つ該当	あり	積極的支援	
		なし		
	1つ該当			

（注）　喫煙歴の斜線欄は，階層化の判定が喫煙歴の有無に関係ないことを意味する。

を定めることとされている（法第18条）。

（2）特定健康診査等実施計画

保険者は，特定健康診査等基本指針に即して，6年を1期として，特定健康診査等の実施に関する計画を定めることとされている（法第19条）。

（3）特定健康診査

特定健康診査（特定健診）は，特定健康診査等実施計画に基づき，40歳の加入者に対して行うものとされている。特定健康診査の結果，腹囲のほか血糖，血圧，脂質が所定の値を上回る者のうち，糖尿病，高血圧症又は脂質異常症の治療に係る薬剤を服用している者を除く者が，特定保健指導の対象者となる。追加リスクの多少と喫煙歴の有無により，レベル別（「動機付け支援」と「積極的支援」）に特定保健指導の対象者の選定が行

われる。これを「階層化」という（図表52-4）。

なお，特定健康診査を受けた人には，全員に健診結果に基づいて一人ひとりにあった「情報提供」が，結果の通知と同時に行われる（法第20条）。

（4）特定保健指導

特定保健指導は，階層化により，動機付け支援（生活習慣の改善を促すため原則1回の支援），積極的支援（3カ月以上・複数回にわたっての継続的な支援）に該当した人に対して実施される。特定保健指導の目的は，対象者が自分の健康状態を自覚し，生活習慣の改善のための自主的な取組みを継続的に行うことができるようにすることであり，対象者が健康的な生活に自ら改善できるよう，さまざまな働きかけやアドバイスを行う（法第24条）。

3 前期高齢者に係る保険者間の費用負担の調整（法第32条）

前期高齢者交付金は，前期高齢者（65～74歳）の医療費負担の不均衡を調整した制度である。社会保険診療報酬支払基金が各保険者の前期高齢者の加入率が，全国平均に比べて上回る場合は「前期高齢者納付金」として徴収し，全国平均を下回る場合は「前期高齢者交付金」として返還する。

4 後期高齢者医療制度

1）後期高齢者医療

後期高齢者医療は，75歳以上の高齢者の疾病，負傷または死亡に関して必要な給付を行うものとする（法第47条）。

2）広域連合の設立

市町村は，後期高齢者医療の事務処理をするため，都道府県の区域ごとに，すべての市町村が加入する後期高齢者医療広域連合を設ける（法第48条）。広域連合は，地方自治法に規定される特別地方公共団体である。

3）被保険者

後期高齢者医療制度への被保険者（加入者）は，後期高齢者医療広域連合の区域内に住所を有する75歳以上の者（75歳の誕生日から資格取得），および同区域内に住所を有する65歳以上75歳未満で一定の障害の状態（政令で定める程度の障害の状態）にあることを後期高齢者医療広域連合が認定した者（認定の日から資格取得）である（法第50条）。なお，生活保護法による保護を受けている世帯は被保険者にはならない。

4）資格の取得・喪失（法第52・53条）

次の①～④の場合に，後期高齢者医療の被保険者となる。
① 75歳の誕生日
② 75歳以上の者が，他の地域の後期高齢者医療広域連合から転入してきたとき
③ 65歳以上75歳未満の者が，広域連合より一定

の障害があると認められたとき
④ 生活保護の廃止等で適用除外の要件に該当しなくなったとき

次の①～④の場合に，後期高齢者医療の被保険者でなくなる。
① 75歳以上の者が，他の地域の後期高齢者医療

図表52－5　後期高齢者医療制度の運営の仕組み

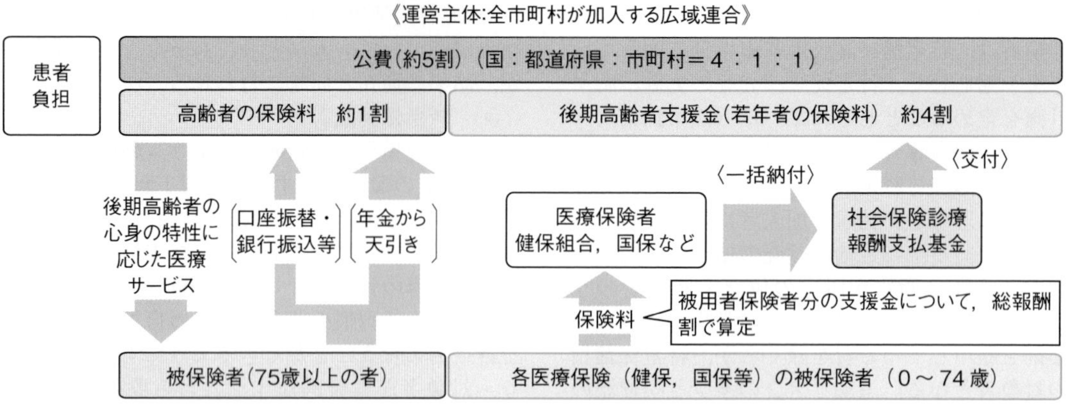

《運営主体:全市町村が加入する広域連合》

広域連合へ転出したとき
②　死亡したとき
③　65歳以上75歳未満の者が，広域連合の一定の

障害条件に該当しなくなったとき
④　生活保護の開始等で適用除外の要件に該当したとき

5）費用の負担（図表52－5）

後期高齢者医療に要する費用は，患者負担を除いて，公費5割，後期高齢者交付金（現役世代からの支援）が約4割，後期高齢者負担率（後期高齢者の保険料）が約1割を負担している。

支払基金は，保険者から毎月5日を納付期限として後期高齢者支援金を徴収し，毎月15日に広域連合に対して後期高齢者交付金を交付する。後期高齢者負担率は2年ごとに政令で定められる。

6）保険料

市町村は，後期高齢者医療に要する費用に充てるため，保険料を徴収しなければならない（法第104条）。保険料の徴収方法は，年金から保険料が

天引きされる特別徴収と市町村からの納付書で納める普通徴収がある（法第107条）。

7）後期高齢者支援金（図表52－5）

現役世代からの支援は，社会保険診療報酬支払基金に後期高齢者支援金を納付し，社会保険診療

報酬支払基金が，これを後期高齢者医療広域連合に対して，後期高齢者交付金として交付する。

5 後期高齢者の医療給付

1）医療に関する費用の請求等

保険医療機関等は，療養の給付及び公費負担医療に関する費用の請求に関する省令（昭和51年・厚生省令第36号）などの定めるところによって請求することとなっている。

高齢者医療確保法による医療は，他の法令による医療に関する給付が行われた場合その限度において行わない等の調整が多い（法第57条）。他の法令，政令で定める法令（施行令第6条）には，船員保険法，労働基準法，船員法，災害救助法，

消防組織法，消防法，水防法，原子爆弾被爆者に対する援護に関する法律，戦傷病者特別援護法，海上保安官に協力援助した者等の災害給付に関する法律，証人等の被害についての給付に関する法律などが定められている。

また，介護保険給付は後期高齢者医療に優先する。後期高齢者が要支援者・要介護者で介護保険サービスを受けている場合には，重複するサービスは後期高齢者医療としては提供されない。

2）療養の給付等（法第64条）

被保険者が，疾病や負傷で医療機関を受診した

ときは療養の給付が受けることができる。給付の

内容は，健康保険法・国民健康保険法と同様である。**被保険者資格証明書**の交付を受けている者は

療養の給付を受けることができない。

3）一部負担金（法第67条）

後期高齢者が支払う医療費の一部負担金の負担割合は，後期高齢者医療広域連合または市区町村から交付された被保険者証に記載されている。

なお，令和4（2022）年10月1日から2割負担となる者については，令和7（2025）年9月30日までは1カ月の「外来医療」の窓口負担割合の引上げに伴う負担増加額を3,000円までに抑える「配慮措置」が適用となる。また同一の医療機関・薬局等での受診については，上限額までとなる（負担増加額が3,000円を超えた場合は，同月内のそれ以降の受診は1割負担になる）。

① **1割（一般所得者）**：世帯内の後期高齢者が1人の場合には，年金収入＋その他の合計所得

額が200万円未満（世帯内に後期高齢者が2人以上の場合は320万円未満）

② **2割（一定以上の所得者）**：世帯内の後期高齢者が1人の場合には，年金収入＋その他の合計所得額が200万円以上383万円未満（世帯内に後期高齢者が2人以上の場合は320万円以上520万円未満）

③ **3割（現役並み所得者）**：課税所得が145万円以上かつ世帯内の後期高齢者が1人の場合には，年金収入＋その他の合計所得額が383万円以上（世帯内に後期高齢者が2人以上の場合は520万円以上）

現役並み所得者の判定基準

高齢者医療確保法上の現役並み所得者の判定基準において，以下の課税所得額を用いた判定が実施されている。

市町村民税課税所得		145万円以上
かつ世帯収入	被保険者複数世帯	520万円以上
	被保険者単身世帯	383万円以上

被保険者単身世帯（被保険者が1人の世帯）で

収入が383万円以上の場合でも，同一世帯内の70〜74歳の高齢者との収入の合計額が520万円未満の場合は，申請により1割負担と判定される〔平成21（2009）年1月施行〕。この課税所得の確認は，毎年8月1日現在の世帯状況と前年所得にもとづく区分の判定を行うとともに，必要がある場合には区分の変更を行う（施行令第7条，施行規則第31・32条）。

4）入院時食事療養費（法第74条）

後期高齢者医療受給対象者が，保険医療機関等で医療給付と併せて受けた食事療養に要した費用について，入院時食事療養費が支給される。入院

時食事療養費の取扱いについては，標準負担額をも含め健康保険法の取扱いに準じた内容となっている（図表52−6）。

5）入院時生活療養費（法第75条）

療養病床に入院する人は，食費と居住費に係る費用のうち標準負担額を負担し，残りは入院時生活療養費として支給される。入院時生活療養費の

額，標準負担額の取扱いは，健康保険法の規定に準じている（p.198）。

6）保険外併用療養費（法第76条）

健康保険法と同様である（p.198）。後期高齢者医療受給対象者が，次に掲げる療養を受けたときは，その療養に要した費用について，保険外併用療養費が支給される。
① **評価療養**（医療技術，医薬品・医療機器に係

るもの）。
② **患者申出療養**
③ **選定療養**（快適性・利便性，医療機関の選択に係るもの）。

7）訪問看護療養費（法第78条）

後期高齢者医療受給対象者が，指定訪問看護事業者の行う事業所（訪問看護ステーション）から

訪問看護を受けたときは，指定訪問看護に要した費用について，訪問看護療養費が支給される。

図表52-6　入院時食事療養に係る標準負担額

標準負担額は，世帯の所得状況に応じ次のように設定されている。

後期高齢者医療受給対象者の分類			1食当たり標準負担額
A	一般の後期高齢者医療受給対象者		490円
B	C，Dのいずれにも該当しない指定難病患者，精神病床に1年超入院する患者		280円
C	低所得Ⅱ（市町村民税非課税等の世帯の後期高齢者医療受給対象者）	①直近1年間の入院期間が90日以下（長期非該当者）	230円
		②直近1年間の入院期間が90日超（長期該当者）	180円
D	低所得Ⅰ（Ⅱのうち，所得が一定基準に満たない後期高齢者医療受給対象者等）		110円

　訪問看護療養費の額は，厚生労働大臣が定める基準により算定した費用の額から，一部負担金を控除した額である。

8）特別療養費（法第82条）

　国民健康保険法と同様の給付である。保険料を滞納している者については保険証を返還させ，被保険者資格証明書を交付する。医療機関を受診した際は費用を全額（10割）支払い，そのあと一部負担金を除いた分が償還払いされる。

9）高額療養費

　同じ月の中で，医療機関に支払った医療費の一部負担金を合算して自己負担限度額（図表52-8）を超えた部分について支給される。同じ世帯内で後期高齢者が複数いる場合は病院・診療所，薬局などの区別がなく合算できる（法第84条）。

　高額療養費の対象となる一部負担金とは，かかった医療費についての1割または3割の定率負担分，保険外併用療養費や医療費の一部負担金相当額，訪問看護療養費の基本利用料である（入院時の標準負担額，保険外併用療養費にかかる特別料金などは対象外）。

　高額療養費は，次のとおりである（施行令第14～16条）。

① **個人単位**：自己負担限度額を超えた一部負担金は個人単位で給付される。

② **世帯単位**：自己負担限度額を超えた一部負担金（同一月内での外来・入院について世帯の合計額）は世帯ごとに給付される。

③ **現役並み所得者**：同一世帯に住民税課税所得が145万円以上の高齢者医療確保法の被保険者がいる場合，「現役並み所得者」に該当する。ただし，その被保険者の収入が一定額未満の場合は，申請により「一般」の区分と同様となる（p.244）。

④ **一般**：住民税が課税されている世帯のうち，

図表52-7　高額療養費における世帯単位の合算

各対象者の支給額　＝　世帯の高額療養費支給額　×　各対象者の一部負担金額／世帯で合算した一部負担金額

按分により1円未満の端数を生じた場合は，支給額のうち最も少額のものの1円未満を切り上げ他の支給額は1円未満の端数を切り捨てる。

「③現役並み所得者」に該当しないときは「一般」となる。

⑤ **低所得者Ⅱ**：世帯全員が住民税非課税者で，「⑥低所得者Ⅰ」に該当しないときは「低所得者Ⅱ」となる。

⑥ **低所得者Ⅰ**：世帯全員が住民税非課税者で，世帯員の各所得が必要経費・控除額を差し引いたときに0円となるときは「低所得者Ⅰ」となる。

長期特定（高額）疾病について

　長期にわたり継続して著しく高額な治療が必要な特定疾病（長期高額疾病）についての高額療養費の自己負担限度額は，10,000円で現物給付の取扱いとなっている（施行令第14・15条）。厚生労働大臣が定める長期高額疾病は以下のとおり。

① 人工腎臓を実施している慢性腎不全

② 血漿分画製剤を投与している先天性血液凝固第Ⅷ因子障害又は第Ⅸ因子障害（いわゆる血友病）

③ 抗ウイルス剤を投与している後天性免疫不全症候群（HIV感染を含み，厚生労働大臣の定める者に係るものに限る）

　長期高額疾病の認定に係る手続，認定を受けた人に交付する「後期高齢者医療特定疾病療養受療証」（様式第4号）（図表52-9）などは，施行令第14条第4項および施行規則第62条で定めている。

図表52-8　高額療養費制度——70歳以上の自己負担限度額（月額）　　　　　　　　（2024年4月現在）

対象者（70歳以上）	自己負担限度額（月額）		多数該当
	世帯単位（入院・外来）	個人単位（外来）	
【現役並所得者Ⅲ】（年収約1160万円以上） 標準報酬月額83万円以上／課税所得690万円以上	252,600円＋（医療費－842,000円）×1%		140,100円
【現役並所得者Ⅱ】（年収約770万～1160万円） 標準報酬月額53万～79万円／課税所得380万円以上	167,400円＋（医療費－558,000円）×1%		93,000円
【現役並所得者Ⅰ】（年収約370万～770万円） 標準報酬月額28万～50万円／課税所得145万円以上	80,100円＋（医療費－267,000円）×1%		44,400円
【一般】（年収約156万～370万円） 標準報酬月額26万円以下／課税所得145万円未満	57,600円	18,000円 （年間上限：144,000円）	44,400円
【低所得者Ⅱ】（住民税非課税）	24,600円	8,000円	
【低所得者Ⅰ】（住民税非課税／所得が一定以下）	15,000円	8,000円	

★高額長期疾病患者（慢性腎不全，HIV，血友病の患者）：自己負担限度額（月）は1万円

(1)　70歳以上の自己負担限度額は，世帯単位（入院・外来含む）・個人単位（外来のみ）別——に適用。保険外併用療養費の自己負担分や入院時食事療養費・入院時生活療養費の自己負担分については対象外
(2)　多数該当：直近1年間における4回目以降の自己負担限度額（月額）
(3)　世帯合算：同一月に同一世帯内でかかった自己負担額の合算額に対して高額療養費が適用される

75歳到達月の自己負担限度額

　月の途中で75歳の誕生日を迎えて後期高齢者医療制度の被保険者となる場合，同一月において，「誕生日以後の後期高齢者医療制度」と「誕生日前まで加入していた医療保険」それぞれの制度の限度額を2分の1にすることで，誕生月の負担が増加しないこととしている（平成20年11月21日・政令第357号）。

10）高額介護合算療養費（法第85条）

　医療保険と介護保険の自己負担額の合計額（前年8月1日から7月31日までの1年間）が著しく高額である場合（高額療養費・高額介護サービス費等の支給を受けることができる場合には，その額を除く），負担軽減を図る観点から，高額介護合算療養費を支給する（p.210）。

図表52-9　後期高齢者医療特定疾病療養受療証

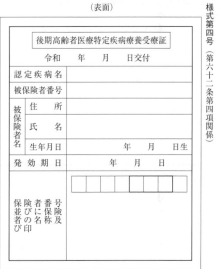

（表面）

11）高齢者保健事業

　後期高齢者医療広域連合は，高齢者の心身の特性に応じて，健康教育，健康相談，健康診査，保健指導，健康管理，疾病の予防に係る被保険者の自助努力についての支援等，健康保持増進のために必要な事業を行うように努めなければならない。

12）審査請求

　各都道府県に設置された，後期高齢者医療審査会に審査請求をすることができる。

13）給付の制限

　高齢者医療確保法に基づく医療についても，故意の負傷，疾病などの場合などのときは給付の制

図表52－10　高額療養費の所得区分

所得区分	条　件	申請方法	負担率
現役並み 所得者	⑴課税所得が145万円を超える ⑵同一世帯に課税所得が145万円を超える 　70歳以上の人がいる※1	●医療受給者証に記載	3割
一般	現役並み所得者・低所得以外の人	────────	1割
低所得Ⅱ （全体の約15％が 該当）	世帯主・世帯員全員が次のいずれかに該当する世帯の後期高齢者医療受給対象者 ⑴市町村民税非課税者および免除者 ⑵自己負担限度額・食事標準負担額減額により保護を要しない人	●高額療養費支給申請時に判定 ●入院等の現物給付化のために，申請により認定証（限度額適用・標準負担額減額認定証）を交付	1割
低所得Ⅰ （全体の約15％が 該当）	次の世帯の後期高齢者医療受給対象者 ⑴世帯主・世帯員全員が，上記低所得Ⅱの⑴または⑵に該当 ⑵各世帯員ごとの総所得金額（法定控除後で人的控除は行わない額）＋山林所得等が0円※2		

※1　後期高齢者医療広域連合に対し，夫婦世帯の収入の額が520万円（単身者世帯の場合には383万円）に満たない旨を届け出た場合には，1割負担となる
※2　国民健康保険の軽減所得方法にならって世帯員全員について各々の所得を算定したときに，金額がそれぞれ0円となる場合に該当
　　総所得金額＝（不動産収入－必要経費）＋（事業収入－必要経費）＋（給与収入－給与所得控除／最低65万円）＋（公的年金等収入－公的年金等控除／65万円）等

限が行われることが定められている（法第87～92　　　条）。

（後期高齢者医療給付の制限）
第87条　被保険者又は被保険者であった者が，自己の故意の犯罪行為により，又は故意に疾病にかかり，若しくは負傷したときは，当該疾病又は負傷に係る療養の給付又は入院時食事療養費，入院時生活療養費，保険外併用療養費，療養費，訪問看護療養費，特別療養費若しくは移送費の支給（以下この款において「療養の給付等」という。）は，行わない。
第88条　被保険者が闘争，泥酔又は著しい不行跡によって疾病にかかり，又は負傷したときは，当該疾病又は負傷に係る療養の給付等は，その全部又は一部を行わないことができる。

第89条　被保険者又は被保険者であった者が，刑事施設，労役場その他これらに準ずる施設に拘禁された場合には，その期間に係る療養の給付等は，行わない。
第90条　後期高齢者医療広域連合は，被保険者又は被保険者であった者が，正当な理由がなく療養に関する指示に従わないときは，療養の給付等の一部を行わないことができる。
第91条　後期高齢者医療広域連合は，被保険者若しくは被保険者であった者又は後期高齢者医療給付を受ける者が，正当な理由がなく第60条の規定による命令に従わず，又は答弁若しくは受診を拒んだときは，療養の給付等の全部又は一部を行わないことができる。

診療報酬に関する法規

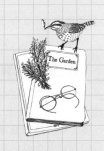

　診療報酬とは，保険医療機関や保険薬局が，**保険医療サービスの対価として，保険者から受け取る報酬**を言います。診療報酬は，それぞれの法の定めるところによって医療機関が請求を行い，**審査機関を経て支払われる仕組み**になっています。

　点数表には，**医科，歯科，調剤，DPC**の種類があり，診療報酬点数表では，個々の技術やサービスを**1点10円**で点数化して評価し，告示に記載しています。診療報酬は原則2年に1回，厚生労働大臣が中医協に諮問し，その意見を聴いて改定されます。

　保険医療機関等が担当して行った診療行為に対する報酬については，自費診療や一部の特定料金制度（公害医療の扱いなど）によるもののほかは，「診療報酬の算定方法」（平成20年3月

5日・厚生労働省告示第59号，一部改正：令和6年3月5日・厚生労働省告示第57号）に定められている"点数単価方式"によって診療報酬請求事務が行われている。

1 診療報酬の算定方法

　診療報酬の算定に使用される点数表は，別表第1「**医科診療報酬点数表**」，別表第2「**歯科診療報酬点数表**」，別表第3「**調剤報酬点数表**」の3

表のほか，急性期病院における入院医療を診断群分類ごとに包括評価した「**診断群分類点数表**」（DPC点数表）がある（**p.250**）。

2 診療報酬の決め方

1）保険診療における点数表

　診療報酬点数表は，健康保険法第76条第2項および高齢者医療確保法第71条第1項の規定により，「診療報酬の算定方法」によって決められ，その改定は，厚生労働大臣が**中央社会保険医療協議会（中医協）**に諮問しその意見を聴いて決定することになっている。

　中医協は厚生労働大臣の諮問機関であって，

「社会保険医療協議会法」（昭和25年・法律第47号）は，厚生労働省に中央社会保険医療協議会，各都道府県に地方社会保険医療協議会を置くことを定めている。また中医協は，診療報酬に関することのほか，療養担当規則に関すること，療養の給付に関することなど幅広く厚生労働大臣の諮問に応じ審議し，かつ建議することができる。

2）診療費の単価

　診療報酬の算定は，行った診療行為をそれぞれ点数表に基づいて点数化し算定，料金化することになるが，1点当たりの単価は全国共通で**1点10円**と定められている。

　保険診療外の労働者災害補償保険法や公害健

被害の補償等に関する法律による診療費の単価は一部異なっている。また，自由診療（健康保険法等に定めのない医療，保険診療によらない診療を行った場合など）についての診療費は，医療機関で設定した金額を患者に請求できる。

3）診療費の支払方式

　診療費の支払いは，個別点数単価による**出来高支払い方式**と**包括支払い方式**による。

　診療費の負担区分は，法に定められたとおり，

保険者の負担する部分と受診者の負担する部分に分かれている。このほか公費によって負担される分もある。

3 診療報酬算定に関連する基準等

診療報酬の算定については，医療機関における入院サービスの向上と評価の充実を図る等のため，多くの「施設基準」が定められている。

この施設基準は，かつては各種の承認制度が多くとられていたが，平成6（1994）年の改定によって簡素合理化が図られ，そのほとんどが届出制になった。

届出には定められた要件の具備が必要であり，その内容が適正であるかどうか，**適時調査**が行われる。その結果によっては，診療報酬の返還，届出取消しなどの措置がとられる。

取消後6カ月は新たな届出は受理されない。

1）使用薬剤の購入価格（薬価基準）　（平成20年3月5日・告示第60号，改定：令和6年3月5日・告示第60号）

診療報酬の算定方法に基づいて，使用薬剤の購入価格を定める告示であり，療養担当規則（略称）第19条に定められている使用医薬品を対象にしている。保険診療による報酬請求については，この薬価基準に登載された医薬品に限られ，かつ，価格も同基準によらなければならない。

「薬価基準」を定義づければ，「保険診療において使用できる医薬品の品目表であるとともに，その医薬品を使用した場合の薬剤料算定の基礎になる価格表の二つの役割をもつもの」といえる。

薬価基準への収載の仕組みを示すと次のようになる。

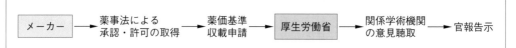

公知申請にかかる事前評価が終了した医薬品の保険上の取扱い

「医療上の必要性の高い未承認薬・適応外薬検討会議」が「公知申請が妥当」とした未承認・適用外の成分については，薬事・食品衛生審議会（薬食審）が「**公知申請**」を認めた段階で保険適用することが決定した（平成22年8月30日・保医発0830第3号）。

公知申請は，海外で実績等のある（アメリカ，イギリス，ドイツ，フランスのいずれかで承認を受けている）薬剤について臨床試験の全部また一部を実施せずに承認申請を行うものである。これまでこの申請から承認まで6カ月程度かかることが問題とされ，導入された制度である。

2）基本診療料の施設基準等　（平成20年3月5日・告示第62号，改定：令和6年3月5日・告示第58号）

診療報酬点数表には「厚生労働大臣の定める基準」という語句が数多く使用されているが，この施設基準は算定上の要件となるものであり，当該医療機関が運営上の届出を行う根拠となる重要な事項である。施設基準等については，次のような通則が定められている。

（1）届出の通則

・施設基準に従って適正に行うこと
・届出の後にその内容と異なる事情が生じた場合

には，すみやかに届出の内容の変更を行うこと（届出は地方厚生局長等に行う）

（2）施設基準の通則

・当該届出を行う前6月間，当該届出に係る事項に関して，不正又は不当な届出を行っていないこと
・当該届出を行う前6月間，診療内容又は診療報酬の請求に関し，不正又は不当な行為が認められないこと

3）特掲診療料の施設基準等　（平成20年3月5日・告示第63号，改定：令和6年3月5日・告示第59号）

届出等の通則は前記2）「基本診療料の施設基準等」の内容と同じ（施設基準の項目および内容の細部省略）。なお，施設基準等に係る届出に関する手続きおよび取扱いについての具体的手順方法等は，その様式等をも含め関連通知で示されている。

4）材料価格基準

診療に付随して使用される医療材料は数多くあるが，「診療報酬の算定方法」の規定に基づく保険診療に使用される特定保険医療材料及びその材料価格（材料価格基準）が，平成20年3月5日・

厚生労働省告示第59号（改定：令和6年3月5日・厚生労働省告示第61号）によって告示され，これに基づいて診療報酬の算定が行われている。個々の算定についての条件を定めた通知，通達も

数多く出されているので，この点についての理解　も必要である。

4. 療養の給付及び公費負担医療に関する費用の請求に関する命令

昭和51年8月2日厚生省令第36号（改定：令和4年3月25日厚生労働省令第86号）

保険医療機関，公費負担医療を担当する病院，診療所等は，療養の給付（特別療養費，入院時食事療養費，入院時生活療養費，保険外併用療養費，家族療養費，高額療養費を含む），公費負担医療に関してその費用の請求はこの省令に基づいて行うことになっている。

厚生労働大臣の定める診療報酬明細書〔**38万点以上**（心・脈管に係る手術を含む診療に係るものについては特定保険医療材料に係る点数を除いた合計点数。漢方については入院外の投薬料の点数が4000点以上）の**高額レセプト及び肺移植，心移植，肝移植手術を含むレセプト**〕については，特別審査委員会で審査を受けることとなるが，定められた診療報酬明細書には，診療日ごとの症状，経過および診療内容を明らかにすることができる資料を添付することとなっている。

この資料の添付を必要とする明細書の範囲は，特別審査委員会の審査対象とは関係なく，医科の診療に係る診療報酬明細書のうち合計点数が**35万点以上**（心・脈管に係る手術を含む場合は特定保険医療材料料を除く）のものを指す〔厚生労働大臣の定める診療報酬明細書を定める件（平成10年10月28日・厚生省告示第253号）〕。

なお，「心・脈管に係る手術」とは，具体的には現行診療報酬点数表「第10部　手術」第8款「心・脈管」の（心，心膜，肺動静脈，冠血管等）中の全項目並びに（動脈）中の血管移植術，バイパス移植術の「1」の大動脈のことをいう（平成10年10月28日保発第132号，最終改定：平成20年保発第0319001号）。

添付資料の具体的内容，様式は別途定められている。特に合計点数が**100万点以上**である場合は，薬剤および処置に係る症状等について，担当医が別に記載したものを添付する（平成10年10月28日・保険発第160号ほか）。

レセプト用紙の様式などの改正は，この省令の改正によって実施される。また，レセプトの提出期限は，都道府県の審査機関の事情で，省令と異なった決め方をしているのが実態である。

診療報酬請求権の時効消滅は，平成29（2017）年6月の民法改正により，**令和2（2020）年4月**からは，債権の時効に関する職業別の例外規定が廃止され，原則として**5年**とされた。

診療報酬請求書および明細書等の記載方法については「**診療報酬請求書等の記載要領等について**」（昭和51年8月7日・保険発第82号，改定：令和6年3月27日・保医発0327第5号）に詳細に示されているが，本書では省略する。

5. 保険診療の方針等

保険医療が，健康保険法に定める療養担当の責務を果たすためには，厚生労働大臣の定める診療方針に従い，また，厚生労働大臣の定める診療取扱い手続きに従って，懇切丁寧にその診療を行うことになっている。この厚生労働大臣が定める診療方針等は一つの規定に基づいて行われるが，この規定を**保険医療機関及び保険医療養担当規則**（昭和32年4月30日・厚生省令第15号）という。

この担当規則の改正は，中央社会保険医療協議会の審議に付すことになっている。

保険医療機関は，健康保険法のほかの社会保険（船員保険，国民健康保険など）における療養の給付についても，療養担当規則に準拠しなければならないことになっている。

保険医療機関及び保険医療養担当規則については，次項（**p.254**）に掲載している。

6. 保険診療に関するその他の事項

1）患者から受領できる費用

患者から受領できる費用は，以下のように範囲が定められており，原則的にすべての患者から徴収する。職員や職員家族といった特定の患者等に対して減免や免除の措置をとってはならない。

① 一部負担金
② 入院時食事療養費・入院時生活療養費の標準負担額
③ 保険外併用療養費（患者申出療養を含む）に

おける自費負担額

2）混合診療の禁止

　保険医療機関が，保険診療として認められていない医療行為（手術・検査・処置等）の費用を，

3）サービス等に対する実費徴収

　患者に対して，保険診療における療養の給付と直接関係のないサービスを提供し，その費用を患者から別途徴収することについては，一定の範囲内で認められており，サービスの範囲や運用上の留意事項が通知により示されている（図表53－1）。

（1）費用徴収する際の手続きについて
① 保険医療機関等内の見やすい場所に費用徴収に係るサービス等の内容及び料金を患者にとってわかりやすく掲示する。
② 患者からの費用徴収が必要となる場合には，

4）自己診療・自家診療

① **自己診療**：医師が自身に対して診察や治療を行うこと。現行の医療制度では，自己診療を保険診療として行うことは認められていない。保険診療として請求する場合は，他の保険医に診察を依頼し，治療を受ける必要がある。
② **自家診療**：医師が家族や従業員に対して診察

5）明細書無償交付の義務化

　個別に診療報酬の算定項目のわかる明細書の交付について，レセプト電子請求が義務づけられている保険医療機関（病院，診療所）および保険薬局については，原則として，個別の診療報酬の算定項目のわかる明細書の無償交付が義務づけられている。ただし，診療所については，「正当な理由」があれば例外措置（有償交付）が認められ

6）未収債権の管理

　未収金の発生要因はいろいろあり，それぞれに応じた対策が必要である。回収が困難な未収金の対処方法に関連する法規を記載する。

（1）未収金の督促
①口頭，電話による督促，②文書による督促，③訪問による督促――など，回数努力，督促経緯状況の把握と記録が求められる。

（2）法的方法による処理
⑴による督促で解決の見込みがない場合
① **保険者への処分請求**
　保険医療機関または保険薬局が善良な管理者と同一の注意をもってその支払を受けることに努めたにもかかわらず，なお療養の給付を受け

④　療養の給付と直接関係のないサービスの実費

保険診療適用分の一部負担金と一括して患者から徴収することは，保険診療上認められていない。

　患者に対し，徴収に係るサービスの内容や料金等について明確かつ懇切に説明し，同意を確認のうえ徴収する。この同意の確認は，徴収に係るサービスの内容と料金を明示した文書に患者側の署名を受けることにより行う。徴収する費用は，社会的にみて妥当適切なものとする。
③ 患者から費用を徴収した場合は，他の費用と区別した内容のわかる領収証を発行する。
④ 「お世話料」「施設管理料」「雑費」等の曖昧な名目での費用徴収は認められない。

や治療を行うこと。現行の医療制度では，自家診療の取扱いは保険者により異なる。認められる場合についても，診療録の作成，診察，診療録の記載，一部負担金の徴収を行い，無診察投薬，診療録記載の省略，一部負担金の減免等を行わないなどの注意が必要である。

る。
　「正当な理由」に該当する診療所とは，①明細書発行機能がないレセプトコンピュータを使用している。②明細書発行機能がない自動入金機を使用していて発行機能をつけるのに改修が必要な場合。

た者がこの一部負担金の全部または一部を支払わないときは，保険者は，当該保険医療機関または保険薬局の請求に基づき，この法の規定による徴収金の例によりこれを処分することができる。したがって，督促の状況等を明らかにし保険者に処分の請求をすることができる。
　国民健康保険の場合も同じ（健康保険法第74条第2項，国民健康保険法第42条第2項）。
② **民事訴訟**
　自費診療による医療保険外などの場合，民事訴訟法による方法がある。
・債務者の住所の簡易裁判所に申立をする。簡裁の支払命令の制度

・少額訴訟手続き：民事訴訟で60万円以下の金銭請求事件につき，原則として1回で審理を終え直ちに判決する制度。法による解決を図る場合，法の専門家に相談したほうがよい。

③ **保険者による徴収**

未収金額が60万円以上の場合，保険者徴収の対象とするとした局長通知が発出されている。前提条件として，以下を医療機関が回収努力として行い記録を残しておく必要がある。

・月1回以上の支払督促
・内容証明郵便による督促状の送付（療養終了から3カ月以内および6カ月以降）
・最低1回の自宅訪問による督促（療養終了から6カ月以降）

(3) 未収金の時効

時効は（民法改正により2020年4月1日からは）5年で成立する（民法第170条）。

〔参考〕

① **少額訴訟制度とは**

1998（平成10）年の民事訴訟法の改正により，「少額訴訟制度」が制定された。

少額訴訟制度は，60万円以下の金銭の支払いをめぐるトラブルを，時間と費用をかけずに解決しようとする制度である（民事訴訟法第368条「少額訴訟法による特則」）。

② **少額訴訟制度の手続き**

1）訴状の提出：簡易裁判所に訴状提出
2）①原告（訴えを起こす人）に期日通知
　②被告（訴えを起こされた人）に訴状副本，期日呼出状等を送付
3）①被告が答弁書を提出
　②原告は証拠書類，証人等を準備
4）裁判所で審理（原則として1回）を行い，即日判決

③ **少額訴訟制度の留意点**

1．「60万円以下の金銭債権」に限られる。
　なお，60万円は本体の請求額であり，遅延損害額などの付帯請求を合算して60万円を超えた場合でも当制度は適用される。
2．提訴手数料は訴額のほぼ1％である。
3．利用回数は，同一の簡易裁判所において，同一年につき10回を限度とする。
4．「和解的判決」が勧められる。すなわち，被告の資力，諸事情等を考慮して，支払猶予，分割払等を命じる判決であり，「強制執行」より結果的に早く安く回収をはかることができる。
5．控訴は原則として禁止されている。

7 診療報酬の包括請求

DPC制度（DPC／PDPS）は平成15（2003）年4月，82の特定機能病院を対象に導入された診療報酬の包括評価制度である。制度導入後，対象病院は段階的に増加し，令和6（2024）年6月1日時点で約1786病院になっている（算定病床数は約48万床）。

制度導入前に実施された包括評価制度の試行において，同じ疾患であっても患者によって入院期間のばらつきが大きく，①1入院当たりの包括評価制度と比較して1日当たりの包括評価制度のほうが包括点数と実際にかかった点数との差が小さいこと，②1日単価を下げるインセンティブが働くこと——等が示されたことから，在院日数に応じた1日当たりの定額報酬を算定する現行のDPC／PDPS（Diagnosis Procedure Combination／Per-Diem Payment System）が導入されることになった。

1）診断群分類の構成

診断群分類は，18主要診断群・506疾患・3248診断群分類で構成される〔令和6（2024）年6月1日現在〕。また，平成28（2016）年1月1日より，診断群分類に使用するICD-10は2003年版から2013年版に変更されている。

2）診断群分類の決定

診断群分類は，「医療資源を最も投入した傷病」により決定する。「医療資源を最も投入した傷病名」とは，入院患者の入院期間全体を通して，治療した傷病のうち最も人的・物的に医療資源を投入した傷病のことであり，1入院中に複数の傷病に対して治療が行われた場合でも，「医療資源を最も投入した傷病」は1つに限られる。「医療資源を最も投入した傷病」が不明な場合，「入院契機となった傷病」に基づいて診断群分類を決定する。

図表53-1　療養の給付と直接関係ないサービスの具体例

●療養の給付と関係のないサービス等（実費徴収が認められるもの）

(1)　日常生活上のサービスに係る費用
　ア　おむつ代，尿とりパット代，腹帯代，T字帯代
　イ　病衣貸与代（手術，検査等を行う場合の病衣貸与を除く）
　ウ　テレビ代
　エ　理髪代
　オ　クリーニング代
　カ　ゲーム機，パソコン（インターネットの利用等）の貸出し
　キ　MD，CD，DVD各プレイヤー等の貸出し及びそのソフトの貸出し
　ク　患者図書館の利用料　　等

(2)　公的保険給付とは関係のない文書の発行に係る費用
　ア　証明書代
　（例）・産業医が主治医に依頼する職場復帰等に関する意見書
　　　　・生命保険等に必要な診断書等の作成代　等
　イ　診療録の開示手数料（閲覧，写しの交付等に係る手数料）
　ウ　外国人患者が自国の保険請求等に必要な診断書等の翻訳料　　等

(3)　診療報酬点数表上実費徴収が可能なものとして明記されている費用
　ア　在宅医療に係る交通費
　イ　薬剤の容器代　　等

(4)　医療行為ではあるが治療中の疾病又は負傷に対するものではないものに係る費用
　ア　インフルエンザ等の予防接種，感染症の予防に適応を持つ医薬品の投与
　イ　美容形成（しみとり等）
　ウ　禁煙補助剤の処方（ニコチン依存症管理料以外）
　エ　治療中の疾病または負傷に対する医療行為とは別に実施する検診（治療の実施上必要と判断し検査等を行う場合を除く）　　等

(5)　その他
　ア　保険薬局における患家等への薬剤の持参料及び郵送代
　イ　保険医療機関における患家等への処方箋及び薬剤の郵送代
　ウ　日本語を理解できない患者に対する通訳料
　エ　他院より借りたフィルムの返却時の郵送代
　オ　院内併設プールで行うマタニティースイミングに係る費用
　カ　患者都合による検査のキャンセルに伴い使用することのできなくなった当該検査に使用する薬剤等の費用（現に生じた物品等に係る損害の範囲内に限る。なお，検査の予約等に当たり，患者都合によるキャンセルの場合には費用徴収がある旨を事前に説明し，同意を得ること）
　キ　院内託児所・託児サービス等の利用料
　ク　手術後のがん患者等に対する美容・整容の実施・講習等
　ケ　有床義歯等の名入れ（刻印・プレートの挿入等）
　コ　画像・動画情報の提供に係る費用〔B010診療情報提供料（Ⅱ）を算定するべき場合を除く〕

　サ　公的な手続き等の代行に係る費用　　等

●療養の給付と直接関係ないサービス等とはいえないもの（実費徴収が認められないもの）

　療養の給付と直接関係ないサービス等とはいえないものとしては，具体的には次に掲げるものが挙げられる。

(1)　手技料等に包括されている材料やサービスに係る費用
　ア　入院環境等に係るもの
　（例）シーツ代，冷暖房代，電気代（ヘッドホンステレオ等を使用した際の充電に係るもの等），清拭用タオル代，おむつの処理費用，電気アンカ・電気毛布の使用料，在宅療養者の電話診療，医療相談，血液検査など検査結果の印刷費用代　　等
　イ　材料に係るもの
　（例）衛生材料代（ガーゼ代，絆創膏代等），おむつ交換や吸引などの処置時に使用する手袋代，手術に通常使用する材料代（縫合糸代等），ウロバッグ代，皮膚過敏症に対するカブレ防止テープの提供，骨折や捻挫などの際に使用するサポーターや三角巾，医療機関が提供する在宅医療で使用する衛生材料等，医師の指示によるスポイト代，散剤のカプセル充填のカプセル代，一包化した場合の分包紙代及びユニパック代　　等
　ウ　サービスに係るもの
　（例）手術前の剃毛代，医療法等において設置が義務付けられている相談窓口での相談，車椅子用座布団等の消毒洗浄費用，インターネット等より取得した診療情報の提供，食事時のとろみ剤やフレーバーの費用　　等

(2)　診療報酬の算定上，回数制限のある検査等を規定回数以上に行った場合の費用

(3)　新薬，新医療機器，先進医療等に係る費用
　ア　医薬品医療機器等法上の承認前の医薬品・医療機器（治験に係るものを除く）
　イ　適応外使用の医薬品（評価療養を除く）
　ウ　保険適用となっていない治療方法（先進医療を除く）　　等

●その他
　上記に掲げる事項のほか，費用徴収する場合の具体的取扱いについては，「保険（医療）給付と重複する保険外負担の是正について」及び「『療養担当規則及び薬担規則並びに療担基準に基づき厚生労働大臣が定める掲示事項等』及び『保険外併用療養費に係る厚生労働大臣が定める医薬品等』の制定に伴う実施上の留意事項について」を参考にされたい。
　なお，上記に関連するものとして，入院時や松葉杖等の貸与の際に事前に患者から預託される金銭（いわゆる「預り金」）については，その取扱いが明確になっていなかったところであるが，将来的に発生することが予想される債権を適正に管理する観点から，保険医療機関が患者から「預り金」を求める場合にあっては，当該保険医療機関は，患者側への十分な情報提供，同意の確認や内容，金額，精算方法等の明示などの適正な手続を確保すること。

図表 53－2　DPC ／ PDPS のイメージ

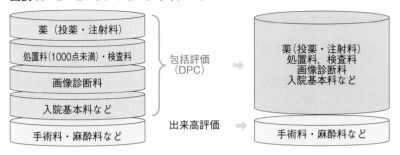

3）包括評価制度における診療報酬の額

　診療報酬額は，「包括評価部分〔診断群分類ごとの 1 日当たり点数×在院日数×医療機関別係数（機能評価係数Ⅰ＋機能評価係数Ⅱ＋基礎係数＋激変緩和係数）〕＋出来高評価部分」で算出する。

4）1 日当たり定額点数・設定方式のポイント

・入院初期を重点評価するため，在院日数に応じた 3 段階の定額報酬が設定されている。
・例外的に入院が長期化する患者（アウトライヤー）については，ある日数を超えた段階から出来高算定になる。

5）令和 6（2024）年度診療報酬改定における DPC 制度に係る対応（概要）

① **DPC 対象病院の基準の見直し**
　適切な包括評価を行う観点から，データ数基準（1 月あたりデータ数90以上）および適切な DPC データの作成基準を DPC 対象病院の基準として位置づける（令和 8 年度診療報酬改定時より制度参加・退出に係る判定に用いる）。
② **医療機関別係数の見直し**
　1．基礎係数：現行 3 つの医療機関群を維持したうえで，データ数に係る基準を満たさない医療機関については区別する。
　2．機能評価係数Ⅱ：既存の 4 つの評価項目（率性係数，複雑性係数，カバー率係数，地域医療係数）による評価体系を整理する。
　3．救急補正係数：従前の救急医療指数の評価手法を維持したうえで，独立した医療機関別係数の項目として評価を行う。
　4．激変緩和係数：診療報酬改定に伴う激変緩和に対応した係数を設定する（改定年度のみ）。
③ **診断群分類点数表の見直し**
　入院初期の医療資源投入量の多い診断群分類が増加している実態を踏まえ，点数設定方式 B により設定する分類の範囲を見直す。
④　より早期の退院への評価を充実化する観点から点数設定方式 E を新設，一定程度標準化が進んでいる診断群分類の一部へ適用する。

8　令和 6（2024）年度診療報酬改定の概要

　令和 6 年度診療報酬改定については，「物価高騰・賃金上昇，経営の状況，人材確保の必要性，患者負担・保険料負担の影響を踏まえた対応」，「全世代型社会保障の実現や，医療・介護・障害福祉サービスの連携強化，新興感染症等への対応など医療を取り巻く課題への対応」，「医療 DX やイノベーションの推進等による質の高い医療の実現」，「社会保障制度の安定性・持続可能性の確保，経済・財政との調和」——の 4 つが改定にあたっての基本認識とされた。
　改定率については，全体で＋0.88％（そのうち，看護職員，病院薬剤師その他の医療関係職種の処遇改善分＋0.61％，入院時の食費基準額の引上げ＋0.06％，管理料，処方箋料等の再編▲0.25％，その他の改定率＋0.46％）となっている。

1）現下の雇用情勢も踏まえた人材確保・働き方改革等の推進

　物価高騰・賃金上昇，経営の状況のなか，医療従事者の人材確保と賃上げに向けた取り組みを進

め，患者が必要なサービスが受けられるよう必要な対応を行う。

2）ポスト2025を見据えた地域包括ケアシステムの深化・推進や医療DXを含めた医療機能の分化・強化，連携の推進

・マイナ保険証を活用した，質が高く効率的な医療の提供
・電子処方箋の普及，電子カルテ情報の3文書・6情報〔診療情報提供書，退院時サマリー，健康診断結果報告書，傷病名，アレルギー情報，感染症情報，薬剤禁忌情報，検査情報（救急及び生活習慣病），処方情報〕の入力・管理，入院診療計画書等の電子的な文書提供等の医療情報の標準化・ICTの活用等を通じて，医療連携の取組を推進。

3）安心・安全で質の高い医療の推進

患者が安心して医療を受けられ，それぞれの実情に応じて住み慣れた地域で継続して生活できるよう，医療機関間の連携の強化に資する取組等を実施。

4）効率化・適正化を通じた医療保険制度の安定性・持続可能性の向上

医療保険財政のなかでイノベーションを推進するため，長期収載品の保険給付の在り方の見直しとともに，経済性に優れた医療機器等の診療報酬上の評価や患者が自ら使用するプログラム医療機器等の保険適用の在り方について検討。

5）医療DX推進体制整備加算，在宅医療DX情報活用加算，訪問看護医療DX情報活用加算

【新設】医療DX推進体制整備加算：初診料において，①電子請求，②電子資格確認，③電子資格確認により取得した診療情報の閲覧・活用，④電子処方箋，⑤電子カルテ情報共有サービス活用，⑥マイナ保険証利用の実績，⑦医療DX推進体制の掲示・ウェブサイト掲載——などの体制を整備した届出医療機関で月1回算定可。

【新設】在宅医療DX情報活用加算：在宅患者訪問診療料（Ⅰ）（Ⅱ）において，上記と一部共通する体制を整備した届出医療機関で算定可。
【新設】訪問看護医療DX情報活用加算：在宅患者訪問看護・指導料等において，上記と一部共通する体制を整備した届出医療機関で算定可。

6）「意思決定支援」，「身体的拘束最小化」

入院料等「通則」において，「意思決定支援」と「身体的拘束最小化」が新たに要件とされた。「意思決定支援」は入院料等を算定するための必須要件とされ，「身体的拘束最小化」は満たせない場合に1日につき40点の減算となる。

7）急性期一般入院料等の平均在院日数，重症度，医療・看護必要度の見直し

(1) 急性期一般入院料1の施設基準の平均在院日数：18日以内→16日以内に短縮された。

(2) 重症度，医療・看護必要度：評価基準が見直され，該当患者割合の基準が変更された。

8）療養病棟入院基本料の医療区分・ADL区分の評価体系の見直し

(1) 療養病棟入院基本料の評価体系：従前の9分類（医療区分3×ADL区分3）から30分類に変更された。①疾患・状態の医療区分3×処置等の医療区分3×ADL区分3＝27区分と，②スモン×ADL区分3＝3区分で構成される。

(2) 経過措置終了：看護職員・看護補助者配置20対1以上又は医療区分2・3の患者が5割以上の基準が満たせない場合の従前の「注11」の規定（100分の75で算定）が削除された。

9）特定感染症入院医療管理加算

感染症法上の3類・4類・5類感染症の患者，指定感染症の患者に対して，適切な感染防止対策を実施した場合に，1入院に限り7日を限度（他の患者に感染させるおそれが高い患者に対する場合を除く）として算定する特定感染症入院医療管理加算が新設された。

10) 地域包括医療病棟入院料

地域において救急患者等を受け入れる体制を整え，リハビリ・栄養管理・入退院支援・在宅復帰等の機能を包括的に提供する病棟を評価した**地域包括医療病棟入院料**が新設された。90日を限度に算定し，包括範囲はDPC/PDPSに準じて設定された。

主な施設基準は以下のとおり。
①病院の一般病棟を単位として行う
②看護職員数：常時10対1以上，夜勤看護職員数：2以上，看護職員の看護師比率：70％以上
③常勤の理学療法士・作業療法士・言語聴覚士：2名以上，専任・常勤の管理栄養士：1名以上
④重症度，医療・看護必要度の基準を満たすこと
⑤当該病棟入院患者の平均在院日数：21日以内
⑥在宅等への退院患者／退院患者比：80％以上
⑦一般病棟からの転棟患者／入院患者比：5％未満
⑧救急搬送の患者／入院患者比：15％以上

11) 特定疾患療養管理料，生活習慣病管理料

特定疾患療養管理料の対象疾患から**高血圧症，糖尿病，**（遺伝性疾患ではない）**脂質異常症**が削除され，これらの生活習慣病に対する医学管理料が生活習慣病管理料（Ⅰ）（Ⅱ）に一本化された〔生活習慣病管理料（Ⅱ）を上記3疾患に対する従前の特定疾患療養管理料に代替するものとして新設〕。

一方，**アナフィラキシー，ギラン・バレー症候群**が特定疾患療養管理料の対象疾患に追加された。

12) 往診料，在宅患者訪問診療料，在宅時医学総合管理料，施設入居時等医学総合管理料

(1)　往診料に，**在宅ターミナルケア加算，看取り加算，往診時医療情報連携加算，介護保険施設等連携往診加算**──が新設された。
(2)　在宅患者訪問診療料（Ⅰ）（Ⅱ）において，患者1人当たり**直近3月の訪問診療回数の平均が12回未満であること**とする基準に適合しなくなった場合，同一患者の5回目以降の訪問診療料を100分の50で算定するとされた。
(3)　在宅時医学総合管理料，施設入居時等医学総合管理料において，単一建物診療患者が①10人以上19人以下，②20人以上49人以下，③50人以上の場合において，**直近3月の訪問診療の算定回数等**が2100回以上の場合，所定点数の100分の60で算定するとされた。

13) 処方料，処方箋料

(1)　処方料，処方箋料の従前の特定疾患処方管理加算1（処方期間28日未満）が廃止され，特定疾患処方管理加算は**処方期間28日以上の場合**（従前の加算2）のみ算定可となった。また，その対象疾患から**高血圧症，糖尿病，**（遺伝性疾患ではない）**脂質異常症**が削除され，新たに**アナフィラキシー，ギラン・バレー症候群**が追加された。
(2)　以下の①〜③のいずれにも該当する場合，処方箋料の所定点数を低減するとした。
①直近3月の処方箋交付回数が12,000回超
②保険薬局と不動産取引等その他の特別な関係がある
③保険薬局において当該医療機関に係る処方箋集中率が9割超

14) ベースアップ評価料

主として医療に従事する職員（医師・歯科医師を除く）の賃金改善（役員報酬，定期昇給を除き，基本給又は毎月の手当の引上げによる改善を原則とする）を図る体制につき施設基準に適合する届出医療機関において，**外来・在宅ベースアップ評価料（Ⅰ）（Ⅱ），入院ベースアップ評価料**が算定できるとされた。

54

療養担当規則
（保険医療機関及び保険医療養担当規則）

昭和32年4月30日厚生省令第15号（直近改正：令和6年3月5日　厚生労働省令第35号）

「療養担当規則」（保険医療機関及び保険医療養担当規則）は，医科および歯科の保険医療機関および保険医が保険診療を行ううえで遵守しなければならない基本的な診療方針を定めた厚生労働省令です（p.442に全文掲載）。

保険医療機関は，この「療養担当規則」に従って保険診療と保険請求を行います。

第1章は保険医療機関の療養担当（療養の給付の担当範囲，担当方針等：第1条〜第11条）について，第2章は保険医の診療方針（診療の一般的・具体的方針，診療録の記載等：第12条〜第23条）について，第3章は雑則（様式1号診療録様式，様式2号処方箋の書式：第24条）の3項目により構成されています。

また，保険薬局，保険薬剤師については，「保険薬局及び保険薬剤師療養担当規則」が，後期高齢者については「高齢者の医療の確保に関する法律の規定による療養の給付等の取扱い及び担当に関する基準」（「療養担当規則」とほぼ同じ内容）が定められています。

1 保険医療機関，保険医等

1）保険医療機関（健康保険法第65条）

医療機関が療養の給付を行う場合，病院，診療所の開設者がその自由意思に基づいて申請することにより，厚生労働大臣が保険医療機関の指定を行うことと規定されている。

2）保険医（健康保険法第64条）

医師が保険医療機関において健康保険の診療に従事する場合，厚生労働大臣より保険医の登録を受けた医師でなければならないことと規定されている。

3）保険医と保険医療機関の責務

(1) 保険医療機関の責務（健康保険法第70条）

保険医療機関は，診療に従事する保険医に「療養担当規則」で定めるところにより，診療にあたらせるほか，「療養担当規則」で定めるところにより，療養の給付を担当しなければならない。

(2) 保険医の責務（健康保険法第72条）

保険医療機関において診療に従事する保険医は，「療養担当規則」で定めるところにより，健康保険の診療に当たらなければならない。

(3) 療養の給付に関する費用（健康保険法第76条）

療養の給付は，被保険者の業務外の疾病，負傷について，現物給付として扱う医療給付である。療養の給付に要する費用の額は，厚生労働大臣が定めるところにより算定する。

保険医療機関は，療養の給付に要する費用の額から被保険者が支払う一部負担金を除いた額を保険者に請求する。

2 保険医療機関の療養担当（第1章）

(1) 療養の給付の範囲（第1条）

保険医療機関が行う患者への療養の給付（診療）の範囲は以下のとおりである。

① 診察
② 薬剤又は治療材料の支給
③ 処置，手術その他の治療
④ 居宅における療養上の管理及びその療養に伴う世話その他の看護
⑤ 病院又は診療所への入院及びその療養に伴う世話その他の看護

(2)　**療養の給付の担当方針（第2条）**

保険医療機関は，患者に対し懇切丁寧，療養上妥当適切に療養の給付を行わなければならない。

(3)　**診療に関する照会（第2条の2）**

保険医療機関は，担当した患者の疾病又は負傷に関し，他の保険医療機関から照会があつた場合は適切に対応しなければならない。

(4)　**適正な手続の確保（第2条の3）**

保険医療機関は，厚生労働大臣又は厚生局長等に対して施設基準に関わる申請，届出等の手続を適時適切に行わなければならない。

(5)　**健康保険事業の健全な運営の確保（第2条の4）**

保険医療機関は，健康保険事業の健全な運営を損なわないように行わなければならない。

(6)　**経済上の利益の提供による誘引の禁止（第2条の4の2）**

保険医療機関は，患者に対して値引きやサービス等の利益の提供を行い，自己の保険医療機関において診療を受けるように誘引をしてはいけない。

(7)　**特定の保険薬局への誘導の禁止（第2条の5）**

保険医療機関は，処方箋の交付の際に，患者に対して特定の保険薬局において調剤を受けるべき旨の案内や誘導等を行ってはならない。

ただし，地域包括診療料や在宅患者訪問薬剤管理指導等の施設基準の届出を行っている連携している薬局や時間外に対応できる薬局リスト等の場合は例外である。

(8)　**掲示（第2条の6）【2024（令和6）年6月1日】**

保険医療機関は，厚生労働大臣が定める事項を院内の見やすい場所，ウェブサイトに掲示しなければならない。

(9)　**受給資格の確認等（第3条）**

保険医療機関は，患者から診療の申し出があった場合，健康保険法に規定する電子資格確認か患者の提出する被保険者証のいずれかで資格の確認をしなければならない。ただし救急の場合はこの限りではない。

また，要介護被保険者が訪問看護，訪問リハビリテーション，居宅サービス又は介護予防サービス等を行う場合も同様に被保険者の資格を確認しなければならない。

(10)　**被保険者証の返還（第4条）**

保険医療機関は，患者に対して療養の給付を行わなくなったときや，正当な理由により患者から被保険者証の返還を求められたときは，遅滞なく返還しなければならない。

(11)　**一部負担金等の受領（第5条）【2024（令和6）年6月1日】**

保険医療機関は，患者から療養に要した負担金（食事・生活療養標準負担額，保険外併用療養費の特別の料金を含む）の支払いを受けることができる。ただし厚生労働大臣が定める療養に関しては，厚生労働大臣が定める額の支払いを受けるとする。

(12)　**領収証等の交付（第5条の2）**

保険医療機関は，患者から費用の支払を受けるときは，正当な理由がない限り，個別の費用ごとに区分して記載した領収証及び明細書を無償で交付しなければならない（診療所では当分の間，明細書を常に交付することが困難である正当な理由がある場合，患者から求められたときに明細書を交付することで足り，有償で発行することができる）。

(13)　**保険外併用療養費に係る療養の基準等（第5条の4）**

保険医療機関は，評価療養，患者申出療養または選定療養に関して支払を受ける場合は，その内容に応じて厚生労働大臣の定める基準に従い，その内容および費用に関して説明を行い，その同意を得なければならない。

(14)　**証明書の交付（第6条）**

保険医療機関は，患者から保険給付を受けるために必要な保険医療機関または保険医の証明書，意見書等の交付を求められたときは，無償で交付しなければならない（柔道整復を除く療養費，傷病手当金，出産育児一時金，出産手当金，家族出産育児一時金に係る証明書・意見書を除く）。

(15)　**指定訪問看護の事業の説明（第7条）**

保険医療機関は，患者が指定訪問看護事業者および指定介護予防サービス事業者から指定訪問看護および指定介護予防サービスを受ける必要があると認めた場合は，患者に対しその利用手続，提供方法および内容等の十分説明を行うよう努めなければならない。

(16)　**診療録の記載及び整備（第8条）**

保険医療機関は，患者の診療録に必要な事項を記載し，これを保険診療以外（自費診療等）の診療録と区別して整備しなければならない。

(17)　**帳簿の保存（第9条）**

保険医療機関は，帳簿および書類その他の記録をその完結の日から3年間保存しなければならない。ただし，患者の診療録の保存については，その完結の日から5年間とする。

(18)　**通知（第10条）**

保険医療機関は，患者が以下に該当する場合に

は，遅滞なく，意見を付して，その旨を全国健康保険協会または当該健康保険組合に通知しなければならない。

一　家庭事情等のため退院が困難であると認められたとき。

二　闘争，泥酔または著しい不行跡によって事故を起したと認められたとき。

三　正当な理由がなくて，療養に関する指揮に従わないとき。

四　詐欺その他不正な行為により，療養の給付を受け，または受けようとしたとき。

⑲　**入院（第11条）**

保険医療機関は，患者の入院に関して，療養上必要な寝具類を具備し，その病状に応じて適切に行い，療養上必要な事項について適切な注意及び指導を行わなければならない。

保険医療機関は，災害その他のやむを得ない事情がある場合を除いて，医療法の規定に基づき許可を受け，もしくは届け出をし，または承認を受けた病床数の範囲内で，患者を入院させなければならない。

⑳　**看護（第11条の2）**

保険医療機関は，その入院患者に対して，患者の負担により，当該保険医療機関の従業者以外の者に看護を受けさせてはいけない。

㉑　**報告（第11条の3）**

保険医療機関は，厚生労働大臣が定める療養の給付に関する事項について，地方厚生局長又は地方厚生支局長に定期的に報告を行わなければならない。

3　保険医の診療方針等（第2章）

⑴　**診療の一般的方針（第12条）**

保険医の診療は，医師または歯科医師として診療の必要がある疾病または負傷に対して適確な診断を行い，健康の保持増進上適切に行われなければならない。

⑵　**療養及び指導の基本準則（第13条）**

保険医は，診療に当たり療養上必要な事項は懇切丁寧に理解しやすいように指導しなければならない。

⑶　**指導（第14条）**

保険医は，診療に当たり常に医学の立場を堅持して，患者の心身の状態を観察し，心理的な効果を挙げるように適切な指導をしなければならない。

⑷　**指導（第15条）**

保険医は，患者に対し予防衛生及び環境衛生の思想のかん養に努め，適切な指導をしなければならない。

⑸　**転医及び対診（第16条）**

保険医は，患者が自己の専門外であるとき，またはその診療について疑義があるときは，他の保険医療機関へ転医させ，または他の保険医の対診を求める等診療について適切な措置を講じなければならない。

⑹　**診療に関する照会（第16条の2）**

保険医は，診療した患者の疾病または負傷に関し，他の保険医療機関または保険医から照会があつた場合には，適切に対応しなければならない。

⑺　**施術の同意（第17条）**

保険医は，患者の疾病または負傷が自己の専門外であることを理由に診察を行わずに，あん摩・マッサージ，はり等の施術を受けさせることに同意（無診察同意）を与えてはならない。医師の診察のうえで同意書の交付を行わなければならない。

⑻　**特殊療法等の禁止（第18条）**

保険医は，医学的評価が十分に確立されていない，特殊な療法または新しい療法等の実施は，厚生労働大臣の定めるもの（先進医療・患者申出療養）以外は行ってはならない。

⑼　**使用医薬品及び歯科材料（第19条）**

保険医は，厚生労働大臣の定める医薬品以外の薬物の使用または処方をしてはならない。また，歯科の保険医は，厚生労働大臣の定める歯科材料以外の材料を使用してはならない（「治験」を除く）。

⑽　**健康保険事業の健全な運営の確保（第19条の2）**

保険医は，診療に当たって健康保険事業の健全な運営を損なう行為を行わないよう努めなければならない。

⑾　**特定の保険薬局への誘導の禁止（第19条の3）**

保険医は，処方箋の交付に関し，患者に対して特定の保険薬局において調剤を受けるよう誘導を行ってはならない。また，特定の保険薬局への誘導の対償として，保険薬局から金品その他の利益を収受してはならない。

⑿　**指定訪問看護事業との関係（第19条の4）**

保険医は，患者から訪問看護指示書の交付を求められ，その必要があると認めた場合には，速やかに，当該患者の選定する訪問看護ステーションに交付しなければならない。また，訪問看護指示書に基づき，適切な訪問看護が提供されるよう，

訪問看護ステーション等からの相談に際しては，適切な注意および指導を行わなければならない。

⒀ 診療の具体的方針（第20条）

診察，投薬，処方箋交付，注射，手術・処置，リハビリ，入院等は，診療の必要性を十分考慮したうえで行わなければならない。また，健康診断は，療養の給付の対象として行ってはならない。

⒁ 歯科診療の具体的方針（第21条）

診察，投薬，処方箋交付，注射，手術・処置，歯冠修復および欠損補綴，リハビリ，入院，歯科矯正等は，診療の必要性を十分考慮したうえで行わなければならない。また，歯科矯正は，療養の給付の対象として行ってはならない。

⒂ 診療録の記載（第22条）

保険医は，患者の診療を行った場合には，診療録（様式第1号）に必要な事項を記載しなければならない。

⒃ 処方箋の交付（第23条）

保険医は，処方箋を交付する場合には，処方箋（様式第2号）に必要な事項を記載しなければならない。また，交付した処方箋に関し，保険薬剤師から疑義の照会があつた場合には，これに適切に対応する必要がある。

⒄ 適正な費用の請求の確保（第23条の2）

保険医は，行った診療について，保険医療機関が行う療養の給付に関する費用の請求が適正なものとなるよう確認する必要がある。

医療保険

253

4 雑則（第3章）

第3章雑則では，診療録（医科，歯科），処方箋の様式が掲げられている。

(1)　様式第1号（診療録：医科）

(2)　様式第2号（歯科診療録）（略）

(3)　様式第2号（処方箋）

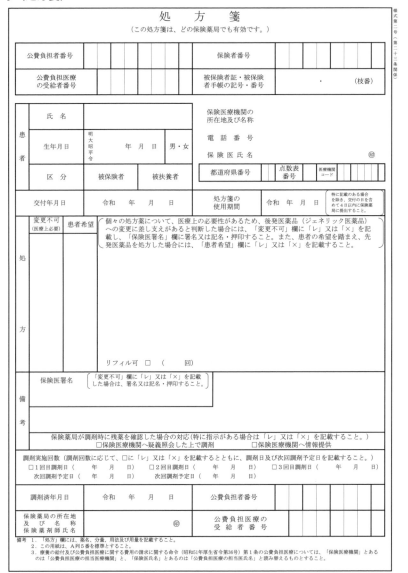

5 制度の解釈と論点

1）混合診療（保険診療と保険外診療の併用療養制度）の禁止

現在の医療保険制度では，病気に対する一連の治療過程において保険診療（保険で認められている治療法）と保険外診療（保険で認められていない治療法）の併用は原則として認められず，その

場合はすべての診療が自由診療（全額自己負担）としての扱いとなる。

自由診療は，厚生労働省が未承認である最先端の技術を用いた治療や薬，または日本では未承認

だが外国で承認されている治療や薬を使用することは，早期に治癒する可能性があるという反面，高額な請求やリスク，後遺症，不測の事態が起こる可能性があることは否定できない。

そのため仮に混合診療を認めてしまうと，現在の医療保険制度の基本的な考え方である，必要な医療については基本的に保険診療で行われるべきもので，保険適用となるのは治療の有効性・安全性が確認されているものである，ということに反することになる。また，日本の医療保険制度の特徴である「国民皆保険制度」「現物給付」「フリーアクセス」にも反してしまう。

①**国民皆保険制度**：すべての国民が，何らかの公的医療保険に加入している。

②**現物給付**：医療行為（現物）が先に行われ，費用は保険者から医療機関へ事後に支払われる。

③**フリーアクセス**：自らの意思により，自由に医療機関を選ぶことができる。

混合診療を原則解禁とする意見と反対する意見の論点は主に以下の５つになる。

●**論点１：負担の平等性**

（例）同じ病気で診療をはじめたＡ氏とＢ氏。Ａ氏は，保険適用診療「α」と保険適用診療「β」を受ける。Ｂ氏は，保険適用診療「α」と保険適用外診療「γ」を受ける。この場合において，Ａ氏は，「α」について保険診療が適用されるのに対して，Ｂ氏は，「α」について保険診療が適用されないというのは合理的か。

●**論点２：提供される医療の範囲**

「医療の質の確保は，医師が提供する医療の範囲を拡大させることによってもたらされるべきである」という点について，「医師が提供する医療の範囲を制限するのは望ましくない」（解禁）という意見と，「効果が必ずしも明らかではない医療サービスが提供される懸念がある」（解禁反対）という意見がある。

●**論点３：患者の選択**

「患者と医師が治療内容を話し合い，理解し合意した上で，患者自身の自己決定により治療を選択できるようにするべき」という点について，「患者が自らの責任において医療を選択できるようにすべき」（解禁）という意見と，「専門知識のない患者は医師の勧奨を受け入れざるを得ないのではないか」（解禁反対）という意見がある。

●**論点４：医療格差**

「所得によって受けられる医療の格差が生じる」という点について，「解禁すれば，自ら治療を選択できる人の割合が増加する」（解禁）という意見と，「解禁してしまうと，保険給付範囲が縮小し，低所得者が必要な医療を受けられなくなる懸念がある」（解禁反対）という意見がある。

●**論点５：公的保険への影響**

「今後，新たに開発される高度かつ高額な医療をすべて保険給付とするのは非現実的であり，保険財政の改善の観点から保険給付の範囲を見直すべき。」という点について，「保険適用を重点化するとともに，公的保険と私的保険を組み合わせることにより，保険財政の健全化を図ることが可能である。」（解禁）という意見と，「保険料負担の見直し，診療報酬や薬価の抑制等により保険財政の健全化を図ることが可能である。」（解禁反対）という意見がある。

2）訪問看護ステーションでのオンライン資格確認・請求義務化の実施に伴う改正〔2023（令和5）年12月，2024（令和6）年4月施行〕

訪問看護ステーションにおいて，レセプトのオンライン請求とオンライン資格確認を開始し，保険証の廃止を見据え，オンライン請求・オンライン資格確認を義務化する。

(1) 訪問看護ステーションのオンライン請求・オンライン資格確認の開始
・令和6年6月（令和6年7月請求分）からオンライン請求を開始
・令和6年6月からオンライン資格確認を開始

(2) 訪問看護ステーションのオンライン請求・オンライン資格確認の義務化・経過措置
・令和7年（令和6年12月請求分）からオンライン請求を義務化
・令和6年12月からオンライン資格確認を義務化
ただし，やむを得ない事情（通信障害，システム整備中，ネットワーク環境，改築工事，廃止・休止，その他特に困難な事情）については，期限付きの経過措置が適用される。

3）2024（令和6）年6月1日施行の改正

保険医療機関は，厚生労働大臣が定める事項を院内掲示だけでなくウエブサイトにも掲載することを追加。

社会保険診療報酬支払基金法

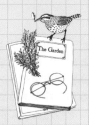

昭和23年7月10日法律第129号（直近改正：令和5年5月19日法律第31号）

　社会保険診療報酬支払基金について定めた法律です。支払基金は昭和23（1948）年に，この法律に基づき設立されました。平成15（2003）年からは**「特別の法律により設立される民間法人」**として位置づけられています。

　法律の第1条では，支払基金は，医療保険各法等に基づいて，保険者が診療担当者に対して支払うべき**診療報酬の迅速適正な支払い**と，**レセプトの審査**を行うほか，保険者の委託を受けて，保険者が医療保険各法等の規定により行う事務を行うことを目的とするとされています。

1 業　務

　昭和23（1948）年，社会保険診療報酬支払基金法に基づき，社会保険診療報酬支払基金（支払基金）は設立され，医療費の適正な審査および迅速適正な支払いを業務として行い，平成15（2003）年より「特別の法律により設立される民間法人」として位置付けられている。

　支払基金の具体的な業務は，保険医療機関等から提出された被用者保険分に係るレセプトの審査・支払業務のほか，高齢者医療制度関係業務，退職者医療関係業務および介護保険関係業務に係る保険者からの拠出金（納付金）等の徴収および市町村への交付金等の交付等である。

1）支払基金の組織体制の見直し

　令和元（2019）年5月，支払基金法改正により組織体制の見直しが行われた。
① 現行の各都道府県支部の設置を廃止，各支部長が担っている権限を本部に集約〔令和3（2021）年4月〕
② 審査結果の不合理な差異の解消に向けた取組みを加速化するため，レセプト点検業務を全国

10か所程度の審査事務センター（仮称）に集約〔令和4（2022）年4月以降順次〕
③ 現行は支部のもとに設置されている審査委員会は本部のもとに設置。ただし地域医療の特性を踏まえ，設置場所はこれまで同様47都道府県（審査委員の審査補助業務は47都道府県の審査事務局で実施）〔令和3（2021）年4月〕

2）社会保険診療報酬支払基金法改正による審査支払機関の機能強化

⑴ **支払基金の運営に関する理念を規定**
・公正な審査，データ分析を通じた医療の向上及び福祉増進
・ICT活用による運営の効率化
・運営の透明性確保
・レセプト提出に向けた医療機関への支援
・国保連との連携推進
⑵ **データ分析に関する新たな業務**
・「レセプト・特定健診等の情報収集，整理及び分析等に関する業務」を支払基金の新たな業務として追加。

・データ分析に関する業務の実施に当たり専門家の意見を聴く仕組みを新設
⑶ **保険者が支払基金に支払う手数料の階層化**
　現行：「レセプトの枚数」を基準に設定
　改正後：「レセプトの枚数や審査の内容」を勘案し設定
⑷ **審査委員の委嘱に関する事項**
　現行：審査委員は，三者（診療担当者代表，保険者代表，学識経験者代表）から同数を委嘱
　改正後：診療担当者代表と保険者代表のみ同数とするよう見直し

（目的）

第1条 社会保険診療報酬支払基金（以下「基金」という。）は，全国健康保険協会若しくは健康保険組合，市町村若しくは国民健康保険組合，後期高齢者医療広域連合，法律で組織された共済組合又は日本私立学校振興・共済事業団（以下「保険者」という。）が，医療保険各法等〔高齢者の医療の確保に関する法律（昭和57年法律第80号）第7条第1項に規定する医療保険各法又は高齢者の医療の確保に関する法律をいう。以下同じ。〕の規定に基づいて行う療養の給付及びこれに相当する給付の費用について，療養の給付及びこれに相当する給付に係る医療を担当する者（以下「診療担当者」という。）に対して支払うべき費用（以下「診療報酬」という。）の迅速適正な支払を行い，併せて診療担当者から提出された診療報酬請求書の審査を行うほか，保険者の委託を受けて保険者が医療保険各法等の規定により行う事務を行うこと並びに国民の保健医療の向上及び福祉の増進並びに医療に要する費用の適正化（次条及び第15条第1項第八号において「医療費適正化」という。）に資する情報の収集，整理及び分析並びにその結果の活用の促進に関する事務を行うことを目的とする。

2 理事会・幹事会

本部（東京都）は，業務運営上の最高意思決定機関として「理事会」を置き，収入・支出の予算，事業状況報告，その他の重要事項について議決する。支部（各都道府県）は「幹事会」を置き，業務運営についての協議を行う。

3 審査委員会

支払基金では，診療報酬請求書およびレセプトの審査を行うため，全国の支払基金支部に**審査委員会**，本部に**特別審査委員会**を設置している（図表55-1）。

1）審査委員会

医療機関等の所属団体による推薦を受けた**診療担当者代表**，健康保険組合等の所属団体の推薦を

図表55-1　審査委員会の構成

・審査委員会 ・特別審査委員会	・診療担当者代表 ・保険者代表 ・学識経験者	それぞれ同数	・任期は審査委員，特別審査委員とも2年 ・審査委員長は審査委員の互選により選出
審査運営委員会	審査委員会の運営等審査全般について協議 　①審査委員会の円滑な運営 　②審査方法についての審議 　③審査結果の確認 　④その他審査に関する重要な事項の協議		
審査専門部会	一定点数以上の高点数明細書等について専門的に審査 　①一定点数以上の高点数明細書の審査 　②その他審査委員会から付託された医療機関に係る明細書の審査		
再審査部会	保険者・保険医療機関からの再審査請求について審査		
審査研究会	審査に関する法令等の研究・学術講演の開催		

 ＊Key Word

直接審査：保険者が医療機関，調剤薬局等と直接契約してレセプトの審査や支払いをすること。

現状では，保険者が社会保険診療報酬支払基金や国民健康保険団体連合会に手数料を支払って審査支払業務を委託していることがほとんどだが，調剤レセプトについては，合意した調剤薬局との間で直接審査を実際に始めている保険者が増えている。また，保険者の調剤レセプト直接審査支払業務を支援する民間企業もある。

直接審査のメリットとして，服薬状況の把握で健康管理ができること，手数料の削減，過払いの発見につながること等がある。

医療保険

図表55−2　再審査の仕組み

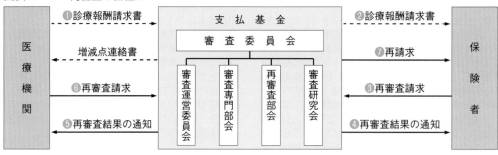

受けた**保険者代表**，外部の有識者を含めた選考協議会を経て支部の幹事長が委嘱した**学識経験者**の三者で構成されている（法第16条）。

2）特別審査委員会

支部の審査委員会と同様の構成で，理事長が委嘱する。

特別審査委員会で審査が行われる明細書は以下のものが対象となり，医療機関は，診療日ごとの症状，経過および診療内容を明らかにすることができる情報（症状詳記および日計表）も一緒に提出することになっている。

①　入院にかかる医科診療報酬明細書のうち合計点数（心・脈管にかかる手術を含む診療にかかるものについては特定保険医療材料にかかる点数を除いた合計点数）が38万点（特定機能病院・臨床研究中核病院にあっては35万点）以上

のもの

②　同種死体肺移植手術，生体部分肺移植術，同種心移植術，同種心肺移植術，生体部分肝移植術及び同種死体肝移植術に係る手術を含む診療に係る診療報酬請求書

③　歯科診療にかかる診療報酬明細書のうち合計点数が20万点以上のもの

また，医療機関から提出される診療報酬請求書は必ず審査を受けることになっているが，審査委員会は診療内容に問題が多い医療機関の診療担当者に出頭を求めたり，診療録等の提出を求めたりすることができる（法第18条）。

4 再審査請求等

保険者からは，被保険者等の資格誤りや診療内容に異議があるレセプトについて**再審査請求**が行われる。また，医療機関からも，減点となったレセプトについての再審査請求が行われる（図表55−2）。

このような場合，被保険者等の資格誤りに関しては，医療機関に返戻して確認を求める。診療内容に関するものについては，審査委員会で再審査を行う。

申出期間については，「社会保険診療報酬支払基金に対する再審査の申出について」（昭和60年4月30日保険発第40号・庁保険発第17号）で，以下のように規定されている。

①　支払基金に対する再審査の申出はできる限り早期に行い，支払基金が定めた申出期間（原則6カ月以内）であること。

②　同一事項について同一の者からの再度の再審査申出は，特別の事情がない限り認められない

ものである。

なお審査委員会に関して必要な事項については，「社会保険診療報酬請求書審査委員会及び社会保険診療報酬請求書特別審査委員会規程」（昭和23年12月13日・厚生省令第56号）により定められている。

審査は本来審査委員会という組織体によってなされることになっており，その決定は委員の2分の1以上の出席のもとに行うことになっている。実際は審査件数が膨大のため一々合議はなされていないが，法的には合議体の決定ということであり，審査結果に対する責任は委員会であり担当した委員個人ということではない。

審査委員会は，その審査について不服の申出があった場合に再審査を行うため，再審査部会を置くことになっている（規程第2条第3項）。

また規程第3条で，審査委員会は，毎月分について，前月分の診療報酬請求書を，その月の末日

図表55-3　再審査等請求書

令和　　　年　　　月　　　日

社会保険診療報酬支払基金＿＿＿＿＿支部　御中

保険医療機関等の
所在地及び名称
開設者氏名
電話番号

下記理由により，診療報酬等明細書を（再審査）（取下げ）願います。

1	点数表	1　医科　3　歯科　4　調剤 6　訪問		医療機関等コード		旧総合病院 診療科	
2	診療年月	年　　月	請求（調整）年月　　年　　月	明細書区分	1 2 3	単独併用老健	1＝本人入院　　2＝本人外来　　3＝未就学者入院 4＝未就学者外来　5＝家族入院　6＝家族外来 7＝高齢者入院一般　8＝高齢者外来一般 9＝高齢者入院7割　0＝高齢者外来7割	再審査等対象種別	1　一次審査 2　突合再審査 3　再審査

3	再審査等対象種別が 「2　突合再審査」 のとき，相手方薬局	薬局コード	（都道 　府県　　　　　　　）
		薬局の名称	

4	保険者番号		記号・番号	・
5	公費負担者番号 市町村番号		受給者番号	

6	フリガナ		生年月日	写の有無
	患者氏名		1　明治　2　大正 3　昭和　4　平成　　年　　月　　日	1　　2 有　・　無

7	請求点数（金額）	点（円）	一部負担金	円
	食事・生活請求金額	円	標準負担額　　　　円	※取下げ理由

8	No.	減点点数（金額）	減点事由及び箇所	減点内容
	①	点（円）		
	②			
	③			

請求理由

再審査の結果，下記のとおり決定します。				※備　考						
No.	結果	原審理由	摘要							
1	復活・原審									
2	復活・原審		※基金使用欄	増減点	請求理由	責任	請求数	処理	診療科	再々審
3	復活・原審									

注　「※取下げ理由」欄，「※備考」欄及び「※基金使用欄」については，基金で使用しますので，何も記入しないでください。

までに審査しなければならないと定めている。

診療報酬請求書の審査権は本来保険者に帰属するものであるが，契約によって基金へその事務を委託しているものであって，審査を行う際の基準としては，保険医療機関および保険医療養担当規則および点数表などであり，具体的な審査方法などについては，昭和33年12月4日・保発第71号厚生省保険局長通達診療報酬の請求に関する審査についてに示されている。

審査の結果，診療内容または診療報酬の請求に

著しい不正または不当の事実のあった場合につい　て，規程第5条の2で次のように定めている。

社会保険診療報酬請求書審査委員会及び社会保険診療報酬請求書特別審査委員会規程

昭和23年12月13日・厚生省令第56号（直近改正：令和5年11月27日・厚生労働省令第144号）

第5条の2　前条の審査の結果診療内容又は診療報酬請求の著しい不正又は不当の事実を発見したときは，審査委員会は，診療担当者については，その所在する区域を管轄する地方厚生局又は地方厚生支局に置かれた地方社会保険医療協議会に，指定訪問看護事業者又は指定医療機関については，その所在する区域を管轄する地方厚生局長又は地方厚生支局長に，遅滞なくこれを通報しなければならない。

診療報酬明細書等の審査および支払いに関する事務の委託先変更に関する情報公開

健康保険および国民健康保険の保険者，後期高齢者医療広域連合は社会保険診療報酬支払基金あるいは国民健康保険団体連合会のいずれに対してもレセプトの審査・支払いの事務を委託できる。また，審査支払機関間の受託競争の整備を行うよう，厚生労働省保険局長から「診療報酬明細書等の審査及び支払に係る事務の委託先変更について」（平成22年保発1228）が通知されている。

これを受け，保険者が審査支払事務の委託先を変更する際の参考となるよう，支払機関は審査や支払状況，レセプト1件当たりの手数料等の情報を公開している。

特定B型肝炎ウイルス感染者給付金等の支給に関する特別措置法の概要

平成23（2011）年12月16日，特定B型肝炎ウイルス感染者給付金等の支給に関する特別措置法（法律第126号）が公布された。集団予防接種等（集団予防接種および集団ツベルクリン反応検査）の際の注射器の連続使用によるB型肝炎ウイルスの感染被害の全体的な解決を図り，当該連続使用によってB型肝炎ウイルスに感染した者およびその者から母子感染した者を対象とする給付金の支給等を目的とする。

支払基金には給付金の支給に要する費用に充てるための基金が設置され，平成24（2012）年1月13日からは「特定B型肝炎ウイルス感染者給付金等支給関係業務」が開始されている。

〔参考〕レセプト直接審査の解禁

社会保険診療報酬支払基金に審査・支払を委託すること（昭和23年厚生省保険局長通達）や，医療機関に対して費用請求を審査支払機関へ提出することを義務付けている省令（昭和51年厚生省令）によってレセプト審査が行われてきたが，厚生労働省は，平成14（2002）年12月25日，昭和23年の通知を廃止するとともに「レセプト審査・支払いに関する事務」を民間に解禁，健保組合自ら行う，また，支払基金以外の事業者に委託も可能とする通知を保険局長名で健保組合理事長あてに出した。

対象となるレセプトは，公費負担医療等は除くなど審査体制等実施上の諸要件を満たしたうえで実施されることになる（健康保険組合における診療報酬の審査及び支払に関する事務　平成14年12月25日保発第1225001号）。

また，調剤レセプトについては，処方せんを発行した保険医療機関の合意を事前に交わすことが必要である〔「健康保険組合における調剤報酬の審査及び支払に関する事務」（平成17年3月30日・保発第1225001号）〕。

F

労働に関する法規

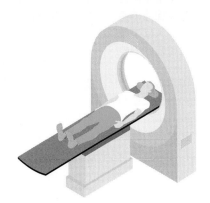

56

労働者災害補償保険法

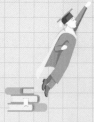

昭和22年4月7日法律第50号（直近改正：令和4年6月17日法律第68号）

　業務上または通勤途中の労働者の負傷・疾病・障害・死亡に対して，労働者やその遺族のために必要な保険給付の制度を定めた法律です。

　治療にかかる費用，療養中の補償，被災労働者の社会復帰の促進，被災労働者およびその遺族の援護等が行われ，原則，労働者を使用する

すべての事業に適用され，職種を問わず**適用事業に使用される労働者で賃金を支払われるもの**が対象となります〔ただし，国家公務員，地方公務員（現業の非常勤職員を除く）および船員は適用除外〕。また，労働者ではない事業主，自営業主，家族従事者も一部の例外を除き，適用対象とはなりません。

社　会保険の一つの柱である**労災保険**は，各事業場で発生する業務上の災害，通勤途上の災害などによって生ずる負傷，疾病，障害，死亡等に対し，迅速かつ公正な保護をなすため，保険給付を行うものであり，また負傷し，疾病にかかった労働者の社会復帰の促進，労働者の遺家族に対する援護，適正な労働条件の確保などをはかって，労働者の福祉の増進に寄与することを目的として制定されたものである（法第1条）。

　労働者の災害補償は労働基準法第8章に規定されており，業務上の災害に対して労働者を救済す

ることが定められているが，その災害補償の費用負担が使用者となっているため，実行に当たって遅延や十分な補償が行われないなどの例がみられ，労働者の救済にならないことから，国が保険料を徴収し，使用者に代わって，労働者に対して確実に補償を行う制度である（法第2条）。

　現代社会では，新しい職業病の発生，技術の進歩に伴う作業環境の複雑多様化などから，業務上の負傷や疾病も多様化し，中高年齢労働者や女性労働者の増加とともに労働災害も増加の傾向にあり，同法の重要性が増してきている。

1　労災保険適用の仕組み

　労災保険の適用は，他の社会保険と違い，国の直営事業，官公署等の被保険者を除く他の事業所にすべて適用されるが，保険関係は労働者個々でなく事業所単位となるので，その事業所に使用されている労働者がだれであろうと，その事業所に使用されている間は，その事業所の労災保険の適用を受けることになる。労災保険への加入は事業主の義務であり，労災保険の適用が受けられるのは労働者の権利ともいえる。

　労災保険の保険料は事業主の負担であるが，それぞれの事業の業種によって保険料の算出に使われる保険料率が決められている。保険料については，雇用保険も含めて，労働保険の保険料の徴収

等に関する法律（昭和44年12月9日・法律第84号）（直近改正：令和4年3月31日・法律第12号）によって定められている。

　労災保険の保険関係は，法第3条第1項の適用事業の事業主については，その事業が開始された日に労災保険にかかわる保険関係が成立することになっている。

　労災保険は，労働者の災害補償を目的としているので，労働者ではない**事業主，自営業主，家族従事者などは労災保険の適用対象とはならない**。

　しかし，労働者に準じて保護するにふさわしい者に限定して，特別加入の制度が設けられている（法第33～37条）。

（適用事業の範囲）
第3条　この法律においては，労働者を使用する事業を適用事業とする。

2　前項の規定にかかわらず，国の直営事業及び官公署の事業〔労働基準法（昭和22年法律第49号）別表第1に掲げる事業を除く。〕については，この法律は，適用しない。

図表56－1　通勤の範囲

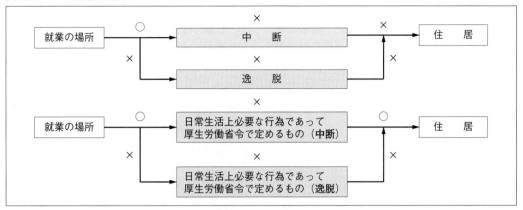

（注）○の間は「通勤」とみなされる。就業の場所から他の就業の場所，赴任先住居から帰省先住居への移動の場合も同様。

2 業務災害と通勤災害

　労災保険で取り扱う保険事故では，「**業務災害**」（複数業務要因災害を含む）と「**通勤災害**」に分けて保険給付が行われる。

　業務災害は，労働者が業務中に受けた災害であって，事業主の支配管理下が明らかなところから，事業主に災害補償の責任が課せられることになる。一方，通勤災害は，労働者が所定の労働を提供するため事業主の定める場所と住居の間を往復する途中で発生した災害であり，事業主の支配の及ばないところで発生するところから，それを予防する責任は事業主にないといえる。この通勤災害について，法第7条第2項で定義づけている

が，個々のケースではその判定がむずかしい場合もあり得る。

　就業または通勤とは関係のない目的で合理的な経路からそれることを「**逸脱**」といい，通勤経路上で通勤とは関係のない行為を行うことを「**中断**」という。逸脱または中断があるとそのあとは原則として通勤とはならないが，厚生労働省令で定める**日常生活上必要な行為***をやむを得ない事由により最小限度の範囲で行う場合には，逸脱または中断の間を除き，合理的な経路に復したあとは再び通勤となる（図表56－1）。

3 保険給付と給付の内容

　労働者が業務上の災害や，通勤による災害によって働く能力を損失した場合に，それを回復させ，また損失した能力を補償することを目的として保険給付が行われる。なお，労災保険の給付には，精神的損害，物的損害の補償は含まれない

し，過失のあるなしも関係ないが，事業主または労働者に重大な過失のあることが明白である場合は給付の制限を受けることがある。

　業務上の災害には，**①就業中の事故，②作業と因果関係のある事故，③作業の準備段階で起きた**

＊Key Word

日常生活上必要な行為：同法施行規則第8条には，日常生活上必要な行為として以下の5つが規定されている。⑤については平成20（2008）年4月1日から追加（改正）されたものである（平成20年3月18日・厚生労働省令第36号）。
① 日用品の購入その他これに準ずる行為
② 職業訓練，学校教育法第1条に規定する学校において行われる教育その他これらに準ずる教育訓練であって職

業能力の開発向上に資するものを受ける行為
③ 選挙権の行使その他これに準ずる行為
④ 病院または診療所において診察または治療を受けることその他これに準ずる行為
⑤ 要介護状態にある配偶者，子，父母，配偶者の父母ならびに同居し，かつ，扶養している孫，祖父母および兄弟姉妹の介護（継続的にまたは反復して行われるものに限る）

事故，④始業前，終業後の業務に付随する行為中の事故，⑤業務のための出張中の事故——などがあり，通勤による災害は，労働者が，就業に関し，住居と就業の場所との間を，合理的な経路および方法により往復することをいい，業務の性質

を有するものを除くものとすると規定している。

業務災害による疾病とは次のような場合。

① 仕事の性質が原因で発病したと認められるとき
② 業務による外的条件によって起こる疾病
③ 業務的条件によって悪化したと認められるとき

（給付の種類）
第7条 この法律による保険給付は，次に掲げる保険給付とする。
一　労働者の業務上の負傷，疾病，障害又は死亡（以下「業務災害」という。）に関する保険給付
二　複数事業労働者（これに類する者として厚生労働省令で定めるものを含む。以下同じ。）の二以上の事業の業務を要因とする負傷，疾病，障害又は死亡（以下「複数業務要因災害」という。）に関する保険給付（前号に掲げるものを除く。以下同じ。）
三　労働者の通勤による負傷，疾病，障害又は死亡（以下「通勤災害」という。）に関する保険給付
四　二次健康診断等給付

2　前項第三号の通勤とは，労働者が，就業に関し，次に掲げる移動を，合理的な経路及び方法により行うことをいい，業務の性質を有するものを除くものとする。
（以下省略）
3　労働者が，前項各号に掲げる移動の経路を逸脱し，又は同項各号に掲げる移動を中断した場合においては，当該逸脱又は中断の間及びその後の同項各号に掲げる移動は，第1項第三号の通勤としない。ただし，当該逸脱又は中断が，日常生活上必要な行為であって厚生労働省令で定めるものをやむを得ない事由により行うための最小限度のものである場合は，当該逸脱又は中断の間を除き，この限りでない。

1）保険給付

業務災害に関する保険給付には，①療養補償給付，②休業補償給付，③障害補償給付，④遺族補償給付，⑤葬祭料，⑥傷病補償年金，⑦介護補償給付があり，通勤災害に関する保険給付には，①療養給付，②休業給付，③障害給付，④遺族給付，⑤葬祭給付，⑥傷病年金，⑦介護給付がある（法第12条の8，第21条）。業務災害の「補償」という言葉が通勤災害には付いていない。

2）給付の内容

給付は，療養に関する給付および葬祭料の定額部分を除き，すべて給付基礎日額の何日分あるいは何％というかたちで行われる。給付基礎日額とは，文字どおり保険給付の額の算定の基礎となる額で，原則として労働基準法第12条の平均賃金に相当する額となる。これには最低保障額（自動変更対象額）が設けられ，2022（令和4）年8月1日現在は3,970円となっている（施行規則第9条第1項第五号）。

（1）療養（補償）給付（法第13・22条）

業務上または通勤による負傷，疾病については，労災病院や労災指定病院で，現物給付である**療養（補償）給付**を受けることができる。労災指定病院以外で治療を受けた場合は，療養の費用の支給が行われる（その場では全額支払っておき，後日費用を償還払いしてもらう）。

療養（補償）給付の範囲は次の各号とされているが，政府が必要と認めるものに限る。

① 診察
② 薬剤または治療材料の支給
③ 処置，手術その他の治療
④ 居宅における療養上の管理およびその療養に

伴う世話その他の看護
⑤ 病院または診療所への入院およびその療養に伴う世話その他の看護
⑥ 移送

これらは健康保険による場合よりも幅が広くなっている。しかし，一般的に治療効果があると認められないような治療方法は給付されないことがある。

この法の規定による療養の給付に要する診療費の算定は，健康保険法の規定による算定方法に定める点数に，労災診療単価を乗じて行うものとなっている。

ただし，初診料，再診料，処置料，手術料，リハビリテーション料の一部及び入院基本料等の額又は点数は，別に定める金額〔**労災診療費算定基準**」（昭和51年1月13日・基発第72号，直近改正：令和4年・基発第0330第34号）〕によるものとされる（個別の表示は略）。

労災診療単価は，①別に定める国公立等の指定病院に係るもの，②その他の公共，公益法人等が関係する医療機関で非課税医療機関として認められている医療機関は**11円50銭**，その他の指定医療機関は**12円**となっている。

(2) 休業（補償）給付（法第14条・22条の2）

業務上または通勤による疾病，負傷によって働くことができず賃金の支払を受けられない場合に，賃金が出なくなった日の4日目から，傷病補償年金に切り換えられる1年6カ月までの間，休業1日について給付基礎日額の**60%**に相当する額が休業（補償）給付として支給される。

休業の最初の3日間は待期期間として休業補償は行われないが，労働基準法第76条によって事業主が平均賃金の60%の休業補償をすることになっている〔待期期間は連続でなくてもよいし，一時的一部労働不能（半日休業等）を含む〕。

(3) 障害（補償）給付（法第15条・22条の3）

業務上または通勤による災害による傷病が治ったときに，なお身体に障害が残った場合，すなわち，労働能力の喪失をもたらす障害の程度に応じ，年金で支給される場合と一時金で支給される場合がある。

労災保険で定める障害等級では，第1級から第14級までの段階に分かれており，その種類は138種ある。等級は障害の程度によって決まり，障害等級の第1級から第7級までの障害に対しては障害補償年金が支給され，第8級から第14級までの障害については**障害補償一時金**が支給される。

(4) 傷病が治ったとき

傷病が治ったときとは，その症状が安定し，医学上一般に認められた医療を行ってもその医療効果が期待できなくなったときをいい，これを「症状固定」といっている。

したがって本法にいう症状固定は，必ずしももとの健康状態に回復した場合だけを意味するものではないとしている。また，「医学上一般に認められた医療」とは，労災保険の療養の範囲として認められたものを指している。

(5) 遺族（補償）給付（法第16条・22条の4）

労働者が業務上または通勤による事故などによって死亡したとき，その遺族に対して行われる給付で，①**遺族補償年金**，②**遺族補償一時金**がある。

遺族補償年金，遺族補償一時金の受給資格，額などについては，法第16条の2～8に定められている。

(6) 葬祭料・葬祭給付（法第17条・22条の5）

労働者が業務上または通勤による災害で死亡したときに遺族や葬祭を行う者に対して，厚生労働大臣が定めた金額が支給される。①**31万5000円＋給付基礎日額の30日分**，②**給付基礎日額の60日分**のいずれか高いほうとなる。

(7) 傷病（補償）年金（法第18・23条）

業務上または通勤による負傷または疾病にかかった労働者が，その療養の開始後3年経過した日または同日後において，その負傷，疾病が治っていないか，または，負傷，疾病の程度が労働省令で定める傷病等級に該当している場合に，その等級に規定された**傷病補償年金**が支給される。

ただし，傷病補償年金を受ける者には，休業補償給付は行われない。業務上の負傷疾病についての療養の開始後3年を経過した日において治っていないときは，傷病の状態の立証に必要な医師の診断書その他の資料を添えて届け書を提出することが定められており，所轄の労働基準監督署長は，これによって傷病補償年金の支給を決定しなければならないとされている。

障害補償年金および一時金，遺族補償年金および一時金，傷病補償年金の額は，法および施行規則の別表第1および別表第2に定められている（p.271～276）。

(8) 介護（補償）給付（法第19条の2・24条）

介護補償給付は，障害補償年金または傷病補償年金を受ける権利を有する労働者が，その支給事由となる障害であって省令で定める程度のものにより，常時または随時介護を要する状態にあり，かつ，常時または随時その介護を受けているとき，その請求に基づいて支給される。

(9) 複数業務要因災害に関する保険給付（法第20条の2～第20条の10）

前記(1)～(3)，(5)～(8)を準用する。

４ 二次健康診断等給付（法第26条）

労働者災害補償保険法の一部改正（平成12年11月22日・法律第124号）により，「過労死」等の発生を予防するよう新たに**二次健康診断等給付**が設けられた〔平成13（2001）年4月より施行〕。

政府は，二次健康診断の結果その他の事情により既に脳血管疾患または心臓疾患の症状を有すると認められる労働者については，この二次健康診断に係る特定保健指導は行わないものとしている。

労働

労働保険

図表56－2　二次健康診断等給付の流れ

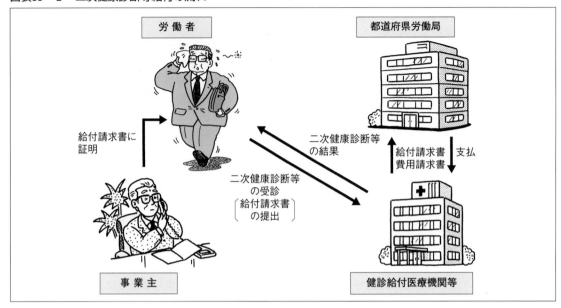

法第7条第1項第二号に定められている通勤災害の扱いがされる通勤の定義は法に明示されているとおりであるが，「就業に関し」「住居」「就業の場所」「合理的な経路及び方法」などの解釈をめぐって，しばしば判断のむずかしさがいわれ，法の適用の可否が遅れる場合が起こる。

以上のほか，法第29条第1項の社会復帰促進等事業として，特別支給金の支給について，**労働者災害補償保険特別支給金支給規則**（昭和49年12月28日・労働省令第30号）が定められており，労働者の申請によって支給されることになっている。

労働安全衛生法（昭和47年・法律第57号）第66条第1項の規定による健康診断（一次健康診断）等において，血圧検査，血液検査その他業務上の事由による脳血管疾患および心臓疾患の発生にかかわる身体の状態に関する検査が行われた場合において，労働者がそのいずれの項目にも異常の所見があると診断されたときに，当該労働者に対し，その請求に基づいて，二次健康診断の給付を行うこととした。

1）二次健診等の対象となる労働者（法第26条第1項）

一次健康診断の結果，①血圧，②血中脂質，③血糖，④BMI（腹囲または肥満度）のすべての項目において異常所見があると診断され，かつ，脳血管疾患・心臓疾患の症状を有していないと認められる場合に，当該労働者の請求に基づき支給される。

2）二次健診等の給付内容（法第26条第2項）

(1)　二次健康診断

脳血管および心臓の状態を把握するために必要な検査を行うものである（1年度につき1回に限る）。

具体的には下記のすべての検査項目（施行規則第18条の16第2項）を行う。

① 空腹時血中脂質検査（LDLコレステロール，HDLコレステロール，血清トリグリセライドの量の検査）
② 空腹時の血中グルコースの量の検査
③ ヘモグロビンA1c検査（一次健診において実施した場合は除く）

④ 負荷心電図検査か胸部超音波検査（心エコー検査）のいずれか一方
⑤ 頸部超音波検査（頸部エコー検査）
⑥ 微量アルブミン尿検査（一次健診で尿蛋白所見が疑陽性または弱陽性であった者に限る）

(2)　特定保健指導

特定保健指導は，二次健康診断の結果に基づき脳血管疾患および心臓疾患の発生の予防を図るため，医師，保健師による指導（栄養指導，運動指導，生活指導）を行う（二次健康診断ごとに1回に限る）。

3）二次健診等を行う医療機関

　法第29条第1項の社会復帰促進等事業として設置された労災病院・労災診療所，および施行規則第11条の3に定める指定病院，指定診療所において行う。

4）給付の手続き

　労働者が二次健診の給付を受ける場合は，所定の「給付請求書」に，「一次健診結果書」を添付して，健診給付病院等に提出する。

（社会復帰促進等事業）
第29条　政府は，この保険の適用事業に係る労働者及びその遺族について，社会復帰促進等事業として，次の事業を行うことができる。
一　療養に関する施設及びリハビリテーションに関する施設の設置及び運営その他業務災害及び通勤災害を被った労働者（次号において「被災労働者」という。）の円滑な社会復帰を促進するために必要な事業
二　被災労働者の療養生活の援護，被災労働者の受ける介護の援護，その遺族の就学の援護，被災労働者及びその遺族が必要とする資金の貸付けによる援護その他被災労働者及びその遺族の援護を図るために必要な事業
三　業務災害の防止に関する活動に対する援助，健康診断に関する施設の設置及び運営その他労働者の安全及び衛生の確保，保険給付の適切な実施の確保並びに賃金の支払の確保を図るために必要な事業
（以下略）

労働者災害補償保険特別支給金支給規則
　　　　昭和49年12月28日・労働省令第30号（直近改正：令和5年4月7日・厚生労働省令第68号）

（趣旨）
第1条　この省令は，労働者災害補償保険法（昭和22年法律第50号。以下「法」という。）第29条第1項の社会復帰促進等事業として行う特別支給金の支給に関し必要な事項を定めるものとする。
（特別支給金の種類）
第2条　この省令による特別支給金は，次に掲げるものとする。
一　休業特別支給金
二　障害特別支給金
三　遺族特別支給金
三の二　傷病特別支給金
四　障害特別年金
五　障害特別一時金
六　遺族特別年金
七　遺族特別一時金
八　傷病特別年金

---

5 労災の医療担当

　この法律による診療担当医療施設には，独立行政法人労働者健康安全機構*（旧労働福祉事業団）が開設する「**労災病院**」と都道府県労働局長が指定する「**労災指定病院**」「**労災指定診療所**」がある。

　指定を受けていない医療機関で診療を受ける場合は，相当の理由があるときとされ，償還払いによる療養費の支給となる。

＊Key Word

　独立行政法人労働者健康安全機構：平成28（2016）年4月1日，旧独立行政法人労働者健康福祉機構と旧独立行政法人労働安全衛生総合研究所が統合し発足した。
　目的は，「療養施設，健康診断施設及び労働者の健康に関する業務を行う者に対して研修，情報の提供，相談その他の援助を行うための施設の設置及び運営等を行うことにより労働者の業務上の負傷又は疾病に関する療養の向上及び労働者の健康の保持増進に関する措置の適切かつ有効な実施を図るとともに，未払賃金の立替払事業等を行い，もって労働者の福祉の増進に寄与すること」とされている（独立行政法人労働者健康福祉機構法第3条）。
　全国組織として，労災病院，看護専門学校労災リハビリテーション作業所などがある。

労働

労働保険

労働者災害補償保険法施行規則　昭和30年9月1日・労働省令第22号（直近改正：令和5年4月7日・厚生労働省令第68号）

（療養の給付の方法等）

第11条　法の規定による療養の給付は，法第29条第1項の社会復帰促進等事業として設置された病院若しくは診療所又は都道府県労働局長の指定する病院若しくは診療所，薬局若しくは訪問看護事業者〔居宅を訪問することによる療養上の世話又は必要な診療の補助（以下「訪問看護」という。）の事業を行う者をいう。以下同じ。〕において行う。

2　都道府県労働局長は，療養の給付を行う病院若しくは診療所，薬局若しくは訪問看護事業者を指定し，又はその指定を取り消すときは，下に掲げる事項を公告しなければならない。

一　病院若しくは診療所，薬局又は訪問看護事業者の名称及び所在地

二　診療科名

3　第1項の都道府県労働局長の指定を受けた病院若しくは診療所，薬局又は訪問看護事業者は，それぞれ様式第1号から第4号までによる標札を見やすい場所に掲げなければならない。

（療養の費用を支給する場合）

第11条の2　法の規定により療養の費用を支給する場合は，療養の給付をすることが困難な場合のほか，療養の給付を受けないことについて労働者に相当の理由がある場合とする。

（診療担当者に対する命令等）

第49条　行政庁は，保険給付に関して必要があると認めるときは，厚生労働省令で定めるところによって，保険給付を受け，又は受けようとする者（遺族補償年金又は遺族年金の額の算定の基礎となる者を含む。）の診療で担当した医師その他の者に対して，その行った診療に関する事項について，報告若しくは診療録，帳簿書類その他の物件の提示を命じ，又は当該職員に，これらの物件を検査させることができる。

 療養の給付の内容と手続き

療養の給付の範囲は，健康保険法における療養の給付の範囲と同じであるが，医療の内容および診療報酬についての定めはとくにはないので，健康保険における診療とはかなり異なった取扱いと

図表56−3　業務災害に関する主な様式

様　式　内　容	様式番号	様式・請求書の種類
労災指定医療機関等に受診したとき	様式5号	療養補償給付請求書
他院に転医する場合	様式6号	療養補償給付を受ける指定病院等の（変更）届
非指定病院に受診したとき	様式7号(1)	療養補償給付請求書
非指定薬局から投薬を受けたとき	様式7号(2)	療養補償給付請求書
柔道整復師に受診したとき	様式7号(3)	療養補償給付請求書
はり・きゅう，あん摩マッサージ・指圧を受診したとき	様式7号(4)	療養補償給付請求書
非指定訪問看護ステーションから看護を受けたとき	様式7号(5)	療養補償給付請求書
傷病のため賃金を受けていない日が4日以上のとき	様式8号	休業補償給付支給請求書 休業特別支給金支給申請書
労働者数が1000人以上いる事業所で休業補償を受けるとき	様式9号	平均給与額証明書
症状固定後障害等級表に定める身体障害が残ったとき	様式10号	障害補償給付支給請求書 障害特別支給金支給申請書 障害特別年金支給申請書 障害特別一時金支給申請書
障害補償支給金の前払一時金を受けたいとき	年金申請 様式10号	障害補償年金前払一時金請求書 障害年金前払一時金請求書
年金受給者に障害程度の変更があったとき	様式11号	障害補償給付変更請求書 障害給付変更請求書 障害特別年金変更請求書
労働者が死亡したとき	様式12号	遺族補償年金支給請求書 遺族特別支給金支給申請書 遺族特別年金支給請求書

図表56−4　通勤災害に関する主な様式

様　式　内　容	様式番号	様式・請求書の種類
労災指定医療機関等に受診したとき	様式16号の3	療養給付請求書
他院に転医する場合	様式16号の4	療養給付を受ける指定病院等の（変更）届
非指定病院に受診したとき	様式16号の5(1)	療養給付請求書
非指定薬局から投薬を受けたとき	様式16号の5(2)	療養給付請求書
柔道整復師に受診したとき	様式16号の5(3)	療養給付請求書
はり・きゅう，あん摩マッサージ・指圧を受診したとき	様式16号の5(4)	療養給付請求書
非指定訪問看護ステーションから看護を受けたとき	様式16号の5(5)	療養給付請求書
傷病のため賃金を受けていない日が4日以上のとき	様式16号の6	休業給付支給請求書 休業特別支給金支給申請書
労働者数が1000人以上いる事業所で休業補償を受けるとき	様式9号	平均給与額証明書
症状固定後障害等級表に定める身体障害が残ったとき	様式16号の7	障害給付支給請求書 障害特別支給金支給申請書 障害特別年金支給申請書 障害特別一時金支給申請書
障害補償支給金の前払一時金を受けたいとき	年金申請 様式10号	障害補償年金前払一時金請求書 障害年金前払一時金請求書
年金受給者に障害程度の変更があったとき	様式11号	障害補償給付変更請求書 障害給付変更請求書 障害特別年金変更申請書
労働者が死亡したとき	様式16号の8	遺族年金支給請求書 遺族特別支給金支給申請書 遺族特別年金支給申請書

なっている。

　療養補償給付としての給付を受けようとするときは，「**療養補償給付たる療養の給付請求書**」（様式第5号）を指定病院の窓口に提出する（規則上では所轄労働基準監督署長に提出することになっている。施行規則第12条）。

　この請求書は業務災害である旨の事業主の証明書であり，指定病院では，その患者の第1回の診療費を請求するとき，「**診療費請求内訳書**」に添付する。

　通勤災害の場合,「様式第16号の3」を使用する。

　また，療養の給付を受ける指定病院を変更しようとするときは，業務災害の場合，様式第6号，通勤災害の場合は，様式第16号の4による指定病院等の変更届を提出しなければならない（施行規則第12条の3）。

　療養の給付が困難な場合，療養の費用の支給を受けることができるが，この請求書は，業務災害の場合は様式第7号(1)，通勤災害の場合は様式第16号の5(1)を使用する（施行規則第12条の2）。

7　第三者行為災害届

　労働者の災害に対する保険給付の原因である事故が第三者の行為によって生じたときは，所轄労働基準監督署長あてに，「**第三者行為災害届**」を提出することになっている。よく，業務災害または通勤災害と自動車損害賠償保障が競合すること

があるが，**自動車損害賠償責任保険法**の給付を先にするよう，昭和49年11月基発第570号による指導が出されている。この場合，自賠法による支払い限度を超えたときは，労災保険による給付が行われる（法第12条の4）。

8　給付に関する時効

　療養補償給付，休業補償給付，葬祭料，介護補償給付，療養給付，休業給付，葬祭給付，介護給付および二次健康診断等給付を受ける権利は2年を経過したとき，障害補償給付，遺族補償給付，

障害給付および遺族給付を受ける権利は，5年を経過したときは，時効によって消滅する，と定めている（法第42条）。

労働

労働保険

⑨ 労働者災害補償保険法と労働基準法

労働基準法の第8章第75条から第88条までは災害補償に関する規定であるが，労働者が業務上負傷したり，疾病にかかった場合において，使用者はその費用で療養のための費用の負担や，休業による賃金の補償，障害補償や遺族への補償の義務を定めている。しかし，使用者が補償をしなかったり，財政的に負担が行えなかったりした場合のことを考え，使用者が労働者に対してなすべき災害補償行為を保険によって行うことによって，労働者の救済，保護ができるよう，労働者災害補償保険法が制定，施行されたものであり，補完的意

義をもつともいえよう。

労働基準法でいう業務上の負傷，疾病に関する業務上という判断のうち，負傷については比較的明確に判定し得るが，疾病についてはむずかしい点も多く，労働基準法施行規則第35条で，別表第1の2に掲げる疾病を，業務上の疾病の範囲とする，と明示している（別表は省略）。

なお，労災保険関係の成立・消滅については，労働保険の保険料の徴収等に関する法律の第2章に示されている。

⑩ 一部負担金（労働者災害補償保険法施行規則）

法第31条第2項で，政府は，療養給付（通勤災害）を受けた労働者（厚生労働省令で定める者を除く）から，**200円を超えない範囲で一部負担金を徴収**することが定められている。

この一部負担金については，施行規則の第44条の2（一部負担金）で次のように定めている。
① 厚生労働省令で定められた除外者は以下のとおり。
・第三者の行為によって生じた事故により療養給付を受ける者
・療養の開始後3日以内に死亡した者その他休業

給付を受けない者
・同一の通勤災害に係る療養給付について既に一部負担金を納付した者
② 一部負担金の額は200円となっているが，実際に療養に要した費用がこの額に満たないときは，療養に要した費用の総額に相当する額。
　日雇特例被保険者である労働者の場合は100円。
③ 一部負担金の徴収は，休業給付を支給すべき場合に，この給付額から控除するかたちで行われるので，窓口における徴収はない。

⑪ 特別加入制度

労災保険は，労働者の保護を主たる目的とするものであるが，労働者以外の人のなかには，その業務の実態や災害の発生状況等からみて**労働者に準じて保護**をすることが適当である人もいる。これらの者を労災保険の適用労働者とみなして保険給付等を行うのが**特別加入制度**である。対象となる特別加入者は，一般の労働者と同様の保険給付が受けられる。

特別加入者は，①中小事業主およびその家族従事者，②一人親方およびその家族従事者，③特定作業従事者（農業関係作業従事者，国または地方公共団体が実施する訓練従事者，家内労働法の適用を受け特定の作業に従事する者，労働組合等常勤役員，介護作業従事者），④海外派遣者等――である。

特別加入制度に関する内容は，法第33～37条ま

＊Key Word

労災診療における「治癒」と「再発」：労災保険における「治癒」とは，①その症状が安定し，②医学上一般に認められた医療を行っても医療効果が期待できないときをいう（「症状固定」ともいう）。治癒の認定は，担当医師の臨床所見を勘案して労働基準監督署長が行う。「治癒」と認定された場合は，「療養補償給付」は打ち切られ，（療養のための休業に対して支給される）「休業補償給付」は受給できなくなり，（治癒後の残存障害の程度に応じて支給される）「障害補償給付」が受給できる

こととなる。

労災保険における「再発」とは，負傷または傷病が，いったん治癒とされた者について，数カ月または数年経過後に，旧傷病との間に医学上の因果関係が認められる傷病が発症した場合をいう。「再発」と労働基準監督署長により認定された場合は，療養補償給付が再開される。「再発」の認定は，旧傷病の治癒時の状態に比してその症状が増悪しており，かつ，治療を加えることによって，医療効果が十分に期待できる場合に行われる。

図表56−5　療養に関する給付

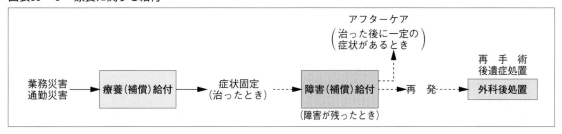

でに規定されている。

12 外科後処置

　法第29条社会復帰促進等事業として行われる。「**外科後処置**」は，労災保険の障害（補償）給付を受けた人，または障害等級に該当する障害を残す人に，障害の軽減が見込まれる場合に行うもので，その範囲は原則として整形外科診療，外科的診療および理学療法となる。その効果が期待できる間は，回数に制限はない。

　以上のような場合に行う「外科後処置」は，全国の労災病院，医療リハビリテーションセンター，総合せき損センターおよび都道府県労働局長が指定した全国の国公立等の外科後処置委託病院において実施されている。

　労災保険の療養に関連する給付は図表56−5のようになっている。

13 アフターケア制度について

　治療を行った結果，症状が固定したと判断されていて，なおかつ，**アフターケア**の対象疾患がある場合に限り受けられる制度である。

　アフターケアが必要であるかどうかの判断は，「健康管理手帳交付申請書」をもとに労働局が決定する。実施できる医療機関等は，労災病院，医療リハビリテーションセンター，総合せき損センター，労災指定医療機関等である。

　その対象となる疾病は次のような傷病である。
①　せき髄損傷に係るアフターケア
②　頭頚部外傷症候群等に係るアフターケア
③　尿路系障害に係るアフターケア
④　慢性肝炎に係るアフターケア
⑤　白内障等の眼疾患に係るアフターケア
⑥　振動障害に係るアフターケア
⑦　大腿骨頚部骨折および股関節脱臼に係るアフターケア

⑧　人工関節・人工骨頭置換に係るアフターケア
⑨　慢性化膿性骨髄炎に係るアフターケア
⑩　虚血性心疾患等に係るアフターケア
⑪　尿路系腫瘍に係るアフターケア
⑫　脳の器質性障害に係るアフターケア
⑬　外傷による末梢神経損傷に係るアフターケア
⑭　熱傷に係るアフターケア
⑮　サリン中毒に係るアフターケア
⑯　精神障害に係るアフターケア
⑰　循環器障害に係るアフターケア
⑱　呼吸機能障害に係るアフターケア
⑲　消化器障害に係るアフターケア
⑳　炭鉱災害による一酸化炭素中毒に係るアフターケア

　アフターケアの認定者には，「**健康管理手帳**」が交付される。

労働者災害補償保険法　別表第1（第14条，第15条，第15条の2，第16条の3，第18条，第18条の2，第20条の5，第20条の6，第20条の8，第22条の3，第22条の4，第23条関係）

1　同一の事由（障害補償年金及び遺族補償年金については，それぞれ，当該障害又は死亡をいい，傷病補償年金については，当該負傷又は疾病により障害の状態にあることをいう。以下同じ。）により，障害補償年金若しくは傷病補償年金又は遺族補償年金と厚生年金保険法の規定による障害厚生

年金及び国民年金法の規定による障害基礎年金（同法第30条の4の規定による障害基礎年金を除く。以下同じ。）又は厚生年金保険法の規定による遺族厚生年金及び国民年金法の規定による遺族基礎年金若しくは寡婦年金とが支給される場合にあっては，右欄の額に，次のイからハまでに掲げる年金

労働

労働保険

F　労働に関する法規

たる保険給付の区分に応じ，それぞれイからハまでに掲げるところにより算定して得た率を下らない範囲内で政令で定める率を乗じて得た額（その額が政令で定める額を下回る場合には，当該政令で定める額）

イ　障害補償年金　前々保険年度（前々年の4月1日から前年の3月31日までをいう。以下この号において同じ。）において障害補償年金を受けていた者であって，同一の事由により厚生年金保険法の規定による障害厚生年金及び国民年金法の規定による障害基礎年金が支給されていたすべてのものに係る前々保険年度における障害補償年金の支給額（これらの者が厚生年金保険法の規定による障害厚生年金及び国民年金法の規定による障害基礎年金を支給されていなかったとした場合の障害補償年金の支給額をいう。）の平均額からこれらの者が受けていた前々保険年度における厚生年金保険法の規定による障害厚生年金の支給額と国民年金法の規定による障害基礎年金の支給額との合計額の平均額に100分の50を乗じて得た額を減じた額を当該障害補償年金の支給額の平均額で除して得た率

ロ　遺族補償年金　イ中「障害補償年金」とあるのは「遺族補償年金」と，「障害厚生年金」とあるのは「遺族厚生年金」と，「障害基礎年金」とあるのは「遺族基礎年金又は寡婦年金」として，イの規定の例により算定して得た率

ハ　傷病補償年金　イ中「障害補償年金」とあるのは，「傷病補償年金」として，イの規定の例により算定して得た率

2　同一の事由により，障害補償年金若しくは傷病補償年金又は遺族補償年金と厚生年金保険法の規定による障害厚生年金又は遺族厚生年金とが支給される場合（第1号に規定する場合を除く。）にあっては，右欄の額に，年金たる保険給付の区分に応じ，前号の政令で定める率に準じて政令で定める率を乗じて得た額（その額が政令で定める額を下回る場合には，当該政令で定める額）

3　同一の事由により，障害補償年金若しくは傷病補償年金又は遺族補償年金と国民年金法の規定による障害基礎年金又は遺族基礎年金若しくは寡婦年金とが支給される場合（第1号に規定する場合及び当該同一の事由により国家公務員共済組合法（昭和33年法律第128号），地方公務員等共済組合法（昭和37年法律第152号）又は私立学校教職員共済組合法（昭和28年法律第245号）の規定による障害共済年金又は遺族共済年金が支給される場合を除く）にあっては，下欄の額に，年金たる保険給付の区分に応じ，第1号の政令で定める率に準じて政令で定める率を乗じて得た額（その額が政令で定める額を下回る場合には，当該政令で定める額）

4　前三号の場合以外の場合にあっては，下欄の額

区　分		額
障害補償年金	1　障害等級第1級に該当する障害がある者	給付基礎日額の313日分
	2　障害等級第2級に該当する障害がある者	給付基礎日額の277日分
	3　障害等級第3級に該当する障害がある者	給付基礎日額の245日分
	4　障害等級第4級に該当する障害がある者	給付基礎日額の213日分
	5　障害等級第5級に該当する障害がある者	給付基礎日額の184日分
	6　障害等級第6級に該当する障害がある者	給付基礎日額の156日分
	7　障害等級第7級に該当する障害がある者	給付基礎日額の131日分
遺族補償年金	次の各号に掲げる遺族補償年金を受ける権利を有する遺族及びその者と生計を同じくしている遺族補償年金を受けることができる遺族の人数の区分に応じ，当該各号に掲げる額 1　1人　給付基礎日額の153日分。ただし，55歳以上の妻又は厚生労働省令で定める障害の状態にある妻にあっては，給付基礎日額の175日分とする。 2　2人　給付基礎日額の201日分 3　3人　給付基礎日額の223日分 4　4人以上　給付基礎日額の245日分	
傷病補償年金	1　傷病等級第1級に該当する障害の状態にある者	給付基礎日額の313日分
	2　傷病等級第2級に該当する障害の状態にある者	給付基礎日額の277日分
	3　傷病等級第3級に該当する障害の状態にある者	給付基礎日額の245日分

別表第2　（第15条，第15条の2，第16条の8，第22条の3，第22条の4関係）

区　分		額
障害補償一時金	1　障害等級第8級に該当する障害がある者	給付基礎日額の503日分
	2　障害等級第9級に該当する障害がある者	給付基礎日額の391日分
	3　障害等級第10級に該当する障害がある者	給付基礎日額の302日分
	4　障害等級第11級に該当する障害がある者	給付基礎日額の223日分
	5　障害等級第12級に該当する障害がある者	給付基礎日額の156日分
	6　障害等級第13級に該当する障害がある者	給付基礎日額の101日分
	7　障害等級第14級に該当する障害がある者	給付基礎日額の56日分

区　　分	額
遺 族 補 償 一 時 金	1　第16条の6第1項第一号の場合　給付基礎日額の 1,000日分 2　第16条の6第1項第二号の場合　給付基礎日額の 1,000日分から第16条の6第1項第二号に規定する遺族補償年金の額の合計額を控除した額

（施行規則の）**別表第2**　傷病等級表（第18条，第36条関係）

傷病等級	給付の内容	障　害　の　状　態
第1級	当該障害の状態が継続している期間1年につき給付基礎日額の313日分	1　神経系統の機能又は精神に著しい障害を有し，常に介護を要するもの 2　胸腹部臓器の機能に著しい障害を有し，常に介護を要するもの 3　両眼が失明しているもの 4　そしゃく及び言語の機能を廃しているもの 5　両上肢をひじ関節以上で失ったもの 6　両上肢の用を全廃しているもの 7　両下肢をひざ関節以上で失ったもの 8　両下肢の用を全廃しているもの 9　前各号に定めるものと同程度以上の障害の状態にあるもの
第2級	同277日分	1　神経系統の機能又は精神に著しい障害を有し，随時介護を要するもの 2　胸腹部臓器の機能に著しい障害を有し，随時介護を要するもの 3　両眼の視力が0.02以下になっているもの 4　両上肢を腕関節以上で失ったもの 5　両下肢を足関節以上で失ったもの 6　前各号に定めるものと同程度以上の障害の状態にあるもの
第3級	同245日分	1　神経系統の機能又は精神に著しい障害を有し，常に労務に服することができないもの 2　胸腹部臓器の機能に著しい障害を有し，常に労務に服することができないもの 3　一眼が失明し，他眼の視力が0.06以下になっているもの 4　そしゃく又は言語の機能を廃しているもの 5　両手の手指の全部を失ったもの 6　第1号及び第2号に定めるもののほか常に労務に服することができないものその他前各号に定めるものと同程度以上の障害の状態にあるもの

（施行規則の）**別表第1**　障害等級表（第14条，第15条，第18条の3の10，第18条の8，第31条，第33条，第36条関係）

障害等級	給付の内容	身　体　障　害
第1級	当該障害の存する期間1年につき給付基礎日額の313日分	1　両眼が失明したもの 2　そしゃく及び言語の機能を廃したもの 3　神経系統の機能又は精神に著しい障害を残し，常に介護を要するもの 4　胸腹部臓器の機能に著しい障害を残し，常に介護を要するもの　（5　削除） 6　両上肢をひじ関節以上で失ったもの 7　両上肢の用を全廃したもの 8　両下肢をひざ関節以上で失ったもの 9　両下肢の用を全廃したもの
第2級	同277日分	1　一眼が失明し，他眼の視力が0.02以下になったもの 2　両眼の視力が0.02以下になったもの 2の2　神経系統の機能又は精神に著しい障害を残し，随時介護を要するもの 2の3　胸腹部臓器の機能に著しい障害を残し，随時介護を要するもの 3　両上肢を手関節以上で失ったもの 4　両下肢を足関節以上で失ったもの
第3級	同245日分	1　一眼が失明し，他眼の視力が0.06以下になったもの 2　そしゃく又は言語の機能を廃したもの 3　神経系統の機能又は精神に著しい障害を残し，終身労務に服することができないもの 4　胸腹部臓器の機能に著しい障害を残し，終身労務に服することができないもの 5　両手の手指の全部を失ったもの

労働

労働保険

障害等級	給付の内容	身　体　障　害
第4級	同213日分	1　両眼の視力が0.06以下になったもの 2　そしゃく及び言語の機能に著しい障害を残すもの 3　両耳の聴力を全く失ったもの 4　一上肢をひじ関節以上で失ったもの 5　一下肢をひざ関節以上で失ったもの 6　両手の手指の全部の用を廃したもの 7　両足をリスフラン関節以上で失ったもの
第5級	同184日分	1　一眼が失明し，他眼の視力が0.1以下になったもの 1の2　神経系統の機能又は精神に著しい障害を残し，特に軽易な労務以外の労務に服することができないもの 1の3　胸腹部臓器の機能に著しい障害を残し，特に軽易な労務以外の労務に服することができないもの 2　一上肢を手関節以上で失ったもの 3　一下肢を足関節以上で失ったもの 4　一上肢の用を全廃したもの 5　一下肢の用を全廃したもの 6　両足の足指の全部を失ったもの
第6級	同156日分	1　両眼の視力が0.1以下になったもの 2　そしゃく又は言語の機能に著しい障害を残すもの 3　両耳の聴力が耳に接しなければ大声を解することができない程度になったもの 3の2　一耳の聴力を全く失い，他耳の聴力が40センチメートル以上の距離では普通の話声を解することができない程度になったもの 4　せき柱に著しい変形又は運動障害を残すもの 5　一上肢の三大関節中の二関節の用を廃したもの 6　一下肢の三大関節中の二関節の用を廃したもの 7　一手の五の手指又は母指を含み四の手指を失ったもの
第7級	同131日分	1　一眼が失明し，他眼の視力が0.6以下になったもの 2　両耳の聴力が40センチメートル以上の距離では普通の話声を解することができない程度になったもの 2の2　一耳の聴力を全く失い，他耳の聴力が1メートル以上の距離では普通の話声を解することができない程度になったもの 3　神経系統の機能又は精神に障害を残し，軽易な労務以外の労務に服することができないもの　（4　削除） 5　胸腹部臓器の機能に障害を残し，軽易な労務以外の労務に服することができないもの 6　一手の母指を含み三の手指又は母指以外の四の手指を失ったもの 7　一手の五の手指又は母指を含み四の手指の用を廃したもの 8　一足をリスフラン関節以上で失ったもの 9　一上肢に偽関節を残し，著しい運動障害を残すもの 10　一下肢に偽関節を残し，著しい運動障害を残すもの 11　両足の足指の全部の用を廃したもの 12　外貌に著しい醜状を残すもの 13　両側のこう丸を失ったもの
第8級	給付基礎日額の503日分	1　一眼が失明し，又は一眼の視力が0.02以下になったもの 2　せき柱に運動障害を残すもの 3　一手の母指を含み二の手指又は母指以外の三の手指を失ったもの 4　一手の母指を含み三の手指又は母指以外の四の手指の用を廃したもの 5　一下肢を5センチメートル以上短縮したもの 6　一上肢の三大関節中の一関節の用を廃したもの 7　一下肢の三大関節中の一関節の用を廃したもの 8　一上肢に偽関節を残すもの 9　一下肢に偽関節を残すもの 10　一足の足指の全部を失ったもの

障害等級	給付の内容	身　体　障　害
第9級	同391日分	1　両眼の視力が0.6以下になったもの 2　一眼の視力が0.06以下になったもの 3　両眼に半盲症，視野狭さく又は視野変状を残すもの 4　両眼のまぶたに著しい欠損を残すもの 5　鼻を欠損し，その機能に著しい障害を残すもの 6　そしゃく及び言語の機能に障害を残すもの 6の2　両耳の聴力が1メートル以上の距離では普通の話声を解することができない 　　　程度になったもの 6の3　一耳の聴力が耳に接しなければ大声を解することができない程度になり， 　　　他耳の聴力が1メートル以上の距離では普通の話声を解することが困難である程度 　　　になったもの 7　一耳の聴力を全く失ったもの 7の2　神経系統の機能又は精神に障害を残し，服することができる労務が相当な程 　　　度に制限されるもの 7の3　胸腹部臓器の機能に障害を残し，服することができる労務が相当な程度に制 　　　限されるもの 8　一手の母指又は母指以外の二の手指を失ったもの 9　一手の母指を含み二の手指又は母指以外の三の手指を廃したもの 10　一足の第一の足指を含み二以上の足指を失ったもの 11　一足の足指の全部の用を廃したもの 11の2　外貌に相当程度の醜状を残すもの 12　生殖器に著しい障害を残すもの
第10級	同302日分	1　一眼の視力が0.1以下になったもの 1の2　正面視で複視を残すもの 2　そしゃく又は言語の機能に障害を残すもの 3　14歯以上に対し歯科補てつを加えたもの 3の2　両耳の聴力が1メートル以上の距離では普通の話声を解することが困難であ 　　　る程度になったもの 4　一耳の聴力が耳に接しなければ大声を解することができない程度になったもの （5　削除） 6　一手の母指又は母指以外の二の手指の用を廃したもの 7　一下肢を3センチメートル以上短縮したもの 8　一足の第一の足指又は他の四の足指を失ったもの 9　一上肢の三大関節中の一関節の機能に著しい障害を残すもの 10　一下肢の三大関節中の一関節の機能に著しい障害を残すもの
第11級	同223日分	1　両眼の眼球に著しい調節機能障害又は運動障害を残すもの 2　両眼のまぶたに著しい運動障害を残すもの 3　一眼のまぶたに著しい欠損を残すもの 3の2　10歯以上に対し歯科補てつを加えたもの 3の3　両耳の聴力が1メートル以上の距離では小声を解することができない程度に 　　　なったもの 4　一耳の聴力が40センチメートル以上の距離では普通の話声を解することができな 　　い程度になったもの 5　せき柱に変形を残すもの 6　一手の示指，中指又は環指を失ったもの　（7　削除） 8　一足の第一の足指を含み二以上の足指の用を廃したもの 9　胸腹部臓器の機能に障害を残し，労務の遂行に相当な程度の支障があるもの

労働

労働保険

障害等級	給付の内容	身　体　障　害
第12級	同156日分	1　一眼の眼球に著しい調節機能障害又は運動障害を残すもの 2　一眼のまぶたに著しい運動障害を残すもの 3　7歯以上に対し歯科補てつを加えたもの 4　一耳の耳かくの大部分を欠損したもの 5　鎖骨，胸骨，ろく骨，肩こう骨又は骨盤骨に著しい変形を残すもの 6　一上肢の三大関節中の一関節の機能に障害を残すもの 7　一下肢の三大関節中の一関節の機能に障害を残すもの 8　長管骨に変形を残すもの 8の2　一手の小指を失ったもの 9　一手の示指，中指又は環指の用を廃したもの 10　一足の第二の足指を失ったもの，第二の足指を含み二の足指を失ったもの又は第三の足指以下の三の足指を失ったもの 11　一足の第一の足指又は他の四の足指の用を廃したもの 12　局部にがん固な神経症状を残すもの　（13　削除） 14　外貌に醜状を残すもの
第13級	同101日分	1　一眼の視力が0.6以下になったもの 2　一眼に半盲症，視野狭さく又は視野変状を残すもの 2の2　正面視以外で複視を残すもの 3　両眼のまぶたの一部に欠損を残し又はまつげはげを残すもの 3の2　5歯以上に対し歯科補てつを加えたもの 3の3　胸膜部臓器の機能に障害を残すもの 4　一手の小指の用を廃したもの 5　一手の母指の指骨の一部を失ったもの　（6，7　削除） 8　一下肢を1センチメートル以上短縮したもの 9　一足の第三の足指以下の一又は二の足指を失ったもの 10　一足の第二の足指の用を廃したもの，第二の足指を含み二の足指の用を廃したもの又は第三の足指以下の三の足指の用を廃したもの
第14級	同56日分	1　一眼のまぶたの一部に欠損を残し，又はまつげはげを残すもの 2　3歯以上に対し歯科補てつを加えたもの 2の2　一耳の聴力が1メートル以上の距離では小声を解することができない程度になったもの 3　上肢の露出面にてのひらの大きさの醜いあとを残すもの 4　下肢の露出面にてのひらの大きさの醜いあとを残すもの　（5　削除） 6　一手の母指以外の手指の指骨の一部を失ったもの 7　一手の母指以外の手指の遠位指節間関節を屈伸することができなくなったもの 8　一足の第三の足指以下の一又は二の足指の用を廃したもの 9　局部に神経症状を残すもの

備考　1　視力の測定は，万国式試視力表による。屈折異常のあるものについてはきょう正視力について測定する。
　　　2　手指を失ったものとは，母指は指節間関節，その他の手指は近位指節間関節以上を失ったものをいう。
　　　3　手指の用を廃したものとは，手指の末節骨の半分以上を失い，又は中手指関節若しくは近位指節間関節（母指にあっては指節間関節）に著しい運動障害を残すものをいう。
　　　4　足指を失ったものとは，その全部を失ったものをいう。
　　　5　足指の用を廃したものとは，第一の足指は末節骨の半分以上，その他の足指は遠位指節間関節以上を失ったもの又は中足指節関節若しくは近位指節間関節（第一の足指にあっては指節間関節）に著しい運動障害を残すものをいう。

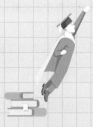

57 国家公務員災害補償法

昭和26年6月2日法律第191号（直近改正：令和5年11月24日法律第73号）

　国家公務員法第2条に規定される**一般職に属する国家公務員の公務上または通勤途中の災害（負傷・疾病・障害・死亡）**に対し，補償を迅速かつ公正に行うとともに，被災職員の社会復帰の促進，被災職員やその遺族の援護を図るために必要な福祉事業を行い，生活安定と福祉向上に寄与することを目的とした法律です。

　療養の補償や，その他の補償について，労働者災害補償保険法との間で均衡を失わないように十分考慮することと定められています。

　本法における補償は，人事院および実施機関が行います。

（この法律の目的及び効力）
第1条　この法律は，国家公務員法（昭和22年法律第120号）第2条に規定する一般職に属する職員〔未帰還者留守家族援護法（昭和28年法律第161号）第17条第1項に規定する未帰還者である職員を除く。以下「職員」という。〕の公務上の災害（負傷，疾病，障害又は死亡をいう。以下同じ。）又は通勤による災害に対する補償（以下「補償」という。）を迅速かつ公正に行い，あわせて公務上の災害又は通勤による災害を受けた職員（以下「被災職員」という。）の社会復帰の促進並びに被災職員及びその遺族の援護を図るために必要な事業を行い，もって被災職員及びその遺族の生活の安定と福祉の向上に寄与することを目的とする。
2　この法律の規定が国家公務員法の規定とてい触する場合には，国家公務員法の規定が優先する。

1 補償の種類

　この法律による補償の種類は次の7種類である（法第9条）。
① 療養補償
② 休業補償
③ 傷病補償年金
④ 障害補償（障害補償年金，障害補償一時金）
⑤ 介護補償
⑥ 遺族補償（遺族補償年金，遺族補償一時金）
⑦ 葬祭補償

2 療養補償における療養の範囲

　療養補償における療養の範囲は次のとおりであって，療養上相当と認められるものとするとなっている（法第11条）。
① 診察
② 薬剤または治療材料の支給
③ 処置，手術その他の治療
④ 居宅における療養上の管理およびその療養に伴う世話その他の看護
⑤ 病院または診療所への入院およびその療養に伴う世話その他の看護
⑥ 移送

3 災害補償についての具体的方法

　職員の災害補償についての具体的必要事項は，職員の災害補償（人事院規則*16－0昭和48年11月1日）に詳細に定められている。

　公務上の災害の範囲は，公務に関する負傷，廃疾および死亡並びに別表第1（内容省略）に掲げる疾病とする，と明記されている（規則本項の第2条）。

　また，療養の補償としての医療は，人事院または実施機関が設置したもの，またはあらかじめ指定した病院，診療所で行うことに定められている

図表57−1　災害補償制度の適用関係

常勤・非常勤の別	職	対象者	適用法令等	補償実施機関
常勤（再任用職員含む）	一般職 特別職	全職員	地方公務員災害補償法	地方公務員災害補償基金
非常勤	一般職	(1)臨時職員等（他の法令の適用を受けない者）	地方公務員災害補償法に基づく条例	地方公共団体
		(2)臨時職員等（水道，交通，清掃など労働基準法別表第1に掲げる事業に雇用される者）	労働者災害補償保険法	国 （厚生労働省所管）
	特別職	(1)議員，行政委員会の委員，地方公共団体の附属機関の委員，統計調査員，民生委員等	地方公務員災害補償法に基づく条例	地方公共団体
		(2)消防団員及び水防団員	消防組織法，水防法及び消防団員等公務災害補償等責任共済等に関する法律	地方公共団体
		(3)学校医，学校歯科医及び学校薬剤師	公立学校の学校医，学校歯科医及び学校薬剤師の公務災害補償に関する法律	地方公共団体

（地方公務員災害補償金ホームページより）

（同第24条）。

療養の補償をはじめその他の補償についても，内容的には，労働者災害補償保険法による実施と

の間での均衡を失わないよう配慮することになっている（法第23条）。

（労働基準法等との関係）

第23条　この法律に定める補償の実施については，これに相当する労働基準法（昭和22年法律第49号），労働者災害補償保険法，船員法及び船員保険法（昭和14年法律第73号）による業務上の災害に対する補償又は通勤による災害に対する保険給付の実施との間における均衡を失わないように十分考慮しなければならない。

医療機関における治療そのものについての定めはとくにない。労災保険による場合と同様に考えてよい。

法第12条の2（傷病補償年金），第13条（障害補償年金・一時金）に関する障害等級表等については，労働者災害補償保険法に定めているものと内容がほぼ同様であるので掲載は省略する。なお，補償の内容についてのあらましを記載した資料（図表57−2）を掲げておく。

そのほか，人事院および実施機関は公務上の災害を受けた職員に対し，法第22条に定める福祉施設における外科後処置，リハビリテーションなどについても，労災保険と同様の扱いをするようになっている。

＊Key Word

人事院規則：行政立法の一つである人事院による命令形式のことをいう。国家公務員法第16条により，人事院は，その所掌事務について，国家公務員法その他の法律を実施するため，または法律の委任に基づいて人事院規則を制定することができるとされている。これに基づき，国家公務員法は具体的な定めの多くを人事院規則に委ねている。人事院規則は1〜24の系列に分かれており，災害補償に関しては16の系列に規定されている。人事院規則の施行細目については，人事院指令および人事院細則によって定められる。

図表57－2　補償の内容

┌───

1　あなたが被災職員である場合
　(1)　療養補償

　　　公務上の負傷または疾病については，右の範囲で療養上相当と認められるものを療養補償として受けることができます。
- イ　診察
- ロ　薬剤又は治療材料の支給
- ハ　処置，手術その他の治療
- ニ　居宅における療養上の管理およびその治療に伴う世話その他の看護
- ホ　病院又は診療所への入院およびその療養に伴う世話その他の看護
- ヘ　移送

　(2)　休業補償
　　　公務上の負傷または疾病の療養のため勤務することができない場合で給与を受けないときは，その期間，平均給与額の60/100に相当する金額の休業補償を受けることができます。
　(3)　傷病補償年金
　　　公務上の負傷または疾病に係る療養の開始後1年6月を経過した日以後において，国家公務員災害補償法に定められている程度の障害の状態が継続しているときは，その期間，その程度に応じて傷病補償年金を受けることができます。なお，傷病補償年金を受ける場合には休業補償を受けることができません。
　(4)　障害補償
　　　公務上の負傷または疾病が治ったとき，国家公務員災害補償法に定められている程度の身体障害が残ったときは，その程度に応じて年金または一時金の障害補償を受けることができます。
　(5)　介護補償
　　　常時または随時介護を要する状態にあり，かつ介護を受けている場合に，障害の程度，介護の形態に応じて支給されます。

2　あなたが被災職員以外の者である場合
　(1)　遺族補償
　　　あなたが公務上死亡した職員の遺族であって，国家公務員災害補償法第16条の規定（注参照）に該当する場合は年金の，その他の場合は一時金の遺族補償を受けることができます。
　(注)　国家公務員災害補償法（抄）
　　　第16条　遺族補償年金を受けることができる遺族は，職員の配偶者（婚姻の届出をしていないが，職員の死亡の当時事実上婚姻関係と同様の事情にあった者を含む。以下同じ。），子，父母，孫，祖父母及び兄弟姉妹であって，職員の死亡の当時その収入によって生計を維持していたものとする。ただし，妻（婚姻の届出をしていないが，事実上婚姻関係と同様の事情にあった者を含む。）以外の者にあっては，職員の死亡の当時次に掲げる要件に該当した場合に限るものとする。
　　　一　夫（婚姻の届出をしていないが，事実上婚姻関係と同様の事情にあった者を含む。以下同じ。），父母又は祖父母については60歳以上であること。
　　　二　子又は孫については，18歳に達する日以後の最初の3月31日までの間にあること。
　　　三　兄弟姉妹については，18歳に達する日以後の最初の3月31日までの間にあること又は60歳以上であること。
　　　四　前3号の要件に該当しない夫，子，父母，孫，祖父母又は兄弟姉妹については，人事院規則で定める障害の状態にあること。
　　　2　職員の死亡の当時胎児であった子が出生したときは，前項の規定の適用については，将来に向かって，その子は，職員の死亡の当時その収入によって生計を維持していた子とみなす。
　　　3　遺族補償年金を受けるべき遺族の順位は，配偶者，子，父母，孫，祖父母及び兄弟姉妹の順序とし，父母については，養父母を先にし，実父母を後にする。
　(2)　葬祭補償
　　　あなたが公務上死亡した職員の葬祭を行う者である場合は，通常葬祭に要する費用を考慮して人事院規則で定める金額の葬祭補償を受けることができます。
　(3)　未支給の補償
　　　あなたが補償の受給権者の遺族であって，死亡した受給権者に支給されるべき補償でまだ支給されなかった分がある場合は，その未支給分の補償を受けることができます。

3　被災職員が船員である場合
　　被災職員が船員である場合は，人事院規則16－2（在外公館に勤務する職員，船員である職員等に係る災害補償の特例）により，補償の特例があります。

───┘

災害補償制度の運用について（昭和48.11.1職厚905／最終改正：令和5.1.18職補8）
　　「補償事務主任者」とは，実施機関のなかに一定の組織ごとに置かれ，公務通勤災害である旨の申出があった場合には，災害の報告を行う者となります。

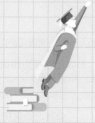

58

地方公務員災害補償法

昭和42年8月1日法律第121号（直近改正：令和5年11月24日法律第73号）

> 地方公務員の公務上または通勤による災害に対し，被災職員の社会復帰の促進，被災職員やその遺族の援護を図るために必要な福祉事業を行い，生活安定と福祉向上に寄与することを目的とした法律です。

地方公務員の公務上の災害（負傷，疾病，障害または死亡）または通勤による災害に対し，補償の迅速かつ公正な実施を確保するため，地方公共団体等に代わって補償を行う地方公務員災害補償基金*の制度を設け，地方公務員等およびその遺族の生活の安定と福祉の向上に寄与することを目的として制定された法律（法第1条）。

この法律に定める補償などを実施するための基金設置は次のように定められている。

> **（設置）**
> **第3条** 職員についてこの法律（第7章を除く。）に定める補償を実施し，並びに公務上の災害又は通勤による災害を受けた職員（以下この項及び第47条において「被災職員」という。）の社会復帰の促進，被災職員及びその遺族の援護，公務上の災害の防止に関する活動に対する援助その他の職員及びその遺族の福祉に必要な事業を行うため，地方公務員災害補償基金（以下「基金」という。）を設置する。
> 2 基金は，法人とする。

補償の種類は，法第25条で次のように定められている。
① 療養補償
② 休業補償
③ 傷病補償年金
④ 障害補償：障害補償年金・障害補償一時金
⑤ 介護補償
⑥ 遺族補償：遺族補償年金・遺族補償一時金
⑦ 葬祭補償

この補償は，職員もしくは遺族などの請求に基づいて行われることになっている。療養の範囲は，法第27条で次のように定めている。
① 診察
② 薬剤または治療材料の支給
③ 処置，手術その他の治療
④ 居宅における療養上の管理およびその療養に伴う世話その他の看護
⑤ 病院または診療所への入院およびその療養に伴う世話その他の看護
⑥ 移送

内容的には，労働者災害補償保険法，国家公務員災害補償法における療養の補償と同様である。

療養補償の具体的方法

療養補償たる療養は，基金の指定する病院もしくは診療所または薬局等において行うと定めている（施行規則第26条）。

被災職員は，「**公務災害認定通知書**」または「**通勤災害認定通知書**」および療養の給付請求書，療養補償請求書を提出して給付を受けることになる。

＊Key Word

地方公務員災害補償基金：法第3条に規定される地方公務員災害補償基金は，東京都にある本部と各都道府県および指定都市に置かれる支部で組織されている。本部は，理事長（代表者委員会が総務大臣の認可を受けて任命）の下に，補償および福祉事業の迅速かつ公正な実施を図るための統一的な基準を作成し，その実施の確保を図るための業務を担当する。支部は，支部長（都道府県知事または指定都市市長）の下に，個々の具体的事案について，本部との必要な協議を行いながら，公務災害・通勤災害かどうかの認定，補償金額の決定，その支払いなどを担当する。

59

雇用保険法

昭和49年12月28日法律第116号（直近改正：令和4年6月17日法律第68号）

雇用保険法は，「失業保険法」を前身とし，1974年に制定され，1975年に施行されました。

この法律は，労働者が失業した場合や労働者の雇用の継続が困難となる事由が生じた場合等に，政府を保険者として，**失業等給付などの必要な給付を行い，労働者の生活・雇用の安定，就職の促進を図る**ことを目的としています。

また，労働者の失業の予防，雇用状態の是正および雇用機会の増大（雇用安定事業），労働者の能力の開発および向上その他労働者の福祉の増進を図ること（能力開発事業）も目的とされています（雇用保険二事業）。

これまでの主な改正

●平成21（2009）年3月30日法律第5号

① 非正規労働者の受給資格要件の緩和：被保険者期間12カ月から6カ月に変更（解雇等の離職者と同様の扱い）〔平成21（2009）年3月31日施行〕。

② 育児休業給付の見直し：平成22（2010）年3月末まで給付率を引き上げている暫定措置（40％→50％）を当分の間延長。また，休業中と復帰後に分けて支給している給付を統合し，全額を休業期間中に支給〔平成22（2010）年4月1日施行〕。

●平成28（2016）年3月31日法律第17号

① 失業等給付に係る保険料率の見直し〔平成28（2016）年4月1日施行〕

② 育児休業に係る制度の見直し：育児休業の対象となる子の範囲の拡大，育児休業の申出ができる有期契約労働者の要件の緩和等を行った〔平成29（2017）年1月1日施行〕。

③ 介護休業に係る制度の見直し：介護休業の分割取得（3回まで，計93日），介護休暇の半日単位取得等を可能とした〔平成29（2017）年1月1日施行〕。

④ 雇用保険の適用対象の変更：65歳以降に新たに雇用される者を雇用保険の適用の対象とした〔平成29（2017）年1月1日施行〕。

●平成29（2017）年3月31日法律第14号

① 失業等給付の拡充：(1)雇用情勢が悪い地域に居住する者の給付日数を60日延長する暫定措置を5年間実施，(2)災害により離職した者の給付日数を原則60日（最大120日）延長，(3)雇止めされた有期雇用労働者の所定給付日数を倒産・解雇等並みにする暫定措置を5年間実施——など〔平成29（2017）年4月1日施行〕。

② 失業等給付に係る保険料率および国庫負担率の時限的（3年間）引下げ〔平成29（2017）年4月1日施行〕。

③ 育児休業に係る制度の見直し：(1)原則1歳までである育児休業を6カ月延長しても保育所に入れない場合等に限り，さらに6カ月（2歳まで）の再延長を可能にした。(2)(1)に合わせ，育児休業給付の支給期間を延長した〔平成29（2017）年10月1日施行〕。

●令和2（2020）年3月31日法律第14号

① 高齢者の就業機会の確保及び就業の促進：65歳から70歳までの高年齢者就業確保措置（定年引上げ，定年廃止等）を講ずることを企業の努力義務にすることなどにより，70歳までの就業支援〔令和3（2021）年4月施行〕とその導入等に対する支援を雇用安定事業に位置付ける〔令和7（2025）年4月施行〕

② 複数就業者等に関するセーフティネットの整備：複数の事業主に雇用される65歳以上の労働者について雇用保険を適用する〔令和4（2022）年1月施行〕とともに，勤務回数が少ない者でも適切な雇用保険の給付を受けられるように日数だけでなく労働時間による基準も補完的に設定〔令和2（2020）年8月施行〕

③ 失業者，育児休業者等への給付等を安定的に行うための基盤整備等：育児休業給付について，失業等給付から独立させ，子を養育するために休業した労働者の生活及び雇用の安定を図るための給付と位置付け〔令和2（2020）年4月施行〕

●令和2（2020）年6月12日法律第54号

新型コロナ感染症等の影響により，事業主が

休業させ，休業手当を受けることができない労働者に関する新たな給付制度の創設，基本手当の給付日数の特例等が設けられた。

●令和3（2021）年6月9日法律58号
　労働基準法第65条第2項により，文言の改正が行われ，「当該休業を開始した日」を「特例基準日」とした〔令和3（2021）年9月1日施行〕。

雇用保険制度は，昭和50（1975）年4月1日からそれまでの失業保険制度を受けつぎ発展させたものとして実施された。
　この法律の目的は，労働者が失業した場合および労働者について雇用の継続が困難となる事由が生じた場合に必要な給付を行うことにより，労働者の生活および雇用の安定を図るとともに，失業の予防，就職の促進など雇用機会の増大，労働者の能力の開発および向上その他労働者の福祉の増進を図ることを目的としている。

（目的）
第1条　雇用保険は，労働者が失業した場合及び労働者について雇用の継続が困難となる事由が生じた場合に必要な給付を行うほか，労働者が自ら職業に関する教育訓練を受けた場合及び労働者が子を養育するための休業をした場合に必要な給付を行うことにより，労働者の生活及び雇用の安定を図るとともに，求職活動を容易にする等その就職を促進し，あわせて，労働者の職業の安定に資するため，失業の予防，雇用状態の是正及び雇用機会の増大，労働者の能力の開発及び向上その他労働者の福祉の増進を図ることを目的とする。

雇用保険制度は，わが国における社会保険制度の一つの大きな柱でもある。
　この保険の**保険者は政府**であり，被保険者は適用事業に雇用される労働者は適用除外（法第6条）に該当しない限りすべて該当する（法第4条第1項）。
　「**適用除外**」者とは，①1週間の所定労働時間が20時間未満の者，②同一の事業主に継続して31日以上雇用される見込みがない者，③季節的に雇用される者の一部——などである。

1 適用事業

雇用保険においては，労働者を一人でも雇用している事業を原則として適用事業とする。ただし当分の間，農林水産業の事業のうち一部の事業は，暫定任意適用事業とされる（法附則第2条）。
　法附則第2条第1項の政令で定める事業とは，同項各号に掲げる事業のうち，常時5人未満の労働者を雇用する個人経営の事業（国，都道府県，市町村その他これらに準ずるものの事業および法人である事業主の事業を除く）である。

法附則　（適用範囲に関する暫定措置）
第2条　次の各号に掲げる事業〔国，都道府県，市町村その他これらに準ずるものの事業及び法人である事業主の事業（事務所に限る。）を除く。〕であって，政令で定めるものは，当分の間，第5条第1項の規定にかかわらず，任意適用事業とする。
一　土地の耕作若しくは開墾又は植物の栽植，栽培，採取若しくは伐採の事業その他農林の事業
二　動物の飼育又は水産動植物の採捕若しくは養殖の事業その他畜産，養蚕又は水産の事業（船員が雇用される事業を除く。）

2 被保険者と給付内容

被保険者の種類には，①**一般被保険者**，②**高年齢継続被保険者**，③**短期雇用特例被保険者**，④**日雇労働被保険者**——の4種類がある。
　雇用保険制度としての事業は次のようになっている。

①　失業等給付
　求職者給付——（基本手当・技能習得手当・寄宿手当・傷病手当），（高年齢求職者給付金，短期雇用特例一時金），（日雇労働求職者給付金）
　就職促進給付——（就業促進手当・移転費・求職活動費）
　教育訓練給付——（教育訓練給付金）
　雇用継続給付——（高年齢雇用継続給付），（育児休業給付），（介護休業給付）

図表59－1　基本手当の所定給付日数

① 受給資格者（特定受給資格者以外）の所定給付日数

年　齢　等 ＼ 算定基礎期間	1年未満	1年以上5年未満	5年以上10年未満	10年以上20年未満	20年以上
一般の受給資格者（全年齢）	－	90日	120日	150日	
就職困難者　45歳未満	150日	300日			
就職困難者　45歳以上65歳未満	150日	360日			

(注)　特定受給資格者とは，法第23条第2項に定める倒産・解雇等による離職者（省令で定める者。ただし就職困難者は除かれる）。

② 特定受給資格者の所定給付日数 （法第23条）

年　齢 ＼ 算定基礎期間	1年未満	1年以上5年未満	5年以上10年未満	10年以上20年未満	20年以上
30　歳　未　満	90日	90日	120日	180日	－
30歳以上35歳未満	90日	120日	180日	210日	240日
35歳以上45歳未満	90日	150日	180日	240日	270日
45歳以上60歳未満	90日	180日	240日	270日	330日
60歳以上65歳未満	90日	150日	180日	210日	240日

② 雇用保険二事業 ⎰雇用安定事業 ⎱能力開発事業

1）基本手当等

　雇用保険については，医療との関係はないので，失業等給付について簡単に記すことにする。

　失業給付の支給を受けることのできる人：積極的に就職しようとする意思と，いつでも就職できる能力があって，現在就職活動をしている状態にあること。ただし，負傷，疾病，出産などの理由で職業につけない人には，受給期間の延長制度がある。

　基本手当の支給を受けることのできる期間：離職した日の翌日から1年間。この期間内で所定給付日数を限度として支給される（定年退職者には延長の特例がある）。また，離職理由が自己の責めに帰すべき重大な理由によって解雇された場合や自己都合によって退職した場合は1カ月〜3カ月の間は支給されない。

　基本手当の延長給付：受給資格者の所定給付日数分では足りない場合に対して，基本手当を延長して支給する。①訓練延長給付，②広域延長給付，③全国延長給付——の3つがある。

　基本手当の支給開始の時期：離職後安定所で求職の申込みを行い，受給資格者の確認を受けた日から7日間を経過したときから給付される。ただし，正当な理由がなく自分の都合で退職した場合などでは，待期の7日に加え，3カ月以内の間に限って支給されない（これを給付制限という）。

　失業の認定：失業の状態にあることの確認として，4週間に1回行われ，認定日の前日までの4週間について確認された日に基本手当が支給される。

　給付制限：正当な理由がなく，安定所の紹介する職業に就くこと，一定の職業相談を受けることをこばんだときは，その日から1カ月間基本手当は支給されない。

　就業促進手当（再就職手当）の支給：所定給付日数の3分の1以上を残して就職した，安定した職業に就いたなどの要件を満たしたときに所定の額が支給される。

　基本手当の支給を受けることのできる日数：所定給付日数が，年齢，勤続期間に応じて定められている。

　基本手当の日額（法第16・17条）：基本手当の日額は，原則として離職の日の直前6カ月間の賃金の1日当たりの額を，別に定められている基本手当日額表にあてはめて決められる。

　病気や負傷をしたとき（傷病手当）（法第37条）：求職の申込みをした後，疾病や負傷のため，引き続き15日以上職業につくことができなくなったときは，基本手当と同額の傷病手当が支給される。14日以内の場合は基本手当の支給が受けられる。

2）就業促進手当，移転費，広域求職活動費の支給

　就業促進手当には，就業手当，再就職手当，常用就職支度手当などがある（法第56条の3ほか）。

① **常用就職支度手当**：高年齢者，心身障害者などの常用就職が困難な者が，職業安定所の紹介によって安定した職業についた場合は，常用就職支度金が支給される。なお，この支度手当を受けるためには，新しい仕事の雇用期間が1年

以上であることが確実であるなどいくつかの要件を満たすことが必要である。

② **移転費**：安定所の紹介した職業に就くためなどで住所を変更する必要がある場合に，移転に要する費用が支給される。

③ **広域求職活動費**：安定所の紹介により広範囲の地域にわたって求職活動を行う場合にその費

労働

用として支給される。

3）技能習得手当，寄宿手当の支給

① **技能習得手当（法第36条）**：技能習得手当は，受給資格者が，公共職業安定所長の指示した公共職業訓練を受ける場合，その期間について支給されるが，受講手当，通所手当に区分されている。

② **寄宿手当（法第36条）**：寄宿手当は，受給資格者が，公共職業訓練を受けるために親族と別居して寄宿している場合に，その期間について支給される。

4）高年齢雇用継続給付と高年齢求職者給付金

雇用保険では，高年齢労働者を一般被保険者と区別して高年齢継続被保険者としている。

高年齢者に対する雇用継続給付には，高年齢雇用継続基本給付金と高年齢再就職給付金がある。

雇用継続基本給付金は，失業給付をもらわないで雇用を継続する人が対象であり，高年齢再就職給付金は，定年退職等をし，失業給付を受給した後再就職した人が対象となる。このほか，高年齢継続被保険者に対する求職者給付（高年齢求職者給付金）がある。

① **高年齢雇用継続基本給付金（法第61条）**：60歳から65歳になるまでの人で，60歳以後も会社に残ったとき，また失業給付を受給せず雇用を継続する人に支給される。

② **高年齢再就職給付金（法第61条の2）**：定年退職し失業給付を受給した後，再就職したとき受給できるが，高年齢雇用継続基本給付金の条件を満たしているほか再就職した日の前日に，基本手当の所定給付日数の支給残日数が100日以上あることが必要である。

③ **高年齢求職者給付金（法第37条の4）**：「高年齢継続被保険者」とは，65歳になる前に雇用されていた事業所に65歳になった日の後も引き続いて雇用されている人のことをいう。この人が65歳以後に退職すると，「高年齢求職者給付金」が支給される（図表59−2）。

5）教育訓練給付制度・介護休業給付制度

雇用保険法の一部改正（平成10年3月31日・法律第19号）によって，教育訓練給付制度および介護休業給付制度が創設された。

① **教育訓練給付金（法第60条の2）**：就職促進を図るために必要な職業の教育訓練として厚生労働大臣が指定する教育訓練を受け，修了した場合に，受講費用に20／100を乗じた額を支給

する（上限あり）〔施行期日：平成10（1998）年12月1日〕。

② **介護休業給付金（法第61条の7）**：一般被保険者が，厚生労働省令で定めるところにより，介護をするための休業をした場合，所定の要件に従い介護給付金を支給する〔施行期日：平成11（1999）年4月1日〕。

6）育児休業給付（法第61条の6）

原則，1歳未満の子を養育するため育児休業を取得した被保険者を対象に，基本給付金として休業前賃金の50％相当額（休業開始後6カ月は67％相当額）が支給される（細部条件は省略）。

《雇用保険料徴収について》

これまでの主な改正〔平成28（2016）年④〕について，65歳以上の労働者（高年齢被保険者）についても保険料の徴収が免除されてきたが，令和2（2020）年4月1日からはこの免除規定が廃止され，年齢に関係なく雇用保険料の徴収が必要となる。

新型コロナウイルス感染症について

① コロナウイルス感染症に係る措置として，雇用調整助成金に関する暫定措置が施行規則の改正によりなされた〔令和2（2020）年3月10日〕

② 両立支援等助成金に関する暫定措置が施行規則に定められ「新型コロナウイルス感染症小学校休業等対応コース助成金」とし対応をすることになった〔令和2（2020）年3月13日〕

※〔令和2（2020）年3月13日〕改正により，育児休業給付の新しい給付の体系へ位置付けられ，育児休業給付金について，失業等給付の雇用継続給付から削除し，別章として定めた。

図表59−2 高年齢求職者給付金区分表

離職日における区分	算定基礎期間	1年以上	1年未満
高年齢受給資格者（短時間以外）・高年齢短時間受給資格者　一律		50日	30日

3 雇用保険法の一部改正〔令和 2 （2020）年 6 月〕

新型コロナウイルス感染症の影響による国民の休業，失業に関し，時限的でいろいろな政策が出されており，そのなかで雇用保険法の一部改正があり，令和 2 （2020）年 6 月12日に公布された特例法〔新型コロナウイルス感染症等の影響に対応するための雇用保険法の臨時特例等に関する法律（令和 2 年法律第54号），施行日：公布の日（令和 2 年 6 月12日）〕がある。

1）改正の趣旨

改正の趣旨として，新型コロナウイルス感染症等の影響が最小となるようにし，その影響により休業させられた労働者のうち，休業中に賃金を受けることができなかったものに対して「新型コロナウイルス感染症対応休業支援金」を支給することができることとするとともに，雇用保険の基本手当の給付日数を延長するものである。

2）改正内容

その内容として，3 項目あるが，労働者に関しては下記の 2 項目である。

(1) 休業手当を受けることができない労働者に関する新たな給付制度

① 新型コロナウイルス感染症等の影響により事業主が休業させ，休業期間中に休業手当を受けることができなかった被保険者に対し，新型コロナウイルス感染症対応休業支援金を支給する事業を実施できる。

（注）中小企業の被保険者に対し休業前賃金の80％（月額上限33万円）を休業実績に応じて支給。

② 雇用保険の被保険者でない労働者についても，①に準じて給付金を支給する事業を実施できる。

③ ①及び②の給付金について，公租公課や差押え禁止及び調査，報告に関する規定の整備等の規定を整備する。

(2) 基本手当の給付日数の延長

新型コロナウイルス感染症等の影響による求職活動の長期化等に対応し，雇用保険の基本手当（いわゆる失業手当）の受給者について，給付日数を60日（一部30日）延長できることとする。

また，企業に対して，雇用調整助成金の拡充と新たな個人給付制度の創設〔（令和 2 年 4 月 1 日から 9 月30日（令和 2 年度第 2 次補正予算））〕をして，

① 「雇用調整助成金」（休業手当を支払った企業向け助成制度）

② 「雇用保険臨時特例法」新型コロナウイルス感染症対応休業支援金（休業手当を受け取っていない中小企業労働者への直接給付制度）

4 雇用保険法施行規則の一部改正〔令和 3 （2021）年 2 月省令第37号〕

特別措置法による規定が，緊急事態解除宣言日を含む月末日（末日の場合は翌月末日）の場合，中小企業者等の雇用主，従業員に対する補償（措置）の一部が緩和された（「新雇保則」という）。

労働

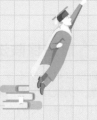

60

労働安全衛生法

昭和48年6月8日法律第57号（直近改正：令和4年6月17日法律第68号）

職場における**労働者の安全と健康を確保**し，**快適な職場環境の形成を促進**することを目的とした法律です。

労働災害防止のための**危害防止基準**の確立や，**責任体制**の明確化が定められています。

また，労働災害を防止するために労働者を危険から守るための**安全衛生管理体制**についても規定されており，機械や危険物，有害物に関する規制，労働者に対する安全衛生教育などについて定められています。

1 国，事業者・労働者の責務

国は，労働災害防止のために労働政策審議会の意見を聴き「**労働災害防止計画**」を策定・公表し，必要に応じて変更し，その実施のために事業者等に対し必要な勧告・要請をすることができる（法第6～9条）。

事業者は，労働者安全と健康を確保すると同時に，国が実施する労働災害防止のための施策に協力しなければならないとされている（法第3条第1項）。また，労働者は，事業者やその他関係者が行う労働災害防止のための措置に協力することが求められている（法第4条第1項）。

2 安全衛生管理体制の確保

事業者は，職場における労働者の安全と健康を確保するための方策として，責任体制の明確化と産業医の設置について規定し，安全管理体制を確保することになっている。

1）管理者等の選任

（1）管理者等の種類

責任体制の明確化については，一定の規模や業種の事業所で「**統括安全衛生管理者**」の選任が求められている（法第10条）。

統括安全衛生管理者には，その事業所における安全衛生に関し，業務全般を統括する責任がある。事業者は，そのもとで安全にかかる管理を行う「**安全管理者**」と，衛生にかかる管理を行う「**衛生管理者**」を選任することが定められている（法第第10～12条）。ただし，安全管理者や衛生管理者の選任を義務付けられていない小規模な事業所については，「**安全衛生推進者**」を配置することとされている（法第12条の2）。

（総括安全衛生管理者）
第10条 事業者は，政令で定める規模の事業場ごとに，厚生労働省令で定めるところにより，総括安全衛生管理者を選任し，その者に安全管理者，衛生管理者又は第25条の2第2項の規定により技術的事項を管理する者の指揮をさせるとともに，次の業務を統括管理させなければならない。
一　労働者の危険又は健康障害を防止するための措置に関すること。
二　労働者の安全又は衛生のための教育の実施に関すること。
三　健康診断の実施その他健康の保持増進のための措置に関すること。
四　労働災害の原因の調査及び再発防止対策に関すること。

五　前各号に掲げるもののほか，労働災害を防止するため必要な業務で，厚生労働省令で定めるもの
2　総括安全衛生管理者は，当該事業場においてその事業の実施を統括管理する者をもって充てなければならない。
3　都道府県労働局長は，労働災害を防止するため必要があると認めるときは，総括安全衛生管理者の業務の執行について事業者に勧告することができる。
（安全管理者）
第11条 事業者は，政令で定める業種及び規模の事業場ごとに，厚生労働省令で定める資格を有する者のうちから，厚生労働省令で定めるところにより，安全管理者を選任し，その者に前条第1項各号の業務（第25条の2第2項の規定により技術的事項を管理する者を選任した場合においては，同条第1項各号の措置に該当するものを

除く。）のうち安全に係る技術的事項を管理させなければならない。

　2　労働基準監督署長は，労働災害を防止するため必要があると認めるときは，事業者に対し，安全管理者の増員又は解任を命ずることができる。

（衛生管理者）

第12条　事業者は，政令で定める規模の事業場ごとに，都道府県労働局長の免許を受けた者その他厚生労働省令

で定める資格を有する者のうちから，厚生労働省令で定めるところにより，当該事業場の業務の区分に応じて，衛生管理者を選任し，その者に第10条第1項各号の業務（第25条の2第2項の規定により技術的事項を管理する者を選任した場合においては，同条第1項各号の措置に該当するものを除く。）のうち衛生に係る技術的事項を管理させなければならない。

　2　前条第2項の規定は，衛生管理者について準用する。

　安全管理者は，所定の研修を受けた者のなかから選任される〔労働安全衛生規則（以下「規則」）第5条〕。そのほか，労働者の意見を反映させる安全委員会や衛生委員会の設置についても規定されている（法第17・18条）。

(2)　対象事業所

　統括安全衛生管理者を選任すべき事業所の業種と規模（常時使用労働者数）は，以下のとおりである（施行令第2条）。

① 林業，鉱業，建設業，運送業及び清掃業：100人以上

② 製造業（物の加工業を含む），電気業，ガス

業，熱供給業，水道業，通信業，各種商品卸売業，家具・建具・じゅう器等卸売業，各種商品小売業，家具・建具・じゅう器小売業，燃料小売業，旅館業，ゴルフ場業，自動車整備業及び機械修理業：300人以上

③ その他の業種：1000人

　また，安全管理者を選任すべき事業所は，建設業・運送業・製造業・電気ガス水道業などで常時50人以上の労働者を使用するところであり（施行令第3条），衛生管理者を選任すべき事業所は，業種にかかわらず常時50人以上の労働者を使用するところである（施行令第4条）。

2）産業医の選任

　法第13条には，「産業医」について定められている。産業医とは，その事業所において労働者の健康診断や面接指導に基づく健康管理，作業環境の維持管理，衛生教育などを行う医師のことであ

り（規則第14条），常時50人以上の労働者を使用する事業所で選任しなければならないが（施行令第5条），使用労働者数や業種によっては，複数名もしくは専属の産業医が必要となる（規則第13条）。

（産業医等）

第13条　事業者は，政令で定める規模の事業場ごとに，厚生労働省令で定めるところにより，医師のうちから産業医を選任し，その者に労働者の健康管理その他の厚生労働省令で定める事項（以下「労働者の健康管理等」という。）を行わせなければならない。

　2　産業医は，労働者の健康管理等を行うのに必要な医学に関する知識について厚生労働省令で定める要件を備

えた者でなければならない。

　3　産業医は，労働者の健康を確保するため必要があると認めるときは，事業者に対し，労働者の健康管理等について必要な勧告をすることができる。

　5　事業者は，前項の勧告を受けたときは，これを尊重しなければならない。

　4・6　（略）

労働安全衛生規則　昭和47年9月30日・労働省令第32号（直近改正：令和5年12月27日・厚生労働省令第165号）

（産業医及び産業歯科医の職務等）

第14条　法第13条第1項の厚生労働省令で定める事項は，次に掲げる事項で医学に関する専門的知識を必要とするものとする。

　一　健康診断の実施及びその結果に基づく労働者の健康を保持するための措置に関すること。

　二　法第66条の8第1項，第66条の8の2第1項及び第66条の8の4第1項に規定する面接指導並びに法第66条の9に規定する必要な措置の実施並びにこれらの結果に基づく労働者の健康を保持するための措置に関すること。

　三　法第66条の10第1項に規定する心理的な負担の程度を把握するための検査の実施並びに同条第3項に規定する面接指導の実施及びその結果に基づく労働者の健康を保持するための措置に関すること。

　四　作業環境の維持管理に関すること。

　五　作業の管理に関すること。

　六　前各号に掲げるもののほか，労働者の健康管理に関すること。

　七　健康教育，健康相談その他労働者の健康の保持増進を図るための措置に関すること。

　八　衛生教育に関すること。

　九　労働者の健康障害の原因の調査及び再発防止のための措置に関すること。

　3　産業医は，第1項各号に掲げる事項について，総括安全衛生管理者に対して勧告し，又は衛生管理者に対して指

導し，若しくは助言することができる。

　6　前項の事業場の労働者に対して法第66条第3項の健康診断を行なった歯科医師は，当該事業場の事業者又は総括安全衛生管理者に対し，当該労働者の健康障害（歯又はその支持組織に関するものに限る。）を防止するため必要な事項を勧告することができる。

　7　産業医は，労働者の健康管理等を行うために必要な医学に関する知識及び能力の維持向上に努めなければならない。

（第2・4・5項省略）

3 健康の保持・増進のための措置

1）雇入れ時・定期の健康診断

　事業者は，労働者に対して医師による健康診断を行わなければならない。また，労働者もその健康診断を受けるか，産業医以外の医師の証明書を提出しなければならない（法第66条第1・5項）。健康診断の結果は労働者本人に通知することになっている（法第66条の6）。

　事業者は，健康診断の結果，労働者の健康管理のために必要な措置について産業医に意見を聴き，必要な場合は，労働者の就業場所の変更，作業の転換，労働時間の短縮，深夜業の回数減少等の措置を講じなければならない。併せて作業環境測定の実施，施設・設備の整備，衛生委員会等への報告等も求められる（法第66条の5）。

（健康診断）

第66条　事業者は，労働者に対し，厚生労働省令で定めるところにより，医師による健康診断（第66条の10第1項に規定する検査を除く。以下この条及び次条において同じ。）を行なわなければならない。

　5　労働者は，前各項の規定により事業者が行なう健康診断を受けなければならない。ただし，事業者の指定した医師又は歯科医師が行なう健康診断を受けることを希望しない場合において，他の医師又は歯科医師の行なうこれらの規定による健康診断に相当する健康診断を受け，その結果を証明する書面を事業者に提出したときは，この限りでない。（第2〜4項省略）

（健康診断の結果の記録）

第66条の3　事業者は，厚生労働省令で定めるところにより，第66条第1項から第4項まで及び第5項ただし書並びに前条の規定による健康診断の結果を記録しておかなければならない。

（健康診断の結果についての医師等からの意見聴取）

第66条の4　事業者は，第66条第1項から第4項まで若しくは第5項ただし書又は第66条の2の規定による健康診断の結果（当該健康診断の項目に異常の所見があると診断された労働者に係るものに限る。）に基づき，当該労働者の健康を保持するために必要な措置について，厚生労働省令で定めるところにより，医師又は歯科医師の意見を聴かなければならない。

（健康診断実施後の措置）

第66条の5　事業者は，前条の規定による医師又は歯科医師の意見を勘案し，その必要があると認めるときは，当該労働者の実情を考慮して，就業場所の変更，作業の転換，労働時間の短縮，深夜業の回数の減少等の措置を講ずるほか，作業環境測定の実施，施設又は設備の設置又は整備，当該医師又は歯科医師の意見の衛生委員会若しくは安全衛生委員会又は労働時間等設定改善委員会〔労働時間等の設定の改善に関する特別措置法（平成4年法律第90号）第7条に規定する労働時間等設定改善委員会をいう。以下同じ。〕への報告その他の適切な措置を講じなければならない。（第2・3項省略）

（健康診断の結果の通知）

第66条の6　事業者は，第66条第1項から第4項までの規定により行う健康診断を受けた労働者に対し，厚生労働省令で定めるところにより，当該健康診断の結果を通知しなければならない。

　上記健康診断は，常時使用する労働者の雇入時および定期的（1年ごと）に行わなければならない（規則第43・44条に規定されているが，両者とも実施項目は同一である）。雇入時に関しては，雇入前3カ月以内の健康診断書をもって代えることができる。専属の産業医を選任しなければならない事業所（規則第13条）については，業務の配置換えの際と6カ月に1回の健康診断を行わなけ

ればならない（規則第45条第1項）。また，事業に附属する食堂または炊事場における給食を業務に従事する労働者に対しては，所定の項目のほかに検便の検査を行わなければならない（規則第47条）。

　また，常時50人以上の労働者を使用する事業者は，実施した定期健康診断について所定の結果報告書を所轄の労働基準監督署に提出することになっている（規則第52条）。

労働安全衛生規則

（雇入時の健康診断）
第43条　事業者は，常時使用する労働者を雇い入れるときは，当該労働者に対し，次の項目について医師による健康診断を行わなければならない。ただし，医師による健康診断を受けた後，3月を経過しない者を雇い入れる場合において，その者が当該健康診断の結果を証明する書面を提出したときは，当該健康診断の項目に相当する項目については，この限りでない。
　一　既往歴及び業務歴の調査
　二　自覚症状及び他覚症状の有無の検査
　三　身長，体重，腹囲，視力及び聴力（1000ヘルツ及び4000ヘルツの音に係る聴力をいう。）の検査
　四　胸部エックス線検査
　五　血圧の測定
　六　血色素量及び赤血球数の検査
　七　血清グルタミックオキサロアセチックトランスアミナーゼ（GOT），血清グルタミックピルビックトランスアミナーゼ（GPT）及びガンマーグルタミルトランスペプチダーゼ（γ‐GTP）の検査
　八　低比重リポ蛋白コレステロール（LDLコレステロール），高比重リポ蛋白コレステロール（HDLコレステロール）及び血清トリグリセライドの量の検査
　九　血糖検査
　十　尿中の糖及び蛋白の有無の検査
　十一　心電図検査
（給食従業員の検便）
第47条　事業者は，事業に附属する食堂又は炊事場における給食の業務に従事する労働者に対し，その雇入れの際又は当該業務への配置替えの際，検便による健康診断を行なわなければならない。

2）長時間労働者等に対する面接指導等

　週40時間を超える労働（時間外労働）が**1月当たり100時間を超え，かつ疲労の蓄積が認められる労働者**に対して，労働者本人の申し出を受けて事業者は**医師の面接指導**を受けさせなければならない（法第66条の8，規則第52条の2）。それ以外の労働者に対しても，労働者本人の申し出により，健康への配慮が必要な労働者（週40時間を超える労働が**1月当たり80時間を超えた場合**等）には**医師の面接指導を受けさせる努力**をしなければ

ならない（法第66条の9）。
　平成18（2006）年3月，長時間労働者への面接指導に際し，産業医等の医師が規定に沿って適切に面接指導をするために，過重労働対策等のためのチェックリスト（面接指導マニュアル・テキスト等作成委員会）が作成された。身体面のみならず心身の状態も確認しながら面接を行い，メンタルヘルスに留意しながら労働者への指導，事業者への報告・意見具申ができるようになっている。

3）心理的な負担の程度を把握するための検査（ストレスチェック）の実施

　改正労働安全衛生法（平成26年6月25日・法律第82号）において，**心理的負担の程度を把握するための検査（ストレスチェック）**およびその結果に基づく**面接指導の実施が義務化**されている（従業員数50人未満の事業場については努力義務とされている）。その実施に当たっては，指針〔心理的な負担の程度を把握するための検査及び面接指導の実施並びに面接指導結果に基づき事業者が講ずべき措置に関する指針（公表：平成27年4月15

日，改正：平成30年8月22日）〕が作成され，個人情報の適切な取扱いならびに労働者に対する不利益な取扱いの禁止などが定められている（図表60－1）。
　また，「事業所における労働者の健康増進のための指針」（昭和63年9月1日，健康保持増進のための指針公示第1号，改正令和4年3月31日第10号）が定められている。

（心理的な負担の程度を把握するための検査等）
第66条の10　事業者は，労働者に対し，厚生労働省令で定めるところにより，医師，保健師その他の厚生労働省令で定める者（以下この条において「医師等」という。）による心理的な負担の程度を把握するための検査を行わなければならない。
　2　事業者は，前項の規定により行う検査を受けた労働

者に対し，厚生労働省令で定めるところにより，当該検査を行った医師等から当該検査の結果が通知されるようにしなければならない。この場合において，当該医師等は，あらかじめ当該検査を受けた労働者の同意を得ないで，当該労働者の検査の結果を事業者に提供してはならない。
　3　事業者は，前項の規定による通知を受けた労働者で

あって，心理的な負担の程度が労働者の健康の保持を考慮して厚生労働省令で定める要件に該当するものが医師による面接指導を受けることを希望する旨を申し出たときは，当該申出をした労働者に対し，厚生労働省令で定めるところにより，医師による面接指導を行わなければならない。この場合において，事業者は，労働者が当該申出をしたことを理由として，当該労働者に対し，不利益な取扱いをしてはならない。

4　事業者は，厚生労働省令で定めるところにより，前項の規定による面接指導の結果を記録しておかなければならない。

5　事業者は，第3項の規定による面接指導の結果に基づき，当該労働者の健康を保持するために必要な措置について，厚生労働省令で定めるところにより，医師の意見を聴かなければならない。

6　事業者は，前項の規定による医師の意見を勘案し，その必要があると認めるときは，当該労働者の実情を考慮して，就業場所の変更，作業の転換，労働時間の短縮，深夜業の回数の減少等の措置を講ずるほか，当該医師の意見の衛生委員会若しくは安全衛生委員会又は労働時間等設定改善委員会への報告その他の適切な措置を講じなければならない。

7　厚生労働大臣は，前項の規定により事業者が講ずべき措置の適切かつ有効な実施を図るため必要な指針を公表するものとする。

8　厚生労働大臣は，前項の指針を公表した場合において必要があると認めるときは，事業者又はその団体に対し，当該指針に関し必要な指導等を行うことができる。
（第9項省略）

4）医療機関における特定業務従事者健康診断

法第13条第1項の規定により産業医を選任しなければならない事業所は，規則第13条第1項第二号に定められている（特定業務従事者）。

対象事業所は，対象となる労働者に6カ月に1回の健康診断等を行わなければならない（規則第45条第1項）。そのなか（規則第13条第1項第二号）には，①ラジウム放射線，エックス線その他の有害放射線にさらされる業務，②深夜業を含む業務，③鉛，水銀，クロム等その他これらに準ずる有害物のガス，蒸気または粉じんを発散する場所における業務——など，医師，看護師，放射線技師，臨床検査技師が対象となる業務がある。

ホルムアルデヒド（FA）は，医療機関の病理検査室や手術室，内視鏡室等で使用されているが，特に病理検査室において多く使用されている。FAは上記③に該当する。ただし，曝露する気中濃度が低い場合は，この健康診断の対象にならない。滅菌に使用されるエチレンオキサイドガス（EOガス）も同様である。

②に該当する医師，看護師等は，6月間を平均して1カ月当たり4回以上の深夜業に従事した場合に対象となる（規則第50条の2）。また，診療放射線技師，医師，看護師等の業務は①にも該当する。

4 働き方改革

働き方改革を推進するための関係法律の整備に関する法律（平成30年法律第71号「整備法」）の公布により，整備法による改正後の労働基準法（「新労基法」），働き方改革を推進するための関係法律の整備に関する法律の施行に伴う厚生労働省関係省令の整備等に関する省令（平成30年厚生労働省令第112号「整備省令」）による，改正後の労働基準法施行規則（「新労基則」）及び労働基準法第36条第1項の協定で定める労働時間の延長及び休日の労働について留意すべき事項等に関する指針（平成30年厚生労働省告示第323号。以下「指針」）の内容等については以下のとおりとなる。

図表60-1　ストレスチェック指針の概要

1．基本的な考え方 　①1次予防：未然の防止，②2次予防：早期発見と適切な対応，③3次予防：メンタル不調となった労働者の職場復帰の支援——を通じて，労働者自身のストレスへの気付きおよび対処の支援，職場環境の改善を行う。このストレスチェックは職場環境の改善のために，1次予防の強化のための定期的な検査，自らの気付き，ストレスの低減，集計分析等を事業者に求めるものである。 2．実施の留意事項	3．手順 4．衛生委員会等における調査審議 5．実施体制の整備 6．実施方法等 7．面接指導の実施方法等 8．結果に基づく集計・分析，職場環境の改善 9．労働者に対する不利益な取扱いの防止 10．労働者の健康情報の保護 11．産業医の役割等

1）フレックスタイム制

　フレックスタイム制は，一定の期間（清算期間）の総労働時間を定めておき，労働者がその範囲内で各日の始業及び終業の時刻を選択して働くことで，労働者が仕事と生活の調和を図りながら効率的に働くことを可能とし，労働時間を短縮しようとするものである。

2）時間外労働の上限規制

　長時間労働は，健康の確保だけでなく，仕事と家庭生活との両立，女性のキャリア形成，男性の家庭参加を阻む原因にもなっている。その是正によりワーク・ライフ・バランスが改善し，女性や高齢者も仕事に就きやすくなり，労働参加率の向上につながることが見込まれるため，**時間外労働**の上限について，現行の**労働基準法第36条第1項の協定**による労働時間延長の限度等ではなく，これまで上限なく時間外労働が可能となっていた臨時的な特別の事情がある場合として労使が合意した場合であっても，上回ることのできない上限を規定し，これを罰則により担保する。

3）年次有給休暇

　年次有給休暇の取得率が低迷していることに対して，年次有給休暇の取得が確実に進む仕組みを導入する。**年5日以上の年次有給休暇の確実な取**得（新労基法第39条第7項及び第8項並びに新労基則第24条の5関係）の義務付け（罰則あり）がなされた。

4）中小事業主における時間外労働に対する割増賃金率の適用猶予の見直し

　中小事業主において，特に長時間労働者の比率が高い業種を中心に，長時間労働の抑制に向けた環境整備を図り，中小事業主に使用される労働者の長時間労働を抑制し，その健康確保等を図る観点から，**月60時間を超える時間外労働の割増賃金率を5割以上とする労働基準法第37条第1項ただし書の規定**について中小事業主にも適用することとした。

5）産業医・産業保健機能の強化（労働安全衛生法令及びじん肺法令関係）

　整備法は，長時間労働やメンタルヘルス不調などにより健康リスクが高い状況にある労働者を見逃さないため，産業医による面接指導や健康相談等の確実な実施，産業保健機能を強化，産業医の独立性や中立性を高めるなどにより，産業医等が産業医学の専門的立場から労働者一人ひとりの健康を確保し，いっそう効果的な活動を行いやすい環境を整備するため，**産業医の在り方の見直しを**行ったものであること。

　産業医の職務としては，労働安全衛生法（「安衛法」）第13条第1項において定められており，健康診断，長時間労働者に対する面接指導及び心理的な負担の程度を把握するための検査，並びにその結果に基づく労働者の健康を保持するための措置，作業環境管理，作業管理，健康管理，労働者の健康の保持増進を図るための措置，衛生教育，労働者の健康障害の調査等により医学に関する専門的知識を用いて行う。

6）面接指導等（労働安全衛生法令関係）

　安衛法に定められている**面接指導**は，長時間労働やストレスを背景とする労働者の脳・心臓疾患やメンタルヘルス不調を未然に防止することを目的としており，医師が面接指導において対象労働者に指導を行うだけではなく，事業者が就業上の措置を適切に講じるよう，事業者に対して医学的な見地から意見を述べることが想定されている。

　整備法においては，長時間労働やメンタルヘルス不調などにより，健康リスクが高い状況にある労働者を見逃さないため，医師による面接指導が確実に実施されるようにし，労働者の健康管理を強化する。

61

労働者派遣法（労働者派遣事業の適正な運営の確保及び派遣労働者の保護等に関する法律）

昭和60年7月5日法律第88号
（題名改正：平成24年8月1日法律第53号，直近改正：令和4年6月17日法律第68号）

派遣労働者の権利を守るために施行された法律です。**派遣労働者の雇用の安定やその他福祉関係の充実**を目的としています。

2012年の改正で，名称の一部が「派遣労働者の就業条件の整備等」から「派遣労働者の保護等」へ変わり，**派遣労働者の保護**が同法の目的の主軸となりました。

そして，令和2（2020）年4月1日施行の改正では，派遣労働者の同一労働同一賃金の実現のため，**①派遣先均等・均衡方式**または**②労使協定方式**のいずれかを確保することが義務づけられました。

1 法の目的（法第1条）

この法律は，労働者派遣事業の適正な運営の確保に関する措置を講じ，併せて派遣労働者の就業に関する条件整備等を図ることにより，**派遣労働者の雇用の安定とその他福祉の増進に資すること**を目的とする（法第1条）。

労働者派遣は，労働者派遣事業者が雇用する労働者を，自社の社員の身分としたまま他社の職場において他社の指揮命令により労働に従事させることを目的としている。そのため，請負とは異なる契約関係になる。請負契約は，業務の請負人が一定の仕事を完成することを約束し，業務の発注者はその業務の結果に対して報酬を支払うものである。

請負契約と**労働者派遣契約**の大きな違いは指揮命令系統である。労働者派遣の場合は，派遣先が指揮命令を行うが，請負の場合は，請負人自身の判断で業務を行う。

2 法における定義（第2条）

第2条において，この法律で使用される用語について定めている。

① **労働者派遣**：労働者派遣事業者が雇用する労働者を，自社との雇用関係のまま他社の指揮命令のもとで労働に従事させることをいう。

② **派遣労働者**：労働者派遣事業者が雇用する労働者であって，労働者派遣の対象となる者をいう。

③ **労働者派遣事業**：労働者派遣を業として行うことをいう。

④ **紹介予定派遣**：派遣元事業主が，派遣労働者がその労働に従事する前または従事した後に派遣労働者および派遣先に対して，職業安定法等の規定に基づいた職業紹介を行う派遣をいう。派遣労働の終了前にその派遣労働者と派遣先との間で直接雇用契約が結ばれることを前提とする。

（用語の意義）
第2条 この法律において，次の各号に掲げる用語の意義は，当該各号に定めるところによる。
一 労働者派遣 自己の雇用する労働者を，当該雇用関係の下に，かつ，他人の指揮命令を受けて，当該他人のために労働に従事させることをいい，当該他人に対し当該労働者を当該他人に雇用させることを約してするものを含まないものとする。
二 派遣労働者 事業主が雇用する労働者であって，労働者派遣の対象となるものをいう。
三 労働者派遣事業 労働者派遣を業として行うことをいう。

四 紹介予定派遣 労働者派遣のうち，第5条第1項の許可を受けた者（以下「派遣元事業主」という。）が労働者派遣の役務の提供の開始前又は開始後に，当該労働者派遣に係る派遣労働者及び当該派遣労働者に係る労働者派遣の役務の提供を受ける者（第3章第4節を除き，以下「派遣先」という。）について，職業安定法その他の法律の規定による許可を受けて，又は届出をして，職業紹介を行い，又は行うことを予定してするものをいい，当該職業紹介により，当該派遣労働者が当該派遣先に雇用される旨が，当該労働者派遣の役務の提供の終了前に当該派遣労働者と当該派遣先との間で約されるものを含むものとする。

3 労働者派遣事業の業務範囲等

1）業務範囲等

　この法律においては，①港湾運送業務（港湾労働法第2条第二号に規定する業務等），②建設業務（土木，建設，解体等），③警備業法第2条第1項各号に掲げる業務，④医業，看護師等の業務の医療関連業務（施行令第2条。紹介予定派遣の場合は可能）については労働者派遣を行ってはならないと規定されている（法第4条）。

　また，船員職業安定法（第6条第1項）に規定する船員には適用されない（法第3条）。

（業務の範囲）
第4条　何人も，次の各号のいずれかに該当する業務について，労働者派遣事業を行ってはならない。
一　港湾運送業務〔港湾労働法（昭和63年法律第40号）第2条第二号に規定する港湾運送の業務及び同条第一号に規定する港湾以外の港湾において行われる当該業務に相当する業務として政令で定める業務をいう。〕
二　建設業務（土木，建築その他工作物の建設，改造，保存，修理，変更，破壊若しくは解体の作業又はこれらの作業の準備の作業に係る業務をいう。）
三　警備業法（昭和47年法律第117号）第2条第1項各号に掲げる業務その他その業務の実施の適正を確保するためには業として行う労働者派遣（次節並びに第23条第2項，第4項及び第5項において単に「労働者派遣」という。）により派遣労働者に従事させることが適当でないと認められる業務として政令で定める業務
2　厚生労働大臣は，前項第三号の政令の制定又は改正の立案をしようとするときは，あらかじめ，労働政策審議会の意見を聴かなければならない。
3　労働者派遣事業を行う事業主から労働者派遣の役務の提供を受ける者は，その指揮命令の下に当該労働者派遣に係る派遣労働者を第1項各号のいずれかに該当する業務に従事させてはならない。

2）医業，看護師等の業務の医療関連業務

　禁止されている業務は，①病院，診療所，助産所，②介護老人保健施設，③医療を受ける者の居宅において行われるものに限られる。そのため，養護老人ホーム，障害者施設，保育所等に関しては労働者派遣事業の対象となる。また，病院等における看護補助業務やホームヘルパー等介護の業務についてはもともと労働者派遣事業の対象である。

　法第4条1項第三号の政令で定める禁止業務（医業，看護師等の業務）は，次に掲げる法律に規定する者である。
・**医師**：医師法第17条に規定する医業（へき地など，一部法令で定められた場合を除く）
・**歯科医師**：歯科医師法第17条に規定する歯科医業
・**薬剤師**：薬剤師法第19条に規定する調剤業務（病院等において行われるものに限る）
・**保健師助産師看護師**：保健師助産師看護師法第2・3条，第5・6条および第31条第2項に規定する業務（訪問入浴介護に係るものを除く）
・**栄養士**：栄養士法第1条第2項に規定する業務
・**歯科衛生士**：歯科衛生士法第2条第1項に規定する業務

・**診療放射線技師**：診療放射線技師法第2条第2項に規定する業務
・**歯科技工士**：歯科技工士法第2条第1項に規定する業務

　ただし，医療関連業務には例外規定があり，下記の場合においては労働者派遣の受入れができる。
・産前産後休暇および育児休業，産前休業に先行しまたは産後休業もしくは育児休業に続く休業であって，母性保護または子の養育をする場合の当該労働者の業務（施行規則第33条）。
・介護休業および介護休業に続く休業であって，育児・介護休業法第2条第四号に規定する対象家族を介護するために休業する場合の当該労働者の業務（施行規則第33条の2）
・医師法第17条に規定する医業に係る派遣労働者の就業場所がへき地にある，または地域における医療の確保のためには医業を業として行う労働者派遣により派遣労働者を従事させる必要があると認められるものとして厚生労働省令で定める場所に従事する場合（施行令第2条，施行規則第1条）。

労働

4 派遣労働者の就業条件の整備

派遣労働契約には，派遣元事業主と派遣先事業主の間で派遣労働者が従事する業務の内容，就業中の派遣労働者を直接指揮命令する者，労働者派遣の期間・就業日，派遣就業の開始・終了の時刻や休憩時間，安全・衛生に関する事項などを定めなければならない（法第26条第1項）。

また，派遣先は，紹介予定派遣の場合を除き，派遣労働者の特定を目的とする行為をしないように努めなければならない（同第6項）。

派遣元事業主は，派遣労働者に対して法第26条第1項等の内容をあらかじめ明示しなければならない（法第34条）。

5 労働者派遣契約の解除

派遣先は，派遣労働者の国籍，信条，性別，社会的身分，派遣労働者が労働組合の正当な行為をしたこと等を理由として労働者派遣契約を解除してはならない（法第27条）。

また，派遣先の都合で労働者派遣契約を解除する場合は，派遣労働者の新たな就業機会の確保，派遣元事業主による休業手当等の支払費用の負担等，派遣労働者の雇用安定を図るために必要な措置を講じなければならない（法第29条の2）。

6 派遣受入れ期間（法第40条の2）

1）期間制限

平成27（2015）年9月30日，改正労働者派遣法（平成27年9月18日・法律第73号）が施行された。いわゆる「**政令26業務**」への労働者派遣には期間制限を設けない仕組みが見直され，施行日以後に締結された労働者派遣契約に基づく労働者派遣にはすべての業務で次の2つの期間制限が適用される。

① 派遣先の同一の事業所に対し派遣できる期間（派遣可能期間）は原則3年が限度となる（派遣先が3年を超えて派遣を受け入れようとする場合は，派遣先の事業所の過半数労働組合等からの意見を聴く必要がある）

② 同一の派遣労働者を，派遣先の事業所における同一の組織単位に対し派遣できる期間は3年が限度となる。

2）期間制限の例外

次に掲げる場合は，期間制限の例外となる。

① 派遣元事業主に無期雇用される派遣労働者を派遣する場合

② 60歳以上の派遣労働者を派遣する場合

③ 終期が明確な有期プロジェクト業務に派遣労働者を派遣する場合

④ 日数限定業務（1カ月の勤務日数が通常の労働者の半分以下かつ10日以下であるもの）に派遣労働者を派遣する場合

⑤ 産前産後休業，育児休業，介護休業等を取得する労働者の業務に派遣労働者を派遣する場合

医療の業界においても，派遣労働者が勤務する機会が今後増していくことが予想される。派遣労働者を受け入れる側である医療機関においても，その準備をしておかなければならない。厚生労働省職業安定局が作成した「労働者派遣事業関係業務取扱要領」〔最終改定：平成28（2016）年1月〕が参考になる。

働き方改革関連法（働き方改革を推進するための関係法律の整備に関する法律）

平成30年7月6日法律第71号

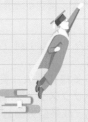

過重労働による健康障害の防止を主たる目的とし，深刻な人手不足のなか，家庭の主婦や高齢者などの労働力確保，男性の育児参加・女性の活躍推進，ワークライフ・バランスの実現を図るために，2019年4月より施行されました。「働き方改革の総合的かつ継続的な推進」，「長時間労働の是正，多様で柔軟な働き方の実現等」，「雇用形態にかかわらない公正な待遇の確保」──の3つを柱とし，労働基準法をはじめとする労働関係法令を改正するもので，時間外労働の上限規則の導入や年次有給休暇の確実な取得等が定められています。

今後の少子高齢化社会に備え，生産年齢人口の減少と長時間労働が問題となっていることに鑑み，長時間労働の是正や多様で柔軟な働き方を実現する目的で定められた法律である。実際には，労働基準法や雇用保険法などの改定によってその目的を達するため，いくつかの関連法規の改正により実施される。

この働き方改革が目指す内容としては，少子高齢化による生産年齢人口の減少を前提に，育児・介護との両立や，働き方のニーズ（バリエーション）の多様化等をもとに，生産性の向上，就業機会の拡大，就業意欲・能力を発揮する環境作りを行っている。

その内容は，下記の分野によって構成されている。

① 労働時間に関する制度の見直し→長時間労働の是正
② 同一企業内における同一労働同一賃金の設定→雇用形態に関わらない公正な待遇確保
③ 柔軟な働き方に対する環境整備→テレワーク，在宅ワーク，副業・兼業等に関する規定
④ ダイバーシティーの推進→病気の治療や子育てや介護等との仕事の両立，女性の活躍や障害者就労等の環境整備や推進
⑤ 労働生産性の向上→賃金の引き上げや労働生産性向上の実現
⑥ 雇用の多い産業への転職・再就職支援→再就職支援や人材育成による改革
⑦ 職場のパワーハラスメント防止対策

具体的内容として，以下の1）～3）について簡潔に解説する。

1） 長時間労働の是正，多様で柔軟な働きかたの実現等
2） 雇用形態に関わらない公正な待遇の確保
3） 医療機関における働き方改革

これらは医療機関においても，医師の時間外労働の規定を除き，令和1（2019）年4月1日より適用される。ただし，中小規模（従業員100人以下または出資金5,000万円以下）の医療機関は，時間外労働の上限禁止と割増賃金率，同一労働同一賃金に関して，経過措置がある。

1 働き方改革の概要

1）長時間労働の是正，多様で柔軟な働きかたの実現等

(1) 労働時間に関する制度の見直しの内容としては，時間が労働の上限を設定した。**月45時間（年6カ月以内），年360時間**を原則とする。ただし，臨時的な特別な事情がある場合は，**年720時間，単月100時間未満，2～6カ月平均80時間（休日労働を含む）**を限度としている。ただし，医師については，猶予期間を設けたうえで適用除外の制度がある。

(2) 使用者は，10日以上の年次有給休暇が付与される労働者に対し，**5日間の時季指定をした有給休暇**を与えなければならない。さらに，客観的な方法による労働時間の把握をしなければならない。ここで言う労働時間・休日に関する原則は，1日8時間及び1週40時間，休日は毎週

少なくとも1回（これを法定休日という）となる。

(3) 多様で柔軟な働き方の実現に関しては，**フレックスタイム制**の見直しや**特定高度専門業務・成果型労働制（高度プロフェッショナル制度）**が創設された。

(4) **勤務間のインターバル制度**の普及を目的として，前日の就業時間と翌日の始業時間の間に一定の休息時間を与える努力が求められる。

(5) 事業所の産業医に対し，業務を適切に行うための必要な情報提供をするよう，その機能の強化を図る。事業者は，産業医が行った労働者の健康管理に関する勧告を衛生委員会に報告しなければならない（産業医は，労働者数50人以上の事業所に配置しなければならない）。

2）同一企業内における同一労働同一賃金の設定→雇用形態に関わらない公正な待遇確保

(1) 不合理な待遇差を解消する規定が設けられ，同一企業内の短期・有期労働者に対して，正規雇用者との待遇の性質・目的に照らして適切と認められる場合を除いて同一の対応をすることとなった。したがって，**有期雇用者と正規雇用者の間で，職務内容や配置変更範囲が同一であれば，均等の待遇を確保しなければならない。**また，派遣労働者についても同様の考え方が義務化された。

(2) 短時間労働者，有期雇用労働者，派遣労働者の採用時には，**正規雇用労働者との待遇差の内容や理由の説明**をしなければならない。

(3) 行政側には，上記(1)の義務と(2)の説明義務について，行政による履行確保及び行政ADRを整備することとなった。

3）医療機関における働き方改革

2019年度から5年間をかけて医師の労働時間短縮に向けた取り組みを進めてきた。

そして，2024年度4月より，図表62-1のように医師の時間外労働の上限規制と健康確保措置が適用される。

②　医師の労働時間短縮について

医師の労働時間は，労使間で36協定を締結している場合，1カ月100時間未満（ただし，月45時間を超えることができる月数は6月以内で休日労働を含む）となっている。今後，時間外・休日労働時間数960時間を超える医師の勤務する医療機関に提出を義務付ける「**医師労働時間短縮計画策定ガイドライン**」が，医師の働き方改革の推進に関する検討会（令和2年3月11日）において概ね了承された。2022（令和4）年4月1日に「医師労働時間短縮計画策定ガイドライン」第1版が出され，時間外・休日労働の時間数実績や労務管理の実施状況等の記載を求めており，主な内容は以下の通りである。

1．策定義務対象医療機関

年間の時間外・休日労働時間数が960時間を超える医師の勤務する医療機関〔令和3（2021）年度中に係る36協定の届出を行った医療機関のうち，年間の時間外・休日労働時間数が960時間を超える協定を締結した医療機関は，令和3年度に計画を策定し，医療機関が所在する都道府県に提出しなければならない〕は，今（**B**）（**C**）**指定**（＊）を受ける予定のない医療機関であっても，上記の要件に該当すれば対象となる。また，医療

図表62-1　時間外労働の上限規制と健康保険措置の適用（2024年4月～）

地域医療等の確保	医療機関に適用する水準		年の上限時間	面接指導	休息時間の確保	医師の健康確保
医療機関が医師の労働時間短縮計画の案を作成	A	（一般労働者と同程度）	960時間	義務	努力義務	**面接指導** 健康状態を医師がチェック
↓ 評価センターが評価	連携B	（医師を派遣する病院）	1,860時間 ※2035年度末を目標に終了		義務	
↓ 都道府県知事が指定	B	（救急医療等）				**休息時間の確保** 連続勤務時間制限と勤務間インターバル規制 （または代償休息）
↓ 医療機関が計画に基づく取組を実施	C-1	（臨床・専門研修）	1,860時間			
	C-2	（高度技能の修得研修）				

出典：医療政策研修会2023年9月15日開催資料

機関ごとの労働時間と取組みについて記載（副業・兼業含まず）する。

＊（B）（C）**指定**とは，B：地域医療確保暫定特例水準，C：集中的技能水準（いずれも医療機関を特定）とされる医療機関のこと。

2．計画期間

2023年度までの計画期間

・計画始期：2021年4月1日までの任意の日
・計画終期：2024年3月末日

2024年度以降の計画期間

・計画始期：2024年4月1日
・計画終期：5年後までの任意

3．計画の対象医師

計画の策定単位としては医療機関を原則とし，計画の対象職種は医師のみ。

医師全員，長時間労働を行う診療科や医師個人に限定することも可。

（B）指定及び（C）指定の両方を受ける医療機関も，一つの計画としてまとめて策定することも可能。その際，対象医師，対象診療科，指定の区分等が分かるよう区別。

4．策定の流れ

「医療勤務環境改善マネジメントシステム」のPDCAサイクルの活用

チームの組成，構成，既存の委員会（安全衛生委員会，労働時間等設定改善委員会，業務改善委員会等）の活用，意見交換の場の設定
医療勤務環境改善支援センターの策定支援
都道府県への提出

5．記載事項

(1)　**必須記載事項**

①　**労働時間数**（計画策定に係る年度の前年度の時間外・休日労働の実績値を記載）

・年間の時間外・休日労働時間数の平均
・年間の時間外・休日労働時間数の最長
・年間の時間外・休日労働時間数960〜1860時間の人数・割合
・年間の時間外・休日労働時間数1860時間超の人数・割合

②　**労務管理・健康管理**

以下の全ての項目について，前年度の取組内容及び当年度の取組目標並びに計画期間中の取組内容を記載。

・労働時間管理方法・宿日直許可基準に沿った運用・研鑽の時間管理・労使の話し合い，36協定の締結・衛生委員会，産業医等の活用，面接指導の実施体制・勤務間インターバル，面接指導等の追加的健康確保措置の実施

③　**意識改革・啓発**

・管理者マネジメント研修・働き方改革に関する医師の意識改革，若手医師を含む医師に対する研修・患者への医師の働き方改革に関する説明

(2)　**任意記載事項例**

①〜③それぞれにおいて，最低1つの取組みの実績と目標を計画に記載（独自の取組みでも可）。

①　**タスク・シフト／シェア**

・初診時の予診・検査手順の説明や入院の説明・薬の説明や服薬の指導・静脈採血・静脈注射・静脈ラインの確保・尿道カテーテルの留置・診断書等の代行入力・患者の移動

②　**医師の業務の見直し**

・外来業務の見直し・当直の分担の見直し・オンコール体制の見直し・診療科編成の見直し・主治医制の見直し・総合診療科の活用・勤務時間内・診断書等の代行入力・患者の移動

③　**その他の勤務環境改善**

・ICTその他の設備投資・出産・子育て・介護など，仕事と家庭の両立支援（短時間勤務，変形労働時間制，宿日直の免除，保育・介護サービス整備等を含む）・更なるチーム医療の推進

3 医師，看護師等の宿日直許可基準について

医師や看護師等（以下「医師等」）の通常の労働の継続延長である場合は宿日直勤務として許可されていないが（昭和22年9月13日付け発基第17号通達），令和1（2019）年7月1日の基発0701第8号によって，医師等の宿日直についてその特性から許可基準の細目が定められた。また，病院では，医療法（昭和23年法律第205号）第16条に「医業を行う病院の管理者は，病院に医師を宿直させなければならない」と規定されているため，

その宿直中の勤務の実態が次に該当すると認められるものについてのみ労働基準法施行規則（昭和22年厚生省令第23号。以下「規則」という）第23条により許可が与えられる。

その内容は4項目が定められている。

1．医師等の宿日直勤務については，次に掲げる条件の全てを満たし，かつ，宿直の場合は夜間に十分な睡眠がとり得るものである場合には，規則第23条の許可（以下「宿日直の許可」とい

図表62－1　医師の時間外労働規制について

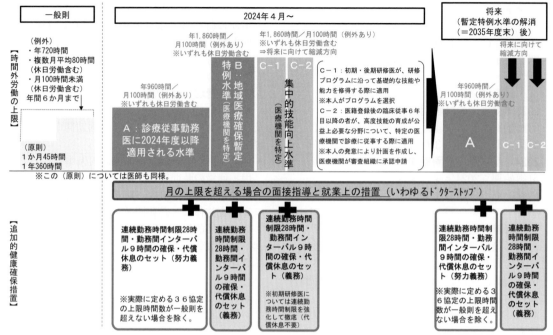

図表62－2　時間外労働上限規制の枠組み全体の整理

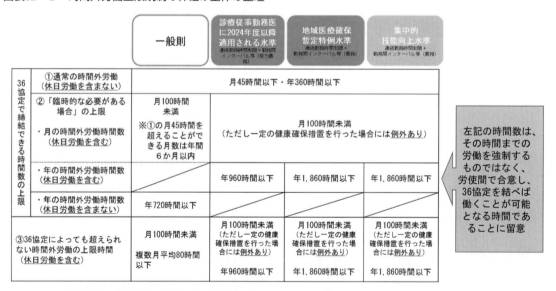

う）を与えるよう取り扱うこと。
（1）　通常の勤務時間の拘束から完全に解放された後のものであること。
（2）　宿日直中に従事する業務は，一般の宿日直業務以外には，特殊の措置を必要としない軽度の又は短時間の業務に限ること。
（3）　上記(1)，(2)以外に，一般の宿日直の許可の際の条件を満たしていること。
2．上記1によって宿日直の許可が与えられた場合において，宿日直中に，通常の勤務時間と同態様の業務に従事すること

3．宿日直の許可は，一つの病院，診療所等において，所属診療科，職種，時間帯，業務の種類等を限って与えることができるものであること。
4．小規模の病院，診療所等においては，医師等が，そこに住み込んでいる場合があるが，この場合にはこれを宿日直として取り扱う必要はないこと。
　ただし，上記項目については，例外・対象外の内容がふくまれているため，通知の確認と労働基準監督署への相談・確認が必要となる。

4 医師の研鑽に係る労働時間に関する考え方について

　医療機関等に勤務する医師（以下「医師」）の自らの知識の習得や技能の向上を図るために行うための学習，研究等（以下「研鑽」）については，労働時間に該当しない場合と該当する場合があるため，医師の研鑽と労働時間の違いや，医師の研鑽に係る労働時間該当性を明確化するための手続及び環境整備について，医師が，診療等その本来業務の傍ら，医師の的確な労働時間管理の確保等の目的で，令和1（2019）年7月1日（基発0701第9号）により3項目が示された。

1．所定労働時間内の研鑽の取扱い

　所定労働時間内において，医師が，使用者に指示された勤務場所（院内等）において研鑽を行う場合については，当該研鑽に係る時間は，当然に労働時間となる。

2．所定労働時間外の研鑽の取扱い

　所定労働時間外に行う医師の研鑽は，診療等の

本来業務と直接の関連性がなく，かつ，業務の遂行を指揮命令する職務上の地位にある者（以下「上司」という）の明示・黙示の指示によらずに行われる限り，在院して行う場合であっても，一般的に労働時間に該当しない。例えば，
（1）　一般診療における新たな知識，技能の習得のための学習
（2）　博士の学位を取得するための研究及び論文作成や，専門医を取得するための症例研究や論文作成
（3）　手技を向上させるための手術の見学

3．事業場における研鑽の労働時間該当性を明確化するための手続及び環境の整備

　ただし，労働時間に行われる医師の研鑽等に関しては，極めてその範囲や該当要件がきびしく規定されているため，その判断には注意が必要である。

5 医師の働き方改革に関連した応招義務の具体的解釈

　医療法第19条第1項において，「診療に従事する医師は，診察治療の求があつた場合には，正当な事由がなければこれを拒んではならない。」として，いわゆる医師の「応招義務」を定めている。しかし，昨今の医療提供体制は大きく変化しており，勤務医の過重労働が問題となり，医師法上の応招義務の法的性質等について，改めて検討

することで，個々の医師のみならず医療機関を含む地域の医療提供体制全体で提供されるものという前提に立ち，医師個人のみならず医療機関としての対応も含め，「医師の応招義務をはじめとした診療治療の求めに応じ対する適切な対応のあり方等について」〔令和元（2019）年12月25日医政発1225第4号〕の通知がなされた。

1）基本的考え方

(1)　診療の求めに対する医師個人の義務（応招義務）と医療機関の責務

　医師法第19条第1項及び歯科医師法第19条第1項に規定する応招義務は，医師又は歯科医師が国

に対して負担する公法上の義務であり，医師又は歯科医師の患者に対する私法上の義務ではないこととしたうえで，応招義務は，医師又は歯科医師が個人として負担する義務として規定されている

こと（医師又は歯科医師が勤務医として医療機関に勤務する場合でも，応招義務を負うのは，個人としての医師又は歯科医師であること）を示した。

　他方，組織として医療機関が医師・歯科医師を雇用し患者からの診療の求めに対応する場合については，昭和24年通知にあるように，医師又は歯科医師個人の応招義務とは別に，医療機関としては，患者からの診療の求めに応じて，必要にして十分な治療を与えることが求められ，正当な理由なく診療を拒んではならないことになっている。

(2) 労使協定・労働契約の範囲を超えた診療指示等について

　労使協定・労働契約の範囲を超えた診療指示等については，使用者と勤務医の労働関係法令上の問題であり，医師法第19条第1項及び歯科医師法第19条第1項に規定する応招義務の問題ではない。（勤務医が，医療機関の使用者から労使協定・労働契約の範囲を超えた診療指示等を受けた場合に，結果として労働基準法等に違反することとなることを理由に医療機関に対して診療等の労務提供を拒否したとしても，医師法第19条第1項

及び歯科医師法第19条第1項に規定する応招義務違反にはあたらない）

(3) 診療の求めに応じないことが正当化される場合の考え方

　そこで，医療機関の対応としてどのような場合に患者を診療しないことが正当化されるか否か，また，医師・歯科医師個人の対応としてどのような場合に患者を診療しないことが応招義務に反するか否かについて，最も重要な考慮要素は，患者について緊急対応が必要であるか否か（病状の深刻度）であることを考えなければならない。

　加えて，医療機関相互の機能分化・連携や医療の高度化・専門化等による医療提供体制の変化や勤務医の勤務環境への配慮の観点から，次に掲げる事項も重要な考慮要素である。

・診療を求められたのが，診療時間（医療機関として診療を提供することが予定されている時間）・勤務時間（医師・歯科医師が医療機関において勤務医として診療を提供することが予定されている時間）内であるか，それとも診療時間外・勤務時間外であるか
・患者と医療機関・医師・歯科医師の信頼関係

2) 患者を診療しないことが正当化される事例

(1) 緊急対応が必要な場合と緊急対応が不要な場合の整理

　1）の(3)の考え方により，医療機関の対応として患者を診療しないことが正当化されるか否か，また，医師・歯科医師個人の対応として患者を診療しないことが応招義務に反するか否かについて，緊急対応が必要な場合（病状の深刻な救急患者等）と緊急対応が不要な場合（病状の安定している患者等）に区分すると，次のとおりである。

① 緊急対応が必要な場合（病状の深刻な救急患者等）

　ア　診療を求められたのが診療時間内・勤務時間内である場合

　　医療機関・医師・歯科医師の専門性・診察能力，当該状況下での医療提供の可能性・設備状況，他の医療機関等による医療提供の可能性（医療の代替可能性）を総合的に勘案しつつ，事実上診療が不可能といえる場合にのみ，診療しないことが正当化される。

　イ　診療を求められたのが診療時間外・勤務時間外である場合

　　応急的に必要な処置をとることが望ましいが，原則，公法上・私法上の責任に問われることはない（※）。

　　※　必要な処置をとった場合においても，医療設備が不十分なことが想定されるため，求められる対応の程度は低い。（例えば，心肺蘇生法等の応急処置の実施等）

　　※　診療所等の医療機関へ直接患者が来院した場合，必要な処置を行った上で，救急対応の可能な病院等の医療機関に対応を依頼するのが望ましい。

② 緊急対応が不要な場合（病状の安定している患者等）

　ア　診療を求められたのが診療時間内・勤務時間内である場合

　　原則として，患者の求めに応じて必要な医療を提供する必要がある。ただし，緊急対応の必要がある場合に比べて，正当化される場合は，医療機関・医師・歯科医師の専門性・診察能力，当該状況下での医療提供の可能性・設備状況，他の医療機関等による医療提供の可能性（医療の代替可能性）のほか，患者と医療機関・医師・歯科医師の信頼関係等も考慮して緩やかに解釈される。

　イ　診療を求められたのが診療時間外・勤務時間外である場合

　　即座に対応する必要はなく，診療しないこ

とは正当化されるが，時間内の受診依頼，他の診察可能な医療機関の紹介等の対応をとることが望ましい

（2）　個別事例ごとの整理

1）の(3)の考え方を踏まえ，医療機関の対応として患者を診療しないことが正当化されるか否か，また，医師・歯科医師個人の対応として患者を診療しないことが応招義務に反するか否かについて，具体的な事例を念頭に整理すると，次のとおりである。なお，次に掲げる場合であっても，緊急対応が必要な場合については，2）(1)①により，緊急対応が不要かつ診療を求められたのが診療時間外・勤務時間外である場合については，2）(1)②イによる。

①　患者の迷惑行為

診療・療養等において生じた又は生じている迷惑行為の態様に照らし，診療の基礎となる信頼関係が喪失している場合（※）には，新たな診療を行わないことが正当化される。
※診療内容そのものと関係ないクレーム等を繰り返し続ける等。

②　医療費不払い

以前に医療費の不払いがあったとしても，そのことのみをもって診療しないことは正当化されない。しかし，支払能力があるにもかかわらず悪意を持ってあえて支払わない場合等には，診療しないことが正当化される。具体的には，保険未加入等医療費の支払い能力が不確定であることのみをもって診療しないことは正当化されないが，医学的な治療を要さない自由診療において支払い能力を有さない患者を診療しないこと等は正当化される。また，特段の理由なく保険診療において自己負担分の未払いが重なっている場合には，悪意のある未払いであることが推定される場合もある。

③　入院患者の退院や他の医療機関の紹介・転院等

医学的に入院の継続が必要ない場合には，通院治療等で対応すれば足りるため，退院させることは正当化される。医療機関相互の機能分化・連携を踏まえ，地域全体で患者ごとに適正な医療を提供する観点から，病状に応じて大学病院等の高度な医療機関から地域の医療機関を紹介，転院を依頼・実施すること等も原則として正当化される。

④　差別的な取扱い

患者の年齢，性別，人種・国籍，宗教等のみを理由に診療しないことは正当化されない。ただし，言語が通じない，宗教上の理由等により結果として診療行為そのものが著しく困難であるといった事情が認められる場合にはこの限りではない。

このほか，特定の感染症へのり患等合理性の認められない理由のみに基づき診療しないことは正当化されない。ただし，1類・2類感染症等，制度上，特定の医療機関で対応すべきとされている感染症にり患している又はその疑いのある患者等についてはこの限りではない。

⑤　訪日外国人観光客をはじめとした外国人患者への対応

外国人患者についても，診療しないことの正当化事由は，日本人患者の場合と同様に判断するのが原則である。外国人患者については，文化の違い（宗教的な問題で肌を見せられない等），言語の違い（意思疎通の問題），（特に外国人観光客について）本国に帰国することで医療を受けることが可能であること等，日本人患者とは異なる点があるが，これらの点のみをもって診療しないことは正当化されない。ただし，文化や言語の違い等により，結果として診療行為そのものが著しく困難であるといった事情が認められる場合にはこの限りではない。

労働

育児・介護休業法（育児休業・介護休業等 育児又は家族介護を行う労働者の福祉に関する法律）

平成3年5月15日法律第76号（直近改正：令和4年6月17日法律第68号）

育児・介護を理由に労働者が離職することなく，両立しながら働けるように支援する目的で創設された法律です。

子どもの看護休暇や介護休暇，時間外労働（残業），事業主が講ずべき措置，労働者に対する国等の援助などが定められています。

2021（令和3）年の改正により，育児・介護休業がより取得しやすくなりました。

1 目的と定義

この法律は，労働者が仕事と育児，介護を両立できるように支援するための法律である。1991（平成3）年に育児休業法（正式名称「育児休業等に関する法律」）として成立し，1991年に施行された。

その後，1995（平成7）年に「育児・介護休業法」に改正された。育児・介護休業法では，「**育児休業・介護休業・子の看護休暇・介護休暇・時間外労働の制限・事業主が講ずべき措置**」など，出産や育児，介護などの理由による労働者の離職

を防ぎ，男女ともに仕事と育児を両立できる雇用環境を整備する規定が定められている。2021（令和3）年6月に改正し，2022（令和4）年4月から順次施行されている育児・介護休業法は，男性の育児休業取得促進のための制度が盛り込まれ，ワーク・ライフ・バランスや働き方改革の実現を目指す，昨今の社会情勢に合わせた休業制度になっている。

また，第2条には，用語の定義が定められている。

（目的）
第1条 この法律は，育児休業及び介護休業に関する制度並びに子の看護休暇及び介護休暇に関する制度を設けるとともに，子の養育及び家族の介護を容易にするため所定労働時間等に関し事業主が講ずべき措置を定めるほか，子の養育又は家族の介護を行う労働者等に対する支援措置を講ずること等により，子の養育又は家族の介護を行う労働者等の雇用の継続及び再就職の促進を図り，もってこれらの者の職業生活と家庭生活との両立に寄与することを通じて，これらの者の福祉の増進を図り，あわせて経済及び社会の発展に資することを目的とする。
（定義）
第2条 この法律（第1号に掲げる用語にあっては，第9条の7並びに第61条第33項及び第36項を除く。）において，次の各号に掲げる用語の意義は，当該各号に定めるところによる。
一 育児休業 労働者（日々雇用される者を除く。以下この条，次章から第8章まで，第21条から第24条まで，第25条第1項，第25条の2第1項及び第3項，第26条，第28条，第29条並びに第11章において同じ。）が，次章に定めるところにより，その子（民法（明治29年法律第89号）第817条の2第1項の規定により労働者が当該労働者との間における同項に規定する特別養子縁組の成立について家庭裁判所に請求した者（当

該請求に係る家事審判事件が裁判所に係属している場合に限る。）であって，当該労働者が現に監護するもの，児童福祉法（昭和22年法律第164号）第27条第1項第3号の規定により同法第6条の4第2号に規定する養子縁組里親である労働者に委託されている児童及びその他これらに準ずる者として厚生労働省令で定める者に，厚生労働省令で定めるところにより委託されている者を含む。第4号及び第61条第3項（同条第6項において準用する場合を含む。）を除き，以下同じ。）を養育するためにする休業をいう。
二 介護休業 労働者が，第3章に定めるところにより，その要介護状態にある対象家族を介護するためにする休業をいう。
三 要介護状態 負傷，疾病又は身体上若しくは精神上の障害により，厚生労働省令で定める期間にわたり常時介護を必要とする状態をいう。
四 対象家族 配偶者（婚姻の届出をしていないが，事実上婚姻関係と同様の事情にある者を含む。以下同じ。），父母及び子（これらの者に準ずる者として厚生労働省令で定めるものを含む。）並びに配偶者の父母をいう。
五 家族 対象家族その他厚生労働省令で定める親族をいう。

2 基本理念と責務

第3条では，労働者が仕事と育児や介護を両立できるようにすることを基本理念とすることが定められている。また，第4条では，事業主，国および地方公共団体の責務を定めている。

（基本理念）
第3条 この法律の規定による子の養育又は家族の介護を行う労働者等の福祉の増進は，これらの者がそれぞれ職業生活の全期間を通じてその能力を有効に発揮して充実した職業生活を営むとともに，育児又は介護について家族の一員としての役割を円滑に果たすことができるようにすることをその本旨とする。
2 子の養育又は家族の介護を行うための休業をする労働者は，その休業後における就業を円滑に行うことができるよう必要な努力をするようにしなければならない。
（関係者の責務）
第4条 事業主並びに国及び地方公共団体は，前条に規定する基本的理念に従って，子の養育又は家族の介護を行う労働者等の福祉を増進するように努めなければならない。

3 改正の概要

ここからは，改正の概要と条文の一部を紹介する。

1）2021（令和3）年6月の改正事項

図表63-1

令和4年（2022年）4月1日施行	令和4年（2022年）10月1日施行	令和5年（2023年）4月1日施行
①個別の制度周知・休業取得意向確認と雇用環境整備の措置の義務化 ②有期雇用労働者の育児・介護休業取得要件の緩和	③出生時育児休業（通称「産後パパ育休」）の創設 ④育児休業の分割取得	⑤育児休業取得状況の公表の義務化

参照：厚生労働省 パンフレット「育児・介護休業法 令和3年（2021年）改正内容の解説」

2）2022（令和4）年4月1日施行の内容①

本人又は配偶者の妊娠・出産等の申出をした労働者に対する個別の制度周知・休業取得意向確認の措置義務：本人または配偶者の妊娠・出産等を申し出た労働者に対して，事業主は育児休業制度等に関する以下の事項の周知と休業取得の意向確認の措置を，個別に行わなければならない（第21条，第21条の2）。

図表63-2

誰に？	（本人又は配偶者の）妊娠・出産等の申出をした労働者
何を？	①～④のすべての事項を周知する必要があります。 ①育児休業・出生時育児休業（産後パパ育休）に関する**制度**（制度の内容など） ②育児休業・出生時育児休業（産後パパ育休）の**申出先**（例：人事部など） ③**育児休業給付**に関すること（例：制度の内容など） ④労働者が育児休業・出生時育児休業（産後パパ育休）期間に負担すべき　**社会保険料の取扱い**
どうやって？	①面談（オンライン可）　②書面交付　③FAX　④電子メール等　のいずれか ※③，④は労働者が希望した場合に限る

参照：厚生労働省 パンフレット「育児・介護休業法 令和3年（2021年）改正内容の解説」

労働

第9章　事業主が講ずるべき措置等
（妊娠又は出産等についての申出があった場合における措置等）
第21条　事業主は，労働者が当該事業主に対し，当該労働者又はその配偶者が妊娠し，又は出産したことその他これに準ずるものとして厚生労働省令で定める事実を申し出たときは，厚生労働省令で定めるところにより，当該労働者に対して，育児休業に関する制度その他の厚生労働省令で定める事項を知らせるとともに，育児休業申出等に係る当該労働者の意向を確認するための面談その他の厚生労働省令で定める措置を講じなければならない。
　2　事業主は，労働者が前項の規定による申出をしたことを理由として，当該労働者に対して解雇その他不利益な取扱いをしてはならない。
（育児休業等に関する定めの周知等の措置）
第21条の2　前条第1項に定めるもののほか，事業主は，育児休業及び介護休業に関して，あらかじめ，次に掲げる事項を定めるとともに，これを労働者に周知させるための措置（労働者若しくはその配偶者が妊娠し，若しくは出産したこと又は労働者が対象家族を介護していることを知ったときに，当該労働者に対し知らせる措置を含む。）を講ずるよう努めなければならない。
一　労働者の育児休業及び介護休業中における待遇に関する事項
二　育児休業及び介護休業後における賃金，配置その他の労働条件に関する事項
三　前二号に掲げるもののほか，厚生労働省令で定める事項
　2　事業主は，労働者が育児休業申出等又は介護休業申出をしたときは，厚生労働省令で定めるところにより，当該労働者に対し，前項各号に掲げる事項に関する当該労働者に係る取扱いを明示するよう努めなければならない。

3）2022（令和4）年4月1日施行の内容②

　育児休業を取得しやすい雇用環境の整備の措置。
義務：育児休業と出生時育児休業（産後パパ育休）の申出が円滑に行われるようにするため，事業主は以下のいずれかの措置を講じなければならない（第22条）。

（雇用環境の整備及び雇用管理等に関する措置）
第22条　事業主は，育児休業申出等が円滑に行われるようにするため，次の各号のいずれかの措置を講じなければならない。
一　その雇用する労働者に対する育児休業に係る研修の実施
二　育児休業に関する相談体制の整備
三　その他厚生労働省令で定める育児休業に係る雇用環境の整備に関する措置
　2　前項に定めるもののほか，事業主は，育児休業申出等及び介護休業申出並びに育児休業及び介護休業後における就業が円滑に行われるようにするため，育児休業又は介護休業をする労働者が雇用される事業所における労働者の配置その他の雇用管理，育児休業又は介護休業をしている労働者の職業能力の開発及び向上等に関して，必要な措置を講ずるよう努めなければならない。

4）2022（令和4）年10月1日施行の内容

　出生時育児休業（産後パパ育休）の創設。
義務：出生時育児休業（産後パパ育休）は，育児休業とは別に取得できる。従来の育児休業と同様，労働者が容易に取得できるように，事業所にあらかじめ制度を導入し，就業規則の整備等必要な措置を講じなければならない。

第2章　育児休業
（出生時育児休業の申出）
第9条の2　労働者は，その養育する子について，その事業主に申し出ることにより，出生時育児休業（育児休業のうち，この条から第9条の5までに定めるところにより，子の出生の日から起算して8週間を経過する日の翌日まで（出産予定日前に当該子が出生した場合にあっては当該出生の日から当該出産予定日から起算して8週間を経過する日の翌日までとし，出産予定日後に当該子が出生した場合にあっては当該出産予定日から当該出生の日から起算して8週間を経過する日の翌日までとする。次項第一号において同じ。）の期間内に4週間以内

図表63-3

① 育児休業・出生時育児休業（産後パパ育休）に関する**研修の実施**
② 育児休業・出生時育児休業（産後パパ育休）に関する相談体制の整備（**相談窓口設置**）
③ 自社の労働者の育児休業・出生時育児休業（産後パパ育休）取得**事例の収集・提供**
④ 自社の労働者へ育児休業・出生時育児休業（産後パパ育休）**制度と育児休業取得促進に関する方針の周知**

※出生時育児休業は2022（令和4）年10月1日から対象。
参照：厚生労働省 パンフレット「育児・介護休業法 令和3年（2021年）改正内容の解説」

図表63－4　改正の概要

休業の定義	産後休業をしていない労働者が，原則出生後8週間以内の子を養育するためにする休業 ※「子」の範囲は，労働者と法律上の親子関係がある子（養子を含む）のほか，特別養子縁組のための試験的な養育期間にある子や養子縁組里親に委託されている子等を含む。（通常の育児休業と同じ）
対象労働者	●産後休業をしていない労働者（日々雇用を除く） 　主に男性が対象だが，養子等の場合は女性も対象。 　配偶者が専業主婦（夫）でも取得可能。 ●有期雇用労働者は，申出時点で，子の出生日又は出産予定日のいずれか遅い方から起算して8週間を経過する日の翌日から6か月を経過する日までに労働契約期間が満了し，更新されないことが明らかでない者に限る。 ●労使協定の締結により対象外にできる労働者 　①入社1年未満の労働者 　②申出の日から8週間以内に雇用関係が終了することが明らかな労働者 　③1週間の所定労働日数が2日以下の労働者
対象期間 取得可能日数	子の出生後8週間以内に4週間（28日）まで ※原則出生日から8週間後までの間だが，出産予定日前に子が生まれた場合は，出生日から出産予定日の8週間後まで，出産予定日後に子が生まれた場合は，出産予定日から出生日の8週間後まで。 ※企業独自の育児目的休暇（法定の休暇を除く）が，出生時育児休業（産後パパ育休）の取得日数以外の要件を満たすものであれば，当該休暇の日数も含めて4週間が確保されればよいと解される。
回数	●分割して2回まで ●分割する場合は，初めにまとめて申し出ない場合，事業主は後から行われた申出を拒むことができる。
上記回数以上 の取得	3回以上は取得できない ※育児休業と異なり，特別な事情による3回目の取得の定めはない。
4週間を超える 延長等	出生後8週間を超える休業や取得期間4週間（28日）を超える休業はできない。 （4週間を超える期間等は通常の育児休業を取得。）
休業中の就業	労使協定を締結している場合に限り，労働者が合意した範囲で休業中に就業することが可能。

参照：厚生労働省 パンフレット「育児・介護休業法 令和3年（2021年）改正内容の解説」

の期間を定めてする休業をいう。以下同じ。）をすることができる。ただし，期間を定めて雇用される者にあっては，その養育する子の出生の日（出産予定日前に当該子が出生した場合にあっては，当該出産予定日）から起算して8週間を経過する日の翌日から6月を経過する日までに，その労働契約が満了することが明らかでない者に限り，当該申出をすることができる。

2　前項の規定にかかわらず，労働者は，その養育する子について次の各号のいずれかに該当する場合には，当該子については，同項の規定による申出をすることができない。

一　当該子の出生の日から起算して8週間を経過する日の翌日までの期間（当該子を養育していない期間を除く。）内に2回の出生時育児休業（第4項に規定する出生時育児休業申出によりする出生時育児休業を除く。）をした場合

二　当該子の出生の日（出産予定日後に当該子が出生した場合にあっては，当該出産予定日）以後に出生時育児休業をする日数（出生時育児休業を開始する日から出生時育児休業を終了する日までの日数とする。第9条の5第6項第3号において同じ。）が28日に達している場合

3　（省略）

4　（省略）

5）2023（令和5）年4月1日施行の内容

育児休業取得状況の公表の義務化。
義務化：常時雇用する労働者が1,000人を超える

（育児休業の取得の状況の公表）
第22条の2　常時雇用する労働者の数が千人を超える事業主は，厚生労働省令で定めるところにより，毎年少な

事業主は，育児休業等の取得の状況を年1回公表することが義務付けられる（第22条の2）。

くとも一回，その雇用する労働者の育児休業の取得の状況として厚生労働省令で定めるものを公表しなければならない。

図表63－5

公表内容　公表を行う日の属する事業年度（会計年度）の直前の事業年度（公表前事業年度）の**男性**の①「**育児休業等の取得割合**」又は②「**育児休業等と育児目的休暇の割合**」です。

①育児休業等の取得割合

$$\frac{\text{公表前事業年度中に，雇用する男性労働者が}}{\text{**育児休業等**}^{(3)}\text{をしたものの数}^{(5)}}{\text{公表前事業年度中に，事業主が雇用する}\text{**男性労働者であって，配偶者が出産**したものの数}^{(6)}}$$

公表割合とあわせて，以下も明示
・当該割合の算定期間である公表前事業年度の期間
・①又は②のいずれの方法により算出したものか

②育児休業等と育児目的休暇の取得割合

$$\frac{\begin{array}{c}\text{公表前事業年度中に，雇用する男性労働者が}\\\text{**育児休業等**}^{(3)}\text{をしたものの数}^{(5)}\\+\\\text{小学校就学の始期に達するまでの子を養育する}\\\text{男性労働者を雇用する事業主が講ずる}\\\text{**育児を目的とした休暇制度**}^{(4)}\text{を利用したものの数}^{(5)}\end{array}}{\begin{array}{c}\text{公表前事業年度中に，事業主が雇用する}\\\text{**男性労働者であって，配偶者が出産**したものの数}^{(6)}\end{array}}$$

参照：厚生労働省 パンフレット「育児・介護休業法 令和3年（2021年）改正内容の解説」

社会福祉に関する法規

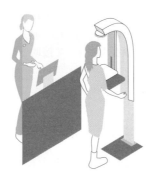

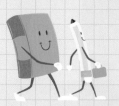

64

社会福祉法

昭和26年 3 月29日法律第45号
（題名改正：平成12年 6 月 7 日法律第111号，直近改正：令和 4 年 6 月22日法律第77号）

社会福祉法は，1951年制定の「社会福祉事業法」を前身とし，**社会福祉基礎構造改革**を経て，2000年に大幅に改正，改称されました。

福祉サービス利用者の利益の保護，地域福祉の推進，社会福祉事業の公明かつ適正な実施の確保と社会福祉の増進を目的として，**社会福祉事業の理念と体系**を定めた法律です。

社会福祉を目的とする事業の全分野における共通の基本事項が定められています。

2000年の改正で，目的・基本理念の再構築，社会福祉事業の追加，苦情解決制度の導入，地域福祉の推進等が明示されました。

また，2020年 6 月の**「地域共生社会の実現のための社会福祉法等の一部を改正する法律」**（法律第52号）により，市町村において，既存の相談支援等の枠組みを活かしつつ，地域住民の抱える課題解決のための包括的な支援体制の新たな構築・整備，社会福祉連携法人制度の創設等が行われています。

　平成12（2000）年の改正によって法律の題名が社会福祉事業法から社会福祉法に改められたが，法律の目的も福祉サービスにより重点がおかれることとなった。

この法律は社会福祉事業の理念と体系を定めたものであり，公的・私的福祉事業が合理的，かつ適正に運用され，社会福祉の増進に寄与するよう共通の基本事項を定めたものである。

この法律制度の基本理念とは，国，地方公共団体，社会福祉法人その他社会福祉事業を経営する者は，福祉サービスを必要とする者が心身ともに健やかに育成され，または社会，経済，文化その他あらゆる分野の活動に参加する機会を与えられるとともに，その環境，年齢，および心身の状況に応じ，地域において必要な福祉サービスを総合的に提供されるよう本事業の広範かつ計画的な実施に努めなければならないとしている。

また，この法律では，「**社会福祉事業**」を第一種，第二種に区分して定義づけているほか，社会福祉審議会，社会福祉事務所，社会福祉主事，社会福祉法人，共同募金および社会福祉協議会*などに関する条項で構成されている。

　令和 2 （2020）年 6 月の一部改正において，社会福祉法に基づく新たな事業の創設が図られることになった。具体的には，市町村において，既存の枠組みを活かして支援ニーズに対応する包括的な支援体制を構築するため，①属性や世代を問わない相談，多機関による共同など包括的な相談支援，②就労支援や見守り等住居支援など既存の取組では対応できない狭間のニーズに対応する参加支援，③世代や属性を超えた住民同士の交流ができる場や居場所の確保等を通してこれまで結びつきのなかった人々がつながり，地域づくりに向けた支援を実施する事業——が挙げられる。

これらをまとめると，高齢・障害・子ども・生活困窮の各分野における関連事業に係る補助について，一体的な執行を行うことができる仕組みを作り，属性や世代を問わない相談体制を作ることにある。

この目的を達するために，市町村による「重層的支援体制整備事業」の整備をすることも示された。加えて，国や都道府県などは，市町村に対して援助（交付金）を行うことも規定されている。

＊Key Word

社会福祉協議会：民間の社会福祉活動を推進することを目的とした営利を目的としない民間組織である。昭和26（1951）年に制定された社会福祉事業法（現在の社会福祉法）に基づき設置された。

①社会福祉を目的とする事業の企画および実施，②社会福祉に関する活動への住民の参加のための援助，③社会福祉を目的とする事業に関する調査，普及，宣伝，連絡，調整および助成—などの業務を行っている（法第109条）。

1 第一種社会福祉事業

第一種社会福祉事業とは，利用者への影響が大きく，経営安定を通じた利用者の保護の必要性が高い事業（主として入所施設サービス）である。経営主体は原則として，**行政**および**社会福祉法人**とされており，施設を設置して第一種社会福祉事業を経営しようとするときは，都道府県知事等への届出が必要になる。その他の者が第一種社会福祉事業を経営しようとするときは，都道府県知事等の許可を得なければならない。

① **生活保護法関係**：救護施設，更生施設などを経営する事業，生活困難者に対して助葬を行う事業など。
② **児童福祉法関係**：乳児院，母子生活支援施設，児童養護施設，障害児入所施設，児童心理治療施設または児童自立支援施設を経営する事業
③ **老人福祉法関係**：養護老人ホーム，特別養護老人ホームまたは軽費老人ホームを経営する事業
④ **障害者総合支援法関係**：障害者支援施設を経営する事業
⑤ **売春防止法関係**：婦人保護施設を経営する事業
⑥ 授産施設を経営する事業および生活困難者に対して無利子または低利で資金を融通する事業

2 第二種社会福祉事業

第二種社会福祉事業とは，比較的利用者への影響が小さく，公的規制の必要性が低い事業（主として在宅サービス）である。経営主体に制限はなく，すべての主体が届出をすることにより事業経営が可能となる。

① 生計困難者に対して，その住居で衣食その他日常の生活必需品もしくはこれに要する金銭を与え，または生活に関する相談に応ずる事業
② 生活困窮者自立支援法に規定する認定生活困窮者就労訓練事業
③ 児童福祉法に規定する障害児通所支援事業，障害児相談支援事業，児童自立生活援助事業，放課後児童健全育成事業，子育て短期支援事業，乳児家庭全戸訪問事業，養育支援訪問事業，地域子育て支援拠点事業，一時預かり事業，小規模住居型児童養育事業，小規模保育事業，病児保育事業または子育て援助活動支援事業，助産施設，保育所，児童厚生施設または児童家庭支援センターを経営する事業および児童の福祉の増進について相談に応ずる事業

④ 就学前の子どもに関する教育，保育等の総合的な提供の推進に関する法律に規定する幼保連携型認定こども園を経営する事業
⑤ 母子及び父子並びに寡婦福祉法にいう母子・父子福祉施設を経営する事業，母子家庭日常生活支援事業など
⑥ 老人福祉法にいう老人福祉センター等を経営する事業，老人居宅介護等事業など
⑦ 障害者総合支援法に規定する障害福祉サービス事業，一般相談支援事業，特定相談支援事業または移動支援事業および同法に規定する地域活動支援センターまたは福祉ホームを経営する事業

以上のほか，身体障害者生活訓練等事業，手話通訳事業，介助犬訓練事業，聴導犬訓練事業，身体障害者福祉センター，補装具製作施設，盲導犬訓練施設，知的障害者の更生相談に応ずる事業など（その他は省略）。

また，この法律の第3章で，福祉事務所の設置などについて定めている。

（設置）
第14条 都道府県及び市（特別区を含む。以下同じ。）は，条例で，福祉に関する事務所を設置しなければならない。
（第2項以下省略）

3 社会福祉法人

1）社会福祉法人

「**社会福祉法人**」とは，社会福祉法に基づき，社会福祉事業を行うことを目的として設立された中間法人（特別法人）である。

この法律において「社会福祉法人」とは，「社

会福祉事業を行うことを目的として，この法律の定めるところによって設立された法人をいう」と法第22条で定義づけられている。

　行政からの委託を受けてサービスを提供する措置委託制度のもと，老人福祉施設，老人保健施設，障害者施設，児童福祉施設といった社会福祉施設の経営などを行い，社会福祉事業に支障がないかぎり，医療機関の経営やその他公益事業や営利事業を行うこともできる。福祉を担うための公共性の高い法人と位置づけられ，法人税上は公益法人にあたるため，法人所得税や固定資産税など

が原則非課税となる税制優遇措置を受けるとともに，高率の補助金を受けることもできる。

　そのため，事業に責任をもつ6人以上の理事が必要であることや，資産や不動産の保有，事業の継続性が求められるなど，認可の条件は厳しい。また，行政の定期監査を受けなければならないなど事業経営の透明性の確保が求められ，収益の外部への配分は禁止されている。

　所轄は都道府県知事もしくは事業が複数の都道府県にまたがる場合は厚生労働省となる。

2）社会福祉連携法人

　「社会福祉連携法人制度の創設」は，現在の社会福祉法人の経営基盤の強化等を目的とし医療における地域医療連携福祉法人制度を参考に制度設計されている。具体的には，

① 個々の法人だけでは対応が限定的になってしまう。

② 災害時など個々の法人の対応だけでは，十分な体制を構築することは困難である。

③ 個々の法人での人材募集，募集に伴う経費，離職率が高く，人材育成に悩んでいる。

④ 法人単独の社会福祉事業の機能強化には限界がある。

⑤ 人口減少による福祉ニーズ総量の減少に対して，法人（施設）の経営が成り立たない。逆に，地域の他の社会福祉法人に対する支援は，直接的な資金面の支援ができない。

などの問題に対し，

① 合併等まで至らないが，地域共生社会に資するより強い連携が可能な制度となる。

② 社協の圏域を超えて災害時の体制整備に資する連携が可能な制度創設をする。

③ 国内人材確保・育成，外国人材確保において，地域に限定されず，より強い連携が可能な制度を創設する。

④ 社会福祉事業の経営力向上のための共同購入などより強い連携が可能な制度を創設する。

⑤ 合併，事業譲渡より緩やかなかたちでの社会福祉法人の経営基盤強化が可能な制度を創設し，事業譲渡や合併を希望する法人が円滑に取り組めるための合併，事業譲渡等のガイドラインを改定する。

ことを定めた。

65

生活保護法

昭和25年5月4日法律第144号（直近改正：令和5年5月19日法律第31号）

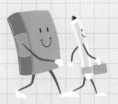

憲法第25条に定める「すべて国民は，健康で文化的な最低限度の生活を営む権利を有する。国は，すべての生活部面について，社会福祉，社会保障及び公衆衛生の向上及び増進に努めなければならない」の理念に基づいて，国が生活に困窮するすべての国民に対し，**困窮の程度に応じ必要な保護を行うことで，最低限度の生活を保障するとともに，その自立を助長する**ことを目的とした法律です。

生活に困窮する人は誰でも申請できます。

これまでの主な改正

●**平成25（2013）年12月13日法律第104号**〔一部を除き平成26（2014）年7月1日施行〕

① **就労による自立の促進**：新たに「生活困窮者自立支援法*」〔平成25（2013）年12月13日・法律第105号，平成27（2015）年4月1日施行〕を公布し，就労自立給付金を創設。また，生活保護受給者は自ら健康保持・増進に努め，収入・支出その他の生計の状況を適切に把握することが責務とされた。

② **不正受給対策の強化**：福祉事務所の権限強化と罰則の引上げを図った。特に要保護者の関係先調査（いわゆる29条調査）を改正・追加した。

③ **医療扶助の適正化**：指定医療機関は，これまでは無期限で指定を受けていたが，6年間の更新制が導入された。保険医療機関の指定取消しがあった場合，生活保護法の指定取消しも可能になった。さらに，地方厚生局による指導等も実施。また，被保護者に対して後発医薬品の使用を促進。

●**平成30（2018）年9月28日法律第44号**

後発医薬品使用の原則化：2018年10月1日から生活保護受給者に対する後発医薬品の使用が原則化された（生活保護法第34条第3項の改正）。医師等が医学的知見等に基づき，後発医薬品の使用を認めたものについては，原則，後発医薬品による給付が行われることになった〔生活困窮者等の自立を促進するための生活困窮者自立支援法等の一部を改正する法律（平成30年法律第44号）〕。

憲法第25条第1項に定める「**すべて国民は，健康で文化的な最低限度の生活を営む権利を有する**」という生存権および基本的人権保障の理念に基づいて，国が生活に困窮するすべての国民に対し，困窮の程度に応じて必要な保護を行うことによって，最低限度の生活を保障するとともに，その自立を助長することを目的として定められている法律（法第1条）。

現行の生活保護法は，昭和21（1946）年10月1日に施行された旧法を，その後の社会的，経済的事情の変化と法制上の不備欠陥を改め，昭和25（1950）年5月に公布施行されたものである。

この法律による保護の実施については，この法律に定める要件を満たす限り，保護を受ける請求権が差別されることなく，かつ，平等に保障されている。しかしながら保護の内容については同一でなく個別的となっている。また，生活保護を受けようとする者は，その保護の請求に先立って，最低生活の維持のために，自力により，あるいは他の法律による扶助を受けるなど，あらゆる努力を払った後はじめてこの法律による保護を補足的に行うという建前になっている。

*Key Word

生活困窮者自立支援法：生活保護に至る前の段階の，最低限の生活を維持できなくなるおそれのある者に対し，自立支援を行うための法律。平成25（2013）年12月に公布された〔施行は平成27（2015）年4月から〕。

同法の掲げる必須事業には，総合相談窓口をすべての自治体に設置する「自立相談支援事業」や「住居確保給付金」がある。任意事業としては，就労に必要な訓練を実施する「就労準備支援事業」などがある。

1 保護の手続き

原則として，要保護者（現に保護を受けているかどうかにかかわらず，保護を必要とする状態にある者），その扶養義務者または同居の親族の申請に基づいて開始される（図表65-1）。

この原則は，保護を受けることが国民の法的権利であって，恩恵的なものでないということを示している。ただし，要保護者が急迫した事情にあるときは，申請がなくても職権によって必要な保護を行うことができる。

保護の水準は厚生労働大臣が定めるとしており，要保護者の年齢別，性別，世帯構成別，所在地域別，その他保護の種類に応じて必要な事情を考慮した最低限度の生活の需要を満たすに十分なものであって，かつ，これを超えないものでなければならないと定めている。保護の原則については次の各条に定められている（図表65-2）。

（無差別平等）
第2条 すべて国民は，この法律の定める要件を満たす限り，この法律による保護（以下「保護」という。）を，無差別平等に受けることができる。
（最低生活）
第3条 この法律により保障される最低限度の生活は，健康で文化的な生活水準を維持することができるものでなければならない。
（保護の補足性）
第4条 保護は，生活に困窮する者が，その利用し得る資産，能力その他あらゆるものを，その最低限度の生活

の維持のために活用することを要件として行われる。
2 民法（明治29年法律第89号）に定める扶養義務者の扶養及び他の法律に定める扶助は，すべてこの法律による保護に優先して行われるものとする。
3 前2項の規定は，急迫した事由がある場合に，必要な保護を行うことを妨げるものではない。
（この法律の解釈及び運用）
第5条 前4条に規定するところは，この法律の基本原理であって，この法律の解釈及び運用は，すべてこの原理に基いてされなければならない。

図表65-1　生活保護の手続きの流れ　　（厚生労働省ホームページを参考に作成）

1．事前の相談
生活保護制度の利用を希望する人は，地域を所管する福祉事務所の生活保護担当を訪問する。生活保護担当は，生活保護制度の説明を行い，生活福祉資金，各種社会保障施策等の活用について検討する。

2．保護の申請
生活保護の申請をした人については，保護の決定のために以下のような調査を実施する。 ・生活状況等を把握するための実地調査（家庭訪問等） ・預貯金，保険，不動産等の資産調査 ・扶養義務者による扶養（仕送り等の援助）の可否の調査 ・年金等の社会保障給付，就労収入等の調査 ・就労の可能性の調査

3．保護費の支給
厚生労働大臣が定める基準に基づく最低生活費から収入（年金や就労収入等）を引いた額を保護費として毎月支給する（生活保護の受給中は，収入の状況を毎月申告する）。 　世帯の実態に応じて，福祉事務所のケースワーカーが年数回の訪問調査を行い，就労の可能性のある人については，就労に向けた助言や指導を行う。

図表65-2　生活保護の原理・原則（法第5条など）

保護の原理	保護の原則
無差別平等の原理：生活に困ったときは，生活保護法の定める要件を満たす限り，平等に保護を受けることができる（法第2条）	**申請保護の原則**：原則として申請に基づいて行われる。ただし，生死にかかわるような緊急の状況にあるときは，福祉事務所長の判断で保護を行うことができる（法第7条）
最低生活保障の原理：保障される生活は，健康で文化的な最低限度の生活水準を維持することができるものである（法第3条）	**基準及び程度の原則**：世帯構成・年齢・地域など，国の定める基準に照らして，世帯の収入や貯え，資産などを活用しても必要を満たすことができないとき，足りない分を補う形で行われる（法第8条）
補足性の原理：資産や自らの働く能力，年金・手当などの他の制度，親や子などの扶養援助など，あらゆるものを活用しても生活できないときに行われる（法第4条）	**必要即応の原則**：生活保護は，世帯の事情に合わせ，実際の必要に応じて効果的に行われる（法第9条）
	世帯単位の原則：生活保護は，世帯全体を対象として，保護が必要かどうか，どの程度かが決められる（法第10条）

（生活扶助）

第12条　生活扶助は，困窮のため最低限度の生活を維持することのできない者に対して，下に掲げる事項の範囲内において行われる。

一　衣食その他日常生活の需要を満たすために必要なもの

二　移送

（教育扶助）

第13条　教育扶助は，困窮のため最低限度の生活を維持することのできない者に対して，下に掲げる事項の範囲内において行われる。

一　義務教育に伴つて必要な教科書その他の学用品

二　義務教育に伴つて必要な通学用品

三　学校給食その他義務教育に伴って必要なもの

（住宅扶助）

第14条　住宅扶助は，困窮のため最低限度の生活を維持することのできない者に対して，下に掲げる事項の範囲内において行われる。

一　住居

二　補修その他住宅の維持のために必要なもの

（医療扶助）

第15条　医療扶助は，困窮のため最低限度の生活を維持することのできない者に対して，下に掲げる事項の範囲内において行われる。

一　診察

二　薬剤又は治療材料

三　医学的処置，手術及びその他の治療並びに施術

四　居宅における療養上の管理及びその療養に伴う世話その他の看護

五　病院又は診療所への入院及びその療養に伴う世話その他の看護

六　移送

（介護扶助）

第15条の2　介護扶助は，困窮のため最低限度の生活を維持することのできない要介護者〔介護保険法（平成9年法律第123号）第7条第3項に規定する要介護者をいう。以下この項及び第3項において同じ。〕に対して，第一号から第四号まで及び第九号に掲げる事項の範囲内において行われ，困窮のため最低限度の生活を維持することのできない要支援者（同条第4項に規定する要支援者をいう。第6項において同じ。）に対して，第五号から第九号までに掲げる事項の範囲内において行われ，困窮のため最低限度の生活を維持することのできない居宅要支援被保険者等（同法第115条の45第1項第一号に規定する居宅要支援被保険者等をいう。）に相当する者（要支援者を除く。）に対して，第八号及び第九号に掲げる事項の範囲内において行われる。

一　居宅介護（居宅介護支援計画に基づき行うものに限る。）

二　福祉用具

三　住宅改修

四　施設介護

五　介護予防（介護予防支援計画に基づき行うものに限る。）

六　介護予防福祉用具

七　介護予防住宅改修

八　介護予防・日常生活支援（介護予防支援計画又は介護保険法第115条の45第1項第一号ニに規定する第一号介護予防支援事業による援助に相当する援助に基づき行うものに限る。）

九　移送

2　前項第一号に規定する居宅介護とは，介護保険法第8条第2項に規定する訪問介護，同条第3項に規定する訪問入浴介護，同条第4項に規定する訪問看護，同条第5項に規定する訪問リハビリテーション，同条第6項に規定する居宅療養管理指導，同条第7項に規定する通所介護，同条第8項に規定する通所リハビリテーション，同条第9項に規定する短期入所生活介護，同条第10項に規定する短期入所療養介護，同条第11項に規定する特定施設入居者生活介護，同条第12項に規定する福祉用具貸与，同条第15項に規定する定期巡回・随時対応型訪問介護看護，同条第16項に規定する夜間対応型訪問介護，同条第17項に規定する地域密着型通所介護，同条第18項に規定する認知症対応型通所介護，同条19項に規定する小規模多機能型居宅介護，同条第20項に規定する認知症対応型共同生活介護，同条第21項に規定する地域密着型特定施設入居者生活介護及び同条第23項に規定する複合型サービス並びにこれらに相当するサービスをいう。

（第3項以下略）

（出産扶助）

第16条　出産扶助は，困窮のため最低限度の生活を維持することのできない者に対して，下に掲げる事項の範囲内において行われる。

一　分べんの介助

二　分べん前及び分べん後の処置

三　脱脂綿，ガーゼその他の衛生材料

（生業扶助）

第17条　生業扶助は，困窮のため最低限度の生活を維持することのできない者又はそのおそれのある者に対して，下に掲げる事項の範囲内において行われる。但し，これによって，その者の収入を増加させ，又はその自立を助長することのできる見込のある場合に限る。

一　生業に必要な資金，器具又は資料

二　生業に必要な技能の修得

三　就労のために必要なもの

（葬祭扶助）

第18条　葬祭扶助は，困窮のため最低限度の生活を維持することのできない者に対して，下に掲げる事項の範囲内において行われる。

一　検案

二　死体の運搬

三　火葬又は埋葬

四　納骨その他葬祭のために必要なもの

2　下に掲げる場合において，その葬祭を行う者があるときは，その者に対して，前項各号の葬祭扶助を行うことができる。

一　被保護者が死亡した場合において，その者の葬祭を行う扶養義務者がないとき。

二　死者に対しその葬祭を行う扶養義務者がない場合において，その遺留した金品で，葬祭を行うに必要な費用を満たすことのできないとき。

社会福祉

図表65－3　保護の種類と内容

生活上生じる費用	扶助の種類	給付の内容
日常生活に必要な費用（食費・被服費・光熱費等）	生活扶助	基準額は，①食費等の個人的費用，②光熱水費等の世帯共通費用を合算して算出。特定の世帯には加算がある（母子加算等）
義務教育を受けるために必要な学用品費	教育扶助	定められた基準額を支給する
アパート等の家賃	住宅扶助	定められた範囲内で実費を支給する
医療サービスの費用	医療扶助	費用は直接医療機関へ支払う（本人負担なし）
介護サービスの費用	介護扶助	費用は直接介護事業者へ支払う（本人負担なし）
出産費用	出産扶助	定められた範囲内で実費を支給する
就労に必要な技能の修得等にかかる費用	生業扶助	定められた範囲内で実費を支給する
葬祭費用	葬祭扶助	定められた範囲内で実費を支給する

2 保護の種類（法第11条）

次の8種の扶助に分けられ，要保護者の必要に応じて，1種類の扶助（単給），2種類以上の扶助（併給）として行われ，最低限度の生活を維持する限度において，具体的な支給範囲が定められる。保護の種類は次のとおりである。

①生活扶助，②教育扶助，③住宅扶助，④医療扶助，⑤介護扶助，⑥出産扶助，⑦生業扶助，⑧葬祭扶助

3 保護の実施と給付

医療扶助・介護扶助は現物給付を原則とし，その他の扶助は，金銭給付を原則としている。

この法律による保護は，国の責任において行われるべきものであるが，実際に保護を決定し，かつ，実施する機関は，都道府県知事，市長および福祉事務所を管理する町村長である（法第19条）。

また，民生委員法（昭和23年法律第198号）に定める民生委員は，市町村長，福祉事務所長または社会福祉主事に協力はするが，保護の決定には直接の権限や責任はない（法第22条）。

生活保護は，原則として申請に基づくが，場合によっては職権によって開始される。被保護者が保護を必要としなくなったときは保護はすみやかに停止または廃止される（法第24～26条）。

第5章（法第30～37条の2）で各扶助の方法を具体的に示している。

1）生活扶助

金銭給付が原則だが，目的達成のため必要のあるときは現物給付も行うことができる。生活扶助のための保護金品は，1カ月分以内を限度として前渡しすることになっている。

居宅においての生活扶助の保護金品は，世帯単位で計算し，世帯主またはこれに準ずる者に交付される。収容して生活扶助を行う場合の保護金品は，被保護者または施設の長もしくは養護の委託を受けた者に交付する（法第31条）。

2）教育扶助

金銭給付が原則だが，目的達成のため必要があるときは現物給付も行うことができる。被保護者，その親権者もしくは後見人，または被保護者の通学する学校の長に交付される（法第32条）。

3）住宅扶助

金銭給付が原則だが，その必要があるときは現物給付も行うことができる。住宅扶助のうち住居の現物給付は，宿所提供施設の利用または宿所提供施設に委託して行う。住宅扶助のための保護金品は，世帯主またはこれに準ずる者に対して交付される（法第33条）。

4）医療扶助

　現物給付が原則だが，これによることができないとき，適当でないとき，その他保護の目的を達するために必要があるときは金銭給付も行うことができる。現物給付のうち，医療の給付については，医療保護施設の利用もしくは法第49条による指定を受けた医療機関に委託して行うことになっている。ただし，急迫した事情のある場合については，指定を受けない医療機関，指定を受けない施術についてそれぞれの給付を受けることができる。

　医療扶助のための保護金品は，被保護者に対して交付される（法第34条）。

　なお，被保護者に対しては可能な限り，後発医薬品の使用を捉すものとする。

5）介護扶助

　現物給付が原則だが，これによることができないとき，適当でないとき，その他保護の目的を達するために必要があるときは金銭給付も行うことができる。現物給付のうち，居宅介護，福祉用具の給付，施設介護，介護予防等は，介護機関であって指定を受けたものに委任して行われる（法第34条の2）。

6）出産扶助

　金銭給付が原則だが，これによることができないとき，適当でないとき，その他保護の目的を達するために必要があるときは現物給付も行うことができる。現物給付のうち，助産の給付は，法第49条による指定を受けた助産師に委託して行う（法第55条）。急迫した事情がある場合の取扱いは，医療扶助の場合と同じである。また，保護金品は被保護者に対して交付される（法第35条）。

7）生業扶助

　金銭給付が原則だが，これによることができないとき，適当でないとき，その他保護の目的を達するために必要があるときは現物給付も行うことができる。この現物給付のうち，就労のために必要な施設の供用，および生業に必要な技能の授与は，授産施設等の利用またはこれらの施設に委託して行うことになっている。生業扶助のための保護金品は，被保護者に対して交付される（法第36条）。

8）葬祭扶助

　金銭給付が原則だが，これによることができないとき，適当でないとき，その他保護の目的を達するために必要があるときは現物給付も行うことができる。葬祭扶助のための保護金品は，葬祭を行う者に対して交付される（法第37条）。

4 保護施設

　同法に基づく医療扶助のための医療を担当させる場合は，医療機関を指定することになっており，指定を受けた医療機関は，被保護者の医療を懇切丁寧に担当することを義務づけられている。

（種類）
第38条　保護施設の種類は，下の通りとする。
一　救護施設
二　更生施設
三　医療保護施設
四　授産施設
五　宿所提供施設
2　救護施設は，身体上又は精神上著しい障害があるために日常生活を営むことが困難な要保護者を入所させて，生活扶助を行うことを目的とする施設とする。
3　更生施設は，身体上又は精神上の理由により養護及び生活指導を必要とする要保護者を入所させて，生活扶助を行うことを目的とする施設とする。
4　医療保護施設は，医療を必要とする要保護者に対して，医療の給付を行うことを目的とする施設とする。
5　授産施設は，身体上若しくは精神上の理由又は世帯の事情により就業能力の限られている要保護者に対して，就労又は技能の修得のために必要な機会及び便宜を与えて，その自立を助長することを目的とする施設とする。
6　宿所提供施設は，住居のない要保護者の世帯に対して，住宅扶助を行うことを目的とする施設とする。

（医療機関の指定）

第49条　厚生労働大臣は，国の開設した病院若しくは診療所又は薬局について，都道府県知事は，その他の病院若しくは診療所（これらに準ずるものとして政令で定めるものを含む。）又は薬局について，この法律による医療扶助のための医療を担当させる機関を指定する。

（指定の申請及び基準）

第49条の2　厚生労働大臣による前条の指定は，厚生労働省令で定めるところにより，病院若しくは診療所又は薬局の開設者の申請により行う。

2　厚生労働大臣は，前項の申請があった場合において，次の各号のいずれかに該当するときは，前条の指定をしてはならない。

一　当該申請に係る病院若しくは診療所又は薬局が，健康保険法（大正11年法律第70号）第63条第3項第一号に規定する保険医療機関又は保険薬局でないとき。

二　申請者が，拘禁刑以上の刑に処せられ，その執行を終わり，又は執行を受けることがなくなるまでの者であるとき。

三　申請者が，この法律その他国民の保健医療若しくは福祉に関する法律で政令で定めるものの規定により罰金の刑に処せられ，その執行を終わり，又は執行を受けることがなくなるまでの者であるとき。

四　申請者が，第51条第2項の規定により指定を取り消され，その取消しの日から起算して5年を経過しない者（当該取消しの処分に係る行政手続法第15条の規定による通知があつた日前60日以内に当該指定を取り消された病院若しくは診療所又は薬局の管理者であった者で当該取消しの日から起算して5年を経過しないものを含む。）であるとき。ただし，当該指定の取消しの処分の理由となった事実に関して申請者が有していた責任の程度を考慮して，この号本文に該当しないこととすることが相当であると認められるものとして厚生労働省令で定めるものに該当する場合を除く。

五　申請者が，第51条第2項の規定による指定の取消しの処分に係る行政手続法第15条の規定による　通知があった日から当該処分をする日又は処分をしないことを決定する日までの間に第51条第1項の規定による指定の辞退の申出をした者（当該指定の辞退について相当の理由がある者を除く。）で，当該申出の日から起算して5年を経過しないものであるとき。

六　申請者が，第54条第1項の規定による検査が行われた日から聴聞決定予定日（当該検査の結果に基づき第51条第2項の規定による指定の取消しの処分に係る聴聞を行うか否かの決定をすることが見込まれる日として厚生労働省令で定めるところにより厚生労働大臣が当該申請者に当該検査が行われた日から10日以内に特定の日を通知した場合における当該特定の日をいう。）までの間に第51条第1項の規定による指定の辞退の申出をした者（当該指定の辞退について相当の理由がある者を除く。）で，当該申出の日から起算して5年を経過しないものであるとき。

七　第五号に規定する期間内に第51条第1項の規定による指定の辞退の申出があつた場合において，申請者（当該指定の辞退について相当の理由がある者を除

く。）が，同号の通知の日前60日以内に当該申出に係る病院若しくは診療所又は薬局の管理者であつた者で，当該申出の日から起算して5年を経過しないものであるとき。

八　申請者が，指定の申請前5年以内に被保護者の医療に関し不正又は著しく不当な行為をした者であるとき。

九　当該申請に係る病院若しくは診療所又は薬局の管理者が第二号から前号までのいずれかに該当する者であるとき。

3　厚生労働大臣は，第1項の申請があった場合において，当該申請に係る病院若しくは診療所又は薬局が次の各号のいずれかに該当するときは，前条の指定をしないことができる。

一　被保護者の医療について，その内容の適切さを欠くおそれがあるとして重ねて第50条第2項の規定による指導を受けたものであるとき。

二　前号のほか，医療扶助のための医療を担当させる機関として著しく不適当と認められるものであるとき。

4　前3項の規定は，都道府県知事による前条の指定について準用する。この場合において，第1項中「診療所」とあるのは「診療所（前条の政令で定めるものを含む。次項及び第3項において同じ。）」と，第2項第一号中「又は保険薬局」とあるのは「若しくは保険薬局又は厚生労働省令で定める事業所若しくは施設」と読み替えるものとする。

（指定の更新）

第49条の3　第49条の指定は，6年ごとにその更新を受けなければ，その期間の経過によって，その効力を失う。

2　前項の更新の申請があつた場合において，同項の期間（以下この条において「指定の有効期間」という。）の満了の日までにその申請に対する処分がされないときは，従前の指定は，指定の有効期間の満了後もその処分がされるまでの間は，なおその効力を有する。

3　前項の場合において，指定の更新がされたときは，その指定の有効期間は，従前の指定の有効期間の満了の日の翌日から起算するものとする。

4　前条及び健康保険法第68条第2項の規定は，第1項の指定の更新について準用する。この場合において，必要な技術的読替えは，政令で定める。

（指定医療機関の義務）

第50条　指定医療機関は，厚生労働大臣の定めるところにより，懇切丁寧に被保護者の医療を担当しなければならない。

2　指定医療機関は，被保護者の医療について，都道府県知事の行う指導に従わなければならない。

（診療方針及び診療報酬）

第52条　指定医療機関の診療方針及び診療報酬は，国民健康保険の診療方針及び診療報酬の例による。

2　前項に規定する診療方針及び診療報酬によることのできないとき，及びこれによることを適当としないときの診療方針及び診療報酬は，厚生労働大臣の定めるところによる。

第50条第１項の厚生労働大臣の定めるところによるとは，昭和25年８月23日・厚生省告示第222号によって定められている指定医療機関医療担当規程をいう。

この法律の施行に要する費用は，市町村，都道府県，国がそれぞれ定められた範囲で支弁することになっている（法第70〜80条）。

5 介護機関の指定等

介護老人福祉施設，介護老人保健施設等の指定については，国の開設した施設は厚生労働大臣が，その他については都道府県知事が指定する。

また，この法律による介護扶助のための居宅介護もしくは居宅介護支援計画の作成又は施設介護を担当させる機関を指定する（法第54条の２）。

6 生活保護法施行規則関係

この法律による医療機関の指定を受けようとする場合の申請は，施行規則第10条，内容の変更などの届出は，施行規則第14条に定めている。

指定を受けた医療機関等は，様式第３号の標示（図表65−４）を見やすい箇所に掲示しなければならないことになっている（施行規則第13条）。

7 生活保護法による保護の基準

生活扶助をはじめとする各扶助の実施にあたっての基準は，生活保護法による保護の基準（昭和38年４月１日・厚生省告示第158号，直近改正：平成29年３月31日・厚生労働省告示第162号）の別表第１から第８までに示されている。

医療扶助の実施にあたっては，「**生活保護法による医療扶助運営要領について**」（昭和36年９月30日・社発第727号，直近改正：平成26年４月25日・社援発0425第12号）が出されており，この中で，医療扶助の運営方針，運営体制，実施の方式，指定医療機関，診療報酬の審査および支払などが細かく定められている（図表65−５）。この運営要領の中で，①**医療扶助の申請**（各給付要否意見書の発行など），②**医療扶助の決定**（医療券の発行など），③**医療扶助の継続**，④**一般診療に関する診療方針および診療報酬ならびに指定医療機関の請求**（診療報酬の算定は国民健康保険法の定めるところによるが，国民健康保険法によらない場合などでは健康保険法の規定による算定方法を準用して行うものと定めている），⑤**調剤の給付**，⑥**治療材料の給付**，⑦**施術の給付**，⑧**看護の給付**，⑨**移送の給付**，⑩**急迫保護**——などについて実務的取扱い方を定めている。

この医療扶助運営要領の第６に「指導および検査の項目」があるが，これは，被保護者の処遇の向上と自立助長に資するため，法による医療の給付が適正に行われるよう制度の趣旨，医療扶助に関する事務取扱などの周知徹底をはかることを目的として，すべての指定医療機関を対象として，一般指導もしくは個別指導の形態をもって行うこ

とを定めている。また，被保護者にかかる診療内容および診療報酬の請求の適否を調査して診療方針を徹底せしめ，もって医療扶助の適正な実施をはかることを目的として，指定医療機関に対する検査を行うことがある。この場合の対象は，個別指導を受けることを拒否する指定医療機関，または個別指導の結果検査を行う必要があると認められる指定医療機関である。検査の内容は，被保護者にかかる診療内容および診療報酬請求の適否について，明細書と診療録その他の帳簿書類の照合，設備等の調査により行われる。

生活保護法による医療扶助についての他法との

図表65−４　生活保護指定

生活保護指定（医）

備考　この標示の規格は，縦百二十五ミリメートル，横五十五ミリメートル程度とする。

病院，診療所，訪問看護事業者，居宅サービス事業者，介護予防サービス事業者，薬局，歯科医，地域密着型介護老人福祉施設，居宅介護支援事業者，介護老人保健施設，介護老人福祉施設，介護老人福祉施設用具販売事業者，介護予防事業者，居宅介護支援事業者，地域包括支援センター，特定介護予防福祉用具販売事業者，助産師，施術者

様式第三号（第十三条関係）

317

図表65－5　生活保護法による保護の基準・別表第4　（医療扶助基準）

1	指定医療機関等において診療を受ける場合の費用	生活保護法第52条の規定による診療方針及び診療報酬に基づきその者の診療に必要な最小限度の額
2	薬剤又は治療材料に係る費用（1の費用に含まれる場合を除く。）	25,000円以内の額
3	施術のための費用	都道府県知事又は指定都市若しくは中核市の長が施術者のそれぞれの組合と協定して定めた額以内の額
4	移　送　費	移送に必要な最小限度の額

生活保護法施行規則　昭和25年5月20日・厚生省令第21号（直近改正：令和6年2月2日・厚生労働省令第24号）

（指定医療機関の指定の申請）

第10条　法第49条の2第1項の規定に基づき指定医療機関の指定を受けようとする病院若しくは診療所又は薬局の開設者は，次に掲げる事項（第6項の規定により申請を行う場合にあっては，第3号に掲げる事項を除く。）を記載した申請書又は書類を，当該病院若しくは診療所又は薬局の所在地を管轄する地方厚生局長に提出しなければならない。

一　病院若しくは診療所又は薬局の名称及び所在地

二　病院若しくは診療所又は薬局の管理者の氏名

三　病院又は診療所にあっては保険医療機関（健康保険法（大正11年法律第70号）第63条第3項第1号に規定する保険医療機関をいう。以下同じ。）である旨，薬局にあっては保険薬局（同号に規定する保険薬局をいう。以下同じ。）である旨

四　法第49条の2第2項第2号から第9号まで（同条第4項（法第49条の3第4項及び第54条の2第5項において準用する場合を含む。），第49条の3第4項，第54条の2第5項及び第55条第2項において準用する場合を含む。）に該当しないことを誓約する旨（以下「誓約事項」という。）

五　その他必要な事項

2　法第49条の2第4項において準用する同条第1項の規定に基づき指定医療機関の指定を受けようとする病院若しくは診療所（生活保護法施行令（昭和25年政令第148号）第4条各号に掲げるもの（以下「指定訪問看護事業者等」という。）を含む。）又は薬局の開設者は，次に掲げる事項（第6項の規定により申請を行う場合にあっては，第7号に掲げる事項を除く。）を記載した申請書又は書類を当該病院若しくは診療所又は薬局の所在地（指定訪問看護事業者等にあっては，当該指定に係る訪問看護ステーション等（指定訪問看護事業者等が当該指定に係る訪問看護事業（以下「指定訪問看護事業」という。）又は当該指定に係る居宅サービス事業（以下「指定居宅サービス事業」という。）若しくは当該指定に係る介護予防サービス事業（以下「指定介護予防サービス事業」という。）を行う事業所をいう。以下同じ。）の所在地）を管轄する都道府県知事に提出しなければならない。

一　病院若しくは診療所又は薬局にあっては，その名称及び所在地

二　指定訪問看護事業者等にあっては，その名称及び主たる事務所の所在地並びに訪問看護ステーション等の名称及び所在地

三　病院若しくは診療所又は薬局にあっては，その開設者の氏名

四　指定訪問看護事業者等にあっては，その開設者の氏名，生年月日，住所及び職名又は名称

五　病院若しくは診療所又は薬局にあっては，その管理者の氏名

六　指定訪問看護事業者等にあっては，その管理者の氏名，生年月日及び住所

七　病院又は診療所にあっては保険医療機関である旨，薬局にあっては保険薬局である旨，指定訪問看護事業者等にあっては指定訪問看護事業者等である旨

八　誓約事項

九　その他必要な事項

3　法第49条の3第1項の規定に基づき厚生労働大臣による指定の更新を受けようとする国の開設した病院若しくは診療所又は薬局の開設者は，第1項各号に掲げる事項を記載した申請書又は書類を，当該指定に係る病院若しくは診療所又は薬局の所在地を管轄する地方厚生局長に提出しなければならない。

4　法第49条の3第1項の規定に基づき都道府県知事による指定の更新を受けようとする病院若しくは診療所又は薬局の開設者（指定訪問看護事業者等を除く。）は，第2項各号に掲げる事項を記載した申請書又は書類を，当該指定に係る病院若しくは診療所又は薬局の所在地を管轄する都道府県知事に提出しなければならない。

5　法第49条の3第1項の規定に基づき都道府県知事による指定の更新を受けようとする指定訪問看護事業者等は，第2項各号に掲げる事項及び現に受けている指定の有効期間満了日を記載した申請書又は書類を，当該指定に係る訪問看護ステーション等の所在地を管轄する都道府県知事に提出しなければならない。

6　第1項から第4項までの規定による申請（第2項の規定による申請のうち指定訪問看護事業者等に係るものを除く。）は，同時に健康保険法第65条第1項の規定により保険医療機関又は保険薬局の指定を受けようとする場合には，当該指定の申請に係る病院若しくは診療所又は薬局の所在地を管轄する地方厚生局又は地方厚生支局（地方厚生局又

は地方厚生支局に分室がある場合においては当該分室。以下「地方厚生局等」という。）を経由して行うことができる。この場合においては，保険医療機関及び保険薬局の指定並びに保険医及び保険薬剤師の登録に関する省令（昭和32年厚生省令第13号）第3条第2項に規定する申請書により行うものとする。

関係は，さきの医療扶助運営要領の定めるところによるが，社会保険との関係については，医療扶助によって医療を受けようとする要保護者が，社会保険の被保険者または被扶養者であるとき，その保護申請書の調査過程で，健康保険等で給付を受けることができるかどうかを福祉事務所長が確認することになっており，給付を受けることができれば**健康保険などの給付が優先**される。

国民健康保険法との関係については，法による保護を受けた世帯の世帯員は保護を停止されている期間を除き，都道府県・市区町村の行う**国民健康保険の被保険者となることはできない**（生活保護法による医療扶助運営要領）。

関連法：民生委員法（昭和23年7月29日・法律第198号）

中国残留邦人等の医療支援給付

従来，生活保護法による医療扶助の対象とされていたが，中国残留邦人等の円滑な帰国の促進及び永住帰国後の自立の支援に関する法律（平成6年4月6日・法律30号）に基づき，中国残留邦人等の老後の生活の安定を図るための制度として，平成20（2008）年4月に施行された。

【対象者】
(1)　日本に永住帰国した中国残留邦人（樺太残留邦人含む）で，世帯の収入が一定の基準に満たない者であり，次の①～④のいずれの要件も満たす者（特定中国残留邦人等という）およびその配偶者。

①明治44（1911）年4月2日以降に生まれた者，②昭和21（1946）年12月31日以前に生まれた者（特例あり），③永住帰国した日から1年以上日本に住所を有している者，④昭和36（1961）年4月1日以降に初めて永住帰国した者

(2)　支援給付を受けている中国残留邦人等が死亡した場合の配偶者
(3)　支援給付に係る改正法施行前に60歳以上で死亡した特定中国残留邦人等の配偶者で，法施行の際に生活保護を受けている者

【負担割合】　全額公費負担対象で医療保険優先（生活保護法による医療扶助と同様）

【給付内容】　生活保護法による医療扶助と同様。

【提出証明書】　生活保護法の医療扶助と異なり，患者は医療機関に医療券を提出する必要はない。患者が選定した医療機関に福祉事務所から直接送付・提出される。

【医療機関】　指定医療機関〔平成20（2008）年3月末において生活保護法による指定医療機関は中国残留邦人等の医療支援給付についても指定を受けたものとみなされる。同年4月以降，新たに指定を受ける場合は生活保護法と中国残留邦人等支援法の指定の手続きを併せて行う必要がある〕。

公費負担・医療保険給付・患者負担の割合

《負担割合（医療扶助）》全額公費負担対象で医療保険優先

(1)　**生保と医保の併用の場合**

医療保険70%	公費30%

(2)　**生保単独の場合**

公費100%

(3)　**生保＋医保＋感染症法（結核）(37条の2)**

医療保険70%	感染症法（結核）25%	生保5%

（注1）　他の公費負担医療制度併用の場合は，医療保険と他法が優先され，患者自己負担分についてのみ医療扶助の対象となる（腎透析患者を除く）。

（注2）　生活保護の対象者で，腎透析を行っている患者について，腎透析については更生医療から，その他については生活保護からの助成となる。

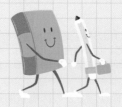

66

児童福祉法

昭和22年12月12日法律第164号（直近改正：令和5年6月16日法律第63号）

児童福祉法は，「すべて国民は，児童が心身ともに健やかに生まれ，且つ，育成されるよう努めなければならない。すべて児童は，ひとしくその生活を保障され，愛護されなければならない」という理念のもと，**児童の福祉を保障する様々な権利や，子育て，虐待，障害児，小児慢性特定疾病，結核等への支援**について定められた法律です。

これまでの主な改正

●平成16（2004）年12月3日法律第153号
① **児童相談に関する体制の充実**：市町村の業務として，児童の福祉に関し，必要な実情の把握および情報の提供を行うとともに，家庭その他からの相談に応じ，必要な調査・指導を行うことを規定。また，都道府県またはその設置する児童相談所の業務として，市町村に対する必要な援助を行うこと，児童に関する家庭その他からの相談のうち，専門的な知識・技術を必要とするものに応ずること等を規定〔平成17（2005）年4月1日〕。
② **乳児院および児童養護施設の入所児童に関する年齢要件の見直し**：特に必要がある場合には，乳児院に幼児を，児童養護施設に乳児を入所させることができるとした〔平成16（2004）年12月3日〕。
③ **児童福祉施設を退所した者に対する援助**：退所した者に対する相談その他の援助を行うことを規定〔平成17（2005）年1月1日〕。
④ **里親の定義規定の新設**〔平成17（2005）年1月1日〕
⑤ **要保護児童に係る措置の見直し**：家庭裁判所の承認を得て都道府県が行う児童福祉施設への入所措置の期間は2年を超えてはならないとした〔平成17（2005）年4月1日〕。
⑥ **慢性疾患児童の健全な育成を図る措置**：都道府県は，慢性疾患に罹患する児童等の健全な育成を図るため，その治療方法等に関する研究に資する医療の給付を行うことができるとした〔平成17（2005）年4月1日〕。
●平成17（2005）年11月7日法律第123号（障害者自立支援法公布）
育成医療の削除：障害者自立支援法（現障害者総合支援法）の成立により，更生医療（身体障害者福祉法），育成医療（児童福祉法），精神通院医療（精神保健福祉法）が一元化され，新しい制度（自立支援医療制度）に変更された〔平成18（2006）年4月1日施行〕。
●平成20（2008）年12月3日法律第85号〔平成21（2009）年4月1日施行〕
① **児童自立生活援助の仕組みの変更**：児童自立生活援助の実施について，措置によるものから申込みによる実施に変更。
② **新たな子育て支援事業の実施**：乳児のいる家庭を訪問し，子育てに関する相談・助言等を行う乳児家庭全戸訪問事業等を規定。
③ **里親制度の見直し**：養子縁組を前提としない養育里親について，研修を修了したことなどの要件を定めた。
④ **被措置児童等の虐待時の通告義務等**：虐待を受けたと思われる児童を発見した者の通告義務を規定。
●平成22（2010）年12月10日法律第71号〔平成24（2012）年4月1日施行〕
① **障害児施設の見直し**：児童福祉施設とされている知的障害児施設，知的障害児通園施設，盲ろうあ児施設，肢体不自由児施設および重症心身障害児施設について，入所による支援を行う施設を障害児入所施設に，通所による支援を行う施設を児童発達支援センターにそれぞれ一元化した。
② **障害児通所支援の創設**：障害児通所支援として，児童発達支援，医療型児童発達支援，放課後等デイサービスおよび保育所等訪問支援を創設し，障害児通所支援事業とは，障害児通所支援を行う事業とした。
●平成26（2014）年5月30日法律第47号〔平成27（2015）年1月1日施行〕
新たな小児慢性特定疾病医療費助成制度の実施：対象疾病の拡大，自己負担割合の変更

〔3割から2割になった。月額自己負担上限額は医療保険における世帯の区市町村民税課税額（所得割）に応じて決定される〕，食事療養費の自己負担化，指定医療機関・指定医制度の導入など。

●平成28（2016）年6月3日法律第63号
① 法の理念の明確化：児童は，適切な養育を受け，健やかな成長・発達や自立等を保障されること等の権利を有することなどを明確化。
② 児童虐待の発生予防：支援を要する者を把握した医療機関等は市町村に情報提供するように努める，医療機関は児童相談所等からの求めに応じて資料等を提供できるとされた。
③ 児童虐待発生時の迅速・的確な対応：都道府県は，児童相談所に児童心理司，医師または保健師，指導・教育担当の児童福祉司を置くとともに，弁護士の配置またはこれに準ずる措置を行うものとした。また，児童相談所

等から求められた場合に，医療機関や学校等は，被虐待児童等に関する資料等を提供できるものとした。
④ 被虐待児の自立支援：養子縁組里親を法定化するとともに，都道府県（児童相談所）の業務として，養子縁組に関する相談・支援を位置付けた。

●令和4（2022）年6月15日法律第66号
① 子ども家庭センターの設置：市区町村において，子ども家庭総合支援拠点（児童福祉法）と子育て世代包括支援センター（母子保健法）の機能を維持したうえで組織を見直し，すべての妊産婦，子育て世代，子どもへ一体的に相談支援を行う機能を有する「こども家庭センター」の設置の努力義務化
② 困難を抱える妊産婦等への支援の質の向上：一時的な住居や食事提供，その後の教育等に係る情報提供等を行う事業の創設——など

児童福祉法は新憲法下の第1回特別国会で制定されたものであり，終戦直後の混乱期，戦災孤児などが巷にあふれるなどの社会情勢を背景とするなかで「すべて国民は，児童が心身ともに健やかに生まれ，且つ，育成されるよう努めなければならない。すべて児童は，ひとしくその生活を保障され，愛護されなければならない」と格調高い理念のもとに定められ，児童は，次の社会を担うものであり，将来のわが国の発展のためにもその健全な育成は重要であるので，行政機関は，児童の保護者とともに，また，国民の協力のもとに，児童を心身ともに健やかに育成する責任と，心身障害の発生の防止に努めなければならないとされている。

（児童福祉の理念）
第1条　全て児童は，児童の権利に関する条約の精神にのっとり，適切に養育されること，その生活を保障されること，愛され，保護されること，その心身の健やかな成長及び発達並びにその自立が図られることその他の福祉を等しく保障される権利を有する。
（児童育成の責任）
第2条　全て国民は，児童が良好な環境において生まれ，かつ，社会のあらゆる分野において，児童の年齢及び発達の程度に応じて，その意見が尊重され，その最善の利益が優先して考慮され，心身ともに健やかに育成されるよう努めなければならない。
2　児童の保護者は，児童を心身ともに健やかに育成することについて第一義的責任を負う。
3　国及び地方公共団体は，児童の保護者とともに，児童を心身ともに健やかに育成する責任を負う。

1 用語の定義等

この法律でいう「児童」とは，満18歳に満たない者であって次のように分けている（第4条）。
① 乳児：満1歳に満たない者
② 幼児：満1歳から，小学校就学の始期に達するまでの者
③ 少年：小学校就学の始期から，満18歳に達するまでの者
この法律で，「障害児」とは，身体に障害のある児童，知的障害のある児童，精神に障害のある児童（発達障害者支援法第2条第2項に規定する発達障害児を含む），障害者総合支援法施行令で定める障害をもつ児童をいう（第4条第2項）。
また，この法律で「妊産婦」とは，妊娠中または出産後1年以内の女子を指す（第5条）。
この法律で「保護者」とは，親権を行う者，未成年後見人その他の者で，児童を現に監護する者をいうと定めている（第6条）。
児童福祉法の施行に関して市町村は次のような業務を行うことになっている。
① 児童および妊産婦の福祉に関し，必要な実情の把握に努めること。
② 児童および妊産婦の福祉に関し，必要な情報

の提供を行うこと。

③　児童および妊産婦の福祉に関し，家庭その他からの相談に応じ，必要な調査および指導を行うこと，ならびにこれらに付随する業務を行うこと（法第10条）（都道府県の業務等は略）。

また，法に基づく業務を担当するうえで，児童相談所（法第12条），保健所（第12条の6），福祉事務所*（第25条の8）等があり，それぞれ業務の内容を定めている。

児童福祉法に定められた業務を行ううえで，児童相談所は中心的な役割を果たす行政機関であり，障害者自立支援法に規定する業務を行う。福祉事務所は，児童や妊産婦の実情の把握，指導，相談など具体的な事務を行い，保健所は，健康相談，身体に障害のある児童に対する療育の指導など，保健衛生の分野について受け持っている。

このほか，この法律の執行にあたっての補助的

機関として，児童福祉司（第13～15条）および児童委員（第16～18の3条）の制度がある。

また，この法律でいう「児童福祉施設」には次のものがある。

①　母子および乳幼児に関する施設（助産施設・乳児院・母子生活支援施設・保育所）

②　心身障害児に関する施設（障害児入所施設・児童発達支援センター・情緒障害児短期治療施設）

③　特別な養護児童のための施設〔児童養護施設（要保護児童の入所養護）〕

④　その他一般の児童に対する地域施設（児童厚生施設・児童自立支援施設・児童家庭支援センター）

これらの施設のほとんどは収容施設であるが，児童を単に収容して保護するだけでなく，独立生活に必要な指導，援助を行うことになっている。

2 児童福祉の保障

この法律に基づく福祉の具体的保障としては，身体障害児に対する①療育の指導等，②療育の給付，③医療の給付等——がある。

さらに，居宅生活の支援として，①児童自立生活援助事業，②放課後児童健全育成事業，③子育て短期支援事業——などがある。そのほか，先に述べた各種児童福祉施設への措置がある。

この法の施行については，市町村が行う業務（法第10条），都道府県が行う業務（法第11条）として定めている。関連機関として，児童相談所，保健所，福祉事務所*があるほか，法に定める児童委員，保育士が直接関与している。

以上の保障中，医療機関と特に関連のあるものは，**療育の給付**に関する規定および**小児慢性特定疾病医療支援***の給付である。

指定療育医療機関が療育医療を担当するにあたって守るべき義務について，厚生労働大臣の定めるところとは，昭和34（1959）年9月の厚生省告示第260号「指定療育医療機関医療担当規程」である。

また，骨関節結核やその他の結核にかかっている児童に対しては，医療のみでなく，入院中の教育面，生活面についても必要な措置としての療育の給付がこの法律によって行われる。また，療育

＊Key Word

福祉事務所：生活保護法，児童福祉法，身体障害者福祉法，知的障害者福祉法，老人福祉法，母子及び寡婦福祉法の福祉六法に関わる事務を行う機関。都道府県，市・特別区での設置が義務付けられている。生活保護の認定・実施，児童福祉，身体・知的障害者福祉，高齢者福祉などについての相談・指導，生活一般に関する相談，関係機関への紹介などの業務を行っている。

小児慢性特定疾病医療支援：小児慢性疾患のうち特定の疾患について，その治療研究を行って医療の確立と普及を進め，併せてその治療にかかった費用の一部を公費により助成する制度。2014年5月の児童福祉法改正により，2015年1月から従来の小児慢性特定疾患治療研究事業に代わって小児慢性特定疾病医療支援が施行された。従来の11疾患群が14疾患群に変更され，対象疾病も107追加されて約700疾病となった。疾患群・疾病はその後も追加され，令和4（2022）年4月1日現在，16疾患群845疾病となっている。

対象疾患群は，①悪性新生物，②慢性腎疾患，③慢性呼

吸器疾患，④慢性心疾患，⑤内分泌疾患，⑥膠原病，⑦糖尿病，⑧先天性代謝異常，⑨血液疾患，⑩免疫疾患，⑪神経・筋疾患，⑫慢性消化器疾患，⑬先天異常症候群，⑭皮膚疾患，⑮骨系統疾患，⑯脈管系疾患。

対象となる患者は，対象疾病を児童時に発病した者で，18歳到達時点で引き続き治療を必要とする20歳未満の者を含む。患者認定にあたっては指定医の診断を要件とし，指定医療機関での受診のみ助成対象とする。患者は受診時に，都道府県より交付される「小児慢性特定疾病医療受給者証」を指定医療機関に提示する。

費用負担は，原則2割が患者負担となり，8割は医療保険により給付される。2割の患者負担分のうち，所得階層に応じて自己負担限度額（難病法の特定医療の原則半額）が定められ，それを超えた分が公費負担となる。また，入院時食事療養費に係る標準負担額の半額が自己負担となる。

の給付による入院治療は，厚生労働大臣の指定す

（療育の給付）
第20条　都道府県は，結核にかかつている児童に対し，療養に併せて学習の援助を行うため，これを病院に入院させて療育の給付を行うことができる。
2　療育の給付は，医療並びに学習及び療養生活に必要な物品の支給とする。
3　前項の医療は，次に掲げる給付とする。
一　診察
二　薬剤又は治療材料の支給
三　医学的処置，手術及びその他の治療並びに施術
四　病院又は診療所への入院及びその療養に伴う世話その他の看護
五　移送
4　第2項の医療に係る療育の給付は，都道府県知事が次項の規定により指定する病院（以下「指定療育機関」という。）に委託して行うものとする。
5　都道府県知事は，病院の開設者の同意を得て，第2項の医療を担当させる機関を指定する。

る医療機関に委託して行われる。

6　前項の指定は，政令で定める基準に適合する病院について行うものとする。
7　指定療育機関は，30日以上の予告期間を設けて，その指定を辞退することができる。
8　都道府県知事は，指定療育機関が第6項の規定に基づく政令で定める基準に適合しなくなつたとき，次条の規定に違反したとき，その他指定療育機関に第2項の医療を担当させるについて著しく不適当であると認められる理由があるときは，その指定を取り消すことができる。
第21条の5　厚生労働大臣は，良質かつ適切な小児慢性特定疾病医療支援の実施その他の疾病児童等の健全な育成に係る施策の推進を図るための基本的な方針を定めるものとする。
2　厚生労働大臣は，前項の基本的な方針を定め，又は変更するときは，あらかじめ，関係行政機関の長に協議しなければならない。

平成26（2014）年5月30日に改正児童福祉法が公布され，平成27（2015）年1月1日から新たな小児慢性特定疾病医療費助成制度が実施された。改正の概要は，①対象疾病の拡大〔14疾患群760疾病（704疾病56包括疾病）〕，②自己負担割合の変更（3割から2割へ），③食事療養費の自己負担化，④指定医療機関・指定医制度の導入──などである。なお，疾患群・疾病は令和4（2022）年4月1日現在，16疾患群845疾病となっている。

その他この法律に定める児童自立生活援助事業，放課後児童健全育成事業（以上，法第6条の3関係）の内容については省略する。
そのほか，療育医療機関の指定などについては次の条文で定められている。
①**療育機関の指定基準**：児童福祉法施行令第23条
②**療育の給付の申請**：同法施行規則第10条
③**療育機関の指定申請**：同法施行規則第11条
④**指定療育機関の標示**：同法施行規則第13条

3 指定療育機関（法第21条関係）

① 厚生労働大臣の定めるところによって，法第20条に定める療育の給付の医療を担当する。
② 指定療育機関の診療方針および診療報酬は健康保険の例による（法第21条の2）
③ 都道府県知事は，指定療育機関の診療内容および診療報酬の請求を随時審査し，診療報酬の額を決定することができる。決定に当たっては，法に定める審査機関の意見を聴かなければならない。支払いに関する事務は支払基金等に

委託することができる（法第19条の20）。
法第20条に定める療育の給付に要する費用は都道府県の負担となる。国は，地方公共団体の支弁する費用については，政令の定めるところにより，その2分の1を負担する（法第50条第五号）。
療育の給付措置に規定する費用を負担した都道府県は，本人またはその扶養義務者からその負担能力に応じ，その費用の全部または一部を徴収することができる（法第56条第2項）。

障害児施設医療費の支給について

都道府県は，障害児施設支援のうち治療に係るものを受けたときに，**障害児施設医療費**を支給する。この額は，健康保険の療養に要する額の算定方法の例により算定した額から家計の負担能力

の他の事情をしん酌して政令で定める額（当該政令で定める額が当該費用の1割相当額を超えるときは，当該1割相当額）を控除した額となっている（法第24条の20）。

保育士への変更

この法の施行令で定めていた保育所など児童福祉施設で働く人の名称「保母」を，法改正によっ

て「**保育士**」に変更した。保育士は，男女共通の名称である。

「保育士」は，登録を受け，専門的知識および技術をもって児童の保育および児童の保護者に対する保育に関する指導を行うことを業とする者と位置づけている。

保育士の定義，その要件などの細目は，法第18条の4から法第18条の24に定めている。

基本的方針の策定

法第21条の5の規定に基づき，厚生労働大臣は，良質かつ適切な小児慢性特定疾病医療支援の実施その他の疾病児童等の健全な育成に係る施策の推進を図るための基本的な方針を定めることになっている。平成27（2015）年10月29日・厚生労働省告示第431号ではこの基本的方針が告示され，以下の事項について示された。

① 疾病児童等の健全な育成に係る施策の推進の基本的な方向

② 小児慢性特定疾病医療費の支給に関する事項

③ 良質かつ適切な小児慢性特定疾病医療支援の実施に関する事項

④ 小児慢性特定疾病児童等自立支援事業に関する事項

⑤ 小児慢性特定疾病児童等の成人移行に関する事項

⑥ 疾病児童等の健全な育成に資する調査及び研究に関する事項

⑦ 疾病児童等に対する学校教育，福祉サービスに関する施策及び就労の支援に関する施策との連携に関する事項

〔参考〕　児童憲章について　　　〔昭和26年6月2日　児発第296号　各都道府県知事宛　厚生省児童局長通知〕

1　児童憲章は，児童の基本的人権を尊重し，その幸福をはかるために大人の守るべき事項を，国民多数の意見を反映して児童問題有識者が自主的に制定した道徳的規範である。従って国及び地方公共団体は，これが実現について法的責任を有するものではないが，児童福祉の諸政策を樹立する場合及び国民を指導啓蒙する場合には，この憲章の諸条項を指標とし，各般の情勢とにらみ合せて，できる限り憲章の定める事項の実現に努力されたいこと。（2以下省略）

児童憲章

われらは，日本国憲法の精神にしたがい，児童に対する正しい観念を確立し，すべての児童の幸福をはかるために，この憲章を定める。

児童は，人として尊ばれる。

児童は，社会の一員として重んぜられる。

児童は，よい環境のなかで育てられる。

1．すべての児童は，心身ともに，健やかにうまれ，育てられ，その生活を保障される。

2．すべての児童は，家庭で，正しい愛情と知識と技術をもって育てられ，家庭に恵まれない児童には，これにかわる環境が与えられる。

3．すべての児童は，適当な栄養と住居と被服が与えられ，また，疾病と災害からまもられる。

4．すべての児童は，個性と能力に応じて教育され，社会の一員としての責任を自主的に果すように，みちびかれる。

5．すべての児童は，自然を愛し，科学と芸術を尊ぶように，みちびかれ，また，道徳的心情がつちかわれる。

6．すべての児童は，就学のみちを確保され，また，十分に整った教育の施設を用意される。

7．すべての児童は，職業指導を受ける機会が与えられる。

8．すべての児童は，その労働において，心身の発育が阻害されず，教育を受ける機会が失われず，また児童としての生活がさまたげられないように，十分に保護される。

9．すべての児童は，よい遊び場と文化財を用意され，わるい環境からまもられる。

10．すべての児童は，虐待，酷使，放任その他不当な取扱からまもられる。

　あやまちをおかした児童は，適切に保護指導される。

11．すべての児童は，身体が不自由な場合，または精神の機能が不十分な場合に，適切な治療と教育と保護が与えられる。

12．すべての児童は，愛とまことによって結ばれ，よい国民として人類の平和と文化に貢献するように，みちびかれる。

公費負担・医療保険給付・患者負担の割合

《負担割合》全額公費負担対象で医療保険優先（医療保険70％＋公費30％／所得税額により自己負担あり）

(1) 医保＋感染症法（結核）（37条の2）＋療育医療──の場合

医療保険70％	感染症法（結核）25％	── 児童福祉法5％

(注)　感染症法第37条の2と併用の場合は，当該医療については医療保険と感染症法が優先され，5％の患者自己負担分についてのみ児童福祉法の療育医療によって負担される。

(2) 医保＋感染症法（結核）（37条）＋療育医療──の場合

医療保険70％	感染症法（結核入院）30％

(注)　感染症法第37条と併用の場合は，当該医療については医療保険と感染症法が優先され，児童福祉法の療育医療による負担はない。この場合，所得税額による自己負担あり。年額147万円以下：0円，147万円超：上限月2万円。

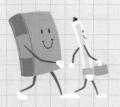

67

障害者基本法

昭和45年5月21日法律第84号（直近改正：令和4年6月17日法律第68号）

> **障害者の自立や社会参加の支援等のための施策**の基本となる事項を定めた法律です。
> 障害者の自立および社会参加の支援等のための施策を総合的かつ計画的に推進し，障害者の福祉を増進することを目的としています。

障害者基本法は，すべての国民が障害の有無にかかわらず，等しく基本的人権を享有する個人として尊重されるとの理念に則り，お互いに人格と個性を尊重して共生する社会を実現するため，国および地方公共団体の責務を明らかにするとともに障害者の支援のための施策を総合的かつ計画的に推進することを目的としている（法第1条）。

すべて障害者は，①社会を構成する一員として社会，経済，文化その他あらゆる分野での活動に参加する機会が確保される，②地域社会において他の人々と共生することを妨げられない，③可能な限り意思疎通の手段について選択することがで

き，情報の取得・利用の手段について選択の機会の拡大が図られる──と定めている（法第3条）。

この法でいう「**障害者**」とは，身体障害，知的障害または精神障害，心身の機能の障害があるため，継続的に日常生活または社会生活に相当の制限を受ける状態にある者とし，その者が日常生活等を営むうえで障害となるようなことを「**社会的障壁**」という（法第2条）。

この法の目的，理念に基づいて差別の禁止，障害者の支援，福祉を増進すること等への，国，地方公共団体，国民の責務を，法第4条から第8条で定めている。

（医療，介護等）
第14条 国及び地方公共団体は，障害者が生活機能を回復し，取得し，又は維持するために必要な医療の給付及びリハビリテーションの提供を行うよう必要な施策を講じなければならない。

2 国及び地方公共団体は，前項に規定する医療及びリハビリテーションの研究，開発及び普及を促進しなければならない。

3 国及び地方公共団体は，障害者が，その性別，年齢，障害の状態及び生活の実態に応じ，医療，介護，保健，生活支援その他自立のための適切な支援を受けられるよう必要な施策を講じなければならない。

4 国及び地方公共団体は，第1項及び前項に規定する施策を講ずるために必要な専門的技術職員その他の専門的知識又は技能を有する職員を育成するよう努めなければならない。

5 国及び地方公共団体は，医療若しくは介護の給付又はリハビリテーションの提供を行うに当たっては，障害者が，可能な限りその身近な場所においてこれらを受けられるよう必要な施策を講ずるものとするほか，その人権を十分に尊重しなければならない。

6 国及び地方公共団体は，福祉用具及び身体障害者補助犬の給付又は貸与その他障害者が日常生活及び社会生活を営むのに必要な施策を講じなければならない。

7 国及び地方公共団体は，前項に規定する施策を講ずるために必要な福祉用具の研究及び開発，身体障害者補助犬の育成等を促進しなければならない。

（公共的施設のバリアフリー化）
第21条 国及び地方公共団体は，障害者の利用の便宜を図ることによって障害者の自立及び社会参加を支援するため，自ら設置する官公庁施設，交通施設（車両，船舶，航空機等の移動施設を含む。次項において同じ。）その他の公共的施設について，障害者が円滑に利用できるような施設の構造及び設備の整備等の計画的推進を図らなければならない。

2 交通施設その他の公共的施設を設置する事業者は，障害者の利用の便宜を図ることによって障害者の自立及び社会参加を支援するため，当該公共的施設について，障害者が円滑に利用できるような施設の構造及び設備の整備等の計画的推進に努めなければならない。

3 国及び地方公共団体は，前2項の規定により行われる公共的施設の構造及び設備の整備等が総合的かつ計画的に推進されるようにするため，必要な施策を講じなければならない。

4 国，地方公共団体及び公共的施設を設置する事業者は，自ら設置する公共的施設を利用する障害者の補助を行う身体障害者補助犬の同伴について障害者の利用の便宜を図らなければならない。

法第2章「障害者の自立及び社会参加の支援等のための基本的施策」のなかで定めている項目は，医療・介護，療育，教育，職業相談，雇用の促進，住宅の確保，情報の利用におけるバリアフリー化などである。

社会福祉

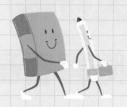

68

身体障害者福祉法

昭和24年12月26日法律第283号（直近改正：令和4年12月16日法律第104号）

身体障害者福祉法は，身体障害者の自立と社会経済活動への参加促進，身体障害者の援助を行い，必要に応じて保護し，**身体障害者の福祉**増進を図ることを目的とした法律です。

また，この援助と保護のことを**「更生援護」**と言います。

身体障害者福祉法は，身体障害者の自立と社会経済活動への参加を促進するため，身体障害者を援助し，必要に応じて保護し，身体障害者の福祉の増進を図ることを目的としている。

援助支援には，身体障害者生活訓練等事業，手話通訳事業，介助犬訓練事業などがある。

同法と重要な関連をもつ法規として，**「障害者基本法」**（昭和45年5月21日・法律第84号，一部改正：平成25年6月26日・法律第65号）や，**「障害者の雇用の促進等に関する法律」**（昭和35年7月25日・法律第123号，一部改正：平成29年6月2日・法律第45号），**「障害者総合支援法」**（平成17年11月7日・法律第123号，題名改正・一部改正：平成29年6月2日・法律第52号）がある。

（自立への努力及び機会の確保）
第2条 すべて身体障害者は，自ら進んでその障害を克服し，その有する能力を活用することにより，社会経済活動に参加することができるように努めなければならない。

2 すべて身体障害者は，社会を構成する一員として社会，経済，文化その他あらゆる分野の活動に参加する機会を与えられるものとする。

身体障害者に対する更生の援助と，必要な保護の実施，障害者がその障害を克服しようとする努力に対して協力するなどの責務を国，地方公共団体，国民に課している（法第3条）。

第4条で，**「身体障害者」**とは，別表（図表68－1）に掲げる身体上の障害がある18歳以上の者であって，都道府県知事から身体障害者手帳の交付を受けたものをいうと定義づけている。

この法律において**「身体障害者社会参加支援施設」**とは，身体障害者福祉センター，補装具製作施設，盲導犬訓練施設および視聴覚障害者情報提供施設が定められている（法第5・28条ほか）。

また，**「医療保健施設」**とは，地域保健法（昭和22年法律第101号）に基づく保健所ならびに医療法（昭和23年法律第205号）に規定する病院および診療所をいうと定めている（法第5条）。

この法律に定める身体障害者に対する援護は，更生相談所または福祉事務所が受け持っている。

1 身体障害者手帳

身体障害者手帳の交付（図表68－2）を受けるためには，都道府県知事に申請する必要がある。

この手帳の交付に関する医学的判断は，都道府県知事の定める医師の診断書，意見書について行うことになるが，この医師の指定にあたっては，都道府県知事が，厚生労働大臣の定めるところに従い，かつ，地方社会福祉審議会の意見を聴かなければならないとされている（法第15条）。

2 更生援護

国および地方公共団体は，第2条に規定する理念が実現されるように配慮して，身体障害者の自立と社会経済活動への参加を促進するための援助と必要な保護（更生援護）を総合的に実施するように努めなければならない。また，国民は，社会連帯の理念に基づき，身体障害者がその障害を克服し，社会経済活動に参加しようとする努力に対し，協力するように努めなければならない。

図表68－1　身体障害の範囲

一　次に掲げる視覚障害で，永続するもの 　1　両眼の視力（万国式試視力表によって測ったものをいい，屈折異常がある者については，矯正視力について測ったものをいう。以下同じ。）がそれぞれ0.1以下のもの 　2　一眼の視力が0.02以下，他眼の視力が0.6以下のもの 　3　両眼の視野がそれぞれ10度以内のもの 　4　両眼による視野の2分の1以上が欠けているもの 二　次に掲げる聴覚又は平衡機能の障害で，永続するもの 　1　両耳の聴力レベルがそれぞれ70デジベル以上のもの 　2　一耳の聴力レベルが90デジベル以上，他耳の聴力レベルが50デジベル以上のもの 　3　両耳による普通話声の最良の語音明瞭度が50パーセント以下のもの 　4　平衡機能の著しい障害 三　次に掲げる音声機能，言語機能又はそしゃく機能の障害	1　音声機能，言語機能又はそしゃく機能の喪失 　2　音声機能，言語機能又はそしゃく機能の著しい障害で，永続するもの 四　次に掲げる肢体不自由 　1　一上肢，一下肢又は体幹の機能の著しい障害で，永続するもの 　2　一上肢のおや指を指骨間関節以上で欠くもの又はひとさし指を含めて一上肢の二指以上をそれぞれ第一指骨間関節以上で欠くもの 　3　一下肢をリスフラン関節以上で欠くもの 　4　両下肢のすべての指を欠くもの 　5　一上肢のおや指の機能の著しい障害又はひとさし指を含めて一上肢の三指以上の機能の著しい障害で，永続するもの 　6　1から5までに掲げるもののほか，その程度が1から5までに掲げる障害の程度以上であると認められる障害 五　心臓，じん臓又は呼吸器の機能の障害その他政令で定める障害で，永続し，かつ，日常生活が著しい制限を受ける程度であると認められるもの

図表68－2　身体障害者手帳の交付申請の流れ

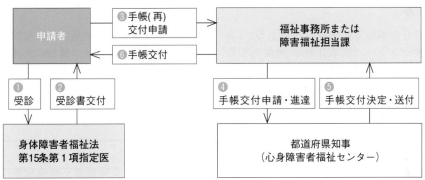

1）更生援護の事業

（1）　この法律においていう事業

① **身体障害者生活訓練等事業（法第4条の2）**
　点字，手話の訓練等日常必要な援助を提供する事業（省令で定める）

② **手話通訳事業（法第4条の2第2項）**

③ **介護犬訓練事業，聴導犬訓練事業（法第4条の2第3項）**

（2）　この法律においていう施設

① **身体障害者社会参加支援施設（法第5条第1項）**
　身体障害者福祉センター，補装具製作施設，盲導犬訓練施設，視聴覚障害者情報提供施設

② **医療保健施設（法第5条第2項）**
　地域保健法に基づく保健所ならびに医療法に規定する病院および診療所

（3）　この法律に定める援護の実施者

① **身体障害者の居住地の市町村（法第9条）**

② **関連施設**
　・市町村の設置する福祉事務所
　・都道府県の設置する身体障害者更生相談所

③ **関係者（法第9条の2～第12条の3関係）**
　・身体障害者福祉司
　・民生委員
　・身体障害者相談員

2）更生援護の支援

　「国及び地方公共団体は，疾病又は事故による身体障害の発生の予防及び身体に障害のある者の早期治療等について国民の関心を高め，かつ，身体に障害のある者の福祉に関する思想を普及する

ため，広く国民の指導啓発に努めなければならな
い」と定めている（法第13条関係）。

3 具体的援護

1）障害福祉サービス，障害者支援施設等への入所等の措置

障害者総合支援法に規定する障害福祉サービス
を必要とする身体障害者が，同法に規定する給付
費の支給を受けることが困難であると認めるとき
は，その身体障害者につき，政令で定める基準に
従い障害福祉サービスを提供する。

市町村は障害者支援施設等への入所を必要とす
る者が，やむを得ない事由により療養介護等にか
かる介護給付費等の支給を受けることが著しく困
難であると認めるときは，障害者支援施設等また
は独立行政法人国立病院機構，国立高度専門医療
研究センターの設置する医療機関であって，厚生
労働大臣の指定する指定医療機関にその者を入所
若しくは入院させ，必要な介護等の提供を委託し
なければならない（法第18条関係）。

2）社会参加を促進する事業の推進

地方公共団体は，視覚障害のある身体障害者お
よび聴覚障害のある身体障害者の意思疎通を支援
する事業，身体障害者の盲導犬，介助犬または聴
導犬の使用を支援する事業，身体障害者のスポー
ツ活動への参加を促進する事業など身体障害者の
社会参加を促進する事業を実施するよう努めなけ
ればならない（法第21条関係）。

3）施設の設置

身体障害者社会参加支援施設（法第28条），身
体障害者福祉センター（法第31条），補装具製作
施設（法第32条），盲導犬訓練施設（法第33条），
視聴覚障害者情報提供施設（法第34条）などの設
置を定めている（個々の施設の具体的内容は省略
する）。

4 費用負担について

1）市町村の支弁〔身体障害者の更生援護について（法第35条関係）〕

① 第11条の2の規定により市町村が設置する身
体障害者福祉司の設置および運営に要する費用
② 第12条の3の規定により市町村が行う委託に
要する費用
③ 第13条，第14条，第17条の2および第18条の
規定により市町村が行う行政措置に要する費用
（国の設置する障害者支援施設等に対し第18条
第2項の規定による委託をした場合において，
その委託後に要する費用を除く）
④ 第28条第2項および第4項の規定により，市
町村が設置する身体障害者社会参加支援施設お
よび養成施設の設置・運営に要する費用

2）都道府県の支弁〔身体障害者の更生援護について（法第36条関係）〕

① 第11条の2の規定により都道府県が設置する
身体障害者福祉司の設置および運営に要する費
用
② 第11条の規定により都道府県が設置する身体
障害者更生相談所の設置・運営に要する費用
③ 第12条の3の規定により都道府県が行う委託
に要する費用
④ 第13・14・15条および第20条の規定により都
道府県知事が行う行政措置に要する費用
⑤ 第28条第1項および第4項の規定により都道
府県が設置する身体障害者社会参加支援施設お
よび養成施設の設置・運営に要する費用

3）国の支弁（法第36条の2関係）

国の設置する障害者支援施設等に入所した身体
障害者の入所後に要する費用を支弁する。

以上の支弁に対し，都道府県及び国は法に基づ
いて，4分の1から10分の5の割合で負担する
（法第37条・第37条の2関係。詳細は施行令によ
る）。

69

知的障害者福祉法

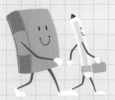

昭和35年 3 月31日法律第37号
（題名改正：平成10年 9 月28日法律第110号，直近改正：令和 4 年12月16日法律第104号）

知的障害者の自立と社会経済活動への参加促進とともに，**知的障害者を援助し必要な保護を行う**ことなどによって，知的障害者の福祉を図ることを目的とした法律です。

成立当時（1960年）は，精神薄弱者福祉法という名称でしたが，1998年に障害者に対する国民の理解を深め，障害者の福祉の向上に資するためとして，現在の名称に改称されました。

知的障害者福祉法は，知的障害者の福祉をはかることを目的として定められている。

知的障害者が適切な保護のもとに一貫した指導訓練の機会を与えられれば，相当数の者が社会の一員として自立更生することが可能と期待されるにもかかわらず，その機会に恵まれず，家族の重い負担になっていることなどの実態から，知的障害者に対し，援護体制の整備，援護施設の拡充を通じ福祉の増進をはかり，その目的の達成を期している。

知的障害者については，本人が正常な判断と意思表示をなし得ないため，人権侵害問題をひき起こすおそれが多いと考えられるので，細心の注意を払う必要がある。

> **（この法律の目的）**
> **第 1 条** この法律は，障害者の日常生活及び社会生活を総合的に支援するための法律（平成17年法律第123号）と相まって，知的障害者の自立と社会経済活動への参加を促進するため，知的障害者を援助するとともに必要な保護を行い，もって知的障害者の福祉を図ることを目的とする。

1 実施機関および更生援護

法律上，知的障害者の定義はないが，厚生労働省「知的障害児（者）基礎調査」では「**おおむね18歳までに知的機能の障害があらわれ，日常生活に支障が生じているため，何らかの特別の援助を必要とする状態にあるもの**」と定義付けている。一般には，知的障害判定機関で障害の有無が決定され療育手帳*（法律で決められた制度ではないため，自治体により名称が異なる）が発行される。

この法律に定める**更生援護**は，その知的障害者の居住地の市町村（特別区を含む）が行う。居住地を有しないかまたは明らかでない者については，その知的障害者の現在地の市町村が行うものと定めている（法第 9 条第 1 項）。

都道府県は，知的障害者の福祉に関し，福祉事務所の職員に技術的指導を行うほか，福祉事務所長から技術的援助および助言を求められたときに協力するなどを業務とする，**知的障害者福祉司***を置かなければならないことになっているほか，**知的障害者更生相談所**を設けなければならないとされている（法第12・13条）。

知的障害者更生相談所で行う業務，および福祉事務所で行う業務を次のように定めている。

2 知的障害者更生相談所・福祉事務所で行う業務

1 ）知的障害者更生相談所で行う業務（法第12条）

① 市町村間の連絡調整のほか，知的障害者に関する相談，指導のうち専門的な知識及び技術を必要とするものを行う。また，18歳以上の知的障害者の医学的，心理学的及び職能的判定を行

う。
② 障害者総合支援法第22条第 2 項等に定める支給要否決定に当たって知的障害者更生相談所の意見を聴くことができる。

2）福祉事務所で行う業務（法第10条）

① 知的障害者の福祉に関し，必要な実情の把握に努める。

② 知的障害者の福祉に関し，必要な情報の提供を行う。

③ 知的障害者の福祉に関する相談に応じ，必要な調査および指導を行うことならびにこれらに付随する業務を行う。

④ 福祉事務所長は，18歳以上の知的障害者につき，③の業務を行うに当たって，特に医学的・心理学的及び職能的判定を必要とする場合には，知的障害者更生相談所の判定を求めなければならない。

3 市町村の措置

この法律に定める福祉の具体的措置として，市町村が，18歳以上の知的障害者について行う主な措置を次のように定めている。

① 知的障害者またはその保護者（配偶者，親権を行う者，後見人，その他の者で，知的障害者を現に監護するものをいう）を知的障害者福祉司または社会福祉主事に指導させること。

② やむを得ない事由により介護給付費等の支給を受けることが著しく困難であると認めるときは，障害者支援施設等に入所させてその更生援護を行う。

③ 知的障害者の援護を職親（知的障害者を自己のもとに預かり，その更生に必要な指導訓練を行うことを希望する者であって，市町村が適当と認めるものをいう）に委託すること（法第16条）。

4 費用負担

この法に基づいて設置する費用，行政措置に要する費用などは，法の定めるところにより，市町村，都道府県の支弁，もしくは，都道府県，国の負担によって，賄われるが，援護施設や福祉施設に入所した知的障害者またはその扶養義務者からその負担能力に応じて，入所中の費用の全部または一部を都道府県または市町村の長が徴収することができるように定めている（法第22〜27条）。

① **市町村が支弁する費用（法第22条）**

・市町村が設置する知的障害者福祉司に要する費用

・知的障害者相談員の相談援助の委託に要する費用

・障害福祉サービス事業の行政措置に要する費用

・障害者支援施設等への入所等の措置に要する費用

② **都道府県の負担（法第25条）**：政令の定めるところによって，市町村が支弁した費用について，その4分の1または10分の5を負担する。

③ **国の負担（法第26条）**：政令の定めるところによって，市町村が支弁した費用の10分の5を負担する。

＊Key Word

療育手帳：知的障害と判定された者に交付される手帳。これを所持することで，一貫した指導・相談や各種の援助が受けやすくなる。

判定は児童相談所（18歳未満）または知的障害者更生相談所（18歳以上）が行い，都道府県知事が手帳を発行する。障害の程度によってA（重度），B（その他）の区分があり，区分に応じて特別児童扶養手当，心身障害者医療費助成，国・地方税の優遇措置，心身障害者扶養共済制度への加入，公営住宅の優先入居などの援助が行われる。

知的障害者福祉司：福祉事務所の相談員やケースワーカーでは相談・指導できない知的障害者に関する高度な日常生活，就学，就職，施設入所などの相談，指導にあたるほか，福祉事務所の職員に対し技術的な指導を行う専門職員である（知的障害者福祉法第13条）。身分は，知的障害者福祉法に基づき福祉事務所に配置される地方公務員にあたる事務吏員または技術吏員となる。都道府県は知的障害者福祉司を置く義務があるが，市および福祉事務所を設置する町村は，任意設置とされている。

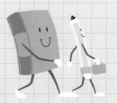

70 発達障害者支援法

平成16年12月3日法律第167号（直近改正：平成28年6月3日法律第64号）

発達障害および社会的障壁により日常生活または社会生活に制限を受ける**発達障害者の早期発見と支援**を目的にした法律です。

発達障害者が，個人としての尊厳にふさわしい日常生活，社会生活を営むことができるよう，発達障害を早期に発見し，発達支援を行い，切れ目なく発達障害者の支援を行うことを，国および公共団体の責務としています。

発達障害者支援法は，発達障害を早期に発見し，発達支援を行うことに関する国および地方公共団体の責務を明らかにしたものである。学校教育における支援，就労の支援，支援センターの指定等について定めることにより，発達障害者の自立および社会参加に資するよう生活全般にわたる支援を図り，もってその福祉の増進に寄与することを目的としている（法第1条）。

法第2条で，「**発達障害**」について次のように定義している。

（定義）
第2条 この法律において「発達障害」とは，自閉症，アスペルガー症候群その他の広汎性発達障害，学習障害，注意欠陥多動性障害その他これに類する脳機能の障害であってその症状が通常低年齢において発現するものとして政令で定めるものをいう。
2 この法律において「発達障害者」とは，発達障害がある者であって発達障害及び社会的障壁により日常生活又は社会生活に制限を受けるものをいい，「発達障害児」とは，発達障害者のうち18歳未満のものをいう。
3 この法律において「社会的障壁」とは，発達障害がある者にとって日常生活又は社会生活を営む上で障壁となるような社会における事物，制度，慣行，観念その他一切のものをいう。
4 この法律において「発達支援」とは，発達障害者に対し，その心理機能の適正な発達を支援し，及び円滑な社会生活を促進するため行う個々の発達障害者の特性に対応した医療的，福祉的及び教育的援助をいう。

発達障害者支援法施行令 平成17年4月1日・政令第150号（直近改正：平成23年11月28日・政令第361号）

（発達障害の定義）
第1条 発達障害者支援法第2条第1項の政令で定める障害は，脳機能の障害であってその症状が通常低年齢において発現するもののうち，言語の障害，協調運動の障害その他厚生労働省令で定める障害とする。

1 責 務

法に定める責務として，第3条で国および地方公共団体の責務，第4条で国民の責務を次のように定めている。
① 国および地方公共団体は，発達障害者の早期発見，発達障害児に対する早期の発達支援その他の支援が行われるよう，必要な措置を講じ

る。その際，本人および保護者の意思ができる限り尊重されなければならない（第3条）。
② 国民は，個々の発達障害の特性その他発達障害に関する理解を深め，発達障害者の自立および社会参加に協力するよう努めなければならない（第4条）。

2 支 援

児童の発達障害の早期発見および発達障害者の支援のための施策について次のように定めている。

1）児童の発達障害の早期発見等（法第5条）

市町村は，母子保健法第12・13条による**健康診査**（p.136），学校保健安全法第11条に規定する健康診断（p.139）を行うにあたっての早期発見に留意する。

図表70-1　法で定める発達障害

①法第2条に規定されているもの	自閉症，アスペルガー症候群その他の広汎性発達障害，学習障害，注意欠陥多動性障害
②政令（施行令第1条）で定めるもの	言語の障害，協調運動の障害
③厚生労働省令（施行規則第1条）で定めるもの	心理的発達の障害，並びに行動および情緒の障害（①，②以外）

2）発達障害者の就労支援（法第10条）

　国および都道府県は，公共職業安定所，地域障害者職業センター，障害者就業・生活支援センター等と連携し，個々の発達障害者の特性に応じた適切な就労の確保等に努めなければならない。

3）地域での生活支援，自立した生活を営むことができるよう必要な支援（法第12・13条）

　また，国および地方公共団体は，発達障害者が発達障害のために差別されること等，権利利益を害されることのないようにするため，権利利益の擁護のために必要な支援を行うものと定めている（法第12条）。

　また，発達障害者の家族等に対し，相談，情報の提供および助言その他の支援を適切に行うよう努めなければならないとしている（法第13条）。

3　発達障害者支援センター等

　都道府県による相談・助言等，発達支援の拠点となる**発達障害者支援センター***を設置し，早期発見のための体制整備，専門的医療機関の確保，就労の支援などを行う（法第14条）。

4　秘密保持義務

　発達障害者支援センターの役員もしくは職員またはこれらの職にあった者は，職務上知り得た個人の秘密を漏らしてはならない（法第15条）。

5　専門的医療機関，専門的知識を有する人材の確保等

　都道府県は，専門的に発達障害の診断および発達支援を行うことができると認める病院または診療所を確保しなければならない。そして，国および地方公共団体は，この専門的医療機関の相互協力を推進するとともに，専門的医療機関に対し，発達障害者の発達支援等に関する情報の提供その他必要な援助を行うものとする（法第19条）。

　また，国および地方公共団体は，発達障害者に対する支援を適切に行うことができるよう，発達障害に関する専門的知識を有する人材の確保・養成等を図るため，医療，保健，福祉等の業務に従事する者に対し，発達障害に対する理解を深め，および専門性を高めるため研修等必要な措置を講じるものとする（法第23条）。

*Key Word

発達障害者支援センター：発達障害者への生涯一貫した支援の中核的な役割を担う。主に，①発達障害の早期発見，早期の発達支援等に資するよう，発達障害者およびその家族に対し，専門的にその相談に応じ，または助言を行う，②発達障害者に対し，専門的な発達支援および就労の支援を行う，③医療，保健，福祉，教育等に関する業務を行う関係機関および民間団体ならびにこれに従事する者に対し発達障害についての情報提供および研修を行う，④発達障害に関して，医療等の業務を行う関係機関および民間団体との連絡調整を行う――等の業務がある。全国に98カ所が設置されている（2024年3月現在）。

障害者総合支援法（障害者の日常生活及び社会生活を総合的に支援するための法律）

平成17年11月7日法律第123号

（題名改正：平成24年6月27日法律第51号，直近改正：令和4年12月16日法律第104号）

障害者が，個人としての尊厳にふさわしい日常生活，社会生活を営めるよう，**必要な障害福祉サービスの給付や地域生活支援事業等の支援を総合的に行う**ことを目的とした法律です。

2012年に，障害者自立支援法から現在の名称に改称され，障害者の範囲に難病等も追加されました。また，本法によって，**身体障害者，知的障害者，精神障害者**の3つに共通するサービスが一元化され，総合的に提供されるようになりました。

これまでの主な改正等

● **平成17（2005）年11月7日法律第123号**

障害者自立支援法公布：更生医療（身体障害者福祉法），育成医療（児童福祉法），精神通院医療（精神保健福祉法）を共通制度のもとで一元化〔平成18（2006）年4月1日施行〕。

● **平成22（2010）年12月10日法律第71号**

① 利用者の応能負担の原則化〔平成24（2012）年4月1日施行〕

② 障害者の範囲の見直し：発達障害者を対象とした〔平成22（2010）年12月10日施行〕。

③ 相談支援体制の強化：市町村に基幹相談支援センターを設置し，自立支援協議会を法的に位置付け〔平成24（2012）年4月1日施行〕。

● **平成24（2012）年6月27日法律第51号**

① 名称変更：「障害者自立支援法」から「障害者総合支援法」に変更〔平成25（2013）年4月1日施行〕。

② 障害者の範囲の変更：障害者の範囲に難病等を追加〔平成25（2013）年4月1日施行〕。

③ 障害支援区分の創設：「障害程度区分」を「障害支援区分」に改めた〔平成26（2014）年4月1日施行〕。

● **令和4（2022）年12月16日法律第104号**

障害者等の地域生活や就労の支援の強化等により，障害者等の希望する生活を実現するため，①障害者等の地域生活の支援体制の充実，②障害者の多様な就労ニーズに対する支援及び障害者雇用の質の向上の推進，③精神障害者の希望やニーズに応じた支援体制の整備，④難病患者及び小児慢性特定疾病児童等に対する適切な医療の充実及び療養生活支援の強化，⑤障害福祉サービス等，指定難病及び小児慢性特定疾病についてのデータベースに関する規定の整備等の措置を講ずる。

障害者総合支援法は，**障害者基本法**の基本的理念に則り，障害者および障害児が個人としての尊厳にふさわしい日常生活または社会生活を営むことができるよう，必要な障害福祉サービス等が総合的に提供されるよう支援を行い，障害者及び障害児の福祉の増進を図るとともに，安心して暮らすことができる地域社会の実現に寄与することを目的としている（法第1条）。

法第2条で市町村等，法第3条で国民の責務を次のように定めている。

市町村：障害者等が自立した日常生活または社会生活を営むことができるよう必要な自立支援給付，地域生活支援事業を総合的かつ計画的に行うとともに，障害者の権利の擁護のために必要な援助を行う等の責務

都道府県：自立支援給付等が適正かつ円滑に行われるよう市町村に必要な助言，情報の提供その他の援助を行う等の責務

国：市町村，都道府県に対する必要な助言，情報の提供その他援助を行う責務

国および地方公共団体：障害者等が自立した日常生活または社会生活を営むことができるよう，必要な障害福祉サービス，相談支援および地域生活支援事業の提供体制の確保に努める責務

また，国民は，すべての国民が，その障害の有無にかかわらず，障害者等が自立した日常生活または社会生活が営めるような地域社会の実現に協力するよう努めなければならないとしている。

第4条では「**障害者**」などの定義を定めている。この法でいう「障害者」とは，身体障害者福祉法第4条に規定する身体障害者（p.321），知的障害者福祉法にいう知的障害者（18歳以上の者），精

社会福祉

333

神保健及び精神障害者福祉に関する法律第5条に規定する精神障害者（18歳以上の者。発達障害者支援法第2条第2項に規定する発達障害者を含む），難病による障害のある者のことである。「障害児」とは，児童福祉法第4条第2項に規定する障害児（p.321）のことである。

「障害福祉サービス」については以下のように規定されている。

（定義）
第5条 この法律において「障害福祉サービス」とは，居宅介護，重度訪問介護，同行援護，行動援護，療養介護，生活介護，短期入所，重度障害者等包括支援，施設入所支援，自立訓練，就労移行支援，就労継続支援，就労定着支援，自立生活援助及び共同生活援助をいい，「障害福祉サービス事業」とは，障害福祉サービス〔障害者支援施設，独立行政法人国立重度知的障害者総合施設のぞみの園法（平成14年法律第167号）第11条第一号の規定により独立行政法人国立重度知的障害者総合施設のぞみの園が設置する施設（以下「のぞみの園」という。）その他主務省令で定める施設において行われる施設障害福祉サービス（施設入所支援及び主務省令で定める障害福祉サービスをいう。以下同じ。）を除く。〕を行う事業をいう。
（第2項以下は省略）

この法の主な特徴は以下のとおりである。
① 身体・知的・精神の3障害に共通するサービスを一元化して提供する。
② 精神障害者の通院医療と育成・更生医療などを再編して自立支援医療制度として導入した。
③ 医療を含む障害者（児）等の自立支援サービスの利用では，低所得者に配慮しつつ原則として利用者に1割の自己負担を求めている。

1 自立支援給付

1）自立支援給付（法第6条）

介護給付費，特例介護給付費，訓練等給付費，特例訓練等給付費，地域相談支援給付費，特例地域相談支援給付費，計画相談支援給付費，特例計画相談支援給付費，特定障害者特別給付費，特例特定障害者特別給付費，自立支援医療費，療養介護医療費，基準該当療養介護医療費，補装具費，高額障害福祉サービス等給付費の支給がある。

2）自立支援給付と他の法令による給付の調整（法第7条）

①介護保険法の規定による介護給付，②健康保険法の規定による療養の給付，③その他の法令に基づく給付——を受けることができるときは政令で定める限度において自立支援は行われない。

3）介護給付費等の支給

(1) 市町村への申請と市町村による支給決定
障害者または障害児の保護者は，省令で定めるところにより市町村に申請する（法第20条関係）。
市町村が市町村審査会の審査および判定に基づき認定した**障害支援区分**（政令で定める），その他の事項を勘案して支給を決定する〔市町村審査会関係（法第15条），市町村申請関係（法第20条），障害支援区分認定関係（法第21条），支給要否決定等関係（法第22条）〕。

(2) 支給決定を行う場合
障害福祉サービスの種類ごとに月を単位として厚生労働省令で定める期間において介護給付費を支給する障害福祉サービスの量を定める（法第22条第7項）。市町村は支給決定を行ったときは，当該支給決定障害者等に対し，厚生労働省令で定める事項を記載した**障害福祉サービス受給者証**を交付する（法第22条第8項）。

(3) 介護給付費等の額
障害者等に支給される介護給付費等の月額は，障害福祉サービスに要する費用の額から**家計の負担能力その他の事情をしん酌して政令で定める額**（額が当該費用の1割相当額を超えるときは，当該1割相当額）を控除した額である（法第29条第3項関係）。サービスに要する費用から，食事の提供に要する，居住もしくは滞在に要する費用等，厚生労働省令で定める費用（以上を「**特定費用**」という）が除かれる（法第29条関係）。

(4) 特例介護給付費または特例訓練等給付費
市町村は，厚労省で定めるところにより必要があると認めるときは，当該指定障害福祉サービスまたは基準該当障害福祉サービスに要した費用について，**特例介護給付費**または**特例訓練等給付費**を支給することができる（法第30条）。①支給決定前における緊急やむを得ないサービス利用等，②基準該当障害福祉サービスの利用——などがこ

図表71−1　自立支援給付一覧

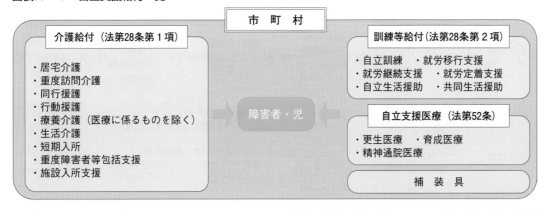

れに該当する。

（5）介護給付費等の額の特例

市町村が，災害その他の厚生労働省令で定める特別の事情により障害福祉サービスに要する費用を負担することが困難であると認めたときは，「前記規定の範囲内において市町村が定めた額」とする（法第31条）。

なお，令和2年3月19日の施行規則改正により，申請事項から性別が削除された。

4）自立支援医療費，療養介護医療費等の支給

（1）自立支援医療費の支給認定等

自立支援医療費の支給を受けようとする障害者または障害児の保護者は，厚生労働省令で定めるところによって，市町村等に申請し**支給認定**を受けなければならない。

市町村等は，申請に係る障害者等が政令に定める基準に該当する場合には，厚生労働省令で定める自立支援医療の種類ごとに支給認定を行う。

ただし，この医療が，戦傷病者特別援護法または心神喪失等の状態で重大な他害行為を行った者の医療及び観察等に関する法律の規定により受けることができるときはこの限りでない。

市町村は，支給決定をしたときは，省令で定めるところにより，都道府県知事が指定する医療機関のなかから，認定に係る障害者等が**自立支援医療**を受けるものを定める。

市町村等は，支給認定の有効期間，指定自立支援医療機関の名称，その他省令で定める事項を記載した「**自立支援医療受給者証**」を交付する（以上，法第52〜54条関係）。

（2）自立支援医療費の支給

市町村等は，診療報酬の算定方法の例により算定した額から家計の負担能力その他の事情をしん酌して政令で定める額（当該政令で定める額が当該費用の1割相当額を超えるときは，当該1割相当額）を控除した額を支給する（食事療養についても同様の扱い）。

（3）指定自立支援医療に係る負担上限月額

更生医療（身体障害者福祉法）・育成医療（児童福祉法）・精神通院医療（精神保健福祉法）ではそれぞれで手続きや負担割合，計算の方法が異なったが，障害者総合支援法の施行で一本化されている。

指定医療機関で医療を受けた場合，どの障害の人も**医療費の1割が原則として自己負担**となるが，月額負担上限額の設定や低所得者に対する減額など負担が重くなりすぎないように配慮された制度になっている（図表71−2）。

（4）指定自立支援医療機関

指定：厚生労働省令で定めるところにより自立支援医療の種類ごとに行われる（法第59条）。

指定の更新：6年ごとに更新（法第60条）

責務：良質かつ適切な自立支援医療の提供（法第61条）

診療方針：健康保険の診療方針の例による（法第62条）

都道府県知事の指導：都道府県知事の指導を受けなければならない（法第63条）

療養介護医療費の支給：指定障害福祉サービス事業者から当該指定に係る療養介護医療を受けたときに支給されるもので，自立支援医療の定めが準用される（法第70条関係）。

（5）自立支援医療費等の審査および支払い

都道府県知事は，指定自立支援医療機関等の診療内容，医療費の請求等を随時審査し，支給額を決定することができるが，社会保険診療報酬支払基金の審査委員会，国保診療報酬審査委員会など審査機関の意見を聴かなければならない。支払い

社会福祉

図表71－2　自立支援医療における利用者負担の概要

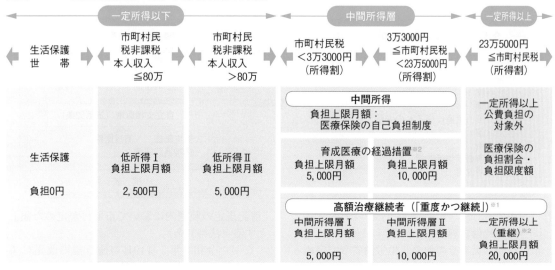

※1　高額治療継続者（「重度かつ継続」）の範囲については，以下のとおり。
　①疾病，症状などから対象となる者
　●更生医療・育成医療：腎臓機能，小腸機能，免疫機能障害，心臓機能障害（心臓移植後の抗免疫療法に限る），
　　肝臓の機能障害（肝臓移植後の抗免疫療法に限る）の者
　●精神通院医療：統合失調症，躁うつ病・うつ病，てんかん，認知症などの脳機能障害もしくは薬物関連障害（依
　　存症など）の者または集中・継続的な医療を要する者として精神医療に一定以上の経験を有する医師が判断した者
　②疾病などにかかわらず，高額な費用負担が継続することから対象となる者。医療保険の多数該当の者
※2　育成医療の経過措置および「一定所得以上」かつ「重度かつ継続」の者に対する経過措置は，育成医療の軽減を拡
　　充したうえで，平成21（2009）年4月以降も継続されている。

については支払基金，国保連合会に委託すること

ができる（法第73条関係）。

5）補装具費の支給

　障害者自立支援法の施行に伴い，補装具費の支給はこれまでの現物支給から，**補装具費（購入費，修理費）の支給**へ変わった。市町村は，厚生労働大臣が定める基準により算定した費用の合計額から家計の負担能力その他の事情をしん酌して政令で定める額（当該政令で定める額が当該費用の1割相当額を超えるときは，当該1割相当額）を控除した額を支給する（法第76条）。

6）地域生活支援事業

　市町村または都道府県が行う障害者および障害児の自立支援のための事業を定める（法第77条）。

7）サービスに対する自己負担等

　平成24（2012）年4月の改正により，負担能力に応じた利用者負担とすることが法律上明確化された。これにより，利用者は，各サービスに要する費用のうち，**家計の負担能力その他の事情をしん酌して政令で定める額**（当該政令で定める額が当該費用の1割相当額を超えるときは，当該1割相当額）を負担することになった。

　また，①障害福祉サービスにかかる利用者負担，②補装具にかかる利用者負担，③介護保険法に基づく居宅サービス等に係る利用者負担——の合算額が一定の額を超える場合，当該超える部分に相当する額が**高額障害福祉サービス等給付費**として支給（償還）される（法第76条の2）。

＊Key Word

補装具：身体障害者の身体的・機能的障害を補う装具。盲人安全杖，補聴器，義肢，車椅子など。

障害者総合支援法により，援護の実施者は身体障害者の申請に基づいて，各種補装具を交付・修理，またはそのための費用を支給する。

8）費用負担等

都道府県は市町村が支弁する自立支援給付に要する費用の100分の25を負担し，国は，その費用の100分の50を負担する。政令で定める自立支援医療費の支給に要する費用は都道府県の支弁となっているが，その支弁する費用の100分の50は国が負担する。

.2 障害者総合支援法施行令関係（要約）

1）自立支援医療の種類（第1条の2関係）

自立支援医療の種類を，育成医療，更生医療および精神通院医療とする（法第5条第22項の政令で定める医療）。

2）自立支援給付の他の法令による給付との調整（第2条関係）

他の法令（介護給付費，そのほかの医療関係法）に基づく給付を受けることができる場合の限度において，障害者総合支援法の給付は行わない（法第7条の他の法令による給付との調整）。

3）自立支援医療費の支給認定に係る基準（第29条関係）

法第54条第1項の政令で定める基準は，支給認定に係る障害者および支給認定基準世帯員について，指定自立支援医療のあった月の属する年度分の市町村民税の額を厚生労働省令で定めるところにより合算した額が**23万5000円未満**であることとする。

4）指定自立支援医療に係る負担上限月額（第35条関係）

支給認定障害者等の家計に与える影響，障害の状態その他事情を斟酌して政令で定める額。法第54条第1項に規定する厚生労働省令で定める医療の種類ごとの支給認定障害者等の区分に応じ当該各号に定める額とする。高額治療継続者である場合における当該認定障害者等は1万円である（市町村民税，公的年金等を含む合計所得金額等により厚生労働省の定めるところにより決定される）。

障害者総合支援法関連通知

① **指定自立支援医療機関の指定について**（平成18年障精発0303005号，一部改正：平成25年・障精発0315第1号）

法第59条第1項の規定による指定自立支援医療機関の指定について，指定自立支援医療機関（育成医療・更生医療）指定要領及び指定自立支援医療機関（精神通院医療）指定要領を作成したので，自立支援医療の給付水準の確保，指定事務の円滑かつ適正な運営を期するための通知となっている（都道府県等担当主管部あて。指定要領の内容は省略）。

② **自立支援医療費の支給認定について**（平成18年障発0303002号，一部改正：平成27年・障発0327第19号）

自立支援医療について，自立支援医療費支給認定通則実施要綱〔別紙1〕省略〕，自立支援医療費（育成医療）支給認定実施要綱〔別紙2〕省略〕，自立支援医療費（更生医療）支給認定実施要綱〔別紙3〕省略〕及び自立支援医療費（精神通院医療）支給認定実施要綱〔別紙4〕省略〕を作成したので，これを参考に支給認定を行うようにとの通知である。

障害者総合支援法の対象疾患

対象疾患は最新改正〔令和6（2024）年4月1日〕時点で369疾病となっている。新たに対象となった疾患は，①MECP2重複症候群，②線毛機能不全症候群（カルタゲナー症候群を含む），③TRPV4異常症の3病である。なお，名称変更された疾病もあるため，併せて，「82」難病医療法の図表82－1「難病疾病」及び「特定疾患治療研究事業」対象疾病（**p.372**）も確認されたい。

公費負担・医療保険給付・患者負担の割合

《負担割合（更生医療／育成医療／精神通院医療）》医療保険優先，原則1割負担

| 医療保険70% | | 公費 | | 自己負担額：原則1割（負担上限額あり） |

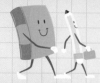

72

母子及び父子並びに寡婦福祉法

昭和39年7月1日法律第129号
（題名改正：平成26年4月23日法律第28号，直近改正：令和4年6月22日法律第77号）

母子家庭，父子家庭，寡婦に対して，その生活の安定と向上のために必要な措置を講じ，福祉増進を図ることを目的とした法律です。

母子家庭等や寡婦に対する**福祉資金の貸付け・就業支援事業等の実施，自立支援給付金の給付等の支援措置**について定められています。

法律制定時は母子福祉法であったが，第2次改正（昭和56年6月11日・法律第79号）により，法律名が改められた。

また，平成26年4月23日の法律第28号では，「母子家庭」を「**母子家庭等（母子家庭及び父子家庭）**」に改め父子家庭を対象に加えるとともに，母子家庭等同士の交流事業や母子家庭等の親・児童に対する相談支援などを生活向上事業と

して法定化するなどの改正が行われ，題名も「**母子及び父子並びに寡婦福祉法**」に改正された。

この法律の目的は，母子福祉に関する国，地方公共団体の施策の方向を明らかにするとともに，具体的には，母子家庭等に対し，その生活の安定と向上のために必要な資金の貸付，住宅，雇用に関する特別の配慮，母子福祉施設の整備などを実施し，母子家庭の福祉を図ることにある。

（基本理念）
第2条 すべて母子家庭等には，児童が，その置かれている環境にかかわらず，心身ともに健やかに育成されるために必要な諸条件と，その母子家庭の母及び父子家庭

の父の健康で文化的な生活とが保障されるものとする。
2 寡婦には，母子家庭の母及び父子家庭の父に準じて健康で文化的な生活が保障されるものとする。

第3条では，この法律に規定する福祉を増進する責務，およびその理念を具体化する責務が，国および地方公共団体にあることを定めているが，その反面，母子家庭の母および父子家庭の父，寡

婦が自立の精神をもって家庭生活および職業生活の安定と向上に努めるよう第4条で定めている。

この法律に使われている「**配偶者のない女子**」などについての定義を次の第6条で定めている。

（定義）
第6条 この法律において「配偶者のない女子」とは，配偶者（婚姻の届出をしていないが，事実上婚姻関係と同様の事情にある者を含む。以下同じ。）と死別した女子であって，現に婚姻（婚姻の届出をしていないが，事実上婚姻関係と同様の事情にある場合を含む。以下同じ。）をしていないもの及びこれに準ずる次に掲げる女子をいう。
一　離婚した女子であって現に婚姻していないもの
二　配偶者の生死が明らかでない女子
三　配偶者から遺棄されている女子
四　配偶者が海外にあるためその扶養を受けることができない女子
五　配偶者が精神又は身体の障害により長期にわたって労働能力を失っている女子
六　前各号に掲げる者に準ずる女子であって政令で定めるもの
2 この法律において「配偶者のない男子」とは，配偶

者と死別した男子であって，現に婚姻をしていないもの及びこれに準ずる次に掲げる男子をいう。
一　離婚した男子であって現に婚姻をしていないもの
二　配偶者の生死が明らかでない男子
三　配偶者から遺棄されている男子
四　配偶者が海外にあるためその扶養を受けることができない男子
五　配偶者が精神又は身体の障害により長期にわたって労働能力を失っている男子
六　前各号に掲げる者に準ずる男子であって政令で定めるもの
3 この法律において「児童」とは，20歳に満たない者をいう。
4 この法律において「寡婦」とは，配偶者のない女子であって，かつて配偶者のない女子として民法（明治29年法律第89号）第877条の規定により児童を扶養していたことのあるものをいう。
（第4〜6項省略）

母子家庭等また寡婦に対する福祉増進の施策として，都道府県に母子・父子自立支援員が置かれ，児童を扶養している配偶者のない者および寡

婦の身上相談に応じたり，その自立に必要な支援が行われる（法第8条）。また，福祉事務所は，母子家庭等および寡婦の福祉に関する実情を把握

し，相談に応ずるほか，必要な調査および指導を行うことになっている（法第9条）。

このほかの具体的施策として，**母子福祉資金・父子福祉資金・寡婦福祉資金**＊の貸付け（法第13条，31条の6，32条）などの措置が行われるほか，母子家庭が自立するうえで重要な住宅問題に関して，公営住宅の供給に関する特別の配慮（法

第27条），雇用の促進（法第29条），**母子家庭自立支援給付金**（法第31条）などの措置が行われる。

また，第11条では，生活の安定と向上のための措置に関する基本的な方針が定められているが，令和2（2020）年3月23日付改正で新たな方針が示された。

（公営住宅の供給に関する特別の配慮）
第27条　地方公共団体は，公営住宅法（昭和26年法律第193号）による公営住宅の供給を行う場合には，母子家庭の福祉が増進されるように特別の配慮をしなければならない。
（雇用の促進）
第29条　国及び地方公共団体は，就職を希望する母子家庭の母及び児童の雇用の促進を図るため，事業主その他国民一般の理解を高めるとともに，職業訓練の実施，就職のあっせん，公共的施設における雇入れの促進等必要な措置を講ずるように努めるものとする。
2　公共職業安定所は，母子家庭の母の雇用の促進を図るため，求人に関する情報の収集及び提供，母子家庭の母を雇用する事業主に対する援助その他必要な措置を講ずるように努めるものとする。
（母子家庭自立支援給付金）
第31条　都道府県等は，配偶者のない女子で現に児童を

扶養しているものの雇用の安定及び就職の促進を図るため，政令で定めるところにより，配偶者のない女子で現に児童を扶養しているもの又は事業主に対し，次に掲げる給付金を支給することができる。
一　配偶者のない女子で現に児童を扶養しているものが，内閣府令で定める教育訓練を受け，当該教育訓練を修了した場合に，その者に支給する給付金（以下「母子家庭自立支援教育訓練給付金」という。）
二　配偶者のない女子で現に児童を扶養しているものが，安定した職業に就くことを容易にするため必要な資格として内閣府令で定めるものを取得するため養成機関において修業する場合に，その修業と生活との両立を支援するためその者に支給する給付金（以下「母子家庭高等職業訓練促進給付金」という。）
三　前二号に掲げる給付金以外の給付金であって，政令で定めるもの

母子・父子福祉施設には，**母子・父子福祉センター**，**母子・父子休養ホーム**があり，母子・父子福祉センターは，無料または低額な料金で，母子家庭等に対する相談あるいは生活指導および生業の指導等を目的とした施設であり，母子・父子休

養ホームは，無料または低額な料金で，母子家庭等に対して，レクリエーションその他休養のための便宜を与えることを目的としている（法第38・39条）。

 ＊**Key Word**

母子福祉資金・父子福祉資金・寡婦福祉資金：
都道府県は，母子・寡婦家庭の生活と児童の健全な育成を図るために母子福祉資金・寡婦福祉資金の貸付けを行っている。貸付額は都道府県によって異なるが，貸付限度額は施行令第7条に規定されている。資金の種類は以下のとおりである。

事業開始資金	事業を始める際に必要とする設備，什器機器等の購入資金
事業継続資金	現在営んでいる事業を継続するために必要な商品，材料等を購入する資金
技能習得資金	自ら事業を開始し，または就職するために必要な知識，技能の資格を得るために必要な諸経費にあてる資金
就職支度資金	就職するために直接必要な洋服，履物等を購入する資金
住宅資金	住宅を増・改築，修繕および購入するために必要な資金
転宅資金	住居を移転するために必要な資金
医療介護資金	保険料の自己負担および介護を受けるのに必要な資金
生活資金	技能習得資金，医療資金を借り受けている期間，失業している期間，または母子家庭となって7年以内の者の生活費補給資金
修学資金	高等学校および大学に就学させるための授業料，書籍代，通学費等に必要な資金
就学支度資金	小学校，中学校，高等学校，大学および就業施設の入学・入所に当たって必要な資金
修業資金	児童が事業を開始し，または就職するために技能を修得するのに必要な資金
結婚資金	子どもが結婚するために必要な挙式披露宴等の経費および家具什器等を購入する資金

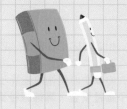

73

医療的ケア児支援法（医療的ケア児及びその家族に対する支援に関する法律）

令和3年6月18日　法律第81号

　この法律は，**医療的ケア児とその家族に対しての支援**を基本理念として，医療的ケア児の健やかな成長を図るとともに，その家族の離職防止と安心して子どもを生み育てることができる社会の実現を目的としたものです。

　「**医療的ケア児**」とは，日常生活及び社会生活を営むために，**人工呼吸による呼吸管理，喀痰吸引その他の医療行為が恒久的に医療的ケア**を受けることが不可欠である児童（18歳未満のもの及び18歳以上の者であって高等学校等に在籍する者を含む）と定めています。

　実際の規定は，①総則，②医療的ケア児及びその家族に対する支援に係る施策，③医療的ケア児支援センター等，④補足の4つの章と附則から構成されています。

1 目的と定義

　医療的ケア児とその家族に対する支援に関して基本的理念を定め，国，地方公共団体等の責務を明らかにし，保育および教育の拡充に係る施策その他の必要な施策と医療的ケア児支援センターの指定等について定めることにより，医療的ケア児の健やかな成長を図り，その家族の離職の防止することをもって，安心して子どもを生み育てることができる社会の実現を目的とする。

（基本理念）
第3条　医療的ケア児及びその家族に対する支援は，医療的ケア児の日常生活及び社会生活を社会全体で支えることを旨として行われなければならない。
　2　医療的ケア児及びその家族に対する支援は，医療的ケア児が医療的ケア児でない児童と共に教育を受けられるよう最大限に配慮しつつ適切に教育に係る支援が行われる等，個々の医療的ケア児の年齢，必要とする医療的ケアの種類及び生活の実態に応じて，かつ，医療，保健，福祉，教育，労働等に関する業務を行う関係機関及び民間団体相互の緊密な連携の下に，切れ目なく行われなければならない。
　3　医療的ケア児及びその家族に対する支援は，医療的ケア児が18歳に達し，又は高等学校等を卒業した後も適切な保健医療サービス及び福祉サービスを受けながら日常生活及び社会生活を営むことができるようにすることにも配慮して行われなければならない。
　4　医療的ケア児及びその家族に対する支援に係る施策を講ずるに当たっては，医療的ケア児及びその保護者（親権を行う者，未成年後見人その他の者で，医療的ケア児を現に監護するものをいう。第10条第2項において同じ。）の意思を最大限に尊重しなければならない。
　5　医療的ケア児及びその家族に対する支援に係る施策を講ずるに当たっては，医療的ケア児及びその家族がその居住する地域にかかわらず等しく適切な支援を受けられるようにすることを旨としなければならない。
（国，地方公共団体，保育所設置者等，学校設置者等の責務，法制上の措置等）
第4条〜第8条　（略）

2 医療的ケア児およびその家族に対する支援に係る施策

　保育・教育の体制の拡充，日常生活の支援，相談体制の整備，情報共有の促進についてそれぞれについて定められている。

　保育の体制の拡充に関して，国等が行うべき支援（保育所等への支援や医療・保育専門職等の適切な配置による医療的支援）を行う（第9条）。

　教育を行う体制の拡充に関して，保育と同様の環境整備を求めている（第10条）。

　日常生活における支援は，個々のケースにおいて年齢や必要とする医療的ケアの実施，日常生活に必要な支援を受けられる措置を行う（第11条）。

　相談体制の整備は，国及び地方公共団体をはじめとして，医療的ケア児の特性に配慮しながら，総合的に医療，保健，福祉，教育，労働等と民間団体相互の緊密な連携体制の整備をする（第12条）。

　個人情報の保護に配慮しながら，医療的ケアを行う団体の**情報共有を促進**するための措置をする（第13条）。

3 医療的ケア児支援センター等（第14条）

どこに相談すればよいかわからない，医療的ケア児とその家族の様々な相談について，「**医療ケア児支援センター**」が総合的に対応する中心となる。その内容は，医療ケア児の日常生活や社会生活を全体的に支援し，個々の医療的ケア児の状況に応じて切れ目なく行われる支援にある。

都道府県知事は，以下の①〜④に関する業務を社会福祉法人その他の法人に対して適性・確実に行うことができると認めて指定した者に行わせることができる。これを「**医療的ケア児支援セン**ター」といい，都道府県が自ら行うことができる。

①医療的ケア児及びその家族やその関係者に対して，専門的に相談に応じ，情報の提供や助言，支援を行う。

②医療，保健，福祉，教育，労働等に関する業務を行う関係機関や民間団体等に従事する者に対して情報提供や研修を行う。

③医療的ケア児等に対して，②の業務を行う者との連絡調整を行う。

④①〜③までに掲げる業務に付帯するものを行う。

第14条　都道府県知事は，次に掲げる業務を，社会福祉法人その他の法人であって当該業務を適正かつ確実に行うことができると認めて指定した者（以下「医療的ケア児支援センター」という。）に行わせ，又は自ら行うことができる。

一　医療的ケア児（18歳に達し，又は高等学校等を卒業したことにより医療的ケア児でなくなった後も医療的ケアを受ける者のうち引き続き雇用又は障害福祉サービスの利用に係る相談支援を必要とする者を含む。以下この条及び附則第2条第2項において同じ。）及びその家族その他の関係者に対し，専門的に，その相談に応じ，又は情報の提供若しくは助言その他の支援を行うこと。

二　医療，保健，福祉，教育，労働等に関する業務を行う関係機関及び民間団体並びにこれに従事する者に対し医療的ケアについての情報の提供及び研修を行うこと。

三　医療的ケア児及びその家族に対する支援に関して，医療，保健，福祉，教育，労働等に関する業務を行う関係機関及び民間団体との連絡調整を行うこと。

四　前三号に掲げる業務に附帯する業務

2・3項　（略）

なお，第14条の具体的な内容については，事務連絡「医療的ケア児とその家族に対する支援に関する法律の施行に係る医療的ケア児支援センター等の業務等について」（令和3年8月31日　厚生労働省社会・援護局障害保健福祉部障害福祉課）に詳しく示されている。

社会福祉

74

老人福祉法

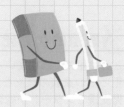

昭和38年7月11日法律第133号（直近改正：令和4年6月17日法律第68号）

高齢者の増加に対して，老人の福祉に関する原理を明らかにし，**老人の心身の健康の保持，生活の安定のために必要な措置**を講じて，老人の福祉を図ることを目的とした法律です。

「老人は，多年にわたり，社会の進展に寄与してきた者として，かつ，豊富な知識と経験を有する者として敬愛されるとともに，生きがいを持てる健全で安らかな生活を保障されるもの」を基本的理念とし，市町村に対して，**65歳以上の人が自立した日常生活を営むため，適切な支援を総合的に受けられる体制**をつくるよう求めています。

老人の福祉に関する原理を法律上明らかにするとともに，老人に対し，その心身の健康の保持及び生活の安定のために必要な措置としての老人福祉施設の整備等具体的な施策を定めた法律。

また，老人は社会に対する貢献者として敬愛されるべきであり，老人自身も健康の保持に努め，多年にわたり習得した豊富な知識と経験を社会に役立たせるように努め，生きがいを持てる健全で安らかな生活が保障されることを，目的および基本的理念として定めている（法第1～3条）。

（基本的理念）
第3条 老人は，老齢に伴って生ずる心身の変化を自覚して，常に心身の健康を保持し，又は，その知識と経験を活用して，社会的活動に参加するように努めるものとする。

2 老人は，その希望と能力とに応じ，適当な仕事に従事する機会その他社会的活動に参与する機会を与えられるものとする。

この法律の第5条では，9月15日を老人の日とし，同日から同月21日までを老人週間と定め，国民の間に広く老人の福祉についての関心と理解を深めるとともに，老人に対し，みずからの生活の向上に努める意欲を促すための行事が実施されるよう奨励しなければならないと定めている。

なお，国民の祝日に関する法律の一部改正によって9月の第3月曜日が「敬老の日」として定められ，老人を敬愛し，長寿を祝う日としての行事が行われている。

また，この法律の施行に関する業務を実施または指導を行う機関として，福祉事務所，保健所があり，必要に応じて協力を行うよう定めている。

（保健所の協力）
第8条 保健所は，老人の福祉に関し，老人福祉施設等に対し，栄養の改善その他衛生に関する事項について必要な協力を行うものとする。

（介護等に関する措置）
第10条 身体上又は精神上の障害があるために日常生活を営むのに支障がある老人の介護等に関する措置については，この法律に定めるもののほか，介護保険法の定めるところによる。

1 福祉の具体的措置

市町村は必要に応じて次のような措置をとることができる。

1）居宅における介護（法第10条の4）

65歳以上の者に，必要に応じて介護保険法に規定するサービスを受けさせる措置をとることができる。

2）老人ホームへの入所等（法第11条）

① **養護老人ホーム**：65歳以上の者であって，環境上の理由および経済的理由で居宅において養護を受けることが困難なものを対象とする。

② **特別養護老人ホーム**：65歳以上の者であっ

て，身体上，精神上著しい障害があるため常時
の介護を必要とするが，居宅でこれを受けるこ

とが困難な者。
③　**養護受託者に委託**

3）老人福祉の増進のための事業（法第13条）

教養講座，レクリエーション，老人が参加できる事業（老人健康保持事業）を実施する。

4）老人居宅生活支援事業の開始（法第14条）

老人居宅生活支援事業は，**老人居宅介護等事業**，**老人デイサービス事業**，**老人短期入所事業**，**小規模多機能型居宅介護事業**，**認知症対応型老人**共同生活援助事業および**複合型サービス福祉事業**をいう（法第5条の2）。これらは，介護保険法上の名称とは異なる。

5）老人福祉施設（法第15条）

① **養護老人ホーム**：措置に係る者を入所させ養護することを目的とする。
② **特別養護老人ホーム**：措置に係る者または介護保険法の規定による支給に係る者，その他政令で定める者を入所させ養護することを目的とする。
③ **軽費老人ホーム**：無料または低額な料金で老人を入所させる。
④ **老人福祉センター**：無料または低額な料金で，老人に対して，各種の相談に応ずるほか，健康の増進，教養の向上，レクリエーションのための便宜を供与することを目的とする。
⑤ **老人デイサービスセンター**：当該センターに通わせ，入浴，食事の提供。機能訓練，介護方法を指導する。
⑥ **老人短期入所施設**：居宅において介護を受けることが一時的に困難となった者を短期入所させ養護する。
⑦ **老人介護支援センター**：65歳以上の者であっ

て，養護者がないか，またはあってもこれに養護させることが不適当であると認められるものの養護を希望するものに委託する。
養護老人ホームおよび特別養護老人ホームの設備および運営に関する基準については，政令等で詳細に定められている。
また，法第29条では，老人福祉施設でない有料老人ホームについて，「老人を入居させ，給食その他日常生活上必要な便宜を供与することを目的とする施設であって，老人福祉施設等でないもの」と定めており，有料老人ホームを設置した者は，法第29条に定める事項を届け出ることになっている。
一方，都道府県知事は，この法律の目的達成のために，必要事項の報告を求めたり，運営についての検査を行うことができることになっており，設備または運営が老人の福祉を損なうものであると認めるときは，必要な勧告を行うことができると定めている。

図表74-1　介護保険法上のサービス名との違い

老人福祉法上のサービス名	介護保険法上のサービス名	
	県が指定・監督を行うサービス	市町村が指定・監督を行うサービス（地域密着型）
老人居宅介護等事業	・訪問介護 ・介護予防訪問介護	・夜間対応型訪問介護 ・定期巡回・随時訪問型訪問介護看護
老人デイサービス事業	・通所介護 ・介護予防通所介護	・認知症対応型通所介護 ・介護予防認知症対応型通所介護
老人短期入所事業	・短期入所生活介護 ・介護予防短期入所生活介護	
小規模多機能型居宅介護事業		・小規模多機能型居宅介護 ・介護予防小規模多機能型居宅介護
認知症対応型老人共同生活援助事業		・認知症対応型共同生活介護 ・介護予防認知症対応型共同生活介護
複合型サービス福祉事業		・複合型サービス

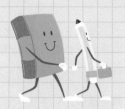

75

介護保険法

平成 9 年12月17日法律第123号（直近改正：令和 5 年 5 月19日法律第31号）

介護保険法は，**要介護認定**（要介護・要支援）を受け介護が必要になった方に，保健医療サービスや福祉サービスに関する給付を行う**介護保険制度**について定めた法律で1997年に制定され，2000年に施行されました。

40歳以上のすべての人が介護保険の被保険者となり，**保険者は市町村および特別区**で，国や都道府県は財政面での支援を行っています。

これまでの主な改正

●**平成17（2005）年 6 月29日法律第77号**
① **新予防給付の創設**：軽度者を対象とする，要介護状態の軽減・悪化防止に効果的な新たな予防給付（新予防給付）を創設〔平成18（2006）年 4 月 1 日施行〕。
② **施設給付の見直し**：介護保険施設等の食費や居住費を給付の対象外（全額自己負担）にした〔平成17（2005）年10月 1 日施行〕。
③ **地域包括支援センター・地域密着型サービスの創設**〔平成18（2006）年 4 月 1 日施行〕
●**平成23（2011）年 6 月22日法律第72号**〔平成24（2012）年 4 月 1 日施行〕
① 24時間対応の定期巡回・随時対応サービスや複合型サービスの創設
② 介護予防・日常生活支援総合事業の創設
③ 介護職員によるたんの吸引を可能とした
●**平成26（2014）年 6 月25日法律第83号**
① 要支援者に対する通所介護と訪問介護の市区町村・地域支援事業への移行（平成27年 4 月から 3 年）
② 特養入所者は原則要介護 3 以上とした〔平成27（2015）年 4 月 1 日施行〕

③ 低所得者の保険料軽減の拡充〔平成27（2015）年 4 月 1 日施行〕
④ 一定以上所得者の利用者負担割合の引上げ（ 1 割から 2 割へ）〔平成27（2015）年 8 月 1 日施行〕
⑤ 定員18人以下の小規模な通所介護の地域密着型サービスへの変更〔平成28（2016）年 4 月 1 日施行〕
●**平成29（2017）年 6 月 2 日法律第52号**
① **介護医療院の創設**：介護保険施設に介護医療院を追加〔平成30（2018）年 4 月 1 日〕。
② 一定以上所得者の利用者負担割合の引上げ：特に所得の高い層の負担割合を 3 割とした〔平成30（2018）年 8 月 1 日施行〕。
③ 介護納付金への総報酬割の導入〔平成29（2017）年 7 月 1 日施行〕。
●**令和 2（2020）年 6 月12日法律第52号**
① 介護保険事業計画の記載事項に，認知症施策の推進に関する事項を追加〔令和 3（2021）年 4 月 1 日施行〕
② 社会福祉連携推進法人制度の創設

1 制度のあらまし

1）目的（法第 1 条）

加齢に伴って生ずる心身の変化が原因の疾病により要介護状態となり，入浴，排せつ，食事等の介護，機能訓練や看護および療養上の管理など医療を要する者の尊厳を保持し，自立した日常生活を営むことができるように必要なサービスを行い，国民の共同連帯の理念に基づき介護保険制度を設け，国民の保健医療の向上及び福祉の増進を図ることを目的としている。

2）介護保険（法第 2・3 条）

介護保険は，被保険者の要介護状態等（**要介護状態・要支援状態**）に，必要な保険給付を行う。

介護保険の保険者は，市町村および特別区（東京23区）である。市町村を国や都道府県が財政面

で支援している。

3）国民の努力および義務（法第4条）

　国民は自ら要介護状態になることを予防し健康の増進に努める。たとえ要介護状態になってもリハビリやサービスを利用し健康維持向上に努めるものとされている。

4）国及び地方公共団体の責務（法第5条）

　国は，介護保険事業の運営が円滑に行われるよう保健医療サービスおよび福祉サービスを提供する体制の確保を講じなければならないとしている。

　都道府県は，介護保険事業の運営が円滑に行われるよう，助言および援助をしなければならないとしている。

　国や地方公共団体は，被保険者が自立した日常生活を営むことができる支援（保健医療サービス，福祉サービス）の施策を推進できるよう努めなければならないとしている。

5）定義（法第7条）

(1) 要介護・要支援

・**要介護状態**：身体・精神に障害があり，入浴，排泄，食事といった日常生活における基本的な動作の全部または一部について，6カ月継続して常時介護を要すると見込まれる状態
・**要介護者**：要介護状態にある65歳以上の者，または特定疾病（末期がん，関節リウマチ等の加齢に起因する16疾病）（図表75-2）に起因する，40歳以上65歳未満の要介護状態にある者
・**要支援状態**：身体・精神に障害があり，入浴，排泄，食事といった日常生活における基本的な動作の全部または一部について，6カ月継続して日常生活を営むのに支障があると見込まれる状態
・**要支援者**：要支援状態にある65歳以上の者，または特定疾病に起因する，40歳以上65歳未満の要支援状態にある者

(2) 介護支援専門員（ケアマネジャー）

　介護支援専門員は，要介護者等からの相談に応じ，心身の状況に応じた適切なサービスが利用できるよう市町村や介護事業者との調整を行い，要介護者等が自立した日常生活を営むのに必要な援助や**介護サービス計画（ケアプラン）**の作成等を行う。専門的な知識や技術を有する者として都道府県知事の登録を受け，介護支援専門員証の交付を受けた専門職と定められている。

6）被保険者（法第9条）

①　**第1号被保険者**：市町村の区域内に住所を有する65歳以上の者
②　**第2号被保険者**：市町村の区域内に住所を有する40歳以上65歳未満の医療保険の加入者
　なお，①海外居住者（日本国内に住所がない），②在留期間3カ月以下の外国人，③身体障害者療養施設など介護保険適用除外施設の入居者——のいずれかに該当する場合は，40歳以上65歳未満でも介護保険の第2号被保険者にはならない。

7）自己負担額

　介護サービス利用時の利用者負担の割合は，原則1割負担であるが，65歳以上の現役並みの所得者で，所得額が160万円以上であれば2割負担，所得額が220万円以上であれば3割負担になる。

　また，同一世帯の65歳以上の方（本人含む）の「年金収入＋その他の合計所得金額」の合計が，単身世帯の場合で280万円以上340万円未満，2人以上の世帯の場合で346万円以上463万円未満であれば2割負担，同一世帯の65歳以上の方（本人含む）の「年金収入＋その他の合計所得金額」の合計が，単身世帯の場合で340万円以上，2人以上の世帯の場合で463万円以上であれば3割負担になる。

　また，1月の負担額が図表75-1の金額を超えた場合は，高額介護サービス費が適用される。世帯に複数の利用者がいる場合には，すべての利用者の月々の負担額を合算した額とする。

8）資格取得（法第10条）

　介護保険の被保険者はいずれかに該当した場合に資格を取得する。

社会福祉

介護保険

図表75-1　高額介護サービス費の自己負担限度額

対象者	月々の自己負担限度額
現役並み所得者に相当する人がいる世帯の人	44,400円（世帯）
世帯の誰かが市区町村民税を課税されている人	44,400円（世帯）
世帯の全員が市区町村民税を課税されていない人	24,600円（世帯）
前年の合計所得金額と公的年金収入額の合計が年間80万円以下の人等	24,600円（世帯） 15,000円（個人）
生活保護を受給している人等	15,000円（個人）

①　市町村の区域内に住所を有する医療保険加入者が40歳に達したとき
②　40歳以上65歳未満の医療保険の加入者または65歳以上の者が市町村の区域内に住所を有したとき
③　市町村の区域内に住所を有する40歳以上65歳未満の者が医療保険に加入したとき
④　市町村の区域内に住所を有する者が65歳に達したとき

9）資格喪失（法第11条）

介護保険の被保険者はいずれかに該当した場合に資格を喪失する。
①　市町村の区域内に住所を有しなくなった日の翌日
②　市町村の区域内に住所を有しなくなった日に他の市町村に移った日
③　第2号被保険者が医療保険加入者でなくなった日

10）保険給付の種類（法第18条）

保険給付は3種類に大別される。
①　**介護給付**：被保険者の要介護状態に関する保険給付
②　**予防給付**：被保険者の要介護状態となるおそれがある状態（要支援状態）に関する保険給付
③　**市町村特別給付**：要介護状態または要支援状態の軽減若しくは悪化の防止に資する保険給付として条例で定めるもの
ただし第2号被保険者は要介護認定を受ける要件として，要介護状態の原因である身体上または精神上の障害が16の**特定疾病**によって生じたものであることとなっている（図表75-2）。特定疾

11）認定

(1)　市町村の認定（法第19条）
要介護・要支援の認定は，被保険者の申請に基づき市町村が行う。市町村内部に置かれる**介護認**

図表75-2　介護保険法施行令第2条に規定する16疾病

1	がん（医師が一般に認められている医学的知見に基づき回復の見込みがない状態に至ったと判断したものに限る）
2	関節リウマチ
3	筋萎縮性側索硬化症
4	後縦靱帯骨化症
5	骨折を伴う骨粗鬆症
6	初老期における認知症（アルツハイマー症，血管性認知症，レビー小体病等）
7	進行性核上性麻痺，大脳皮質基底核変性症およびパーキンソン病
8	脊髄小脳変性症
9	脊柱管狭窄症
10	早老症（ウェルナー症候群等）
11	多系統萎縮症
12	糖尿病性神経障害，糖尿病性腎症および糖尿病性網膜症
13	脳血管疾患（脳出血，脳梗塞等）
14	閉塞性動脈硬化症
15	慢性閉塞性肺疾患（肺気腫，慢性気管支炎，気管支喘息等）
16	両側の膝関節または股関節に著しい変形を伴う変形性関節症

病とは，施行令第2条に定めている16疾病のこと。初老期の認知症や脳血管疾患等老化による病気により，要介護者・要支援者となったときに限られる。

定審査会※での審査判定を経て認定される。
(2)　要介護認定（法第27条）
被保険者が介護保険の給付を受けるためには，

市町村の認定を受けなければならない（図表75-3・4）。またその要介護の状態区分についても，該当する区分についての認定が必要であり，所要の手続きを行わなければならない。具体的には，調査員が介護の申請に応じて訪問調査を行い，主治医に疾病や状況等について意見を求めた後，**介護認定審査会**で審査判定を行うことになっている（法第14条）。

要介護認定は一定期間ごとに見直しが予定されている。なお審査結果に疑義のある場合は，**介護保険審査会**（都道府県に設置）に不服申し立てができる。

(3) 介護認定審査会（法第14条）

要介護認定の審査・判定を行う機関。審査委員は，医療（医師，薬剤師等）・保健（看護師，理学療法士等）・福祉（社会福祉士，介護福祉士等）の各部門の実務経験者を，市町村や関係団体からの推薦によって市町村長から任命される。審査会は原則5名の審査委員からなり，認定調査に基づいた全国共通のコンピュータによる「一次判定結果」と「主治医意見書」をもとに申請者の要介護度の審査・判定を行う。審査に際しては，本人と特定できる情報は伏せられる。

(4) 要介護認定の更新（法第28条）

要介護認定の有効期間は，当該月の末日プラス6カ月間（特に必要とされる場合は3～12カ月の範囲内で月単位）。

(5) 要介護状態区分の変更の認定（法第29条）

機能低下等により要介護状態の区分の変更を認めたときは，市町村に申請し変更の認定をすることができる。

(6) 要介護認定の取り消し（法第31条）

要介護者に該当しなくなった，あるいは正当な理由なしに面接調査に応じなかったり，診断命令に従わないときは要介護認定を取り消すことができる。

12) 介護給付と予防給付の種類（法第40・52条）

介護保険の保険給付は，**介護サービスの現物給付**である（図表75-5）。要支援・要介護の認定区分に応じて1カ月の**支給限度額**が決定される。

13) 地域支援事業

(1) 地域支援事業（法第115条の45）

地域支援事業は，①介護予防・日常生活支援総合事業，②包括的支援事業，③その他の地域支援事業の3種類に大別される。

(2) 地域包括支援センター（法第115条の46）

地域包括支援センターは，市町村が設置主体となり，包括的支援事業等を実施し，地域住民の健康の保持と生活の安定のために必要な援助を行うことにより，その保健医療の向上と福祉の増進を包括的に支援することを目的とする施設である。

14) 介護保険事業計画

(1) 基本指針（法116号）

厚生労働大臣は，介護保険事業に係る保険給付の円滑な実施を確保するために基本指針を定める。

(2) 市町村介護保険事業計画（法117号）

市町村は，基本指針に即して3年を1期とする市町村介護保険事業計画を定める。

(3) 都道府県介護保険事業支援計画（法118号）

都道府県は，基本指針に即して3年を1期とする都道府県介護保険事業支援計画を定める。

15) 保険料（法第129条）

① **第1号被保険者**：医療保険の保険料とは別に徴収する。保険料の徴収方法は，年金給付額が18万円以上の者の場合は，特別徴収（年金からの天引き）になり，年金給付額18万円未満の者の場合は，普通徴収（口座振替または納付書による納付）になる。

② **第2号被保険者**：医療保険の保険料として徴収する。支払基金は，保険者から介護給付・地域支援事業支援納付金として徴収し，市町村に対し介護給付費交付金および地域支援事業支援交付金として交付する（図表75-6）。

16) 財政安定化基金（法第147条）

見込みを上回る給付費増や保険料収納率の悪化により介護保険財政に赤字が生じる場合に，市町村に対して交付や貸付を行い，介護保険財政の安定化を図ることを目的として，都道府県に介護保険財政安定化基金を設置する。

社会福祉

介護保険

2024年介護保険制度改正の全体像

　令和6年度介護報酬改定については，「1.地域包括ケアシステムの深化・推進」「2.自立支援・重度化防止に向けた対応」「3.良質な介護サービスの効率的な提供に向けた働きやすい職場づくり」「4.制度の安定性・持続可能性の確保」の4つを基本的な視点として実施された。

図表75-3　介護サービスの利用の手続き

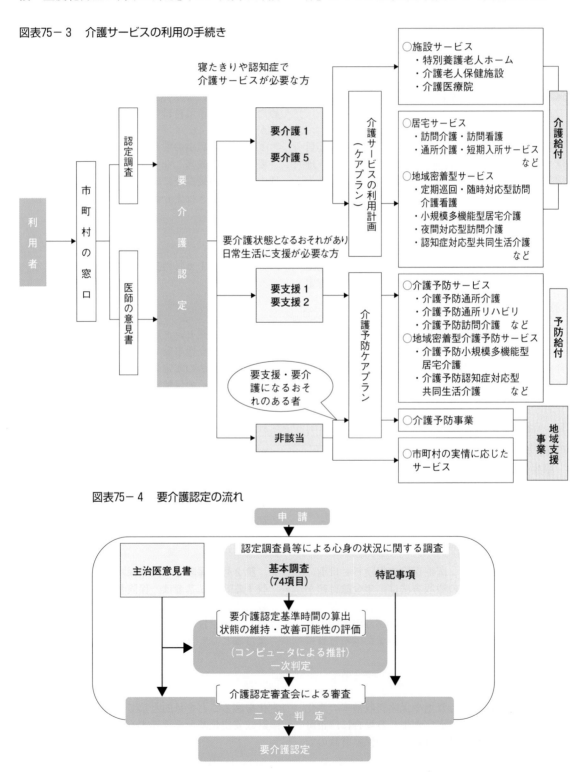

図表75-4　要介護認定の流れ

図表75-5　介護サービスの種類

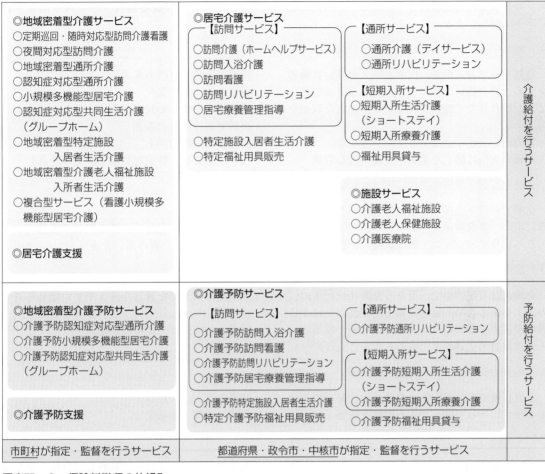

◎**地域密着型介護サービス** ○定期巡回・随時対応型訪問介護看護 ○夜間対応型訪問介護 ○地域密着型通所介護 ○認知症対応型通所介護 ○小規模多機能型居宅介護 ○認知症対応型共同生活介護 　（グループホーム） ○地域密着型特定施設 　　　　　入居者生活介護 ○地域密着型介護老人福祉施設 　　　　　入所者生活介護 ○複合型サービス（看護小規模多 　機能型居宅介護） ◎**居宅介護支援**	◎**居宅介護サービス** 【**訪問サービス**】 ○訪問介護（ホームヘルプサービス） ○訪問入浴介護 ○訪問看護 ○訪問リハビリテーション ○居宅療養管理指導 ○特定施設入居者生活介護 ○特定福祉用具販売 　　　　　　　　◎**施設サービス** 　　　　　　　　○介護老人福祉施設 　　　　　　　　○介護老人保健施設 　　　　　　　　○介護医療院	【**通所サービス**】 ○通所介護（デイサービス） ○通所リハビリテーション 【**短期入所サービス**】 ○短期入所生活介護 　（ショートステイ） ○短期入所療養介護 ○福祉用具貸与	介護給付を行うサービス
◎**地域密着型介護予防サービス** ○介護予防認知症対応型通所介護 ○介護予防小規模多機能型居宅介護 ○介護予防認知症対応型共同生活介護 　（グループホーム） ◎**介護予防支援**	◎**介護予防サービス** 【**訪問サービス**】 ○介護予防訪問入浴介護 ○介護予防訪問看護 ○介護予防訪問リハビリテーション ○介護予防居宅療養管理指導 ○介護予防特定施設入居者生活介護 ○特定介護予防福祉用具販売	【**通所サービス**】 ○介護予防通所リハビリテーション 【**短期入所サービス**】 ○介護予防短期入所生活介護 　（ショートステイ） ○介護予防短期入所療養介護 ○介護予防福祉用具貸与	予防給付を行うサービス
<u>市町村</u>が指定・監督を行うサービス	<u>都道府県・政令市・中核市</u>が指定・監督を行うサービス		

図表75-6　保険料徴収の仕組み

○　介護保険の給付費の50％を65歳以上の高齢者（第1号被保険者）と40～64歳（第2号被保険者）の人口比で按分し，保険料をそれぞれ賦課。

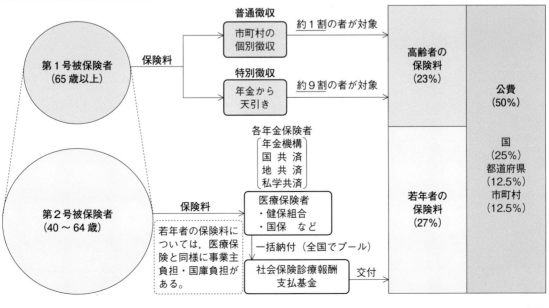

改定率については，全体で＋1.59％（そのうち，介護職員の処遇改善分＋0.98％，その他の改定率＋0.61％）となっている。

なお，今改定において，介護療養型医療施設が廃止となり，介護療養施設サービスが削除された。

1）地域包括ケアシステムの深化・推進

認知症や単身高齢者，医療ニーズが高い高齢者を含め，質の高いケアマネジメントや必要なサービスが切れ目なく提供されるよう，柔軟な取組を推進。
・質の高い公正中立なケアマネジメント
・地域の実情に応じた柔軟かつ効率的な取組

・医療と介護の連携の推進
・看取りへの対応強化
・感染症や災害への対応力向上
・高齢者虐待防止の推進
・認知症の対応力向上
・福祉用具貸与・特定福祉用具販売の見直し

2）自立支援・重度化防止に向けた対応

高齢者の自立支援・重度化防止という制度の趣旨に沿い，多職種連携やデータの活用等を推進。
・リハビリテーション・機能訓練，口腔，栄養の

一体的取組等
・自立支援・重度化防止に係る取組の推進
・LIFE を活用した質の高い介護

3）良質な介護サービスの効率的な提供に向けた働きやすい職場づくり

介護人材不足の中で，更なる介護サービスの質の向上を図るため，処遇改善や生産性向上による職場環境の改善に向けた先進的な取組を推進。
・介護職員の処遇改善（令和6年6月施行）

・生産性の向上等を通じた働きやすい職場環境づくり
・効率的なサービス提供の推進

4）制度の安定性・持続可能性の確保

介護保険制度の安定性・持続可能性を高め，全ての世代にとって安心できる制度を構築

・評価の適正化・重点化
・報酬の整理・簡素化

5）その他

・「書面掲示」規制の見直し（令和7年度から義務付け）
・通所系サービスにおける送迎に係る取扱いの明確化

・基準費用額（居住費）の見直し（令和6年8月施行）
・地域区分

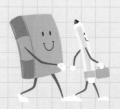

76 肝炎対策基本法

平成21年12月4日法律第97号（直近改正：平成25年12月13日法律第103号）

日本には**B型・C型肝炎**（国の責任となる薬害肝炎事件や，予防接種禍事件による感染被害も含む）に感染している人が多く，国内最大級の慢性感染症となっています。

しかしながら，経済的負担の重さから適切な治療を受けられず苦しんでいる方も多いという状況にかんがみ，感染者・患者の人権尊重，国民の正しい知識の普及を推進し，肝炎対策を国民的な課題として位置づけ，**肝炎克服に向けた取組み**を強力に推進していくことを目的として作られた法律です。

2009年に制定，2010年から施行されました。

国の責に帰すべき事由によるB型肝炎やC型肝炎の感染被害（薬害肝炎事件や予防接種禍事件）を含む患者に対する適切な医療の提供や肝炎ウイルス感染者や肝炎患者に対する人権尊重・国民の正しい知識の普及を目的として制定された法律である。

医療施設では普段から肝炎患者の検査や治療を行い，肝炎ウイルスの無料検査事業やインターフェロン医療費助成事業に関わっているが，この法律では医師の責務についても定められている。

1 目 的

この法律は，肝炎対策に関しての基本理念を定め，国や地方公共団体，医療保険者，国民および医師等の責務を明らかにし，肝炎対策の推進に関する指針の策定，肝炎対策の基本となる事項を定めて，その対策を総合的に推進する目的をもっている（法第1条）。

2 基本理念

この法律における肝炎対策の基本理念として，肝炎研究の推進とその成果の普及・活用・発展をさせることや，肝炎医療や検査を住居地域にかかわらず受けることができるようにすること，および治療や検査を実施することに対して人権が尊重され，差別されないように配慮することが掲げられている（法第2条）。

3 責務等

この法律を実施するにあたって，国や医師等の責務について定めている（法第3～7条）。

（医師等の責務）
第7条 医師その他の医療関係者は，国及び地方公共団体が講ずる肝炎対策に協力し，肝炎の予防に寄与するよう努めるとともに，肝炎患者等の置かれている状況を深く認識し，良質かつ適切な肝炎医療を行うよう努めなければならない。

4 肝炎対策基本指針

厚生労働大臣は，肝炎対策の総合的な推進を図るため予防および医療の推進のための基本指針（肝炎対策基本指針）を定めなければならないことを規定している（法第9条）。

平成23（2011）年5月16日，法第9条第1項の規定に基づき，**「肝炎対策基本指針」**（平成23年・厚生労働省告示第160号，直近改正：令和4年3月7日）が策定された。この指針は，肝炎を巡る現状を踏まえ，肝炎対策を総合的に推進するための基本事項について定めたもので，少なくとも5

年ごとに改正することになって。その内容は9項　目から成る。

（肝炎対策基本指針の策定等）
第9条　厚生労働大臣は，肝炎対策の総合的な推進を図るため，肝炎対策の推進に関する基本的な指針（以下「肝炎対策基本指針」という。）を策定しなければならない。
　2　肝炎対策基本指針は，次に掲げる事項について定めるものとする。
　一　肝炎の予防及び肝炎医療の推進の基本的な方向
　二　肝炎の予防のための施策に関する事項
　三　肝炎検査の実施体制及び検査能力の向上に関する事項

　四　肝炎医療を提供する体制の確保に関する事項
　五　肝炎の予防及び肝炎医療に関する人材の育成に関する事項
　六　肝炎に関する調査及び研究に関する事項
　七　肝炎医療のための医薬品の研究開発の推進に関する事項
　八　肝炎に関する啓発及び知識の普及並びに肝炎患者等の人権の尊重に関する事項
　九　その他肝炎対策の推進に関する重要事項
　（第3～6項省略）

---

5 国および地方公共団体が講ずる基本的施策 （法第11～18条）

1）予防

・肝炎予防に関する啓発および知識の普及その他肝炎予防の推進のための必要な施策を講ずる。

2）早期発見

・肝炎検査の質の向上を図るために必要な施策を講ずるとともに，肝炎検査に関する普及啓発等を行う。

3）治療

・肝炎医療にかかる専門知識・技能を有する医師等の育成を図る。
・専門的な肝炎医療の提供等を行う医療機関の整備を図る。
・肝炎患者にかかる経済的負担を軽減するために必要な施策を講ずる。
・肝炎患者の医療を受ける機会の確保および療養生活の質の維持向上のために必要な施策を講ずる。

4）研究

・肝炎に関する研究の促進およびその成果の活用のために必要な施策を講ずる。
・肝炎医療にかかる医薬品等の治験の迅速化と，肝炎医療にかかる臨床研究の円滑な実施のための環境整備を図る。

6 肝炎対策推進協議会 （法第19・20条）

　肝炎対策基本方針の策定または変更に当たって意見を述べる機関として，**肝炎対策推進協議会**を厚生労働省に置く〔肝炎対策推進協議会令（平成21年12月28日・政令第309号，平成27年9月18日・政令第330号，令和5年8月30日・政令第263号により改正）〕。

7 肝硬変および肝がんに関する施策の実施等 （法附則第2条）

・肝硬変および肝がんに関し，医薬品の治験の迅速化と，治療水準の向上のための環境整備を図る。
・肝炎から進行した肝硬変および肝がんの患者に対する支援のあり方については，医療に関する状況を勘案し，今後必要に応じ，検討が加えられるものとする（改正：平成25年11月27日・法律第84号）。

77

生殖医療民法特例法（生殖補助医療の提供等及びこれにより出生した子の親子関係に関する民法の特例に関する法律）

令和2年12月11日法第76号（直近改正：令和4年12月16日法律第102号）

　第三者からの卵子・精子，胚の提供を受けた生殖補助医療によって出生した子の親子関係について，法律の整備が不十分であったため，民法に特例を作り規定したものです。

　その内容は，①女性が生殖補助医療により子を妊娠・出産したときは，その出産をした女性がその子の母親とすること，②妻が夫の同意を得て，夫以外の男性の精子を用いた生殖補助医療により妊娠した場合，夫はその子を自分の子供ではないと否認することはできない──とするものです。

生殖補助医療の提供等に関して，その提供を受ける者が適切に行われ女性の健康と保護を図るとともに，生殖補助医療の提供を受ける者以外の者の卵子又は精子を用いた生殖補助医療により出生した子の親子関係に関して民法の特例を規定したものである。その際，国および医療関係者の責務や国が講じる措置について定めている。

　「生殖補助医療」は，生殖を補助することを目的として行われる医療をいうが，この法律で規定する「生殖補助医療」とは，①人工授精，②体外受精，③体外受精胚移植──を示す。

① 人工授精

　妊娠を目的として精子を体外に取り出し，その精子を注入器具を用いて女性の体内子宮（腟）内に注入する方法。

　1　配偶者間人工授精（AIH：artificial insemination with husband's semen）：人工授精を夫の精子で行うもの

　2　非配偶者間人工授精（AID：artificial insemination with donor's semen）：人工授精を夫以外の男性の精子で行うもの

② 体外受精

　妊娠を目的として，体外に取り出した卵子と精子を培養液の中で受精・分割させて，その胚（受精卵）を子宮内に移植する方法。

③ 顕微授精

　体外受精の関連技術の一つとして，卵子に顕微鏡下の操作によって精子を注入等する方法をいう。配偶者間体外受精とは，夫婦の精子と卵子を体外で受精させて，その胚（受精卵）を妻に移植するもの。

1 趣旨等

　生殖補助医療の提供等に関して，基本理念や国・医療関係者の責務，国の講ずべき措置，第三者の卵子・精子を用いた場合の親子関係について民法の特例を規定している。

（趣旨）
第1条　この法律は，生殖補助医療をめぐる現状等に鑑み，生殖補助医療の提供等に関し，基本理念を明らかにし，並びに国及び医療関係者の責務並びに国が講ずべき措置について定めるとともに，生殖補助医療の提供を受ける者以外の者の卵子又は精子を用いた生殖補助医療により出生した子の親子関係に関し，民法（明治29年法律第89号）の特例を定めるものとする。
（定義）
第2条　この法律において「生殖補助医療」とは，人工授精又は体外受精若しくは体外受精胚移植を用いた医療をいう。
2　前項において「人工授精」とは，男性から提供され，処置された精子を，女性の生殖器に注入することをいい，「体外受精」とは，女性の卵巣から採取され，処置された未受精卵を，男性から提供され，処置された精子により受精させることをいい，「体外受精胚移植」とは，体外受精により生じた胚を女性の子宮に移植することをいう。

2 基本理念等

　基本理念（第3条）とともに，国・医療関係者の責務，相談体制の整備（第4条～第8条）等生殖補助医療に関する責務等を定めている。この法律においては，基本理念を忘れてはならない。

（基本理念）
第3条　生殖補助医療は，不妊治療として，その提供を受ける者の心身の状況等に応じて，適切に行われるようにするとともに，これにより懐胎及び出産をすることとなる女性の健康の保護が図られなければならない。
　2　生殖補助医療の実施に当たっては，必要かつ適切な説明が行われ，各当事者の十分な理解を得た上で，その意思に基づいて行われるようにしなければならない。
　3　生殖補助医療に用いられる精子又は卵子の採取，管理等については，それらの安全性が確保されるようにしなければならない。
　4　生殖補助医療により生まれる子については，心身ともに健やかに生まれ，かつ，育つことができるよう必要な配慮がなされるものとする。

3 民法の特例

　夫婦以外の卵子・精子によって出生した子の親子関係について，民法の特例を示している（第9条，第10条）

（他人の卵子を用いた生殖補助医療により出生した子の母）
第9条　女性が自己以外の女性の卵子（その卵子に由来する胚を含む。）を用いた生殖補助医療により子を懐胎し，出産したときは，その出産をした女性をその子の母とする。

（他人の精子を用いる生殖補助医療により出生した子についての嫡出否認の特則）
第10条　妻が，夫の同意を得て，夫以外の男性の精子（その精子に由来する胚を含む。）を用いた生殖補助医療により懐胎した子については，夫，子又は妻は，民法第774条第1項及び第3項の規定にかかわらず，その子が嫡出であることを否認することができない。

4 必要事項の見直し

　第3章において，民法の特例は施行日以後に生殖補助医療により出生した子について適用し，必要事項の見直しを概ね2年を目途に検討することとしている。

附則
（検討）
第3条　生殖補助医療の適切な提供等を確保するための次に掲げる事項その他必要な事項については，おおむね2年を目途として，検討が加えられ，その結果に基づいて法制上の措置その他の必要な措置が講ぜられるものとする。
　　1　生殖補助医療及びその提供に関する規制の在り方
　　2　生殖補助医療に用いられる精子，卵子又は胚の提供（医療機関による供給を含む。）又はあっせんに関する規制（これらの適正なあっせんのための仕組みの整備を含む。）の在り方
　　3　他人の精子又は卵子を用いた生殖補助医療の提供を受けた者，当該生殖補助医療に用いられた精子又は卵子の提供者及び当該生殖補助医療により生まれた子に関する情報の保存及び管理，開示等に関する制度の在り方
　2　前項の検討に当たっては，両議院の常任委員会の合同審査会の制度の活用等を通じて，幅広くかつ着実に検討を行うようにするものとする。
　3　第1項の検討の結果を踏まえ，この法律の規定について，認められることとなる生殖補助医療に応じ当該生殖補助医療により出生した子の親子関係を安定的に成立させる観点から第3章の規定の特例を設けることも含めて検討が加えられ，その結果に基づいて必要な法制上の措置が講ぜられるものとする。

78

成育基本法（成育過程にある者及びその保護者並びに妊産婦に対し必要な成育医療等を切れ目なく提供するための施策の総合的な推進に関する法律）

平成30年12月14日法律第104号（直近改正：令和４年６月22日法律第77号）

成育とは，出生から新生児，乳幼児期，学童期および思春期を経て大人になるまでの一連の成長過程のことであり，本法は，**成育過程にある者やその保護者等が必要な医療を切れ目なく受けられるようにするための基本法**です。

子どもたち一人ひとりの健やかな発育を目指し，個別の医療のほか，公衆衛生学的な視点や，教育，福祉等の幅広い分野において，従来の主な施策と今後期待される施策が連携することで，子ども・子育てのサポートをいっそう推進することを理念としています。

本法が成立した背景には，少子高齢化の急速な進行，既存の母子保健に関わる省庁（内閣府，厚生労働省，文部科学省など）の縦割り構造があります。個別の法律（児童福祉法，母子保健法，児童虐待防止法など）でバラバラに対応されてきた施策を連携させ，**妊婦への支援から出産後の子ども成長加療における切れ目のない支援**が保障される社会を形成することがきわめて重要な国家的課題であるとされ，それが本法の成立へとつながっています。

1 目的と定義

次代の社会を担う成育過程にある者の心身の健やかな成育が確保されることが重要な国家的課題となっていることから，成育医療等の提供に関する施策の基本理念を定め，国，地方公共団体，保護者および医療関係者等の責務等を明らかにし，必要な成育医療等を切れ目なく提供するための施策を総合的に推進することを目的としている（法第１条）。

（基本理念）
第３条 成育医療等の提供に関する施策は，成育過程にある者の心身の健やかな成育が図られることを保障される権利を尊重して推進されなければならない。
2 成育医療等の提供に関する施策は，我が国における急速な少子化の進展，成育医療等を取り巻く環境の変化等に即応するとともに，多様化し，かつ，高度化する成育過程にある者等の需要に適確に対応した成育医療等が切れ目なく提供されるよう，当該施策相互間の連携及びこれと関連する施策との連携を図りつつ，総合的に推進されなければならない。
3 成育医療等の提供に関する施策は，成育医療等の特性に配慮しつつ，成育過程にある者等がその居住する地域にかかわらず等しく科学的知見に基づく適切な成育医療等の提供を受けることができるように推進されなければならない。
4 成育医療等の提供に関する施策は，成育過程にある者等を取り巻く環境が大きく変容している現状に鑑み，成育過程にある者等に対し成育医療等及びこれに関する情報が適切に提供され，社会的経済的状況にかかわらず安心して次代の社会を担う子どもを生み，育てることができる環境が整備されるように推進されなければならない。

2 責務について

それぞれの責務に関しては，法第４条から法第７条までに示されている。

国は基本理念にのっとり，施策を総合的に策定し実施する責務を有する（法第４条）。地方公共団体は，国と連携を図りつつその地域の特性に応じた施策を策定し実施する責務を有する（法第５条）。父母その他の保護者は，保護する子どもが必要な成育医療等の提供を受けられるよう配慮するよう努めなければならない（法第６条）。医療関係者は，国や地方公共団体が講ずる施策に協力し，成育過程にある者の心身の健やかな成育並びに妊産婦の健康の保持及び増進に寄与するよう努めなければならない（法第７条）。

社会福祉

3 基本方針について（第11条）

第４項でいう成育医療等協議会は厚生労働省内に設置され（法第17条），委員は成育医療に従事する者および学識経験を有する者のうちから，厚生労働大臣が任命する（法第18条）。

これから，成育に関して基本法に基づく具体的な施策が展開されていくことになる。政府は毎年１回，施策の実施状況を公表しなければならず（法第10条），さらに計画そのものも６年ごとの検討が義務付けられている（法第11条第７項）。国・地方公共団体は，施策の進捗状況や実施体制等を客観的に評価し，必要な見直しにつなげるPDCAサイクルに基づく取組の適切な実施が求められている。

（成育医療等基本方針）

第11条　政府は，基本理念にのっとり，成育医療等の提供に関する施策の総合的な推進に関する基本的な方針（以下「成育医療等基本方針」という。）を定めなければならない。

2　成育医療等基本方針は，次に掲げる事項について定めるものとする。

一　成育医療等の提供に関する施策の推進に関する基本的方向

二　成育医療等の提供に関する施策に関する基本的な事項

三　前二号に掲げるもののほか，成育医療等の提供に関する施策の推進に関する重要事項

3　内閣総理大臣は，成育医療等基本方針の案を作成し，閣議の決定を求めなければならない。

4　内閣総理大臣は，成育医療等基本方針の案を作成しようとするときは，文部科学大臣，厚生労働大臣その他の関係行政機関の長と協議するとともに，こども家庭審議会の意見を聴くものとする。　（中略）

7　政府は，成育医療等の提供に関する状況の変化を勘案し，及び前項の評価を踏まえ，少なくとも６年ごとに，成育医療等基本方針に検討を加え，必要があると認めるときには，これを変更しなければならない。

（以下略）

＊Key Word

こども家庭庁：成育基本法附則に規定された新たな行政組織として，こども家庭庁設置法案が令和４（2022）年６月15日に成立し，2023年４月の設置が決定している。こども家庭庁の組織は，長官官房（企画立案・総合調整部門），こども育成局（成育部門），こども支援局（支援部門）の３部門からなる。子どもの最善の利益を第一として，「こどもまんなか社会の実現」をコンセプトとして掲げ，子ども政策の強力な司令塔として内閣府の外局として設置された。

79

こども基本法

令和4年6月22日法律第77号（施行：令和5年4月1日）

　子どもに関する施策については，これまでも待機児童対策や幼児教育・保育の無償化，児童虐待防止対策の強化など各般の施策の充実に取り組まれてきましたが，子どもをめぐる問題は抜本的に解決されていません。既存の諸法律に基づいて，国の関係省庁，地方自治体において進められてきた子どもに関する様々な取組みを講ずるにあたり整合性をもって実施するために，子どもの権利に関する国の基本方針，理念および子どもの権利保障のための原理原則が定められる必要があります。そのために，**憲法および国際法上認められる子どもの権利を包括的に保障する「基本法」**が必要ということから制定されました。

（目的）
第1条　この法律は，日本国憲法及び児童の権利に関する条約の精神にのっとり，次代の社会を担う全てのこどもが，生涯にわたる人格形成の基礎を築き，自立した個人としてひとしく健やかに成長することができ，心身の状況，置かれている環境等にかかわらず，その権利の擁護が図られ，将来にわたって幸福な生活を送ることができる社会の実現を目指して，社会全体としてこども施策に取り組むことができるよう，こども施策に関し，基本理念を定め，国の責務等を明らかにし，及びこども施策の基本となる事項を定めるとともに，こども政策推進会議を設置すること等により，こども施策を総合的に推進することを目的とする。
（定義）
第2条　この法律において「こども」とは，心身の発達の過程にある者をいう。
2　この法律において「こども施策」とは，次に掲げる施策その他のこどもに関する施策及びこれと一体的に講ずべき施策をいう。
一　新生児期，乳幼児期，学童期及び思春期の各段階を経て，おとなになるまでの心身の発達の過程を通じて切れ目なく行われるこどもの健やかな成長に対する支援
二　子育てに伴う喜びを実感できる社会の実現に資するため，就労，結婚，妊娠，出産，育児等の各段階に応じて行われる支援
三　家庭における養育環境その他のこどもの養育環境の整備

　本法の対象である「こども」とは，心身の発達の過程にある者をいい，特に年齢の制限はない。こども施策は①子どもに関する施策と②一体的に講ずるべき施策に大別され，子どもの健やかな成長に対する支援等を主たる目的とする施策に加え，教育施策，雇用施策，医療施策など幅広い施策が含まれている。
　法第3条では，基本理念が定められており，第1項から第4項までは「児童の権利に関する条約」のいわゆる4原則，①差別の禁止，②生命，生存及び発達に対する権利，③児童の意見の尊重，④児童の最善の利益の趣旨，をふまえて規定されている。また，子どもの養育を担う大人や社会環境に係る規定として，第5項では子供の養育について，第6項では子育てについて定められている。
　法第4条から法第7条までは責務について規定されている。国や地方公共団体は，基本理念にのっとり，こども施策を策定・実施する責務を課している。また，事業主に対して，仕事と家庭の両立等の雇用環境の整備に係る努力義務を課し，国民に対しては，こども施策への関心と理解を深めるよう努力義務を課している。
　法第8条では，年次報告が定められ，子どもをめぐる状況や政府が講じた施策の実施状況に関する報告「こども白書（いわゆる法定白書）」を毎年国会に提出することを規定している。こども白書は，従来の「少子化社会対策白書」，「子供・若者白書」，「子どもの貧困の状況及び子どもの貧困対策の実施の状況」が盛り込まれ，子どもに関する法定白書が一本化されることにより，分かりやすいものとなるとともに行政の事務負担軽減を図ることにもなる。
　法第9条では，こども大綱（こども施策に関する大綱）について定められている。こども大綱は，こども施策を総合的に推進するために，基本

的な方針，重要事項を定めるものであり，これま
で別々に作られてきた「少子化社会対策大綱」，
「子供・若者育成支援推進大綱」，「子供の貧困対
策に関する大綱」が一本化された。従来の3つの

大綱が1つになることから，政府全体として，統
一性のある大綱の下で，これまで以上に総合的か
つ一体的にこども施策を進めていくことになる。

（こども施策に係る支援の総合的かつ一体的な提供のための体制の整備等）
第12条 国は，こども施策に係る支援が，支援を必要とする事由，支援を行う関係機関，支援の対象となる者の年齢又は居住する地域等にかかわらず，切れ目なく行われるようにするため，当該支援を総合的かつ一体的に行う体制の整備その他の必要な措置を講ずるものとする。

　こども施策において，長年の課題とされてきた
年齢の壁，施策ごとの制度の壁，施策を講ずる関
係省庁の壁，これら3つの壁を打破し統合的かつ
一体的に支援を提供していくために規定された。

これらは，こども家庭庁の下，関係省庁の連携体
制を確保していくものである。
　これらにより，こども施策に関して総合的に推
進していくことを目的としている。

80

認知症基本法（共生社会の実現を推進するための認知症基本法）

令和5年6月16日法律第65号

急速な高齢化に伴い認知症の人が増加している現状等に鑑みて，認知症の人が尊厳を保持しつつ希望を持って暮らすことができるよう，相互に人格と個性を尊重しつつ支え合いながら共生する活力ある社会（＝共生社会）の実現を推進する目的で制定されました。

1 定義と基本理念

「認知症」とは，アルツハイマー病その他の神経変性疾患，脳血管疾患その他の疾患により日常生活に支障が生じる程度にまで認知機能が低下した状態として政令で定める状態をいう（法第2条）。

（基本理念）
第3条 認知症施策は，認知症の人が尊厳を保持しつつ希望を持って暮らすことができるよう，次に掲げる事項を基本理念として行われなければならない。
一 全ての認知症の人が，基本的人権を享有する個人として，自らの意思によって日常生活及び社会生活を営むことができるようにすること。
二 国民が，共生社会の実現を推進するために必要な認知症に関する正しい知識及び認知症の人に関する正しい理解を深めることができるようにすること。
三 認知症の人にとって日常生活又は社会生活を営む上で障壁となるものを除去することにより，全ての認知症の人が，社会の対等な構成員として，地域において安全にかつ安心して自立した日常生活を営むことができるようにするとともに，自己に直接関係する事項に関して意見を表明する機会及び社会のあらゆる分野における活動に参画する機会の確保を通じてその個性と能力を十分に発揮することができるようにすること。
四 認知症の人の意向を十分に尊重しつつ，良質かつ適切な保健医療サービス及び福祉サービスが切れ目なく提供されること。
五 認知症の人に対する支援のみならず，その家族その他認知症の人と日常生活において密接な関係を有する者（以下「家族等」という。）に対する支援が適切に行われることにより，認知症の人及び家族等が地域において安心して日常生活を営むことができるようにすること。
六 認知症に関する専門的，学際的又は総合的な研究その他の共生社会の実現に資する研究等を推進するとともに，認知症及び軽度の認知機能の障害に係る予防，診断及び治療並びにリハビリテーション及び介護方法，認知症の人が尊厳を保持しつつ希望を持って暮らすための社会参加の在り方及び認知症の人が他の人々と支え合いながら共生することができる社会環境の整備その他の事項に関する科学的知見に基づく研究等の成果を広く国民が享受できる環境を整備すること。
七 教育，地域づくり，雇用，保健，医療，福祉その他の各関連分野における総合的な取組として行われること。

2 責務について

国は，基本理念に則り，認知症施策を総合的かつ計画的に作成し実施する責務を有し（法第4条），地方公共団体は，国との適切な役割分担を踏まえて，地域の状況に応じた認知症施策を作成・実施する責務を有する（法第5条）。また，保健医療サービス又は福祉サービスを提供する者は，認知症施策に協力するとともに良質かつ適切なサービスを提供するよう努めなければならない（法第6条）。

また，金融機関や小売業等の日常及び社会生活に不可欠なサービスを提供する事業者も，認知症施策に協力し事業遂行に支障のない範囲内で，認知症の人に対して合理的な配慮をするよう定められている（法第7条）。なお，国民も共生社会を実現するため，認知症に関する正しい知識，理解を深め共生社会の実現に寄与するよう定められている（法第8条）。

社会福祉

3 認知症の日及び認知症月間

　法第9条では，認知症についての関心と理解を深めるため，9月21日を「認知症の日」として定め，その趣旨に相応しい事業を実施するよう国や地方公共団体は努めるものとしている。また，同月を「認知症月間」として定め，同じく相応しい行事が行われるよう奨励しなければならない。

4 認知症施策推進基本計画等

　認知症施策の推進を図るため，政府は認知症の人及び家族等により構成される関係者会議の意見を聴き，認知症施策推進基本計画を策定するよう定めている（法第11条）。また，都道府県，市町村もそれぞれ実情に即した都道府県計画，市町村計画を策定するよう努めなければならない（法第12条，法第13条）。

第11条　政府は，認知症施策の総合的かつ計画的な推進を図るため，認知症施策推進基本計画（以下この章及び第27条において「基本計画」という。）を策定しなければならない。
2　基本計画に定める施策については，原則として，当該施策の具体的な目標及びその達成の時期を定めるものとする。
3　内閣総理大臣は，基本計画の案につき閣議の決定を求めなければならない。
4　政府は，基本計画を策定したときは，遅滞なく，これを国会に報告するとともに，インターネットの利用その他適切な方法により公表しなければならない。
5　政府は，適時に，第2項の規定により定める目標の達成状況を調査し，その結果をインターネットの利用その他適切な方法により公表しなければならない。
6　政府は，認知症に関する状況の変化を勘案し，及び認知症施策の効果に関する評価を踏まえ，少なくとも5年ごとに，基本計画に検討を加え，必要があると認めるときには，これを変更しなければならない。
7　第3項及び第4項の規定は，基本計画の変更について準用する。

5 基本的施策

① 認知症の人に関する国民の理解の増進等（法第14条）：共生社会の実現の推進のために，必要な認知症に関する正しい知識及び理解を深められるようにする施策
② 認知症の人の生活におけるバリアフリー化の推進（法第15条）：認知症の人が自立して，かつ，安心して他の人々と共に暮らすことのできる安全な地域作りの推進のための施策
③ 認知症の人の社会参加の機会の確保等（法第16条）：認知症の人が生きがいや希望を持って暮らすことができるようにする，また，若年性認知症の人（65歳未満で認知症となった者）等の意欲及び能力に応じた雇用の継続，円滑な就職等に資する施策
④ 認知症の人の意思決定の支援及び権利利益の保護（法第17条）
⑤ 保健医療サービス及び福祉サービスの提供体制の整備等（法第18条）：居住する地域にかかわらず等しくその状況に応じた適切な医療を受けることができる，良質かつ適切な保健医療サービス及び福祉サービスを適時にかつ切れ目なく提供するための施策
⑥ 相談体制の整備等（法第19条）：認知症の人又は家族等からの各種の相談に対し，個々の状況に配慮しつつ総合的に応ずることができるようにするために必要な体制の整備，また孤立することのないようにするための施策
⑦ 研究等の推進等（法第20条）：認知症の本態解明，予防，診断及び治療並びにリハビリテーション及び介護方法等の基礎研究及び臨床研究，成果の普及
⑧ 認知症の予防等（法第21条）：早期発見，早期診断及び早期対応の推進のための施策

H

健康被害補償に
関する法規

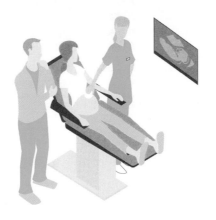

　公費負担医療制度とは，社会福祉および公衆衛生の向上発展を期するための施策で，国または地方公共団体が，一般財源を基礎に医療に関する給付を行う制度のことである。具体的な内容としては，生活保護法による医療扶助をはじめ，児童福祉法，身体障害者福祉法，母子保健法等社会福祉関係各法による医療給付と公衆衛生的見地からは，母体保護法，精神保健福祉法などがあげられる。また，国家補償的性格の原爆医療，戦傷病者に対する医療など実に多種多様である。

　公費負担医療制度も，社会保障の枠組の中で国の責任による健康で文化的な生活を確保するための具体的な施策の一つである。

　公費負担医療はそれぞれの目的別によって，全額国庫負担とするもの，公費負担が優先するもの，医療保険が優先しその中の負担分について公費負担が適用されるものなどに分かれている。

　公費負担医療制度には，難病等に対しての助成も行われるなど対象も幅広いので，取扱い上統一的な基準もなく，行政上の担当部課もそれぞれの内容によって異なる場合が多いうえ，申請様式，負担割合，適用範囲，診療報酬関係などの取扱いも複雑なので，公費負担医療関係の担当者は，制度内容，手続きなどに熟知することが要求される。

　下表に見られるとおり，対象となる法令は現在でも大変多いが，国民の福祉の充実と医学の進歩によって，難病など，公費負担の対象となる疾病は増えていくものと考えられる。

〔本書には，この項以外に予防衛生，保健衛生関係法規のなかに，公費負担医療制度に関わりのある項目が含まれている。公費負担医療の取扱いについての詳細は『公費負担医療の実際知識2024年版』（医学通信社刊）をご参照いただきたい〕

図表　主な公費負担医療

区分	法律名	根拠条文	開始年	医療給付名
全額国庫負担	原子爆弾被爆者に対する援護に関する法律	第10条	昭32(1957)	認定疾病医療
	戦傷病者特別援護法	第10，20条	昭38(1963)	療養の給付，更生医療
全額公費	感染症法	第37，61条	平10(1998)	新感染症の患者の入院
保険優先	感染症法	第37，37の2，39，61条	平10(1998)	結核医療，第一・二類感染症医療
	精神保健福祉法	第29条	昭25(1950)	措置入院
	麻薬及び向精神薬取締法	第58条の8	昭38(1963)	措置入院
	生活保護法	第15条	昭25(1950)	医療扶助
	原子爆弾被爆者に対する援護に関する法律	第18条	昭35(1960)	一般疾病医療
	障害者総合支援法	第52条	平17(2005)	自立支援医療
	児童福祉法	第20条	昭34(1959)	療育の給付
	児童福祉法	第21条の5	平17(2005)	小児慢性特定疾患の給付等
	母子保健法	第20条	昭33(1958)	養育医療
	知的障害者福祉法	第16条	昭35(1960)	援護措置
	予防接種法	第11条	昭52(1977)	健康被害の救済措置
	学校保健安全法	第17条	昭33(1958)	要保護児童の医療補助
その他	高齢者医療確保法		昭57(1982)	後期高齢者医療以外の保健事業
	高齢者医療確保法		昭57(1982)	後期高齢者医療

（注）感染症法→感染症の予防及び感染症の患者に対する医療に関する法律
　　　精神保健福祉法→精神保健及び精神障害者福祉に関する法律

被爆者援護法（原子爆弾被爆者に対する援護に関する法律）

平成6年12月16日法律第117号（直近改正：令和4年6月17日法律第68号）

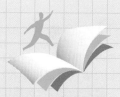

1945年8月，**広島市および長崎市に投下された原子爆弾により被爆した人々**に対して，健康の保持と福祉の向上のために制定された法律です。1957年に「原子爆弾被爆者の医療等に関する法律」が制定され，援護施策が講じられてきましたが，戦後50年を迎えるにあたり，前記法律を廃止し，1994年に現行法が新たに制定されました。

援護の具体的な対策としては，**健康管理，医療，手当等の支給，福祉事業等**があります。

昭和20（1945）年8月，広島市および長崎市に投下された原子爆弾により被爆した人々に対して，昭和32（1957）年に「**原子爆弾被爆者の医療等に関する法律**」が制定され援護施策が講じられてきたが，戦後50年の節目の平成6（1994）年に，前記法律を廃止し，「**原子爆弾被爆者に対する援護に関する法律**」が新たに制定された。

この法制定の趣旨を明らかにするため，次のような前文（後段）が設けられた。

「ここに，被爆後50年のときを迎えるに当たり，我らは，核兵器の究極的廃絶に向けて決意を新たにし，原子爆弾の惨禍が繰り返されることのないよう，恒久の平和を念願するとともに，国の責任において，原子爆弾の投下の結果として生じた放射能に起因する健康被害が他の戦争被害と異なる特殊の被害であることにかんがみ，高齢化の進行している被爆者に対する保健，医療及び福祉にわたる総合的な援護対策を講じ，あわせて，国として原子爆弾による死没者の尊い犠牲を銘記するため，この法律を制定するものである」

援護の具体的対策には，①**健康管理**，②**医療**，③**手当等の支給**，④**福祉事業***がある。

1 健康管理

この制度は，被爆者に対する**健康診断**と**医療**とに大別される。健康診断は被爆者に対し，都道府県知事が毎年行うことになっている。

健康診断の実施は，都道府県知事と委託契約を締結した医療機関において行われる。受診者は，被爆者健康手帳を提出して受診する。

なお，健康診断の特例措置の対象者（法附則第17条に規定されている者）は健康診断を受けるに当たっては，健康診断受診者証を提出しなければならない。

*Key Word

被爆者援護法における福祉事業：同法における福祉事業には，以下の3つがある。実施主体は，いずれも都道府県である。

①**相談事業**：精神上または身体上の障害があるために日常生活を営むのに支障がある，被爆者の心身の健康に関する相談，被爆者の居宅における日常生活に関する相談等に応じる事業（第37条）

②**居宅生活支援事業**：被爆者の居宅における日常生活を支援するために行う事業。(1)精神上または身体上の障害がある被爆者に対して居宅で行う入浴，排せつ，食事等の介護その他の日常生活を営むのに必要な便宜を供与する事業，(2)精神上または身体上の障害があるために日常生活を営むのに支障がある被爆者を施設に通わせ，入浴，食事の提供，機能訓練その他の便宜を供与する事業，(3)介護を行う者の疾病その他の理由により，居宅において介護を受けることが一時的に困難となった被爆者を，施設に短期間入所させ，必要な養護を行う事業——がある（第38条）

③**養護事業**：精神上もしくは身体上または環境上の理由により養護を必要とする被爆者を施設に入所させ，必要な養護を行う事業

2 医　療

この法律に基づく医療には，厚生労働大臣が認定した者（認定被爆者）が指定医療機関において，認定を受けた疾病についての**認定疾病医療**の給付（法第10条）および被爆者が負傷または疾病について，指定医療機関において受けられる**一般疾病医療費**の支給（法第18条）などがある。

1）認定疾病医療の給付

認定疾病医療の給付は，その者の認定疾病の治療のために必要な医療を給付する制度であり，**厚生労働大臣の指定医療機関**において**全額国費によって現物給付**される。やむを得ない理由によって指定外の医療機関で診断を受けた場合は医療費が支給される。

認定疾病とは次のような状態にある場合と定めている。

1) 原爆の直後の障害作用によって起きた負傷または疾病について現に医療を要する状態にある場合

2) 当該疾病が原爆の放射能によって直接起きたものでないときは，その者の治ゆ能力が原爆の放射能の影響を受けているため遷延している疾病について現に医療を要する状態にある場合

現在までに認定された主な疾病は，①再生不良性貧血，白血球減少症など造血機能障害，②白血病，肺がん，皮膚がんなど悪性新生物，③肝機能障害，④原爆白内障，⑤熱傷瘢痕——など。

2）一般疾病医療費の支給

被爆者が認定疾病以外の負傷または疾病について，都道府県知事が指定した「**被爆者一般疾病医療機関**」において，診療を受けた場合，各種保険および他の法律によって給付された残りの部分（負担分）について，国が，その費用を一般疾病医療費として支給することを，法第18条で定めている。したがって，この法律にかかわる医療の給付は，法第10条に定める「認定疾病医療の給付」と，法第18条に定める「一般疾病医療費の支給」の二つになる。

一般疾病医療費の支給に関しては次のような制限がある（法第22・23条）。

(1) 保険適用外に基づく制限

① 自己の故意の犯罪行為または故意に負傷し，または疾病にかかったときは，当該負傷または疾病にかかわる一般疾病医療費の支給は行わない。

② 闘争，泥酔または著しい不行跡によって負傷し，または疾病にかかったときは，当該負傷または疾病にかかわる一般疾病医療費の支給は，その全部または一部を行わないことができる。

(2) その他の項による制限

被爆者が重大な過失により，負傷し，もしくは疾病にかかったとき，または正当な理由がなくて療養に関する指示に従わなかったときも，その全部または一部について一般疾病医療費の支給を行わないことができる。

被爆者が一般疾病医療機関で医療を受けようとするときは，各種健康保険被保険者証（生活保護受給者は受給証明書）と被爆者健康手帳を提出することになっている（施行規則第23条）。

一般疾病医療費に係る請求は，療養の給付及び公費負担医療に関する費用の請求に関する省令の定めるところなどにより行う〔公費負担医療併用による請求（施行規則第27条）〕。

一般疾病指定医療機関以外で医療を受けた場合は，施行規則様式第8号による一般疾病医療費支給申請書を，その者の居住地の都道府県知事に提出することになる（施行規則第26条）。

3 手当等の支給

国は，法第6条に定める被爆者に対する援護を総合的に実施する趣旨から，次のような手当の支給を定めている。

各手当の額については，全国消費者物価指数の変動に応じて改定される（法第29条）。

各種手当の併給は認められない。医療特別手当，特別手当，健康管理手当，保健手当はいずれか一つしか受けられない。ただし，例外として原子爆弾小頭症手当は医療特別手当，特別手当との併給が認められている。介護手当および葬祭料は，他の手当の受給者であっても支給の対象となる。

1）医療特別手当（法第24条）

　法第11条第１項の認定被爆者であって，現在もその認定にかかる疾病の状態にある者の生活の安定をはかることを目的として支給する。

　支給対象者：認定被爆者でその認定疾病の状態にある者。

　支給期間：申請日の属する月の翌月から始め，認定疾病の状態になくなった日の属する月で終わる。

　申請手続：医療特別手当認定申請書に診断書を添えて申請する。

　支給額（2024年度）：１月につき150,020円

2）特別手当（法第25条）

　法第11条第１項の認定被爆者は，現在その疾病が治ゆしていても，健康上，生活上悪条件下にあるので，その生活の安定をはかることを目的として支給する。ただし，医療特別手当の支給を受けている者を除く。

　支給対象者：認定被爆者でその認定の状態にない者。認定疾病が治癒している者。

　支給期間：申請日の属する月の翌月から始め死亡した日の属する月で終わる。

　申請手続：特別手当認定申請書に，世帯全員の住民票の写し，所得税額を証明する書を添えて申請する。

　支給額（2024年度）：１月につき55,400円

3）原子爆弾小頭症手当（法第26条）

　原子爆弾小頭症患者は，社会適応力，日常生活能力において特別な状態にあるため，その福祉の向上をはかることを目的として支給する。

　支給対象者：原子爆弾の放射能の影響による小頭症の患者。

　支給期間：申請日の属する月の翌月から始め，死亡した日の属する月で終わる。

　申請手続：原子爆弾小頭症手当認定申請書に診断書を添えて申請する。

　支給額（2024年度）：１月につき51,630円

4）健康管理手当（法第27条）

　被爆者であって，造血機能障害，肝臓機能障害などの障害を伴う疾病にかかっている者は，日常十分に健康管理上の注意を払う必要があるので，その療養生活の安定をはかることを目的として支給する。

　支給対象者：造血機能障害，肝臓機能障害等厚生労働省令で定める11の障害にかかっている者（図表81－１）。この障害を伴う疾病が，先天性異常，伝染病など原子爆弾の放射能の影響によるものでないことが明らかな場合は除かれる。ただし，医療特別手当，特別手当，原子爆弾小頭症手当の支給を受けている者は除く。

　支給期間：申請日の属する月の翌月から始め，定められた期間が満了する日の属する月で終わる。

　申請手続：健康管理手当認定申請書に診断書，世帯全員の住民票の写し，所得税額を証する書類を添えて申請する。

　支給額（2024年度）：１月につき36,900円

健康管理手当の支給期限撤廃

　従来の支給は上限５年で，継続には再申請が必要であったが，平成15年８月１日からは，一度申

図表81－１　厚生労働省令で定める障害を伴う疾病一覧〔健康管理手当の支給対象（法第27条第１項，施行規則第51条関係）〕

	障害の種類	対象疾病の主なもの
1	造血機能障害を伴う疾病	再生不良性貧血，鉄欠乏性貧血
2	肝臓機能障害を伴う疾病	肝硬変
3	細胞増殖機能障害を伴う疾病	悪性新生物
4	内分泌腺機能障害を伴う疾病	糖尿病，甲状腺機能低下症，甲状腺機能亢進症
5	脳血管障害を伴う疾病	くも膜下出血，脳出血，脳梗塞
6	循環器機能障害を伴う疾病	高血圧性心疾患，慢性虚血性心疾患
7	腎臓機能障害を伴う疾病	慢性腎炎，ネフローゼ症候群，慢性腎不全，慢性糸球体腎炎
8	水晶体混濁による視機能障害を伴う疾病	白内障
9	呼吸器機能障害を伴う疾病	肺気腫，慢性間質性肺炎，肺線維症
10	運動器機能障害を伴う疾病	変形性関節症，変形性脊椎症
11	潰瘍による消化器機能障害を伴う疾病	胃潰瘍，十二指腸潰瘍

健康被害補償

請すれば無期限で手当を支給する措置となった。

ただし，鉄欠乏性貧血，潰瘍は3年，甲状腺機能亢進症，白内障は5年とされた。

5）保健手当（法第28条）

近距離被爆者（爆心地から2kmの区域内にあった者）またはその当時胎内にあった者で，現在疾病を有しない場合であっても，日常生活において疾病の予防および健康の保持増進をはかる必要があるため支給する（他の手当の支給を受けている場合は除かれる）。

支給対象者：原爆が投下されたさい爆心地から2kmの区域内にあった者またはその時その者の胎児であった者。厚生労働省令で定める範囲の身体上の障害がある者〔別表第1（原爆の傷害作用と関係のないものは除く）〕および配偶者，子および孫のいずれもいない70歳以上の者であって，

その者と同居している者がいない者には，保健手当の額が加算される。ただし，医療特別手当，特別手当，原子爆弾小頭症手当，健康管理手当の支給を受けている者は除く。

支給期間：申請日の属する月の翌月から始め，保健手当の要件に該当しなくなった日の属する月で終わる。

申請手続：保健手当認定申請書に世帯全員の住民票の写し，所得税額を証する書類を添えて申請する。

支給額（2024年度）：1月につき18,500円（法第28条第3項に該当する者は，36,900円）

6）介護手当（法第31条）

被爆者であって，原爆の傷害作用の影響があると思われる精神上または身体上の障害があるため介護を必要とする者にその負担を軽減し，福祉の向上をはかるために支給する。

支給対象者：厚生労働省令で定める範囲の精神上または身体上の障害〔別表第2・3（原爆の傷害作用の影響によるものでないことが明らかなものは除く）〕によって介護を要する状態にあって，介護を受けている者。

支給期間：介護を受けた期間

申請手続：介護手当支給申請書に介護区分に応じて必要な書類を添えて申請する。

支給額（2024年度）（1月につき）
・中度障害者（身体障害者手帳2級の一部および3級程度）：71,200円（上限額）
・重度障害者（身体障害者手帳1級および2級の一部程度）：106,820円（上限額）
・家族介護手当：23,550円

7）葬祭料（法第32条）

被爆者が原子爆弾の傷害作用の影響によると思われる原因によって死亡したときは，その葬祭を行う者に対して葬祭料を支給する。

支給対象者：死亡した被爆者の葬祭を行う者。

申請手続：葬祭料支給申請書に死亡診断書または死亡検案書および死亡した被爆者の住民票または削除された住民票の写しを添えて申請する。

支給額（2024年度）：215,000円

図表81-2　原子爆弾被爆者に対する援護体系

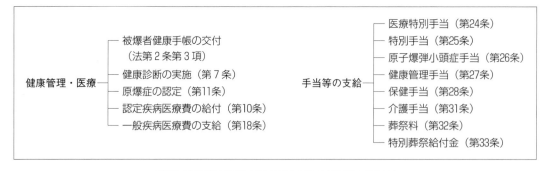

健康管理・医療	被爆者健康手帳の交付（法第2条第3項） 健康診断の実施（第7条） 原爆症の認定（第11条） 認定疾病医療費の給付（第10条） 一般疾病医療費の支給（第18条）
手当等の支給	医療特別手当（第24条） 特別手当（第25条） 原子爆弾小頭症手当（第26条） 健康管理手当（第27条） 保健手当（第28条） 介護手当（第31条） 葬祭料（第32条） 特別葬祭給付金（第33条）

公費負担・医療保険給付・患者負担の割合

⑴ 認定疾病医療
《負担割合》全額公費（国費）負担（公費優先）
公費100%

⑵ 一般疾病医療
《負担割合》全額公費負担対象で医療保険優先
医療保険70%　公費30%

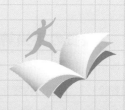

82

戦傷病者特別援護法

昭和38年8月3日法律第168号（直近改正：令和4年6月17日法律第68号）

> 軍人軍属等で公務上傷病を負った戦傷病者に対し，**療養の給付などの援護**を行うことを目的とした法律です。戦傷病者手帳の交付や援護の種類，療養の給付などが規定されています。

軍人軍属等で公務上傷病を負った戦傷病者に対し，国家補償の精神に基づき，特に療養の給付などの援護を行うことを目的として制定された法律。この法律においては，戦傷病者に対する国，地方公共団体・国民の責務についても規定しているが，戦傷病者がその障害を克服して社会人としての活動ができるよう，物心両面から援護の万全を期するよう求めている。

1 療養の給付

療養の給付などの対象となる戦傷病者とは戦傷病者手帳の交付を受けているものが該当する。戦傷病者手帳は，次の各号に該当する者で，その者の請求によって交付される（法第4条）。
① 公務上の傷病について一定の障害がある者（恩給法別表第1号表ノ二または別表第1号表ノ三に定める程度）
② 公務上の傷病について厚生労働大臣が療養の必要があると認定した者
③ 旧恩給法施行令に定める程度の障害がある者
この戦傷病者手帳は，日本の国籍を有しない者には，交付することができないと定めてある。
戦傷病者手帳の交付を受けている者で，厚生労働大臣が必要と認めた場合には，次の各種の援護が受けられるよう定めている。

（援護の種類）
第9条 この法律による援護は，次のとおりとする。
一 療養の給付
二 療養手当の支給
三 葬祭費の支給
四 更生医療の給付
五 補装具の支給及び修理
六 国立の保養所への収容
七 旅客鉄道株式会社及び日本貨物鉄道株式会社に関する法律（昭和61年法律第88号）第1条第1項に規定する旅客会社，旅客鉄道株式会社及び日本貨物鉄道株式会社に関する法律の一部を改正する法律（平成13年法律第61号）附則第2条第1項に規定する新会社の鉄道及び連絡船への乗車及び乗船についての無賃取扱い

療養の給付については，認定を受けた戦傷病者の認定にかかる公務上の傷病について，政令が定める期間（当分の間），必要な療養の給付が行われる（第10条）。

（療養の給付の範囲）
第11条 療養の給付の範囲は，次のとおりとする
一 診察
二 薬剤又は治療材料の支給
三 医学的処置，手術及びその他の治療並びに施術
四 居宅における療養上の管理及びその療養に伴う世話その他の看護
五 病院又は診療所への入院及びその療養に伴う世話その他の看護
六 移送

療養の給付は，厚生労働大臣の指定する病院もしくは診療所などで行うことになっている（法第12条）。また，指定医療機関は，厚生労働大臣の定めるところによって療養を担当し，また療養を行うについて，厚生労働大臣の行う指導に従わなければならないと定めている（法第13条）。
第10条の規定によって療養の給付を受けることができる者が，緊急やむを得ない理由で指定医療機関以外で療養を受けてその必要性が認められた場合，療養費の支給がなされている（法第17条）。

2　療養の手当等の支給

同法による援護には，療養の給付のほか，療養手当や葬祭費などの給付がある（図表82−1）。

図表82−1　援護の内容

項　目	内　容
療養手当の支給（法第18条）	1年以上の長期入院者で傷病恩給等の年金を受けていない者に支給する
葬祭費の支給（法第19条）	療養の給付を受けている者が，当該療養の給付を受けている間に当該傷病により死亡した場合に葬祭を行う遺族に支給する
更生医療の給付（法第20条）	一定程度以上の障害を有する戦傷病者に更生のために必要な医療を給付する
補装具の支給・修理（法第21条）	一定程度以上の障害（図表81−3）を有する戦傷病者に義手，義足等を支給・修理する
JR無賃乗車船の取扱い（法第23条）	障害の程度により，一定回数，JR乗車船を無賃扱いとする
国立保養所への収容（法第22条）	重度戦傷病者を国立保養所に収容する
戦傷病者相談員の設置（法第8条の2）	戦傷病者の更生や職業，その他生活上の問題に応じ助言指導を行う

注　75歳以上の者および65歳以上75歳未満の者で，高齢者医療確保法施行令別表に定める程度の障害のあるものについては，高齢者医療確保法の診療方針および診療報酬の例によると定めている。

3　給付の方法等

療養の給付は，指定医療機関で行われるが，療養の給付を受けようとする者は，都道府県知事から療養券の交付を受け，その療養券を指定医療機関に提出して給付を受ける。

法第20条第1項の更生医療の給付を受ける場合は，「更生医療給付請求書」を居住地の都道府県知事に提出し，更生医療券の交付を受け，その更生医療券を指定医療機関に提出して医療を受ける。

補装具の支給または修理を受けようとする者は，補装具支給（修理）請求書を都道府県知事に提出し，補装具交付（修理）券の交付を受け，その券を都道府県知事の指定する業者に提出して交付，修理を受けることになっている。

療養の給付は厚生労働大臣の指定医療機関で行うが，「指定医療機関」とは，主に国立病院，国立療養所となっている。更生医療の給付は厚生労働大臣が，障害者総合支援法第54条第2項に基づいて指定した医療機関に委託して行われる。

療養の給付および更生医療の給付にかかる診療報酬の請求は，健康保険法の定めるところに準じて算定し（法第14条），公費負担医療に関する費用の請求に関する省令の定めるところに基づいて取り扱われるが，この法の制定の目的である国家補償の精神に基づく給付の理念から，公務上と認定された傷病およびその併発症にかかる治療については，本法が優先適用され，治療費全額が公費（全額国庫負担）で給付され，患者の負担はない。

ただし，公務上の傷病と関係のない傷病についての診療には社会保険のみが適用される。

診療方針，診療報酬，診療報酬の支払基金への審査，支払の委託については，健康保険の例による。ただし，指定医療機関でない場合は，患者の委託状を添えて，都道府県知事に請求する。

療養の給付を受けている者が次のいずれかに該当するときは，療養給付内容変更請求書に現症証明書を添えて，都道府県知事に療養券の再交付を請求しなければならない。

① 療養券に記載された医療機関以外の医療機関において療養を受けようとするとき

② 療養券に記載された療養の期間を延長する必要があるとき

③ 通院療養を入院療養に変える必要があるとき

指定医療機関以外の一般医療機関においては，療養費払いの取扱いとなるため，一時患者が負担することになる。ただし，この場合でも，当該患者が療養券に併せて請求受領の権限を医療機関に委託した場合は，指定医療機関と同様の扱いとなり，負担をしなくてもよいことになる。

【公費負担・医療保険給付・患者負担の割合】

《負担割合（療養の給付・更生医療）》全額公費（国費）負担（公費優先）

公費100%

難病医療法（難病の患者に対する医療等に関する法律）

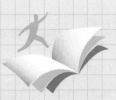

平成26年5月30日法律第50号（直近改正：令和4年12月16日法律第104号）

発病の機序や治療法が確立されていないため，長期の療養が必要となる**難病の患者**に対して，**適切な医療の確保と生活の質の維持向上を**図ることを目的として制定された法律です。

この法律の制定により，これまで法律に基づかない予算事業（特定疾患治療研究事業）として公費負担していた疾病等に対し，法律に基づく支援を行うことになりました。

これまでの主な改正

- ●平成26（2014）年10月21日厚生労働省告示第393号：110疾患を難病に指定〔平成27（2015）年1月1日施行〕。
- ●平成27（2015）年5月13日厚生労働省告示第266号：196疾患を難病に指定。合計306疾患となった〔平成27（2015）年7月1日施行〕。
- ●平成29（2017）年3月31日厚生労働省告示第124号：24疾患を難病に指定。合計330疾患となった〔平成29（2017）年4月1日施行〕。
- ●平成30（2018）年3月19日厚生労働省告示第62号：1疾患を難病に指定。合計331疾患と

なった〔平成30（2018）年4月1日施行〕。
- ●令和1（2019）年6月10日厚生労働省告示第28号：2疾患を難病に指定。合計333疾患となった〔令和元（2019）年7月1日施行〕。
- ●令和3（2021）年10月13日厚生労働省告示第372号：5疾患を難病に指定。合計338疾患となった〔令和3（2021）年11月1日施行〕。
- ●令和5（2023）年10月30日厚生労働省告示第294号：3疾患を難病に指定。合計341疾患となった〔令和6（2024）年4月1日施行〕。

発病の機序や治療法が確立されていないため，長期の療養が必要となる難病の患者に対して，適切な医療の確保と生活の質の維持向上を図ることを目的として制定された法律（第1条）。これまで，法律に基づかない予算事業（特定疾患治療研究事業）として公費負担していた疾病等に対し，法律に基づく支援を行うことになった。また，国は，法律施行後5年以内を目途として，本法の規定について検討を行い必要な措置を講ずることとされている（附則第2条）。

1 基本理念（法第2条）

難病の克服を目指すとともに，その患者が社会的に活動することができるように他の政策と連携することを基本理念とする。

2 基本方針（法第4条）

基本理念の目的を達するための基本方針として，①難病の患者に対する医療の推進，②医療提供体制の確保，③医療に関する人材の養成，④調査・研究，⑤医薬品や医療機器に関する研究開発，⑥難病の患者の療養生活の環境整備，⑦医療等と福祉サービスに関する施策や就労支援等他の関連施策との連携──などが規定されている。その目的のためには，国は必要に応じて医療機関その他の関係者に対し資料の提供を求めることができるとされている。

3 特定医療費の支給（法第5〜第13条）

1）用語の定義

都道府県は，支給認定を受けた指定難病の患者が，都道府県が指定する医療機関（指定医療機関）で特定医療を受けた場合に**特定医療費**を支給することとなっている。まず，使用する用語について理解する必要がある（法第5条第1項）。
① **難病**：発病の機構が明らかでなく，治療方法が確立しておらず，長期の療養を必要とする希少疾病をいう。患者数等による限定をすることなく，調査研究・患者支援を推進する。
② **指定難病**：難病のうち患者の置かれている状況からみて良質・適切な医療を確保する必要性が高いものとして厚生労働大臣が厚生科学審議会の意見を聞いて指定した疾病であり，医療費助成の対象となる疾病。
③ **支給認定**：指定難病の基準（状態）に該当すると認められ，特定医療費を受ける必要がある患者の申請に基づき都道府県が指定する。
④ **指定医療機関**：支給認定を受けた指定難病の患者に対して医療を行うため，都道府県知事が指定する医療機関。

⑤ **特定医療**：支給認定を受けた患者が指定医療機関で受ける医療。
⑥ **指定特定医療**：指定医療機関が支給認定を受けた患者に行う医療のなかで指定難病に係る医療。
⑦ **特定医療費**：指定医療機関が指定難病の患者に特定医療を行った場合に支給する費用。

具体的に，本法が定める指定難病は，平成26年厚生労働省告示第393号の110疾患から始まり，徐々に疾患が追加され，令和6（2024）年4月1日には，全341疾患となった〔令和5（2023）年10月30日厚生労働省告示第294号〕（図表83−1）。

患者が負担する特定医療費の額は，月ごとに患者の経済的負担能力をもとに自己負担額の上限額が定められている（図表83−2）。また，後期高齢者医療制度に該当する患者は，後期高齢者医療の療養の給付に要する費用の額の算定方法により算定する。なお，入院時食事療養費および入院時生活療養費に係る標準負担額（一般所得者の場合，1食当たり260円。生活療養の居住費は自己負担なし）は別途負担とする（法第5条第2項）。

4 支給認定（申請と認定）（法第6〜11条）

指定難病の申請は，患者またはその保護者が，都道府県知事が指定した医師（指定医）が作成した診断書を自身の居住地の都道府県知事に提出して行う（法第6条）。

都道府県は，指定医の作成した診断書に基づき支給認定の可否を判断する。審査の結果，支給認定を行った場合は，都道府県は支給認定患者等に対して，申請のあった日に遡って「**医療受給者証**」を交付しなければならない（法第7条）。支給認定患者等は，認定された内容に変更の必要がある場合は，都道府県に対し当該支給認定の変更を申請することができる。また，都道府県は，支給認定が行われた後，支給認定患者等に症状の変化や居住地の変更があったときなどは，当該支給認定の変更や取消しを行うことができる（法第10・11条）。

5 指定医療機関（法第14〜26条）

指定医療機関の指定は，病院もしくは診療所または薬局の開設者の申請に基づき，都道府県が指定する（法第14条）。指定された医療機関等は，厚生労働省令で定められるところにより，良質かつ適切な医療を行う義務がある。また，指定医療機関は6年ごとに更新手続きを行うことが求められる。指定した都道府県は，指定医療機関がその義務を果たしていない場合は，指定の取消しを含む処分を行うことができることが規定されている（法第16・22・23条）。

6 調査・研究（法第27条）

国は，難病患者に対する良質かつ適切な医療の確保のため，その基盤となる難病の発病の機構，診断，治療方法に関する調査および研究を推進することになっている。その結果については，研究者，医師，難病の患者およびその家族その他関係者に対して情報提供を行うことになっている。

7 指定申請

法第14条の規定により都道府県知事に指定医療機関として申請するためには「**指定医療機関指定申請書**」を，法第6条の規定による指定医の申請をするためには「**指定医指定申請書**」と履歴書等を作成し，届け出なければならない。

今後は，指定医療機関が行う医療に限り，指定難病患者の医療費助成の対象となり，また，知事の指定を受けた指定医に限り，難病の患者に対する医療費助成の申請に必要な診断書を記載することができる。したがって，難病に対する医療は，指定医療機関であれば，所属する医師は診療を行い支給認定を受けた患者は医療費の助成を受けることができるが，難病医療費助成申請のための診断書は，知事の指定を受けた医師でなければ記載ができない。この指定医の指定は，都道府県ごとに行われるため，1人の医師が2以上の都道府県において患者の診断書の作成をする場合は，それぞれの都道府県において指定医の指定を受ける必要がある（図表83－3参照）。

指定医には，指定難病患者の支給認定に係る「新規」申請と「更新」申請の診断書のいずれも記載できる「**難病指定医**」と，「更新」申請に必要となる診断書のみを記載する「**協力難病指定医**」の2種類がある。指定医になるためには，5年以上の診断・治療の経験があり，知事が行う研修（申請前1年以内に行われたものに限る）を修了していることが求められる。ただし，「難病指定医」は，あらかじめ定められた学会の専門医の資格を有していればよい。

なお，指定難病患者が，都道府県が指定した指定医療機関以外において診療を受けた場合は，公費助成の対象とならず償還払いも行われない。

図表83－2　難病患者の自己負担額（1月当たり）　　　　　　　　　　　　　　　　（2024年6月1日〜）

自己負担割合：（原則）2割			
軽症者は助成対象外	入院＋外来		
	一般	高額かつ長期	人工呼吸器等装着者
低所得Ⅰ〔市町村民税非課税（〜本人年収80万円）〕	2,500円	2,500円	1,000円
低所得Ⅱ〔市町村民税非課税（本人年収80万円超〜）〕	5,000円	5,000円	
一般所得Ⅰ（年収約160万円〜約370万円）	10,000円	5,000円	
一般所得Ⅱ（年収約370万円〜約810万円）	20,000円	10,000円	
上位所得（年収約810万円〜）	30,000円	20,000円	

食費：標準負担額（一般所得者の場合，1食490円）自己負担

図表83－3　非常勤医師の届出

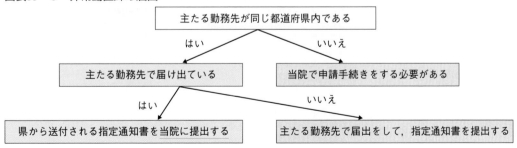

公費負担・医療保険給付・患者負担の割合

「54 難病」「51 特定疾患」「52 小児慢性疾患」の費用区分

医療保険70%		公費助成	患者負担

※　医療保険給付（原則7割）が優先され，原則1割が公費により助成され，患者負担は原則2割となる。ただし，負担上限月額が定められている。
※　「54」「51」または「52」の患者負担は所得区分にかかわらず，受給者証の「自己負担限度額」に表示された額となる。

図表83－1　「指定難病」（全341疾病）及び「特定疾患治療研究事業」対象疾病（2024年4月1日現在）

【あ】	歌舞伎症候群（187）	コステロ症候群（104）
アイカルディ症候群（135）	ガラクトース－1－リン酸ウリジルトラン	骨形成不全症（274）
アイザックス症候群（119）	スフェラーゼ欠損症（258）	5p欠失症候群（199）
IgA腎症（66）	カルニチン回路異常症（316）	コフィン・シリス症候群（185）
IgG4関連疾患（300）	肝型糖原病（257）	コフィン・ローリー症候群（176）
亜急性硬化性全脳炎（24）	間質性膀胱炎（ハンナ型）（226）	混合性結合組織病（52）
悪性関節リウマチ（46）	環状20番染色体症候群（150）	【さ】
アジソン病（83）	完全大血管転位症（209）	鰓耳腎症候群（190）
アッシャー症候群（303）	眼皮膚白皮症（164）	再生不良性貧血（60）
アトピー性脊髄炎（116）	偽性副甲状腺機能低下症（236）	再発性多発軟骨炎（55）
アペール症候群（182）	ギャロウェイ・モワト症候群（219）	左心低形成症候群（211）
アラジール症候群（297）	球脊髄性筋萎縮症（1）	三尖弁閉鎖症（212）
α₁－アンチトリプシン欠乏症（231）	急速進行性糸球体腎炎（220）	三頭酵素欠損症（317）
アルポート症候群（218）	強直性脊椎炎（271）	CFC症候群（103）
アレキサンダー病（131）	巨細胞性動脈炎（41）	シェーグレン症候群（53）
アンジェルマン症候群（201）	巨大静脈奇形（頬部口腔咽頭びまん性病変）（279）	色素性乾皮症（159）
アントレー・ビクスラー症候群（184）	巨大動静脈奇形（頬部顔面又は四肢病変）（280）	自己貪食空胞性ミオパチー（32）
イソ吉草酸血症（247）	巨大膀胱短小結腸腸管蠕動不全症（100）	自己免疫性肝炎（95）
一次性ネフローゼ症候群（222）	巨大リンパ管奇形（頬部顔面病変）（278）	自己免疫性後天性凝固因子欠乏症（288）
一次性膜性増殖性糸球体腎炎（223）	筋萎縮性側索硬化症（2）	自己免疫性溶血性貧血（61）
1p36欠失症候群（197）	筋型糖原病（256）	シトステロール血症（260）
遺伝性自己炎症疾患（325）	筋ジストロフィー（113）	シトリン欠損症（318）
遺伝性ジストニア（120）	クッシング病（75）	紫斑病性腎炎（224）
遺伝性周期性四肢麻痺（115）	クリオピリン関連周期熱症候群（106）	脂肪萎縮症（265）
遺伝性膵炎（298）	クリッペル・トレノネー・ウェーバー症候群（281）	シャイ・ドレーガー症候群（17）
遺伝性鉄芽球性貧血（286）	クルーゾン症候群（181）	若年性特発性関節炎（107）
VATER症候群（173）	グルコーストランスポーター1欠損症（248）	若年発症型両側性感音難聴（304）
ウィーバー症候群（175）	グルタル酸血症1型（249）	シャルコー・マリー・トゥース病（10）
ウィリアムズ症候群（179）	グルタル酸血症2型（250）	ジュベール症候群関連疾患（177）
ウィルソン病（171）	クロイツフェルト・ヤコブ病（23）	重症急性膵炎
ウエスト症候群（145）	クロウ・深瀬症候群（16）	平成26年12月31日以前に認定されている方は、平成27年1月以降も医療費助成が受けられます。
ウェルナー症候群（191）	クローン病（96）	
ウォルフラム症候群（233）	クロンカイト・カナダ症候群（289）	重症筋無力症（11）
ウルリッヒ病（29）	痙攣重積型（二相性）急性脳症（129）	修正大血管転位症（208）
HTRA1関連脳小血管病（123）	劇症肝炎（難治性肝炎のうち劇症肝炎）	シュワルツ・ヤンペル症候群（33）
HTLV－1関連脊髄症（26）	平成26年12月31日以前に認定されている方は、平成27年1月以降も医療費助成が受けられます。	徐波睡眠期持続性棘徐波を示すてんかん性脳症（154）
ATR－X症候群（180）		神経細胞移動異常症（138）
エーラス・ダンロス症候群（168）	結節性硬化症（158）	神経軸索スフェロイド形成を伴う遺伝性びまん性白質脳症（125）
エプスタイン症候群（287）	結節性多発動脈炎（42）	神経線維腫症Ⅰ型（34）
エプスタイン病（217）	血栓性血小板減少性紫斑病（64）	神経線維腫症Ⅱ型（34）
エマヌエル症候群（204）	ゲルストマン・ストロイスラー・シャインカー病（23）	神経有棘赤血球症（9）
MECP2重複症候群（339）	限局性皮質異形成（137）	進行性核上性麻痺（5）
遠位型ミオパチー（30）	原発性高カイロミクロン血症（262）	進行性家族性肝内胆汁うっ滞症（338）
黄色靱帯骨化症（68）	原発性硬化性胆管炎（94）	進行性骨化性線維異形成症（272）
黄斑ジストロフィー（301）	原発性抗リン脂質抗体症候群（48）	進行性多巣性白質脳症（25）
大田原症候群（146）	原発性側索硬化症（4）	進行性白質脳症（308）
オクシピタル・ホーン症候群（170）	原発性胆汁性胆管炎（93）	進行性ミオクローヌスてんかん（309）
オスラー病（227）	原発性免疫不全症候群（65）	心室中隔欠損を伴う肺動脈閉鎖症（214）
オリーブ橋小脳萎縮症（17）	顕微鏡的多発血管炎（43）	心室中隔欠損を伴わない肺動脈閉鎖症（213）
【か】	高IgD症候群（267）	スタージ・ウェーバー症候群（157）
カーニー複合（232）	好酸球性消化管疾患（98）	スティーヴンス・ジョンソン症候群（38）
海馬硬化を伴う内側側頭葉てんかん（141）	・新生児－乳児食物蛋白誘発胃腸炎	スミス・マギニス症候群（202）
潰瘍性大腸炎（97）	好酸球性多発血管炎性肉芽腫症（45）	スモン
下垂体性ADH分泌異常症（72）	好酸球性副鼻腔炎（306）	平成27年1月以降も現行の医療費助成制度の対象となります。
下垂体性ゴナドトロピン分泌亢進症（76）	抗糸球体基底膜腎炎（221）	
下垂体性成長ホルモン分泌亢進症（77）	後縦靱帯骨化症（69）	脆弱X症候群（206）
下垂体性TSH分泌亢進症（73）	甲状腺ホルモン不応症（80）	脆弱X症候群関連疾患（205）
下垂体性PRL分泌亢進症（74）	拘束型心筋症（59）	成人発症スチル病（54）
下垂体前葉機能低下症（78）	高チロシン血症1型（241）	脊髄空洞症（117）
家族性高コレステロール血症（ホモ接合体）（79）	高チロシン血症2型（242）	脊髄小脳変性症（多系統萎縮症を除く）（18）
家族性地中海熱（266）	高チロシン血症3型（243）	脊髄髄膜瘤（118）
家族性βリポタンパク血症1（ホモ接合体）（336）	後天性赤芽球癆（283）	脊髄性筋萎縮症（3）
家族性良性慢性天疱瘡（161）	広範脊柱管狭窄症（70）	セピアプテリン還元酵素（SR）欠損症（319）
カナバン病（307）	膠様滴状角膜ジストロフィー（332）	前眼部形成異常（328）
化膿性無菌性関節炎・壊疽性膿皮症・アクネ症候群（269）	コケイン症候群（192）	

※　括弧内の数字は指定難病の告示番号。番号のない緑色の文字の疾病は特定疾患治療研究事業の対象疾病。

線条体黒質変性症（17）	特発性血栓症（遺伝性血栓性素因によるものに限る）（327）	（1）クロイツフェルト・ヤコブ病（23）
全身性アミロイドーシス（28）	特発性大腿骨頭壊死症（71）	（2）ゲルストマン・ストロイスラー・シャインカー病（23）
全身性エリテマトーデス（49）	特発性多中心性キャッスルマン病（331）	（3）致死性家族性不眠症（23）
全身性強皮症（51）	特発性門脈圧亢進症（92）	プリオン病（ヒト由来乾燥硬膜移植による
先天異常症候群（310）	特発性後天性全身性無汗症（163）	クロイツフェルト・ヤコブ病に限る）
先天性横隔膜ヘルニア（294）	ドラベ症候群（140）	プロピオン酸血症（245）
先天性核上性球麻痺（132）	【な】	閉塞性細気管支炎（228）
先天性気管狭窄症／先天性声門下狭窄症（330）	中條・西村症候群（268）	β－ケトチオラーゼ欠損症（322）
先天性魚鱗癬（160）	那須・ハコラ病（174）	ベーチェット病（56）
先天性筋無力症候群（12）	軟骨無形成症（276）	ベスレムミオパチー（31）
先天性グリコシルホスファチジルイノシトール（GPI）欠損症（320）	難治性肝炎のうち劇症肝炎	ペリー病（126）
	平成26年12月31日以前に認定されている方は、	ペルオキシソーム病（副腎白質ジストロフィーを除く）（234）
先天性三尖弁狭窄症（311）	平成27年1月以降も医療費助成が受けられます。	片側巨脳症（136）
先天性腎性尿崩症（225）	難治頻回部分発作重積型急性脳炎（153）	片側痙攣・片麻痺・てんかん症候群（149）
先天性赤血球形成異常性貧血（282）	2q11.2欠失症候群（203）	芳香族L-アミノ酸脱炭酸酵素欠損症（323）
先天性僧帽弁狭窄症（312）	乳幼児肝巨大血管腫（295）	発作性夜間ヘモグロビン尿症（62）
先天性大脳白質形成不全症（139）	尿素サイクル異常症（251）	ホモシスチン尿症（337）
先天性肺静脈狭窄症（313）	ヌーナン症候群（195）	ポルフィリン症（254）
先天性副腎低形成症（82）	ネフロン癆（335）	【ま】
先天性副腎皮質酵素欠損症（81）	脳クレアチン欠乏症候群（334）	マリネスコ・シェーグレン症候群（112）
先天性ミオパチー（111）	脳腱黄色腫症（263）	マルファン症候群／ロイス・ディーツ症候群（167）
先天性無痛無汗症（130）	脳内鉄沈着神経変性症（121）	慢性炎症性脱髄性多発神経炎／多巣性運動ニューロパチー（14）
先天性葉酸吸収不全（253）	脳表ヘモジデリン沈着症（122）	慢性血栓塞栓性肺高血圧症（88）
前頭側頭葉変性症（127）	膿疱性乾癬（汎発型）（37）	慢性再発性多発性骨髄炎（270）
線毛機能不全症候群（カルタゲナー症候群を含む）（340）	嚢胞性線維症（299）	慢性特発性偽性腸閉塞症（99）
早期ミオクロニー脳症（147）	【は】	ミオクロニー欠神てんかん（142）
ネイルパテラ症候群（爪膝蓋骨症候群）／LMX1B関連腎症（315）	パーキンソン病（6）	ミオクロニー脱力発作を伴うてんかん（143）
総動脈幹遺残症（207）	バージャー病（47）	ミトコンドリア病（21）
総排泄腔遺残（293）	VATER症候群（173）	無虹彩症（329）
総排泄腔外反症（292）	肺静脈閉塞症／肺毛細血管腫症（87）	無脾症候群（189）
ソトス症候群（194）	肺動脈性肺高血圧症（86）	無βリポタンパク血症（264）
【た】	肺胞蛋白症（自己免疫性又は先天性）（229）	メープルシロップ尿症（244）
第14番染色体父親性ダイソミー症候群（200）	肺胞低換気症候群（230）	メチルグルタコン酸尿症（324）
ダイアモンド・ブラックファン貧血（284）	バッド・キアリ症候群（91）	メチルマロン酸血症（246）
大脳皮質基底核変性症（7）	ハッチンソン・ギルフォード症候群（333）	メビウス症候群（133）
大理石骨病（326）	ハンチントン病（8）	メンケス病（169）
高安動脈炎（40）	PCDH19関連症候群（152）	網膜色素変性症（90）
多系統萎縮症（17）	非ケトーシス型高グリシン血症（321）	もやもや病（22）
（1）線条体黒質変性症（17）	肥厚性皮膚骨膜症（165）	モワット・ウィルソン症候群（178）
（2）オリーブ橋小脳萎縮症（17）	非ジストロフィー性ミオトニー症候群（114）	【や】
（3）シャイ・ドレーガー症候群（17）	皮質下梗塞と白質脳症を伴う常染色体優性脳動脈症（124）	ヤング・シンプソン症候群（196）
タナトフォリック骨異形成症（275）	肥大型心筋症（58）	遊走性焦点発作を伴う乳児てんかん（148）
多発血管炎性肉芽腫症（44）	ビタミンD依存性くる病／骨軟化症（239）	4p欠失症候群（198）
多発性硬化症／視神経脊髄炎（13）	ビタミンD抵抗性くる病／骨軟化症（238）	【ら】
多発性嚢胞腎（67）	左肺動脈右肺動脈起始症（314）	ライソゾーム病（19）
多脾症候群（188）	ビッカースタッフ脳幹脳炎（128）	ラスムッセン脳炎（151）
タンジール病（261）	非典型溶血性尿毒症症候群（109）	ランドウ・クレフナー症候群（155）
単心室症（210）	非特異性多発性小腸潰瘍症（290）	リジン尿性蛋白不耐症（252）
弾性線維性仮性黄色腫（166）	皮膚筋炎／多発性筋炎（50）	両大血管右室起始症（216）
胆道閉鎖症（296）	表皮水疱症（36）	リンパ管筋腫症（89）
致死性家族性不眠症（23）	ヒルシュスプルング病（全結腸型又は小腸型）（291）	リンパ管腫症／ゴーハム病（277）
遅発性内リンパ水腫（305）	ファイファー症候群（183）	類天疱瘡（後天性表皮水疱症を含む）（162）
チャージ症候群（105）	VATER症候群（173）	ルビンシュタイン・テイビ症候群（102）
中隔視神経形成異常症／ドモルシア症候群（134）	ファロー四徴症（215）	レーベル遺伝性視神経症（302）
中毒性表皮壊死症（39）	ファンコニ貧血（285）	レシチンコレステロールアシルトランスフェラーゼ欠損症（259）
腸管神経節細胞僅少症（101）	封入体筋炎（15）	レット症候群（156）
TNF受容体関連周期性症候群（108）	フェニルケトン尿症（240）	レノックス・ガストー症候群（144）
TRPV4異常症（341）	複合カルボキシラーゼ欠損症（255）	ロスムンド・トムソン症候群（186）
低ホスファターゼ症（172）	副甲状腺機能低下症（235）	肋骨異常を伴う先天性側弯症（273）
天疱瘡（35）	副腎白質ジストロフィー（20）	
特発性拡張型心筋症（57）	副腎皮質刺激ホルモン不応症（237）	
特発性間質性肺炎（85）	ブラウ症候群（110）	
特発性基底核石灰化症（27）	プラダー・ウィリ症候群（193）	
特発性血小板減少性紫斑病（63）	プリオン病（23）	
	以下の疾病が含まれています。	

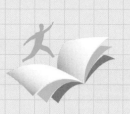

84

肝炎治療特別促進事業

B型・C型ウイルス性肝炎は，インターフェロン治療等，抗ウイルス治療が奏功すれば肝硬変や肝がんといった重篤な疾病を予防することが可能ですが，医療費は高額となります。本制度は，早期治療の促進の観点から，**抗ウイルス治療に係る医療費を助成**するものです。

B型・C型ウイルス性肝炎の早期治療促進の観点から，**インターフェロン治療に係る医療費を助成**するものである。実施上の取扱いについては，「感染症対策特別促進事業」（平成29年健発0621第7号～平成31年健発0409第1号），**「肝炎治療特別促進事業の実施上の取扱い」**（平成20年健疾発第0331003号～令和2年健肝発0327第2号）がある。

1 対象者

B型ウイルス性肝炎，C型ウイルス性肝炎，B型肝炎の核酸アナログ製剤治療を行う予定又は実施中の患者〔医師の診断書をもとに都道府県知事（認定協議会が実施）が認定〕であって，当該疾患に関して保険医療給付を受けている者（他の法令による公費負担医療給付が行われる者を除く）

2 負担割合

全額公費負担対象で医療保険優先（所得に応じた自己負担あり）。

医療保険70%	公費30%

（注）　原則として自己負担限度額は1万円とするが，上位所得階層〔世帯の市町村民税（所得割）課税年額が23万5000円以上〕の場合は2万円となる。

3 給付内容

B型・C型ウイルス性肝炎のインターフェロン治療，C型ウイルス性肝炎のインターフェロンフリー治療，B型肝炎の核酸アナログ製剤治療（保険適用の範囲内）に係る医療費が給付される。当該治療を行うために必要となる**初診料，再診料，検査料，入院料等**は助成の対象となるが，当該治療と無関係な治療は助成の対象外となる。

患者は，肝炎インターフェロン治療受給者証，治療自己負担限度月額管理表を医療機関に提示する。医療機関については特に指定はない。

4 助成の期間

原則として同一患者について**1カ年を限度**とする。ただし，①C型慢性肝炎セログループ1型かつ高ウイルス量症例に対する，ペグインターフェロン・リバビリン併用療法の実施に当たり，一定条件を満たし，72週投与（48週＋24週）が必要な場合，②C型慢性肝炎セログループ1型症例に対する，シメプレビルを含む3剤併用療法の実施に当たり，一定の条件を満たし，ペグインターフェロン・リバビリンをさらに24週投与することが適切な場合，医師の判断のもとに**トータル1年6カ月**まで延長できる。また，本人に帰責性のない事由による治療休止期間がある場合，①・②とは別に2カ月を限度とする期間延長が認められる。

特定Ｃ型肝炎ウイルス感染者救済特別措置法（特定フィブリノゲン製剤及び特定血液凝固第Ⅸ因子製剤によるＣ型肝炎感染被害者を救済するための給付金の支給に関する特別措置法）

平成20年1月16日法律第2号（直近改正：令和4年12月16日法律第103号）

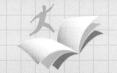

フィブリノゲン製剤および血液凝固第Ⅸ因子製剤にＣ型肝炎ウイルスが混入した薬害事件の感染被害者（特定Ｃ型肝炎ウイルス感染者）と，その相続人に対する給付金の支給に関して定めた法律です。

特定Ｃ型肝炎ウイルス感染者を，対象製剤の投与の時期を問わず，早急にかつ一律に救済することを目的としています。

これまでの主な改正

●**平成24（2012）年9月14日法律第91号**（平成24年9月14日施行）
① 給付金の請求期限の延長：「法施行後5年〔平成25（2013）年1月15日まで〕」を「法施行後10年〔平成30（2018）年1月15日まで〕」とした。
② 追加給付金（給付金の支給後に症状が進行した場合，差額を支給するもの）の支給対象の見直し：「給付金の支給後10年以内に症状が進行した場合」を「給付金の支給後20年以内に症状が進行した場合」とした。
●**平成29（2017）年12月15日法律第85号**
給付金の請求期限の延長：法施行後10年〔平成30（2018）年1月15日まで〕→法施行後15年〔2023年1月16日まで〕に延長。
●**令和4（2022）年12月16日法律第103号**
① 給付金の請求期限の延長：法施行後15年〔令和5（2023）年1月16日まで〕から，法施行後20年〔2028年1月17日まで〕に延長。
※本来2028年1月15日までだが土曜日のため翌々日の17日まで延長。
② 給付金の見直し：劇症肝炎（遅発性肝不全を含む）に罹患して死亡した場合の給付金額の引上げ。

1 法の目的

特定フィブリノゲン製剤及び特定血液凝固第Ⅸ因子製剤によるＣ型肝炎感染被害者を救済するための給付金の支給に関する特別措置法（**特定Ｃ型肝炎ウイルス感染者救済特別措置法**）の目的は，妊娠中や出産時の大量出血，手術時における大量出血，新生児出血，腱や骨折片の接着など（「獲得性の傷病」という）により**特定フィブリノゲン製剤や血液製剤の投与を受けたことによってＣ型**肝炎ウイルスに感染した患者に対し，給付金を支給するために定められたものである。

この特別措置法は，人道的観点から，対象製剤の投与の時期を問わずＣ型肝炎ウイルスに感染した患者（感染被害者）を早急にかつ一律に救済するために，国と感染被害者等との間で和解を進めるために定められた。

2 支給対象者とその認定

支給対象者は，獲得性の傷病で特定フィブリノゲン製剤または特定血液凝固第Ⅸ因子製剤の投与を受けたことによりＣ型肝炎ウイルスに感染した者，感染し治癒した者，感染した者からの母子感染によって感染した者とその相続人が対象となる（法第1条，第2条第3項）。また製剤投与の事実，因果関係の有無，症状は，裁判所において認定する。

（趣旨）
第1条　この法律は，特定C型肝炎ウイルス感染者及びその相続人に対する給付金の支給に関し必要な事項を定めるものとする。
第2条
3　この法律において「特定C型肝炎ウイルス感染者」とは，特定フィブリノゲン製剤又は特定血液凝固第IX因子製剤の投与（獲得性の傷病に係る投与に限る。第5条第二号において同じ。）を受けたことによってC型肝炎ウイルスに感染した者及びその者の胎内又は産道において

てC型肝炎ウイルスに感染した者をいう。（第1・2項省略）
（給付金の支給手続）
第4条　給付金の支給の請求をするには，当該請求をする者又はその被相続人が特定C型肝炎ウイルス感染者であること及びその者が第6条第一号，第二号又は第三号に該当する者であることを証する確定判決又は和解，調停その他確定判決と同一の効力を有するもの（当該訴え等の相手方に国が含まれているものに限る。）の正本又は謄本を提出しなければならない。

3　対象となる製剤（法第2条第1・2項）

1）特定フィブリノゲン製剤

乾燥人フィブリノゲンのみを有効成分とする製剤のうち以下のものである。
① フィブリノーゲン−BBank（昭和39年6月9日承認）
② フィブリノーゲン−ミドリ（昭和39年10月24日承認）
③ フィブリノゲン−ミドリ（昭和51年4月30日承認）
④ フィブリノゲンHT−ミドリ（ウイルスを不活化するために加熱処理のみを行ったもの）（昭和62年4月30日承認）

2）特定血液凝固第IX因子製剤

乾燥人血液凝固第IX因子複合体を有効成分とする製剤のうち以下のものである。
① PPSB−ニチヤク（昭和47年4月22日承認）
② コーナイン〔昭和47年4月22日承認（輸入）〕
③ クリスマシン（昭和51年12月27日承認）
④ クリスマシン−HT（ウイルスを不活化するために加熱処理のみを行ったもの）〔昭和60年12月17日承認（輸入）〕

4　給付内容と請求期間

裁判所において認定された患者およびその相続人には，患者の症状に応じて一時金（給付金）が支給される。その内容は，以下のとおりである。
① **慢性C型肝炎の進行による肝硬変，肝がん，死亡の場合，劇症肝炎（遅発性肝不全を含む）に罹患して死亡の場合：4000万円**
② **慢性C型肝炎の場合：2000万円**
③ **①，②以外の場合（無症候性キャリア）：1200万円**
この給付金は，医療，健康管理等にかかる経済的補償を含めて健康被害の救済を図るために支給されるものである。請求期限は，平成20（2008）

年1月16日（施行日）から20年以内（2028年1月17日まで）であるが，法施行後20年が経過した時点で裁判中の場合にはその終了後1月以内である（法第5条）。
また，給付金を受けたあと20年以内に症状が進行した場合，身体的状況が悪化したことを知った日から3年以内に追加給付金の申請をすることができる。請求の際は，医師が所定の診断書に記入したものを提出しなければならない（法第7〜10条）。追加給付金は，すでに支払われている給付金との差額が支給される。

5　給付の申請

裁判所において認定された患者およびその相続人は，必要書類を添えて**独立行政法人医薬品医療機器総合機構（PMDA）**に申請する（法第3・4条）。

6 国の責務

　国は，特定フィブリノゲン製剤および特定血液凝固第IX因子製剤が納入された医療機関名等を公表することにより，本製剤の投与を受けた者の確認を促進し，投与された者への検査の推奨に努め，本法の内容の周知を図るとともに，感染被害者が安心して暮らせるように医療供給体制の整備，研究の推進等必要な措置を講じなければならないとされている（法附則第2〜4条）。

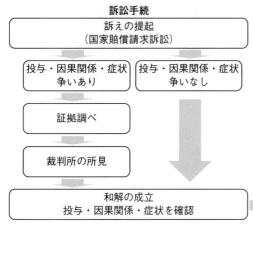

図表85-1　給付金の支給の仕組み

図表85-2　請求の流れ

（給付金の請求の流れ）

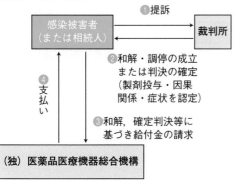

（追加給付金の請求の流れ）

附則
（特定フィブリノゲン製剤等の納入医療機関の公表等）
第2条　政府は，特定フィブリノゲン製剤又は特定血液凝固第IX因子製剤が納入された医療機関の名称等を公表すること等により，医療機関による当該製剤の投与を受けた者の確認を促進し，当該製剤の投与を受けた者に肝炎ウイルス検査を受けることを勧奨するよう努めるとともに，給付金等の請求手続，請求期限等のこの法律の内容について国民に周知を図るものとする。
（給付金等の請求期限の検討）
第3条　給付金等の請求期限については，この法律の施行後における給付金等の支給の請求の状況を勘案し，必要に応じ，検討が加えられるものとする。

健康被害補償

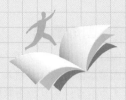

86

ハンセン病問題基本法
（ハンセン病問題の解決の促進に関する法律）

平成20年6月18日法律第82号（直近改正：令和1年11月22日法律第56号）

ハンセン病患者を，国の隔離政策による経済的被害や人権上の制限と差別を受けたことを認め，**患者や家族の名誉回復，療養と生活の保障，社会復帰の支援**を目的とした法律です。
この法律の趣旨を実現するために，国・地方公共団体の責務を明らかにしたほか，国立ハンセン病療養所等における療養及び生活の保障，社会復帰の支援並びに日常生活及び社会生活の援助，名誉の回復及び死没者の追悼，家族に対する援護などが定められています。
また，同法律の施行により，「らい予防法」が廃止されました。

この法律は，法律の前文に示されるとおり，「らい予防法」を中心とするハンセン病患者を，国の隔離政策によって経済的被害や人権上の制限と差別等を受けたことを認め，患者や家族の精神的苦痛や名誉回復措置，療養・生活の保障，社会復帰の支援などについて定めたものである。そのために，ハンセン病の患者であった者の問題の解決の促進に関し，基本理念を定めるとともに，国及び地方公共団体の責務を明らかにし，ハンセン病問題の解決の促進に関し必要な事項を定めたものである。また，本法の附則に，らい予防法の廃止に関する法律の廃止を定めている。

前文と全24条および附則4条により成り立っている。

令和1（2019）年の一部改正では，ハンセン病の患者であった者等の家族についても，未解決の問題が多く残されていることから，「ハンセン病元患者家族に対する補償金の支給等に関する法律」を制定するとともに，①名誉回復等への規定へのハンセン病の患者であったもの等の家族の追加，②ハンセン病の患者であった者等とその家族との間の家族関係の回復のための支援，③国立ハンセン病療養所における医療および介護に関する体制の充実の努力義務，④国立ハンセン病療養所医師等の兼業に関する特例——が盛り込まれた。

第1章の総則においては，ハンセン病問題の解決のために制定し，国の責務を宣言したものである。

第1章　総則
（趣旨）
第1条　この法律は，国によるハンセン病の患者に対する隔離政策に起因して生じた問題であって，ハンセン病の患者であった者等の福祉の増進，名誉の回復等に関し現在もなお存在するもの（以下「ハンセン病問題」という。）の解決の促進に関し，基本理念を定め，並びに国及び地方公共団体の責務を明らかにするとともに，ハンセン病問題の解決の促進に関し必要な事項を定めるものとする。

第2条には，用語の定義が定められている。

（定義）
第2条　この法律において「国立ハンセン病療養所」とは，厚生労働省設置法（平成11年法律第97号）第16条第1項に規定する国立ハンセン病療養所をいう。
2　この法律において「国立ハンセン病療養所等」とは，国立ハンセン病療養所及び本邦に設置された厚生労働大臣が定めるハンセン病療養所をいう。

3　この法律において「入所者」とは，らい予防法の廃止に関する法律（平成8年法律第28号。以下本則において「廃止法」という。）によりらい予防法（昭和28年法律第214号。以下「予防法」という。）が廃止されるまでの間に，ハンセン病を発病した後も相当期間日本国内に住所を有していた者であって，現に国立ハンセン病療養所等に入所しているものをいう。

第3条は，ハンセン病問題の解決は，国および地方公共団体にあることを念頭に本法の基本理念を定め，第4条，第5条において国および地方公共団体の責務を定めている。

（基本理念）
第3条　ハンセン病問題に関する施策は，国によるハンセン病の患者に対する隔離政策によりハンセン病の患者であった者等が受けた身体及び財産に係る被害その他社会生活全般にわたる被害に照らし，その被害を可能な限り回復することを旨として行われなければならない。
2　ハンセン病問題に関する施策を講ずるに当たっては，入所者が，現に居住する国立ハンセン病療養所等において，その生活環境が地域社会から孤立することなく，安心して豊かな生活を営むことができるように配慮されなければならない。
3　何人も，ハンセン病の患者であった者等に対して，ハンセン病の患者であったこと又はハンセン病に罹患していることを理由として，差別することその他の権利利益を侵害する行為をしてはならない。
（国及び地方公共団体の責務）
第4条　国は，前条に定める基本理念（以下「基本理念」という。）にのっとり，ハンセン病の患者であった者等の福祉の増進等を図るための施策を策定し，及び実施する責務を有する。
第5条　地方公共団体は，基本理念にのっとり，国と協力しつつ，その地域の実情を踏まえ，ハンセン病の患者であった者等の福祉の増進等を図るための施策を策定し，及び実施する責務を有する。

　第2章の国立ハンセン病療養所等における療養及び生活の保障においては，元ハンセン病患者の療養や生活，医療・介護等について定められている。

第2章　国立ハンセン病療養所等における療養及び生活の保障
（国立ハンセン病療養所における療養）
第7条　国は，国立ハンセン病療養所において，入所者（国立ハンセン病療養所に入所している者に限る。第9条及び第14条を除き，以下同じ。）に対して，必要な療養を行うものとする。

　第3章には，元患者の社会復帰の支援や医療・日常生活の援助について定められている。

第3章　社会復帰の支援並びに日常生活及び社会生活の援助
（社会復帰の支援のための措置）
第14条　国は，国立ハンセン病療養所等からの退所を希望する入所者（廃止法により予防法が廃止されるまでの間に，国立ハンセン病療養所等に入所していた者に限る。）の円滑な社会復帰に資するため，退所の準備に必要な資金の支給等必要な措置を講ずるものとする。

　第4章と第5章において，元患者の名誉回復や親族への援助について定められている。

第4章　名誉の回復及び死没者の追悼
第18条　国は，ハンセン病の患者であった者等の名誉の回復を図るため，国立のハンセン病資料館の設置，歴史的建造物の保存等ハンセン病及びハンセン病対策の歴史に関する正しい知識の普及啓発その他必要な措置を講ずるとともに，死没者に対する追悼の意を表するため，国立ハンセン病療養所等において収蔵している死没者の焼骨に係る改葬費の遺族への支給その他必要な措置を講ずるものとする。

第5章　親族に対する援護
（親族に対する援護の実施）
第19条　都道府県知事は，入所者の親族（婚姻の届出をしていないが，事実上婚姻関係と同様の事情にある者を含む。）のうち，当該入所者が入所しなかったならば，主としてその者の収入によって生計を維持し，又はその者と生計を共にしていると認められる者で，当該都道府県の区域内に居住地（居住地がないか，又は明らかでないときは，現在地）を有するものが，生計困難のため，援護を要する状態にあると認めるときは，これらの者に対し，この法律の定めるところにより，援護を行うことができる。ただし，これらの者が他の法律〔生活保護法（昭和25年法律第144号）を除く。〕に定める扶助を受けることができる場合においては，その受けることができる扶助の限度においては，その法律の定めるところによる。
2　（以下略）

附則
（らい予防法の廃止に関する法律の廃止）
第2条　らい予防法の廃止に関する法律は，廃止する。

健康被害補償

87

ハンセン病家族補償法
（ハンセン病元患者家族に対する補償金の支給等に関する法律）

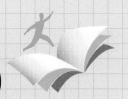

令和1年11月22日法律第55号

ハンセン病の隔離政策により，ハンセン病元患者家族等が，偏見と差別のなかで，家族関係を形成することが長年困難になるなど，多大な苦痛と苦難を強いられてきました。

本法は，ハンセン病の元患者家族等の名誉回復と福祉の増進を図るために制定されたもので，**ハンセン病元患者家族等への補償金の支給，名誉回復**について定めています。

　令和1（2019）年11月に，ハンセン病問題基本法の一部改正が行われたが，ハンセン病の患者であった者等の家族についても，未解決の問題が多く残されていることから，「ハンセン病元患者家族に対する補償金の支給等に関する法律」が併せて制定された。

　法律の内容は，ハンセン病元患者と家族への補償金の支給と名誉回復について盛り込まれている。

　補償金は，元患者の親子や配偶者に180万円，兄弟姉妹や同居のおい・めい，孫・ひ孫には130万円が支給される。

　請求期限は施行（2019年11月22日）から5年で，対象者からの請求に基づき厚労大臣が認定する。

I

環境衛生に関する法規

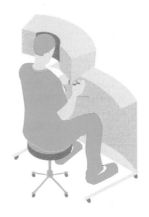

88

環境基本法

平成5年11月19日法律第91号（直近改正：令和3年5月19日法律第36号）

環境保全の基本理念を定めた法律です。
環境保全については，国民の健康で文化的生活の確保だけではなく，国際的協調による地球環境の保全についても積極的な協調推進を図っていくという考え方から，平成5（1993）年に制定されました（公害対策基本法は廃止）。

日本の経済は1960年代に高度成長を遂げたが，その反面において，公害防止施設の不備や環境保全への配慮を欠いたため，ばい煙や排ガスなどによる大気汚染，化学物質などの排出による水質の汚濁，騒音，振動，地盤沈下，悪臭など，様々な公害が発生し，人の健康と生活環境に深刻な影響を及ぼした。

そのような社会情勢を背景にして，昭和42（1967）年7月に**公害対策基本法**が成立した。

その後，環境保全については単に国民の健康で文化的生活の確保に寄与するだけではなく，国際的協調による地球環境の保全についても積極的な協調推進を図っていくという考え方から，**環境基本法**が平成5（1993）年に制定され，公害対策基本法は廃止された。

この法律は，環境の保全について，基本理念を定め，ならびに国，地方公共団体，事業者および国民の責務を明らかにするとともに，環境の保全に関する施策の基本となる事項を定めることにより，環境の保全に関する施策を総合的かつ計画的に推進し，もって現在および将来の国民の健康で文化的な生活の確保に寄与するとともに人類の福祉に貢献することを目的として定められている（法第1条）。

第4条で，人の活動により環境に加えられる影響（環境への負荷）の少ない持続的発展が可能な社会の構築を定め，第5条で，国際的協調による地球環境保全の積極的推進を定めているほか，環境保全に関する施策の策定および実施について，第6条で国，第7条で地方公共団体，第8条で事業者，第9条で国民の責務を定めている。

国：環境保全に関する基本的・総合的な施策の策定・実施。

地方公共団体：国の施策に準じた施策，地域の自然的社会的条件に応じた施策の策定・実施。

事業者：①事業活動に伴う公害の防止，自然環境の適正な保全のための措置，②物の製造等に当たり，製品などが廃棄物となった場合の適正処理と製品等の使用・廃棄による環境への負担の低減の措置，再生資源等の利用の努力，③その他環境保全に対する努力。

国民：①日常生活に伴う環境への負担の低減の努力，②その他環境保全の努力。

このほか環境の保全に関する施策の策定指針（法第15条），環境基準，特定地域における公害の防止，国が講ずる環境の保全のための施策，環境保全に関する国際協力などが定められている。

なお，公害に係る被害の救済に関しては，法第31条で定めている。

（環境基本計画）
第15条 政府は，環境の保全に関する施策の総合的かつ計画的な推進を図るため，環境の保全に関する基本的な計画（以下「環境基本計画」という。）を定めなければならない。
2 環境基本計画は，次に掲げる事項について定めるものとする。
一 環境の保全に関する総合的かつ長期的な施策の大綱
二 前号に掲げるもののほか，環境の保全に関する施策を総合的かつ計画的に推進するために必要な事項
3 環境大臣は，中央環境審議会の意見を聴いて，環境基本計画の案を作成し，閣議の決定を求めなければならない。
4 環境大臣は，前項の規定による閣議の決定があったときは，遅滞なく，環境基本計画を公表しなければならない。
5 前2項の規定は，環境基本計画の変更について準用する。

89

公害健康被害の補償等に関する法律

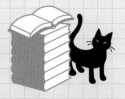

昭和48年10月5日法律第111号
（題名改正：昭和62年9月26日法律第97号，直近改正：令和4年6月17日法律第68号）

公害健康被害に係る被害者等の迅速かつ公正な保護，補償等を目的とした法律です。昭和49
（1974）年，公害に係る健康被害の救済に関する特別措置法に代わって施行されました。

公害健康被害の補償等に関する法律は，昭和44（1969）年に制定された公害に係る健康被害の救済に関する特別措置法に代わって，昭和48（1973）年に成立，昭和49（1974）年9月1日から施行されたものである。

目的とするところは，公害被害という特殊性からみて，健康被害の迅速かつ公正な保護，補償を第一義にしている（法第1条）。

法第1条で定めている健康被害に対する補償給付の種類は第3条で次のように定めている。

（補償給付の種類等）
第3条 第1条に規定する健康被害に対する補償のため支給されるこの法律による給付（以下「補償給付」という。）は，次のとおりとする。
一 療養の給付及び療養費
二 障害補償費
三 遺族補償費
四 遺族補償一時金
五 児童補償手当
六 療養手当
七 葬祭料
2 前項第二号，第三号及び第五号に掲げる補償給付は，月を単位として支給するものとし，その支払は，定期的に行なう。

この法による補償の対象者は，定められた疾病にかかっていると認められる者で，該当者の申請に基づき，都道府県知事または政令で定める市（特別区を含む）の長が**公害健康被害認定審査会**の意見をきいて認定する（法第4条）。

第3条に定める健康被害補償のうち，被認定者の指定疾病についての療養の給付および**公害医療機関**などについては次のように定めている。

（療養の給付）
第19条 都道府県知事は，その認定に係る被認定者の指定疾病について，次に掲げる療養の給付を行なう。
一 診察
二 薬剤又は治療材料の支給
三 医学的処置，手術及びその他の治療
四 居宅における療養上の管理及びその療養に伴う世話その他の看護
五 病院又は診療所への入院及びその療養に伴う世話その他の看護
六 移送
2 被認定者が前項第一号から第五号までに掲げる療養の給付を受けようとするときは，自己の選定する次条に規定する公害医療機関に公害医療手帳を提示して，当該機関から受けるものとする。
（公害医療機関）
第20条 療養の給付を取り扱う者（以下「公害医療機関」という。）は，次に掲げるもの（都道府県知事に対し公害医療機関とならない旨を申し出たものを除く。）とする。
一 健康保険法（大正11年法律第70号）第63条第3項第一号に規定する保険医療機関及び保険薬局
二 生活保護法（昭和25年法律第144号）第34条第2項に規定する指定医療機関
三 前二号に掲げるもののほか，病院若しくは診療所（これらに準ずるものを含む。）又は薬局であって環境省令で定めるもの

公害医療機関は，環境大臣の定めるところによって，療養の給付を担当し，また，その給付に関する環境大臣または都道府県知事の行う指導に従う義務が定められている（法第21条）。

公害医療機関で行った診療の報酬は，「**公害健康被害の補償等に関する法律の規定による診療報酬の額の算定方法**」（平成4年5月29日・環境庁告示第40号，直近改正：平成20年3月21日・環境省告示第24号）によることとなっている。

地域および疾病の指定は**第1種地域，第2種地域**に分け，図表89-1のように区分している（法第2条）。

公害によって損なわれた健康を回復させ，回復した健康の保持，増進をはかるとともに，指定疾

図表89－1　第1種地域と第2種地域

第1種地域（著しい大気の汚染が生じ，その影響により気管支喘息等の疾病が多発している地域）	昭和63年3月1日をもって，すべての指定が解除された。指定解除前に認定を受けた既被認定者やその遺族等については，認定の更新や補償給付の支給等が行われている
第2種地域（汚染原因物質との因果関係が一般的に明らかな疾病が多発している地域）	①新潟県新潟市・豊栄市の所定地域：水俣病 ②富山県富山市・婦負郡婦中町・上新川郡大沢野町の所定地域：イタイイタイ病 ③島根県鹿足郡津和野町の所定地域：慢性砒素中毒症 ④熊本県水俣市・葦北部，鹿児島県出水市：水俣病 ⑤宮崎県西臼杵郡高千穂町の所定地域：慢性砒素中毒症

病による被害の予防を行うなどの公害保健福祉事業を行うことを，法第46条で定めている。

この法律に基づく補償給付の支給に要する費用は，都道府県または政令で定める市が負担することになっているが，この費用資金は，法第4章に定めている独立行政法人環境再生保全機構が納付する納付金をもって充てるとしている。この納付金の財源は，同機構が徴収する汚染負荷量賦課金（汚染原因者の負担）をもって充てる（法第47〜49，52条）。

公害医療機関は，「**公害医療機関の療養に関する規程**」（昭和49年8月31日・環境庁告示第48号，直近改正：平成30年3月30日・環境省告示第31号）によって療養の給付を担当しなければならないが，公害医療機関に対する立入検査などに関し次のように定めている。

（公害医療機関に対する報告の徴収等）
第139条　都道府県知事は，療養の給付に関し必要があると認めるときは，公害医療機関に対し報告若しくは診療録その他の帳簿書類の提出若しくは提示を求め，公害医療機関の開設者若しくは管理者，医師，薬剤師その他の従業者に対して出頭を求め，又はその職員に，公害医療機関の施設に立ち入り，関係者に質問させ，若しくはその設備若しくは診療録，帳簿書類その他の物件を検査させることができる。
（第2・3項省略）
　4　公害医療機関が，第1項の規定により報告若しくは

診療録その他の帳簿書類の提出若しくは提示を求められて，正当な理由がなくこれに従わず，若しくは虚偽の報告をし，又は公害医療機関の開設者若しくは管理者，医師，薬剤師その他の従業者が，同項の規定により出頭を求められて，正当な理由がなくこれに従わず，同項の規定による質問に対して，正当な理由がなく答弁せず，若しくは虚偽の答弁をし，若しくは同項の規定による検査を拒み，妨げ，若しくは忌避したときは，都道府県知事は，当該公害医療機関に対する診療報酬の支払を一時差し止めることができる。

なお，公害医療機関とならない旨の申出および公害医療機関の標示について施行規則で次のように定めている。

公害健康被害の補償等に関する法律施行規則
　　　　昭和49年8月31日・総理府令第60号（直近改正：令和3年12月16日・環境省令第19号）

（公害医療機関とならない旨の申出）
第16条　法第20条の規定により公害医療機関とならない旨を申し出ようとする者は，次に掲げる事項を記載した申出書を，都道府県知事等に提出しなければならない。
一　病院，診療所，訪問看護ステーション等〔健康保険法（大正11年法律第70号）第88条第1項に規定する指定訪問看護事業者，介護保険法（平成9年法律第123号）第41条第1項に規定する指定居宅サービス事業者（同法第8条第4項に規定する訪問看護を行う者に限る。），同法第42条の2第一項に規定する指定地域密着型サービス事業者〔同法第8条第15項第一号に規定する定期巡回・随時対応型訪問介護看護を行う者及び同法第8条第23項に規定する複合型サービス（同法第8条第4項に規定する訪問看護を含む組合せにより提供されるものに限る。）を行う者に限る。〕又は同法第53条第1項に規定する指定介護予防サービス事業者（同法第8条の2第3項に規定する介護予防訪問介護を行う者に限る。）が当該指定に係る訪問看護事業，居宅サービス事業，地域密着型サービス事業又は介護予防サービス事業を行う事業所をいう。以下同じ。〕又は薬局の名称及び所在地
二　開設者の氏名又は名称及び住所又は所在地
（公害医療機関の標示）
第17条　公害医療機関は，その病院，診療所，訪問看護ステーション等又は薬局の見やすい箇所に，公害医療機関である旨を標示するものとする。

アスベスト救済法（石綿による健康被害の救済に関する法律）

平成18年2月10日法律第4号（直近改正：令和4年6月17日法律第72号）

> 石綿による健康被害を受けた者およびその遺族に対し，健康被害の迅速な救済を図ることを目的として制定された法律です。
> 医療費等の救済給付が行われます。

石綿による健康被害の特殊性に鑑み，石綿による健康被害を受けた者およびその遺族に対し，医療費等を支給するための措置を講ずることにより，石綿による健康被害の迅速な救済を図ることを目的として制定された（法第1条）。

法でいう「指定疾病」とは，中皮腫，気管支または肺の悪性新生物，その他石綿を吸入することにより発生する疾病（著しい呼吸機能障害を伴う石綿肺・びまん性胸膜肥厚：施行令第1条）であって，政令で定めるものをいう（法第2条）。

1 救済給付

1）救済給付とは

石綿による健康被害のため支給される「救済給付」とは，①医療費，②療養手当，③葬祭料，④特別遺族弔慰金，⑤特別葬祭料，⑥救済給付調整金——である（法第3条）。

2）支給機関

規定による支給機関は，独立行政法人環境再生保全機構（以下「機構」）とする（法第3条）。

3）医療費の支給

石綿を吸入することにより，指定疾病にかかった旨の認定を受けた者に対し，その請求に基づき医療費を支給する。認定は医療費の支給を受けようとする者の申請に基づき機構が行う。また，機構は，認定を受けた者に対し，石綿健康被害医療手帳を交付する（法第4条）。

平成20（2008）年12月1日より，医療費・療養手当の支給開始日が，認定申請日から3年以内の場合は「申請した日（認定申請日）」から「療養を開始した日（療養開始日）」までさかのぼって効力を生じることになった（平成20年6月18日・法律第77号）。

4）特別遺族給付金

特別遺族給付金は，石綿にさらされる業務に従事することにより石綿を原因とする中皮腫や肺がん等にかかり，これにより石綿救済法の施行日の前日〔平成18（2006）年3月26日〕までに亡くなった労働者の遺族について，労災保険の遺族補償給付を受ける権利が時効（5年）によって消滅していた場合に，その請求に基づき支給されるものとして設けられた。

特別遺族給付金には，特別遺族年金と特別遺族一時金があり，特別遺族年金は原則年額240万円，特別遺族一時金は1200万円となっている。

令和4（2022）年6月17日の改正により，その支給対象が令和8（2026）年3月26日までに亡くなった労働者の遺族に拡大され，令和4（2022）年3月27日までとなっていた請求期限が，令和14（2032）年3月27日まで延長された。

2 医療費の支給要件

① 機構は被認定患者が，保険医療機関等に石綿健康被害医療手帳を提示して医療を受けたときに限り，医療費を支給する（法第4条第1項）。

② 医療費の額は，健康保険法等の規定により，

環境衛生

385

受けることのできた医療に関する給付の額を控除して得た額とする（法第12条）。

③　他の法令による給付との調整：医療費は，被認定者が健康保険法等以外の法令（条例を含む）により，医療に関する給付が行われるべき場合は，その給付の限度において支給しない（法第26条）。

3 支給に要する費用

①　機構は，救済給付の支給に要する費用に充てるため，**石綿健康被害救済基金**を設ける（法第31条）。

②　政府および地方公共団体は，予算の範囲内で救済給付の支給に要する費用に充てるための資金を交付および拠出することができる（法第32条）。

　また，労災保険適用事業主等から毎年度，一般拠出金を徴収することとした（法第35条）。

4 医療機関としての取扱いの要点

①　**医療保険が優先**し，自己負担金について救済給付が行われる。

②　被認定者が医療機関に支払うべき医療費を機構が支払う仕組みであり，被認定者は自己負担分についての支払いを要しない。

③　機構は，医療機関に対する医療費の支払額を決定するに当たっては，支払基金等の審査機関の意見を聴かなければならない。また，医療費の支払いに関する事務を，支払基金，国保連合会その他省令で定める者に委託することができる。

④　緊急その他やむを得ない理由により，保険医療機関以外の病院，診療所等で診療を受けた場合，その必要があると認めるときは，当該認定者に対し，その請求に基づき，医療費を請求する。

公費負担・医療保険給付・患者負担の割合

《負担割合》全額公費負担対象で医療保険優先（患者負担なし）

医療保険70%	公費30%

91

大気汚染防止法

昭和43年6月10日法律第97号（直近改正：令和4年6月17日法律第68号）

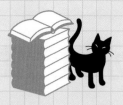

> 　大気汚染に関して，国民の健康を保護するとともに，生活環境を保全することなどを目的に昭和43（1968）年に制定された法律です。
> 　本法には，人の健康を保護し生活環境を保全するうえで維持されることが望ましい基準である**「環境基準」**が設定されており，この環境基準を達成することを目標に，大気汚染防止法に基づいた規制が実施されています。
> 　固定発生源（工場や事業場）から排出または飛散する大気汚染物質について，物質の種類ごと，施設の種類・規模ごとに排出基準等が定められており，大気汚染物質の排出者等はこの基準を守らなければなりません。

　大気汚染防止法は，工場および事業所などで発生するばい煙の排出などを規制するほか，自動車排出ガスに係る許容限度を定めることなどによって大気の汚染による生活環境の悪化を防ぎ，大気の汚染に関して人の健康に被害が生じた場合の事業者の損害賠償の責任について定めることによって，被害者の保護をはかることを目的として制定されたものである（法第1条）。

　第2条において，「ばい煙」「ばい煙発生施設」「自動車排出ガス」などを定義づけている。

　また，第3条においてばい煙の排出基準を定めている。

　「**ばい煙**」には，燃料その他物の燃焼に伴い発生するいおう酸化物のほか，ばいじん，および物の燃焼，合成，分解に伴い発生するカドミウム，塩素，弗化水素，鉛など，人の健康や生活環境に被害を生ずるおそれがある物質が含まれる。

　また，物の破砕，選別その他機械的処理またはたい積に伴い発生しまたは飛散する物質としての「**粉じん**」，自動車の運行に伴い発生する一酸化炭素，炭化水素，鉛などの物質を含む**自動車排ガス**などが本法の規制の対象となる。

　同法では，大気の汚染の状況について都道府県知事が常時監視しなければならないと定めている（法第22条）。

　医療機関では，油を燃源とするボイラーの設置がある場合，本法との関連がある。

　また，施行規則第10条の5に，水銀の排出についての規定があり，医療機関内で使用している水銀血圧計を破棄する際には，注意が必要である。

環境衛生

＊Key Word

大気汚染防止法改正：平成18（2006）年2月10日，改正大気汚染防止法が公布された（平成18年3月27日施行）。大気汚染防止法では従来，特定建築材料が使用されている「建築物」を解体，改造・補修する作業が特定粉じん排出等作業として規制対象とされていたが，この改正により，「建築物」が「建築物その他の工作物」とされたことに伴い，政令で定める特定粉じん排出等作業の範囲に，建築物以外の工作物に係る解体等作業が含まれるようになった。土地に接着して人工的作為を加えることによって成立した物の解体作業等がすべて規制対象になっている。

水質汚濁防止法

昭和45年12月25日法律第138号（直近改正：令和 4 年 6 月17日法律第68号）

公共用水域および地下水の水質汚濁の防止を図り，もって国民の健康を保護するとともに生活環境の保全すること等を目的に昭和45（1970）年に制定された法律です。

本法には，人の健康を保護し生活環境を保全するうえで維持されることが望ましい**「環境基準」**が設定され，これを達成することを目標に，水質汚濁防止法に基づいた特定施設を有する事業場からの排水規制および生活排水対策が実施されます。

工場や事業場から排出される水質汚濁物質は，物質の種類ごとに排水基準が定められており，水質汚濁物質の排出者等はこの基準を守らなければなりません。

水質汚濁防止法は，工場および事業所から公共用水域に排出される水の排出を規制することによって公共用水域の水質の汚濁の防止を図ることによって，国民の健康を保護するとともに，生活環境の保全と，このことに関して健康にかかわる被害が生じた場合に被害者の保護を図ることを目的として定められたものである（法第 1 条）。

この法律の第 2 条第 2 項の政令で定める特定施設として医療に関係のあるものは，同法施行令附則第 1 条別表第 1 に掲げられているもののうち，68の 2 に示されている病院〔医療法（昭和23年法律第205号）第 1 条の 5 第 1 項に規定するものをいう〕で病床数が 300以上であるものに設置される施設であって，次に掲げるものが該当する。

- イ　ちゅう房施設
- ロ　洗浄施設
- ハ　入浴施設

また，特定施設を設置する場合の届出，施設の構造の変更の届出などのほか，排出水（特定施設を設置する工場または事業場から公共用水域に排出される水をいう）の汚染状態等の測定に関する記録をするほか排水の方法などについても適切な対応をするように定められている（法第 5 ・ 7 ・14条，同法施行規則第 3 ・ 9 条， 9 条の 2 を参照）。

このほか，生活環境の保全に関するものとして，以下の法律がある。

「騒音規制法」（昭和43年 6 月10日法律第98号）：工場，事業場の活動ならびに建設工事に伴って発生する騒音，自動車による騒音を規制し，生活環境の保全と，国民の健康を保護することを目的とする

「振動規制法」（昭和51年 6 月10日法律第64号）：工場および事業場の活動ならびに建設工事に伴って発生する振動，道路交通振動などを規制し，生活環境の保全と，国民の健康を保護することを目的とする

「悪臭防止法」（昭和46年 6 月 1 日法律第91号）：工場その他の事業場における活動に伴って発生する悪臭物質（アンモニア，メチルメルカプタンなど）の排出を規制することによって，生活環境を保全し，国民の健康を保護することを目的とするなどがある。

また，生活環境整備に関するもののうち，病院の施設管理上に関連のあるものとして，以下の法律がある。

「水道法」（昭和32年 6 月15日法律第177号）

「下水道法」（昭和33年 4 月24日法律第79号）

「廃棄物の処理及び清掃に関する法律」（昭和45年12月25日法律第137号）：感染性病原体が含まれ若しくは付着している廃棄物の処理については，医療機関として十分な注意を払わなくてはならない。この法に関する病院からの廃棄物は，法第 2 条第 3 項に該当するものである。

「水銀による環境の汚染の防止に関する法律」（平成27年 6 月19日法律第42号）：水銀の暫定的保管，破棄等について規定されている。

廃棄物処理法
（廃棄物の処理及び清掃に関する法律）

昭和45年12月25日法律第137号（直近改正：令和 4 年 6 月17日法律第68号）

廃棄物の排出を抑制し，適正な分別，保管，収集，運搬，再生，処分等の処理をし，生活環境の保全と公衆衛生の向上を図ることを目的として制定された法律です。

廃棄物には，家庭から出すごみなどの**一般廃棄物**と，工場や事業所が出す**産業廃棄物**がある。

廃棄物のうち，爆発性，毒性，感染性その他の人の健康・生活環境に係る被害を及ぼすおそれのあるものを**特別管理一般廃棄物**，あるいは**特別管理産業廃棄物**と定めている（法第 2 条）。

1）医療機関等の廃棄物

特別管理一般廃棄物のうち，病院，診療所，衛生検査所，介護老人保健施設，感染性病原体を取り扱う施設から出される廃棄物を**感染性一般廃棄物**と定めている（施行令第 1 条第八号）。具体的には，感染性病原体が含まれ，もしくは付着している廃棄物またはこれらのおそれのある廃棄物のことであるが，汚泥，廃油，廃酸，廃アルカリ，廃プラスチック類，ゴムくずなどは含まれない。

2）医療機関の対応

医療機関は，**特別管理産業廃棄物管理責任者**＊を置き，施設内での焼却，滅菌施設で処理する。外部に委託する場合は，運搬，処理が確実に行われるよう管理票で報告を受ける制度になっている。

特別管理一般廃棄物の収集，運搬，処分等の基準については，施行令第 4 条の 2 に定められている。また，委託の基準については施行令第 4 条の 4 で定めている。

〔参考〕
① 平成14（2002）年 8 月に，厚生労働省から，具体的な処理方法が明記された「廃棄物処理法に基づく感染性廃棄物処理マニュアル」が公示された。平成16（2004）年 3 月16日には，①感染性廃棄物の判断基準の変更，②非感染性廃棄物ラベルの推奨，③マニフェスト制度の見直し，排出者責任の徹底——などの改訂が行われた〔直近改訂：平成24（2012）年 5 月〕。このなかには，「参考」として，紙おむつ，輸液点滴セット，透析等回路，ウイルス肝炎感染対策ガイドライン——等の記載がある。

② 石綿健康被害救済法の制定に伴い，本法も一部改正された（平成18年 2 月10日法律第 5 号関連）。内容は，石綿が含まれている廃棄物その他の処理技術等に係る改正で，同年 3 月27日から施行されている。

③ 水銀使用製品産業廃棄物の区分が設定され，処理基準，水銀使用製品産業廃棄物であることの情報伝達に関する事項等が追加された。そのため，温度計，湿度計，気圧計，血圧計，体温計などの目視による確認，圧力計，真空計などの目盛板，銘板による確認等が必要となる〔平成29（2017）年10月 1 日施行〕。

環境衛生

＊Key Word

特別管理産業廃棄物管理責任者：法の規定により，特別管理産業廃棄物を生ずる事業場ごとに置くことが必要とされている。その事業場における当該廃棄物の処理に関する業務が適切に行われるよう管理することを職責とし，特別管理産業廃棄物の排出状況の把握や処理計画の立案を主業務とする。

同法施行規則第 8 条の17第一号に規定されている要件（感染性産業廃棄物を生ずる事業場）は以下のとおりである。

① 医師，歯科医師，薬剤師，獣医師，保健師，助産師，看護師，臨床検査技師，衛生検査技師または歯科衛生士であること
② 2 年以上法第20条に規定する環境衛生指導員の職にあった者であること
③ 大学，高等専門学校等において医学，薬学，保健学，衛生学もしくは獣医学の課程を修めて卒業した者またはこれと同等以上の知識を有すると認められる者であること

J

その他の医療関連法規

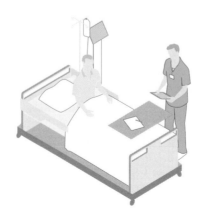

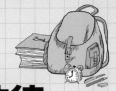

94

個人情報の保護に関する法律

平成15年 5 月30日法律第57号（直近改正：令和 5 年11月29日法律第79号）

個人情報は，個人の人格尊重の理念の下に慎重に取り扱われるべきものであり，その適正な取扱いが図られなければならないものです。

この法律は，高度情報通信社会の進展に伴い個人情報の利用が著しく拡大するなかにあって，個人情報の適正かつ効果的な活用が新たな産業の創出や活力ある経済社会，豊かな国民生活の実現に資するものであることや，その他，個人情報の有用性に配慮しながら，**個人情報の保護に関する理念・基本方針**の作成やその他施策の基本となる事項を定め，**国や地方公共団体の責務等**と，**個人情報を取り扱う事業者の遵守すべき義務等**について規定することで，個人の権利利益を保護することを目的としています。

1 法の概要

個人情報の保護に関する法律は，平成15（2003）年 5 月に成立し，平成17（2005）年 4 月 1 日より全面施行となった。

さらに10年後の平成27（2015）年に改正法が公布され，平成29（2017）年 5 月30日から全面施行となった。改正の背景には，ICT の発展に伴い当時想定していなかった形態の情報が出現し，個人情報に該当するかどうかの判断が困難なグレーゾーンが存在することや，いわゆる名簿業者の出現，情報のグローバル化などにより，今までの法令では現環境に対応できなくなったことなどがある。従来の個人情報保護は守秘義務の意味合いが強かったが，改正法では，個人の権利・利益の保護と個人情報の有用性とのバランスを図ったものといえる。

医療分野は個人情報の適正な取扱いが強く求められる分野であり，改正法において「病歴」は要配慮個人情報に規定されていることもあり，特に個人情報の取扱いに留意しなくてはならない。

この法は，高度情報通信社会の進展に伴い，個人情報の利用が著しく拡大していることから個人情報の保護に関する基本原則を定めたものである。国および地方公共団体の責務を明確にすると同時に，個人情報を取り扱う事業者の遵守すべき義務を定めることにより，豊かな国民生活の実現に資すること等を含めて，個人の権利・利益を保護することを目的としている（法第 1 条）。

法第 2 条で，「個人情報」「個人情報データベース等」「個人情報取扱事業者」などの定義を，法第 3 条では，基本理念を定めている。

（基本理念）
第 3 条 個人情報は，個人の人格尊重の理念の下に慎重に取り扱われるべきものであることに鑑み，その適正な取扱いが図られなければならない。

この法律は88の条文で構成されているが，平成29（2017）年 5 月30日に全面施行された改正の要点は下記のとおりである。

① **個人情報の定義の明確化**：生存する個人に関する情報であり，氏名，生年月日，その他の記述等により特定の個人を識別できるもの。また，個人識別符号＊が含まれるものを個人情報と定義した。その他，「匿名加工情報」「個人データ」「個人情報データベース」などの用語の定義を規定している。なお，匿名加工情報は抽象度が高くなりすぎ，データの有用性が低下してしまうことから，「仮名加工情報」が新設された〔令和 5 （2023）年 5 月17日〕。仮名加工情報は，他の情報と照合しない限り，個人を特定できないように加工されたもので，医療機関における患者 ID などがこれにあたる。

② **個人情報の保護の強化**：従前では，取り扱う個人情報が5000件以下の事業者は法の対象外であったが，この制度が廃止となり 1 件でも取扱いがあれば法が適応されることとなった。また，要配慮個人情報＊の設定もされており，第三者提供のオプトアウトが認められないことと

なった。さらに，従前は罰則規定がなかったが，「個人情報データベース等不正提供罪」が新設された。

③ **個人情報保護委員会の設置および権限設定**：これまでは，個人情報の監督は各省庁が行っていたが（例えば医療機関であれば厚生労働省，建設会社であれば国土交通省など），各省庁の監督権限を統一した個人情報保護委員会が設置され，事業者に対して指導，助言，勧告，命令を行うこととなった。

厚生労働省は，改正法に伴い平成29（2017）年5月30日に「医療・介護関係事業者における個人情報の適切な取扱いのためのガイダンス」を発出した。

ガイダンスとは，法令や基準，ガイドラインを遵守するうえで，より細かい解釈方法や行動すべき内容をまとめたものである。法令とガイドラインの位置づけについては図表94−1を参照のこと。

2 個人情報の適切な取扱いのためのガイダンス

平成29（2017）年5月30日に発出された「医療・介護関係事業者における個人情報の適切な取扱いのためのガイダンス」〔令和2（2020）年10月一部改正〕の内容は以下のとおりである。

1）ガイダンスの趣旨，目的，基本的考え方

医療・介護関係事業者が行う個人情報の適正な取扱いの確保に関する活動を支援するための具体的な留意点や事例等を示すものである。医療分野は，個人情報の性質や利用方法等から，厳格な取扱いを求められるため，個人情報の重要性を十分に認識し適正な取扱いを図らなければならない。

2）ガイダンスの「医療・介護関係事業者」の範囲

医療機関等：病院，診療所，助産所，薬局，訪問看護ステーション等

介護関係事業者：介護保険施設，居宅サービス事業者，居宅介護支援事業者等

3）ガイダンスの対象となる「個人情報」の範囲

法令上，「個人情報」とは，**生存する個人に関する情報**であり，個人情報取扱事業者の義務等の対象となるのは，生存する個人に関する情報に限定されている。

本ガイダンスは，生存する個人に関する情報のうち，医療・介護関係の情報を対象とするものである。なお，診療録等の形態に整理されていない場合（メモ等）でも個人情報に該当する。

4）責任体制の明確化と患者・利用者窓口の設置等

医療・介護関係事業者は，個人情報の適正な取扱いを推進し，漏えい等の問題に対処する体制を整備する必要がある。このため，個人情報の取扱いに関し，専門性と指導性を有し，事業者の全体を統括する組織体制・責任体制を構築し，規則の策定や安全管理措置の計画立案等を効果的に実施できる体制を構築するものとする。

5）他の法令との関係

医療・介護関係事業者は，法やガイダンスに示す項目のほか，個人情報保護または守秘義務に関する他の法令等（刑法，関係資格法，介護保険法等）の規定を遵守しなければならない。

＊Key Word

個人識別符号：個人の身体的特徴を変換した符号（指紋や顔，網膜認証データやDNA配列など）であって，装置やソフトウェア等で本人を認証できるようにしたものである。個人に割り当てられた番号（マイナンバー，健康保険証・高齢受給者証の記号番号）など，本人が特定できるものも含まれる。

要配慮個人情報：人種，信条，社会的身分，病歴，犯罪被害，前科・前歴が該当する。本人の同意のない取得は禁止され，利用目的の変更は認められない。

図表94－1　個人情報保護に関する法規

民間分野		公的分野		
ガイドライン （通則編・外国第三者提供編・確認記録義務編・匿名加工情報編）		行政機関 個人情報 保護法	独立行政法人 個人情報 保護法	個人情報 保護条例
個人情報保護法 （4～7章：個人情報取扱事業者等の義務，罰則等） （対象：民間事業者）		（対象： 国の行政機関）	（対象： 独立行政法人等）	（対象： 地方公共団体等）
個人情報保護法 （1～3章：基本理念，国及び地方公共団体の責務・個人情報保護施策等） 個人情報の保護に関する基本方針				

6）本人の同意

　「**本人の同意**」とは，本人の個人情報が，個人情報取扱事業者によって示された取扱方法で取り扱われることを承諾する旨の当該本人の意思表示をいう（当該本人であることを確認できていることが前提となる）。また，「本人の同意を得る」とは，本人の承諾する旨の意思表示を当該個人情報取扱事業者が認識することをいい，合理的かつ適切な方法によらなければならない（同意書や口頭など形式は問わない）。

　なお，個人情報の取扱いに関して，判断できる能力を有していないなどの場合は，親権者や法定代理人等から同意を得る必要がある。

7）医療介護関係事業者の義務等

（1）　利用目的の特定等

　法第15条：個人情報を取り扱うに当たっては，その利用目的をできる限り特定しなければならない。また，利用目的を変更する場合には，変更前の利用目的と関連性を有すると合理的に認められる範囲を超えてはならない。

　法第16条：あらかじめ本人の同意を得ないで，前条の規定により特定された利用目的の達成に必要な範囲を超えて，個人情報を取り扱ってはならない。

（2）　安全管理措置

　法第20条：取り扱う個人データの漏えい，滅失またはき損の防止その他の個人データの安全管理のため，組織的，人的，物理的，および技術的安全管理措置等を講じなければならない。

（3）　従業者の監督

　法第21条：安全管理措置を遵守させるよう，従業者に対し必要かつ適切な監督をしなければならない。なお，「従業者」とは，医療資格者のみならず，当該事業者の指揮命令を受けて業務に従事する者すべてを含むものであり，また，雇用関係のある者のみならず，理事，派遣労働者等も含むものである。

（4）　業務委託先の監督

　法第22条：個人データの取扱いの全部または一部を委託する場合は，その取扱いを委託された個人データの安全管理が図られるよう，委託を受けた者に対する必要かつ適切な監督を行わなければならない。

（5）　本人からの請求による保有個人データの開示

　法第28条：医療・介護関係事業者は，本人から，当該本人が識別される保有個人データの開示の請求を受けたときは，本人に対し，書面の交付による方法等により，遅滞なく，当該保有個人データを開示しなければならない。

　ただし，開示することで本人または第三者の生命，身体，財産その他の権利利害を害する恐れがある場合，業務に著しい支障を及ぼす場合，他の法令に違反する場合などに該当する場合は，その全部または一部を開示しないことができる。

図表94－2　医療・介護関係法令において医療・介護関係事業者に作成・保存が義務づけられている記録例

①病院・診療所
　・診療録【医師法第24条，歯科医師法第23条】
　・処方せん【医師法第22条，歯科医師法第21条，医療法施行規則第20条，21条の5，22条の3，22条の7】
　・麻酔記録【医療法施行規則第1条の10】
　・助産録【保健師助産師看護師法第42条】
　・照射録【診療放射線技師法第28条】
　・診療に関する諸記録
　　(1)病院の場合：処方せん（再掲），手術記録，看護記録，検査所見記録，エックス線写真，入院診療計画書【医療法施行規則第20条】
　　(2)地域医療支援病院および特定機能病院の場合：上記(1)に加え，紹介状，退院した患者に係る入院期間中の診療経過の要約【医療法施行規則第21条の5，22条の3】
　　(3)臨床研究中核病院の場合：上記(1)に加え，研究対象者に対する医薬品等の投与および診療により得られたデータその他の記録【医療法施行規則第22条の7】
　・歯科衛生士業務記録【歯科衛生士法施行規則第18条】
　・歯科技工指示書【歯科技工士法第18・19条】
②助産所
　・助産録【保健師助産師看護師法第42条】
③薬局
　・処方せん（調剤した旨等の記入）【薬剤師法第26・27条】
　・調剤録【薬剤師法第28条】
④衛生検査所
　・委託検査管理台帳，検査結果報告台帳，苦情処理台帳【臨床検査技師等に関する法律施行規則第12条第1項第15号，12条の3】
⑤指定訪問看護事業者
　・訪問看護計画書【指定訪問看護の事業の人員及び運営に関する基準第17条第1項】
　・訪問看護報告書【指定訪問看護の事業の人員及び運営に関する基準第17条第3項】
⑥歯科技工所
　・歯科技工指示書【歯科技工士法第18条，19条】

図表94－3　医療・介護関係事業者の通常の業務で想定される利用目的

【患者への医療の提供に必要な利用目的】
〔医療機関等の内部での利用に係る事例〕
　・当該医療機関等が患者等に提供する医療サービス
　・医療保険事務
　・患者に係る医療機関等の管理運営業務のうち，①入退院等の病棟管理，②会計・経理，③医療事故等の報告，④当該患者の医療サービスの向上
〔他の事業者等への情報提供を伴う事例〕
　・当該医療機関等が患者等に提供する医療サービスのうち，①他の病院，診療所，助産所，薬局，訪問看護ステーション，介護サービス事業者等との連携，②他の医療機関等からの照会への回答，③患者の診療等に当たり，外部の医師等の意見・助言を求める場合，④検体検査業務の委託その他の業務委託，⑤家族等への病状説明
　・医療保険事務のうち，①保険事務の委託，②審査支払機関へのレセプトの提出，③審査支払機関又は保険者からの照会への回答
　・事業者等からの委託を受けて健康診断等を行った場合における，事業者等へのその結果の通知
　・医師賠償責任保険などに係る，医療に関する専門の団体，保険会社等への相談又は届出等

【上記以外の利用目的】
〔医療機関等の内部での利用に係る事例〕
　・医療機関等の管理運営業務のうち，①医療・介護サービスや業務の維持・改善のための基礎資料，②医療機関等の内部において行われる学生の実習への協力，③医療機関等の内部において行われる症例研究
〔他の事業者等への情報提供を伴う事例〕
　・医療機関等の管理運営業務のうち，外部監査機関への情報提供

その他

図表94－4　医療関係資格，介護サービス従業者等に係る守秘義務等（医療関係資格）

資　格　名	根　　拠　　法
医師	刑法第134条第1項
歯科医師	刑法第134条第1項
薬剤師	刑法第134条第1項
保健師	保健師助産師看護師法第42条の2
助産師	刑法第134条第1項
看護師	保健師助産師看護師法第42条の2
准看護師	保健師助産師看護師法第42条の2
診療放射線技師	診療放射線技師法第29条
臨床検査技師・衛生検査技師	臨床検査技師等に関する法律第19条
理学療法士	理学療法士及び作業療法士法第16条
作業療法士	理学療法士及び作業療法士法第16条
視能訓練士	視能訓練士法第19条
臨床工学技士	臨床工学技士法第40条
義肢装具士	義肢装具士法第40条
救急救命士	救急救命士法第47条
言語聴覚士	言語聴覚士法第44条
歯科衛生士	歯科衛生士法第13条の6
歯科技工士	歯科技工士法第20条の2
あん摩マッサージ指圧師	あん摩マッサージ指圧師，はり師，きゅう師等に関する法律第7条の2
はり師	あん摩マッサージ指圧師，はり師，きゅう師等に関する法律第7条の2
きゅう師	あん摩マッサージ指圧師，はり師，きゅう師等に関する法律第7条の2
柔道整復師	柔道整復師法第17条の2
精神保健福祉士	精神保健福祉士法第40条

［守秘義務に係る法令の規定例］
○刑法第134条第1項
　　医師，薬剤師，医薬品販売業者，助産師，弁護士，弁護人，公証人又はこれらの職にあった者が，正当な理由がないのに，その業務上取り扱ったことについて知り得た人の秘密を漏らしたときは，6月以下の拘禁刑又は10万円以下の罰金に処する。
○保健師助産師看護師法第42条の2
　　保健師，看護師又は准看護師は，正当な理由がなく，その業務上知り得た人の秘密を漏らしてはならない。保健師，看護師又は准看護師でなくなった後においても，同様とする。

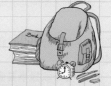

95 次世代医療基盤法（医療分野の研究開発に資するための匿名加工医療情報及び仮名加工医療情報に関する法律）

平成29年5月12日法律第28号，題名改正：令和5年法律第35号（直近改正：令和5年5月26日法律第35号）

医療情報（特定の個人の病歴その他個人の心身の状態に関する情報で，個人またはその子孫への差別等不利益が生じないように特に配慮を要するものとして政令で定めるもの）について，**医療分野の研究開発に資するための匿名加工医療情報を作成する**ことに関し，国の責務や基本方針の策定，**匿名加工医療情報作成事業者**の認定，これら情報の取扱いに関する規制等について定めた法律です。

法律は健康・医療に関する先端的研究開発および新産業創出を促進し，それにより健康長寿社会の形成に資することを目的としています。

平成29（2017）年5月に公布，平成30（2018）年5月に施行されました。また，匿名加工医療情報では抽象度が高すぎ，データの有用性が低下してしまうことから「仮名加工医療情報」が新設され，令和6（2024）年4月1日より題名改正が行われました。

1 目的（法第1条）

医療分野の研究開発に資するための匿名加工医療情報に関し，匿名加工医療情報作成事業を行う者の認定，医療情報および匿名加工医療情報等の取扱いに関する規制等を定めることにより，健康・医療に関する先端的研究開発および新産業創出を促進し，それにより健康長寿社会の形成に資することを目的としている。

2 法における定義（法第2条）

次世代医療基盤法における用語は以下のように定義されている。

① **医療情報**：特定の個人の病歴その他の当該個人の心身の状態に関する情報であって，当該心身の状態を理由とする当該個人またはその子孫に対する不当な差別，偏見その他の不利益が生じないようにその取扱いに特に配慮を要するものとして政令で定める記述等（文書，図画もしくは電磁的記録で作られる記録）に記載・記録され，または音声，動作その他の方法を用いて表されたいっさいの事項（個人識別符号を除く）であるものが含まれる個人に関する情報のうち，次のいずれかに該当するものをいう。

・当該情報に含まれる氏名，生年月日その他の記述等により特定の個人を識別することができるもの（他の情報と容易に照合することができ，それにより特定の個人を識別することができるものを含む）

・個人識別符号が含まれるもの

なお，個人識別符号とは，指紋データや顔認識データ，虹彩，声紋，DNAのような個人の身体的特徴を変換した文字，番号，記号などや，パスポート（旅券）番号や運転免許証番号，住民票コード，基礎年金番号，保険証番号のような個人に割り当てられた文字，番号，記号などをいう。

② **匿名加工医療情報**：特定の個人を識別することができないように医療情報を加工して得られる個人に関する情報であって，当該医療情報を復元することができないようにしたものをいう。

③ **匿名加工医療情報作成事業**：医療分野の研究開発に資するよう，医療情報を整理・加工して匿名加工医療情報（匿名加工医療情報データベース等を構成するものに限る）を作成する事業をいう。

また，医療情報を匿名加工し，管理・提供していく責務を負う事業者は「認定匿名加工医療情報作成事業者」として認定されることになっている。

④ **仮名加工医療情報**：他の情報と照合しない限り特定の個人を識別することができないように

その他

397

医療情報を加工して得られる個人に関する情報をいう。

⑤　**医療情報取扱事業者**：医療情報を含む情報の集合物であって，特定の医療情報を電子計算機を用いて検索することができるように体系的に構成したもの，その他特定の医療情報を容易に検索することができるように体系的に構成したものとして政令で定めるもの（「医療情報データベース等」という）を事業の用に供している者をいう。医療機関等はこれに該当する。

3 国の責務等（法第3・4条）

　国は，健康・医療に関する先端的研究開発および新産業創出に関する施策の一環として，医療分野の研究開発に資するための匿名加工医療情報及び仮名加工医療情報に関し必要な施策を講ずる責務を有する（法第3条）。

　また，政府は，医療分野の研究開発に資するための匿名加工医療情報に関する施策の総合的かつ一体的な推進を図るため，医療分野の研究開発に資するための匿名加工医療情報及び仮名加工医療情報に関する基本方針を定めなければならない（法第5条）。

　そのほか，国の施策については法第6～8条等に規定されている。

（医療分野の研究開発に資するための匿名加工医療情報及び仮名加工医療情報に関する基本方針）
第5条　政府は，医療分野の研究開発に資するための匿名加工医療情報及び仮名加工医療情報に関する施策の総合的かつ一体的な推進を図るため，医療分野の研究開発に資するための匿名加工医療情報及び仮名加工医療情報に関する基本方針（以下「基本方針」という。）を定めなければならない。
2　基本方針は，次に掲げる事項について定めるものとする。
一　医療分野の研究開発に資するための匿名加工医療情報及び仮名加工医療情報に関する施策の推進に関する基本的な方向
二　国が講ずべき医療分野の研究開発に資するための匿名加工医療情報及び仮名加工医療情報に関する措置に関する事項
三　匿名加工医療情報及び仮名加工医療情報の作成に用いる医療情報に係る本人の病歴その他の本人の心身の状態を理由とする本人又はその子孫その他の個人に対する不当な差別，偏見その他の不利益が生じないための措置に関する事項
四　第9条第1項，第33条，第41条及び第45条の認定に関する基本的な事項

五　その他医療分野の研究開発に資するための匿名加工医療情報及び仮名加工医療情報に関する施策の推進に関する重要事項
（第3～5項省略）
（国民の理解の増進）
第6条　国は，広報活動，啓発活動その他の活動を通じて，医療分野の研究開発に資するための匿名加工医療情報及び仮名加工医療情報に関する国民の理解を深めるよう必要な措置を講ずるものとする。
（規格の適正化）
第7条　国は，医療分野の研究開発に資するための匿名加工医療情報及び仮名加工医療情報の作成に寄与するため，医療情報，匿名加工医療情報及び仮名加工医療情報について，適正な規格の整備，その普及及び活用の促進その他の必要な措置を講ずるものとする。
2　前項の規定による規格の整備は，これに関する国際的動向，医療分野の研究開発の進展等に応じて行うものとする。
（情報システムの整備）
第8条　国は，医療分野の研究開発に資するための匿名加工医療情報及び仮名加工医療情報の作成を図るため，情報システムの整備，その普及及び活用の促進その他の必要な措置を講ずるよう努めるものとする。

4 医療機関と認定匿名加工医療情報作成事業者

1）認定匿名加工医療情報作成事業者とは

　主務大臣（内閣総理大臣，文部科学大臣，厚生労働大臣，経済産業大臣）は，申請に基づき，高い情報セキュリティを確保し，十分な匿名加工技術を有するなどの一定の基準を満たし，医療情報の管理や利活用のための匿名化を適正・確実に行うことができる組織を認定する〔**認定匿名加工医療情報作成事業者**（法第9条）。なお，認定仮名加工医療情報作成事業者も，仮名加工を適正・確実に行うことができる組織を主務大臣が認定し，規定の取り扱いについては認定匿名加工医療情報作成事業者に準用して行われる（法第33条，法第40条）。

　認定事業者の責務は，①**医療情報の取扱いを認定事業の目的の達成に必要な範囲に制限すること**，②**医療情報等の漏えい等の防止のための安全管理措置を講じること**，③**従業者に守秘義務（罰**

図表95−1　次世代医療基盤法のイメージ図

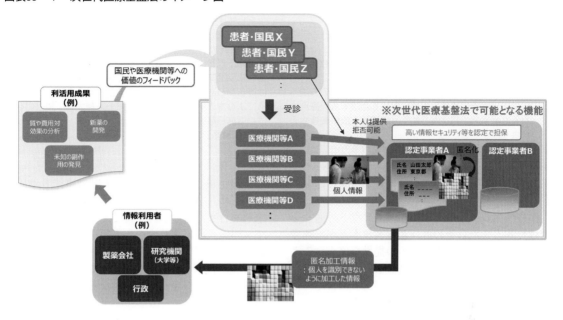

則付き）を課すこと——などとされている。

２）認定事業者に対する医療情報の提供

（1）規定内容

　個人情報保護法で定められている「**要配慮個人情報**」に該当し得る医療情報としては，「**病歴**」「**医師等により行われた健康診断等の結果**」および「**健康診断等の結果に基づき医師等により行われた指導・診療・調剤**」がある（個人情報保護法第２条第３項，同法施行令第２条第二・三号）。

　しかし，要配慮個人情報に該当する個人データについては，**オプトアウト**（あらかじめ本人に対して個人データを第三者提供することについて通知または認識し得る状態にしておき，本人がこれに反対をしない限り，同意したものとみなし，第三者提供をすることを認めること）の手続きの適用は認められない。

　そこで，次世代医療基盤法では，医療機関（医療情報取扱事業者）が認定事業者に要配慮個人情報に該当する患者の医療情報を提供する場合に限り，**オプトアウトの手続きの利用を認めること**で，前述の医療情報が要配慮個人情報に該当するという問題を解決するものである。これにより，認定事業者は，「**匿名加工医療情報**」を作成して，製薬会社，研究機関（大学等），行政等に提供することが可能となる。

　医療情報取扱事業者は，認定事業者に提供される医療情報について，本人またはその遺族（死亡した本人の子，孫その他の政令で定める者）からの求めがあるときは，規定事項について，主務省令で定めるところにより，あらかじめ，本人に通知するとともに，主務大臣に届け出たときは，当該医療情報を認定事業者に提供することができる（法第52条第１項）。なお，法第52条第１項第二・三・五項の事項を変更する場合もオプトアウト手続きによる必要がある（法第52条第２項）。

（医療情報取扱事業者による医療情報の提供）
第52条　医療情報取扱事業者は，認定匿名加工医療情報作成事業者に提供される医療情報（偽りその他不正の手段により取得したものを除く。以下この項において同じ。）について，本人又はその遺族（死亡した本人の子，孫その他の政令で定める者をいう。以下同じ。）の求めがあるときは，当該本人が識別される医療情報の認定匿名加工医療情報作成事業者への提供を停止することとしている場合であって，次に掲げる事項について，主務省令

で定めるところにより，あらかじめ，本人に通知するとともに，主務大臣に届け出たときは，当該医療情報を認定匿名加工医療情報作成事業者に提供することができる。
一　当該医療情報取扱事業者の氏名又は名称及び住所並びに法人にあっては，その代表者（法人でない団体で代表者又は管理人の定めのあるものにあっては，その代表者又は管理人。第33条第１項第一号において同じ。）の氏名
二　医療分野の研究開発に資するための匿名加工医療情

その他

報の作成の用に供するものとして，認定匿名加工医療情報作成事業者に提供すること
三　認定匿名加工医療情報作成事業者に提供される医療情報の項目
四　認定匿名加工医療情報作成事業者に提供される医療情報の取得の方法
五　認定匿名加工医療情報作成事業者への提供の方法
六　本人又はその遺族の求めに応じて当該本人が識別される医療情報の認定匿名加工医療情報作成事業者への提供を停止すること
七　本人又はその遺族の求めを受け付ける方法

八　その他個人の権利利益を保護するために必要なものとして主務省令で定める事項
2　医療情報取扱事業者は，前項第一号に掲げる事項に変更があったとき又は同項の規定による医療情報の提供をやめたときは遅滞なく，同項第三号から第五号まで，第七号又は第八号に掲げる事項を変更しようとするときはあらかじめ，その旨について，主務省令で定めるところにより本人に通知するとともに，主務大臣に届け出なければならない。
（第3項省略）

(2) オプトアウトの停止の求めに対する書面等の交付・保存

医療情報取扱事業者は，オプトアウトの通知を受けた本人またはその遺族から当該本人が識別される医療情報の認定事業者への提供を停止するように求めがあったときは，遅滞なく，主務省令で定めるところにより，当該求めがあった旨その他の主務省令で定める事項を記載した書面を，当該求めを行った者に交付しなければならない（法第53条第1項）。また，医療情報取扱事業者は，あらかじめ，認定事業者への提供を停止するように求めを行った者の承諾を得て，書面の交付に代えて，当該書面に記載すべき事項を記録した電磁的記録を提供することができるが（法第53条第2項），交付された書面の写し，または提供された電磁的記録は保存しなければならない（法第53条第3項）。

（書面の交付）
第53条　医療情報取扱事業者は，前条第1項の規定による通知を受けた本人又はその遺族から当該本人が識別される医療情報の認定匿名加工医療情報作成事業者への提供を停止するように求めがあったときは，遅滞なく，主務省令で定めるところにより，当該求めがあった旨その他の主務省令で定める事項を記載した書面を当該求めを行った者に交付しなければならない。
2　医療情報取扱事業者は，あらかじめ，前項に規定する求めを行った者の承諾を得て，同項の規定による書面の交付に代えて，当該書面に記載すべき事項を記録した電磁的記録を提供することができる。この場合において，当該医療情報取扱事業者は，同項の規定による書面の交付を行ったものとみなす。
3　第1項の規定により書面を交付し，又は前項の規定により電磁的記録を提供した医療情報取扱事業者は，主務省令で定めるところにより，当該書面の写し又は当該電磁的記録を保存しなければならない。

(3) 医療情報の提供に係る確認・記録

医療情報取扱事業者は，医療情報を認定事業者に提供したときは，当該医療情報を提供した年月日，当該認定事業者の名称および住所その他の主務省令で定める事項に関する記録を作成し，主務省令で定める期間保存しなければならない（法第54条第1・2項）。

（医療情報の提供に係る記録の作成等）
第54条　医療情報取扱事業者は，第52条第1項の規定により医療情報を認定匿名加工医療情報作成事業者に提供したときは，主務省令で定めるところにより，当該医療情報を提供した年月日，当該認定匿名加工医療情報作成事業者の名称及び住所その他の主務省令で定める事項に関する記録を作成しなければならない。
2　医療情報取扱事業者は，前項の記録を，当該記録を作成した日から主務省令で定める期間保存しなければならない。
（医療情報の提供を受ける際の確認）
第55条　認定匿名加工医療情報作成事業者は，第52条第1項の規定により医療情報取扱事業者から医療情報の提供を受けるに際しては，主務省令で定めるところにより，次に掲げる事項の確認を行わなければならない。
一　当該医療情報取扱事業者の氏名又は名称及び住所並びに法人にあっては，その代表者の氏名
二　当該医療情報取扱事業者による当該医療情報の取得の経緯
2　前項の医療情報取扱事業者は，認定匿名加工医療情報作成事業者が同項の規定による確認を行う場合において，当該認定匿名加工医療情報作成事業者に対して，当該確認に係る事項を偽ってはならない。
（第3・4項省略）

また，認定事業者は，医療情報取扱事業者から医療情報の提供を受ける場合は，規定事項の確認を行わなければならないが（法第55条第1項），その際，医療情報取扱事業者は，当該認定事業者に対して，当該確認に係る事項を偽ってはならない（法第55条第2項）。

96

自動車損害賠償保障法

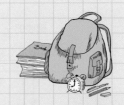

昭和30年7月29日法律第97号（直近改正：令和5年6月16日法律第63号）

> 　**自動車事故**により人の生命・身体に傷害を与えた場合の**損害賠償を保障**する法律です。
> 　自動車は，同法で定める**自動車損害賠償責任**保険（**責任保険**）または**自動車損害賠償責任共済（責任共済）**の契約が締結されていなければ運行してはならないとされています。

　自動車の運行によって人の生命または身体に傷害を与えた場合における損害賠償を保障する制度を確立し，被害者の保護，救済を図り，あわせて自動車運送の健全発達のために資することを目的として定められた法律である。

1 自動車保険の仕組み

　交通事故が起きた場合，事故の加害者は被害者に損害賠償をしなければならないが，その損害賠償保険には，車の所有者はすべて，法律によって加入を強制されている，**自動車損害賠償責任保険**（「**強制保険**」または「**自賠責保険**」という）といわれるものと，一般的に**任意保険**といわれる契約者の自由に任されている保険がある。

　強制保険の場合は，交通事故でも人身にかかる損害が発生した場合にだけ限られ，他人の車や他人の物への損傷などは対象にならない。

　任意保険は，対人賠償について自賠責保険で損害をカバーできない場合にその不足分を補うものであり，また，車両や対物，搭乗者などに関する損害も補償の対象にしている。したがって自動車を持つ者は強制保険に加入しなければならず，現在の社会的実態からみると，とくに人身事故については賠償額も大きいので，強制保険だけでなく任意保険への加入が必要といえる。

2 医療機関に関係のある損害の範囲

　自賠責保険により保険金が支払われる損害には，①傷害による損害，②後遺障害による損害，③死亡による損害の3つがある。

　②の後遺障害には，①の治療が含まれるので，①と②の合算された保険金となる。

　③の死亡による損害には，即死でない場合，①と③の合算された保険金が支払われることになる。

3 自動車事故と各種保険の関係

　医療機関の役割は医療行為を行うことであって，当事者間の事故に関する処理問題に立ち入る必要はないが，実務的には治療費請求受領に関連して関わりが生ずることが多い。

1）社会保険との関係

　社会保険各法の被保険者などが事故によって被害を受けた場合，その治療費については，自賠責保険によることも，直接相手方から受け取ることも，また医療保険給付によって受けることもできることになっている。一般的には自賠責保険を適用することが多いが，そのときの状況，事情によって選択が分かれることになる。

　健康保険法第57条に定めている，「保険者は事故が第三者の行為によりて生じたる場合において保険給付を為したるときは，その給付の価額の限度において保険給付を受くる権利を有する者（当該事故が被扶養者の場合も含む）が第三者に対して有する損害賠償請求の権利を取得す」という規定によって，自動車事故は，「第三者の行為によって生じた場合」に該当するので，被保険者などが受けた医療にかかる費用として加害者に損害

その他

図表96－1　損害賠償請求権の代位取得のイメージ

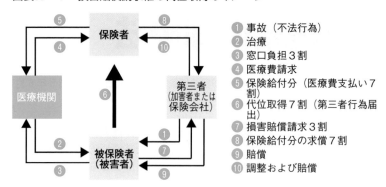

① 事故（不法行為）
② 治療
③ 窓口負担３割
④ 医療費請求
⑤ 保険給付分（医療費支払い７割）
⑥ 代位取得７割（第三者行為届出）
⑦ 損害賠償請求３割
⑧ 保険給付分の求償７割
⑨ 賠償
⑩ 調整および賠償

賠償を請求する権利を，保険給付をしたことによって保険者が取得し，第三者に請求することになる（図表96－1）。ただし，同一の事由で，被保険者等が第三者から損害賠償を受けているときは，その範囲内の給付をしないことになっており，二重に受け取ることはできない。

なお，**第三者の行為による被害の届出**が，次のように定められている。

健康保険法施行規則　大正15年７月１日・内務省令第36号（直近改正：令和６年３月１日厚生労働省令第24号）

（第三者の行為による被害の届出）

第65条　療養の給付に係る事由又は入院時食事療養費，入院時生活療養費若しくは保険外併用療養費の支給に係る事由が第三者の行為によって生じたものであるときは，被保険者は，遅滞なく，次に掲げる事項を記載した届書を保険者に提出しなければならない。

1　届出に係る事実

2　第三者の氏名及び住所又は居所（氏名又は住所若しくは居所が明らかでないときは，その旨）

3　被害の状況

医療機関としては，自動車事故など交通災害の診療について保険扱いか，または，自費扱いにするかは患者からの申し出によって取り扱うことになる。

2）労災保険との関係

健康保険法にしても，労働者災害補償保険法にしても，第一義的には損害の填補のためにあるわけではないので，事故によって発生した損害賠償としての保険金を支払う自賠責保険とは，性格的にはまったく違うものである。

しかし，さきの健康保険法の規定と同様に，損害賠償と労災保険との調整規定，労働者災害補償保険法第12条の４（第三者の行為による事故）によって，請求権にかかわること，二重に請求することはできないことなどが決められている。また，健康保険の場合と同じく，労災保険による場合は，「**第三者行為災害届**」を提出しなければならない。

なお，労災保険では，手続きを簡易化し，損害補填をすみやかに行うため，自賠責保険などとの協定により，原則として自賠責保険を先にすることになってはいるが，希望によって労災保険の給付を先にすることもできる。

4　診療費の取扱い

1）自賠責保険への請求

所定の診療報酬明細書に記入して渡す（医療機関の所定料金）。

2）保険取扱いによる請求

健康保険などの場合，すべて保険診療によって扱う。労災保険の場合，すべて労災保険によって扱うが，この明細書に診断書を併せて提出することが多い。

図表96－2　損害の範囲

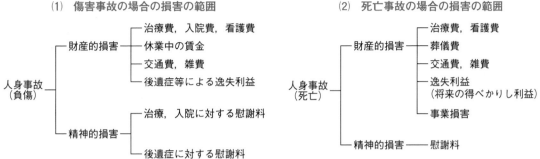

(1)　傷害事故の場合の損害の範囲

```
人身事故    ┬ 財産的損害 ┬ 治療費，入院費，看護費
（負傷）    │          ├ 休業中の賃金
          │          ├ 交通費，雑費
          │          └ 後遺症等による逸失利益
          │
          └ 精神的損害 ┬ 治療，入院に対する慰謝料
                      └ 後遺症に対する慰謝料
```

(2)　死亡事故の場合の損害の範囲

```
人身事故    ┬ 財産的損害 ┬ 治療費，看護費
（死亡）    │          ├ 葬儀費
          │          ├ 交通費，雑費
          │          ├ 逸失利益
          │          │（将来の得べかりし利益）
          │          └ 事業損害
          │
          └ 精神的損害 ── 慰謝料
```

図表96－3　損害の種類と金額（施行令第2条）

死亡による損害	3000万円まで
死亡に至るまでの傷害による損害	120万円まで
傷害による損害	120万円まで
後遺障害による障害	障害の程度に応じて，75万〜3000万円まで
介護を要する後遺障害	3000万〜4000万円

図表96－4　傷害事故の場合の自賠責保険内容

治療関係費	救助捜索費，応急手当費，護送費，診察費，入院料，投薬料，手術料，処置料，通院費，転院費，退院費，看護料，諸雑費，温泉療養費，柔道整復の費用，義肢の費用，診断書料など。原則として実費とし，治療，療養に必要な範囲で妥当な額が支払われる。
休業損害	治療期間中の休業による損害は，1日につき1万9000円を限度として収入減分が支払われる。ただし，1日あたりの収入減が6100円を超えることが確実に証明できない場合，または1日あたりの収入減が6100円以下の場合には，1日6100円が支払われる。
	休業損害の対象日数は実休業日数を基準とし被害者の傷害程度，実治療日数その他を考慮して治療期間の範囲内で決められる。
慰謝料	1日につき4300円が支払われる。
	慰謝料の対象日数は治療期間における被害者の障害の程度，実治療日数その他を考慮して，治療期間の範囲で決められる。

5 自賠責保険の請求手続き

自賠責保険による保険金などの手続きは，加入している損害保険会社でいっさい行われる。

1）自賠責保険の請求手続きの方法

① 加害者が示談金を支払ってから保険会社へ請求する加害者請求（法第15条）
② 被害者が保険会社へ直接請求する被害者請求（法第16条）
　の2通りがある。

　①の場合は，あくまでも加害者が支払った金額の範囲内で保険金の請求ができるということから，支払いの約束や示談条件だけでは請求できない。診療費については病院の領収書を必要とする。

　②の場合は，加害者が誠意を示さなかったり，誠意はあってもお金がないような場合，被害者（損害賠償請求権者）が保険会社に直接請求する制度である。この場合，保険会社から支払われる金は，損害賠償額となる。

　被害者請求の場合は，通常示談にはなっていないので，示談書や支払っていることを証明するような書類はいっさい不要である。

その他

403

図表96-5　保険会社に提出する書類（主なもの）

必要書類名	摘要	死亡の場合			傷害の場合		
		加害者請求	被害者請求	仮渡金請求	加害者請求	被害者請求	仮渡金請求
① 支払請求書（保険金，損害賠償額，仮渡金）		◎	◎	◎	◎	◎	◎
2 請求者の印鑑証明書		◎	◎	◎	◎	◎	◎
3 自動車安全運転センターの交通事故証明書		◎	◎	◎	◎	◎	◎
④ 事故発生状況報告書		◎	◎	◎	◎	◎	◎
⑤ 医師の診断書					◎	◎	◎
6 死体検案書または死亡診断書		◎	◎	◎			
7 戸籍（除籍）謄本		◎	◎	◎			
8 戸籍抄本または住民票	被害者が未成年の場合				○	○	○
⑨ 委任状	保険金の請求・受領を委任する場合，委任者の印鑑証明が必要	○	○	○	○	○	○
⑩ 診療報酬明細書	被害者請求のときは請求書だけでもよい				◎	◎	
11 その他損害額を立証する書類	看護料，通院費，雑費などの明細書および領収書	○	○		○	○	
⑫ 休業損害証明書		○	○		○	○	
⑬ 示談書	加害者請求の場合に限る	○			○		

（注1）　数字を○で囲んであるのは各々の保険会社に準備されているもの。
（注2）　右欄の◎印は必ず提出を要するもの。○印は必要に応じて提出するもの。
（注3）　その他，保険会社によって取扱いが異なることがある。

（保険金の請求）
第15条　被保険者は，被害者に対する損害賠償額について自己が支払をした限度においてのみ，保険会社に対して保険金の支払を請求することができる。
（保険会社に対する損害賠償額の請求）
第16条　第3条の規定による保有者の損害賠償の責任が発生したときは，被害者は，政令で定めるところにより，保険会社に対し，保険金額の限度において，損害賠償額の支払をなすべきことを請求することができる。
　2　被保険者が被害者に損害の賠償をした場合において，保険会社が被保険者に対してその損害をてん補したときは，保険会社は，そのてん補した金額の限度において，被害者に対する前項の支払の義務を免れる。
　3　第1項の規定により保険会社が被害者に対して損害賠償額の支払をしたときは，保険契約者又は被保険者の悪意によって損害が生じた場合を除き，保険会社が，責任保険の契約に基づき被保険者に対して損害をてん補したものとみなす。
　4　保険会社は，保険契約者又は被保険者の悪意によって損害が生じた場合において，第1項の規定により被害者に対して損害賠償額の支払をしたときは，その支払った金額について，政府に対して補償を求めることができる。

2）後遺症が残った時の請求手続き方法

　後遺症が残った場合の請求手続きは，1）の場合と同様であるが，注意を要する点は，傷害についての診断書のほかに，**後遺障害**についての診断書が必要なことであり，この診断の結果などによって障害等級がきまるので慎重に対処すべきである。

3）特殊な請求手続き

　自動車事故の被害によって明日の生活にも困るような場合の救済的制度として**「仮渡金制度」**が

図表96－6　仮渡金請求対象と金額（施行令第5条）

番号	損害の態様		仮渡金額	番号	損害の態様		仮渡金額
1	死亡したもの		290万円	3	イ	脊柱の骨折	20万円
2	イ	脊柱の骨折で脊髄を損傷したと認められる症状を有するもの	40万円		ロ	上腕，又は前腕の骨折	
					ハ	内臓の破裂	
	ロ	上腕，又は前腕の骨折で合併症を有するもの			ニ	要入院の傷害で医師の要治療期間30日以上のもの	
	ハ	大腿，又は下腿の骨折			ホ	14日以上要入院の傷害	
	ニ	内臓の破裂で腹膜炎を併発したもの		4		11日以上医師の治療を要する傷害で前記以外のもの	5万円
	ホ	14日以上要入院で医師の要治療期間が30日以上のもの					

（注）　請求できる人は被害者請求のできる人とまったく同じである。任意保険関係については省略する。

ある。請求は被害者に限られ（法第17条），認められる場合および金額が図表96－6のように限定されている。

6　政府の「自動車損害賠償保障事業」

　ひき逃げや無保険車等により被害を受けた場合は，自賠責保険等の制度による恩恵は受けられない。このような場合の救済のため，政府が「自動車損害賠償保障事業」を行っている（法第72条）。

　政府の保障事業は，自賠責保険を扱う損害保険会社等に支払義務を委託しているので，保障金の請求は，損害保険会社等の窓口を通じて行う（細部は省略）。

自賠責保険の支払基準の改定

　自賠責保険の死亡・後遺障害に対する逸失利益の算定方法についての考え方の統一が図られた結果，支払基準の改定が行われ，平成12（2000）年1月1日から適用されている。

〔参考〕
1．自賠責保険と関係のある社会保険関係法令
①　健康保険法：第57条・同施行規則第65条（損害賠償請求権の代位取得）
②　高齢者医療確保法：第58条（損害賠償請求権）
③　国民健康保険法：第64条（損害賠償請求権）
④　介護保険法：第21条（損害賠償請求権）
⑤　労働者災害補償保険法：第12条の4（第三者の行為による事故）
⑥　船員保険法：第45条（損害賠償請求権）
⑦　国家公務員共済組合法：第47条（損害賠償の請求権）
2．時効について
　自賠責保険等への損害賠償額等の請求権と，仮渡金の請求権は，自賠法によって3年経つと時効で消滅する（法第19条）。

その他

＊Key Word

自賠責保険の診療費算定基準：平成元（1989）年，日本医師会は日本損害保険協会および自動車保険料率算定会（現・損害保険料率算出機構）と協議を行い，自賠責の算定基準（通称「新基準」）を労災保険診療費の算定基準に準じるかたちで取り決めた。この基準は三者間の申し合わせであるが，その採用は都道府県ごとの三者協議に委ねられている。さらに都道府県で採用された場合でも，医療機関として必ずしも従わなければならないというわけではない。新基準は自賠責保険の診療費を，労災保険の算定基準に準拠させ，薬剤，「モノ」についてはその単価を12円とし，その他の技術料はこれに20%を加算した額を上限とするというものである。

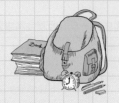

97

死体解剖保存法

昭和24年6月10日法律第204号（直近改正：令和4年6月17日法律第68号）

死体の解剖，保存および死因の調査の適正を期し公衆衛生の向上と医学の教育・研究に資することを目的として定められた法律です。

病院においては，死因究明のための病理学的解剖がしばしば行われる。

死亡退院患者数に対する剖検数比（剖検率）は，医療の質にも比例するといわれている。

（保健所長の許可）
第2条 死体の解剖をしようとする者は，あらかじめ，解剖しようとする地の保健所長の許可を受けなければならない。ただし，次の各号のいずれかに該当する場合は，この限りでない。
一 死体の解剖に関し相当の学識技能を有する医師，歯科医師その他の者であって，厚生労働大臣が適当と認定したものが解剖する場合
二 医学に関する大学（大学の学部を含む。以下同じ。）の解剖学，病理学又は法医学の教授又は准教授が解剖する場合
三 第8条の規定により解剖する場合
四 刑事訴訟法（昭和23年法律第131号）第129条（同法第222条第1項において準用する場合を含む。），第168条第1項又は第225条第1項の規定により解剖する場

合
五 食品衛生法（昭和22年法律第233号）第64条第1項又は第2項の規定により解剖する場合
六 検疫法（昭和26年法律第201号）第13条第2項の規定により解剖する場合
七 警察等が取り扱う死体の死因又は身元の調査等に関する法律（平成24年法律第34号）第6条第1項（同法第12条において準用する場合を含む。）の規定により解剖する場合
2 保健所長は，公衆衛生の向上又は医学の教育若しくは研究のため特に必要があると認められる場合でなければ，前項の規定による許可を与えてはならない。
3 第1項の規定による許可に関して必要な事項は，厚生労働省令で定める。

死体解剖をしようとするときは，保健所長の許可を受けなければならないが，許可を受けなくても解剖できる場合が，法の第2条の各号に定められている。
① 第三号の「第8条の規定により解剖する場合」とは，**監察医の検案を経た後の解剖**である。
② 第四号の「刑事訴訟法第129条」は，〔検証と必要な処分〕を定めており，検証について死体の解剖もできることとなっている。
　同法の168条の第1項は，「鑑定上必要がある**場合は，死体の解剖ができる**」と定めている。
　なお，同法第225条第1項も，前記168条第1項と同じ内容である。
　同法222条第1項には，検証の処分についての準用規定が含まれている。
③ 第五号の「**食品衛生法第64条第1・2項**」は，「**食品，添加物，器具などに起因し，または起因すると疑われる疾病で死亡した者の死体を遺族の承諾を得て解剖できる**」と定めている。また，「**死体を解剖しなければ原因が判明せず，その結果公衆衛生に重大な影響を及ぼす**

おそれがあると認めるときは，遺族の同意を得ないでも，通知したうえで解剖に付することができる」と定めている。
④ 第六号の「検疫法第13条第2項」は，「**検疫感染症の検査に関連して，検疫官に死体解剖を行わせることができる**」と定めている。
⑤ 第七号の「警察等が取り扱う死体の死因又は身元の調査等に関する法律第6条第1項」は，「**警察署長は，取扱死体について，第3項に規定する法人または機関に所属する医師その他法医学に関する専門的な知識経験を有する者の意見を聴き，死因を明らかにするため特に必要があると認めるときは，解剖を実施することができる。この場合，当該解剖は，医師に行わせるものとする**」と定めている。
　第2条の第一号にいう「厚生労働大臣が適当と認定したもの」とは，住所地の都道府県知事を経由して，認定の申請書を厚生労働大臣に提出し認定を受けた者である。認定した者には，厚生労働大臣から認定証明書が交付される。
　厚生労働大臣が認定を行うにあたっては，医道審議会*の意見を聞くことになっている（法第4

条）。

この死体解剖資格の認定については，「死体解剖資格の認定等について（別紙）死体解剖資格認定要領」（平成7年4月1日・健政発第325号，改正：平成29年11月16日・医政発1116第4号）に示されている。

死体の解剖をしようとする者は，その遺族の承諾を得なければならないが，次のような場合は，承諾を受けなくても死体を解剖することができる。

1)　死亡確認後 30 日を経過しても，なおその死体の引取者のない場合
2)　2人以上の医師が診療中であった患者の死亡についてその死因を究明するために解剖しようとするとき，遺族の所在が不明，または遺族が遠隔の地に居住するなどの理由で，遺族の諾否を待っていては，その解剖の目的が達成されないことが明らかな場合
3)　監察医の検案後の解剖，刑訴法による解剖，食品衛生法に関する解剖，検疫法に関する解剖でその規定に該当する場合などである（法第7条）。

政令で定める地を管轄する都道府県知事は，その地域内における感染症，中毒または災害により死亡した疑いのある死体その他死因の明らかでない死体について，その死因を明らかにするため，監察医をおき，これに検案をさせ，また検案によっても死因の判明しない場合には解剖させることができると定めている〔法第8条（監察医の検案を経た後の解剖）〕。

（監察医の検案を経た後の解剖）
第8条　政令で定める地を管轄する都道府県知事は，その地域内における伝染病，中毒又は災害により死亡した疑のある死体その他死因の明らかでない死体について，その死因を明らかにするため監察医を置き，これに検案をさせ，又は検案によつても死因の判明しない場合には解剖させることができる。但し，変死体又は変死の疑がある死体については，刑事訴訟法第229条の規定による検視があつた後でなければ，検案又は解剖させることができない。
2　前項の規定による検案又は解剖は，刑事訴訟法の規定による検証又は鑑定のための解剖を妨げるものではない。

政令で定める地とは，監察医を置くべき地域を定める政令（昭和24年12月9日：政令第385号）によって，次の地域を定めている。

東京都の区の存する区域，大阪市，横浜市，名古屋市，神戸市の5都市である。

解剖を行う場所について，また，犯罪に関する異常の届出などについて，次のように定めている。

（解剖の場所）
第9条　死体の解剖は，特に設けた解剖室においてしなければならない。但し，特別の事情がある場合において解剖しようとする地の保健所長の許可を受けた場合及び第2条第1項第四号に掲げる場合は，この限りでない。
（統解剖）

第10条　身体の正常な構造を明らかにするための解剖は，医学に関する大学において行うものとする。
（犯罪に関係する異状の届出）
第11条　死体を解剖した者は，その死体について犯罪と関係のある異状があると認めたときは，24時間以内に，解剖をした地の警察署長に届け出なければならない。

また，死体の全部または一部の標本としての保存，死体取扱上の注意について次のように定めている。

（標本としての保存）
第17条　医学に関する大学又は医療法（昭和23年法律第205号）の規定による地域医療支援病院，特定機能病院若しくは臨床研究中核病院の長は，医学の教育又は研究のため特に必要があるときは，遺族の承諾を得て，死体の全部又は一部を標本として保存することができる。
2　遺族の所在が不明のとき，及び第15条但書に該当するときは，前項の承諾を得ることを要しない。

（注　第15条の但書は，その死体が特に得がたいものである場合で，医学の教育，研究のため保存を必要とするときを指す。）
（死体取扱上の注意）
第20条　死体の解剖を行い，又はその全部若しくは一部を保存する者は，死体の取扱に当っては，特に礼意を失わないように注意しなければならない。

この法の第2条による許可を得ていても，遺族の承諾を得ずに解剖し，または「解剖」の範囲を逸脱する程度のいわゆる損壊行為をした場合は，刑法第190条の規定による**死体損壊罪**が成立することがあるので注意しなければならない。

また，遺体を教育などのために献体することに

図表97－1　解剖に関する遺族の承諾書等

第二号書式
解剖に関する遺族の承諾書
死者の住所及び氏名
死亡年月日
死亡の場所
上記の死体が死体解剖保存法の規定に基いて解剖されることに異存ありません。
　年　月　日
住　所
死者との続柄
氏　名

第三号書式
遺族の諾否確認不能証明書
死亡者の住所及び氏名
直接死因及び間接死因
死体の解剖を特に必要と認める理由
一　遺族の所在が不明のときはその旨及びその理由
二　遺族が遠隔の地に居住する等の理由により遺族の諾否の判明するのを待つていては、その解剖の目的がほとんど達せられないことが明らかな場合はその旨及びその理由
右の死体については、遺族の承諾がなくてもその解剖が必要であることを証明する。
　年　月　日
住　所
氏　名

第四号書式
死体解剖資格認定申請書
住　所
主治医師　氏名
医師（又は歯科医師）　氏名
一　医師又は歯科医師であるときは、その免許を受けた年月日及び医籍登録番号
二　主として行おうとする解剖の種類（病理、系統、法医の別）
三　主として解剖を行おうとする場所
四　罰金以上の刑に処せられたことの有無（あるときはその罪及び刑）
右により資料を認定されたい。
　年　月　日
　　　氏名
厚生労働大臣　殿
収入印紙

ついては，医学及び歯学の教育のための献体に関する法律（昭和58年法律第56号）が制定されている。

〔参考〕

1．手術などで得られた臓器等の保存

　手術又は分娩等の結果得られた生体より分離した前膊部，下腿部および臓器等の保存については，現行法上特別の規定がなされていないので，一般の社会通念に反しないように処置されれば差し支えないと考える（昭和25年2月2日・医収第67号・厚生省医務局長回答），という通知が出されている。

2．解剖区分

① 系統解剖：身体の正常な構造を明らかにするための解剖であって，医学，歯学の大学において行われる。

② 行政解剖：監察医の行う解剖など

③ 司法解剖：刑訴法などによる解剖

④ 病理解剖：医学上の研究，死因究明などによる解剖

⑤ その他の法による解剖

3．病理解剖指針について

　病理解剖の業務の円滑な実施をはかるために「病理解剖指針について」（昭和63年11月18日健政発693）が出されており，病院長の責務，病理解剖医の責務などが細かく示されている。

4．脳死および臓器移植にかかる社会情勢の変化

　臓器移植の分野における生命倫理に配慮した適正な医療の確立に資するために，総理府に，臨時脳死及び臓器移植調査会が設置された（調査会設置法　平成元年12月8日法律第70号）。

5．献体について

　医学及び歯学の教育の向上に資することを目的とする献体については，「医学及び歯学の教育のための献体に関する法律」（昭和58年5月25日法律第56号）に定められている。

臓器移植法
（臓器の移植に関する法律）

平成 9 年 7 月16日法律第104号（直近改正：令和 5 年 6 月 9 日法律第48号）

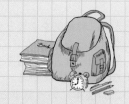

臓器移植についての基本的理念を定めるとともに，移植医療の適正な実施に資することを目的として制定された法律です。

同法により，脳死者からの臓器移植が合法的に行えるようになりました。

これまでの主な改正

●**平成21（2009）年 7 月17日法律第83号**〔平成22（2010）年 7 月17日施行〕
① **脳死判定・臓器提供の要件変更**：本人の臓器提供の意思が不明な場合でも，家族が書面により承諾する場合，15歳未満の者であっても臓器提供ができるとした。
② **親族への臓器提供**：本人の意思により親族への臓器の優先的な提供の意思を書面で表すことができるとした。
③ **国・地方公共団体の責務**：移植医療に関する啓発や知識の普及に努めることを，国・地方公共団体の責務とした。
④ **注意点**：虐待を受けて死亡した児童，またはその疑いがある児童からの臓器提供が行われないように対応することを規定。
●**平成22（2010）年 6 月25日厚生労働省令第80号**
① **脳死判定に関する事項**：(1)生後12週（在胎週数が40週未満の場合は出産予定日から起算して12週）未満の者について判定の対象外とする，(2)直腸温が摂氏32度未満（ 6 歳未満の

者は35度未満）の状態にある者は判定の対象外とする，(3) 6 歳未満の者には，判定にかかる第 2 回目の検査を第 1 回目の検査終了時点から少なくとも24時間を経過したあとに行う，(4)判定に当たっては，収縮期血圧（単位：水銀柱 mm）が定める数値（ 1 歳未満：65， 1 歳以上13歳未満：年齢に「 2 」を乗じて得た数値に65を加えて得た数値，13歳以上：90）以上であること——と規定。
② **脳死判定に関する記録の記載事項等**：(1)脳死判定を行った医師が，判定を受けた者が生存中に臓器を提供する意思を書面により表示し，かつ判定に従う意思がないことを表示していない場合は，①その旨，②その旨の告知を受けた家族が判定を拒まない旨の記録を記載するとした。(2)脳死判定を受けた者が臓器を提供する意思がないことを表示しておらず，かつ判定に従う意思がないことを表示していない場合は，①その旨，②家族が判定を行うことを書面により承諾している旨の記録を記載するとした。

脳死者からの移植を認めるこの法律は，臓器の機能に障害のある者で，他の治療法では余命 1 年以内と予測される患者等を対象として，臓器の移植によってその機能の回復または付与を目的として行われる臓器の移植術に使用されるための臓器を，死体から摘出することなどを定めたもので，脳死者からの臓器移植が合法的に行えるようになった。

法施行後は長い間改正されていなかったが，衆院本会議は平成21（2009）年 6 月18日，議員立法 4 案のうち「脳死は一般に人の死」と位置付け，本人が生前に拒否表明しなければ，家族の同意で臓器提供を可能にするＡ案（中山太郎元外相ら提出）を賛成多数で可決し， 7 月13日の参院本会議

でも可決・成立した。同年 7 月17日には，**改正臓器移植法**が公布され，平成22（2010）年 7 月17日から施行された。

この法律は，臓器の移植についての基本的理念を定めるとともに，臓器の機能に障害がある者に対し，その機能の回復または付与を目的として行われる臓器の移植術に使用されるための臓器を死体から摘出すること等について必要な事項を規定することにより，移植医療の適正な実施に資することを目的としている（法第 1 条）。

基本的理念を第 2 条で，「移植術に使用されるための臓器の提供は，任意にされたものでなければならない」と定めている（第 2 項）。なお，第 3 項で臓器の提供が人道的精神に基づいていること

その他

とから，移植術を必要とする者に対して適切に行わなければならない。

第4項では，移植術を受ける機会を公平に配慮することを定めている。

この法律にいう臓器とは，人の**心臓，肺，肝臓，腎臓**その他厚生労働省令で定める内臓および**眼球**をいうと定義している（法第5条）。省令で定める内臓は，**膵臓**および**小腸**である。

死体（脳死した者の身体を含む）からの臓器の摘出については，提供の意思についての確認，摘出に係る判定などについて，慎重な取扱いをするよう細かく定めている（法第6条）。

（目的）
第1条　この法律は，臓器の移植についての基本的理念を定めるとともに，臓器の機能に障害がある者に対し臓器の機能の回復又は付与を目的として行われる臓器の移植術（以下単に「移植術」という。）に使用されるための臓器を死体から摘出すること，臓器売買等を禁止すること等につき必要な事項を規定することにより，移植医療の適正な実施に資することを目的とする。
（基本的理念）
第2条　死亡した者が生存中に有していた自己の臓器の移植術に使用されるための提供に関する意思は，尊重されなければならない。
　2　移植術に使用されるための臓器の提供は，任意にされたものでなければならない。
　3　臓器の移植は，移植術に使用されるための臓器が人道的精神に基づいて提供されるものであることにかんがみ，移植術を必要とする者に対して適切に行わなければならない。
　4　移植術を必要とする者に係る移植術を受ける機会は，公平に与えられるよう配慮されなければならない。
（医師の責務）
第4条　医師は，臓器の移植を行うに当たっては，診療上必要な注意を払うとともに，移植術を受ける者又はその家族に対し必要な説明を行い，その理解を得るよう努めなければならない。
（臓器の摘出）
第6条　医師は，次の各号のいずれかに該当する場合には，移植術に使用されるための臓器を，死体（脳死した者の身体を含む。以下同じ。）から摘出することができる。
一　死亡した者が生存中に当該臓器を移植術に使用され

るために提供する意思を書面により表示している場合であって，その旨の告知を受けた遺族が当該臓器の摘出を拒まないとき又は遺族がないとき。
二　死亡した者が生存中に当該臓器を移植術に使用されるために提供する意思を書面により表示している場合及び当該意思がないことを表示している場合以外の場合であって，遺族が当該臓器の摘出について書面により承諾しているとき。
　2　前項に規定する「脳死した者の身体」とは，脳幹を含む全脳の機能が不可逆的に停止するに至ったと判定された者の身体をいう。
　3　臓器の摘出に係る前項の判定は，次の各号のいずれかに該当する場合に限り，行うことができる。
一　当該者が第1項第一号に規定する意思を書面により表示している場合であり，かつ，当該者が前項の判定に従う意思がないことを表示している場合以外の場合であって，その旨の告知を受けたその者の家族が当該判定を拒まないとき又は家族がないとき。
二　当該者が第1項第一号に規定する意思を書面により表示している場合及び当該意思がないことを表示している場合以外の場合であり，かつ，当該者が前項の判定に従う意思がないことを表示している場合以外の場合であって，その者の家族が当該判定を行うことを書面により承諾しているとき。
（以下略）
（親族への優先提供の意思表示）
第6条の2　移植術に使用されるための臓器を死亡した後に提供する意思を書面により表示している者又は表示しようとする者は，その意思の表示に併せて，親族に対し当該臓器を優先的に提供する意思を書面により表示することができる。

移植に関する記録の作成，保存および閲覧については次のように定めている。

脳死したものと判定を行った場合には厚生労働省令で定めるところによる判定等に関する記録を作成しなければならない（第10条第1項）。この記録は，当該病院または診療所の管理者，それ以外の場合は当該の医師が5年間保存しなければならない（第2項）。

記録の保存者は，臓器を提供した遺族その他の厚生労働省令で定める者からその記録の閲覧の請

求があった場合には，正当な理由がある場合を除き，個人の権利利益を不当に侵害するおそれのないものとして省令で定めるものを閲覧に供するものとする（第3項）。

なお，この法律の運用に関しては，「**臓器の移植に関する法律の運用に関する指針（ガイドライン）**」（平成9年10月8日制定，平成24年5月1日最終改正）が定められており，14の事項がある。臓器提供に係る意思表示，親族への優先提供の意思表示等についての記載がある。

〔参考〕

図表98－1　移植の対象となる臓器等の取扱い

	臓器名	提供者 (死体/生体) の別	診療報酬	取扱機関
臓器移植法の対象臓器	腎臓	死体（心臓死後可）	K780	(社) 日本臓器移植ネットワーク
		生体（片側のみ）	K780-2	
	眼球	死体（心臓死後可）	（角膜）K259	
	心臓	死体	K605-2	
	肺臓	死体	K514-4	
		生体（部分移植）	K514-6	
	心・肺	死体	K605-4	
	肝臓	死体	K697-7	
		生体（部分移植）	K697-5	
	膵臓	死体（心臓死後可）	K709-3	
		死体・生体（膵島移植）	K709-6	
	膵・腎	死体	K709-5	
	小腸	死体	K716-4	
		生体（部分移植）	K716-6	
法対象外	皮膚	死体（心臓死後可）	K014-2	全国ネットなし
		生体	K014	
	血管	死体（心臓死後可）	K614	
	心臓弁	死体（心臓死後可）	K555 K555-2, K555-3　他	
	骨	死体（心臓死後可）	K059「3」	
		生体	K059「2」	
	造血幹細胞	骨髄	K922「1」	＊1
		末梢血幹細胞	K922「2」	
		臍帯血	K922「3」	＊2

備考1．上記表中，単に死体と記したものは脳死体からの摘出に限られる。
　　2．＊1　骨髄移植推進財団　＊2　日本さい帯血バンクネットワーク

図表98－2　脳死から移植までの流れ

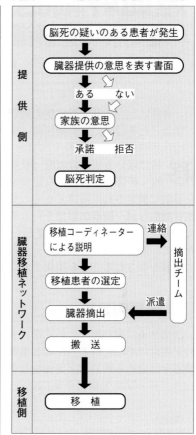

（仲介取扱い機関）

　(社) 日本臓器移植ネットワークである。公平・公正な臓器移植の実施のため，一元的臓器移植ネットワークを介さない臓器移植は行ってはならない（生体移植は除く）。

図表98－3　臓器提供意思表示カード（ドナーカード）

《1．2．3．いずれかの番号を○で囲んでください。》

1．私は，脳死後及び心臓が停止した死後のいずれでも，移植の為に臓器を提供します。

2．私は，心臓が停止した死後に限り，移植の為に臓器を提供します。

3．私は，臓器を提供しません。

《1又は2を選んだ方で，提供したくない臓器があれば，×をつけてください。》
【心臓・肺・肝臓・腎臓・膵臓・小腸・眼球】

〔特記欄：　　　　　　　　　　　　　　　　　　　　　〕

署名年月日：　　　　　　年　　　月　　　日
本人署名(自筆)：
家族署名(自筆)：

その他

造血幹細胞提供推進法
（移植に用いる造血幹細胞の適切な提供の推進に関する法律）

平成24年9月12日法律第90号（直近改正：令和4年6月17日法律第68号）

移植に用いる**造血幹細胞の適切な提供**を推進することを目的に，骨髄移植・末梢血幹細胞移植や臍帯血移植を行う際の根拠法として制定された法律です。

移植に用いる造血幹細胞（骨髄・末梢血幹細胞・臍帯血）の適切な提供を推進することを目的に制定された法律である。**骨髄移植・末梢血幹細胞移植や臍帯血移植**を行う際の根拠法として制定し，今後，移植を必要としている患者にとって，移植を受ける機会が十分に確保され適切に業務がなされることを担保することになる。

造血幹細胞*は，血液のもととなる細胞のことで，移植として用いるものとして骨髄（骨のなかにある柔組織），末梢血幹細胞（末梢血中の造血幹細胞を薬剤で増殖），臍帯血（出産後のへその緒や胎盤の血液）から採取される。

同法は平成26（2014）年1月1日より施行された。

1 用語の定義

法第2条において，この法律に使用される用語の定義付けをしている。法第2条第2項の厚生労働省令で定める疾病は，同法施行規則（平成25年12月27日・厚生労働省令第138号）第1条に規定

されている（図表99−1）。また，各疾病のなかの具体的対象疾患は，ガイドライン（平成25年・健発1227第3号，直近改正：平成30年9月6日・健発0906第3号）に示されている。

（定義）
第2条 この法律において「移植に用いる造血幹細胞」とは，移植に用いる骨髄，移植に用いる末梢血幹細胞及び移植に用いる臍帯血をいう。
2 この法律において「移植に用いる骨髄」とは，造血幹細胞移植（造血機能障害を伴う疾病その他の疾病であって厚生労働省令で定めるものの治療を目的として造血幹細胞を人に移植することをいう。以下同じ。）に用いるために採取される人の骨髄をいう。
3 この法律において「移植に用いる末梢血幹細胞」とは，造血幹細胞移植に用いるために厚生労働省令で定める方法により末梢血から採取される人の造血幹細胞をいう。
4 この法律において「移植に用いる臍帯血」とは，造血幹細胞移植に用いるために採取される人の臍帯血（出産の際に娩出される臍帯及び胎盤の中にある胎児の血液

をいう。第30条第3項及び第4項において同じ）をいい，当該採取の後造血幹細胞移植に適するよう調製されたものを含むものとする。
5 この法律において「骨髄・末梢血幹細胞提供あっせん事業」とは，移植に用いる骨髄又は移植に用いる末梢血幹細胞の提供のあっせん（以下「骨髄・末梢血幹細胞提供あっせん業務」という。）を行う事業をいう。
6 この法律において「臍帯血供給事業」とは，移植に用いる臍帯血の提供について，その採取，調製，保存，検査及び引渡し（情報管理その他これらの業務に付随し，又は関連する業務として厚生労働省令で定める業務を含む。以下「臍帯血供給業務」という。）を行う事業（移植に用いる臍帯血を採取される者の委託により当該移植に用いる臍帯血を当該者又はその親族が用いるために臍帯血供給業務を行うものを除く。）をいう。

2 基本理念・責務等

基本理念として，①造血幹細胞移植を受ける機会の提供を図ること，②造血幹細胞の提供は任意にされること，③移植を受ける機会が公平に与えられること，④安全性が確保されること，⑤造血幹細胞提供者の健康の保護が図られること，⑥臍帯血の品質確保が図られること——などが定めら

れている（法第3条）。

法第4〜8条において，国や地方公共団体，提供関係事業者，医療関係者の責務とそれらが連携を図らなければならないことが定められている。国や地方公共団体は，必要な施策を策定し実施することが求められている。

図表99-1　法第2条第2項の厚生労働省令で定める疾病

1	悪性リンパ腫	15	膵がん
2	横紋筋肉腫	16	組織球性及び樹状細胞性腫瘍
3	鎌状赤血球症	17	大理石骨病
4	肝芽腫	18	中枢神経系腫瘍
5	急性白血病	19	低ホスファターゼ症
6	血球貪食症候群	20	乳がん
7	原発性免疫不全症候群	21	表皮水疱症
8	骨髄異形成症候群	22	副腎脊髄ニューロパチー
9	骨髄増殖性腫瘍	23	副腎白質ジストロフィー
10	骨髄不全症候群	24	慢性活動性ＥＢウイルス感染症
11	骨肉腫	25	免疫不全関連リンパ増殖性疾患
12	サラセミア	26	ユーイング肉腫ファミリー腫瘍
13	神経芽腫	27	リソソーム病
14	腎腫瘍		

3　骨髄・末梢血幹細胞提供あっせん事業・臍帯血供給事業

　指定の申請は，同法に基づく造血幹細胞提供支援機関に関する省令（平成25年8月30日・厚生労働省令第97号）に従って行われる。また，造血幹細胞を提供する者は，第4章（法第17〜29条）と第5章（法第30〜43条）の規定により厚生労働大臣の許可を受けて行うとされている。

　骨髄・末梢血幹細胞提供あっせん事業者（骨髄バンク）と**臍帯血供給事業者（臍帯血バンク）**は，それぞれ許可の基準や安全性の確保，提供者の健康の保護，説明と同意，守秘義務，品質管理，報告義務等が課されている。また，許可不要の血縁間の臍帯血バンクの経営破綻等により流出した臍帯血が販売され，医療機関において使用されるという制定当時想定し得なかった事案が発覚した。そのため，移植に用いる臍帯血の採取・保存・引き渡し及び造血幹細胞移植用としての臍帯血の取引の業務を明確にした一部改正法（平成30年12月14日法律第98号）が公布された。

（骨髄・末梢血幹細胞提供あっせん事業の許可）
第17条　骨髄・末梢血幹細胞提供あっせん事業を行おうとする者は，厚生労働省令で定めるところにより，厚生労働大臣の許可を受けなければならない。
（臍帯血供給事業の許可等）
第30条　臍帯血供給事業を行おうとする者は，厚生労働省令で定めるところにより，厚生労働大臣の許可を受けなければならない。
　2　前項の許可を受けた者（以下「臍帯血供給事業者」という）でなければ，業として，移植に用いる臍帯血の採取，調製，保存，検査若しくは引渡しをし，又は引渡しを受けてはならない。ただし，次に掲げる場合は，この限りでない。
　一　臍帯血供給事業者の委託により行う場合
　二　臍帯血供給事業者が引渡しをした移植に用いる臍帯血について行う場合
　三　移植に用いる臍帯血を採取される者の委託により当該移植に用いる臍帯血を当該者又はその親族が用いるために採取される移植に用いる臍帯血について行う場合（臍帯血供給事業を行う場合を除く）

　四　前三号に掲げるもののほか，移植に用いる臍帯血の適切な提供に支障がない場合として厚生労働省令で定める場合
　3　何人も，業として，人の臍帯血（採取の後調製されたものを含む。第二号及び次項において同じ）〔前項の規定によりその引渡しが禁止される場合における移植に用いる臍帯血（当該移植に用いる臍帯血であることをその者が知らないものを除く）を除く〕を，造血幹細胞移植に用いることができるものとして，引き渡してはならない。ただし，次に掲げる場合は，この限りでない。
　一　臍帯血供給事業者（その委託を受けた者を含む）が移植に用いる臍帯血を引き渡す場合
　二　人の臍帯血を採取される者の委託により当該人の臍帯血を当該者又はその親族が用いるために引き渡す場合
　三　前二号に掲げるもののほか，移植に用いる臍帯血の適切な提供に支障がない場合として厚生労働省令で定める場合
　4　何人も，業として，前項の規定により禁止される人の臍帯血の引渡しを受けてはならない。

＊Key Word

　造血幹細胞：赤血球，白血球，血小板をつくり出す元になる細胞で，骨髄内に存在する。骨髄には，分化と呼ばれる細胞分裂からそれぞれの細胞に成長する働きがある。造血幹細胞は，赤血球，白血球，血小板にそれぞれ成長していく。

その他

4 造血幹細胞提供支援機関

　この造血幹細胞提供支援機関は，**日本赤十字社**である。第6章（法第44～52条）には，支援機関の業務，守秘義務等が規定されている。

（支援機関の指定）
第44条　厚生労働大臣は，営利を目的としない法人であって，次条各号に掲げる業務（以下「支援業務」という。）を適正かつ確実に行うことができると認められるものを，その申請により，全国を通じて1個に限り，造血幹細胞提供支援機関として指定することができる。
　2　厚生労働大臣は，前項の規定による指定をしたときは，支援機関の名称，住所及び事務所の所在地を公示しなければならない。
（第3項以降省略）
（支援機関の業務）
第45条　支援機関は，次に掲げる業務を行うものとする。
　1　移植に用いる骨髄又は移植に用いる末梢血幹細胞を提供する意思がある者の登録その他造血幹細胞提供関係事業者の行う骨髄・末梢血幹細胞提供あっせん事業及び臍帯血供給事業に必要な協力を行うこと。
　2　造血幹細胞提供関係事業者の行う骨髄・末梢血幹細胞提供あっせん事業及び臍帯血供給事業について，必要な連絡調整を行うこと。
　3　第1号の登録をした者に係る移植に用いる骨髄及び移植に用いる末梢血幹細胞に関する情報並びに第34条の規定により臍帯血供給事業者から提供された移植に用いる臍帯血に関する情報を一元的に管理し，並びにこれらの情報を造血幹細胞移植を行おうとする医師その他の移植に用いる造血幹細胞を必要とする者に提供すること。
　4　移植に用いる造血幹細胞の提供に関する普及啓発を行うこと。

5 基本的な方針

　法第9条第1項の規定に基づき，基本的な方針（図表99－2）が定められている。

（基本方針）
第9条　厚生労働大臣は，移植に用いる造血幹細胞の適切な提供の推進を図るための基本的な方針（以下この条において「基本方針」という。）を定めるものとする。
　2　基本方針は，次に掲げる事項について定めるものとする。
　一　移植に用いる造血幹細胞の適切な提供の推進に関する基本的な方向
　二　移植に用いる造血幹細胞の提供の目標その他移植に用いる造血幹細胞の提供の促進に関する事項
　三　移植に用いる造血幹細胞の安全性の確保に関する事項
　四　その他移植に用いる造血幹細胞の適切な提供の推進に関し必要な事項
　3　厚生労働大臣は，基本方針を定め，又はこれを変更したときは，遅滞なく，これを公表しなければならない。

図表99－2　移植に用いる造血幹細胞の適切な提供の推進を図るための基本的な方針（抜粋）

第1　移植に用いる造血幹細胞の適切な提供の推進に関する基本的な方向	第3　移植に用いる造血幹細胞の安全性の確保に関する事項
●**基本的な方向性**：造血幹細胞移植に関わる者が，法に基づき課せられた責務を果たし，法に掲げられた基本理念の実現に向けた取組を進めることを通じて，造血幹細胞移植を希望する患者にとって，病気の種類や病状にあった最適な造血幹細胞移植が行われるとともに，患者の生活の質の改善が図られることを目指す。	より多くの造血幹細胞の患者への移植，ドナーへの倫理的配慮や骨髄，末梢血幹細胞の安全性の確保の観点から，当面，骨髄及び末梢血幹細胞は原則凍結保存を禁止し，緊急に造血幹細胞移植を実施する必要がある場合には，臍帯血の利用等により対応することが適当である。
第2　移植に用いる造血幹細胞の提供の目標その他移植に用いる造血幹細胞の提供の促進に関する事項	**第4　その他移植に用いる造血幹細胞の適切な提供の推進に関し必要な事項**
●**造血幹細胞の提供に係る医療提供体制の整備**：造血幹細胞移植の基盤整備を目的とし，全国をブロックに分け，患者数やドナー登録者数等を勘案しつつ，造血幹細胞移植の推進のための拠点的な医療機関（造血幹細胞移植推進拠点病院）の整備を段階的に進める必要がある。	●**造血幹細胞のドナーの保護**：骨髄，末梢血幹細胞の採取の意義，リスクについてドナーに対して十分に説明し，書面により最終的な同意を得る。また，採取前及び採取後に健康診断を実施する等ドナーの健康の保護のための措置を講じるとともに，万が一，骨髄又は末梢血幹細胞の採取に伴って健康被害が生じた場合における補償の措置を講ずる。

墓地埋葬法
（墓地，埋葬等に関する法律）

昭和23年5月31日法律第48号（直近改正：令和4年6月17日法律第68号）

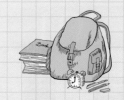

> 　**墓地，納骨堂，火葬場の管理と埋葬**などが支障なく行われることを目的とした法律です。
> 　医療施設で死亡の転帰に至った場合，その処理にあたって必要かつ常識的に知っておくべき条文が記載されています。

　墓地，納骨堂または火葬場の管理および埋葬などについて，公衆衛生その他公共の福祉の見地から，支障なく行われることを目的として定められた法律。
　医療施設ではその診療について最大限の努力を払っているところであるが，不幸にして死亡の転帰をとる場合があることは避けがたい。そのような事態になったとき，その処理にあたって必要かつ常識的に知っておくべき条文について記述する。

（法律の目的）
第1条　この法律は，墓地，納骨堂又は火葬場の管理及び埋葬等が，国民の宗教的感情に適合し，且つ公衆衛生その他公共の福祉の見地から，支障なく行われることを目的とする。
（定義）
第2条　この法律で「埋葬」とは，死体（妊娠4箇月以上の死胎を含む。以下同じ。）を土中に葬ることをいう。
　2　この法律で「火葬」とは，死体を葬るために，これを焼くことをいう。
　3　この法律で「改葬」とは，埋葬した死体を他の墳墓に移し，又は埋蔵し，若しくは収蔵した焼骨を，他の墳墓又は納骨堂に移すことをいう。
　4　この法律で「墳墓」とは，死体を埋葬し，又は焼骨を埋蔵する施設をいう。
　5　この法律で「墓地」とは，墳墓を設けるために，墓地として都道府県知事の許可を受けた区域をいう。
　6　この法律で「納骨堂」とは，他人の委託をうけて焼骨を収蔵するために，納骨堂として都道府県知事の許可を受けた施設をいう。
　7　この法律で「火葬場」とは，火葬を行うために，火葬場として都道府県知事の許可をうけた施設をいう。

　患者の死亡に係る死体の埋葬，火葬については，この法律に基づいて行わなければならないが，他の法令に別段の定めがあるものを除くほか，**死亡または死産後24時間を経過した後でなければ，埋火葬を行ってはならない**という点に注意しなければならない（法第3条）。

（24時間内埋葬又は火葬の禁止）
第3条　埋葬又は火葬は，他の法令に別段の定があるものを除く外，死亡又は死産後24時間を経過した後でなければ，これを行ってはならない。但し，妊娠7箇月に満たない死産のときは，この限りでない。

（埋葬，火葬又は改葬の許可）
第5条　埋葬，火葬又は改葬を行おうとする者は，厚生労働省令で定めるところにより，市町村長（特別区の区長を含む。以下同じ。）の許可を受けなければならない。
（第2項略）

　死体の埋葬または火葬を行う者がないときまたは判明しないときは，死亡地の市町村長が行うことになっている。

（許可証の交付）
第8条　市町村長が，第5条の規定により，埋葬，改葬又は火葬の許可を与えるときは，埋葬許可証，改葬許可証又は火葬許可証を交付しなければならない。
（市町村長の埋葬又は火葬の義務）
第9条　死体の埋葬又は火葬を行う者がないとき又は判明しないときは，死亡地の市町村長が，これを行わなければならない。
　2　前項の規定により埋葬又は火葬を行ったときは，その費用に関しては，行旅病人及び行旅死亡人取扱法（明治32年法律第93号）の規定を準用する

　また，埋葬または火葬の許可を受けようとする者は，申請書を市町村長に提出することになっている（施行規則第1条）。許可を与える場合は，市町村長が許可証を交付する（法第8条・施行規則第4条）。

戸 籍 法

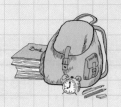

昭和22年12月22日法律第224号（直近改正：令和5年6月16日法律第58号）

本法は，**出生，死亡の届出**（出生届や死亡届）等について定めたものです。

戸籍法に定める届出は，本人の本籍地または届出人の所在地で行うとされています。

医療機関においては，産科があれば出生があり，また不幸にして死去される患者さんもいる。出生や死亡の届出には，医師などの出生証明書や，死亡診断書，死体検案書が必要であり，医療事務にもかかわりをもつ。この出生，死亡の届出について定めているのが戸籍法である。

戸籍法に定める届出は，**本人の本籍地または届出人の所在地**で行うことになっている（法第25条第1項）。なお，事務処理緩和目的に，電子情報の取扱いや，任意後見受任者も死亡届をすることができるとした改正が行われた〔令和1（2020）年5月13日〕。

また，戸籍証明書，除籍証明書を本籍地以外の市区町村でも請求できる広域交付制度，本籍地以外で戸籍届出をする場合の戸籍証明書等の添付が不要となる改正が行われた〔令和6（2024）年3月1日〕。

1 出生の届出

出生の届出は，**14日以内**に所定の事項を記載した「**出生届**」を出さなければならないと定めている。

（出生届）
第49条 出生の届出は，14日以内（国外で出生があつたときは，3箇月以内）にこれをしなければならない。
2 届書には，次の事項を記載しなければならない。
一 子の男女の別及び嫡出子又は嫡出でない子の別
二 出生の年月日時分及び場所
三 父母の氏名及び本籍，父又は母が外国人であるときは，その氏名及び国籍
四 その他法務省令で定める事項
3 医師，助産師又はその他の者が出産に立ち会った場合には，医師，助産師，その他の者の順序に従ってそのうちの一人が法務省令・厚生労働省令の定めるところによって作成する出生証明書を届書に添付しなければならない。ただし，やむを得ない事由があるときは，この限りでない。
（届出地）
第51条 出生の届出は，出生地でこれをすることができる。
2 汽車その他の交通機関（船舶を除く。以下同じ。）の中で出生があったときは母がその交通機関から降りた地で，航海日誌を備えない船舶の中で出生があったとき

はその船舶が最初に入港した地で，出生の届出をすることができる。
（届出義務者）
第52条 嫡出子出生の届出は，父又は母がこれをし，子の出生前に父母が離婚した場合には，母がこれをしなければならない。
2 嫡出でない子の出生の届出は，母がこれをしなければならない。
3 前2項の規定によつて届出をすべき者が届出をすることができない場合には，次の者は，その順序に従って，届出をしなければならない。
第一 同居者
第二 出産に立ち会った医師，助産師又はその他の者
4 第1項又は第2項の規定によって届出をすべき者が届出をすることができない場合には，その者以外の法定代理人も，届出をすることができる。
（公設所における出生）
第56条 病院，刑事施設その他の公設所で出生があった場合に，父母が共に届出をすることができないときは，公設所の長又は管理人が，届出をしなければならない。

戸籍法施行規則 昭和22年12月29日・司法省令第94号（直近改正：令和6年3月1日法務省令第5号）

（出生届書の記載事項）
第55条 戸籍法第49条第2項第四号の事項は，下に掲げるものとする。
一 世帯主の氏名及び世帯主との続柄
二 父母の出生の年月日及び子の出生当時の父母の年齢

三　子の出生当時の世帯の主な仕事及び国勢調査実施年の4月1日から翌年3月31日までに発生した出生については，父母の職業
四　父母が同居を始めた年月

2 死亡の届出

死亡の届出は，届出義務者が，死亡の事実を知った日から**7日以内**に届け出るよう定められている。病院では，ときに死亡患者の身寄りなどが

（死亡届）
第86条　死亡の届出は，届出義務者が，死亡の事実を知った日から7日以内（国外で死亡があったときは，その事実を知った日から3箇月以内）に，これをしなければならない。
2　届書には，次の事項を記載し，診断書又は検案書を添付しなければならない。
一　死亡の年月日時分及び場所
二　その他法務省令で定める事項
3　やむを得ない事由によって診断書又は検案書を得ることができないときは，死亡の事実を証すべき書面を以てこれに代えることができる。この場合には届書に診断書又は検案書を得ることができない事由を記載しなければならない。
（届出義務者）
第87条　次の者は，その順序に従って，死亡の届出をし

なく，代わって手続きを行わなければならないことがあるが，この法に基づいた処理をすることになる。

なければならない。但し，順序にかかわらず届出をすることができる。
第一　同居の親族
第二　その他の同居者
第三　家主，地主又は家屋若しくは土地の管理人
2　死亡の届出は，同居の親族以外の親族も，後見人，保佐人，補助人及び任意後見人も，これをすることができる。
（届出地）
第88条　死亡の届出は，死亡地でこれをすることができる。
2　死亡地が明らかでないときは死体が最初に発見された地で，汽車その他の交通機関の中で死亡があったときは死体をその交通機関から降ろした地で，航海日誌を備えない船舶の中で死亡があったときはその船舶が最初に入港した地で，死亡の届出をすることができる。

戸籍法施行規則

（死亡届書の記載事項）
第58条　戸籍法第86条第2項第二号の事項は，次に掲げるものとする。
一　死亡者の男女の別
二　死亡者が外国人であるときは，その国籍
三　死亡当時における配偶者の有無及び配偶者がないときは，未婚又は直前の婚姻について死別若しくは離別の別
四　死亡当時の生存配偶者の年齢
五　出生後30日以内に死亡したときは，出生の時刻
六　死亡当時の世帯の主な仕事並びに国勢調査実施年の4月1日から翌年3月31日までに発生した死亡については，死亡者の職業及び産業
七　死亡当時における世帯主の氏名

患者が死亡した際は，**死亡診断書**＊の発行がなされるが，後日のために（追加発行を求められるなど）コピーして編綴しておくほうがよい。

正当な理由がなくて期間内にすべき届出または申請をしない者は，5万円以下の過料に処せられることになっている（法第137条）。

＊Key Word

死体検案書と死亡診断書：死体検案書とは，死亡事由などについての検案について記した書類のことで，死亡診断書と同様に死亡を証明する効力をもつ。検案した医師のみが死体検案書を発行できる。様式は死亡診断書と同一である。
医師は自らの診療管理下にある患者が，生前に診療していた傷病に関連して死亡したと認める場合には死亡診断書

を，それ以外の場合には死体検案書を作成する。いずれにもかかわらず，異状死であると判断した場合は，医師法第21条「異状死体等の届出義務」（p.49）に基づき，24時間以内に所轄警察署に届出をしなければならない。その後，必要があると判断されれば，司法解剖・行政解剖に回されることになる。

その他

独立行政法人
日本スポーツ振興センター法

平成14年12月13日法律第162号（直近改正：令和4年6月22日法律第76号）

独立行政法人日本スポーツ振興センターの目的，業務等について定めた法律です。

本法により，**学校等の管理下における児童生徒等の災害に対して災害共済給付**が行われます。

独立行政法人日本スポーツ振興センター法は，スポーツの振興および児童，生徒，学生または幼児（以下「児童生徒等」という）の健康の保持増進を図るため，その設置するスポーツ施設の適切かつ効率的な運営，スポーツ振興のために必要な援助，幼稚園や小・中・高等学校等の管理下における児童生徒等の災害に関する必要な給付，児童生徒等の健康の保持増進に関する調査研究等を行い，国民の心身の健全な発達に寄与することを目的としている。

同法は平成15（2003）年10月1日より施行された〔「日本体育・学校健康センター法」（昭和60年12月法律第92号）は廃止された〕。平成27（2015）年4月からは幼保連携型認定こども園が，平成29（2017）年4月からは専修学校（高等課程に係るもの）が災害共済給付の対象に加えられた。

1 災害共済給付制度への加入

災害共済給付制度は，独立行政法人日本スポーツ振興センターと学校の設置者（公立の場合は教育委員会，私立の場合は法人の理事長等）との契約により，学校（保育所）の管理下における児童生徒等の災害に対して，災害共済給付を行うものである。

給付金の請求や支払いの手続きは，各学校から学校の設置者を通じて行われ，児童生徒等の保護者に給付金が支払われる仕組みになっている。加入契約は，同センターと学校の設置者との間で行われるが，締結の際は，児童生徒等の保護者の同意を得ることが必要となる。

加入対象は，小学校，中学校，中等教育学校，高等学校，高等専門学校，特別支援学校，幼稚園，保育所（児童福祉法に規定される認可保育所）または幼保連携型認定こども園である。

2 災害についての給付

学校等の管理下で発生した事故による負傷，給食による中毒，その他の疾病に係る医療費とこれらの負傷，疾病のため障害が残った時の**見舞金**および**死亡見舞金**を保護者に支給する。

学校の管理下の範囲は，図表102-1のとおりである。

3 災害共済給付の種類

① **医療費**（通常の医療費・看護料・移送料・治療用装具代・生血料・調剤料等）
② **障害見舞金**：学校の管理下において発生した負傷または疾病が治った場合において存する障害。
③ **死亡見舞金**：死亡の原因である事故が学校の管理下において発生したもの，またはこれに準ずるものとして文部科学省令で定めるもの。

平成17（2005）年4月1日から，障害見舞金の上限・下限の引き上げ，死亡見舞金の引き上げが実施された（平成17年3月18日・支部科学省政令第45号）。

4 医療費の支給額等

健康保険に準ずる**療養に要する費用の40%**が支給される。支給期間は，最長で初診から10年間。

図表102－1　学校の管理下となる範囲　　　　　　　　（独立行政法人日本スポーツ振興センター・ホームページより）

	学校の管理下となる場合	例
1	学校が編成した教育課程に基づく授業を受けている場合（保育所等および特定保育事業における保育中を含む）	・各教科（科目），道徳，自立活動，総合的な学習の時間，幼稚園における保育中 ・特別活動中（児童・生徒・学生会活動，学級活動，ホームルーム，クラブ活動，儀式，学芸会，運動会，遠足，修学旅行，大掃除など）
2	学校の教育計画に基づく課外指導を受けている場合	・部活動，林間学校，臨海学校，夏休みの水泳指導，生徒指導，進路指導など
3	休憩時間に学校にある場合，その他校長の指示または承認に基づいて学校にある場合	・始業前，業間休み，昼休み，放課後
4	通常の経路および方法により通学する場合（保育所等および特定保育事業への登園・降園を含む）	・登校（登園）中，下校（降園）中
5	学校外で授業等が行われるとき，その場所，集合・解散場所と住居・寄宿舎との間の合理的な経路，方法による往復中	・鉄道の駅で集合，解散が行われる場合の駅と住居との間の往復中など
6	学校の寄宿舎にあるとき	

図表102－2　災害発生から給付受領まで

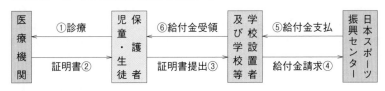

図表102－3　災害共済給付の概要

災害の種類	災害の範囲	給付金額
負　傷	学校の管理下の事由によるもので，療養に要する費用の額が5000円以上のもの	医療費：医療保険並みの療養に要する費用の額の4/10（1/10の分は，療養に伴って要する費用として加算される分）。高額療養費の対象となる場合は，自己負担限度額に「療養に要する費用月額」の1/10を，入院時食事療養費の標準負担額がある場合はその額を加算する。
疾　病	学校の管理下の事由によるもので，療養に要する費用の額が5000円以上のもののうち，文部科学省令で定めるもの（給食等による中毒・ガス等による中毒など）	
障　害	学校の管理下の負傷および上欄の疾病が治った後に残った障害で，その程度により第1級から第14級に区分される	障害見舞金：4000万～88万円〔通学（園）中の災害の場合2000万～44万円〕
死　亡	学校の管理下の事由による死亡及び上欄の疾病に直接起因する死亡	死亡見舞金：3000万円〔通学（園）中の場合1500万円〕
	突然死 学校の管理下において運動などの行為と関連なしに発生したもの	死亡見舞金：1500万円〔通学（園）中の場合も同額〕
	学校の管理下において運動などの行為が起因あるいは誘因となって発生したもの	死亡見舞金：3000万円〔通学（園）中の場合は1500万円〕

5 医療保険との関係

　被災児童・生徒等の保護者が独立行政法人日本スポーツ振興センターに請求する医療費は，保険者負担分と患者負担分の合計額である。給付金の請求に使用する医療等の状況を医療機関が作成する際この点に留意する。なお診療にあたっては，通常の保険診療とまったく同様で，自己負担金も徴収する。

　給付に関わる所定の用紙への医療機関の証明料については，日本医師会は無料協力としている。

その他

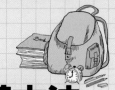

ギャンブル等依存症対策基本法

平成30年7月13日法律第74号（直近改正：令和3年5月19日法律第36号）

ギャンブル等依存症は，競輪，競馬などの公営競技やパチンコなどの遊技，その他の射幸行為にのめり込むことで，日常生活・社会生活に支障が生じている状態と定義され，依存症者・家族にとどまらず，多重債務や貧困，虐待，自殺，犯罪などの重大な社会問題を生じさせています。

この法律は，**ギャンブル等依存症対策に関する基本理念**を定め，国，地方公共団体等の責務を明らかにし，対策の基本事項を定めること等でその対策を総合的かつ計画的に推進し，国民の健全な生活の確保を図り，安心して暮らすことのできる社会の実現に寄与することを目的としています。

カジノを中心とした宿泊施設，会議施設，テーマパーク等を一体的に整備する統合型リゾート（Integrated Resort：IR）の設立を推進する基本法，「**特定複合観光施設区域の整備の推進に関する法律**」（平成28年法律第115号）に伴い，社会的関心として懸念される**ギャンブル依存症対策**の必要性が取りざたされた。競輪，競馬，競艇等は公営競技と呼ばれ，パチンコ，スロット等も公式にはギャンブルとはされていないが，当該基本法では，遊技，その他の射幸行為はすべてギャンブルとして扱っている。

ギャンブル等依存症はアルコール依存症等とは異なり，酩酊のような身体症状がない。また，ほとんどのケースで借金問題を伴うことから，ギャンブル等（法律の定めるところにより行われる公営競技，パチンコ等にかかわる遊技その他の射幸行為）にのめり込むことにより，日常生活または社会生活に支障が生じている状態をギャンブル等依存症と定義している。

ギャンブル等依存症は，本人・家族の日常生活・社会生活に支障を生じ，さらに多重債務・貧困・虐待・自殺等の重大な社会問題を生じさせていることから，ギャンブル等依存症対策を総合的かつ計画的に推進し，国民の健全な生活を図り，安心して暮らすことのできる社会の実現を目的として制定された。

1 総則

（基本理念）
第3条 ギャンブル等依存症対策は，次に掲げる事項を基本理念として行わなければならない。
1 ギャンブル等依存症の発症，進行及び再発の各段階に応じた防止及び回復のための対策を適切に講ずるとともに，ギャンブル等依存症である者等及びその家族が日常生活及び社会生活を円滑に営むことができるように支援すること。

2 ギャンブル等依存症対策を講ずるに当たっては，ギャンブル等依存症が，多重債務，貧困，虐待，自殺，犯罪等の問題に密接に関連することに鑑み，ギャンブル等依存症に関連して生ずるこれらの問題の根本的な解決に資するため，これらの問題に関する施策との有機的な連携が図られるよう，必要な配慮がなされるものとすること。

冒頭で示した目的やギャンブル等依存症の定義のほか，基本理念や国，地方公共団体，関係事業者，国民の責務について示している。また，医療，保健，福祉等は，国や地方公共団体が実施する対策に協力し，ギャンブル等依存症の予防および回復に努めなければならない。

なお，ギャンブル等依存症問題に関する関心と理解を深めるために，5月14日〜20日をギャンブル等依存症問題啓発週間として定め，国や地方公共団体は趣旨にふさわしい事業が実施されるよう努めなければならないことを示している。

ギャンブル等依存症対策推進基本計画

（ギャンブル等依存症対策推進基本計画）
第12条　政府は，ギャンブル等依存症対策の総合的かつ計画的な推進を図るため，ギャンブル等依存症対策の推進に関する基本的な計画（以下「ギャンブル等依存症対策推進基本計画」という。）を策定しなければならない。
2　ギャンブル等依存症対策推進基本計画に定める施策については，原則として，当該施策の具体的な目標及びその達成の時期を定めるものとする。

　第12条は政府，第13条では都道府県が実情に即したギャンブル等依存症対策の推進に関する計画を策定するよう示されている。
　また，都道府県ギャンブル等依存症対策推進計画では，「医療法」第30条医療計画，「健康増進法」第8条都道府県健康増進計画，「アルコール健康障害対策基本法」第14条都道府県アルコール健康障害対策推進計画，その他の法令の規定による計画と調和が保たれるよう定められている。
　なお，対策の効果に関する評価を踏まえ，少なくとも3年ごとに計画に検討を加え必要に応じ計画を変更するよう努めなければならない。

基本的施策

（医療提供体制の整備）
第16条　国及び地方公共団体は，ギャンブル等依存症である者等がその居住する地域にかかわらず等しくその状態に応じた適切な医療を受けることができるよう，ギャンブル等依存症に係る専門的な医療の提供等を行う医療機関の整備その他の医療提供体制の整備を図るために必要な施策を講ずるものとする。

（民間団体の活動に対する支援）
第20条　国及び地方公共団体は，第14条から前条までの施策の効果的な実施を図るため，第16条の医療機関その他の医療機関，精神保健福祉センター，保健所，消費生活センター，日本司法支援センターその他の関係機関，民間団体等の間における連携協力体制の整備を図るために必要な施策を講ずるものとする。

　国および地方公共団体における，ギャンブル等依存症問題に関する教育および学習の振興並びに広報活動を通じた知識の普及に必要な施策を講ずることが示されている。また，医療提供体制，相談支援，社会復帰支援等における，医療・福祉・民間団体等の協力体制の整備についても示されている。

ギャンブル等依存症対策推進本部

（設置）
第24条　ギャンブル等依存症対策を総合的かつ計画的に推進するため，内閣に，ギャンブル等依存症対策推進本部（以下「本部」という。）を置く。

　本部長は内閣官房長官，副本部長は国務大臣のほか本部員で構成され，ギャンブル等依存症対策推進関係者会議により基本計画の立案，実施，評価等の総合調整を行う。

その他

421

入管難民法
（出入国管理及び難民認定法）

昭和26年10月4日政令第319号（直近改正：令和5年12月13日法律84号）

日本に出入国するすべての人の審査と管理，外国人の日本国在留に関する許可要件や手続き，難民の認定などを定めた法律です。

平成30（2018）年の法改正により，新たな外国人材受入れのための在留資格として，**「特定技能1号」「特定技能2号」**が定められました。

入国管理及び難民認定法は，日本に出入国するすべての人の審査・管理，外国人の在留手続き，難民の認定などを定めた法律である。平成30（2018）年12月14日に公布された直近の法改正では，「出入国管理及び難民認定法及び法務省設置法の一部を改正する法律」により，新たな外国人材受入れのための在留資格として「特定技能1号」「特定技能2号」が定められ，これまでの法務省の内部部局であった「入国管理局」を改組し，法務省外局の「出入国在留管理庁」を創設した。

1 改正内容（平成30年12月14日法律102号）

今回の改正における「新たな外国人材受入れのための在留資格の創設」と「法務省の役割」に関して，主に下記の5項目が挙げられる。

1．在留資格「特定技能1号」「特定技能2号」の創設

(1) **特定技能1号**：不足する人材の確保を図るべき産業上の分野において相当程度の知識又は経験と技能を要する業務に従事する外国人向けの在留資格であり，技能実習資格で3年間以上の実習を経験した者に新たな在留資格である「特定技能1号」を与え，さらに最長5年間の滞在を認めるように改正した。なお，「特定技能1号」資格での滞在期間中，家族の帯同は許可されていない。

(2) **特定技能2号**：同分野に属する熟練した技能を要する業務に従事する外国人向けの在留資格であり，技能実習後，さらに熟練した技能を有する者に試験等の合格を条件に認定する。こちらは滞在期間の更新を可能とし，家族の帯同も許可される。

2．外国人に対する支援に関する規定の整備

(1) 受入れ機関に対し，支援計画を作成し支援計画に基づいて，特定技能1号外国人に対する日常生活上，職業生活上又は社会生活上の支援を実施することを求める。

(2) 支援計画は，所要の基準に適合することを求める。

3．受入れ機関に関する規定の整備

(1) 特定技能外国人の報酬額が日本人と同等以上であることなどを確保するため，特定技能外国人と受入れ機関との間の雇用契約は，所要の基準に適合することを求めている。

(2) ①雇用契約の適正な履行や，②支援計画の適正な実施が確保されるための所要の基準に適合することを求めている。

4．特定技能2号外国人の配偶者及び子に対し在留資格を付与することを可能とする規定の整備

5．法務省の業務改正と出入国在留管理庁の設置

(1) 法務省の任務のうち出入国管理に関する部分を，「出入国の公正な管理」から「出入国及び在留の公正な管理」に変更する。

(2) 法務省の外局として「出入国在留管理庁」を設置し，同庁の長を出入国在留管理庁長官とする。

(3) 出入国在留管理庁の任務として，

　(ア) 出入国及び在留の公正な管理を図ること

　(イ) (ア)の任務に関連する特定の内閣の重要政策に関する内閣の事務を助けること

2 外国人の在留資格

1．日本で現在働いている外国人の在留資格。

(1)　専門的，技術的分野

大学教授，医師，会社経営者などが対象。

(2)　身分に基づく在留資格

夫もしくは妻が日本人，日系人，特別永住者（在日韓国・朝鮮人）であること。

(3)　技能実習

開発途上国に対する国際協力により，農家や町工場などで技術を習得しながら働く者であること。

(4)　特定活動

EPA（経済連携協定）に基づいて派遣された看護師，介護福祉士の健常者であること。

(5)　資格外活動

留学生らが週28時間以内でパートタイマーとして働く者であること。

2．平成30（2018）年に新設された在留資格

(1)　特定技能1号

特定分野において相当程度の知識又は経験と技能を要する業務に従事する外国人向けの在留資格であり，在留期限が通算5年で家族の帯同は認められない。

(2)　特定技能2号

熟練した技能を持っている人が対象で，家族の帯同や，条件を満たせば将来の永住も可能である。

3 在留資格の「技能」と「技能実習」

医療関連業種について認められている在留資格者としては，以下が定められている。

1．**医療**：医師，歯科医師，看護師等その他法律上資格を有する者が行うこととされている医療に係る業務に従事する活動

2．**介護**：介護福祉士が，本邦の公私との契約に基づいて介護福祉士の資格を有する者が介護又は介護の指導を行う業務に従事する活動（なお，介護分野に関しては令和2（2020）年2月28日の閣議決定により，在留資格の一部変更がなされている）

4 省令による活動基準

省令による活動基準は，下記のとおりとなっている。

1．申請人が医師，歯科医師，薬剤師，保健師，助産師，看護師，准看護師，歯科衛生士，診療放射線技師，理学療法士，作業療法士，視能訓練士，臨床工学技士又は義肢装具士としての業務に日本人が従事する場合に受ける報酬と同等額以上の報酬を受けて従事すること。

2．申請人が准看護師としての業務に従事しようとする場合は，日本において准看護師の免許を受けた後4年以内の期間中に研修として業務を行うこと。

3．申請人が薬剤師，歯科衛生士，診療放射線技師，理学療法士，作業療法士，視能訓練士，臨床工学技士又は義肢装具士としての業務に従事しようとする場合は，本邦の医療機関又は薬局に招へいされること。

【最近の法改正】出入国管理及び難民認定法

平成30年改正　（在留資格「特定技能1号」「特定技能2号」の創設など）

平成28年改正　（在留資格「介護」の創設，偽装滞在者対策の強化のための罰則・在留資格取消事由の整備など）

平成26年改正　（在留資格「高度専門職」の創設など）

平成21年改正　（在留カード・特別永住者証明書の交付など新たな在留管理制度の導入，外国人登録制度の廃止，在留資格「技能実習」の創設など）

その他

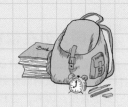

105

死因究明等推進基本法

令和1年6月12日法律第33号

死因究明に関わる人材育成，研究拠点の整備などを定めた「死因究明等の推進に関する法律」を前身として，2019年に**「死因究明等推進基本法」**が成立しました。

同法には，死因究明に関わる人材育成，教育・研究拠点の整備，専門的機関の全国的整備，警察等における死因究明等の実施体制の充実，死体の検案及び解剖等の実施体制の充実，身元確認に係るデータベースの整備，遺族等に対する説明の促進，情報の適切な管理——等が定められています。

暴行死事件等を契機として，平成24（2012）年に「死因究明等の推進に関する法律」が成立した。死因究明に携わる人材育成，研究拠点の整備を通じて，犯罪や事故等による死亡の再発防止につなげる法律であったが，時限立法（有効期限を定めた法令）であったため，平成26（2014）年に失効となっていた。

死因究明等を推進していくためには，根拠法が不可欠であると考えられ，令和1（2019）年に，恒久法として「死因究明等推進基本法」が成立した。ただし，医療提供関連死は適用対象から除外された。本法は医療事故等とそれ以外を分ける立法政策ともいえる。

1 総則

（定義）
第2条 この法律において「死因究明」とは，死亡に係る診断若しくは死体の検案若しくは解剖又はその検視その他の方法により死亡の原因，推定年月日時及び場所等を明らかにすることをいう。

総則では，それぞれの責務を示している。国と地方公共団体は，適切な役割分担を踏まえて，死因究明等に関する施策を実施する（第4条，第5条）。大学は，人材の育成及び研究を自主的かつ積極的に行う（第6条）。また，国，地方公共団体，大学，医療機関，その他の死因究明等に関係する者は，施策が円滑に実施されるように相互連携を図り協力をするよう示している（第7条）。

2 基本的施策

（死体の検案及び解剖等の実施体制の充実）
第14条 国及び地方公共団体は，医師等による死体の解剖が死因究明を行うための方法として最も有効な方法であることを踏まえつつ，医師等が行う死因究明が正確かつ適切に行われるよう，医師等による死体の検案及び解剖等の実施体制の充実に必要な施策を講ずるものとする。
（死因究明のための死体の科学調査の活用）
第15条 国及び地方公共団体は，死因究明のための死体の科学調査（死因を明らかにするため死体に対して行う病理学的検査，薬物及び毒物に係る検査，死亡時画像診断（磁気共鳴画像診断装置その他の画像による診断を行うための装置を用いて，死体の内部を撮影して死亡の原因を診断することをいう。以下この条において同じ。）その他の科学的な調査をいう。以下この条において同じ。）の有用性に鑑み，病理学的検査並びに薬物及び毒物に係る検査の実施体制の整備，死因究明に関係する者の間における死亡時画像診断を活用するための連携協力体制の整備その他の死因究明のための死体の科学調査の活用を図るために必要な施策を講ずるものとする。

基本的施策のなかで，医師等による死体の解剖が死因究明を行うための方法として最も有効な方法である（第14条）としたうえで，その方法として病理学的検査，科学調査〔薬物及び毒物に係る

検査，死亡時画像診断（Ai)〕といった死因究明のための死体の科学調査も明示されている（第15条)。そのため，医師等による死体の検案及び解剖等の実施体制の充実が必要とされている。

3 死因究明等推進計画

第19条　政府は，死因究明等に関する施策の総合的かつ計画的な推進を図るため，死因究明等に関する施策に関する推進計画（以下「死因究明等推進計画」という。）を定めなければならない。

計画には，①死因究明等の到達すべき水準，死因究明等の施策に関する大綱その他の基本的な事項，②死因究明等に関し講ずべき施策，③その他，死因究明等に関する施策を推進するために必要な事項を定めることとしている。

4 死因究明等推進本部

（設置及び所掌事務）
第20条　厚生労働省に，特別の機関として，死因究明等推進本部（以下「本部」という。）を置く。

旧推進法では事務局は内閣府としていたが，新推進法では本部が厚生労働省へと移った。本部では，死因究明等推進計画案の作成，関係行政機関相互の調整，施策に関する重要事項の調査審議，施策の実施の推進，実施状況の検証・評価・監視を行う。

5 医療の提供に関連して死亡した者の死因究明に係る制度

第31条　医療の提供に関連して死亡した者の死因究明に係る制度については，別に法律で定めるところによる。

ここでいう「別の法律で定めるところ」とは，医療法における医療事故調査制度となる。つまり，医療提供関連死は本法より除外となることを示している。冒頭に述べた，医療事故等とそれ以外を分ける立法政策ともいえる所以である。あくまで本法は，災害・事故・犯罪・虐待等が発生した場合における死因究明が対象となっている。

6 附則

第2条　国は，この法律の施行後3年を目途として，死因究明等により得られた情報の一元的な集約及び管理を行う体制，子どもが死亡した場合におけるその死亡の原因に関する情報の収集，管理，活用等の仕組み，あるべき死因究明等に関する施策に係る行政組織，法制度等の在り方その他のあるべき死因究明等に係る制度について検討を加えるものとする。

情報の一元化を行い，死因究明に係る制度について，本法施行後3年を目途として検討を加えるものとしている。

その他

ゲノム医療推進法（良質かつ適切なゲノム医療を国民が安心して受けられるようにするための施策の総合的かつ計画的な推進に関する法律）

令和5年6月16日法律第57号

病気の診断や治療に，個人で異なる全遺伝情報を活用する**「ゲノム医療」**は，身体的特性や病状に応じた最適な医療の提供が可能となり，国民の健康の保持に大きく寄与することが期待されます。その一方，個人の権利利益の擁護や尊厳の保持に関する課題に対応する必要があります。ゲノム医療を国民が安心して受けられるよう，**ゲノム医療施策の基本事項**を定め，総合的かつ計画的に推進することを目的として制定されました。

1 定義と基本理念

「ゲノム医療」とは，個人の細胞の核酸を構成する塩基の配列の特性又は当該核酸の機能の発揮の特性に応じて当該個人に対して行う医療をいう（法第2条）。また，「ゲノム情報」とは人の細胞の核酸を構成する塩基の配列若しくはその特性又は当該核酸の機能の発揮の特性に関する情報をいう（法第2条第2項）。

法第3条では基本理念が定められており，第2項及び第3項では，生命倫理への適切な配慮と，究極のプライバシーでもある遺伝情報の取り扱いについて規定されている。

（基本理念）
第3条 ゲノム医療施策は，次に掲げる事項を基本理念として行われなければならない。
1 ゲノム医療の研究開発及び提供に係る施策を相互の有機的な連携を図りつつ推進することにより，幅広い医療分野における世界最高水準のゲノム医療を実現し，その恵沢を広く国民が享受できるようにすること。
2 ゲノム医療の研究開発及び提供には，子孫に受け継がれ得る遺伝子の操作を伴うものその他の人の尊厳の保持に重大な影響を与える可能性があるものが含まれることに鑑み，その研究開発及び提供の各段階において生命倫理への適切な配慮がなされるようにすること。
3 生まれながらに固有で子孫に受け継がれ得る個人のゲノム情報には，それによって当該個人はもとよりその家族についても将来の健康状態を予測し得る等の特性があることに鑑み，ゲノム医療の研究開発及び提供において得られた当該ゲノム情報の保護が十分に図られるようにするとともに，当該ゲノム情報による不当な差別が行われることのないようにすること。

2 責務について

国は，基本理念に則り，ゲノム医療施策を総合的かつ計画的に策定し，実施する責務を有し（法第4条），地方公共団体は，国と連携し地域の状況に応じて施策を策定し，実施する責務を有する（法第5条）。また，医師等及び研究者等は，国及び地方公共団体が実施するゲノム医療施策や関連施策に協力するよう努めなければならない（法第6条）と，定められている。

3 基本計画と基本的施策

政府は，ゲノム医療施策を総合的かつ計画的に推進するため，基本計画を策定しなければならない（法第8条）。

法第9条から法第21条までは具体的施策について定められている。具体的施策は，①ゲノム医療の研究開発及び提供に係る体制の整備，②生命倫理への適切な配慮の確保，③ゲノム情報の適正な取扱い及び差別等への適切な対応の確保，④医療以外の目的による解析の質の確保等，⑤教育や人材確保等のその他の施策の5項目に大別される。

第8条　政府は，ゲノム医療施策を総合的かつ計画的に推進するため，ゲノム医療施策に関する基本的な計画（以下この条において「基本計画」という。）を策定しなければならない。

2　基本計画は，次に掲げる事項について定めるものとする。

一　ゲノム医療施策についての基本的な方針

二　ゲノム医療施策に関し政府が総合的かつ計画的に実施すべき施策

三　前二号に掲げるもののほか，ゲノム医療施策を総合的かつ計画的に推進するために必要な事項

3　基本計画に定める施策については，原則として，当該施策の具体的な目標及びその達成の時期を定めるものとする。

4　政府は，基本計画を策定し，又は変更したときは，遅滞なく，これを公表しなければならない。

5　政府は，適時に，第3項の規定により定める目標の達成状況を調査し，その結果を公表しなければならない。

＊Key Word

ゲノム（Genome）：ゲノムとは遺伝子（gene）と染色体（chromosome）を組み合わせた造語。一説には集合を現す（〜ome）との組み合わせとも言われている。DNA（デオキシリボ核酸）の塩基に表された遺伝情報の全体を指す言葉である。DNA の塩基は32億塩基対あり，その中のタンパク質の設計図の部分を遺伝子と呼んでいる。

107

全世代社会保障法（全世代対応型の
持続可能な社会保障制度を構築するための健康保険法等の一部を改正する法律）

令和5年5月19日法律第31号

「全世代型社会保障改革の方針について」を踏まえ，現役世代への給付が少なく，給付は高齢者，負担は現役世代という，これまでの社会保障制度の構造を見直し，全ての世代で支えていく「全世代対応型の社会保障制度」を構築するための改正を行うものです。

1 全世代対応型の社会保障制度を構築するための健康保険法等の一部を改正する法律

1）全ての世代の安心を構築するための給付と負担の見直し

(1) 後期高齢者医療における窓口負担割合の見直し【高齢者の医療の確保に関する法律】

後期高齢者医療の被保険者のうち，現役並み所得者以外の被保険者であって，一定所得以上（※）であるものについて，窓口負担割合を2割とする。

（※） 課税所得が28万円以上かつ年収200万円以上（単身世帯の場合。複数世帯の場合は後期高齢者の年収合計が320万円以上）。政令で規定。

（※） 長期頻回受診患者等への配慮措置として，外来受診において，施行後3年間，1カ月の負担増を最大でも3,000円とする措置につ

いては，政令で規定。

(2) 傷病手当金の支給期間の通算化【健康保険法，船員保険法】

傷病手当金について，出勤に伴い不支給となった期間がある場合，その分の期間を延長して支給を受けられるよう，支給期間の通算化を行う。

(3) 任意継続被保険者制度の見直し【健康保険法，船員保険法】

任意継続被保険者の保険料の算定基礎の見直しや，被保険者からの申請による資格喪失を可能とする。

2）子ども・子育て支援の拡充

(1) 育児休業中の保険料の免除要件の見直し【健康保険法，船員保険法，厚生年金保険法等】

短期の育児休業の取得に対応して，月内に2週間以上の育児休業を取得した場合には当該月の保険料を免除するとともに，賞与に係る保険料については1月を超える育児休業を取得している場合に限り，免除の対象とする。

(2) 子どもに係る国民健康保険料等の均等割額の減額措置の導入【国民健康保険法，地方税法】

国民健康保険の保険料（税）について，未就学児の子どもに係る被保険者均等割額を減額し，その減額相当額を公費で支援する制度を創設する。

3）生涯現役で活躍できる社会づくりの推進（予防・健康づくり・重症化予防の強化）

保健事業における健診情報等の活用促進【健康保険法，船員保険法，国民健康保険法，高齢者の医療の確保に関する法律等】

(1) 健診の情報を保険者が保健事業で活用できるよう，事業者に対し被保険者等の健診情報を求

めることを可能とする。

(2) 健康保険組合等が保存する特定健診等の情報を後期高齢者医療広域連合へ引き継ぐことを可能とする。

4）その他

(1) 国民健康保険の財政安定化基金を，都道府県が国民健康保険事業費納付金の著しい上昇抑制

等のために充てることを可能とする。【国民健康保険法】

(2)　都道府県国民健康保険運営方針について，保険料の水準の平準化や財政の均衡に関して記載事項に位置付ける。【国民健康保険法】

(3)　医療扶助においてオンライン資格確認を導入する。【生活保護法，社会保険診療報酬支払基金法，地域における医療及び介護の総合的な確保の促進に関する法律】

2　2024（令和6）年以降に施行されるもの

1）医療機能情報提供制度の刷新〔2024（令和6）年4月施行〕

　住民や患者が医療機関を適切に選択できるために，医療機能に関する情報を都道府県知事に報告することを各医療機関（病院，診療所，歯科診療所，助産所）に義務づけ，報告を受けた都道府県知事はその情報を集約・標準化したシステムを構築したうえで住民・患者に対して分かりやすいかたちで公表する。

　報告方法は，オンライン（G-MIS）で行い，統一された情報提供システム（医療情報ネット）で情報が公表される。

2）かかりつけ医機能報告の創設〔2025（令和7）年4月施行〕

　慢性疾患を有する高齢者その他の継続的に医療を必要とする者を地域で支えるために必要なかかりつけ医機能（①日常的な診療の総合的・継続的実施，②在宅医療の提供，③介護サービス等との連携など）について，医療機関から都道府県知事に報告を行うこととする。

　都道府県知事は，報告があった医療機関に対して，かかりつけ医機能の確保に係る体制を有することを確認し，外来医療に関する地域の関係者との協議の場で報告するとともに，必要な機能を確保する具体的方策を検討・公表する。

3）患者に対する説明〔2025（令和7）年4月施行〕

　慢性疾患を有する高齢者等に在宅医療を提供する場合など，外来医療で説明が特に必要な場合であって，患者やその家族から求めがあった場合は，かかりつけ医機能として都道府県知事の確認を受けた医療機関は提供する医療の内容について電磁的方法又は書面交付等により説明するよう努める。

その他

年金制度

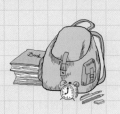

　年金制度は，老齢，障害，死亡，退職などを事由として，定期的に継続して金銭が給付される制度です。

　現在，わが国の公的年金には国民年金法に基づく**国民年金**と，厚生年金保険法に基づく**厚生**年金の２つの制度があります。

　日本国内に住所を有する20歳以上60歳未満のすべての人が国民年金には必ず加入しなければなりません。また，会社員・公務員等は厚生年金に加入することになっています。

これまでの主な改正

平成２（1990）年：被用者年金制度間の費用負担調整事業の開始

平成６（1994）年：厚生年金（定額部分）支給開始年齢の引上げ等

平成９（1997）年：三共済（ＪＲ共済・ＪＴ共済・ＮＴＴ共済）の厚生年金への統合

平成12（2000）年：厚生年金（報酬比例部分）の支給開始年齢の65歳への引上げ，60歳代後半の在職老齢年金制度の導入，裁定後の年金額の改定方法の見直し（物価スライドのみ）

平成14（2002）年：農林共済の厚生年金への統合

平成16（2004）年：上限を固定したうえでの保険料率の段階的引上げ（毎年280円ずつ），マクロ経済スライドの導入，基礎年金の国庫負担割合の引上げの法定化等

平成21（2009）年：臨時的な財源を用いた基礎年金国庫負担割合２分の１の実現

平成24（2012）年：消費税収を財源とした基礎年金国庫負担割合２分の１の恒久化，特例水準の解消（年金支給額2.5％引下げ），被用者年金制度の一元化，短時間労働者に対する厚生年金の適用拡大，年金の受給資格期間短縮（25年から10年へ），父子家庭への遺族基礎年金の支給，育休期間中の保険料免除，低所得・低年金高齢者等に対する福祉的な給付等

平成28（2016）年：短時間労働者への被用者保険の適用拡大の促進〔平成29（2017）年４月１日施行〕，国民年金第１号被保険者の産前産後期間の保険料の免除〔平成31（2019）年４月１日施行〕，マクロ経済スライドの強化〔平成30（2018）年４月１日施行〕，現役世代の賃金変動に合わせて年金額を改定する仕組みの導入（2021年４月１日施行）等

令和４（2022）年：老齢年金の繰下げ年齢の上限が70歳から75歳へ引上げ，繰上げ受給の減額率の見直し，在職老齢年金制度の見直し，加給年金の支給停止規定の見直し，在職定時改定の導入，国民年金手帳から基礎年金番号通知書への切替え等

社会保険制度の一つの柱である年金制度は，老齢，障害，死亡，退職などを事由として，定期的に継続して金銭が給付される制度であり，大きく，①**公的年金**，②**企業年金**，③**個人年金**──の３種類がある。

　公的年金には**国民年金**と**厚生年金**の２つの制度があり，国民は国民年金には必ず加入しなければならない。また，会社員・公務員等は厚生年金に加入することになっている〔平成27（2015）年10月から共済年金は厚生年金に統一された〕。

　この年金制度も，急速な高齢化社会の進行が見込まれることや，産業構造の変化による制度の財政的基盤の弱体化，制度間の格差に対する不公平感などに対する是正，改革を推進し安定した年金制度の運営が確保されるようにとの見地から，見直しが進められている。

　昭和59（1984）年の閣議によって公的年金制度改革が決定され，年金制度全体の一元化の展望の下に，国民年金，厚生年金および船員保険の制度改正を行い，次に共済年金についても基礎年金の導入を図るなどの制度改正を行い，昭和61（1986）年４月に同時に実施するという基本方針が決められた。これにより，全国民共通の基礎年金制度が導入され，昭和61年３月までの制度を旧法，昭和61年４月からの制度を新法としている。この新法に伴う改正要点は，次のようなものである。

図表108-1　年金制度の体系

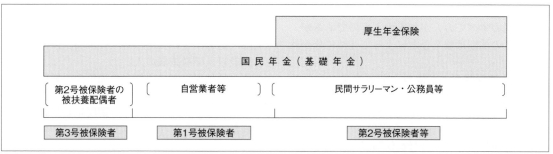

		厚生年金保険
	国民年金（基礎年金）	
第2号被保険者の被扶養配偶者	自営業者等	民間サラリーマン・公務員等
第3号被保険者	第1号被保険者	第2号被保険者等

（注）平成27（2015）年10月から共済年金は厚生年金に統一されている。

図表108-2　加入者の種類と保険料

（2024年4月1日現在）

職業等		加入制度と保険料		
		加入制度		保険料
自営業者，農業者，学生等（20歳以上60歳未満で下記以外の人）		国民年金【第1号被保険者】		16,980円（月額）
被用者	厚生年金適用事業所に雇用される70歳未満の人（民間サラリーマン，公務員，私立学校教職員等）	国民年金【第2号被保険者】	厚生年金	月収の18.300%（労使で折半。本人負担は月収の9.150%）。私立学校教職員は2027年に同率となる。
専業主婦等（被用者の配偶者であって主として被用者の収入により生計を維持する人）		国民年金【第3号被保険者】		保険料負担は要しない〔配偶者の所属する被用者年金制度（厚生年金または共済年金）が負担〕。

① **基礎年金の導入**：一定年齢に達した国民は誰でも等しく一定額の年金を受けることができるようにとの考えから，国民年金を共通の基礎年金を支給する制度に発展させたもので，この基礎年金はどの制度に加入しても受けられる年金である。

② **給付水準の適正化**：現行の制度のままでいくと，年金額が増大し加入年数の伸長によって現役勤労者の所得水準とのバランスを失するなどの問題が生じてくるので，徐々に給付水準の適正化を図っていく。

③ **婦人の年金権の確立**：すべての婦人について，国民年金の適用対象とし，自分名義の基礎年金を受けることができるようにした。とくにサラリーマンの妻は従来は年金制度への加入が任意とされていたが，年金制度の改正により，施行日以後は国民年金へ強制加入となり，自分名義の基礎年金が受けられるようになった。

④ **新年金制度からの給付**：基礎年金は次の3種類であるが，「1人に一つの基礎年金」という原則から，その人の選択する一つの基礎年金が支給されることになる。

(1) **老齢基礎年金**：公的年金の加入期間が25年以上で65歳に達したとき。

(2) **障害基礎年金**：公的年金加入者が，1・2級の身体障害者となったとき。

(3) **遺族基礎年金**：子のある妻や子が遺族になったとき。

厚生年金被保険者には，基礎年金に上乗せのかたちで，**老齢厚生年金**，**障害厚生年金**，**障害手当金**，**遺族厚生年金**が支給される。なお，船員保険の職務外年金部門は厚生年金保険に統合された。

1　国民年金法

公的年金で最も基礎となる年金制度で，国民の　老齢，障害・死亡について年金か一時金の給付を

行う。

　国民年金は，日本国内に住所を有する20歳以上60歳未満のすべての人が加入するものであるが，被保険者の種別は職業などによって３つに分かれている。

　第１号被保険者：20歳以上60歳未満の自営業者・学生など

　第２号被保険者：厚生年金・共済組合に加入しているサラリーマン，OL，公務員

　第３号被保険者：第２号被保険者の被扶養配偶

者（年収130万円未満。20歳以上60歳未満の人）

　その他希望すれば加入できる者として，日本国内に住所のない日本国民，厚生年金・共済組合の老齢・退職年金の受給権者，日本国内に住んでいる60歳以上65歳未満の人。

　第１号被保険者に限り，付加年金の制度があるほか，平成３（1991）年４月から自営業者にも上乗せの年金を保障するため，**国民年金基金**が創設された。

国民年金法　　昭和34年４月16日・法律第141号（直近改正：令和５年３月31日・法律第３号）

（国民年金制度の目的）
第１条　国民年金制度は，日本国憲法第25条第２項に規定する理念に基き，老齢，障害又は死亡によって国民生活の安定がそこなわれることを国民の共同連帯によつて防止し，もって健全な国民生活の維持及び向上に寄与することを目的とする。

---

②厚生年金保険法

　民間サラリーマン・公務員等を対象とする公的年金であって，老齢，障害および死亡について年金か一時金給付を行う。保険給付には，①**老齢厚**生年金，②**障害厚生年金**，③**遺族厚生年金**──がある。

厚生年金保険法　　昭和29年５月19日法律第115号（直近改正：令和５年３月31日・法律第３号）

（この法律の目的）
第１条　この法律は，労働者の老齢，障害又は死亡について保険給付を行い，労働者及びその遺族の生活の安定と福祉の向上に寄与することを目的とする。

　加入者の範囲は健康保険と同じであるが，70歳未満までである。

　平成６（1994）年の国民年金法等の改正に伴い，厚生年金の満額支給年齢を平成13（2001）年度から段階的に引き上げ，平成25（2013）年からは原則65歳からとなった。

確定拠出年金法

（平成13年６月29日法律第88号，直近改正：令和４年６月17日法律第68号）

　老後の安定収入の一つとして位置づけられている年金制度について，従来の厚生年金や国民年金という「**確定給付型**」に加えて，「**確定拠出年金**」という新しい制度が，平成13（2001）年10月から導入された。

　「少子高齢化の進展，高齢期の生活の多様化等の社会経済情勢の変化にかんがみ，個人又は事業主が拠出した資金を個人が自己の責任において運用の指図を行い，高齢期においてその結果に基づいた給付を受けることができるようにするため，確定拠出年金について必要な事項を定め，国民の高齢期における所得の確保に係る自主的な努力を支援し，もって公的年金の給付と相まって国民の生活の安定と福祉の向上に寄与すること」を目的

としている。

　この制度の特徴は，拠出金（年金原資）をどのように運用するかは，企業が選んだ金融商品の中から従業員が自分の責任で選ぶことになっており，選んだ商品がどれくらいの運用成績を上げるかによって将来，受け取る年金額が大きく異なる点であり，年金原資の運用責任が，企業から従業員本人にバトンタッチされるということである。

　少子高齢化の進展，高齢期の生活の多様化等の社会経済情勢の変化に対し，個人又は事業主が拠出した資金を個人が自己の責任において運用の指図を行い，高齢期においてその結果に基づいた給付を受けるというものである。

　なお，「確定拠出年金」には，企業型年金および個人型年金がある。

医療と消費税

平成元（1989）年4月から実施された消費税は，一般的な消費活動に対して幅広く課税される間接税で，商取引の各段階で課税される〔施行時に3％だった税率は，平成9（1997）年4月からは5％，平成26（2014）年4月からは8％，令和1（2019）年10月からは10％に引き上げられた〕。

医療については，基本的に**社会保険診療は非課税，自由診療は課税**の扱いとなっている。

同じ病院・診療所の中で課税・非課税の二つが存在することになり，また，制度上仕入れにかかる税金（医薬品・医療機器・委託サービスなどには消費税がかかる）の引き方は複雑で，課税売上げに対応するもの，非課税売上げに対応するものそれぞれに分ける必要があるなど，取扱いに慎重を期さなければならない。また，医療機関が医療機器や設備投資に支払った消費税は，非課税である保険診療において控除対象とならず，いわゆる「損税」となっているという問題もある。

平成16（2004）年4月1日から，消費税法が改正施行され，総額表示制となった。自費診療，選定療養に係る領収書の表示が該当する。

平成18（2006）年9月の消費税法改正では，**評価療養に係るものは非課税，選定療養に係るものは課税**として取り扱うこととされた。また，患者申出療養に係るものについても評価療養と同じく非課税とされた。

1. 健康保険法などの規定に基づく療養の給付および保険外併用療養費，療養費，家族療養費または特別療養費の支給にかかる療養は非課税である。
2. 保険外併用療養費の支給にかかる療養のうち，療養を受ける者の選定にかかるもの（特別の病室の提供等）については，いわゆる差額徴収部分は課税対象となる。
3. 先進医療については，先進医療そのものに要する費用として被保険者などから支払を受ける金額に相当する部分を含めて非課税である。

4. 被保険者証などをやむを得ず提出し得なかった場合に医療機関において行われた自由診療などを，療養費の支給にかかる療養に該当し非課税であることを証明する手段は，被保険者等の氏名・住所，保険者名，保険診療を受けることができなかった理由について記載した記録が必要となる。

（1～4は，消費税の導入に伴う給付などに関する留意事項について，平成元（1989）年3月22日付けの厚生省健康政策局から各都道府県主管部あての事務連絡から抜粋・改変したものである。）

また，**自動車事故の非課税範囲を示した取扱いの留意事項**が，同年3月24日付けで同様に通知されている。

1. 非課税の範囲は，ひき逃げを含む自動車事故の被害者に，医療機関が必要と認めた療養（おむつ代，松葉杖の貸借料，付添寝具料，付添賄料を含む）をすべて含む。自由診療でもすべて非課税。
2. 特別の病室に入ったときは，差額徴収部分だけが課税。療養上必要で特別室に入ったときは差額徴収分も非課税。この場合は，医療機関がその旨を診療録に記載しておく。
3. 自由診療の場合は，税務当局に証明する手続きとして①被害者の氏名・住所，②事故の年月日・時間，③事故の発生場所を診療録に記録し，自動車事故によるものであることを被害者（患者）に確認する。
4. 自損事故の受傷者の自由診療は課税。当該事故の同乗者の療養は非課税。
5. 診断書や医師の意見書の作成は課税。
6. 医師の処方せんによる薬局の調剤は健保で認めている医薬品に限り非課税。
7. 医療機関以外から購入する治療用装具も，健保の支給対象であれば非課税，税務当局に対するその証明は，医師の意見書により行う。

その他

433

図表　消費税で非課税とされる医療等

社会保険医療（診察，薬剤または治療材料の支給，処置，手術その他の治療，収容，看護，移送）（患者の一部負担金を含む）	
保険外併用療養費（選定療養）〔社会保険給付部分（患者の一部負担金を含む）〕	差額ベッド 歯科材料差額 等 〔患者が支払う特別の料金〕
保険外併用療養費（評価療養・患者申出療養）〔社会保険給付部分（患者の一部負担金を含む）	〔患者が支払う特別の料金〕
療養費の支給（付添看護，移送，生血，緊急の一般診療）	療養費の支給外
老人保健施設療養（療養費の支給，通所者の入浴，食事）	差額ベッド
公費負担医療（国，地方公共団体から支払われる報酬，本人等からの費用徴収等）	
公害医療	
労　災 / 自賠責	差額ベッド・歯科材料差額・差額給食については健保により算定される金額を超える部分は課税
予防接種（予防接種健康被害者に対する医療費の支給以外）・母子保健事業	
健康診断	
施　術（療養費の支給にかかるもの）	それ以外の施術
その他の自由診療（美容整形，通常近眼手術，歯科自由診療）	
給食・検査・寝具設備（消毒，洗濯，修理），歯科技工，義足及び義手等委託サービス	

（注1）　◻◻◻……非課税とされるもの
（注2）　医師等の国家試験やあん摩・はり・きゅうの都道府県試験の受験料や免許の登録・免許証の再交付手数料は非課税。
（注3）　看護師学校養成所などについては，専修学校・各種学校になっているものの，入学検定料・授業料のみが，非課税となっているので，授業料などの設定等につき十分留意する。
（注4）　2024年10月1日より，薬剤の患者希望の先発品の差額徴収が始まり，一部者負担の選定療養が始まる。

資料＆付表

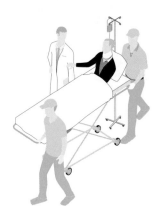

保険医療機関及び保険医療養担当規則

昭和32年 4 月30日　厚生省令第15号
（直近改正：令和 6 年 3 月 5 日　厚生労働省令第35号）

健康保険法（大正11年法律第70号）第43条の 4 第 1 項及び第43条の 6 第 1 項（これらの規定を同法第59条の 2 第 7 項において準用する場合を含む。）の規定に基き，並びに日雇労働者健康保険法（昭和28年法律第207号）及び船員保険法（昭和14年法律第73号）を実施するため，保険医療機関及び保険医療養担当規則を次のように定める。

保険医療機関及び保険医療養担当規則

第 1 章　保険医療機関の療養担当

（療養の給付の担当の範囲）
第 1 条　保険医療機関が担当する療養の給付並びに被保険者及び被保険者であった者並びにこれらの者の被扶養者の療養（以下単に「療養の給付」という。）の範囲は，次のとおりとする。
　一　診　察
　二　薬剤又は治療材料の支給
　三　処置，手術その他の治療
　四　居宅における療養上の管理及びその療養に伴う世話その他の看護
　五　病院又は診療所への入院及びその療養に伴う世話その他の看護

（療養の給付の担当方針）
第 2 条　保険医療機関は，懇切丁寧に療養の給付を担当しなければならない。
2　保険医療機関が担当する療養の給付は，被保険者及び被保険者であつた者並びにこれらの者の被扶養者である患者（以下単に「患者」という。）の療養上妥当適切なものでなければならない。

（診療に関する照会）
第 2 条の 2　保険医療機関は，その担当した療養の給付に係る患者の疾病又は負傷に関し，他の保険医療機関から照会があった場合には，これに適切に対応しなければならない。

（適正な手続の確保）
第 2 条の 3　保険医療機関は，その担当する療養の給付に関し，厚生労働大臣又は地方厚生局長若しくは地方厚生支局長に対する申請，届出等に係る手続及び療養の給付に関する費用の請求に係る手続を適正に行わなければならない。

（健康保険事業の健全な運営の確保）
第 2 条の 4　保険医療機関は，その担当する療養の給付に関し，健康保険事業の健全な運営を損なうことのないよう努めなければならない。

（経済上の利益の提供による誘引の禁止）
第 2 条の 4 の 2　保険医療機関は，患者に対して，第 5 条の規定により受領する費用の額に応じて当該保険医療機関が行う収益業務に係る物品の対価の額の値引きをすることその他の健康保険事業の健全な運営を損なうおそれのある経済上の利益の提供により，当該患者が自己の保険医療機関において診療を受けるように誘引してはならない。
2　保険医療機関は，事業者又はその従業員に対して，患者を紹介する対価として金品を提供することその他の健康保険事業の健全な運営を損なうおそれのある経済上の利益を提供することにより，患者が自己の保険医療機関において診療を受けるように誘引してはならない。

（特定の保険薬局への誘導の禁止）
第 2 条の 5　保険医療機関は，当該保険医療機関において健康保険の診療に従事している保険医（以下「保険医」という。）の行う処方箋の交付に関し，患者に対して特定の保険薬局において調剤を受けるべき旨の指示等を行ってはならない。
2　保険医療機関は，保険医の行う処方箋の交付に関し，患者に対して特定の保険薬局において調剤を受けるべき旨の指示等を行うことの対償として，保険薬局から金品その他の財産上の利益を収受してはならない。

（掲示）
第 2 条の 6　保険医療機関は，その病院又は診療所内の見やすい場所に，第 5 条の 3 第 4 項，第 5 条の 3 の 2 第 4 項及び第 5 条の 4 第 2 項に規定する事項のほか，別に厚生労働大臣が定める事項を掲示しなければならない。
2　保険医療機関は，原則として，前項の厚生労働大臣が定める事項をウェブサイトに掲載しなければならない。

（受給資格の確認等）
第 3 条　保険医療機関は，患者から療養の給付を受けることを求められた場合には，次に掲げるいずれかの方法によって療養の給付を受ける資格があることを確認しなければならない。ただし，緊急やむを得ない事由によって当該確認を行うことができない患者であって，療養の給付を受ける資格が明らかなものについては，この限りでない。
　一　健康保険法（大正11年法律第70号。以下「法」という。）第 3 条第13項に規定する電子資格確認（以下「電子資格確認」という。）
　二　患者の提出する被保険者証
　三　当該保険医療機関が，過去に取得した当該患者の被保険者又は被扶養者の資格に係る情報（保険給付に係る費用の請求に必要な情報を含む。）を用いて，保険者に対し，電子情報処理組織を使用する方法その他の情報通信の技術を利用する方法により，あらかじめ照会を行い，保険者から回答を受けて取得した直近の当該情報を確認する方法（当該患者が当該保険医療機関から療養の給付（居宅における療養上の管理及びその療養に伴う世話その他の看護に限る。）を受けようとする場合であつて，当該保険医療機関から電子資格確認による確認を受けてから継続的な療養の給付を受けている場合に限る。）
2　患者が電子資格確認により療養の給付を受ける資格があることの確認を受けることを求めた場合における前項の規定の適用については，同項中「次に掲げるいずれかの」とあるのは「第 1 号又は第 3 号に掲げる」と，「事

由によつて」とあるのは「事由によつて第1号又は第3号に掲げる方法により」とする。

3　療養の給付及び公費負担医療に関する費用の請求に関する省令（昭和51年厚生省令第36号）附則第3条の4第1項の規定により同項に規定する書面による請求を行つている保険医療機関及び同令附則第3条の5第1項の規定により届出を行つた保険医療機関については，前項の規定は，適用しない。

4　保険医療機関（前項の規定の適用を受けるものを除く）は，第2項に規定する場合において，患者が電子資格確認によつて療養の給付を受ける資格があることの確認を受けることができるよう，あらかじめ必要な体制を整備しなければならない。

（要介護被保険者等の確認）

第3条の2　保険医療機関等は，患者に対し，訪問看護，訪問リハビリテーションその他の介護保険法（平成9年法律第123号）第8条第1項に規定する居宅サービス又は同法第8条の2第1項に規定する介護予防サービスに相当する療養の給付を行うに当たつて，同法第12条第3項に規定する被保険者証の提示を求めるなどにより，当該患者が同法の第62条に規定する要介護被保険者等であるか否かの確認を行うものとする。

（被保険者証の返還）

第4条　保険医療機関は，患者の提出する被保険者証により，療養の給付を受ける資格があることを確認した患者に対する療養の給付を担当しなくなつたとき，その他正当な理由により当該患者から被保険者証の返還を求められたときは，これを遅滞なく当該患者に返還しなければならない。ただし，当該患者が死亡した場合は，法第100条，第105条又は第113条の規定により埋葬料，埋葬費又は家族埋葬料を受けるべき者に返還しなければならない。

（一部負担金等の受領）

第5条　保険医療機関は，被保険者又は被保険者であつた者については法第74条の規定による一部負担金，法第85条に規定する食事療養標準負担額（同条第2項の規定により算出した費用の額が標準負担額に満たないときは，当該費用の額とする。以下単に「食事療養標準負担額」という。），法第85条の2に規定する生活療養標準負担額（同条第2項の規定により算定した費用の額が生活療養標準負担額に満たないときは，当該費用の額とする。以下単に「生活療養標準負担額」という。）又は法第86条の規定による療養〔法第63条第2項第1号に規定する食事療養（以下「食事療養」という。）及び同項第2号に規定する生活療養（以下「生活療養」という。）を除く。〕についての費用の額に法第74条第1項各号に掲げる場合の区分に応じ，同項各号に定める割合を乗じて得た額（食事療養を行つた場合においては食事療養標準負担額を加えた額とし，生活療養を行つた場合においては生活療養標準負担額を加えた額とする。）の支払を，被扶養者については法第76条第2項，第85条第2項，第85条の2第2項又は第86条第2項第1号の費用の額の算定の例により算定された費用の額から法第110条の規定による家族療養費として支給される額に相当する額を控除した額の支払を受けるものとする。

2　保険医療機関は，食事療養に関し，当該療養に要する費用の範囲内において法第85条第2項又は第110条第3項の規定により算定した費用の額を超える金額の支払を，生活療養に関し，当該療養に要する費用の範囲内において法第85条の2第2項又は第110条第3項の規定により算定した費用の額を超える金額の支払を，法第63条第2項第3号に規定する評価療養（以下「評価療養」という。），同項第4号に規定する患者申出療養（以下「患者申出療養」という。）又は同項第5号に規定する選定療養（以下「選定療養」という。）に関し，当該療養に要する費用の範囲内において法第86条第2項又は第110条第3項の規定により算定した費用の額を超える金額の支払を受けることができる。ただし，厚生労働大臣が定める療養に関しては，厚生労働大臣が定める額の支払を受けるものとする。

3　保険医療機関のうち，医療法（昭和23年法律第205号）第7条第2項第五号に規定する一般病床（以下「一般病床」という。）を有する同法第4条第1項に規定する地域医療支援病院（一般病床の数が200未満であるものを除く。），同法第4条の2第1項に規定する特定機能病院及び同法第30条の18の2第1項に規定する外来機能報告対象病院等（同法第30条の18の4第1項第2号の規定に基づき，同法第30条の18の2第2項第1号の厚生労働省令で定める外来医療を提供する基幹的な病院として都道府県が公表したものに限り，一般病床の数が200未満であるものを除く。）であるものは，法第70条第3項に規定する保険医療機関相互間の機能の分担及び業務の連携のための措置として，次に掲げる措置を講ずるものとする。

一　患者の病状その他の患者の事情に応じた適切な他の保険医療機関を当該患者に紹介すること。

二　選定療養（厚生労働大臣の定めるものに限る。）に関し，当該療養に要する費用の範囲内において厚生労働大臣の定める金額以上の金額の支払を求めること（厚生労働大臣の定める場合を除く。）

（領収証等の交付）

第5条の2　保険医療機関は，前条の規定により患者から費用の支払を受けるときは，正当な理由がない限り，個別の費用ごとに区分して記載した領収証を無償で交付しなければならない。

2　厚生労働大臣の定める保険医療機関は，前項に規定する領収証を交付するときは，正当な理由がない限り，当該費用の計算の基礎となつた項目ごとに記載した明細書を交付しなければならない。

3　前項に規定する明細書の交付は，無償で行わなければならない。

第5条の2の2　前条第2項の厚生労働大臣の定める保険医療機関は，公費負担医療（厚生労働大臣の定めるものに限る）を担当した場合（第5条第1項の規定により患者から費用の支払を受ける場合を除く）において，正当な理由がない限り，当該公費負担医療に関する費用の請求に係る計算の基礎となつた項目ごとに記載した明細書を交付しなければならない。

2　前項に規定する明細書の交付は，無償で行わなければならない。

（食事療養）

第5条の3　保険医療機関は，その入院患者に対して食事療養を行うに当たつては，病状に応じて適切に行うとともに，その提供する食事の内容の向上に努めなければならない。

2　保険医療機関は，食事療養を行う場合には，次項に規定する場合を除き，食事療養標準負担額の支払を受けることにより食事を提供するものとする。

3　保険医療機関は，第5条第2項の規定による支払を受

けて食事療養を行う場合には，当該療養にふさわしい内容のものとするほか，当該療養を行うに当たり，あらかじめ，患者に対しその内容及び費用に関して説明を行い，その同意を得なければならない。

4　保険医療機関は，その病院又は診療所の病棟等の見やすい場所に，前項の療養の内容及び費用に関する事項を掲示しなければならない。

5　保険医療機関は，原則として，前項の療養の内容及び費用に関する事項をウェブサイトに掲載しなければならない。

（生活療養）

第5条の3の2　保険医療機関は，その入院患者に対して生活療養を行うに当たっては，病状に応じて適切に行うとともに，その提供する食事の内容の向上並びに温度，照明及び給水に関する適切な療養環境の形成に努めなければならない。

2　保険医療機関は，生活療養を行う場合には，次項に規定する場合を除き，生活療養標準負担額の支払を受けることにより食事を提供し，温度，照明及び給水に関する適切な療養環境を形成するものとする。

3　保険医療機関は，第5条第2項の規定による支払を受けて生活療養を行う場合には，当該療養にふさわしい内容のものとするほか，当該療養を行うに当たり，あらかじめ，患者に対しその内容及び費用に関して説明を行い，その同意を得なければならない。

4　保険医療機関は，その病院又は診療所の病棟等の見やすい場所に，前項の療養の内容及び費用に関する事項を掲示しなければならない。

5　保険医療機関は，原則として，前項の療養の内容及び費用に関する事項をウェブサイトに掲載しなければならない。

（保険外併用療養費に係る療養の基準等）

第5条の4　保険医療機関は，評価療養，患者申出療養又は選定療養に関して第5条第2項又は第3項第2号の規定による支払を受けようとする場合において，当該療養を行うに当たり，その種類及び内容に応じて厚生労働大臣の定める基準に従わなければならないほか，あらかじめ，患者に対しその内容及び費用に関して説明を行い，その同意を得なければならない。

2　保険医療機関は，その病院又は診療所の見やすい場所に，前項の療養の内容及び費用に関する事項を掲示しなければならない。

3　保険医療機関は，原則として，前項の療養の内容及び費用に関する事項をウェブサイトに掲載しなければならない。

（証明書等の交付）

第6条　保険医療機関は，患者から保険給付を受けるために必要な保険医療機関又は保険医の証明書，意見書等の交付を求められたときは，無償で交付しなければならない。ただし，法第87条第1項の規定による療養費（柔道整復を除く施術に係るものに限る），法第99条第1項の規定による傷病手当金，法第101条の規定による出産育児一時金，法第102条第1項の規定による出産手当金又は法第114条の規定による家族出産育児一時金に係る証明書又は意見書については，この限りでない。

（指定訪問看護の事業の説明）

第7条　保険医療機関は，患者が指定訪問看護事業者〔法第88条第1項に規定する指定訪問看護事業者及び介護保険法第41条第1項本文に規定する指定居宅サービス事業者（訪問看護事業を行う者に限る）及び同法第53条第1項に規定する指定介護予防サービス事業者（介護予防訪問看護事業を行う者に限る）をいう。以下同じ〕から指定訪問看護〔法第88条第1項に規定する指定訪問看護並びに介護保険法第41条第1項本文に規定する指定居宅サービス（同法第8条第4項に規定する訪問看護の場合に限る）及び同法第53条第1項に規定する指定介護予防サービス（同法第8条の2第3項に規定する介護予防訪問看護の場合に限る）をいう。以下同じ〕を受ける必要があると認めた場合には，当該患者に対しその利用手続，提供方法及び内容等につき十分説明を行うよう努めなければならない。

（診療録の記載及び整備）

第8条　保険医療機関は，第22条の規定による診療録に療養の給付の担当に関し必要な事項を記載し，これを他の診療録と区別して整備しなければならない。

（帳簿等の保存）

第9条　保険医療機関は，療養の給付の担当に関する帳簿及び書類その他の記録をその完結の日から3年間保存しなければならない。ただし，患者の診療録にあっては，その完結の日から5年間とする。

（通知）

第10条　保険医療機関は，患者が次の各号の一に該当する場合には，遅滞なく，意見を付して，その旨を全国健康保険協会又は当該健康保険組合に通知しなければならない。

一　家庭事情等のため退院が困難であると認められたとき。

二　闘争，泥酔又は著しい不行跡によつて事故を起したと認められたとき。

三　正当な事由がなくて，療養に関する指揮に従わないとき。

四　詐欺その他不正な行為により，療養の給付を受け，又は受けようとしたとき。

（入院）

第11条　保険医療機関は，患者の入院に関しては，療養上必要な寝具類を具備し，その使用に供するとともに，その病状に応じて適切に行い，療養上必要な事項について適切な注意及び指導を行わなければならない。

2　保険医療機関は，病院にあっては，医療法の規定に基づき許可を受け，若しくは届出をし，又は承認を受けた病床の数の範囲内で，診療所にあっては，同法の規定に基づき許可を受け，若しくは届出をし，又は通知をした病床数の範囲内で，それぞれ患者を入院させなければならない。ただし，災害その他のやむを得ない事情がある場合は，この限りでない。

（看護）

第11条の2　保険医療機関は，その入院患者に対して，患者の負担により，当該保険医療機関の従業者以外の者による看護を受けさせてはならない。

2　保険医療機関は，当該保険医療機関の従業者による看護を行うため，従業者の確保等必要な体制の整備に努めなければならない。

（報告）

第11条の3　保険医療機関は，厚生労働大臣が定める療養の給付の担当に関する事項について，地方厚生局長又は地方厚生支局長に定期的に報告を行わなければならない。

2　前項の規定による報告は，当該保険医療機関の所在地を管轄する地方厚生局又は地方厚生支局の分室がある場合においては，当該分室を経由して行うものとする。

第2章　保険医の診療方針等

（診療の一般的方針）

第12条　保険医の診療は，一般に医師又は歯科医師として診療の必要があると認められる疾病又は負傷に対して，適確な診断をもととし，患者の健康の保持増進上妥当適切に行われなければならない。

（療養及び指導の基本準則）

第13条　保険医は，診療に当っては，懇切丁寧を旨とし，療養上必要な事項は理解し易いように指導しなければならない。

（指導）

第14条　保険医は，診療にあたっては常に医学の立場を堅持して，患者の心身の状態を観察し，心理的な効果をも挙げることができるよう適切な指導をしなければならない。

第15条　保険医は，患者に対し予防衛生及び環境衛生の思想のかん養に努め，適切な指導をしなければならない。

（転医及び対診）

第16条　保険医は，患者の疾病又は負傷が自己の専門外にわたるものであるとき，又はその診療について疑義があるときは，他の保険医療機関へ転医させ，又は他の保険医の対診を求める等診療について適切な措置を講じなければならない。

（診療に関する照会）

第16条の2　保険医は，その診療した患者の疾病又は負傷に関し，他の保険医療機関又は保険医から照会があった場合には，これに適切に対応しなければならない。

（施術の同意）

第17条　保険医は，患者の疾病又は負傷が自己の専門外にわたるものであるという理由によって，みだりに，施術業者の施術を受けさせることに同意を与えてはならない。

（特殊療法等の禁止）

第18条　保険医は，特殊な療法又は新しい療法等については，厚生労働大臣の定めるもののほか行ってはならない。

（使用医薬品及び歯科材料）

第19条　保険医は，厚生労働大臣の定める医薬品以外の薬物を患者に施用し，又は処方してはならない。ただし，医薬品，医療機器等の品質，有効性及び安全性の確保等に関する法律（昭和35年法律第145号）第2条第17項に規定する治験（以下「治験」という）に係る診療において，当該治験の対象とされる薬物を使用する場合その他厚生労働大臣が定める場合においては，この限りでない。

2　歯科医師である保険医は，厚生労働大臣の定める歯科材料以外の歯科材料を歯冠修復及び欠損補綴において使用してはならない。ただし，治験に係る診療において，当該治験の対象とされる機械器具等を使用する場合その他厚生労働大臣が定める場合においては，この限りでない。

（健康保険事業の健全な運営の確保）

第19条の2　保険医は，診療に当たっては，健康保険事業の健全な運営を損なう行為を行うことのないよう努めなければならない。

（特定の保険薬局への誘導の禁止）

第19条の3　保険医は，処方箋の交付に関し，患者に対して特定の保険薬局において調剤を受けるべき旨の指示等を行ってはならない。

2　保険医は，処方箋の交付に関し，患者に対して特定の保険薬局において調剤を受けるべき旨の指示等を行うことの対償として，保険薬局から金品その他の財産上の利益を収受してはならない。

（指定訪問看護事業との関係）

第19条の4　医師である保険医は，患者から訪問看護指示書の交付を求められ，その必要があると認めた場合には，速やかに，当該患者の選定する訪問看護ステーション（指定訪問看護事業者が当該指定に係る訪問看護事業を行う事業所をいう。以下同じ）に交付しなければならない。

2　医師である保険医は，訪問看護指示書に基づき，適切な訪問看護が提供されるよう，訪問看護ステーション及びその従業者からの相談に際しては，当該指定訪問看護を受ける者の療養上必要な事項について適切な注意及び指導を行わなければならない。

（診療の具体的方針）

第20条　医師である保険医の診療の具体的方針は，前12条の規定によるほか，次に掲げるところによるものとする。

　一　診察

　　イ　診察は，特に患者の職業上及び環境上の特性等を顧慮して行う。

　　ロ　診察を行う場合は，患者の服薬状況及び薬剤服用歴を確認しなければならない。ただし，緊急やむを得ない場合については，この限りではない。

　　ハ　健康診断は，療養の給付の対象として行ってはならない。

　　ニ　往診は，診療上必要があると認められる場合に行う。

　　ホ　各種の検査は，診療上必要があると認められる場合に行う。

　　ヘ　ホによるほか，各種の検査は，研究の目的をもって行ってはならない。ただし，治験に係る検査については，この限りでない。

　二　投薬

　　イ　投薬は，必要があると認められる場合に行う。

　　ロ　治療上1剤で足りる場合には1剤を投与し，必要があると認められる場合に2剤以上を投与する。

　　ハ　同一の投薬は，みだりに反覆せず，症状の経過に応じて投薬の内容を変更する等の考慮をしなければならない。

　　ニ　投薬を行うに当たっては，医薬品，医療機器等の品質，有効性及び安全性の確保等に関する法律第14条の4第1項各号に掲げる医薬品（以下「新医薬品等」という）とその有効成分，分量，用法，用量，効能及び効果が同一性を有する医薬品として，同法第14条又は第19条の2の規定による製造販売の承認（以下「承認」という）がなされたもの（ただし，同法第14条の4第1項第2号に掲げる医薬品並びに新医薬品等に係る承認を受けている者が，当該承認に係る医薬品と有効成分，分量，用法，用量，効能及び効果が同一であってその形状，有効成分の含量又は有効成分以外の成分若しくはその含量が異なる医薬品に係る承認を受けている場合における当該医薬品を除く）（以下「後発医薬品」という）の使用を考慮するとともに，患者に後発医薬品を選択する機会を提供すること等患者が後発医薬品を選択しやすくするための対応に努めなければならない。

　　ホ　栄養，安静，運動，職場転換その他療養上の注意を行うことにより，治療の効果を挙げることができると認められる場合は，これらに関し指導を行い，みだりに投薬をしてはならない。

ヘ　投薬量は，予見することができる必要期間に従ったものでなければならない。この場合において，厚生労働大臣が定める内服薬及び外用薬については当該厚生労働大臣が定める内服薬及び外用薬ごとに1回14日分，30日分又は90日分を限度とする。

ト　注射薬は，患者に療養上必要な事項について適切な注意及び指導を行い，厚生労働大臣の定める注射薬に限り投与することができることとし，その投与量は，症状の経過に応じたものでなければならず，厚生労働大臣が定めるものについては当該厚生労働大臣が定めるものごとに1回14日分，30日分又は90日分を限度とする。

三　処方箋の交付

イ　処方箋の使用期間は，交付の日を含めて4日以内とする。ただし，長期の旅行等特殊の事情があると認められる場合は，この限りでない。

ロ　イの規定にかかわらず，リフィル処方箋（保険医が診療に基づき，別に厚生労働大臣が定める医薬品以外の医薬品を処方する場合に限り，複数回（3回までに限る。）の使用を認めた処方箋をいう。以下同じ。）の2回目以降の使用期間は，直近の当該リフィル処方箋の使用による前号への必要期間が終了する日の前後7日以内とする。

ハ　イ及びロによるほか，処方箋の交付に関しては，前号に定める投薬の例による。ただし，当該処方箋がリフィル処方箋である場合における同号の規定の適用については，同号ヘ中「投薬量」とあるのは，「リフィル処方箋の1回の使用による投薬量及び当該リフィル処方箋の複数回の使用による合計の投薬量」とし，同号ヘ後段の規定は，適用しない。

四　注射

イ　注射は，次に掲げる場合に行う。

(1)　経口投与によって胃腸障害を起すおそれがあるとき，経口投与をすることができないとき，又は経口投与によっては治療の効果を期待することができないとき。

(2)　特に迅速な治療の効果を期待する必要があるとき。

(3)　その他注射によらなければ治療の効果を期待することが困難であるとき。

ロ　注射を行うに当たっては，後発医薬品の使用を考慮するよう努めなければならない。

ハ　内服薬との併用は，これによって著しく治療の効果を挙げることが明らかな場合又は内服薬の投与だけでは治療の効果を期待することが困難である場合に限って行う。

ニ　混合注射は，合理的であると認められる場合に行う。

ホ　輸血又は電解質若しくは血液代用剤の補液は，必要があると認められる場合に行う。

五　手術及び処置

イ　手術は，必要があると認められる場合に行う。

ロ　処置は，必要の程度において行う。

六　リハビリテーション

リハビリテーションは，必要があると認められる場合に行う。

六の二　居宅における療養上の管理等

居宅における療養上の管理及び看護は，療養上適切であると認められる場合に行う。

七　入院

イ　入院の指示は，療養上必要があると認められる場合に行う。

ロ　単なる疲労回復，正常分べん又は通院の不便等のための入院の指示は行わない。

ハ　保険医は，患者の負担により，患者に保険医療機関の従業者以外の者による看護を受けさせてはならない。

第21条　（歯科診療の具体的方針）（略）

（診療録の記載）

第22条　保険医は，患者の診療を行った場合には，遅滞なく，様式第1号又はこれに準ずる様式の診療録に，当該診療に関し必要な事項を記載しなければならない。

（処方箋の交付）

第23条　保険医は，処方箋を交付する場合には，様式第2号若しくは第2号の2又はこれらに準ずる様式の処方箋に必要な事項を記載しなければならない。

2　保険医は，リフィル処方箋を交付する場合には，様式第2号又はこれに準ずる様式の処方箋にその旨及び当該リフィル処方箋の使用回数の上限を記載しなければならない。

3　保険医は，その交付した処方箋に関し，保険薬剤師からの疑義の照会があった場合には，これに適切に対応しなければならない。

（適正な費用の請求の確保）

第23条の2　保険医は，その行った診療に関する情報の提供等について，保険医療機関が行う療養の給付に関する費用の請求が適正なものとなるよう努めなければならない。

第3章　雑　則（略）

診療関係帳票保存期間一覧

項　目	保　存　期　間（含内容）		根　拠　法　令
診　療　録	診療完結の日から	5年間	医師法第24条，療養担当規則第9条等
診療に関する諸記録	病院日誌，各科診療日誌，処方せん，手術記録，看護記録，検査所見記録，エックス線写真，患者数の記録	2年間	医療法施行規則第20条第10号
帳簿等の保存（含フィルム）	療養給付完結の日から	3年間	療養担当規則第9条
	療養の給付の担当（及び保険外併用療養費に係る療養の取扱い）に関する帳簿及び書類その他の記録		療養担当基準第9条（高齢者医療確保法）
レントゲンフィルム		2年間	医療法施行規則
		3年間	療養担当規則
		5年間	労働安全衛生規則第51条
		7年間	じん肺法第17条

（注）　生活保護法に係る診療の場合の保存期間は**5年**。（生活保護法）指定医療機関医療担当規程第9条。

保険医療機関および保険者等における時効・起算日

項　　目	起算日と期間	根　拠　法　令
医療機関の再審査請求の消滅時効 （健康保険）	診療月の翌月1日から 　　　　　　　　5年間（※）	民法第170条第一号
医療機関の再審査請求の消滅時効 （国民健康保険）	診療月の翌々々月1日から 　　　　　　　　5年間（※）	民法第170条第一号
保険者の再審査請求の消滅時効	支払われた日の翌日から　　　10年間	民法第167条第1項・第703条
保険者の再審査の申し出	原則6カ月以内を遵守	昭和60年4月30日保険発第40号

※　民法改正により，2020年4月1日から（3年から）**5年**となった。

医療機関（医師）の届出義務一覧

届出を要する事項	根拠法令	届出期間	届出先	備考
異状死体（胎）の検案時	医師法第21条	24時間以内	**所轄警察署**	（医　師）
死体解剖時に犯罪性異状を認めた時	死体解剖保存法第11条	24時間以内	**解剖地の警察署長**	（解剖者）
結核患者の入退院時	感染症法第53条の11	7日以内	**保健所長**	（管理者）
1・2・3・4類感染症，新型インフルエンザ等感染症，無症状病原体保有者，新感染症の疑いのある者の診断時	感染症法第12条	厚生労働省令で定める場合を除き直ちに	**保健所長経由 都道府県知事**	（医　師）
5類感染症の一部省令で定める患者	感染症法第12条	7日以内	**保健所長経由 都道府県知事**	（医　師）
食中毒者，その疑い者の診断・検案時	食品衛生法第58条	直ちに	**保健所長**	（医　師）
麻薬中毒者の診断時	麻薬及び向精神薬取締法第58条の2	すみやかに	**都道府県知事**	（医　師）
麻薬の滅失等の事故時	麻薬及び向精神薬取締法第35条	すみやかに	**都道府県知事**	（麻薬管理者等）

診療報酬と薬価基準の改定率の推移（1978年以降）

改定年月日	診療報酬本体の改定率	薬価基準等の改定率 （医療費ベース）	全体改定率
1978.2.1	11.6%	▲2.2%	9.4%
1981.6.1	8.1%	▲6.1%	2.0%
1983.2.1	0.3%	▲1.5%	▲1.2%
1984.3.1	2.8%	▲5.1%	▲2.3%
1985.3.1	3.3%	▲1.9%	1.4%
1986.4.1	2.3%	▲1.5%	0.8%
1988.4.1	3.4%	▲2.9%	0.5%
1989.4.1（注1）	0.11%	0.65%	0.76%
1990.4.1	3.7%	▲2.7%	1.0%
1992.4.1	5.0%	▲2.4%	2.6%
1994.4.1	4.8%（含10月実施分）	▲2.1%（材料含む）	2.7%
1996.4.1	3.4%	▲2.6%	0.8%
1998.4.1	1.5%	▲2.8%（材料含む）	▲1.3%
2000.4.1	1.9%	▲1.7%（材料含む）	0.2%
2002.4.1	▲1.3%	▲1.4%（材料含む）	▲2.7%
2004.4.1	0%	▲1.0%（材料含む）	▲1.0%
2006.4.1	▲1.36%	▲1.8%（材料含む）	▲3.16%
2008.4.1	0.38%	▲1.2%（材料含む）	▲0.82%
2010.4.1	1.55%	▲1.36%（材料含む）	0.19%
2012.4.1	1.379%	▲1.375%（材料含む）	0.004%
2014.4.1（注2）	0.73% （実質0.1%）	▲0.63%（材料含む） （実質▲1.36%）	0.1% （実質▲1.26%）
2016.4.1	0.49%	▲1.33%（材料含む）	▲0.84%
2018.4.1	0.55%	▲1.74%（材料含む）	▲1.19%
2019.10.1（注1）	0.41%	▲0.48%（材料含む）	▲0.07%
2020.4.1	0.55%	▲1.01%（材料含む）	▲0.46%
2022.4.1	0.43%	▲1.37%（材料含む）	▲0.94%
2024.6.1	0.88%	▲1.00%（材料含む）	▲0.12%

注1　消費税関係の改定。
注2　ネットでプラス0.1%だが，消費税増税に伴う上乗せ分1.36%を除くと実質的にはマイナス1.26%となる。

表　欠格事由（概要）

	絶対的欠格事由	相対的欠格事由	厚生労働省令で定めるもの
医師法 （第3・4条）	未成年者，成年被後見人又は被保佐人	①　心身の障害により医師の業務を適正に行うことができない者として厚生労働省令で定めるもの ②　麻薬，大麻又はあへんの中毒者 ③　罰金以上の刑に処せられた者 ④　医事に関し犯罪又は不正の行為のあった者	視覚，聴覚，音声機能若しくは言語機能又は精神の機能の障害により，医師の業務を適正に行うに当たって必要な認知，判断及び意思疎通を適切に行うことができない者
歯科医師法 （第3・4条）	医師法に同じ	①　心身の障害により歯科医師の業務を適正に行うことができない者として厚生労働省令で定めるもの ②③④　医師法に同じ	医師法に同じ
薬剤師法 （第4・5条）	医師法に同じ	①　心身の障害により薬剤師の業務を適正に行うことができない者として厚生労働省令で定めるもの ②③　医師法に同じ ④　薬事に関し犯罪又は不正の行為のあった者	視覚又は精神の機能の障害により薬剤師の業務を適正に行うに当たって必要な認知，判断及び意思疎通を適切に行うことができない者
保健師 助産師 看護師法 （第9条）		①　罰金以上の刑に処せられた者 ②　①を除くほか，保健師，助産師，看護師又は准看護師の業務に関し犯罪又は不正行為があった者 ③　心身の障害により保健師，助産師，看護師又は准看護師の業務を適正に行うことができない者として厚生労働省令で定めるもの ④　麻薬，大麻又はあへんの中毒者	機能障害等の条件は医師法に同じ 保健師，助産師，看護師又は准看護師の業務を適正に行うに当たって必要な認知，判断及び意思疎通を適切に行うことができない者
診療放射線技師法 （第4条）		①　心身の障害により診療放射線技師の業務を適正に行うことができない者として厚生労働省令で定めるもの ②　診療放射線技師の業務に関し，犯罪又は不正行為のあった者	機能障害等の条件は医師法に同じ 診療放射線技師の業務を適正に行うに当たって必要な認知，判断及び意思疎通を適切に行うことができない者
臨床検査技師等に関する法律 （第4条）		①　心身の障害により臨床検査技師の業務を適正に行うことができない者として厚生労働省令で定めるもの ②　麻薬，あへん又は大麻の中毒者 ③　検査の業務に関し，犯罪又は不正行為のあった者	視覚又は精神の機能の障害により臨床検査技師の業務を適正に行うに当たって必要な認知，判断及び意思疎通を適切に行うことができない者
理学療法士及び作業療法士法 （第4条）		①　罰金以上の刑に処せられた者 ②　理学療法士又は作業療養士の業務に関し，犯罪又は不正の行為のあった者 ③　心身の障害により理学療法士又は作業療法士の業務を適正に行うことができない者として厚生労働省令で定めるもの ④　麻薬，大麻又はあへんの中毒者	精神の機能の障害により理学療法士及び作業療法士の業務を適正に行うに当たって必要な認知，判断及び意思疎通を適切に行うことができない者
歯科衛生士法 （第4条）		①④　理学療法士及び作業療法士法に同じ ②　歯科衛生士の業務等に関し犯罪又は不正の行為があった者 ③　心身の障害により業務を適正に行うことができない者として厚生労働省令で定めるもの	機能障害等の条件は医師法に同じ 歯科衛生士の業務を適正に行うに当たって必要な認知，判断及び意思疎通を適切に行うことができない者
歯科技工士法 （第4条）		①　歯科医療又は歯科技工の業務に関する犯罪又は不正行為のあった者 ②　心身の障害により歯科技工士の業務を適正に行うことができない者として厚生労働省令で定めるもの ③　麻薬，あへん又は大麻の中毒者	視覚又は精神の機能の障害により歯科技工士の業務を適正に行うに当たって必要な認知，判断及び意思疎通を適切に行うことができない者
あん摩マッサージ指圧師，はり師，きゅう師等に関する法律 （第3条）		①　心身の障害によりあん摩マッサージ指圧師，はり師又はきゅう師の業務を適正に行うことができない者として厚生労働省令で定めるもの ②　麻薬，大麻又はあへんの中毒者 ③　罰金以上の刑に処せられた者 ④　この法でいう業務に関し犯罪又は不正の行為があった者	精神の機能の障害により，各師の業務を適正に行うに当たって必要な認知，判断及び意思疎通を適切に行うことができない者

	絶対的 欠格事由	相対的欠格事由	厚生労働省令で定めるもの
柔道整復師法 (第4条)		① 心身の障害により柔道整復師の業務を適正に行うことができない者として厚生労働省令で定めるもの ② 麻薬，大麻又はあへんの中毒者 ③ 罰金以上の刑に処せられた者 ④ 柔道整復の業務に関し犯罪又は不正の行為のあった者	精神の機能の障害により柔道整復師の業務を適正に行うに当たって必要な認知，判断及び意思疎通を適切に行うことができない者
視能訓練士法 (第4条)		① 罰金以上の刑に処せられた者 ② 視能訓練士の業務に関し犯罪又は不正の行為があった者 ③ 心身の障害により視能訓練士の業務を適正に行うことができない者として厚生労働省令で定めるもの ④ 麻薬，大麻又はあへんの中毒者	機能障害等の条件は医師法に同じ 視能訓練士の業務を適正に行うに当たって必要な認知，判断及び意思疎通を適切に行うことができない者
栄養士法 (第3条)		① 罰金以上の刑に処せられた者 ② 規定する業務に関し犯罪又は不正の行為があった者	
臨床工学技士法 (第4条)		① 罰金以上の刑に処せられた者 ② 臨床工学技士の業務に関し犯罪又は不正の行為があった者 ③ 心身の障害により臨床工学技士の業務を適正に行うことができない者として厚生労働省令で定めるもの ④ 麻薬，大麻又はあへんの中毒者	機能障害等の条件は医師法に同じ 臨床工学技士の業務を適正に行うに当たって必要な認知，判断及び意思疎通を適切に行うことができない者
義肢装具士法 (第4条)		①④は臨床工学技士法に同じ ② 義肢装具士の業務に関し犯罪又は不正の行為があった者 ③ 心身の障害により義肢装具士の業務を適正に行うことができない者として厚生労働省令で定めるもの	視覚又は精神の機能の障害により，義肢装具士の業務を適正に行うに当たって必要な認知，判断及び意思疎通を適切に行うことができない者
救急救命士法 (第4条)		①④は臨床工学技士法に同じ ② 救急救命士の業務に関し犯罪又は不正の行為のあった者 ③ 心身の障害により救急救命士の業務を適正に行うことができない者として厚生労働省令で定めるもの	機能障害等の条件は医師法に同じ 救急救命士の業務を適正に行うに当たって必要な認知，判断及び意思疎通を適切に行うことができない者
言語聴覚士法 (第4条)		①④は臨床工学技士法に同じ ② 言語聴覚士の業務に関し犯罪又は不正の行為のあった者 ③ 心身の障害により言語聴覚士の業務を適正に行うことができない者として厚生労働省令で定めるもの	機能障害等の条件は医師法に同じ 言語聴覚士の業務を適正に行うに当たって必要な認知，判断及び意思疎通を適切に行うことができない者
社会福祉士及び介護福祉士法 (第3条)		① 成年被後見人又は被保佐人 ② 禁錮以上の刑に処せられ，その執行を終わり，又執行を受けることがなくなった日から起算して2年を経過しない者 ③ この法律の規定その他社会福祉に関する法律の規定であって政令で定めるものにより罰金の刑に処せられ，その執行を終わり，又は執行を受けることがなくなった日から起算して2年を経過しない者 ④ 厚生労働大臣により登録を取り消され，その取消しの日から起算して2年を経過しない者	

(注) 各職種の欠格事由中にある，心身障害によってその業務を適正に行うことができない者として，厚生労働省令で定めるのに該当し，免許を与えないこととするときは，あらかじめ当該申請者にその旨を通知し，その求めがあった場合は，厚生労働大臣の指定する職員にその意見を聴取させなければならないと定めている。

索　引

【あ行】

悪臭防止法 ……………………………… 388
アスベスト救済法 ……………………… 385
アフターケア制度 ……………………… 271
安全衛生推進者 ………………………… 286
安全管理者 ……………………………… 286
安全な血液製剤の安定供給の確保等に
　関する法律 …………………………… 162
あん摩マッサージ指圧師，はり師，
　きゅう師等に関する法律 …………… 68
医業 ……………………………………… 47
医業等に関する広告 …………………… 17
育児・介護休業法 ……………………… 302
育児休業・介護休業等育児又は家族介
　護を行う労働者の福祉に関する法律
　…………………………………………… 302
育児休業給付 …………………………… 284
医行為 …………………………………… 47
医師確保計画策定ガイドライン ……… 40
医師偏在対策 …………………………… 50
医師法 …………………………………… 46
慰謝料 …………………………………… 403
移植に用いる造血幹細胞の適切な提供
　の推進に関する法律 ………………… 412
移植に用いる造血幹細胞の適切な提供
　の推進を図るための基本的な方針 … 414
移植の対象となる臓器等の取扱い …… 411
石綿健康被害医療手帳 ………………… 385
石綿健康被害救済基金 ………………… 386
石綿による健康被害の救済に関する法
　律 ……………………………………… 385
移送費 ……………………… 200, 219, 228
遺族一時金 ……………………………… 216
遺族基礎年金 …………………………… 431
遺族共済年金 …………………………… 222
遺族厚生年金 …………………………… 432
遺族年金 ………………………………… 216
遺族補償 ………………………………… 277
遺族（補償）給付 ……………………… 265
一部負担金 ‥ 191, 216, 227, 237, 243, 270
一部負担金の減免猶予 ………………… 227
一部負担金の特例 ……………………… 192
一類感染症 ……………………………… 91
一般 ……………………………………… 238
一般疾病医療費 ………………………… 364
移転費 …………………………………… 283
医薬品，医療機器等の品質，有効性及
　び安全性の確保等に関する法律 …… 152
医薬品医療機器等法 …………………… 152
医薬品副作用被害救済制度 …………… 155
医療・介護関係事業者に作成・保存が
　義務づけられている記録例 ………… 395
医療DX推進体制整備加算 …………… 248
医療安全支援センター ………………… 21
医療介護総合確保推進法 …………… 9, 177
医療機関（医師）の届出義務一覧 …… 441
医療機能情報提供制度 ……………… 9, 16
医療供給体制 …………………………… 28
医療計画 ………………………………… 28
医療計画制度 …………………………… 8
医療圏の設定 …………………………… 8
医療資源を最も投入した傷病 ………… 245
医療事故調査・支援センター ………… 21

医療事故調査制度 ……………………… 21
医療事故に係る調査の仕組み ………… 22
医療対策協議会 ………………………… 9
医療提供の理念 ………………………… 11
医療的ケア児 …………………………… 340
医療的ケア児支援法 …………………… 340
医療特別手当 …………………………… 365
医療と消費税 …………………………… 433
医療の安全確保 ………………………… 20
医療費適正化計画 ……………………… 232
医療扶助 …………………………… 314, 315
医療扶助基準 …………………………… 318
医療分野の研究開発に資するための匿
　名加工医療情報に関する法律 ……… 397
医療法 …………………………………… 8
医療法人 ………………………………… 33
医療法人制度 ………………………… 9, 35
医療法人の業務範囲 …………………… 8
医療法人の種類 ………………………… 35
医療法人の附帯業務 ………………… 8, 38
医療保険 ………………………………… 4
医療保健施設 ……………………… 326, 327
医療保険制度 …………………………… 166
医療保険制度のあらまし ……………… 169
医療保護入院 …………………………… 124
員数の標準 ……………………………… 24
院内がん登録 …………………………… 141
院内掲示義務 …………………………… 23
インフォームド・コンセント ………… 8
衛生管理者 ……………………………… 286
栄養士法 ………………………………… 71
A類疾病 ………………………………… 113
遠隔地被保険者証 ……………………… 185
援護 ……………………………………… 367
応急入院 ………………………………… 126
応召義務 ………………………………… 47
応招義務 ………………………………… 299
オンライン資格確認 …………………… 171

【か行】

介護休業給付金 ………………………… 284
介護給付 ………………………………… 346
介護給付費 ……………………………… 334
介護犬訓練事業 ………………………… 327
介護サービスの種類 …………………… 349
介護支援専門員 ………………………… 345
介護手当 ………………………………… 366
介護扶助 …………………………… 314, 315
介護保険制度 …………………………… 175
介護保険法 ……………………………… 344
介護補償 ………………………………… 277
介護（補償）給付 ……………………… 265
解散 ……………………………………… 181
開設許可 ………………………………… 23
改葬 ……………………………………… 415
回復期機能 ……………………………… 28
解剖 ……………………………………… 407
外来機能報告制度 ……………………… 30
加害者請求 ……………………………… 403
架空請求 ………………………………… 187
各種共済組合法 ………………………… 168
覚醒剤取締法 …………………………… 161
確定給付型 ……………………………… 432
確定拠出年金 …………………………… 432

確定拠出年金法 ………………………… 432
加算金の徴収 …………………………… 210
火葬 ……………………………………… 415
火葬場 …………………………………… 415
家族移送費 ……………………………… 202
家族出産育児一時金 …………………… 202
家族葬祭料 ……………………………… 219
家族弔慰金 ……………………………… 221
家族訪問看護療養費 …………………… 202
家族埋葬料 ……………………………… 202
家族療養費 ………………………… 202, 218
学校保健安全法 ………………………… 136
寡婦 ……………………………………… 338
株式会社の医業参入 …………………… 43
寡婦福祉資金 …………………………… 339
仮渡金の請求権 ………………………… 405
がん ……………………………………… 140
肝炎対策基本指針 ……………………… 351
肝炎対策基本法 ………………………… 351
肝炎対策推進協議会 …………………… 352
肝炎治療特別促進事業 ………………… 374
環境基本計画 …………………………… 382
環境基本法 ……………………………… 382
がんゲノム医療機関 …………………… 148
看護師等の確保を促進するための措置
　に関する基本的な指針 ……………… 86
看護師等の人材確保の促進に関する法
　律 ……………………………………… 85
監査 ……………………………………… 187
監察医 …………………………………… 407
患者から受領できる費用 ……………… 243
患者申出療養 …………………………… 197
がん診療連携拠点病院 ………………… 148
感染症指定医療機関 …………………… 92
感染症の予防及び感染症の患者に対す
　る医療に関する法律 ………………… 90
感染症法 ………………………………… 90
感染症類型別疾病 ……………………… 91
がん専門薬剤師 ………………………… 55
がん対策加速化プラン ………………… 147
がん対策基本法 ………………………… 144
がん対策推進基本計画 ………………… 145
がん登録 ………………………………… 140
がん登録推進法 ………………………… 140
がん登録等の推進に関する法律 ……… 140
管理者等の選任 ………………………… 286
管理者の監督義務 ……………………… 24
期間制限 ………………………………… 294
期間制限の例外 ………………………… 294
企業年金 ………………………………… 430
基金拠出型法人 ………………………… 33
疑似症患者 ……………………………… 91
義肢装具士法 …………………………… 80
寄宿手当 ………………………………… 284
規　則 …………………………………… 1
技能習得手当 …………………………… 284
機能の分化及び連携の推進 …………… 28
基本診療料の施設基準等 ……………… 242
基本手当 ………………………………… 283
義務教育就学前 ………………………… 191
ギャンブル等依存症対策基本法 ……… 420
救急医療用ヘリコプターを用いた救急
　医療 …………………………………… 44

救急医療用ヘリコプターを用いた救急
　医療の確保に関する特別措置法 ⋯⋯ 44
救急救命士法 ⋯⋯⋯⋯⋯⋯⋯⋯⋯⋯ 81
救急救命処置の範囲 ⋯⋯⋯⋯⋯⋯⋯ 81
救急救命処置録 ⋯⋯⋯⋯⋯⋯⋯⋯⋯ 82
救急病院 ⋯⋯⋯⋯⋯⋯⋯⋯⋯⋯⋯⋯ 32
休業給付 ⋯⋯⋯⋯⋯⋯⋯⋯⋯⋯⋯⋯ 221
休業損害 ⋯⋯⋯⋯⋯⋯⋯⋯⋯⋯⋯⋯ 403
休業手当金 ⋯⋯⋯⋯⋯⋯⋯⋯⋯⋯⋯ 221
休業補償 ⋯⋯⋯⋯⋯⋯⋯⋯⋯⋯⋯⋯ 277
休業（補償）給付 ⋯⋯⋯⋯⋯⋯⋯⋯ 265
救済給付 ⋯⋯⋯⋯⋯⋯⋯⋯⋯⋯⋯⋯ 385
急性期機能 ⋯⋯⋯⋯⋯⋯⋯⋯⋯⋯⋯ 28
給付の制限 ⋯⋯⋯⋯⋯⋯⋯⋯ 229, 239
教育訓練給付金 ⋯⋯⋯⋯⋯⋯⋯⋯⋯ 284
教育扶助 ⋯⋯⋯⋯⋯⋯⋯⋯⋯⋯⋯⋯ 314
協会けんぽ ⋯⋯⋯⋯⋯⋯⋯⋯⋯⋯⋯ 168
行政解剖 ⋯⋯⋯⋯⋯⋯⋯⋯⋯⋯⋯⋯ 408
強制設立 ⋯⋯⋯⋯⋯⋯⋯⋯⋯⋯⋯⋯ 181
強制保険 ⋯⋯⋯⋯⋯⋯⋯⋯⋯⋯⋯⋯ 401
業務委託 ⋯⋯⋯⋯⋯⋯⋯⋯⋯⋯⋯⋯ 24
業務災害 ⋯⋯⋯⋯⋯⋯⋯⋯⋯⋯⋯⋯ 263
協力難病指定医 ⋯⋯⋯⋯⋯⋯⋯⋯⋯ 371
許可証 ⋯⋯⋯⋯⋯⋯⋯⋯⋯⋯⋯⋯⋯ 415
居宅生活支援事業 ⋯⋯⋯⋯⋯⋯⋯⋯ 363
緊急措置入院 ⋯⋯⋯⋯⋯⋯⋯⋯⋯⋯ 124
組合員証 ⋯⋯⋯⋯⋯⋯⋯⋯⋯⋯⋯⋯ 221
組合管掌健康保険 ⋯⋯⋯⋯⋯ 168, 181
ケアマネジャー ⋯⋯⋯⋯⋯⋯⋯⋯⋯ 345
系統解剖 ⋯⋯⋯⋯⋯⋯⋯⋯⋯⋯⋯⋯ 408
軽費老人ホーム ⋯⋯⋯⋯⋯⋯⋯⋯⋯ 343
外科後処置 ⋯⋯⋯⋯⋯⋯⋯⋯⋯⋯⋯ 271
下水道法 ⋯⋯⋯⋯⋯⋯⋯⋯⋯⋯⋯⋯ 388
下船後3月の療養補償 ⋯⋯⋯⋯⋯⋯ 217
血液法 ⋯⋯⋯⋯⋯⋯⋯⋯⋯⋯⋯⋯⋯ 162
結核患者 ⋯⋯⋯⋯⋯⋯⋯⋯⋯⋯⋯⋯ 100
結核患者の医療 ⋯⋯⋯⋯⋯⋯⋯⋯⋯ 98
結核指定医療機関 ⋯⋯⋯⋯⋯⋯⋯⋯ 104
欠格事由 ⋯⋯⋯⋯⋯⋯⋯⋯⋯⋯ 75, 442
結核登録票 ⋯⋯⋯⋯⋯⋯⋯⋯⋯⋯⋯ 102
結核発生時の届出 ⋯⋯⋯⋯⋯⋯⋯⋯ 102
ゲノム医療推進法 ⋯⋯⋯⋯⋯⋯⋯⋯ 426
検案 ⋯⋯⋯⋯⋯⋯⋯⋯⋯⋯⋯⋯⋯⋯ 407
検疫感染症 ⋯⋯⋯⋯⋯⋯⋯⋯⋯⋯⋯ 117
検疫業務 ⋯⋯⋯⋯⋯⋯⋯⋯⋯⋯⋯⋯ 118
現役並み所得者 ⋯⋯⋯⋯⋯⋯⋯ 192, 237
検疫法 ⋯⋯⋯⋯⋯⋯⋯⋯⋯⋯⋯⋯⋯ 117
現金給付 ⋯⋯⋯⋯⋯⋯⋯⋯⋯⋯ 167, 190
健康管理 ⋯⋯⋯⋯⋯⋯⋯⋯⋯⋯⋯⋯ 363
健康管理手当 ⋯⋯⋯⋯⋯⋯⋯⋯⋯⋯ 365
健康管理手帳 ⋯⋯⋯⋯⋯⋯⋯⋯⋯⋯ 271
健康管理手帳交付申請書 ⋯⋯⋯⋯⋯ 271
健康寿命の延伸等を図るための脳卒
　中，心臓病その他の循環器病に係る
　対策に関する基本法 ⋯⋯⋯⋯⋯⋯ 149
健康診査 ⋯⋯⋯⋯⋯⋯⋯⋯⋯⋯⋯⋯ 133
健康診断 ⋯⋯⋯⋯⋯⋯⋯⋯⋯⋯ 96, 288
健康増進事業実施者 ⋯⋯⋯⋯⋯⋯⋯ 139
健康増進法 ⋯⋯⋯⋯⋯⋯⋯⋯⋯⋯⋯ 138
健康の保持・増進のための措置 ⋯⋯ 288
健康保険組合 ⋯⋯⋯⋯⋯⋯⋯⋯⋯⋯ 181
健康保険法 ⋯⋯⋯⋯⋯⋯⋯⋯⋯⋯⋯ 180
言語聴覚士法 ⋯⋯⋯⋯⋯⋯⋯⋯⋯⋯ 76
原子爆弾小頭症手当 ⋯⋯⋯⋯⋯⋯⋯ 365
原子爆弾被爆者に対する援護に関する
　法律 ⋯⋯⋯⋯⋯⋯⋯⋯⋯⋯⋯⋯⋯ 363
献体 ⋯⋯⋯⋯⋯⋯⋯⋯⋯⋯⋯⋯⋯⋯ 408

限度額適用・標準負担額減額認定証 ⋯ 206
限度額適用認定証 ⋯⋯⋯⋯⋯⋯⋯⋯ 206
現物給付 ⋯⋯⋯⋯⋯⋯⋯⋯⋯⋯ 167, 190
現物給付制度 ⋯⋯⋯⋯⋯⋯⋯⋯⋯⋯ 166
故意の事故 ⋯⋯⋯⋯⋯⋯⋯⋯⋯⋯⋯ 206
広域医療法人 ⋯⋯⋯⋯⋯⋯⋯⋯⋯⋯ 33
広域求職活動費 ⋯⋯⋯⋯⋯⋯⋯⋯⋯ 283
広域連合 ⋯⋯⋯⋯⋯⋯⋯⋯⋯⋯⋯⋯ 235
後遺症 ⋯⋯⋯⋯⋯⋯⋯⋯⋯⋯⋯⋯⋯ 404
後遺障害 ⋯⋯⋯⋯⋯⋯⋯⋯⋯⋯⋯⋯ 404
後遺障害による損害 ⋯⋯⋯⋯⋯⋯⋯ 401
公害医療機関 ⋯⋯⋯⋯⋯⋯⋯⋯⋯⋯ 383
公害健康被害の補償等に関する法律 ⋯ 383
高額介護合算療養費 ⋯ 206, 218, 228, 239
高額療養費 ⋯⋯⋯⋯⋯ 203, 218, 228, 238
後期高齢者医療制度 ⋯⋯⋯⋯⋯⋯⋯ 235
後期高齢者支援金 ⋯⋯⋯⋯⋯⋯⋯⋯ 236
広告可能な専門性に関する資格 ⋯⋯ 18
広告規制の緩和 ⋯⋯⋯⋯⋯⋯⋯⋯⋯ 8
広告規制の見直し ⋯⋯⋯⋯⋯⋯⋯⋯ 17
広告することができる診療科名 ⋯⋯ 19
広告の制限 ⋯⋯⋯⋯⋯⋯⋯⋯⋯ 68, 69
更生援護 ⋯⋯⋯⋯⋯⋯⋯⋯⋯⋯ 326, 329
厚生年金 ⋯⋯⋯⋯⋯⋯⋯⋯⋯⋯⋯⋯ 430
厚生年金保険法 ⋯⋯⋯⋯⋯⋯⋯⋯⋯ 432
厚生労働省設置法 ⋯⋯⋯⋯⋯⋯⋯⋯ 6
厚生労働省組織令 ⋯⋯⋯⋯⋯⋯⋯⋯ 6
構造設備基準 ⋯⋯⋯⋯⋯⋯⋯⋯⋯⋯ 24
公知申請 ⋯⋯⋯⋯⋯⋯⋯⋯⋯⋯⋯⋯ 242
公的医療機関 ⋯⋯⋯⋯⋯⋯⋯⋯⋯⋯ 32
公的年金 ⋯⋯⋯⋯⋯⋯⋯⋯⋯⋯⋯⋯ 430
高度急性期機能 ⋯⋯⋯⋯⋯⋯⋯⋯⋯ 28
公認心理師法 ⋯⋯⋯⋯⋯⋯⋯⋯⋯⋯ 83
高年齢求職者給付金 ⋯⋯⋯⋯⋯⋯⋯ 284
高年齢雇用継続基本給付金 ⋯⋯⋯⋯ 284
高年齢再就職給付金 ⋯⋯⋯⋯⋯⋯⋯ 284
高齢者医療確保法 ⋯⋯⋯⋯⋯⋯⋯⋯ 231
高齢者の医療の確保に関する法律 ⋯ 231
高齢受給者証 ⋯⋯⋯⋯⋯⋯⋯⋯⋯⋯ 191
告示 ⋯⋯⋯⋯⋯⋯⋯⋯⋯⋯⋯⋯⋯⋯ 2
国民皆保険制度 ⋯⋯⋯⋯⋯⋯⋯⋯⋯ 166
国民健康・栄養調査 ⋯⋯⋯⋯⋯⋯⋯ 139
国民健康保険組合 ⋯⋯⋯⋯⋯⋯ 168, 226
国民健康保険団体連合会 ⋯⋯⋯⋯⋯ 229
国民健康保険被保険者資格喪失届 ⋯ 225
国民年金 ⋯⋯⋯⋯⋯⋯⋯⋯⋯⋯⋯⋯ 430
国民年金法 ⋯⋯⋯⋯⋯⋯⋯⋯⋯⋯⋯ 431
個人情報の保護に関する法律 ⋯⋯⋯ 392
個人単位 ⋯⋯⋯⋯⋯⋯⋯⋯⋯⋯⋯⋯ 238
個人年金 ⋯⋯⋯⋯⋯⋯⋯⋯⋯⋯⋯⋯ 430
戸籍法 ⋯⋯⋯⋯⋯⋯⋯⋯⋯⋯⋯⋯⋯ 416
国家公務員共済組合 ⋯⋯⋯⋯⋯⋯⋯ 223
国家公務員共済組合審査会 ⋯⋯⋯⋯ 223
国家公務員共済組合法 ⋯⋯⋯⋯⋯⋯ 220
国家公務員共済組合連合会 ⋯⋯⋯⋯ 223
国家公務員災害補償法 ⋯⋯⋯⋯⋯⋯ 277
国家戦略特別区域法 ⋯⋯⋯⋯⋯⋯⋯ 33
骨髄 ⋯⋯⋯⋯⋯⋯⋯⋯⋯⋯⋯⋯⋯⋯ 412
骨髄・末梢血幹細胞提供あっせん事業
　⋯⋯⋯⋯⋯⋯⋯⋯⋯⋯⋯⋯⋯⋯⋯ 412
骨髄・末梢血幹細胞提供あっせん事業
　者 ⋯⋯⋯⋯⋯⋯⋯⋯⋯⋯⋯⋯⋯⋯ 413
骨髄バンク ⋯⋯⋯⋯⋯⋯⋯⋯⋯⋯⋯ 413
こども基本法 ⋯⋯⋯⋯⋯⋯⋯⋯⋯⋯ 357
個別指導 ⋯⋯⋯⋯⋯⋯⋯⋯⋯⋯⋯⋯ 187
雇用保険 ⋯⋯⋯⋯⋯⋯⋯⋯⋯⋯⋯⋯ 5
雇用保険法 ⋯⋯⋯⋯⋯⋯⋯⋯⋯⋯⋯ 281

五類感染症 ⋯⋯⋯⋯⋯⋯⋯⋯⋯⋯⋯ 91
混合診療 ⋯⋯⋯⋯⋯⋯⋯⋯⋯⋯⋯⋯ 254
混合診療の禁止 ⋯⋯⋯⋯⋯⋯⋯⋯⋯ 244

【さ行】

サービス等に対する実費徴収 ⋯⋯⋯ 244
災害 ⋯⋯⋯⋯⋯⋯⋯⋯⋯⋯⋯⋯⋯⋯ 418
災害給付 ⋯⋯⋯⋯⋯⋯⋯⋯⋯⋯⋯⋯ 221
災害共済給付 ⋯⋯⋯⋯⋯⋯⋯⋯⋯⋯ 418
災害補償 ⋯⋯⋯⋯⋯⋯⋯⋯⋯⋯⋯⋯ 277
災害見舞金 ⋯⋯⋯⋯⋯⋯⋯⋯⋯⋯⋯ 221
採血事業者 ⋯⋯⋯⋯⋯⋯⋯⋯⋯⋯⋯ 162
採血者 ⋯⋯⋯⋯⋯⋯⋯⋯⋯⋯⋯⋯⋯ 163
再就職手当 ⋯⋯⋯⋯⋯⋯⋯⋯⋯⋯⋯ 283
再審査請求 ⋯⋯⋯⋯⋯⋯⋯⋯⋯⋯⋯ 258
再審査等請求書 ⋯⋯⋯⋯⋯⋯⋯⋯⋯ 259
再生医療等製品 ⋯⋯⋯⋯⋯⋯⋯⋯⋯ 152
臍帯血 ⋯⋯⋯⋯⋯⋯⋯⋯⋯⋯⋯⋯⋯ 412
臍帯血供給事業 ⋯⋯⋯⋯⋯⋯⋯⋯⋯ 412
臍帯血供給事業者 ⋯⋯⋯⋯⋯⋯⋯⋯ 413
臍帯血バンク ⋯⋯⋯⋯⋯⋯⋯⋯⋯⋯ 413
在宅医療DX情報活用加算 ⋯⋯⋯⋯ 248
最低生活 ⋯⋯⋯⋯⋯⋯⋯⋯⋯⋯⋯⋯ 312
再発 ⋯⋯⋯⋯⋯⋯⋯⋯⋯⋯⋯⋯⋯⋯ 270
材料価格基準 ⋯⋯⋯⋯⋯⋯⋯⋯⋯⋯ 242
詐欺その他の不正行為 ⋯⋯⋯⋯⋯⋯ 208
産科医療補償制度 ⋯⋯⋯⋯⋯⋯⋯⋯ 201
産業医の選任 ⋯⋯⋯⋯⋯⋯⋯⋯⋯⋯ 287
産後ケア事業 ⋯⋯⋯⋯⋯⋯⋯⋯⋯⋯ 134
三類感染症 ⋯⋯⋯⋯⋯⋯⋯⋯⋯⋯⋯ 91
死因究明等推進基本法 ⋯⋯⋯⋯⋯⋯ 424
自衛官 ⋯⋯⋯⋯⋯⋯⋯⋯⋯⋯⋯⋯⋯ 168
自衛官診療証 ⋯⋯⋯⋯⋯⋯⋯⋯⋯⋯ 223
自衛官に対する業務外の診療 ⋯⋯⋯ 223
歯科医師法 ⋯⋯⋯⋯⋯⋯⋯⋯⋯⋯⋯ 53
歯科衛生士法 ⋯⋯⋯⋯⋯⋯⋯⋯⋯⋯ 66
歯科技工指示書 ⋯⋯⋯⋯⋯⋯⋯⋯⋯ 67
歯科技工士法 ⋯⋯⋯⋯⋯⋯⋯⋯⋯⋯ 67
資格取得 ⋯⋯⋯⋯⋯⋯⋯⋯ 183, 214, 345
資格喪失 ⋯⋯⋯⋯⋯⋯⋯⋯ 183, 214, 346
資格喪失後の給付 ⋯⋯⋯⋯⋯⋯⋯⋯ 209
資格得喪の確認 ⋯⋯⋯⋯⋯⋯⋯⋯⋯ 183
資格の取得 ⋯⋯⋯⋯⋯⋯⋯⋯⋯⋯⋯ 235
資格の得喪 ⋯⋯⋯⋯⋯⋯⋯⋯⋯⋯⋯ 225
自家診療 ⋯⋯⋯⋯⋯⋯⋯⋯⋯⋯⋯⋯ 244
磁気共鳴画像診断装置 ⋯⋯⋯⋯⋯⋯ 60
支給認定 ⋯⋯⋯⋯⋯⋯⋯⋯⋯⋯⋯⋯ 370
事業主等の連帯責任 ⋯⋯⋯⋯⋯⋯⋯ 210
時効 ⋯⋯⋯⋯⋯⋯⋯⋯⋯ 229, 269, 405
自己診療 ⋯⋯⋯⋯⋯⋯⋯⋯⋯⋯⋯⋯ 244
死産証書 ⋯⋯⋯⋯⋯⋯⋯⋯⋯⋯⋯⋯ 48
自助・自立 ⋯⋯⋯⋯⋯⋯⋯⋯⋯⋯⋯ 174
次世代医療基盤法 ⋯⋯⋯⋯⋯⋯⋯⋯ 397
持続可能な社会保障制度の確立を図る
　ための改革の推進に関する法律 ⋯⋯ 174
死体解剖保存法 ⋯⋯⋯⋯⋯⋯⋯⋯⋯ 406
死体検案書 ⋯⋯⋯⋯⋯⋯⋯⋯⋯ 48, 417
死胎検案書 ⋯⋯⋯⋯⋯⋯⋯⋯⋯⋯⋯ 48
市町村特別給付 ⋯⋯⋯⋯⋯⋯⋯⋯⋯ 346
市町村保健センター ⋯⋯⋯⋯⋯⋯⋯ 120
失業給付 ⋯⋯⋯⋯⋯⋯⋯⋯⋯⋯⋯⋯ 283
疾病任意継続被保険者 ⋯⋯⋯⋯⋯⋯ 213
指定医療機関 ⋯⋯⋯⋯⋯⋯⋯⋯⋯⋯ 370
指定感染症 ⋯⋯⋯⋯⋯⋯⋯⋯⋯⋯⋯ 91
指定自立支援医療機関 ⋯⋯⋯⋯⋯⋯ 335
指定自立支援医療機関の指定 ⋯⋯⋯ 337
指定申請 ⋯⋯⋯⋯⋯⋯⋯⋯⋯⋯⋯⋯ 371

指定特定医療 ················· 370
指定難病 ················· 370, 372
指定訪問看護事業者 ········· 199
指定療育機関 ··············· 323
児童 ······················· 338
指導・監査 ················· 187
児童憲章 ··················· 324
自動車事故 ················· 401
自動車損害賠償責任保険法 ··· 269
自動車損害賠償保障事業 ····· 405
自動車損害賠償保障法 ······· 401
自動車保険 ················· 401
児童福祉施設 ··············· 322
児童福祉の保障 ············· 322
児童福祉法 ················· 320
視能訓練士法 ··············· 70
自賠責保険の支払基準 ······· 405
自賠責保険の診療費算定基準 ··· 405
司法解剖 ··················· 408
死亡診断書 ············· 48, 417
死亡届 ····················· 417
死亡による損害 ············· 401
死亡の届出 ················· 417
死亡見舞金 ················· 418
社会医療法人 ··········· 33, 34
社会福祉 ··················· 2
社会福祉協議会 ············· 308
社会福祉士及び介護福祉士法 ··· 74
社会福祉事業 ··············· 308
社会福祉法 ················· 308
社会復帰促進等事業 ········· 267
社会保険 ··················· 3
社会保険診療報酬支払基金法 ··· 256
社会保障改革プログラム法 ··· 174
社会保障制度 ··············· 3
社会保障制度改革推進本部 ··· 176
就学時の健康診断 ··········· 136
就業制限 ··················· 96
就業促進手当 ··············· 283
就業手当 ··················· 283
住宅扶助 ··················· 314
集団指導 ··················· 187
集団の個別指導 ············· 187
柔道整復師法 ··············· 69
宿直 ······················· 24
出産育児一時金 ········· 201, 219
出産手当金 ············· 202, 219
出産扶助 ··············· 314, 315
出資額限度法人 ············· 33
出生届 ····················· 416
出入国管理及び難民認定法 ··· 422
受動喫煙 ··················· 139
守秘義務等 ················· 396
手話通訳事業 ··············· 327
循環器病対策推進基本計画 ··· 150
障害基礎年金 ··············· 431
障害共済年金・障害一時金 ··· 222
障害厚生年金 ··············· 432
障害児施設医療費 ··········· 323
障害者基本法 ··············· 325
障害者支援施設等への入所 ··· 328
障害者総合支援法 ··········· 333
障害者の日常生活及び社会生活を総合
　的に支援するための法律 ··· 333
紹介状なしで大病院を受診する場合の
　定額負担 ················· 198
障害手当金 ················· 215

傷害による損害 ············· 401
障害年金 ··················· 215
障害福祉サービス ······· 328, 334
障害補償 ··················· 277
障害（補償）給付 ··········· 265
障害見舞金 ················· 418
紹介予定派遣 ··············· 292
少額訴訟制度 ··············· 245
少子化対策 ················· 174
照射録 ····················· 60
小児慢性特定疾病医療支援 ··· 322
少年 ······················· 321
消費税で非課税とされる医療等 ··· 434
傷病手当金 ············· 200, 219
傷病（補償）年金 ··········· 265
傷病補償年金 ··············· 277
賞与 ······················· 184
常用就職支度手当 ··········· 283
省　令 ····················· 1
条　例 ····················· 2
職域保険 ··············· 5, 168
食堂加算 ··················· 194
処方せんの交付義務 ········· 49
処方せんの保存 ············· 55
書面の作成・交付 ··········· 17
自立支援医療受給者証 ······· 335
自立支援医療費 ············· 335
自立支援医療費の支給認定 ··· 337
自立支援給付 ··············· 334
新型インフルエンザ等感染症 ··· 91
新型インフルエンザ等対策特別措置法
　······················· 108
新型インフルエンザ予防接種による健
　康被害の救済等に関する特別措置法
　······················· 116
新型コロナウイルス感染症 ··· 90, 108
新感染症 ··················· 91
人工妊娠中絶 ··············· 130
審査委員会 ················· 257
人事院規則 ················· 278
心神喪失者等医療観察法 ····· 127
心神喪失等の状態で重大な他害行為を
　行った者の医療及び観察等に関する
　法律 ····················· 127
新生児 ····················· 132
新生児の訪問指導 ··········· 132
身体障害者社会参加支援施設 ··· 326, 327
身体障害者生活訓練等事業 ··· 327
身体障害者手帳 ············· 326
身体障害者福祉法 ··········· 326
身体障害の範囲 ············· 327
診断群分類 ················· 245
診断書 ····················· 48
振動規制法 ················· 388
信用失墜行為 ··············· 84
心理的な負担の程度を把握するための
　検査 ····················· 289
診療関係帳票保存期間一覧 ··· 440
診療所 ····················· 11
診療体制の確保 ············· 23
診療費の支払方式 ··········· 241
診療費の単価 ··············· 241
診療放射線技師法 ··········· 59
診療報酬点数表 ········· 185, 241
診療報酬に関する法規 ······· 241
診療報酬の算定方法 ········· 241
診療報酬の包括請求 ········· 245

診療報酬明細書等の審査及び支払に係
　る事務の委託先変更 ······· 260
診療録の記載及び保存 ······· 49
水質汚濁防止法 ············· 388
水道法 ····················· 388
ストレスチェック ··········· 289
成育過程にある者及びその保護者並び
　に妊産婦に対し必要な成育医療等を
　切れ目なく提供するための施策の総
　合的な推進に関する法律 ··· 355
成育基本法 ················· 355
生活困窮者自立支援法 ······· 311
生活扶助 ··················· 314
生活保護指定 ··············· 317
生活保護の原理・原則 ······· 312
生活保護法 ················· 311
生業扶助 ··············· 314, 315
清潔保持等 ················· 24
制限回数を超える医療行為 ··· 198
生殖医療民法特例法 ········· 353
生殖補助医療 ··············· 353
精神保健及び精神障害者福祉に関する
　法律 ····················· 121
精神保健指定医 ············· 122
精神保健福祉士法 ··········· 75
精神保健福祉センター ······· 121
精神保健福祉法 ············· 121
生命維持管理装置 ··········· 77
政　令 ····················· 1
施術の制限 ············· 68, 69
世帯合算 ··················· 204
世帯単位 ··················· 238
施用 ······················· 159
施用の制限 ················· 161
船員保険法 ··········· 168, 213
前期高齢者交付金 ··········· 235
前期高齢者納付金 ··········· 235
全国がん登録 ··············· 140
全国がん登録データベース ··· 141
全国健康保険協会 ··········· 181
全国健康保険協会管掌健康保険 ··· 168, 181
洗浄施設 ··················· 388
戦傷病者特別援護法 ········· 367
先進医療 ··················· 195
先進医療会議 ··············· 196
全世代社会保障法 ··········· 428
選定療養 ··················· 195
騒音規制法 ················· 388
臓器 ······················· 410
臓器移植法 ················· 409
臓器提供意思表示カード ····· 411
臓器の移植に関する法律 ····· 409
造血幹細胞 ················· 412
造血幹細胞提供支援機関 ····· 414
造血幹細胞提供推進法 ······· 412
葬祭扶助 ··············· 314, 315
葬祭補償 ··················· 277
葬祭料 ··············· 219, 366
葬祭料・葬祭給付 ··········· 265
相談事業 ··················· 363
措置入院 ··················· 124
損害の範囲 ················· 403
損害賠償額等の請求権 ······· 405
損害賠償請求権の代位取得 ··· 209

【た行】
第1種地域 ················· 384

第1号被保険者 ……………………… 345, 432
第2号被保険者 ……………………… 345, 432
第2種地域 ……………………………… 384
第3号被保険者 ………………………… 432
第8次医療法改正 ……………………… 10
第1次医療法改正 ……………………… 8
第一種感染症指定医療機関 …………… 92
第一種社会福祉事業 ………………… 309
大気汚染防止法 ……………………… 387
第5次医療法改正 ……………………… 9
第3次医療法改正 ……………………… 8
第三行為災害届 ……………………… 269
第三者行為による傷病等 …………… 209
退職共済年金 ………………………… 222
退職者医療制度 ……………………… 230
第7次医療法改正 ……………………… 10
第2次医療法改正 ……………………… 8
第二種感染症指定医療機関 …………… 93
第二種社会福祉事業 ………………… 309
第4次医療法改正 ……………………… 9
第6次医療法改正 ……………………… 9
多数該当 ……………………………… 204
立入検査 ……………………………… 26
短期給付 ……………………… 168, 220
短期被保険者証 ……………………… 226
地域医療構想 ………………………… 27
地域医療構想区域 …………………… 37
地域医療支援病院 ……………… 8, 11
地域医療連携推進法人 … 10, 35, 36
地域支援事業 ………………………… 347
地域生活支援事業 …………………… 336
地域における医療及び介護の総合的な
　確保を推進するための関係法律の整
　備等に関する法律 ………………… 177
地域包括医療病棟入院料 …………… 249
地域包括ケアシステム ……… 176, 179
地域包括支援センター ……………… 347
地域保険 ……………………… 5, 168
地域保健法 …………………………… 119
知的障害者更生相談所 ……………… 329
知的障害者福祉法 …………………… 329
地方公務員災害補償基金 …………… 280
地方公務員災害補償法 ……………… 280
治癒 …………………………………… 270
中国残留邦人等の医療支援給付 …… 319
ちゅう房施設 ………………………… 388
弔慰金 ………………………………… 221
長期給付 ……………………………… 222
長期高額特定疾病患者 ……………… 204
長期特定（高額）疾病 ……………… 238
調剤 …………………………………… 54
聴性脳幹反応検査 …………………… 76
聴導犬訓練事業 ……………………… 327
直接審査 ……………………………… 257
通勤災害 ……………………… 263, 269
通勤災害認定通知書 ………………… 280
通勤の範囲 …………………………… 263
通知 …………………………………… 2
付増請求 ……………………………… 187
低所得者Ⅰ …………………………… 238
低所得者Ⅱ …………………………… 238
低体重児 ……………………………… 133
定点把握 ……………………………… 95
DPC 制度 …………………… 245, 247
DPC／PDPS ………………………… 245
適時検査 ……………………………… 188
適時調査 ……………………………… 242

適用事業 ……………………………… 282
適用除外 ……………………………… 183
統解剖 ………………………………… 407
統括安全衛生管理者 ………………… 286
闘争，泥酔，著しい不行跡による事故
　 ……………………………………… 207
ドクターヘリ特別措置法 …………… 44
特定B型肝炎ウイルス感染者給付金等
　の支給に関する特別措置法の概要 … 260
特定C型肝炎ウイルス感染者救済特別
　措置法 ……………………………… 375
特定医療 ……………………………… 370
特定医療費 …………………………… 370
特定医療法人 ………………………… 33
特定感染症指定医療機関 …………… 92
特定感染症入院医療管理加算 ……… 248
特定機能病院 ………………………… 13
特定機能病院の法定人員および施設の
　基準等 ……………………………… 26
特定給食施設 ………………………… 139
特定業務従事者健康診断 …………… 290
特定血液凝固第Ⅸ因子製剤 ………… 376
特定健康診査 ………………… 232, 235
特定健康診査等基本指針 …………… 232
特定健康診査等実施計画 …………… 235
特定行為の制限 ………………… 70, 80
特定疾患治療研究事業 ……………… 369
特定接種 ……………………………… 111
特定フィブリノゲン製剤 …………… 376
特定フィブリノゲン製剤及び特定血液
　凝固第Ⅸ因子製剤によるＣ型肝炎感
　染被害者を救済するための給付金の
　支給に関する特別措置法 ………… 375
特定保健指導 ………………… 235, 266
毒物及び劇物取締法 ………………… 164
特別加入制度 ………………………… 270
特別管理産業廃棄物管理責任者 …… 389
特別食加算 …………………………… 194
特別審査委員会 ……………………… 258
特別手当 ……………………………… 365
特別養護老人ホーム ………… 342, 343
特別療養費 …………………… 211, 228, 238
匿名加工医療情報 …………………… 397
独立行政法人 ………………………… 42
独立行政法人国立病院機構法 ……… 42
独立行政法人日本スポーツ振興セン
　ター法 ……………………………… 418
特例介護給付費 ……………………… 334
特例許可老人病院 …………………… 9
特例訓練等給付費 …………………… 334
特例退職被保険者 …………………… 183
特掲診療料の施設基準等 …………… 242
都道府県がん対策推進計画 ………… 145
都道府県・市町村国民健康保険 …… 168
都道府県立精神科病院 ……………… 122
ドナーカード ………………………… 411

【な行】

ナースセンター ……………………… 87
70歳以上 ……………………………… 191
難病 …………………………………… 370
難病医療法 …………………………… 369
難病の患者に対する医療等に関する法
　律 …………………………………… 369
二次健康診断 ………………………… 266
二次健康診断等給付 ………………… 265
二重請求 ……………………………… 187

24時間内埋葬又は火葬の禁止 ……… 415
2025年モデル ………………………… 34
日常生活上必要な行為 ……………… 263
入院期間が180日を超える入院 …… 198
入院時食事療養費 …… 193, 218, 227, 237
入院時食事療養費・入院時生活療養費
　の標準負担額 ……………………… 243
入院時生活療養費 …… 194, 218, 227, 237
入院時の食事療養費・生活療養費 … 193
入管難民法 …………………………… 422
乳児 …………………………… 132, 321
入浴施設 ……………………………… 388
二類感染症 …………………………… 91
任意給付 ……………………………… 226
任意継続被保険者 …………………… 183
任意設立 ……………………………… 181
任意適用事業所 ……………………… 182
任意入院 ……………………………… 126
妊産婦 ………………………………… 132
妊産婦の訪問指導等 ………………… 133
認知症基本法 ………………………… 359
認定疾病医療 ………………………… 364
認定被爆者 …………………………… 364
年金制度 ……………………………… 430
年金保険 ……………………………… 5
納骨堂 ………………………………… 415
脳死および臓器移植 ………………… 408
脳卒中・循環器病対策基本法 ……… 149

【は行】

ばい煙 ………………………………… 387
廃棄物 ………………………………… 389
廃棄物処理法 ………………………… 389
廃棄物の処理及び清掃に関する法律 … 388
配偶者のない女子 …………………… 338
配偶者のない男子 …………………… 338
派遣受入れ期間 ……………………… 294
派遣労働者 …………………………… 292
働き方改革 …………………… 290, 295
働き方改革関連法 …………………… 295
発達支援 ……………………………… 331
発達障害児 …………………………… 331
発達障害者支援センター …………… 332
発達障害者支援法 …………………… 331
犯罪行為が原因の事故 ……………… 206
ハンセン病家族補償法 ……………… 380
ハンセン病問題基本法 ……………… 378
PMDA ……………………………… 376
Ｂ類疾病 ……………………………… 113
被害者請求 …………………………… 403
一人医師医療法人制度 ……………… 8
被爆者一般疾病医療機関 …………… 364
被爆者援護法 ………………………… 363
被扶養者 ……………………………… 184
被扶養者証 …………………………… 214
被保険者 …… 182, 213, 224, 235, 282, 345
被保険者証 …………………………… 214
被保険者の得喪 ……………………… 214
被保険者の届出 ……………………… 185
秘密の保持 …………………………… 131
秘密保持義務 ………………… 68, 84, 332
秘密を守る義務 ……… 57, 62, 65, 67, 77
日雇特例被保険者 …………… 168, 210
日雇特例被保険者手帳 ……………… 211
病院 …………………………………… 11
病院等の管理者 ……………………… 23
病院の法定人員および施設等の基準 … 24

病院報告 ···················· 21
評価療養 ···················· 194
標準賃金日額 ················ 211
標準負担額 ·················· 194
標準報酬 ···················· 214
病床機能報告制度 ············ 28
病床種別ごとの主な基準 ······ 25
病理解剖 ···················· 408
病理解剖指針 ················ 408
付加給付 ···················· 167
福祉事業 ···················· 222
福祉事務所 ·················· 329
福祉事務所の設置 ············ 309
父子福祉資金 ················ 339
不正受給等 ·················· 222
不正利得の徴収 ·············· 210
フリーアクセス ·············· 166
振替請求 ···················· 187
墳墓 ························· 415
ベースアップ評価料 ·········· 249
保育士 ······················ 323
報告の徴収 ·················· 26
報酬 ························· 184
法定給付 ···················· 167
法定任意給付 ················ 226
法定必須給付 ················ 226
訪問看護医療 DX 情報活用加算 ·· 248
訪問看護ステーション ········ 200
訪問看護療養費 ·· 199, 219, 227, 237
保管 ························· 159
保険医 ···················· 185, 188
保険医療機関 ················ 185
保険医療機関及び保険医療養担当規則
　···························· 250, 436
保険医療機関および保険者等における
　時効・起算日 ·············· 441
保険外併用療養費 ······· 194, 218, 237
保険外併用療養費（患者申出療養を含
　む）における自費負担額 ···· 243
保健給付 ···················· 220
保険給付 ····· 167, 189, 214, 226, 263, 264
保険給付の制限 ·············· 219
保険給付の調整 ·············· 209
保健事業 ···················· 232
保健事業と後期高齢者医療給付の種類
　···························· 234
保険事故 ···················· 167
保健師助産師看護師法 ········ 56
保健指導 ·················· 132, 139
保険者 ···················· 180, 224
保険者徴収 ·················· 227
保健所長 ···················· 406
保険診療 ···················· 185
保険診療の方針 ·············· 243
保健手当 ···················· 366
保険の給付制限 ·············· 206

保険薬剤師 ·················· 188
保険料 ······················ 226
保護 ························· 312
保護観察所 ·················· 129
保護施設 ···················· 315
保護者 ······················ 132
保護の基準 ·················· 317
保護の種類と内容 ············ 314
母子及び父子並びに寡婦福祉法 ·· 338
母子家庭自立支援給付金 ······ 339
母子健康手帳 ················ 133
母子福祉資金 ················ 339
母子保健法 ·················· 132
補償給付 ···················· 383
母性の尊重 ·················· 132
補装具費の支給 ·············· 336
母体保護法 ·················· 130
墓地 ························· 415
墓地，埋葬等に関する法律 ···· 415

【ま行】

埋葬 ························· 415
埋葬料・埋葬費 ·············· 201
末梢血幹細胞 ················ 412
麻薬及び向精神薬取締法 ······ 159
慢性期機能 ·················· 28
未収金 ······················ 244
未収債権の管理 ·············· 244
未熟児 ······················ 132
未熟児の訪問指導 ············ 134
民生委員 ···················· 314
民法の特例 ·················· 353
無差別平等 ·················· 312
無症状病原体保有者 ·········· 91
無診治療等の禁止 ············ 48
名称の使用禁止 ·············· 62
名称の使用制限 ······ 47, 54, 65, 70, 77, 83
免許の取消等 ················ 57
面接指導等 ·················· 289
持分あり社団医療法人 ········ 33

【や行】

薬剤師法 ···················· 54
薬価基準 ···················· 242
雇入れ時・定期の健康診断 ···· 288
行方不明手当金 ·············· 219
養育医療 ···················· 134
要介護 ······················ 345
要介護状態 ·················· 344
要介護認定 ·················· 346
養護事業 ···················· 363
養護老人ホーム ············ 342, 343
幼児 ······················ 132, 321
要支援 ······················ 345
要支援状態 ·················· 344
予防給付 ···················· 346

予防接種事故救済措置制度 ···· 116
予防接種の対象年齢 ·········· 115
予防接種法 ·················· 113
四類感染症 ·················· 91

【ら行】

理学療法士及び作業療法士法 ·· 64
療育の給付 ·················· 323
療養介護医療費 ·············· 335
療養型病床群制度 ············ 8
療養担当規則 ················ 436
療養に関する指揮 ············ 208
療養の給付 ·· 190, 216, 227, 236, 367, 383
療養の給付及び公費負担医療に関する
　費用の請求に関する省令 ···· 243
療養の給付と直接関係ないサービス ·· 246
療養の給付と直接関係のないサービス
　の実費 ···················· 244
療養費 ···················· 198, 227
療養費等の支給 ·············· 218
療養補償 ·················· 277, 280
療養（補償）給付 ············ 264
臨床研究中核病院 ············ 14
臨床研究法 ·················· 156
臨床検査技師等に関する法律 ·· 61
臨床研修 ·················· 9, 49
臨床工学技士が実施可能となった業務
　···························· 79
臨床工学技士法 ·············· 77
類似名称の使用制限 ·········· 11
労災指定診療所 ·············· 267
労災指定病院 ················ 267
労災病院 ···················· 267
労災保険適用 ················ 262
老人介護支援センター ········ 343
老人居宅生活支援事業 ········ 343
老人短期入所施設 ············ 343
老人デイサービスセンター ···· 343
老人福祉施設 ················ 343
老人福祉センター ············ 343
老人福祉法 ·················· 342
労働安全衛生法 ·············· 286
労働基準法 ·················· 270
労働災害防止計画 ············ 286
労働者健康安全機構 ·········· 267
労働者災害補償保険 ·········· 5
労働者災害補償保険法 ········ 262
労働者派遣 ·················· 292
労働者派遣契約 ·············· 294
労働者派遣事業 ·············· 292
労働者派遣事業の適正な運営の確保及
　び派遣労働者の保護等に関する法律
　···························· 292
労働者派遣法 ················ 292
老齢基礎年金 ················ 431
老齢厚生年金 ················ 432

〔著者略歴〕

安藤　秀雄（あんどう　ひでお）〔原著者〕
1945年5月　国立健康保険千葉療養所勤務。以後医療施設業務に一貫従事
1974年4月　社団法人全国社会保険協会連合会　社会保険蒲田総合病院事務長
　　　　　（社団法人事務管理研究会委員，日本病院会医事研究会委員）
　　著書『公費負担医療の実際知識』医学通信社

望月　稔之（もちづき　としゆき）
1989年4月　医療法人明芳会　横浜旭中央総合病院
1993年9月　医療法人五星会　菊名記念病院
　　　　　　本部事務局業務部　課長
2008年3月　医療法人尽誠会　山近記念総合病院事務長
2023年11月　医療法人ユーカリ　さがみ林間病院医事課長
　　　　　（神奈川県病院協会保険医療対策委員会医事研究部会委員）
　　　　　（病院事務研究会　運営委員）
　　著書『請求もれ・査定減ゼロ対策 2022-23年版』（共著）医学通信社（2022）
　　　　『文書・伝票 BEST 140様式』（共著）医学通信社（2006）
　　　　『医療事務講座テキスト』（共著）U-CAN（2001）

並木　洋（なみき　ひろし）
1994年4月　社会医療法人財団仁医会　牧田総合病院（東京都大田区）
2016年11月　株式会社キャピタルメディカ（現：株式会社ユカリア）
2022年6月　株式会社チームアップ

小笠原　一志（おがさはら　かずし）
2004年10月　医療法人社団こうかん会　日本鋼管病院　こうかんクリニック
2017年4月　医療法人邦友会　小田原循環器病院
　　　　　　医療法人邦友会　医事課課長
　　　　　（神奈川県病院協会保険医療対策委員会医事研究部会委員）
　　　　　（病院事務研究会委員長）
　　著書『請求もれ・査定減ゼロ対策 2022-23年版』（共著）医学通信社（2022）

秋山　貴志（あきやま　たかし）
1993年7月　社会医療法人社団三思会　東名厚木病院
2008年4月　社会医療法人社団三思会　医事課課長
2012年4月　社会医療法人社団三思会　とうめい厚木クリニック事務長
2015年4月　診療情報管理室副部長
2019年4月　診療支援部〔診療情報管理室（兼）医師事務支援室〕課長
2022年1月　学校法人岩崎学園　横浜医療情報専門学校
　　　　　　教務部　教務課　課長補佐
2024年4月　学校法人岩崎学園　横浜スポーツ＆医療ウェルネス専門学校（横浜医療情報専門学校から校名変更）
　　　　　（医療秘書教育全国協議会　医事コンピューター技能検定チーフ検定委員）
　　著書「新　医療秘書実務シリーズ6　DPCの実際」（共著）建帛社（2021）
　　　　「請求もれ・査定減ゼロ対策　2022-23年版」（共著）医学通信社（2022）

最新　医療関連法の完全知識 2024年版
これだけは知っておきたい医療実務108法

＊定価は裏表紙に表示してあります

1986年3月15日　第1版第1刷発行
2024年6月3日　第29版第1刷発行

著　者　安　藤　秀　雄
　　　　望　月　稔　之
　　　　並　木　　　洋
　　　　小笠原　一　志
　　　　秋　山　貴　志
発行者　小　野　　　章
発行所　医学通信社

〒101-0051　東京都千代田区神田神保町2-6　十歩ビル
TEL　03-3512-0251（代表）　FAX　03-3512-0250（注文）
FAX　03-3512-0254（書籍の記述についてのお問い合わせ）

https://www.igakutushin.co.jp
※　弊社発行書籍の内容に関する追加情報。訂正等を掲載しています。

表紙：華本達哉　印刷／製本・奥村印刷

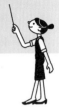
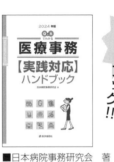
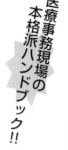

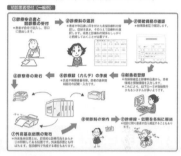
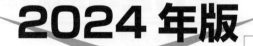
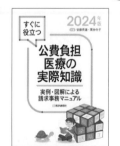

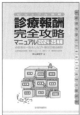
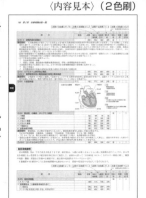

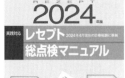
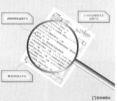

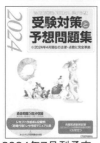
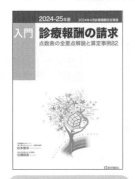

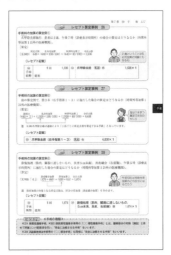

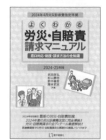

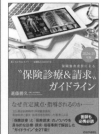

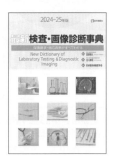

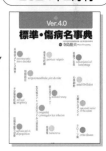

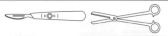
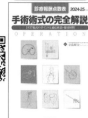
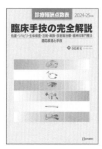

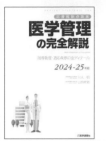
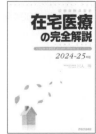

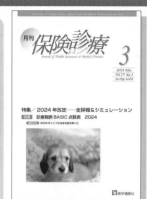

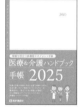

注 文 書

2024.6

※この面を弊社宛にFAXして下さい。あるいはこのハガキをそのままご投函下さい。

医学通信社・直通 FAX → 03-3512-0250

お客様コード									（わかる場合のみで結構です）		

ご住所〔ご自宅又は医療機関・会社等の住所〕	〒	電話番号	
お名前〔ご本人又は医療機関等の名称・部署名〕	（フリガナ）	ご担当者	（法人・団体でご注文の場合）

〔送料〕1～9冊：100円×冊数，10冊以上何冊でも1,000円（消費税別）

書籍	ご注文部数		ご注文部数
診療点数早見表 2024年度版 〔2024年5月刊〕		医療事務100問100答 2024年版 〔2024年4月刊〕	
DPC点数早見表 2024年度版 〔2024年5月刊〕		入門・診療報酬の請求 2024-25年版 〔2024年7月刊予定〕	
薬価・効能早見表 2024年4月版 〔2024年4月刊〕		レセプト請求の全技術 2024-25年版 〔2024年6月刊予定〕	
受験対策と予想問題集 2024年版 〔2024年7月刊予定〕		プロのレセプトチェック技術 2024-25年版 〔2024年8月刊予定〕	
診療報酬・完全攻略マニュアル 2024-25年版 〔2024年6月刊予定〕		在宅診療報酬Q&A 2024-25年版 〔2024年8月刊予定〕	
医療事務【実践対応】ハンドブック 2024年版 〔2024年5月刊〕		労災・自賠責請求マニュアル 2024-25年版 〔2024年8月刊予定〕	
窓口事務【必携】ハンドブック 2024年版 〔2024年5月刊〕		医師事務作業補助・実践入門BOOK 2024-25年版 〔2024年8月刊予定〕	
最新・医療事務入門 2024年版 〔2024年4月刊〕		"保険診療&請求"ガイドライン 2024-25年版 〔2024年7月刊予定〕	
公費負担医療の実際知識 2024年版 〔2024年4月刊〕		介護報酬早見表 2024-26年版 〔2024年6月刊〕	
医療関連法の完全知識 2024年版 〔2024年6月刊〕		介護報酬パーフェクトガイド 2024-26年版 〔2024年6月刊予定〕	
最新 検査・画像診断事典 2024-25年版 〔2024年5月刊〕		介護報酬サービスコード表 2024-26年版 〔2024年5月刊〕	
手術術式の完全解説 2024-25年版 〔2024年6月刊〕		特定保険医療材料ガイドブック 2024年度版 〔2024年7月刊予定〕	
臨床手技の完全解説 2024-25年版 〔2024年6月刊〕		標準・傷病名事典 Ver.4.0 〔2024年2月刊〕	
医学管理の完全解説 2024-25年版 〔2024年6月刊予定〕		外保連試案 2024 〔2023年12月刊〕	
在宅医療の完全解説 2024-25年版 〔2024年7月刊予定〕		診療情報管理パーフェクトガイド 2023年改訂新版 〔2023年9月刊〕	
レセプト総点検マニュアル 2024年版 〔2024年6月刊〕		【電子カルテ版】診療記録監査の手引き 〔2020年10月刊〕	
診療報酬・完全マスタードリル 2024-25年版 〔2024年5月刊〕		"リアル"なクリニック経営—300の鉄則 〔2020年1月刊〕	
医療事務【BASIC】問題集 2024 〔2024年5月刊〕		医業経営を"最適化"させる38メソッド 2021年新版 〔2021年4月刊〕	
		（その他ご注文書籍）	

電子辞書BOX『GiGi-Brain』申込み　　※折返し，契約・ダウンロードのご案内をお送りいたします

□ 『GiGi-Brain』を申し込む　　（□欄に∨を入れてください）

メールアドレス（必須）

『月刊／保険診療』申込み (番号・文字を○で囲んで下さい)　　※割引特典は支払い手続き時に選択できます

① 定期購読を申し込む 〔　　　　〕年〔　　　　　　〕月号から　　〔 1年 or 半年 〕

② 単品注文する（　　　年　　月号　　　冊）　　③ 『月刊／保険診療』見本誌を希望する (無料)

101-8795

308

（受取人）
東京都千代田区神田神保町 2-6
（十歩ビル）

医 学 通 信 社 　行

TEL.03-3512-0251　FAX.03-3512-0250

||||·||·||·||·|||||·||·|·||·|·||·||·||·||·||·||·|·|||·||·||

【ご注文方法】
①裏面に注文冊数，氏名等をご記入の上，弊社宛に FAX して下さい。
　このハガキをそのまま投函もできます。
②電話(03-3512-0251)，HP でのご注文も承っております。
→振込用紙同封で書籍をお送りします。(書籍代と，別途送料がかかります。)
③または全国の書店にて，ご注文下さい。

(今後お知らせいただいたご住所宛に，弊社書籍の新刊・改訂のご案内をお送りい
　たします。)

※今後，発行してほしい書籍・CD-ROM のご要望，あるいは既存書籍へのご意見
　がありましたら，ご自由にお書きください。